LEHRBUCH DER GONORRHÖE

NEBST EINEM ANHANG
DIE STERILITÄT DES MANNES

BEARBEITET VON

A. BUSCHKE-Berlin · E. CHRISTELLER-Berlin · W. FISCHER-Berlin
M. GUMPERT-Berlin · M. JACOBY-Berlin · E. KRÜCKMANN-Berlin
E. LANGER-Berlin · W. LEVINTHAL-Berlin · A. von LICHTENBERG-
Berlin · F. W. OELZE-Leipzig · B. PEISER-Berlin · L. PULVERMACHER-
Berlin · E. SKLARZ-Berlin · M. STICKEL-Berlin

HERAUSGEGEBEN VON

A. BUSCHKE   UND   **E. LANGER**
BERLIN   BERLIN

MIT 112 DARUNTER ZAHLREICHEN
FARBIGEN ABBILDUNGEN

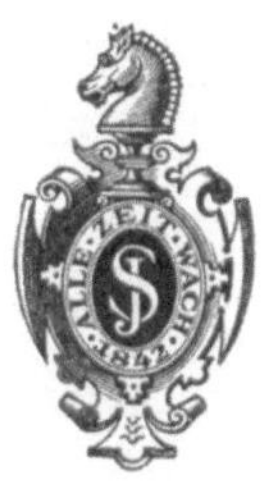

BERLIN
VERLAG VON JULIUS SPRINGER
1926

ISBN 978-3-642-50417-4   ISBN 978-3-642-50726-7 (eBook)
DOI 10.1007/978-3-642-50726-7

DEM ANDENKEN AN

ALBERT NEISSER

GEWIDMET

Vorwort.

Die praktische und theoretische Beschäftigung mit der Syphilis hat in den beiden letzten Dezennien derartig das Denken und das Interesse der Ärzte beherrscht, daß die Lehre von der Gonorrhöe fast gänzlich in den Hintergrund gedrängt zu sein schien. Trotzdem sind, wenn man die Gonorrhöe-Literatur dieser Zeit überblickt, eine große Anzahl zum Teil wertvoller Mitteilungen über dieses Gebiet erschienen, die unser Wissen nach jeder Richtung hin bereichert haben.

In der Diagnostik der Gonorrhöe, besonders in der Topik der Krankheitsprozesse, sind wir vorwärts gekommen, die Studien über die Biologie des gonorrhoischen Krankheitsbildes haben nach mancher Richtung neue Gesichtspunkte eröffnet und unter anderem auch die alten Anschauungen von der Latenz und Chronizität der Gonorrhöe erneut zur Anerkennung gebracht. Die Mikrochemie und die Serologie haben das Studium des Gonokokkus selbst und seine Biologie wieder belebt. Auch die Histologie hat in mancher Beziehung unsere bisherigen Kenntnisse von neuem gefördert. Unser therapeutisches Wissen ist durch die zahlreichen Arbeiten der letzten Jahre entschieden ebenfalls erweitert worden, und viele experimentelle Arbeiten auf diesem Gebiete haben uns die Wirkung der internen und der lokalen Behandlung unter neuen und modernen Gesichtspunkten betrachten lassen. Jedoch kann man sich nicht verschweigen, daß wir von einer idealen und biologischen Therapie der Gonorrhöe noch recht weit entfernt sind. Von der spezifischen und unspezifischen Reiztherapie hatte man immerhin größeren Einfluß auf eine biologische Therapie erwartet, aber trotz aller theoretischen Fortschritte und zum Teil guten praktischen Ergebnisse ist sie doch nur eine Hilfstherapie geblieben.

Die eingehende Beschäftigung mit den Ergebnissen der Forschung in der Pathologie und Biologie der Gonorrhöe hat in uns den Gedanken reifen lassen, eine zusammenhängende Beschreibung des momentanen Standes der Lehre von der Gonorrhöe zu schaffen, zumal es sich zeigt, daß mit Ausnahme der Darstellung in dem Handbuch der Geschlechtskrankheiten, die immerhin auch schon über 15 Jahre zurückliegt, seit langer Zeit von keiner Seite eine großzügige Übersicht über dieses Gebiet gegeben ist.

Es galt dabei aber für uns, um dem Arzt ein wirklich umfassendes Werk an die Hand zu geben, nicht nur, wie es sonst zu geschehen pflegt, die männliche Gonorrhöe darzustellen, sondern einen Überblick über sämtliche Gebiete zu geben, zu der die Gonorrhöe in Beziehung tritt. Es ist daher selbstverständlich, daß neben der Gonorrhöe des Mannes auch diejenige der Frau und des Kindes abgehandelt wird, zumal gerade die kindliche Gonorrhöe in den letzten Jahren besonders das Interesse der Ärzte in Anspruch genommen hat. Ebenso schien es uns von Wichtigkeit, daß neben der Beschreibung der gonorrhoischen Metastasen auch die Erkrankungen des Auges bei ihrer hohen Bedeutung einer eingehenden eigenen Besprechung bedurften. Daß die Soziologie der Gonorrhöe in einem modernen Lehrbuch nicht fehlen darf, erscheint wohl jedem selbstverständlich. Und neben der Bakteriologie und Pathologie der Gonorrhöe wird es wohl von Wert sein, einen kurzen Überblick über die physiologische

Bedeutung des Genitales zu finden, da nur unter Kenntnis der physiologischen Vorgänge viele pathologischen verständlich erscheinen. Besonders gilt dies von der Sterilität des Mannes, die wir als einen Anhang dem Werke beigefügt haben. Es erschien uns dies notwendig und berechtigt, da gerade die Sterilitätsfragen diagnostisch und differentialdiagnostisch in engstem Konnex mit der Gonorrhöe stehen. Und schließlich glauben wir, daß es von vielen angenehm empfunden werden wird, daß wir neben den einzelnen Abschnitten über die Therapie einen besonderen für die Chirurgie der Gonorrhöe geschaffen haben, in dem eine schnelle und leichte Informierung über die Indikationen und Methoden der Chirurgie innerhalb des gonorrhoischen Krankheitsbildes gegeben ist.

Bei dieser Vielgestaltigkeit der gesamten zu behandelnden Materie ist es heute nicht mehr möglich, daß ein einzelner auf Grund eigener Erfahrung und Kritik die Lehre von der Gonorrhöe so darstellen kann, daß allen praktischen und theoretischen Ansprüchen genügt ist. Deshalb haben wir uns mit einer Reihe auf dem von ihnen behandelten Gebiet besonders erfahrener Fachgenossen vereinigt um das vorliegende Werk zu schaffen. Es ist dabei, wie bei allen Sammelwerken selbstverständlich, daß hie und da einmal kleine Wiederholungen und selbst auch Widersprüche sich finden werden, je nachdem, wie der einzelne Autor zu den verschiedenen Problemen Stellung nimmt. Wir selbst haben uns bemüht nach Möglichkeit hier auszugleichen und Wiederholungen zu umgehen; doch wird vielleicht gerade die Darstellung unter den verschiedensten Gesichtspunkten vielen Lesern angenehmer und erwünschter sein, als wenn sie eine nur einseitige Betrachtung der Materie bekämen.

Die heutigen Zeitverhältnisse bedingen es, daß wir bei der Beibringung von Abbildungen unsern Mitarbeitern und uns selbst Beschränkungen auferlegen mußten; wir glauben aber, und möchten hierbei besonders auf den pathologisch-anatomischen Teil, ebenso aber auch auf die endoskopischen Abbildungen verweisen, daß genügend makroskopische und mikroskopische Bilder vorhanden sind, um den Text verständlich zu machen, so daß wir auch hierin unseren Wunsch erfüllt zu sehen hoffen, nicht nur dem Facharzt, sondern auch dem Praktiker und dem Studierenden einen Wegweiser für sein theoretisches und praktisches Arbeiten zu geben.

Gerade bei der Herstellung der Abbildungen haben wir uns der besonderen Unterstützung des Verlages zu erfreuen gehabt, der sich in seiner bekannt großzügigen Art unsern Wünschen dankenswert entgegenkommend gezeigt hat, und der trotz der Schwierigkeiten, die momentan der Schaffung eines solchen Werkes gegenüber stehen, sich bereitwilligst bemüht hat für die bestmöglichste Ausstattung des Werkes zu sorgen.

Es bedarf wohl bezüglich der Literaturverzeichnisse nur eines kurzen Hinweises. Wir haben es den einzelnen Autoren überlassen an Literatur das zu bringen, was sie für angemessen halten, so daß wir keineswegs einen Anspruch auf irgendwelche Vollständigkeit der den einzelnen Kapiteln beigefügten Literaturverzeichnisse machen. Bei einzelnen, so besonders im Anschluß an die Augenerkrankungen, an die Pathologie und an die Sterilität sind sie recht ausführlich, bei anderen sind nur die wichtigsten oder nur wenige Arbeiten berücksichtigt, in denen die hauptsächlichste Literatur des Kapitels anzutreffen ist.

Das Buch haben wir dem Andenken „ALBERT NEISSERS" gewidmet als Zoll der Dankbarkeit an unseren Lehrer, auf dessen Forschungen und Entdeckungen sich die moderne Lehre der Gonorrhöe aufbaut, und der auch in praktischer Beziehung den Grundstein gelegt hat für die Diagnostik und Therapie, sowie für die soziale Hygiene.

Berlin, im Februar 1926.

A. BUSCHKE. E. LANGER.

Inhaltsverzeichnis.

Inhaltsverzeichnis. IX

Geschichte der Gonorrhöe.

Von

Martin Gumpert-Berlin.

Die Geschichte der Gonorrhöe ist arm an Ereignissen. Es fehlt der jähe Ausbruch angsterregender und sichtbarer Symptome, der panische Schrecken, den die Syphilis erregte, wo sie auch auftrat. Man fürchtete die Krankheit zu wenig, das hat ihrer Erforschung geschadet. Erst die neueste Zeit erkannte die schwere Heilbarkeit der Gonorrhöe, die Gefahr ihrer Komplikationen, ihre verhängnisvolle Bedeutung für die Volksgesundheit.

Mythen der Inder, Babylonier, Assyrer, Syrer und Griechen berichten bereits von genitalen Leiden, deren gonorrhoischen Charakter man mit Bestimmtheit zu erkennen glaubte. In diesem Sinne wurde die ἕλκεα Συριακά gedeutet, von der PLUTARCH berichtet, die νοῦρος θήλεια der Skythen (HERODOT) von HENSLER. F. A. SIMON u. a. für Tripper gehalten.

In den berühmten Ayurvédas des SUSRUTAS, einer Encyklopädie der indischen Heilkunde, die etwa im 4. Jahrhundert n. Chr. entstanden ist, werden Tripper, Phimose, Hodenschwellung bereits recht eindeutig angeführt. Instrumente zu Injektionen in die Blase, Kupfervitriol und Arsenik für lokale Therapie waren damals schon bekannt.

Im Papyrus EBERS, dem Hauptdokument der altägyptischen Medizin ist von einer „Entzündung im Uringang" die Rede, Injektion adstringierender Substanzen in die Vulva und arzneigetränkte Charpietampons kamen dabei zur Verwendung. In der Bibel und im Talmud finden sich manche auf Gonorrhöe hinweisende Stellen, Moses erließ strenge prophylaktische Vorschriften. „Jeder Mann, der aus seinem Fleische fließt, ist unrein. Wer sein Lager oder ihn selbst berührt, sich auf ein von ihm benutztes Sitzgerät setzt oder seine Satteldecke berührt oder trägt, muß seine Kleider waschen, selbst baden und ist unrein bis zum Abend." (Lev. 15, 36ff.)

Im allgemeinen kann es, besonders durch die Untersuchungen von I. BLOCH, als erwiesen gelten, daß, mit Ausnahme vielleicht der alten Juden, dem Altertum die Kontagiosität der venerischen Erkrankungen unbekannt war. Die herrschenden humoral-pathologischen Anschauungen sahen in den Fluores und Efflorescenzen, die grob morphologisch bestimmt wurden, nur die Ausläufer krankhafter Vorgänge im Innern des Organismus. Doch auch ohne die Kenntnis der Ansteckungsgefahr bestand bereits, merkwürdig ausgeprägt, besonderer Abscheu vor den genitalen Affektionen und das bis heute verhängnisvolle Odium der Schande für den Behafteten.

Die Griechen prägten in alexandrinischer Zeit den Ausdruck γονόῤῥοια (γονή = Samen, ῥεῖν = fließen), aber sie verstanden darunter nicht den akuten, entzündlichen Tripper, den sie sich durch geschwürige Tumoren der Urethra, φύματα (HIPPOKRATES), minuti abscessus (CELSUS), entstanden dachten, sondern wie einwandfrei aus der Erklärung des GALEN hervorgeht, Spermatorrhöe und die ihr symptomatisch ähnlichen Krankheitsbilder der Prostatorrhöe und chronischen Gonorrhöe. So entstanden in Unkenntnis der ätiologischen Zusammenhänge zwei vollständig voneinander getrennte Krankheitsgruppen. GALEN unterschied bereits differentialdiagnostisch zwischen Urethritis und Cystitis (VIII, 438. XIII, 315), den schmerzhaften, brennenden mit Eiterpartikelchen durchsetzten Ausfluß (ἐφελκίς) vom Samenfluß (γονοῤῥοια). CAELUS AURELIANUS (4. Jahrh. n. Chr.) führt Schmerzen, Blutung und Eiterabsonderung auf Geschwürsbildung in der Harnröhre zurück, während PAULUS VON AEGINA (625—690) geradezu von einem eitrigen oder blutigen Ausfluß aus der Urethra spricht, der unabhängig vom Urinieren erfolgt, mit einer Affektion der Urethra zusammenhängt und durch Einspritzungen von Milch und Honig und Einführung von Bougies zu heilen ist. (BLOCH II, 735). JOANNES AKTUARIOS (13. Jahrh.), einer der letzten Vertreter der griechisch-christlichen Medizin, kennt bereits das Übergreifen der Entzündung auf die hintere Harnröhre. Die von HIPPOKRATES als schwere Folgeerscheinung der Gonorrhöe beschriebene φθίσις νωτίας deutet BLOCH wohl mit Recht als das sekundäre Symptom der Prostatitis. Die Funktion der Prostata war, seit ihrer Entdeckung durch HEROPHILOS, Gegenstand ausgedehnter Untersuchungen. Die Schilderungen des GALEN, ARETAEUS, ALEXANDER VON TRALLES lassen deutlich erkennen, daß sie chronisch-gonorrhoische Zustände beobachtet haben. Unmäßigkeit im geschlechtlichen Verkehr, mitunter aber auch die Folgen der Abstinenz werden als Ursachen angesehen. Um Gonorrhöe bei Frauen handelt es sich wohl zweifellos bei HIPPOKRATES (de morbis mulierum II, 8): „Es werden

weiße, leicht gelbliche Massen entleert, wenn die Kranke Urin läßt. macht sich ein beißender
und wie ein Lanzenstich empfundener Schmerz bemerkbar." SORAN, ARETAEUS, DEME-
TRIOS beschreiben Fluor bei Frauen, dessen Charakter nicht eindeutig klar wird.

Hingegen sind die Sekundärerscheinungen einwandfrei beobachtet worden, wenn auch
nicht in ihrem Charakter als Komplikationen der Gonorrhöe. Man kannte die Tripperfäden
(HIPPOKRATES, RUFUS, AL. V. TRALLES), die Epididymitis und Deferentitis (CELSUS).
Besonders anschaulich ist die, von GALEN und HIPPROKATES bereits angedeutete, Beschreibung der Urethralstriktur durch HELIODORUS, mit ihren Folgeerscheinungen, der
Dysurie und Ischurie. Die Therapie bestand darin, daß man ein spitzes, schmales Messer
in die Harnröhre einführt, die Striktur durchstößt und excidiert, danach durch Bougies
($\dot{\varepsilon}\pi\omega\tau\acute{\eta}\varrho\iota o\nu$) das Lumen offen hält. Daraus geht hervor, daß das Bougieverfahren nicht
erst, wie LEJEUNE[1]) feststellt, durch den Spanier ANDRES A LAGUNA (1551) zum ersten-
mal angewandt worden, sondern wie so vieles andere, nur neu entdeckt worden ist.

Im übrigen herrschte therapeutisch ein ziemlich wirrer Polypragmatismus: Diät, Ader-
lässe, Emetica, Pflanzensäfte. Instrumentell kannte bereits HIPPOKRATES den Gebrauch
des Katheters. fast ebenso alt ist der Gebrauch des Scheidenspeculums, das erst Jahr-
hunderte später wieder neu erfunden werden mußte.

Von den arabischen Ärzten hat besonders AVICENNA den „Ardor urinae" beschrieben
und dabei zwei Formen unterschieden, von denen die eine durch sexuelle Exzesse, die
andere durch Geschwüre der Harnröhre entstehen sollte.

Im frühen Mittelalter setzt sich die Kenntnis von der Kontagiosität der Gonorrhöe
und ihrer Verbreitung durch den Coitus allmählich durch (SCOTUS). GERARD VON BERRY
hält den Ausfluß der Frauen für verdorbenen Samen oder giftige Flüssigkeit, die dem Halse
der Gebärmutter entstamme. Der Zustand mystischer Erregung, der die Seelen bewegte,
warf seine Schatten auch auf dieHeilwissenschaft. Die Dämonie der Krankheit verdrängte,
wie bei allen primitiv Denkenden, jede sachliche Fragestellung. Als Strafe Gottes, als durch
die Gestirne besiegeltes Verhängnis machte die Krankheit aus Leidenden und Hilfsbe-
dürftigen schuldige und geächtete Menschen. Aus Gonorrhoea wurde Gomorrea- „Gomorrea
a Gomorra civitate dicitur propter ineptam humanam seminis effusionem, sicut in illa
civitate fiebat" (VALESCUS DE TARANTA, Lib. VI. cap. 4. fol. 163).

BERNHARD DE GORDON fand die Bezeichnung Fluxus humani generis, weil das ganze
Menschengeschlecht durch die Krankheit verdorben werde. Die Ärzte verweigerten zum
Teil ihre Hilfe. Auch die Bezeichnungen Incendium, Calefactio, Arsura, chaudepisse,
clap, brenning, apegalle wurden bereits gebraucht. Als therapeutischer Fortschritt neben
unsinnigen Maßnahmen (Beischlaf mit einer Jungfrau, gewaltsames Offenhalten der Harn-
röhrenmündung) ist die Einführung des Suspensoriums durch GADDESDEN und PFOLS-
PEUNDT und des Terpentins durch GATINARIA zu verzeichnen. Erste prophylaktische
Maßnahmen werden bekannt, so empfiehlt LANFRANCUS (Ars chirurgica), den Penis un-
mittelbar post coitum mit Wasser und Essig zu waschen. In den Bordellordnungen (z. B.
Venedig 1302) wird den Wirten die Aufnahme kranker Mädchen unter Androhung von
Geldstrafen untersagt.

Durch den gewaltigen Ausbruch der Syphilis am Ende des 15. Jahrhunderts erlischt
das Interesse für die Gonorrhöe fast völlig. Aller Eifer wandte sich der Erforschung der
neuen Krankheit zu und in der ungeheuer anschwellenden Literatur ist nur wenig über
die Gonorrhöe zu finden, deren Symptomenkomplex in der Fülle der syphilitischen Erscheinungen verschwindet. Es beginnt die unglückselige Verkettung der beiden Krank-
heitsbegriffe, die Identitätslehre wird begründet, um erst nach Jahrhunderten einer besseren
Einsicht zu weichen. Nur THIERRY DE HÉRY (1510—1599), einer der wenigen, zu dessen
therapeutischem Programm die Bekämpfung des Ausflusses gehörte, und BRASSAVOLA
(1500—1555) förderten die Kenntnis der Gonorrhöe. BRASSAVOLA unterschied bereits eine
lokale Gonorrhöe, der ein spezifisches Kontagium eignet, von der Gonorrhoea gallica, die
zu konstitutionellen Erscheinungen führe. Der kleine Schritt zur endgültigen Trennung
der beiden Krankheiten wurde aber auch von ihm nicht getan.

Als Ursache der Urethralstriktur erlangte die bereits von JOHN ARDEN angenommene
Bildung von Carunkeln in der Harnröhre allgemeine Geltung und die Behandlung durch
wächserne Bougies, die mit Salbe bestrichen waren, von ANDREAS LACUNAS, AMATUS LUSI-
TANUS u. a. ausgeübt, wurde allgemein anerkannt.

Das 17. Jahrhundert steht im Zeichen erfolgreicher pathologisch-anatomischer Forschungen, die in dem Werke MORGAGNIS ihren vorläufigen Höhepunkt finden sollten. Nachdem die Annahme eines spezifischen Kontagiums für die Lustseuche als gesichert galt,
die Erkennung des eitrig-entzündlichen Charakters des Harnröhrenflusses die Bezeichnung
„Pyorrhöe" (TURQUET DE MAYERNE) aufkommen ließ, mühte man sich nun eifrig, den
anatomischen Sitz dieses Leidens näher zu bestimmen. So wurden als Herd der gonorrhoischen Erkrankung die Prostata (SYLVIUS), die Samenbläschen (BLANCARD), die Hoden
(REINIER DE GRAAF), nach ihrer Entdeckung durch WILLIAM COWPER, die COWPERschen

____

[1]) Zur Frühgeschichte der Bougiebehandlung. Dermatol. Wochenschr. 1924, S. 812.

Drüsen angesprochen. Der erste, der in dem Tripper eine Entzündung der Harnröhrenschleimhaut sah, war MUSITANO (1689). Seiner Auffassung hat TERRANEO, wie PROKSCH feststellen konnte, in einer 1701 geschriebenen Arbeit die sichere anatomische Grundlage gegeben, indem er als erster die Schleimdrüsen und Lacunen der Harnröhre beschreibt und die Bedeutung dieser Organe für die Pathologie des Trippers durch Obduktionsbefunde bei Gonorrhoikern nachweist. COCKBURN (1713), MORGAGNI (1719), BOERHAAVE (1668 bis 1738) konnten diese Befunde bestätigen. Die verschiedenen Ansiedlungsstätten des Kontagiums in Vulva, Vagina, Urethra und Uterus wurden voneinander abgesondert, BOERHAAVE kannte das Befallensein der BARTHOLINIschen Drüsen. PARÉ brachte das Scheidenspeculum wieder in Aufnahme.

Sonst bildete die Therapie noch immer ein recht unsystematisches Durcheinander von Aderlaß, Merkurial- und Brechkuren. Die Copaiva- und Perubalsame gewannen immer größere Bedeutung, besonders beliebt war der von SYDENHAM eingeführte Opobalsam. Auch die Canthariden in jeder Form und Quantität erfreuten sich eines hohen Ansehens.

Heftig tobte der Kampf um die Anerkennung der Injektionen als zweckmäßige Therapie. Die hervorragendsten Geister, MORGAGNI, SYDENHAM setzten sich dafür ein, daß der Abfluß des Trippergiftes nicht gewaltsam behindert werden dürfte. Trotzdem überrascht es, als ein historisches Memento für die heutigen, in ihren Schlüssen oft allzu großzügigen Entdecker unfehlbarer Antigonorrhoica, schon bei TURQUET DE MAYERNE und später bei JOHN ANDREE das Versprechen unfehlbarer Heilung in wenigen Tagen durch Injektion einer besonderen Mischung zu finden. Campher, Kalkwasser, Bleisalze, Alkoholica wurden verwandt, MUSITANO trat sogar bereits für prophylaktische und abortive Injektionskuren ein.

BOERHAAVE verdanken wir eine recht gute Schilderung der Epididymitis, die er durch warme Breiumschläge, Aderlassen und Purgantien heilte. Die gonorrhoischen Adnexerkrankungen wurden, wie bereits erwähnt, nicht als Folgeerscheinungen, sondern als auslösende Ursachen der eitrigen Sekretion aufgefaßt, die Strikturen der Harnröhre, nach wie vor als der Sitz von Carunkeln bougiert. PARÉ wandte Knopfbougies aus Blei an, MUSITANO zuerst solche aus Darmsaiten.

Es erscheint uns heute fast unverständlich, daß so hervorragende Ärzte bei immerhin weit entwickelten Kenntnissen der anatomischen und klinischen Verhältnisse des Krankheitsprozesses so kurz vor dem Ziel den Gedanken der Differenz von Tripper- und Syphiliskontagium nicht zu fassen vermochten. Erst in der Mitte des XVIII. Jahrhunderts schlich sich der Dualitätsgedanke für kurze Zeit in die Gehirne der Forscher ein, um durch eine desto heftigere Reaktion auf lange Zeit hinaus wieder verbannt zu werden.

Den Anfang machte ein junger Engländer BALFOUR, der 1767 in seiner Dissertation aussprach, daß möglicherweise die Erreger der Gonorrhöe und der Lues verschiedenartiger Natur seien, CHARLES HALES und der Apotheker ELLIS (1771) waren die nächsten, aber ohne die nötige Resonanz zu finden. 1774 trat der Kopenhagener Professor TODE für den Dualismus ein, aber er wirkte noch als Ketzer und seine vorauseilenden Ideen trugen ihm nur die bittersten Verfolgungen durch seine Zunftgenossen ein. Schließlich ist ANDREW DUNCAN zu nennen, der 1777 auf Grund der Experimente eines jungen Mannes, der mittels Sonde eine Autoinokulation von Tripper an sich vorgenommen hatte, die Differenz des Kontagiums lehrte.

Auch die Konsekutiverscheinungen wurden allmählich in ihrer Bedeutung und ihrem Zusammenhang eingehender studiert. Es verdichtete sich nach und nach, wenn auch oft auf großen und absonderlichen Umwegen, der ganze Krankheitskomplex zu einem einheitlichen Bilde. Die chronische Gonorrhöe, der sogenannte Nachtripper, wurde als Symptom bekannt, bei den Strikturen begann die irrige Vorstellung von Carunkeln in der Harnröhre langsam zu weichen, nachdem MORGAGNI sie als Cicatrices und Coarctationes beschrieben hatte. Die Technik des Bougierens vervollkommnete sich. THEDEN (1714—1797) erfand die elastischen, kautschuküberzogenen Bougies, einige Franzosen trieben mit medikamentösen Bougies einen schwunghaften Handel. STOLL (1742—1784) führte die rectale Untersuchung der Prostata ein. JOHN ANDREE beobachtete periurethrale Infiltrate, Funiculitis. Besonders durch VAN SWIETEN (1700—1772) machte die Kenntnis der Epididymitis weitere Fortschritte. Man stellte das Aufhören der Sekretion bei Beginn der Hodenschwellung fest, aber es schloß sich an diese Beobachtung eine der unsinnigen Entgleisungen, an denen die Geschichte unserer Wissenschaft leider so reich ist: Vielfach hielt man noch den Ausfluß für ein zur Heilung notwendiges Übel und um ihn wieder aufflammen zu lassen, applizierte man bei Epididymitis möglichst virulentes Kontagium, mittels Bougie in die Harnröhre! ASTRUC (1684—1766) und PLENCK (1738—1807) beschrieben eingehend die Blennorrhöe. Die Gonorrhöebehandlung der Frauen konnte keine großen Fortschritte machen, solange man der ausgiebigen Anwendung des Speculums fast allenthalben aus moralischen Gründen Schwierigkeiten in den Weg legte. Erst RICORD (geb. 1800) führte es mit großem Erfolg in die allgemeine Venerologie ein.

Alle Fortschritte in der Erkennung der Gonorrhöe als Krankheitsbild sui generis wurden durch ein einziges, folgenschweres Experiment auf Jahrzehnte hinaus vernichtet. 1767 inokulierte sich der berühmte John Hunter Glans und Penis mit vermeintlichem Trippersekret, es entwickelten sich im Anschluß daran Schanker und konstitutionelle Syphilis: die Identität des Virus schien durch dieses kühne Experiment erwiesen! Ein ganzes Jahrhundert stand im Banne der hervorragenden Persönlichkeit Hunters. Nur wenige Außenseiter neben den schon genannten, Tongue, Bell, Hernandez, Lafont-Gouzi wagten zu widersprechen, aber ihr Einspruch verhallte ungehört.

Die merkwürdigsten Theorien wurden aufgestellt. Die „Lues gonorrhoica" grassierte. Da man aber doch immer wieder einem Ausfluß begegnete, der ohne jedes syphilitische Symptom verlief, suchte man einen Ausweg. Durch Schwediauers Experiment, der sich Ammoniakwasser in die Harnröhre injizierte und bei dem sich daraufhin ein anscheinend akuter Tripper einstellte, wurde die Lehre vom unspezifischen Tripper freudig aufgenommen und bald gab es kaum eine Ursache, der nicht eine Gonorrhöe folgen konnte. Vom Zahntripper Hunters bis zum gichtischen, atonischen, klimatischen, nach allerhand Speisen auftretenden, ja die Existenz eines Trippervirus wurde überhaupt geleugnet (Caron 1826). Der Begriff der Tripperseuche kam auf. (Authenrieth 1809), es gab kaum ein Organ, das nicht angeblich von der Krankheit befallen wurde.

An wirklichen Fortschritten ist die Beobachtung der Tripperfäden durch A. F. Hecker mitzuteilen.

Therapeutisch waren die von Crawford eingeführten Cubeben in großer Mode. Johnston und Bartlett (19. Jahrh.) verwenden zum erstenmal Höllensteinlösungen zur Injektion.

Auf dem Gebiet der Sekundärerkrankungen vermittelten Forschungen Lallemands (1790—1854) neue Kenntnisse über den chronischen Tripper der Posterior, Desault (1744 bis 1795) und Homes Prostataforschungen, Hunters Arbeiten über Epididymitis, Lawrences über Blennorrhöe trugen Schritt für Schritt zur Erweiterung der Kenntnisse bei. Schwediauer und Cullerier oncle gingen als erste eingehender auf die gonorrhoische Arthritis ein. Hunter erwähnt den Mastdarmtripper beim Weibe, meint aber damit, wie Proksch annimmt, die eitrige Bartholinitis. Erst die ausgedehnten experimentellen Untersuchungen, die Ricord 1831—1837 anstellte, schufen für die Dualitätslehre einwandfreie und exakte Grundlagen, wenn er auch die irrige Ansicht vertrat, daß der Tripperinfektion kein spezifisches Virus zugrunde liege. Das Ergebnis dieser Untersuchungen war: Trennung von Tripper und Syphilis. Aber die Gegner der Dualitätslehre gaben nicht nach. Männer wie Langlebert, Melchior Robert, Hebra blieben ihre erbitterten Feinde, und erst die Großtat der Gonorrhöeforschung, die Entdeckung des Gonokokkus durch Neisser (1879), vermochte sie zum Schweigen zu bringen.

Doch bis zu Neisser war noch ein langer Weg voll des Schwankens und Meinungsstreites zurückzulegen. Negative Versuche von Voillemier und Zeissl, mit unspezifischem Eiter eine Gonorrhöe zu erzeugen, andererseits gelungene Experimente von Pauli, Guyomar, Thiry mit dem Eiter einer floriden Gonorrhöe erneut Tripper zu erzeugen, führten dazu, die Lehren der Avirulisten zu widerlegen.

Beaumès, Hölder, Sigmund, Diday traten energisch für ein spezifisches Kontagium ein und man war eifrig bemüht, es zu finden.

Donné (1837) glaubte in dem Eiter der Vulvovaginitis den „Trichomonas vaginae" entdeckt zu haben, Jousseaume (1862) stellte die Anwesenheit einer Alge „Genitalia" im eitrigen Sekret des Trippers fest, Salisbury (1868) beobachtete Fadenpilze und Sporen (Crypta gonorrhoica), ähnliche Gebilde beschrieb Hallier (1868) als Coniothecium gonorrhoicum. So ging es weiter bis zum „Ediophyton dictoides", den Ecklund (1882) noch nach der bahnbrechenden Entdeckung Neissers als Tblippererreger anerkannt wissen wollte. Die Angaben Neissers wurden zuerst von Bokai und Finkelstein bestätigt (1880), dann folgte eine Flut von Nachuntersuchungen (Aufrecht, Löffler, Hirschberg, Bockhart, Zweifel u. a.). Trotz mancher Bedenken und Einwände war die Konstanz der Gonokokken im Trippersekret nicht zu leugnen.

Zahlreiche Kulturversuche wurden unternommen, es erschien die wichtige Arbeit Bumms (1885), dem es gelungen war, die Gonokokken auf koaguliertem, menschlichen Placentaserum in Reinkultur zu züchten und durch die Weiterübertragung auf die weibliche Urethra den einwandfreien und endgültigen Beweis für die Spezifität der Neisserschen Kokken zu erbringen. Roux (1886) machte auf die differentialdiagnostische Bedeutung der Entfärbung nach Gram aufmerksam.

Auch die Therapie hatte nun endlich einen festen Stützpunkt für systematische und zweckmäßige Maßnahmen gewonnen. Von großem Wert war die Einführung der organischen Silbersalze, deren bactericide Wirkung alle bisher gebräuchlichen Medikamente übertraf. Die Spülmethoden Janets und Guyons, die Zweigläserprobe Thompsons, die von Desormeaux (1853) angewandte Urethroskopie und ihre Vervollkommnung durch Nitze, der Gebrauch von Dilatatoren (Fessenden-Otis) und die Abortivkur (Blaschko), schließlich die Vaccine- und unspezifische Reizkörpertherapie sind die Stützpunkte unseres heutigen Heilprogramms geworden. Noch ist die Biologie des Erregers und die Struktur der Krankheit in entscheidenden Punkten zu klären.

Die pathologische Anatomie der Gonorrhöe der männlichen Urogenitalorgane.

Von

E. Christeller-Berlin und M. Jacoby-Berlin.

Mit 23 Abbildungen.

I. Normalanatomische Einleitung.

a) Die Harnröhre.

α) Makroskopischer Bau.

Nach ihrem Bau und nach den von ihr durchlaufenen Organen teilt
Waldeyer die Harnröhre ein in eine

1. Pars cavernosa sive spongiosa. Dies ist der allseitig von Schwellkörpergewebe umgebene Teil der Harnröhre. Er wird wiederum eingeteilt in eine
Pars pendula sive mobilis und eine Pars fixa.

2. Pars bulbosa sive practrigonalis. Dieser Abschnitt besitzt hinten und
zu beiden Seiten das dicke Polster des kavernösen Bulbusgewebes, während
die vordere Wand der Harnröhre nur von der Schleimhaut, dem submukösen
Venennetz und den letzten Ausläufern der glatten Harnröhrenmuskulatur gebildet wird; daher wird dieser Teil von Waldeyer als Pars nuda bezeichnet.

3. Pars membranacea sive trigonalis. Diese reicht von der Stelle, wo die
Harnröhre durch das Diaphragma urogenitale (Trigonum urogenitale) durch-
tritt, bis zur Prostata, liegt also oberhalb des Diaphragma urogenitale, das der
Pars membranacea eine Befestigung im Beckenausgange gibt.

4. Pars prostatica. Sie ist vollständig von der Prostata umschlossen.

5. Pars intramuralis. Sie ist ein in der Blasenwand gelegener kurzer
Abschnitt.

Von praktischer Bedeutung ist die Zusammenfassung von Pars cavernosa
und bulbosa in eine Urethra anterior und von Pars membranacea, intramuralis und prostatica in die Urethra posterior; die Grenze zwischen der
vorderen und hinteren Harnröhre bildet der Isthmus urethrae, der im Diaphragma urogenitale gelegen ist. Die Pars anterior wird von Schwellgewebe
umhüllt, das in der Pars posterior in den Hintergrund tritt. Dieser Teil besitzt
als Charakteristicum ein reiches Muskellager und wird daher von Finger als
Pars muscularis bezeichnet.

Die mittlere Länge der gesamten Harnröhre bei Erwachsenen wird ziemlich
übereinstimmend mit 18—22 cm angegeben (Henle: 20—22, Oberländer
und Kollmann: 20—23, Finger: 18—21, Zuckerkandl und Casper: 18—20 cm.
Die Längenmaße der einzelnen Abschnitte betragen für die Pars anterior 13 bis
14 cm (Casper), für die Pars membranacea nach Henle 2—2,5 cm, nach Casper
2 cm, nach Zuckerkandl und Corning 1 cm, für die Pars prostatica nach

Corning 4 cm, nach Henle 2,5—2,8 cm, nach Zuckerkandl 2—2,5 cm und nach Casper 2—3 cm.

Die Harnröhre (s. Abb. 1) beschreibt zwei Krümmungen in Form eines hori-

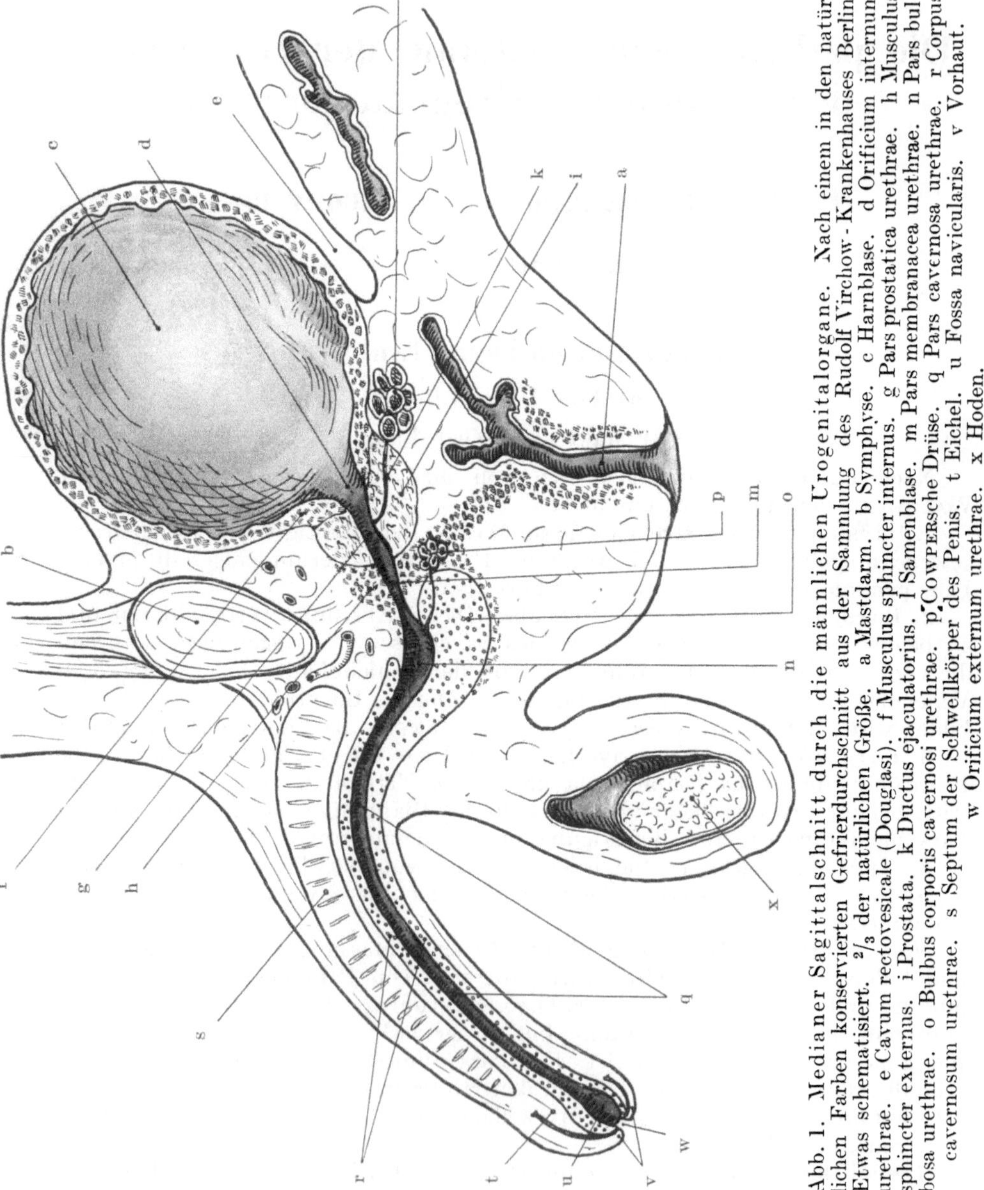

Abb. 1. Medianer Sagittalschnitt durch die männlichen Urogenitalorgane. Nach einem in den natürlichen Farben konservierten Gefrierdurchschnitt aus der Sammlung des Rudolf Virchow-Krankenhauses Berlin. Etwas schematisiert. $^2/_3$ der natürlichen Größe. a Mastdarm. b Symphyse. c Harnblase. d Orificium internum urethrae. e Cavum rectovesicale (Douglasi). f Musculus sphincter internus. g Pars prostatica urethrae. h Musculus sphincter externus. i Prostata. k Ductus ejaculatorius. l Samenblase. m Pars membranacea urethrae. n Pars bulbosa urethrae. o Bulbus corporis cavernosi urethrae. p Cowpersche Drüse. q Pars cavernosa urethrae. r Corpus cavernosum uretnrae. s Septum der Schwellkörper des Penis. t Eichel. u Fossa navicularis. v Vorhaut. w Orificium externum urethrae. x Hoden.

zontal gestellten S. Die erste Krümmung, die Curvatura penis, ist im Penisschaft eingeschlossen, nach vorn und oben konvex und nur bei schlaff herabhängendem Gliede vorhanden. Sie erstreckt sich von der Spitze des Penis bis kurz vor den Bulbus. Dieser Bogen wird bei der Erektion oder beim Anheben des Gliedes ausgeglichen, so daß eine gerade Linie bis zum Bulbus entsteht. Der zweite Bogen, die Curvatura pubica, ist nach vorn und oben konkav, schließt sich direkt an den ersten Bogen an, d. h. sie beginnt kurz vor dem Bulbus, und reicht bis zum Blaseneingang. Dieser Bogen beschreibt um die Symphyse ein Drittel eines Kreises von 6 cm Radius (CASPER) und wechselt mit dem Alter und mit der Füllung der Blase und des Mastdarms; ein voller Mastdarm hebt die Prostata; eine volle Blase drückt sie herab und vermindert dadurch die Zirkumferenz der Harnröhrenkrümmung.

Die Harnröhre ist ein Kanal, dessen Wandungen im Zustande der Ruhe aneinander liegen, indem die Schleimhaut sich in fächerförmige Falten legt. Das Lumen ist im Ruhezustande spaltförmig. Die Spaltbildung wechselt in den verschiedenen Abschnitten und stellt auf dem Querschnittsbild durch die ruhende Harnröhre einen sagittalen Spalt in der Gegend der Glans, an der Übergangsstelle zur Pars cavernosa einen T-förmigen Spalt dar, in der Pars cavernosa selbst ist der Spalt transversal oder sternförmig, in der Pars membranacea ebenfalls sternförmig und in der Pars prostatica umgekehrt Y-förmig oder bogen- oder halbmondförmig.

Die Passage von Urin oder Sperma oder eines Instrumentes ist nur durch die physiologische Dehnbarkeit der Harnröhrenwand möglich. Die Dehnbarkeit ist nicht an allen Stellen die gleiche, so daß im Zustande der Spannung eine Röhre von unregelmäßigen Dimensionen entsteht. Das Kaliber der Harnröhre ist also der Durchmesser des maximal erweiterten Lumens. Die engste Stelle ist gewöhnlich das Orificium externum, dessen Dehnbarkeit im Mittel 8 mm oder 24 der Charrièreschen Skala beträgt; es folgt die ampullenartige Erweiterung der Harnröhre, die Fossa navicularis, die bis auf 30—33 Charrière erweitert werden kann. Dahinter befindet sich wieder eine ringförmige Verengerung, die manchmal noch enger als das Orificium externum sein kann (OBERLÄNDER und KOLLMANN). Die Pars cavernosa ähnelt einem stark ausgezogenen Kegelstumpf von 30—35 Charrière, der in die weiteste Stelle der Harnröhre, den Bulbus übergeht. Im Bulbus kann die Harnröhre auf 40—50 Charrière gedehnt werden. Wo der Bulbus in die Pars membranacea übergeht, beginnt im Isthmus urethrae eine neue Verengerung. Die Pars membranacea kann nach OBERLÄNDER und KOLLMANN auf 35—40 Charrière gedehnt werden, nach anderen Autoren aber nur bedeutend weniger (ZUCKERKANDL 10 mm, FINGER 26—27 Charrière). In der Pars prostatica ist die Harnröhre spindelförmig und kann auf einen Durchmesser von 12—15 mm, also 40—50 Charrière erweitert werden. Ein geringes Engerwerden tritt wohl am Orificium internum ein; wir haben uns aber nicht davon überzeugen können, daß dort, wie z. B. OBERLÄNDER und KOLLMANN und ALBARRAN angeben, eine letzte Verengerung liegt. So hat auch ZUCKERKANDL gerade das Orificium vesicale als eine weite Stelle beschrieben, die bis 20 mm gedehnt werden kann.

Die Faltungen der Harnröhrenwand und zwar der Pars cavernosa sind von v. LICHTENBERG einem eingehenden Studium unterworfen worden. Er unterscheidet vier Haupt- oder Grundfalten resp. Rinnen, von denen Rinnen erster, zweiter und dritter Ordnung ausgehen, ebenso Falten erster, zweiter und dritter Ordnung. Die Falten dritter Ordnung sind Leisten, d. h. stationäre Bildungen; ein Ausgleich der anderen Falten ist auch nur in beschränktem Maße möglich, und nach Ausgleich bilden sich immer wieder dieselben Falten, die vorher bestanden haben. Die Richtung der Falten ist im allgemeinen parallel zum Verlauf der Harnröhre, bei den Hauptrinnen und -falten ausnahmslos, während die Falten erster Ordnung an den Enden eventuell kleine Abweichungen zeigen können, die bei den Falten zweiter Ordnung häufiger vorkommen. Die Falten dritter Ordnung sind regellos, häufig schräg und quer. Die Hauptrinnen

und Falten ziehen wahrscheinlich durch die ganze Länge der Pars cavernosa;
alle übrigen haben einen beschränkten Verlauf.

β) Mikroskopische Struktur.

Das Epithel der Harnröhre ist in ihren einzelnen Abschnitten von wechselnder Form, und wie ASCHOFF, v. EBNER, HÜBNER, CEDERCREUTZ, ROST
und JESIONEK betonen, ist die Form und Ausbreitung der einzelnen Epithelarten außerordentlichen individuellen Schwankungen unterworfen, wodurch
sich die verschiedenen Untersuchungsergebnisse der Autoren erklären. Auch
können durch Kontraktionszustand der Muskulatur eventuell verschiedene
Bilder vorgetäuscht werden, z. B. eine Mehrschichtigkeit (JESIONEK).

Das Epithel der Pars prostatica wird teils als geschichtetes Plattenepithel.
teils als Übergangsepithel angegeben, in der Pars membranacea geht es in mehrreihiges oder mehrschichtiges Cylinderepithel über. Nach WALDEYER zeigt
die untere Wand der hinteren Harnröhrenabschnitte, der Partes prostatica,
membranacea und der Fossa bulbi ein geschichtetes Plattenepithel, während
die obere Wand ein Übergangsepithel wie das der Harnblase führt. „In der
Pars cavernosa — die Grenzen der verschiedenen Epithelarten sind nicht scharf —
tritt ein geschichtetes Cylinderepithel auf, dem von der Fossa navicularis an ein
geschichtetes Plattenepithel folgt." V. LICHTENBERG fand das Epithel der Pars
cavernosa einschichtig, wie es auch KAUFMANN angibt, aber zwei- und mehr-
reihig. Er bestätigt damit HERZOG und faßt ebenso wie dieser eine basale Zellschicht als Ersatzzellen auf, die nicht die freie Oberfläche erreichen. Nach
ZUCKERKANDL besteht das Epithel hier aus „in zwei Schichten gereihten Cylinderzellen." Das Epithel der Fossa navicularis wird allgemein als geschichtetes
Plattenepithel angegeben, das nach KAUFMANN in seinen obersten Lagen ver-
hornt sein kann. Daselbst finden sich auch Papillen (HENLE, STÖHR). Nach
CEDERCREUTZ können in der Pars anterior urethrae Plattenepithelinseln von
der Embryonalzeit her fortbestehen.

Unter dem Epithel liegt die Tunica propria mucosae, die aus dichtem
fibrillärem Bindegewebe mit so zahlreichen elastischen Fasern besteht, daß
WALDEYER von einer Mucosa elastica spricht. Sie geht ohne scharfe Grenze
in die Submucosa über, die zahlreiche Blutgefäße enthält. Es ist gewissermaßen an Stelle der Submucosa ein reichlich entwickeltes Venennetz vorhanden.

Die Tunica muscularis besteht aus glatten Muskelfasern, die eine innere
dünne Längsfaserschicht und eine äußere zirkuläre Schicht bilden. Sie ist in
der Pars prostatica, membranacea und dem hinteren Drittel der Cavernosa
gut ausgebildet, um dann allmählich aufzuhören. Die Ringfasern, welche am
Orificium vesicae in die Blasenmuskulatur übergehen und zum Teil in der Prostata gelegen sind, bilden dort den Sphincter vesicae internus oder Sphincter
prostaticus internus oder Lyssosphincter urethrae (WALDEYER). Außer diesem
glatten Schließmuskel gibt es einen zweiten, der in der Hauptsache in der Pars
membranacea nach außen von den glatten Fasern und mit diesen teilweise
vermischt liegt, und ein Stück vor der Prostata aufwärts reicht. Er liegt also
gewissermaßen dem Sph. internus außen auf, besteht aus quergestreiften Muskelfasern und steht mit den Muskeln der Beckenfascie (M. transversus perinei profundus) in Zusammenhang. Er wird nach HENLE Sphincter vesicae externus, nach WALDEYER Rhabdosphincter urethrae und nach ZUCKERKANDL
Musculus sphincter urethrae membranaceae genannt. HYRTL und FINGER bezeichnen nur jene quergestreiften Ringmuskelfasern, die unmittelbar vor der
Prostata gelegen sind und die Spitze dieser Drüse einnehmen, als Sphincter
vesicae seu prostaticus externus und trennen hiervon die Muskulatur der Pars

membranacea als M. compressor partis membranaceae oder kurz als Compressor urethrae ab.

Das Corpus cavernosum urethrae umgibt die Pars cavernosa der Harnröhre, erstreckt sich also vom Orificium urethrae externum bis zum Isthmus urethrae und bildet eine Verdickung an seinem vorderen und hinteren Ende. Die Anschwellung des vorderen Endes ist die Eichel (Glans), die des hinteren Endes die Harnröhrenzwiebel (Bulbus urethrae). Letztere ist vom Musculus bulbocavernosus bedeckt. Das kavernöse Gewebe des Bulbus, das durch ein dünnes fibröses Septum in zwei Hälften geteilt wird, umgibt die Urethra nur unten und seitlich; daher bezeichnet WALDEYER die Vorderwand als Pars nuda. Eine dünne Schicht kavernösen Gewebes findet sich auch in der Pars posterior urethrae.

b) Die Anhangsgebilde der Harnröhre.

Es werden unterschieden:

1. MORGAGNIsche Lacunen oder Krypten, blindsackartige Ausstülpungen oder Vertiefungen der Schleimhaut von derselben Struktur wie diese, bis zu Stecknadelkopfgröße und etwa 12—20 an der Zahl. Sie sind in der ganzen Pars cavernosa verteilt; sie sitzen aber zumeist an der oberen Wand, die sie schräg von vorn nach hinten durchbohren. Sie haben das gewöhnliche Deckepithel, und in ihr blindes Ende münden nach HENLE zuweilen, nach v. LICHTENBERG häufig, aber nicht konstant je 12—20 LITTRÉsche Drüsen. Ihre obere Wand bildet infolge der schiefen Richtung eine Art Klappe. Sie sind als punktförmige Öffnungen mit freiem Auge sichtbar. Die größte MORGAGNIsche Lacune liegt etwa 15 mm hinter dem Orificium externum, d. h. entsprechend der hinteren Grenze der Fossa navicularis an der oberen Wand, und ihre Klappe wird daher Valvula fossae navicularis oder GUÉRINsche Falte genannt. Sie schaut mit dem freien Rande vorwärts und bildet einen 4—6 mm langen Blindsack (Sinus fossae navicularis).

2. Glandulae urethrales, LITTRÉsche Drüsen, kleine acinöse schleimabsondernde Drüsen mit Cylinderepithel, die über die ganze Harnröhre verstreut sind und nach WALDEYER nur in den vorderen 2—3 cm des Kanals fehlen. Sie sind in der oberen Wand der Pars cavernosa am besten entwickelt. Ihre Tiefenlage schwankt bedeutend; sie können bis ins Corpus cavernosum reichen und öffnen sich entweder direkt in die Harnröhre oder in die Lacunen. Ihre Mündungen sind mit freiem Auge nicht sichtbar.

3. Geschlossene Follikel von 0,1 mm Durchmesser, unmittelbar unter dem Epithel gelegen, sind Blindsäcke ohne Ausführungsgänge und werden als rudimentäre LITTRÉsche Drüsen aufgefaßt.

4. Glandulae bulbourethrales, COWPERsche Drüsen (s. Abb. 2). Die paarigen Drüsen liegen im Trigonum urogenitale dem hinteren Umfange der Pars membranacea der Harnröhre an, dicht hinter ihrem Eintritt in das Diaphragma urogenitale, nur durch dieses vom Bulbus getrennt. Sie sind in die quergestreiften Muskelfasern des M. transversus perinei profundus und des M. sphincter urethrae membranaceus eingebettet. Die Drüsen sind etwa erbsengroß, kugelig oder gelappt, von tubulo-alveolärer Form (v. LICHTENBERG). Ihre Acini münden in eine Anzahl Kanäle, die sich jederseits zu einem Ausführungsgang vereinigen. Die Ausführungsgänge durchbohren jederseits das Diaphragma urogenitale und konvergieren gegen den Bulbus urethrae (Portio retrobulbaris), ziehen durch das kavernöse Gewebe des Bulbus (Portio spongiosa) und verlaufen zuletzt ein Stück dicht unter der Harnröhrenschleimhaut (Portio submucosa) und münden, indem sie die Harnröhrenschleimhaut in spitzem Winkel durchbohren,

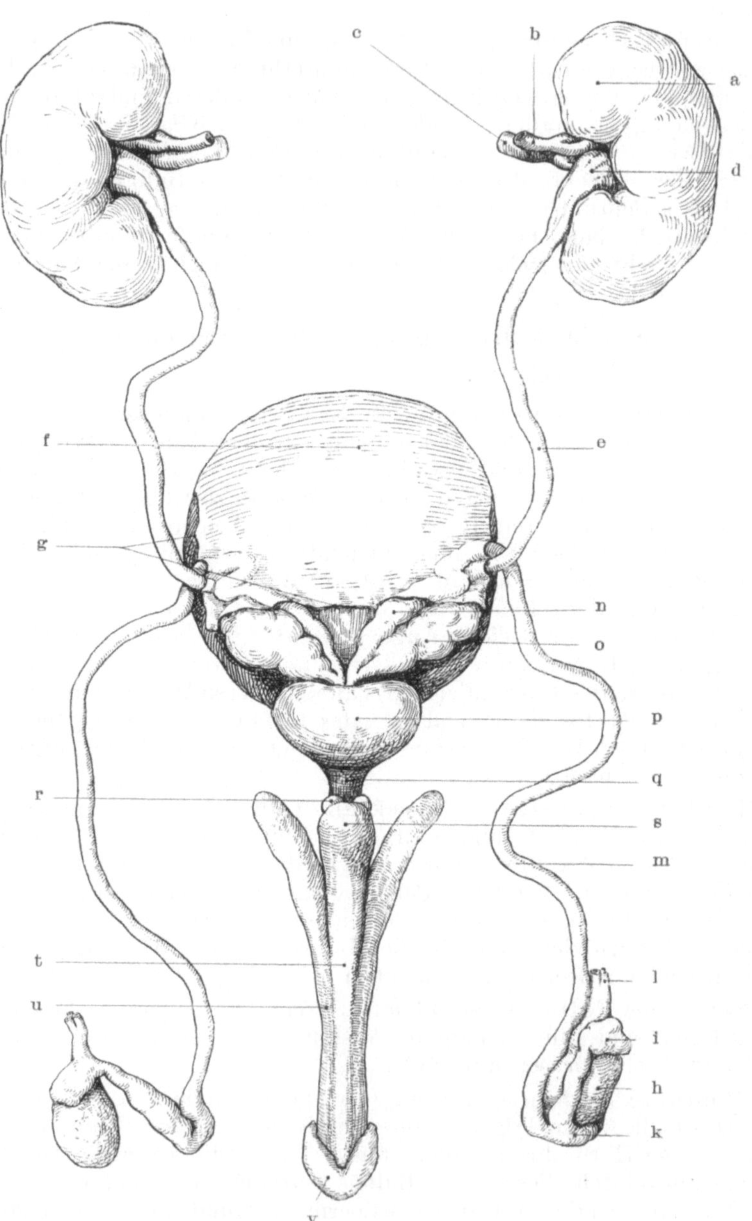

Abb. 2. Ansicht der männlichen Urogenitalorgane von hinten, halbschematisch. $^1/_3$ der natürlichen Größe. a Niere. b Nierenarterie. c Nierenvene. d Nierenbecken. e Harnleiter. f Harnblase. g Umschlagsfalte des Bauchfells. h Hoden. i Kopf des Nebenhodens. k Schwanz des Nebenhodens. l Gefäße des Samenstranges. m Samenleiter. n Samenleiterampulle. o Samenblase. p Prostata. q Pars membranacea urethrae. r COWPERsche Drüse. s Bulbus corporis cavernosi urethrae. t Corpus cavernosum urethrae. u Corpus cavernosum penis. v Eichel.

an der unteren Wand des hinteren Drittels der Pars cavernosa urethrae. Nach HOGGE bestehen die COWPERschen Drüsen aus zwei Hauptlappen, die im Diaphragma liegen und daher als diaphragmatische Lappen bezeichnet werden. Nach innen und unten von den Hauptlappen liegen die bulbären Läppchen in den Maschen des spongiosen Gewebes des Bulbus. Er hält im Gegensatz zu anderen Autoren diese letzteren Läppchen für konstant, und sie spielen nach ihm eine große Rolle in der Pathologie der periurethralen Gonorrhöe. Auch wir konnten uns von dem Vorhandensein und von der Bedeutung dieser Läppchen überzeugen (siehe Abb. 15).

Das Epithel der Drüsen ist ein einschichtiges, kubisches. Die Zellen gleichen Schleimzellen; sie sind von einer Membrana propria umgeben. Zwischen den Drüsentubuli und Alveolen ist reichlich Zwischengewebe vorhanden, in welchem nicht nur glatte, sondern entsprechend der geschilderten Lage der Drüse auch quergestreifte Muskelelemente in großer Zahl anzutreffen sind (siehe Abb. 15). Die intralobulären Ausführungsgänge haben niedriges, kubisches Epithel oder einfaches Cylinderepithel, die Hauptausführungsgänge mehrreihiges Cylinderepithel.

5. Colliculus seminalis, der Samenhügel (Synonyma: Caput gallinaginis, Schnepfenkopf, Veru montanum). Ungefähr in der Mitte der hinteren Wand der Pars prostatica urethrae springt der Colliculus in Form eines abgerundeten, im Durchschnitt 3 mm hohen Wulstes vor. Die Enden des Vorsprungs laufen in Leisten aus, Cristae urethrales. Vom proximalen Ende ziehen zwei bis drei oder auch mehr radiär gestellte Fältchen bis zur Uvula vesicae am Blaseneingang; das distale Ende des Colliculus verlängert sich in eine Crista urethralis, die sich bis in die Pars membranacea fortsetzt und dort oft als Frenulum cristae zweigespalten endet. An den seitlichen Abhängen des Colliculus münden die Ductus ejaculatorii, zwischen denen die spaltförmige Öffnung des Utriculus prostaticus sive masculinus liegt, eines mit einschichtigem Cylinderepithel ausgekleideten länglichen birnenförmigen Blindsackes. In den Mulden zu beiden Seiten des Colliculus, zum Teil auch noch auf den seitlichen Abhängen liegen die punktförmigen Mündungen der Ductus prostaticae.

Die Schleimhaut, die den Samenhügel überzieht, ist durch zahlreiche seichte Buchten und Grübchen unterbrochen, wodurch einzelne Partien abgeschnitten werden können, so daß sie zottigen Papillen gleichen. Besonders im endoskopischen Bilde werden dadurch Papillome vorgetäuscht (J. HELLER und O. SPRINZ). Das Gewebe des Colliculus ist reich an elastischen und glatten Muskelfasern und kann an einzelnen Stellen den Charakter eines kavernösen Gewebes annehmen. Der Colliculus besteht aber nicht, wie einige Autoren angeben, aus reinem Schwellgewebe. Eine besondere zirkuläre Anordnung und Anhäufung der glatten Muskelfasern um die Ostien der Ductus ejaculatorii bezeichnet POROSZ als M. sphincter spermaticus. HELLER und SPRINZ konnten ebensowenig wie wir solche Muskelzüge von dem übrigen Muskelgewebe des muskelreichen Organs abgrenzen.

Der Colliculus enthält außerdem noch den Sinus prostaticus (Vesicula prostatica oder Uterus masculinus), einen Rest der MÜLLERschen Gänge in Gestalt eines mit Schleimhaut ausgekleideten Blindsackes, der sich $1-1^{1}/_{2}$ cm weit nach hinten in die Prostata erstreckt und auf dem Colliculus zwischen den Ductus ejaculatorii ausmündet.

II. Die gonorrhoische Urethritis.

Die klinische Einteilung der gonorrhoischen Harnröhrenentzündungen nach ihrem Verlauf in eine akute und chronische Form und nach ihrer Lokalisation in eine Urethritis anterior und posterior kann auch für die pathologisch-anatomische Beschreibung beibehalten werden. Hierbei ist natürlich zu berücksichtigen, daß es keine scharfe Grenze zwischen akuter und chronischer Gonorrhöe gibt, sondern einen allmählichen Übergang. Die Unterscheidung zwischen Urethritis anterior und posterior stammt von Diday und Guyon und ist besonders von Finger weiter ausgebaut worden, der die Fortsetzung des Entzündungsprozesses auf die Pars posterior als eine allerdings häufige Komplikation

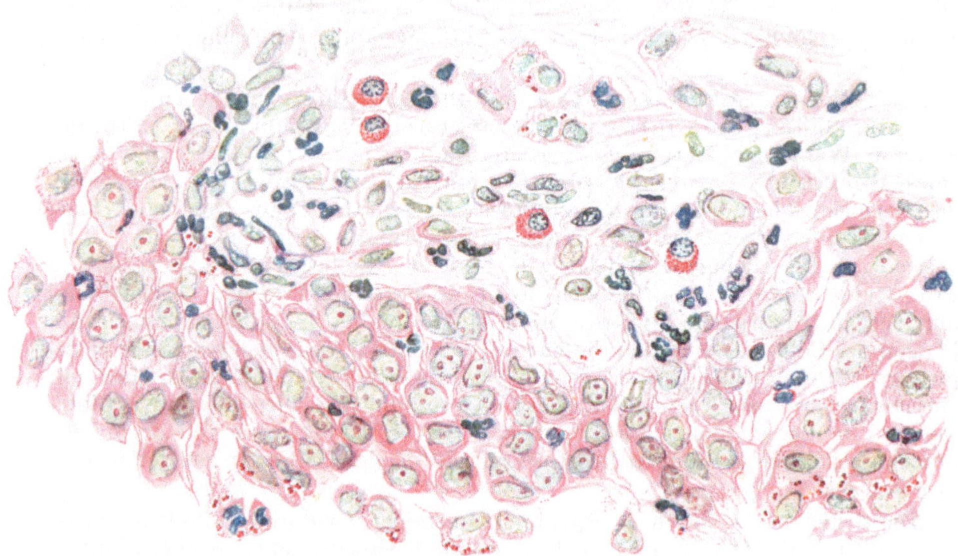

Abb. 3. Akute gonorrhoische Urethritis anterior. (Exzidiertes Stückchen vom Lebenden.)

Man sieht das aufgelockerte Übergangsepithel und in der Submucosa Infiltration mit Leukocyten, Lymphocyten und Plasmazellen. Auch Leukocyten auf der Durchwanderung durch das Epithel und an dessen Oberfläche.

Die Gonokokken liegen teils intracellulär in Leukocyten, teils extracellulär zwischen und auf den Epithelien, sowohl oberflächlich, als auch in der Submucosa.

Paraffinschnitt, Methylgrün-Pyroninfärbung nach Unna-Pappenheim. Zeiß-Obj. Öl-immersion, Okular 4.

Ambulanter Fall (Dr. Jacoby). Georg B., Photograph, 35 Jahre alt. Infektion vor 6 Tagen, keine Komplikationen.

betrachtet. Auch Scholtz hält es für durchaus zweckmäßig und berechtigt, die Urethritis posterior als Komplikation anzusehen. Dagegen fassen Oberländer und Kollmann die Erkrankung der hinteren Harnröhre nicht als Komplikation, sondern nur als Fortsetzung des Krankheitsprozesses auf. Am meisten bekämpft M. v. Zeissl, der die gesamte Harnröhre als einheitliches Rohr auffaßt, die Einteilung in eine Urethritis anterior und posterior.

a) Die Urethritis acuta anterior gonorrhoica.

Gelangt der Gonokokkus durch Übertragung gonorrhoischen Sekretes in die Fossa navicularis, so breitet er sich auf dem Plattenepithel oberflächlich aus, da die Gonokokken nur schwer in das Plattenepithel eindringen können. BUMMS ursprüngliche Anschauung, daß die Gonokokken überhaupt nicht in Plattenepithel hineinwuchern können, ist durch die Untersuchungen von TOUTON, JADASSOHN, DINKLER u. a. widerlegt worden. Sobald die Gonokokken aber das Cylinderepithel der Pars cavernosa erreichen, dringen sie sofort zwischen die Epithelzellen in die Intercellularräume ein und gelangen in wenigen Tagen bis in die unterste Epithellage und ins subepitheliale Bindegewebe. Hier sind sie von FINGER, GHON und SCHLAGENHAUFER schon am dritten Krankheitstage nachgewiesen, d. h. drei Tage nach künstlicher Infektion.

Auch wir konnten Gonokokken im Gewebe nachweisen (s. Abb. 3). Der eine von uns (JACOBY) hat bei einer Anzahl ambulanter Patienten kleine Schleimhautstückchen aus der erkrankten Urethra anterior exzidiert, die wir auf Gonokokken untersucht haben. Bei entsprechender Färbung (s. u.) konnten wir stets Gonokokken im Epithel und im subepithelialen Bindegewebe nachweisen. In dem Fall der Abb. 3 waren sechs Tage nach der Infektion verstrichen, aber auch schon am vierten Tage nach der Infektion, d. h. am ersten Tage manifester Erscheinungen konnten wir Gonokokken im Bindegewebe feststellen. Für die Therapie, besonders für die Abortivbehandlung dürfte dies nicht ohne Bedeutung sein, nachdem SCHUMACHER und JACOBSOHN und LANGER gezeigt haben, daß die Tiefenwirkung der üblichen antigonorrhoischen Silberpräparate nur eine sehr bedingte ist.

Bekanntlich macht es Schwierigkeiten, die Gonokokken in Gewebsschnitten zu färben. Von den hierzu angegebenen Modifikationen der LÖFFLERschen Methylenblaulösung haben wir selbst mit der Färbung von v. HERXHEIMER keine positiven Resultate erzielen können und konnten auch leider keine Testobjekte von dem Autor erhalten. Dagegen scheint uns die Anwendung der UNNA-PAPPENHEIMschen Plasmazellenfärbemethode sehr geeignet zu sein die Gonokokken zur Darstellung zu bringen, wie die Betrachtung der beistehenden Abb. 3 lehrt (vgl. hierzu eine ähnliche in dem Handbuch der Haut- und Geschlechtskrankheiten von JADASSOHN).

Man findet in diesem Anfangsstadium der Erkrankung die Schleimhaut der Fossa navicularis und des angrenzenden Teils der Harnröhre gleichmäßig dunkelrot, sammetartig geschwollen und gegebenenfalls von kleinen Hämorrhagien durchsetzt. Wenn auch die Gonokokken nur schwer in Plattenepithel eindringen können, so wäre es doch falsch, anzunehmen, daß deswegen die Schleimhaut der Fossa navicularis nicht ebenso stark entzündlich reagiere wie die übrige Schleimhaut. Wir haben uns im Gegenteil an unserem Material (siehe Abb. 4), soweit man von autoptischen Befunden auf den Lebenden schließen darf, davon überzeugt, daß die Fossa navicularis besonders stark und gleichmäßig gerötet ist. Hat sich die Entzündung auf die übrigen Teile der Pars cavernosa ausgebreitet, dann kann man eine häufig nur fleckweise Rötung, Schwellung und Auflockerung der Schleimhaut feststellen. Diese makroskopischen Veränderungen geben nach dem Tode manchmal mehr oder weniger zurück, so daß sie bei der Sektion viel weniger deutlich als am Lebenden zu sehen sind, bei dem sie durch Endoskopie festgestellt werden können. Die Epitheloberfläche erscheint getrübt, die Drüsen und Lacunen sind geschwollen und aus diesen ist Eiter auszudrücken. Hier und da können oberflächliche Epithelverluste, Erosionen vorhanden sein. Die Schleimhaut blutet leicht bei Berührung. Ulcerationen sind äußerst selten, aber auch beschrieben worden (DINKLER). Nach ROST sind die Falten der Hauptsitz der Erkrankung und bedingen eine starke Wulstung der Schleimhaut.

Mikroskopisch zeigt sich in diesem Stadium eine Erweiterung der Blutgefäße und eine reichliche Diapedese von Leukocyten, die zwischen die Epithelien an die freie Oberfläche gelangen und dort ein reichliches eitriges Sekret bilden, das als Ausfluß am Orificium externum erscheint. Das Sekret besteht zur

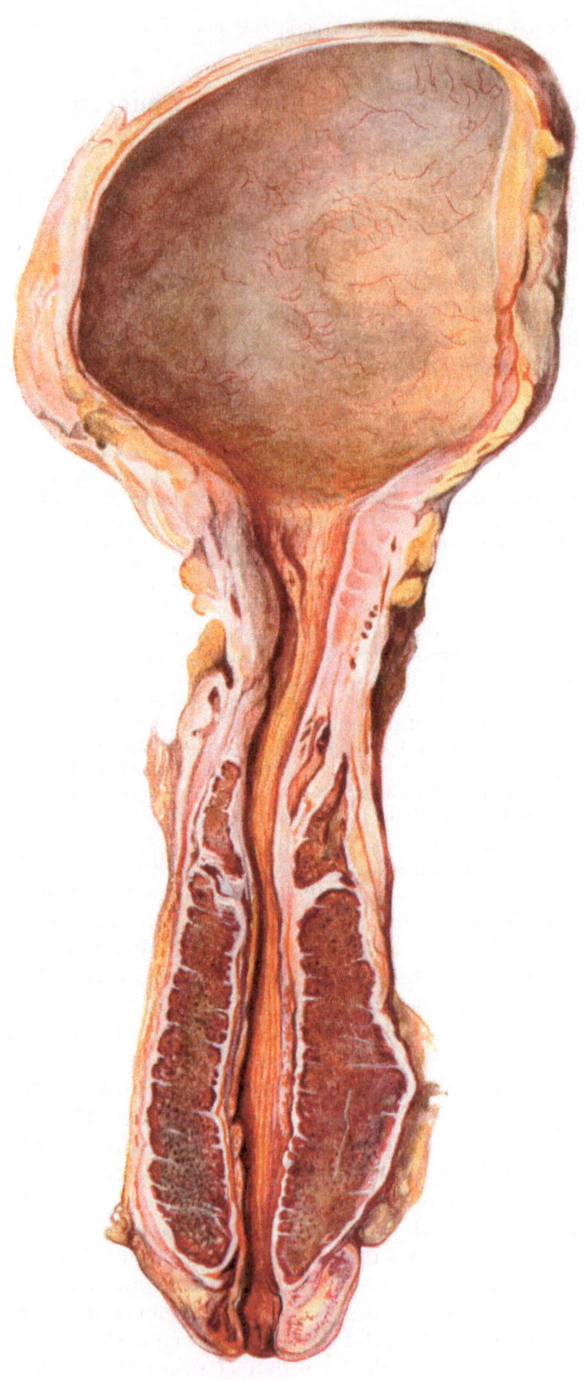

Abb. 4. Urethritis gonorrhoica anterior et posterior.

Das Präparat zeigt die fleckige Rötung und Schwellung der Schleimhaut, die auch, und zwar besonders stark, die Fossa navicularis mitumfaßt. Die Hyperämie macht sich auch im periurethralen Gewebe bemerkbar. Aus der Sammlung des Rudolf Virchow-Krankenhauses Berlin, in natürlichen Farben konserviert.

August M., Bote, 16 Jahre alt, Infektion vor 18 Tagen, Tod an akuter Peritonitis nach Appendektomie am 26. 1. 1911.

überwiegenden Menge aus polymorphkernigen Leukocyten, aber auch aus abgestoßenen Epithelien, Erythrocyten, spärlichen eosinophilen Zellen und Lymphocyten.

Das Epithel wird sowohl durch die eindringenden Gonokokken als auch

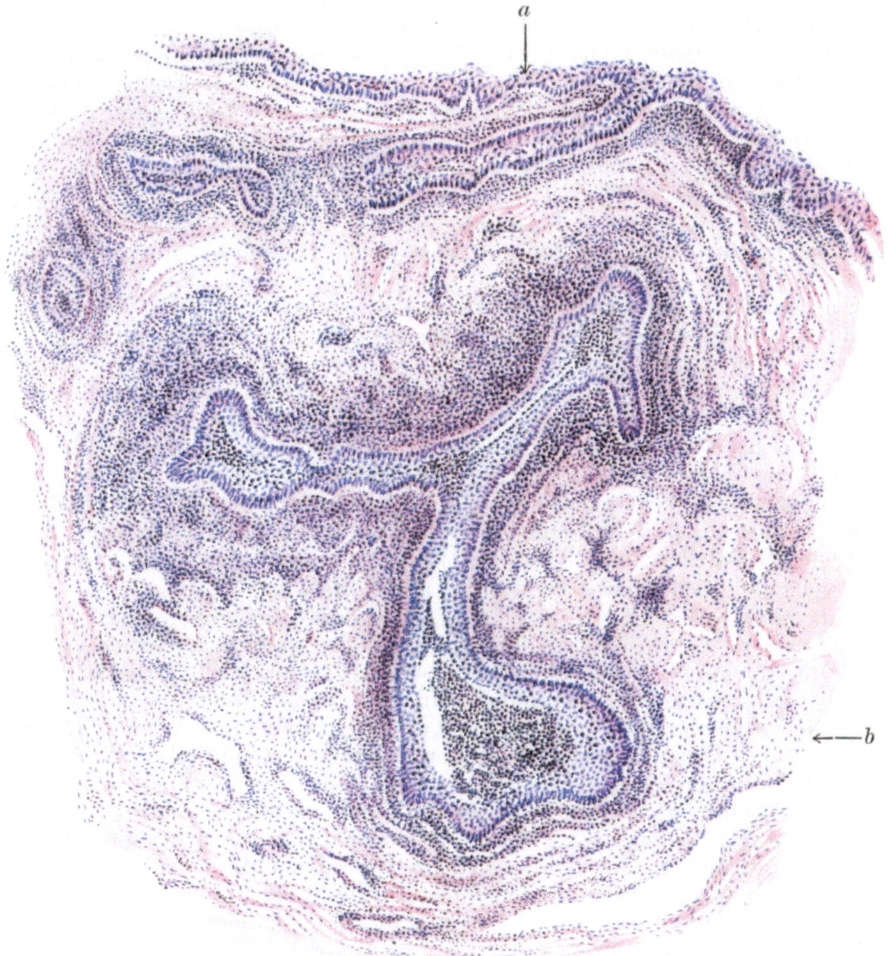

Abb. 5. Akute gonorrhoische Urethritis anterior, entzündete LITTRÉsche Drüse.
Das Präparat zeigt die Urethralschleimhaut (a) und den Drüsenquerschnitt (b). Im Lumen des letzteren eitriges Exsudat, im Epithel durchwandernde Leukocyten, im submukösen Bindegewebe, bis zwischen die angrenzenden kavernösen Räume reichend, zellige Infiltration.

Gefrierschnitt, Hämatoxylin-Eosin, Zeiß-Objektiv AA, Okular 2. Aus der Sammlung des Rudolf Virchow-Krankenhauses Berlin.

Franz R., Arbeiter, 33 Jahre alt, Infektion vor 5 Wochen, Tod an Lungenembolie nach Beckenvenenthrombose am 28. 9. 1923.

durch die hindurchwandernden Leukocyten geschädigt. Es findet eine Auflockerung und Abstoßung der obersten Schichten statt, die der Degeneration anheimfallen. Nach JESIONEK findet zugleich eine gesteigerte, d. h. das physiologische Maß überschreitende Proliferation der vermehrungsfähigen Elemente statt, die von der basalen germinativen Zellschicht ausgeht. Dementsprechend findet man eine vermehrte Desquamation. Da die Gonokokken in Epithelzellen nicht eindringen, hat man zur Erklärung dieser Epithelschädigung die Wirkung des Gonotoxins herangezogen.

Die Morgagnischen Lacunen und Littréschen [Drüsen nehmen lebhaft Anteil an der Entzündung. Die Morgagnischen Lacunen zeigen dieselben Veränderungen wie die freie Oberfläche. Das Lumen der Littréschen Drüsen ist mit Leukocyten und Epithelien angefüllt, und ihre Ausführungsgänge zeigen außerdem ein gelockertes, zum Teil abgestoßenes und mit Leukocyten durchsetztes Epithel. Das sezernierende Epithel ist nach Finger, Ghon und Schlagenhaufer intakt. Wir konnten uns aber davon überzeugen, daß es auch durchwandernde Leukocyten aufweisen kann (siehe Abb. 5).

Das subepitheliale Bindegewebe wird durch eine Infiltration mit Leukocyten, Lymphocyten und Plasmazellen durchsetzt, die bis an das Corpus cavernosum urethrae heranreichen kann, nach der Tiefe aber an Dichte allmählich abnimmt. Die Infiltration ist fleckweise intensiver und am dichtesten um Lacunen, Drüsen und Follikel, wie überhaupt der ganze akute gonorrhoische Prozeß kein gleichmäßig diffuser, sondern „ein vorwaltend lacunärer und perilacunärer Entzündungsprozeß" ist (Finger, Ghon und Schlagenhaufer), d. h. die entzündlichen Veränderungen sind um Lacunen und Littrésche Drüsen herum am intensivsten. Jesionek fand auch perivasculäre Infiltration. Nach ihm besteht die Infiltration zumeist aus lymphocytären Rundzellen. Er fand viele Plasmazellen, auch viele mono- wie polynucleäre eosinophile Zellen, dagegen verhältnismäßig sehr wenig neutrophile polynucleäre Leukocyten. Die fixen Bindegewebszellen fand Jesionek leicht vermehrt und vom Aussehen der Fibroblasten. Auch viele Mastzellen traten auf.

Pezzoli zieht aus seinen Untersuchungen ebenfalls den Schluß, daß „eine Miterkrankung der Littré schen Drüsen und Morgagni schen Taschen bei Urethritis acuta eine geradezu ausnahmslose Komplikation darstellt." Die meisten Autoren betrachten diese Miterkrankung gar nicht als Komplikation, wie z. B. Scholtz. Nach diesem Autor setzen sich die Gonokokken gerade in den Follikeln und den Ausführungsgängen der Littréschen Drüsen fest, so daß die drüsigen Adnexe die Hauptvermehrungsherde bilden. Von hier aus geschieht auch die weitere Ausbreitung, indem die Gonokokken, die sich in Drüsen vermehrt haben, durch flächenhafte Wucherung auf der Schleimhautoberfläche Gonokokkenrasen bilden und immer neue Schleimhautpartien infizieren. Auch durch Verteilung des gonokokkenhaltigen Eiters innerhalb des Lumens, besonders durch Stauung bei verklebtem Orificium externum urethrae, kann der Prozeß nach dem Bulbus weiterwandern (Scholtz).

Die Gonokokken finden sich nach den Untersuchungen von Finger, Ghon und Schlagenhaufer:

1. im Eiter der Schleimhautoberfläche frei und intracellulär,

2. im Lumen der Morgagnischen Taschen ebenfalls frei in Haufen sowie auch in Leukocyten,

3. in den interepithelialen Spalten des Cylinderepithels, dessen ganze Dicke sie durchsetzen, auch hier frei und in Leukocyten, während sie in das Plattenepithel der Fossa navicularis nicht eindringen, sondern nur auf dessen Oberfläche frei und in Leukocyten gefunden werden,

4. auf und zwischen den Epithelzellen der Morgagnischen Lacunen,

5. auf und zwischen den Epithelzellen der Littréschen Ausführungsgänge, in den Drüsenacinis aber nur innerhalb der Leukocyten; ein Eindringen zwischen die sezernierenden Drüsen konnte nicht festgestellt werden,

6. in den obersten Lagen des subepithelialen Bindegewebes, auch hier frei und in Leukocyten, aber nicht unterhalb des Plattenepithels.

Es findet also eine Phagocytose, eine Vereinigung von Gonokokken und Leukocyten schon im Gewebe statt. Im Gegensatz zu ORCEL und NEISSER betonen FINGER, GHON und SCHLAGENHAUFER ausdrücklich, daß die Gonokokken, wo sie ins Gewebe gelangen, in diesem rasch und vorwiegend in das Protoplasma der Eiterkörperchen eindringen. Auch JADASSOHN hat sowohl im Gewebe, als auch auf der Schleimhaut intra- und extracelluläre Gonokokken nachgewiesen. Die intracellulären lagen stets in polynukleären neutrophilen Leukocyten, niemals in anderen Entzündungszellen, also weder in Plasma-, noch in Bindegewebs-, noch in Mastzellen, weder in Lymphocyten, noch in eosinophilen Leukocyten.

Der Verlauf und Ausgang der akuten Urethritis anterior gonorrhoica kann sein:
1. Rückbildung und Heilung oder
2. Übergreifen auf die Urethra posterior oder
3. Übergang in chronische Urethritis.

Im ersten Falle, bei der Rückbildung, verschwinden die Gonokokken allmählich und mit ihnen gehen die Entzündungserscheinungen zurück. Das Sekret wird spärlicher, verliert eitrigen Charakter und wird schleimig, und die Gonokokken werden durch die Eiterung fortgeschwemmt. Die Schwellung und Hyperämie klingen ab, die subepithelialen Infiltrate werden resorbiert und aus den zurückgebliebenen Zellen des zerstörten Epithels regeneriert sich das Epithel wieder. Hierbei gehen die Meinungen auseinander, ob diese Regeneration zu einer Restitutio ad integrum führt oder nicht. Nur wenige nehmen, wie CASPER an, daß die alte Epithelform sogleich wieder entsteht, die meisten sprechen vielmehr von einem Ersatz des Cylinderepithels durch geschichtetes Plattenepithel (OBERLÄNDER-KOLLMANN, WOSSIDLO). Dieser Ersatz des Cylinderepithels durch Plattenepithel soll nun nach CEDERCREUTZ dadurch zustande kommen, daß von der Embryonalzeit her persistierende Plattenepithelinseln sich unter der Wirkung der Gonokokken weiterhin ausbreiten, da er diese Inseln von epidermoidalem Epithel auch auf völlig unveränderter Submucosa fand. Im Gegensatz dazu sprechen andere Autoren von einer echten Metaplasie zylindrischer Epithelzellen zu geschichteten Plattenepithelzellen. ROST z. B. führt als Beweis hierfür an, daß die Plattenepithelausbreitung nur auf den Ort stärkster entzündlicher Infiltration beschränkt ist und daß wahrscheinlich die Ernährungsstörungen der Epithelmatrix die Metaplasie erklären. HÜBNER vertritt die Anschauung, daß die plattenepithelialen Schleimhautstellen nichts anderes als die gewöhnlichen nicht weiter vergrößerten kongenitalen Plattenepithelinseln sind. Hierzu steht im Widerspruch, daß nach JADASSOHN zum mindesten beim akuten Prozeß die Metaplasie ganz diffus ist, daß sie außerdem an der Conjunctiva (BUMM) und in eitrigen Formen der Epididymitis gonorrhoica nachgewiesen ist. Sie ist sicherlich kein für die Gonorrhöe pathognomonischer Prozeß, da sie nach LOHNSTEIN auch bei entzündlichen Prozessen in der Urethra nach chemischen Reizungen, z. B. durch Silberpräparate, konstatiert worden ist.

Je nach dieser Auffassung werden die Folgen dieser Wiederepithelisierung verschieden beurteilt. Nach BUMM sollte die Metaplasie des Cylinderepithels in Plattenepithel zur Heilung führen, da die Gonokokken in Plattenepithel nicht einzudringen vermögen. Auch nach FINGER trägt dieser reparatorische Vorgang zur Heilung bei, indem dieses Plattenepithel und mit ihm die Gonokokken abgestoßen werden. Nach JADASSOHN wird, wenn die Gonokokken verschwunden sind, aber auch erst dann, das geschichtete Plattenepithel wieder normales

Cylinderepithel, also die Metaplasie allmählich rückgängig, sie kann aber noch lange Zeit fortbestehen. Das wiedergebildete Cylinderepithel soll nach JADASSOHN und COHN (siehe S. 35) eine gewisse lokale Zellimmunität gegen Gonokokken besitzen.

Eine vollständige Ausheilung, eine Restitutio ad integrum, ist nach alledem jedenfalls möglich und dürfte sogar in weitaus den meisten Fällen akuter gonorrhoischer Urethritis anterior eintreten.

Die zweite Möglichkeit des Verlaufes besteht in einem Übergreifen der Erkrankung auf die hintere Harnröhre, wobei sich eine Urethritis acuta posterior entwickelt.

b) Die Urethritis acuta posterior gonorrhoica.

Während einige Autoren wie OBERLÄNDER und KOLLMANN, M. v. ZEISSL und RONA der Ansicht sind, daß das Fortschreiten der Entzündung auf die hintere Harnröhre zum normalen Verlauf der Gonorrhöe gehört, sehen FINGER und SCHOLTZ diese Erkrankung als eine Komplikation an. Es dürfte zweckmäßiger sein, nicht von einer Komplikation zu sprechen, ein Ausdruck, der für andere Erkrankungen reserviert bleiben kann, sondern nur, wie WOSSIDLO es tut, von einer Fortsetzung der Entzündung. Daß diese Fortsetzung nicht zur Regel gehört, lehrt schon die klinische Erfahrung, und man hat nach Gründen gesucht, das Beschränktbleiben der Erkrankung auf die vordere Harnröhre zu erklären. Da am Anfang der hinteren Harnröhre diese vom Schließmuskel umschlossen wird, hat man hierin die Ursache gesehen. So hält SCHOLTZ den Schließmuskel für ein rein mechanisches Hindernis gegen das Fortschreiten der Gonorrhöe. Da die Pars posterior urethrae dauernd im Zustande tonischer Kontraktion sich befinde, könne Flüssigkeit und also auch Eiter nicht in die Pars posterior gelangen. Im Gegensatz hierzu stehen die Ansichten von M. v. ZEISSL, RONA und WOSSIDLO, die im Sphincter externus keinen Schutzwall sehen. Wir glauben aber SCHOLTZ zustimmen zu können. Natürlich ist der Schutz, wie auch SCHOLTZ zugibt, kein absoluter, sondern nur ein relativer, der bei unzweckmäßigem Verhalten der Patienten in der Regel durchbrochen wird. Auch nach FINGER bildet der Sphincter externus eine gewisse Barriere. Dieser Autor gibt noch eine andere Erklärung dafür, daß die gonorrhoische Entzündung häufig die Pars anterior nicht überschreitet, ebenso dafür, daß sie die posterior nur selten überschreitet, um auf die Blase überzugehen. Seine Erklärung stützt sich auf den anatomischen Bau der Schleimhaut. Wir haben gesehen, daß die Gonokokken eine ausgesprochene Tendenz haben, sich in den drüsigen Adnexen der Harnröhrenschleimhaut, das heißt in den Lacunen, Drüsen und Follikeln einzunisten, daß sie hier ihre Hauptvermehrungsherde bilden und sich gewissermaßen von Drüse zu Drüse übergehend auf der Schleimhaut weiter verbreiten. Die Pars membranacea hat nun weder Lacunen noch Drüsen noch Follikel, während die Pars prostatica wieder zahlreiche Drüsen besitzt; erst der Blasenhals ist wieder drüsenarm, wenn auch nicht drüsenfrei, wie FINGER angibt. Die Tatsache, daß die Drüsen usw. die Hauptvermehrungsherde der Gonokokken sind, ist nach FINGER der Grund, weshalb die „Gonorrhöe in vielen Fällen dort, wo die Drüsen aufhören, also an der Junctura bulbomembranacea, am Sphincter prostaticus internus Halt macht, und es eines besonderen äußeren Anstoßes bedarf, die Gonokokken über die drüsenfreien Schleimhautpartien hinüberzubringen." Diese Möglichkeit gibt auch SCHOLTZ zu. Allerdings ist der von SCHOLTZ zum Beweise dieser Tatsache herangezogene Fall JADASSOHNs einer Epididymitis ohne nachweisbare Erkrankung der Pars posterior nicht geeignet den mechanischen Abschluß der Pars membranacea zu erweisen. Er zeigt nur, daß die Gonokokken auf der drüsenarmen Pars membranacea schlechter Fuß fassen und trotzdem weiter oberhalb Entzündungsveränderungen machen können.

Im allgemeinen wird sich erst, wenn die Erkrankung der anterior sich auf dem Höhepunkt befindet, also in der dritten Krankheitswoche, eine posterior entwickeln, doch kann dies auch früher oder später geschehen, besonders wenn auf mechanischem Wege der gonorrhoische Eiter in die hintere Harnröhre gelangt (z. B. durch Sondenuntersuchung oder unzweckmäßige Spülungen). So hat CASPER eine Urethritis posterior schon am zweiten Krankheitstage beobachtet.

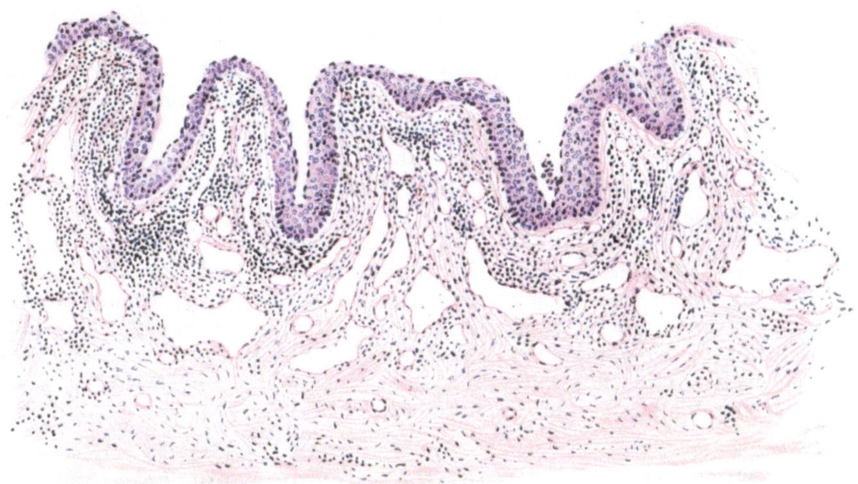

Abb. 6. Akute gonorrhoische Urethritis posterior.
Das Epithel zeigt Leukocyten, teils auf der Durchwanderung, teils in Gruppen der Oberfläche aufgelagert. In der Submucosa sind die Blutgefäße stark erweitert (Inhalt ausgefallen). Zwischen ihnen entzündliche Zellinfiltrate.
Gefrierschnitt, Hämatoxylin-Eosin, Zeiß-Objektiv AA, Okular 4. Aus der Sammlung des Rudolf Virchow-Krankenhauses Berlin.
Franz R., Arbeiter, 33 Jahre alt, Infektion vor 5 Wochen, Tod an Lungenembolie nach Beckenvenenthrombose am 28. 9. 1923.

Die epithelialen Veränderungen sind die gleichen wie bei der Urethritis anterior: degenerative und desquamative Erscheinungen (siehe Abb. 6). Eine Metaplasie, die ROST in der Pars anterior und membranacea und zwar nur auf den Falten lokalisiert fand, konnte er in der Pars prostatica niemals feststellen. Hier ist sie seiner Ansicht nach „auch nicht zu erwarten, da das Epithel dieses Urethralabschnittes an und für sich schon niedrig, kubisch, oft fast platt gestaltet ist und Falten nicht vorhanden sind." CEDERCREUTZ gibt noch eine andere Erklärung. Bei der embryonalen Anlage entsteht die Pars anterior aus dem Ektoderm, die Pars posterior aus dem Entoderm, und nur das aus dem Ektoderm gebildete Cylinderepithel habe die Neigung, unter dem Einfluß von Noxen wieder in Plattenepithel sich zurück zu verwandeln.

Subepithelial liegen nach ROST hier andere anatomische Verhältnisse vor als in der Pars anterior urethrae. Es fehlt hier das gefäßreiche lockere Bindegewebe; das Epithel sitzt mit der Tunica propria dicht der bindegewebigen, von Muskelfasern durchsetzten Prostatasubstanz auf. Darum fände man hier eine gleichmäßige entzündliche Infiltration aus Lymphocyten und Plasmazellen, die reihenweise die Bindegewebsspalten erfüllen. Umschriebene Infiltrationsherde sind nur um Gefäße und um die prostatischen Drüsenausführungsgänge vorhanden (s. Abb. 6). Die mukösen und submukösen Drüsen der Pars posterior können in gleicher Weise wie die LITTRÉschen erkranken und, da sie besonders zahlreich im und um den Colliculus sitzen, zu einem Infiltrat des Colliculus führen. Infolge der kleinzelligen Infiltration und Hyperämie ist der Colliculus alsdann geschwollen und vergrößert. Auch Desquamation des Cylinderepithels und Umwandlung in Plattenepithel wird beobachtet. Nach OBERLÄNDER und KOLLMANN ist aber die Infiltration in der posterior gewöhnlich weniger stark als in der anterior. Diese Angabe können wir durch unsere eigenen Untersuchungen bestätigen. In der Abb. 6 sieht man die geschwollene Schleimhaut mit den aufgelockerten und abschilfernden Epithelzellen, zwischen denen sich zahlreiche Leukocyten auf der Durchwanderung und in kleinen Gruppen auf der Oberfläche zusammengeballt befinden. Im submukösen Gewebe fallen die dilatierten Gefäße und die Zellinfiltrate auf.

Der Verlauf kann ähnlich wie in der anterior

1. eine Rückbildung sein, indem die Infiltrate resorbiert werden und das Epithel sich regeneriert, oder

2. ein Fortschreiten sowohl nach der Tiefe als auch nach der Fläche zu, d. h. auf die Blase oder Prostata, was als Komplikation betrachtet wird. Die Gefahr der Miterkrankung der Prostata ist besonders groß. Dementsprechend kommt PEZZOLI auf Grund seiner Arbeiten zu dem Schluß, ,,daß bei der Urethritis acuta posterior die gonorrhoische Miterkrankung der Prostatadrüse eine fast ausnahmslose Komplikation darstellt'',

3. ein Übergang in das chronische Stadium.

c) Die chronische Urethritis anterior gonorrhoica.

Die chronische Harnröhrenentzündung entsteht immer aus der akuten oder subakuten Entzündung. Nach Ablauf der akuten Entzündung geht in diesen Fällen das muköse Endstadium nicht in Heilung über, sondern es dauert fort. FINGER bezeichnet die chronische Blennorrhöe als ,,Äternisieren des muköspurulenten Terminalstadiums der akuten Urethritis in einer circumscripten Partie der Urethra bei Abheilung derselben in der übrigen Harnröhre und dem Lieblingssitze in der Pars pendula, bulbosa und prostatica.''

Es findet allmählich eine Verstärkung und Verdichtung der Infiltrate sowohl in der Fläche als in der Tiefe statt, nach OBERLÄNDER-KOLLMANN geschieht dies ,,durch die dem Falle innewohnende Wachstumsneigung''. Abgesehen davon können aber bestimmte Ursachen (Schädlichkeiten) verantwortlich gemacht werden, wie ungenügende Behandlung, dauernde Rezidive oder Neuinfektionen, wodurch sich die Schleimhaut an den Reiz der auf ihr angesiedelten Gonokokken gewöhnt hat (FINGER). Torpide, subakute Entzündungen neigen besonders zum Übergang in das chronische Stadium. Bei kachektischen und tuberkulösen Individuen zeigt die Erkrankung an sich schon einen torpiden protrahierten Charakter.

Bei den Rezidiven durch äußere Schädlichkeiten vermehren sich die Gonokokken und dringen erneut in die Tiefe. Allmählich werden die Gonokokken aber in ihrer Virulenz so abgeschwächt, daß die Reaktion des Gewebes schleppend wird. Die Gonokokken setzen sich in dem Papillarkörper und in den Follikeln fest und verursachen durch ihren kontinuierlichen leichten Reiz chronische Wucherungsvorgänge in der Schleimhaut. So sind also die Gonokokken das eigentliche ätiologische Moment, nämlich ihr Festsetzen an circumscripten

Punkten der Urethra. Nach FINGER dagegen kann der Prozeß auch weitergehen, wenn die Gonokokken abgestorben sind. Wenn keine Gonokokken gefunden werden, so ist nach FINGER anzunehmen, „daß die Gonokokken wahrscheinlich abgestorben sind, die durch sie erzeugten Veränderungen sich aber weiter entwickeln." Er bezeichnet daher jeden nach der akuten Gonorrhöe zurückbleibenden Katarrh als chronische Gonorrhöe und ihm folgen OBERLÄNDER, v. ZEISSL und WOSSIDLO, während die Mehrzahl der Autoren wie z. B. NEISSER, SCHOLTZ, JADASSOHN, LESSER, BUMM, CASPER, BUSCHKE, SCHÄFFER und JOSEPH von einer chronischen Gonorrhöe nur bei Vorhandensein von Gonokokken sprechen.

Makroskopische Veränderungen, wie Hyperämie, seröse Schwellung und Wulstung der Schleimhaut sind wohl in vivo endoskopisch zu sehen, schwinden aber schnell post mortem, bzw. werden durch hypostatische Blutsenkung unkenntlich. Das durchsichtige Epithel der Harnröhre wird nicht selten durch undurchsichtige milchweiße oder perlmutterähnliche schillernde Platten verhornter Plattenepithelzellen ersetzt (KAUFMANN). Diese kleinen weißlichen Flecke auf der Epitheloberfläche, die OBERLÄNDER-KOLLMANN als Pachydermie bezeichnen, können nach FINGER wie oberflächliche Narben aussehen. Als Psoriasis mucosae urethralis bezeichnet OBERLÄNDER halbkreisförmige oder punktförmige weißliche, nicht erhabene festhaftende Flecke, die durch die Umwandlung des Cylinderepithels in Plattenepithel hervorgerufen werden. Lösen sich solche weißlichen Epithellappen durch Maceration oder durch Zerfall ab, so entstehen nach KAUFMANN Erosionen. Die Erosionen können zu tieferen Ulcera werden und zu Urininfiltration der Umgebung mit folgender Absceß- und Fistelbildung führen. Ulcerationen, d. h. Substanzverluste sind aber sehr selten (OBERLÄNDER-KOLLMANN). Auch FINGER schreibt „Trippergeschwüre fand ich nie." Durch Obliteration und cystische Umwandlung der Lacunen und Drüsen können kleine Knötchen entstehen, die in der Schleimhaut eingesprengt erscheinen, oder die Drüsen, die normal nicht sichtbar sind, zeigen weitklaffende Mündungen, die die Schleimhaut überragen, und ihre Umgebung ist rot injiziert (OBERLÄNDER und KOLLMANN, FINGER).

Die mikroskopischen Veränderungen betreffen sowohl das Epithel wie das Bindegewebe. Alle Untersucher stimmen darin überein, daß die chronische gonorrhoische Urethritis sich im wesentlichen im Bindegewebe abspielt. Nur LOHNSTEIN ist der Ansicht, daß die erheblichste und regelmäßigste Veränderung in der Epithelschicht liegt. Nach ihm ist im Gegensatz zu NEELSEN und FINGER eine chronische Urethritis von jahrelanger Dauer mit ausgebreiteten Oberflächenveränderungen, aber mit nur sehr geringfügiger Tiefeninfiltration und normalem Kaliber der Schleimhaut möglich. Es ist aber zu berücksichtigen, daß LOHNSTEIN nur Bruchstücke der Schleimhautoberfläche und ihrer Umgebung untersuchte, die er durch eine stumpfe Doppelcurette während der Erkrankung gewann, die tieferen Teile der Schleimhaut also nicht untersuchen konnte.

Was die epithelialen Veränderungen anbelangt, so fand LOHNSTEIN bei seinen Untersuchungen eine erhebliche Verbreiterung der Epithelschicht, Degeneration der Epithelzellen und Auflösung nach der freien Oberfläche hin, ferner eine mehr oder weniger dichte Leukocyteninfiltration und bestätigt damit die Untersuchungen von OBERLÄNDER-KOLLMANN und FINGER. LOHNSTEIN beschreibt außerdem circumscripte Wucherungen aus epitheloiden Elementen und Rundzellen von polypenartiger Konfiguration, die „von den papillären resp. zottenartigen Erhebungen der Schleimhaut selbst wohl zu unterscheiden sind." Die Epithelzellen haben außerdem die Neigung, von der zylindrischen in die platte und weiter in die verhornte Form überzugehen, besonders über den später zu besprechenden Strikturen, und hier werden alle Übergänge angetroffen. Der höchste Grad ist nach OBERLÄNDER-KOLLMANN die Pachydermie, einige

Schichten von Pflasterepithel, die das Aussehen von Narbenepithel zeigen. Nach Simmonds kann die Mucosa dadurch ein epidermisartiges Aussehen annehmen, daß ein vielschichtiges Plattenepithel entsteht, das mit zapfenförmigen Fortsätzen in die Tiefe ragt und an seiner Oberfläche deutliche Verhornungsvorgänge zeigt. Finger unterscheidet bei diesem pathologischen Übergang des Cylinderepithels in Plattenepithel drei Typen.

1. einen ersten Typ des Plattenepithels über frischen Rundzellen, bei dem nur die obersten Lagen niedrige platte Zellen sind,

2. einen zweiten Typ des Plattenepithels von epidermoidalem Charakter über älteren Rundzellen, und schließlich

3. einen dritten Plattenepitheltyp, der dem Epithel über Narben gleicht: mehrere Schichten sehr niederen Plattenepithels. Dieser Typ findet sich fast ausschließlich über Schwielen, also an Stellen, an denen subepithelial derbes schwieliges Bindegewebe liegt.

Auch Neelsen fand regelmäßig Beziehungen zwischen dem Epithel und dem subepithelialen Bindegewebe. Es ist erklärlich, daß Lohnstein diese Beziehungen leugnete, da er, wie erwähnt, mehrmals Plattenepithel über normalem lockeren Bindegewebe und Cylinder- resp. kubisches Epithel über fibrösem subepithelialem Bindegewebe fand.

Diese Epidermisierung der Harnröhrenschleimhaut ist verschieden gedeutet worden. Die einen Autoren denken an eine Metaplasie des Cylinderepithels in verhornendes Plattenepithel unter dem Einfluß des chronischen gonorrhoischen Prozesses, andere leiten die Bildung des Plattenepithels von Inseln ab, welche schon normalerweise häufig mitten innerhalb des Cylinderepithels anzutreffen sind. Aber Simmonds weist darauf hin, daß in dem Plattenepithel der Strikturen Hornbildung auftritt, welche den normalerweise vorkommenden Plattenepithelinseln fehlt, daß also die epidermisartige Differenzierung in den Strikturen weiter fortgeschritten ist als in den normalen Inseln. Es läge also nicht allein eine Weiterausbreitung des Plattenepithels, sondern auch eine Fortentwicklung desselben, „eine Prosoplasie" im Sinne Schriddes vor.

Die wichtigsten Veränderungen finden bei der chronischen Urethritis gonorrhoica im subepithelialen Bindegewebe statt, hier ist der eigentliche Sitz der chronischen Entzündung. Das Wesen des chronischen Prozesses liegt nämlich in einer kleinzelligen Infiltration und das Charakteristische ist die Umwandlung dieses Infiltrates in Bindegewebe mit Tendenz zu Schrumpfung, also eine chronische Bindegewebshyperplasie mit narbiger Umwandlung und Schwielenbildung. Nach Oberländer-Kollmann ist der Übergang der akuten zur chronischen Urethritis durch das Auftreten von Bindegewebsfasern in den kleinzelligen Infiltrationen gekennzeichnet, die herdweise in der Schleimhaut im akuten Stadium vorhanden sind. Dies geschieht ungefähr gegen Ende des zweiten Monats, manchmal auch früher oder später, beginnt an einigen Stellen und breitet sich oft über die ganze Urethralschleimhaut aus.

Zwei Formen oder Stadien der chronischen Urethritis werden danach gewöhnlich unterschieden.

1. Ein erstes Stadium, in dem die Schwellung und Verdickung der Mucosa und Submucosa aus vielen großen plasmareichen Bindegewebszellen besteht und

2. ein zweites Stadium, in dem diese Zellen mehr und mehr in fibrilläres Bindegewebe übergehen.

Das erste Stadium ist durch katarrhalische Erkrankung der Mucosa um die einzelnen Herde der Infiltration kompliziert. Durch die Verdickung der Urethralwand ist eine, wenn auch nicht bedeutende Verengerung bedingt, eine weiche Striktur oder, wie Otis sie nennt, eine „weite Striktur". Nach Casper ist an einer solchen Stelle das Kaliber fast normal und nur eine größere Starrheit der Wandung vorhanden. Die Entzündungszonen dieses Stadiums nennen OBERLÄNDER-KOLLMANN weiche Infiltrate. Die verschieden umfangreichen Herde im zweiten Stadium, bei denen, und zwar zunächst in der Mitte der Infiltrate, Bindegewebsfasern aufgetreten sind, nennen sie harte Infiltrate und unterscheiden je nach der Drüsenbeteiligung:

a) eine trockene oder follikuläre Form, wenn die Drüsen verstopft und in subepitheliale Follikelcysten umgewandelt sind, wobei die Ausführungsgänge nicht sichtbar bleiben, und

b) eine glanduläre Form, bei der die Ausführungsgänge durchgängig und sichtbar bleiben, und die Drüsen und die Ausführungsgänge durch Bindegewebseinlagerungen hypertrophisch geworden sind.

Diese Formen sind auf die vordere Harnröhre beschränkt, da die entsprechenden Drüsen in der hinteren Harnröhre fehlen. Durch Schrumpfung des fibrillären Bindegewebes im zweiten Stadium entstehen die eigentlichen Strikturen mit der Tendenz zu stets zunehmender Verengerung.

Im einzelnen ist zu konstatieren, daß in der ersten Phase eine entzündliche Infiltration des subepithelialen Bindegewebes stattfindet. Die polynukleären Leukocyten treten ganz zurück, es finden sich zumeist lymphoide Zellen (Histiocyten) und reichlich Plasmazellen.

Was im allgemeinen das Vorkommen der Plasmazellen bei der Gonorrhöe anbelangt, so sind sie zwar nicht spezifische, aber doch so ungemein charakteristische Elemente der chronischen gonorrhoischen Gewebsprozesse, daß man mit Recht ihre Rolle und Verbreitung bei der Gonorrhöe mit derjenigen der epitheloiden Zellen bei der Tuberkulose verglichen hat. Über ihre Entstehung gehen die Ansichten auseinander. UNNA betrachtet die Plasmazellen als Abkömmlinge der fixen spindeligen Bindegewebszellen, nach v. MARSCHALKO sind sie hämatogener Abkunft, d. h. aus den Lymphocyten des Blutes hervorgegangen, welche in das Gewebe ausgewandert und dort zu großen Plasmazellen weitergewachsen sind. JOANNOVICS, SCHÄFFER u. a. halten sie für Abkömmlinge der Gewebslymphocyten, die größtenteils aus Elementen der Adventitia der Gefäße hervorgegangen seien. Die Abgrenzung der Plasmazellen ist morphologisch durch ihre meist ovale oder rundliche Form gegeben, den in dem breiten Protoplasma gewöhnlich exzentrisch sitzenden Kern und dessen radspeichenartige Anordnung des Chromatingerüstes, ein Verhalten, das besonders bei der von UNNA angegebenen Plasmazellenfärbung mit Methylgrün-Pyronin hervortritt. Hierbei nimmt bekanntlich das Kernchromatin eine dunkelblaue, das Protoplasma eine leuchtend rote (UNNAS Granoplasma), die Umgebung des Kernes eine hellrote (UNNAS Spongioplasma) Färbung an (vgl. Abb. 12).

Die Infiltration bei der chronischen Urethritis ist nach OBERLÄNDER-KOLLMANN vorwiegend fleckweise besonders um die Lacunen und Drüsen lokalisiert, selten generalisiert, während FINGER gerade ein gleichmäßig diffuses Infiltrat gefunden hat, das wohl auch perilacunär und periglandulär gelegen sein kann, aber nie als ein reines periglanduläres Infiltrat auftritt. In dem Infiltrat finden sich — nach FINGER nur in manchen Fällen — neugebildete Capillaren, wodurch die Oberfläche eventuell ein granuliertes Aussehen erhalten kann und sich sogar Papillome bilden können (OBERLÄNDER-KOLLMANN).

In der zweiten Phase verwandelt sich das kleinzellige Infiltrat in junges Bindegewebe. Ob die indifferenten Lymphoidzellen selbst imstande sind zu bindegewebigen Spindelzellen zu werden und Intercellularsubstanz auszuscheiden, die dann faserig wird, oder ob neue fibroblastische Spindelzellen durch Proliferation der Bindegewebszellen auftreten, bleibt entsprechend den herrschenden Meinungsverschiedenheiten über die Entzündungsprozesse noch unentschieden. Dieser Prozeß der bindegewebigen Umwandlung beginnt, wie bereits erwähnt, im Zentrum des Entzündungsbereiches. Die Bindegewebszwischensubstanz wird immer dichter und derber, und der Endausgang ist ein Gewebe, das anatomisch der Narbe gleicht, aber nicht aus Ulceration, sondern aus chronischer Bindegewebshyperplasie hervorging (Finger).

Die elastischen Fasern des subepithelialen Gewebes sind dem Untergange geweiht. Hübner hat dies bei Resten chronischer Entzündung der Schleimhaut nachgewiesen, Rost bereits in relativ frühem Stadium. Die Intensität und Ausdehnung des Elasticaschwundes gehen nach Rost der Zellinfiltration parallel. An Stelle der untergegangenen elastischen Gewebselemente tritt das neugebildete Bindegewebe, wodurch die Harnröhre eine nachgiebige Beschaffenheit erhält. Da der Prozeß gewöhnlich fortdauert und immer wieder aus den jungen, von neuem proliferierten Lymphoidzellen Bindegewebe entsteht, setzt sich „Narbe auf Narbe" (Casper), bis schließlich eine schon äußerlich fühlbare Verdickung, der Callus, entsteht. Durch die Schrumpfung des Narbengewebes leiden die Blutgefäße und im Callus entstehen daher die weißen sehnenartigen Streifen. Die wichtigste Folge der Schrumpfung ist eine Zerrung, eine Knickung und ein mehr oder weniger vollkommener Verschluß der Harnröhre (Strikturbildung). Ein Abschluß des Prozesses tritt — sei es durch Erlöschen der Infektion, zumal bei zweckmäßiger Behandlung, sei es, wie Oberländer-Kollmann meinen, durch Erschöpfung der dem Granulationsgewebe innewohnenden Wachstumsenergie — erst dann ein, nachdem die kleinzellige Infiltration vollkommen in Bindegewebe umgewandelt ist, und das kann Jahrzehnte dauern. Eine spontane Rückbildung ist nur bei ganz leichten Fällen und geringfügiger Infiltration möglich, stärkere Grade zeigen nie spontane retrograde Entwicklung.

d) Verhalten der Anhangsgebilde bei der chronischen Urethritis gonorrhoica anterior.

Prinzipiell die gleichen von zellreichem Granulationsgewebe über die Bindegewebsentwicklung zur Narbe führenden Veränderungen zeigen auch die Anhangsgebilde. Die Lacunae Morgagni zeigen dieselben Epithelveränderungen wie die Schleimhaut, Abstoßung von Cylinderzellen und Übergang in Plattenepithel. Das perilacunäre Infiltrat kann nach Finger und Oberländer-Kollmann die Lacunen emporheben, so daß sie vorspringen und Kraterform annehmen. Wenn dann später das perilacunäre Infiltrat schrumpft, können die Lacunen atrophieren und ganz verschwinden oder, wenn ihre Mündungen verlegt werden, in Cysten umgewandelt werden, die als kleine weiße Körnchen erscheinen. Der seltenste Ausgang ist Vereiterung mit Bildung periurethraler Abscesse und Fisteln (s. u.).

Die Littréschen Drüsen sind ebenfalls von periglandulären Infiltraten umgeben. Das Epithel der Ausführungsgänge zeigt die gleichen Veränderungen wie die Schleimhautoberfläche. Das Drüsenepithel selbst kann bei der Schrumpfung des periglandulären Infiltrates entweder zerstört oder in Cystchen umgewandelt werden, oder es entwickeln sich kleine Drüsenabscesse, wie aus den Lacunen. Nach Rost können gerade die Ausführungsgänge der Littréschen Drüsen der Hauptsitz der Erkrankung sein. In dem von ihm untersuchten Fall nahmen auch die Drüsenacini, die Finger stets intakt fand, an dem degenerativen und desquamativen Prozeß teil, wenn auch nicht so hochgradig. Gerade die Drüsen neigen nach Rost zu starken und hartnäckigen Erkrankungen; sie scheinen die Neigung zu haben, eine starke Entzündung längere Zeit persistent zu erhalten.

Das Corpus cavernosum urethrae kann intakt oder miterkrankt sein. Finger unterscheidet in letzterem Falle zwei Formen:

1. nur die in ihm befindlichen LITTRÉschen Drüsen erkranken, es bildet sich ein periglanduläres Infiltrat, das bei der Schrumpfung schwielige Bindegewebsstränge oder kleinere verhärtete Knötchen bildet, oder

2. Die Infiltration durchsetzt die ganze Dicke des subepithelialen periurethralen Gewebes und dringt in das Corpus cavernosum ein, dessen ganze Breite mit Lymphoidzellen und später mit Spindelzellen durchsetzt wird. Die Infiltration wandelt sich zunächst in hyperplastisches, dann in schrumpfendes Bindegewebe um. Bei der Schrumpfung geht die Mucosa und das Corpus cavernosum urethrae in eine derbe breite schrumpfende Schwiele über, in der das Lückenwerk des Schwellgewebes verschwindet. Diese tiefgreifenden Schwielen, die das Resultat der chronischen sklerosierenden Urethritis, Periurethritis und Cavernitis sind, bilden die Grundlage der Striktur. Eine Beteiligung des Corpus cavernosum urethrae ist bei der Strikturbildung nach SIMMONDS im Gegensatz zu FINGER nicht immer nötig. In manchen Fällen beschränkt sich nach SIMMONDS, besonders bei ringförmigen Strikturen, die Narbenbildung auf die Mucosa, in anderen greift sie auf das submuköse Gewebe und die Nachbarschaft über. Dadurch entstehen jene starren, röhrenförmigen Einengungen, die als callöse Strikturen bezeichnet werden. Die Schleimhaut ist hier fest mit der Unterlage verwachsen, runzlig, glanzlos, mattweiß, von perlmutterähnlichem Aussehen und bisweilen mit kleinen polypösen Wucherungen besetzt.

Gonorrhoische Strikturen können entstehen:

1. Durch Vernarbung von Geschwüren. Solche Narben fand NEELSEN besonders in der Pars membranacea und in der Nähe der Prostata, wo sie aus periurethralen Abscessen hervorgegangen waren, die perforiert waren und Geschwüre gebildet hatten,

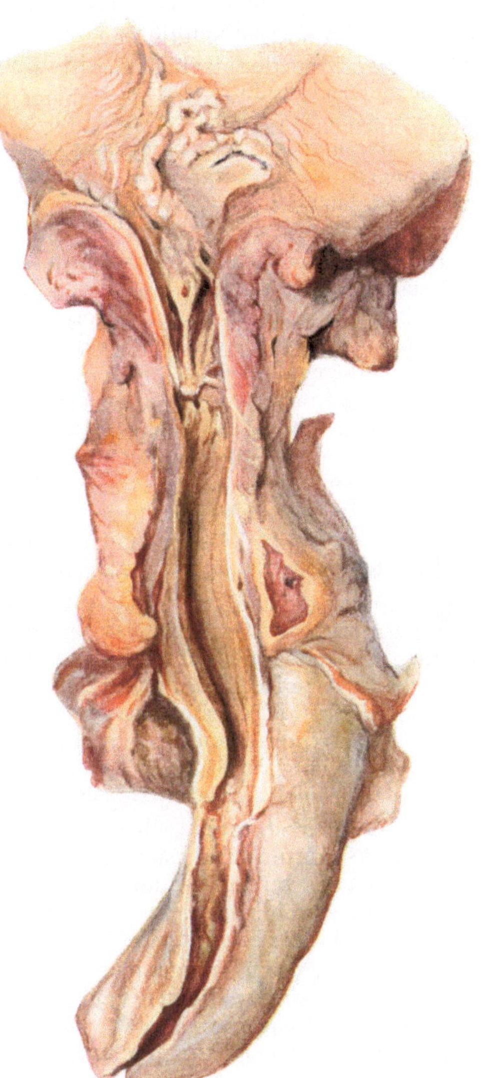

Abb. 7. Gonorrhoische Striktur in der Pars membranacea und in der Mitte der Pars cavernosa urethrae.

Das Präparat zeigt ein Spätstadium mit strahligen Narben und Verziehungen. In der blassen Schleimhaut sind keine frischen Entzündungsveränderungen mehr vorhanden.

Aus der Sammlung des Rudolf Virchow-Krankenhauses Berlin, in natürlichen Farben konserviert.

Wilhelm P., Arbeiter, 63 Jahre alt, Tod an Lungentuberkulose am 6. 2. 1907.

2. nach Perforation periurethraler Abscesse in die Harnröhre, wonach nach Simmonds circumscripte Strikturen in der Harnröhre entstehen,

3. in der Mehrzahl der Fälle ohne vorgängige Ulceration im Verlaufe einer sklerosierenden chronischen Urethritis, indem die subepithelialen, mukösen, submukösen und periglandulären Infiltrate, mitunter auch die des Corpus cavernosum urethrae der narbigen Schrumpfung verfallen.

Die callösen Strikturen unterscheiden sich von den Narbenstrikturen makroskopisch nach Casper, indem letztere häufig nur unregelmäßige Narben darstellen, die mit den tiefen Schichten der Harnröhre eine feste Verwachsung eingegangen sind, während bei den callösen Strikturen die Schleimhaut verdickt und hart ist und mit den Schwellkörpern zu einer blutleeren Schwiele verwächst.

Die Strikturen können eine sehr verschiedene Länge haben. Nach Casper sind sie selten länger als 5 mm, nach Rothschild selten über $\frac{1}{2}-1$ cm lang, können solitär oder multipel angetroffen werden und liegen zuweilen so eng hintereinander, daß sie den Eindruck einer einheitlichen langen Striktur machen. Simmonds dagegen spricht von wirklich einheitlichen, wenige mm bis zu mehreren cm langen oder gar den ganzen Verlauf der Harnröhre einnehmenden Strikturen. Wir möchten uns nach unseren Erfahrungen der Ansicht von Simmonds anschließen. Wenn auch multiple kurze Einzelstrikturen vorkommen und langgestreckte Strikturen infolge mehrfacher Unterbrechungen aus kurzen Einzelstrikturen zusammengesetzt erscheinen, so ist doch das Auftreten einheitlicher langer Strikturen nicht zu leugnen (s. Abb. 7).

Man kann verschiedene Formen, zylindrische, knotige und ringförmige Strikturen unterscheiden. Die Öffnung der Harnröhre kommt häufig exzentrisch zu liegen, oder die Harnröhre ist durch die callösen Massen so verzogen, daß sie eine Zickzacklinie bildet: Spiralstriktur (Casper, Rothschild). Das Lumen der strikturierten Stelle ist eventuell so hochgradig reduziert, daß nur die feinsten Sonden (filiforme Bougies) passieren können. Andererseits braucht es im Bereich callöser Strikturen zuweilen nicht wesentlich eingeengt zu sein; doch fehlt der Wandung jede Elastizität (Simmonds), ähnlich wie wir es schon im ersten Stadium bei der Otisschen weiten Striktur beschrieben haben (S. 22).

Der häufigste Sitz ist am Übergang der Pars bulbosa in die Pars membranacea. Nach Rothschild finden sich gerade in der Pars bulbosa die engsten und härtesten Strikturen. Aber auch an anderen Stellen der Pars cavernosa kann eine Striktur sich bilden. Moro, der die Strikturen immer multipel angetroffen hat, gibt als Prädilektionsstellen an:

1. den hinteren Übergang der Fossa navicularis,
2. das Übergangsstück der Pars pendula in die Pars fixa,
3. den Bulbus urethrae,
4. die Mitte der Pars pendula urethrae.

Wir wollen hier gleich das Vorkommen der Strikturen in der hinteren Harnröhre abhandeln, über das die Ansichten der Autoren sehr verschieden lauten. Finger hält die Pars membranacea für relativ immun gegen die chronische Urethritis mit Ausgang in Bindegewebshyperplasie, was aber unseren Erfahrungen widerspricht (vgl. Abb. 7). Nach Simmonds treten sogar die gonorrhoischen Strikturen am häufigsten in der Pars membranacea, etwas seltener in der Pars cavernosa auf. Blasenwärts von der Pars membranacea sind die Strikturen so selten, daß Thompson, Dittel und Casper sie leugnen. Doch sind einige Fälle berichtet, so von Oberländre-Kollmann und Burckhardt. Auch nach Wassermann und Hallé ergreift die Uréthrite scléreuse allmählich die ganze Urethra. In jüngster Zeit hat Heller über zwei Fälle von schwerer gonorrhoischer Striktur der hinteren Harnröhre berichtet. Die Urethra prostatica, die Gegend des Colliculus, war von weißglänzenden Narbenmassen mit Grübchen und Vertiefungen ausgefüllt und zeigte beginnende Divertikelbildung (Poche urineuse). In einem Fall war der Colliculus fast zugrunde gegangen; an seiner Stelle fand sich glattes, weißes, strahliges Gewebe, weiter nach vorn eine große Anzahl von Gruben. Die Pars membranacea, bzw. der Beginn der Pars bulbosa war in ein taubeneigroßes Divertikel umgewandelt und zwar retrostriktural, da am distalen Ende dieses Divertikels gleichfalls strikturiertes Gewebe, also eine zweite Striktur sich fand.

Die gonorrhoische Entzündung hat zwar das Bestreben, in die Tiefe sich fortzusetzen, aber die hyperplastische Bindegewebsneubildung kann auch gelegentlich das Schleimhautniveau überragen und ins Lumen der Harnröhre hineinwachsen. Dies führt dann nach CASPER zu fest anhaftenden Auflagerungen und im Gefolge zu Klappen und Strängen (Klappenstrikturen). Eigentümliche Membran- und Faltenbildungen bei der chronischen Gonorrhöe beschreibt ASCH.

Hinter den Strikturen sah KAUFMANN in einigen Fällen papillomatöse Excrescenzen. Meist wird die Partie hinter der Striktur erweitert. Man kann Ausbuchtungen von enormer Größe mit Zerfaserung und Zerstörung des Gewebes sehen, so daß nach CASPER eventuell „ein netzförmiges Maschengewebe sich präsentiert". DITTEL beschreibt stark erweiterte Ausführungsgänge der LITTRÉschen Drüsen und der Ductus prostatici hinter den Strikturen, die durch die behinderte Entleerung ihres Sekretes entstanden waren (vgl. unseren Fall in Abb. 8). Sammelt und zersetzt sich der Urin in den Ausbuchtungen, so kommt es zu retrostrikturaler Ulceration und im weiteren Verlauf eventuell zu Harninfiltration, Phlegmone, Harnfistel oder Harnabsceß. War der Ausgangspunkt der Harninfiltration vor dem Bulbus gelegen, so ergreift die Phlegmone Membrum und Scrotum und wandert nach oben unter die Bauchdecken. CASPER sah einmal Vereiterung bis zu den Rippenbogen; wir selbst beobachteten einen Fall von Penisgangrän (Abb. 9). Lag der Ausgangspunkt hinter dem Bulbus, so geht die Harninfiltration vom Damm aus rückwärts gegen Rectum, Peritoneum und Blase vor. Es kann eine Pericystitis mit Perforation in das Peritoneum die Folge sein (CASPER).

Die behinderte Urinentleerung kann zu Ektasie der Blase, Hypertrophie ihrer Wandmuskulatur (Balkenblase) und Insuffizienz des Sphincters führen. Das hat Inkontinenz des Urins bei gefüllter Blase zur Folge (Ischuria paradoxa). KAUFMANN sah einen solchen Fall, einen 72jährigen Mann, bei dem die Blase 2,5 Liter eitrigen Urin enthielt. Zu den ganz seltenen Vorkommnissen gehört eine Ruptur der Blase, wenn die Entleerung infolge

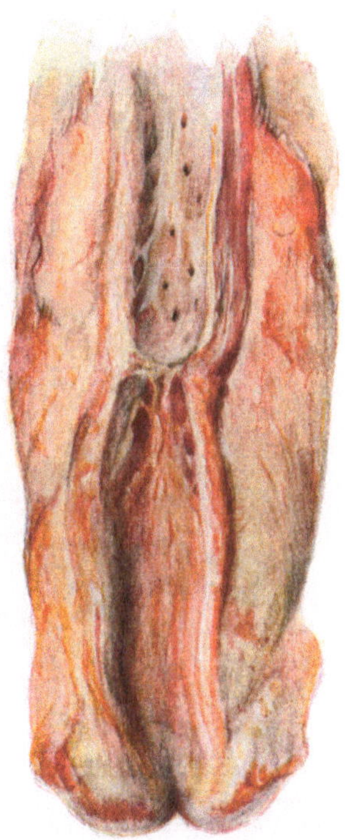

Abb. 8.   Gonorrhoische Striktur am Anfangsteil der Pars cavernosa urethrae. Die Urethra ist längs eröffnet und zeigt unterhalb der Strikturstelle entzündliche Rötung, oberhalb derselben Erweiterung des Lumens und fleckige grauweiße Epithelverdickungen. Man beachte die weiten Ostien der LITTRÉschen Drüsen. Aus der Sammlung des Rudolf Virchow - Krankenhauses Berlin, nach dem frischen Präparat gezeichnet. Alfred H., Dentist, 52 Jahre alt, Tod an Myokardinsuffizienz am 28. 7. 1924.

Striktur unmöglich geworden ist. Moser steht hierbei auf dem Standpunkt, daß dabei auch meist eine fortgeleitete Entzündung der Blase im Spiele ist. Einen solchen Fall, bei dem die Ruptur der Blase infolge versäumten Katheterismus bei gonorrhoischer Striktur eingetreten ist, zeigt Abb. 10.

Die Dilatation kann sich auf Ureteren und Nierenbecken fortsetzen (Hydronephrose). Der stagnierende Urin begünstigt eine Zersetzung und Infektion, wodurch Cystitis und Pyelitis, eventuell Pyonephrose und Pyelonephritis entstehen können. Die häufig notwendige Einführung von Bougies und Kathetern führt leicht zu einer Verletzung der Harnröhre und zu Kontinuitätstrennungen, die als falsche Wege (fausses routes) bezeichnet werden. Sie führen aus der

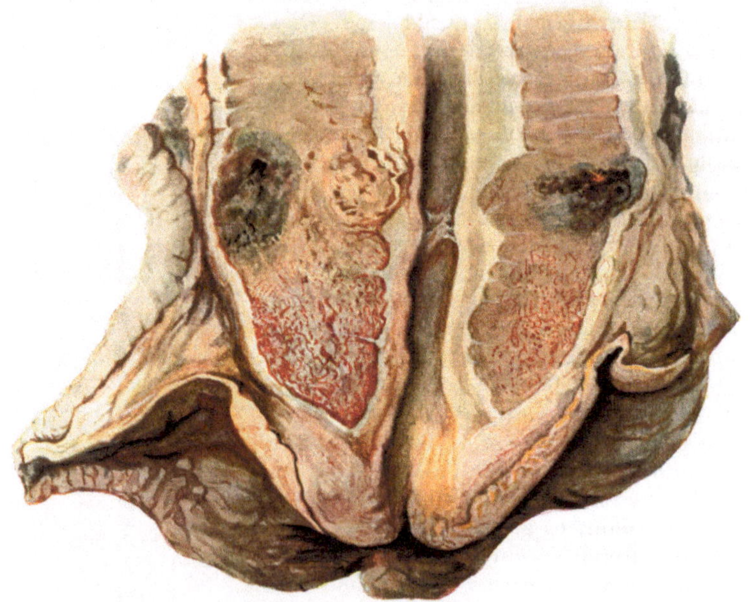

Abb. 9. Periurethrale Phlegmone, Glans, Praeputium, Corpus cavernosum (im übrigen auch Scrotum, Prostata, Beckenbindegewebe und vordere Bauchwand) ergreifend. Im Anschluß an eine seit längerer Zeit bestehende 5 cm hinter dem Orificium urethrae externum gelegene narbige gonorrhoische Striktur infolge Bougieverletzung entstanden. Das Präparat zeigt neben der Striktur einen Absceß in dem Corpus cavernosum urethrae. Aus der Sammlung des Rudolf Virchow-Krankenhauses Berlin, in natürlichen Farben konserviert. Paul B., Reisender, 57 Jahre alt. Infektion vor längerer Zeit, Tod an Urosepsis am 24. 6. 1921.

Harnröhre in deren nächste Umgebung und laufen neben ihr her, enden blind oder münden wieder in die Harnröhre oder in die Blase. Der Hauptsitz ist in der Pars bulbosa, nuda und prostatica (Kaufmann). Die Verletzungen heilen mit eventuell enormen narbigen Strikturen. Die Heilung wird oft durch sich anschließende Urininfiltration der umliegenden Gewebe verhindert, welche dann von Eiterung oder jauchiger Phlegmone gefolgt ist (periurethrale Abscesse). Im erweiterten Teil hinter einer Striktur können sich Urethralsteine bilden, die in der Regel aus Phosphaten und nur ausnahmsweise aus Uraten bestehen (Kaufmann). Die Steine haben nach Kaufmann eine recht verschiedene Gestalt und ihre Zahl und Größe schwanken sehr. Besonders in der nachgiebigen

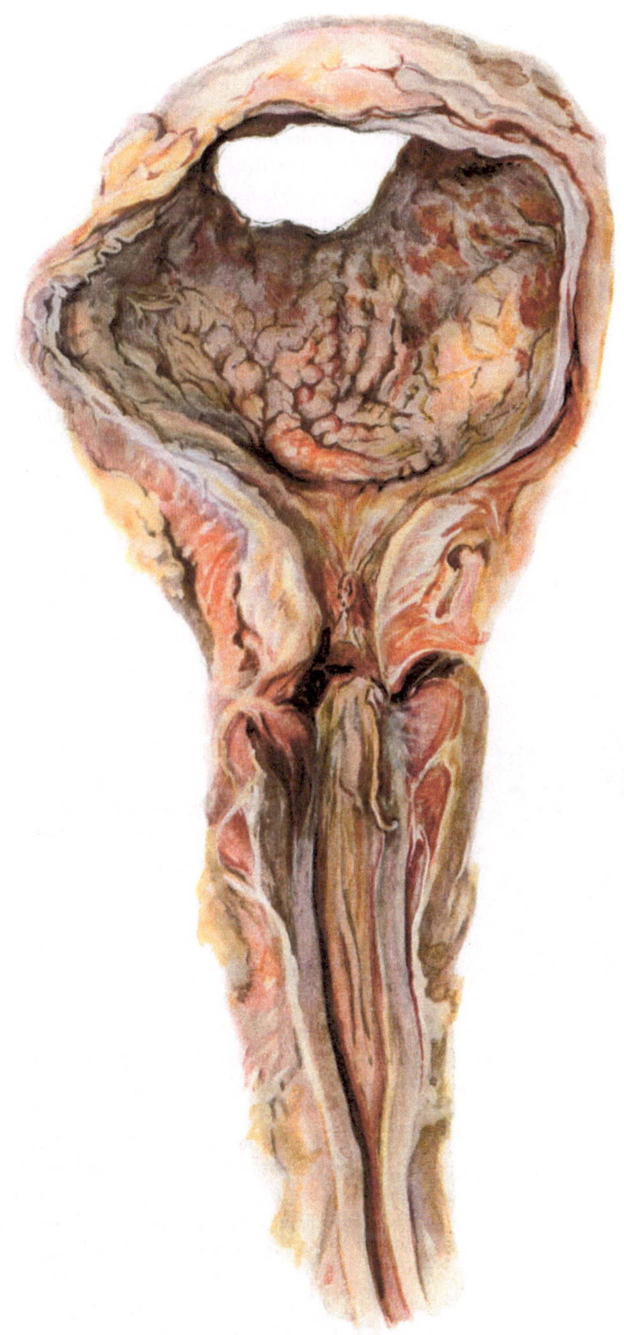

Abb. 10. Alte gonorrhoische Striktur der Urethra. Blasenruptur infolge versäumten Katheterismus.
Via falsa und Urethralzerreißung in der Pars membranacea. Balkenblase mit Schleimhautblutungen. Aus der Sammlung des Rudolf Virchow-Krankenhauses Berlin, in natürlichen Farben konserviert.
Paul B., Arbeiter, 39 Jahre alt, Zeit der Infektion unbekannt, Tod an fibrinös-eitriger Peritonitis am 27. 1. 1922, sieben Tage nach der Ruptur.

Pars membranacea können sie in seltenen Fällen eine bedeutende Dicke (bis Hühnereigröße und mehr) erreichen. Ein solcher Stein von Spindelform, 4,5 cm lang, 1,5 cm breit und 1,5 cm dick, gelangte hinter einer gonorrhoischen Striktur in der Pars cavernosa nahe dem Bulbus gelegen und durch Urethrotomie entfernt zu unserer Beobachtung (s. Abb. 11).

Im Anschluß an Strikturen kann ein primäres Carcinom als Plattenepithelkrebs auftreten. So beobachtete Kaufmann zwei Fälle von verhornendem Plattenepithelkrebs nach Strikturen bei einem 63jährigen, bzw. 61jährigen Mann. Nach Paton sind bisher erst 54 Fälle von primärem Urethralkrebs beschrieben, von denen die meisten Plattenepithelkrebse sind. Nach diesem Autor findet die Krebsentwicklung fast stets auf dem Boden von gonorrhoischen Strikturen statt, bei denen das Cylinderepithel der Harnröhre in Plattenepithel umgewandelt ist.

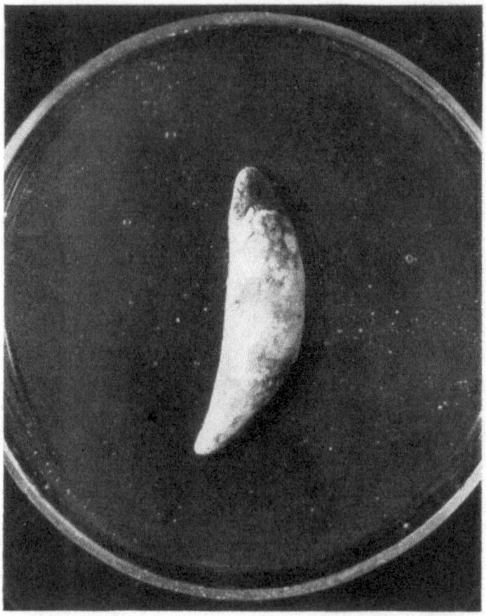

e) Die chronische Urethritis posterior gonorrhoica.

Die chronische Urethritis gonorrhoica macht in der vorderen und hinteren Harnröhre dieselben Veränderungen. Bei der Besprechung der Strikturen hat sich das Übergreifen der Veränderungen von der anterior auf die posterior schon gezeigt. Deswegen erschien es zweckmäßig schon die Strikturen der Pars membranacea im vorigen Abschnitt zu besprechen. Nach Oberländer-Kollmann sind in der Pars posterior die chronisch-entzündlichen Veränderungen weniger tief und hartnäckig, da die Schleimhaut arm an Littréschen Drüsen ist und keine Lacunen besitzt. Da jedoch die hintere Harnröhre im Colliculus mit den Ausführungsgängen der Samenwege und der Prostatadrüsen besondere Einrichtungen besitzt, so erfordern die hierdurch gegebenen Verhältnisse eine besondere Besprechung. In der ersten Phase der Erkrankung, während der kleinzelligen Infiltration

Abb. 11. Harnröhrenstein.

In der Pars cavernosa, nahe dem Bulbus gelegen. Dicht davor eine 2 cm lange, sehr derbe impermeable gonorrhoische Striktur, die 12 cm vom Orificium urethrae externum entfernt war. Entfernt durch Urethrotomie.

Aus der Sammlung des Rudolf Virchow-Krankenhauses Berlin, trocken konserviert, Verkleinerung 8,5:10.

Oskar B., Arbeiter. 25 Jahre alt, operiert am 13. 10. 1924.

der obersten Schichten des subepithelialen Bindegewebes, ist der Colliculus meist gleichmäßig, zuweilen auch höckrig vergrößert. Wenn sich später im zweiten Stadium hier sklerotisches Bindegewebe entwickelt und dies in Schrumpfung übergeht, entstehen Narben und Schwielen, die zu einer passiven Veränderung der Ductus ejaculatorii und des Utriculus führen können, nämlich zu einer Kompression und Verengerung (hierdurch erklärt Finger den stechenden Schmerz bei der Ejaculation) eventuell sogar zu einer Obliteration, d. h. zu einem narbigen Verschluß. Die dahinter gelegenen Teile können bedeutend, nach FINGER sogar auch cystisch, erweitert sein. Dadurch ist die anatomische Grundlage für die Oligospermie bei Verschluß eines und für die Azoospermie bei Verschluß beider Ductus ejaculatorii gegeben. Besonders starke Schwielen bilden sich nach Abheilung follikulärer Abscesse oder nach Abstoßung nekrotischen Gewebes. Geht der Prozeß längs der Ductus in die Tiefe, bildet sich ein periduktäres Infiltrat, das in sklerotisches Gewebe übergeht, so resultiert daraus eine Rigidität der Wand der Ductus ejaculatorii. Nach FINGER sind dadurch die Vesiculae seminales schlechter abgeschlossen und eine Spermatorrhöe bei der Miktion oder Defäkation bedingt. In gleicher Weise wie um die Ductus ejaculatorii kann sich nach FINGER das Infiltrat des subepithelialen Gewebes auch periglandulär um die prostatischen Drüsen fortsetzen, doch ist dies nur bei den oberflächlichen Drüsen des Colliculus der Fall. Häufiger als diese periglandulären Veränderungen und unabhängig von ihnen sind solche des Drüsenepithels, die auch tief in der Prostata vorkommen. Diese epithelialen Veränderungen teilt FINGER je nach der Mitbeteiligung der Leukocyten in rein desquamative Katarrhe und desquamativ-eitrige bis rein eitrige Katarrhe ein, bei denen das Drüsenlumen eventuell ganz mit Eiterkörperchen angefüllt ist. Weiteres hierüber siehe später bei der Prostatitis.

Im übrigen vollzieht sich der Ablauf der histologischen Veränderungen, das Auftreten und Verteilen der Erreger usw. in der gleichen Weise wie in der anterior, so daß man mutatis mutandis die dort gegebene histologische Beschreibung auch auf die posterior übertragen kann.

Wir wollen noch erwähnen, daß FINGER sowohl bei der chronischen Urethritis anterior wie posterior eine oberflächliche und eine tiefe Form der Entzündung unterscheidet. Die oberflächliche spielt sich in beiden Teilen als Schleimhautkatarrh ab, während die tiefe Form in der anterior zu Periurethritis und Cavernitis chronica und in der Folge zu Strikturen führt, in der posterior aber zu Prostatitis chronica. Ähnlich spricht CASPER von einem oberflächlichen Katarrh, der die Schleimhaut einschließlich Drüsen und Umgebung betrifft und von einem tiefen Katarrh, der ins submuköse Bindegewebe geht und die Corpora cavernosa erfaßt.

III. Die Komplikationen der Gonorrhöe.

Komplikationen sind nach JADASSOHN Krankheitserscheinungen, welche in unzweifelhaft kausaler Beziehung zu einer primären Erkrankung auftreten, ohne doch zum Typus ihres Ablaufes zu gehören. Während, wie wir gesehen haben, die Intensitätsschwankungen der Gonorrhöe in der Urethra nur untergeordneter Natur sind, vielleicht mit Ausnahme der gelegentlichen Schleimhautulcerationen, so sind diese Komplikationen im wesentlichen Extensitätsschwankungen, d. h. sie betreffen die Ausbreitung des gonorrhoischen Prozesses auf die mit der Urethra in Verbindung stehenden Organe. Die Komplikationen der Gonorrhöe können danach in unmittelbar durch Fortsetzung des Prozesses entstandene und in entfernte, metastatische eingeteilt werden, letztere durch den Blut- oder Lymphweg entstanden. Die ersteren teilt FINGER in solche, die durch Fortsetzung des Prozesses per continuitatem und in solche per contiguitatem entstehen. Es ist aber kaum möglich, diese Unterteilung, die auch FINGER in seiner Darstellung nicht klar durchführt, beizubehalten, da kein Unterschied zwischen Kontinuität und Kontiguität hierbei nachzuweisen ist. Viel eher könnte man kontinuierliche und diskontinuierliche Ausbreitungen bei der Gonorrhöe unterscheiden, da oft ein sprungweises Vordringen der Gonokokken und dementsprechend unveränderte Schleimhautabschnitte zwischen Erkrankungsherden gefunden werden.

Der Prozeß dringt in die Tiefe oder der Fläche nach vor. Die auf diese Fläche ausmündenden Ausführungsgänge der adnexen drüsigen Organe werden infiziert, und entlang den Ausführungsgängen gelangt der Prozeß auf die das Ende der Gänge darstellenden Drüsenkörper selbst (so entstehen die Folliculitis, Cowperitis, Prostatitis, Vesiculitis, Epididymitis). Ganz entsprechend gelangt der Prozeß durch einfache Fortsetzung auf die Schleimhaut der Blase und weiter auf die der Ureteren, Nierenbecken und Nieren.

Die Komplikationen werden entweder durch den Gonokokkus allein hervorgerufen, wie z. B. die Metastasen, oder es sind Mischinfektionen, die erkrankte Schleimhaut ist die Eingangspforte für andere Bakterien. Die später eingewanderten Eiterkokken können die Gonokokken überwuchern und allein übrigbleiben, während die Gonokokken zugrunde gehen; sekundäre Infektion. Während die staphylo-streptokokkogenen Prozesse die Tendenz zu eitriger Zerstörung haben, zu phlegmonöser Ausbreitung, soll angeblich die reine Gonokokkeninfektion weniger zur Vereiterung neigen. Doch muß man nach den bakteriologischen Befunden bei den an die Gonorrhöe sich anschließenden Organeiterungen heute zugeben, daß der Gonokokkus allein ebensogut Eiterung erregen kann, wie die gewöhnlichen pyogenen Kokken. Wir wollen bei der Besprechung der Komplikationen der topographischen Reihenfolge der ergriffenen Organe folgen. Es ist durch die äußere Anordnung des Lehrbuches bedingt, daß wir hier nur die im Bereiche der Harnorgane per continuitatem sich ausbreitenden Komplikationen und hinsichtlich der Geschlechtsorgane nur die beim Manne vorkommenden schildern werden, während über die Komplikationen beim Weibe und über die auf dem Lymph- oder Blutwege andernorts entstandenen in den entsprechenden Kapiteln nachzulesen ist.

a) Balanoposthitis, Phimose, Paraphimose bei der Gonorrhöe.

Durch Benetzung des Vorhautsackes mit Eiter kann eine Entzündung der Oberfläche der Glans (Balanitis) oder des inneren Vorhautblattes (Posthitis) oder beider Teile (Balanoposthitis) hervorgerufen werden, besonders bei Individuen mit langem, engem, rüsselförmigem Praeputium. Unter Rötung und ödematöser Schwellung von Eichel und Vorhaut bildet sich ein eitriges Sekret. Porosz führt diese Ödembildung auf die Eiterbildung zurück; er sah Penisödem 1. bei follikulärer entzündlicher Infiltration (Follikulitis) und 2. in der Frenulumgegend als Reaktion der entzündet gewesenen paraurethralen Gänge.

Es tritt häufig eine Maceration des inneren Präputialblattes ein; das Epithel löst sich hier und da ab. An diese Erosionen können sich tiefere Ulcerationen und Nekrosen anschließen. Tritt dann Heilung ein, so können sich umfangreiche Synechien zwischen Eichel und Vorhaut bilden.

Bei starker Schwellung kann sich eine entzündliche Phimose bilden, d. h. die geschwollene Vorhaut behindert die Entblößung der Eichel. Auch eine Paraphimosis kann eintreten; die gewaltsam hinter die Eichel geschobene Vorhaut stranguliert die Eichelkrone und kann zu Gangrän der eingeschnürten Teile, des Schnürrings oder der Glans führen.

Das Ödem des Praeputiums kann entweder nur durch Zirkulationsstörungen bedingt sein, also eine einfache Stauung darstellen, oder es ist ein entzündliches Ödem und durch das Eindringen der Gonokokken bedingt. So beschreibt v. Crippa zwei Fälle, bei denen er fünf Tage nach der Infektion in dem Ödem des periurethralen Bindegewebes und der Haut, besonders des Frenulums, intra- und extracelluläre Gonokokken nachweisen konnte. Er folgert aus seinen Untersuchungen, daß das Eindringen der Gonokokken ins Bindegewebe am Frenulum erleichtert ist, da sich hier kein Schwellgewebe befindet, daß eine Vereinigung von Gonokokken und Leukocyten im Gewebe stattfindet, und daß die Gonokokken besonders schnell ins Bindegewebe eindringen, wenn sie hochvirulent sind und zwar besonders bei Individuen, deren Epithelkittsubstanz locker und weit ist.

Daß der Präputialsack allein, d. h. ohne Mitbeteiligung der Harnröhre, durch Gonokokken erkranken kann, zeigt ein Fall von COPPOLINO. Er beschreibt einen Fall akuter Balanoposthitis bei einem 14jährigen Knaben mit Gonokokken im eitrigen Sekret des Präputialsackes, während die Harnröhre frei war und erst eine Woche später erkrankte.

b) Lymphangitis und Lymphadenitis gonorrhoica.

Die Lymphangitis wird zweifellos durch direktes Eindringen der Gonokokken in die Lymphgefäße hervorgerufen. NOBL hat Gonokokken in der „Proliferationszone der Innenschicht", d. h. offenbar in den wuchernden Intimaendothelien. und in den exsudativen Intimaauflagerungen nachgewiesen und eine proliferierende und exsudative Endolymphangitis konstatiert, welche auch mit Perilymphangitis einhergeht. Häufig ist ein dicht hinter der Corona glandis quer. bzw. bogenförmig zum Dorsum ziehendes erkranktes Lymphgefäß zu konstatieren oder es sind mehrere Lymphgefäße auf dem Penisrücken als drehrunde höckrige Stränge von der Dicke einer Stricknadel oder eines Strohhalmes (WOSSIDLO) oder eines Bleistiftes (CASPER) durchzufühlen. Die sie bedeckende Haut kann ödematös infiltriert und gerötet sein. Die Gonokokken durchwandern meist (CASPER) die Lymphgefäße, ohne sie selbst krank zu machen (ein ähnlicher Vorgang wie beim Vas deferens) und setzen sich diskontinuierlich in den regionären Lymphdrüsen, den Leistendrüsen, fest. Die solcher Art entstandene Lymphangitis ist eine recht seltene Erkrankung. SCHOLTZ fand in einer kleinen Lymphdrüse auf dem Dorsum penis (Bubonulus) kulturell Gonokokken. Sehr selten tritt bei der Gonorrhöe eine Vereiterung der Lymphdrüsen ein: diese sollte durch Mischinfektion mit pyogenen Streptokokken und Staphylokokken hervorgerufen werden, aber es sind mehrfach Gonokokken in Reinkultur im Eiter von Bubonen nachgewiesen worden (HANSTEEN, M. v. ZEISSL).

Das blennorrhoische Scrotalödem beruht nach BUSCHKE auf einer spezifisch gonorrhoischen Lymphangitis der Scrotalgefäße und darf nicht mit dem bei der Epididymitis zu beobachtenden Kollateralödem verwechselt werden.

c) Die Erkrankung der akzessorischen Gänge bei der Gonorrhöe.

Unter der Bezeichnung „akzessorische Gänge" werden sehr verschiedene Gebilde zusammengefaßt. Eine kurze Übersicht über die bisher vorliegenden anatomischen Untersuchungen zeigt dies.

Kleine acinöse Talgdrüsen beschreiben schon A. KÖLLIKER, H. LUSCHKA, J. HENLE und I. F. MECKEL an der Glans und an der Innenfläche des Praeputiums. Nach KÖLLIKER stehen diese Talgdrüsen nicht mit Haarbälgen in Verbindung, sondern öffnen sich frei auf die Haut. Die Existenz dieser Drüsen ist mehrfach angezweifelt worden (TANDLER-DÖMENY, SPRUNCK), doch hat SAALFELD durch seine Untersuchungen das Vorhandensein dieser Talgdrüsen, die gewöhnlich als TYSONsche Drüsen bezeichnet werden, bewiesen. Sie sitzen nach SAALFELD sowohl auf der Eichel, als auch im Sulcus coronarius und auf dem inneren Präputialblatt, sind durch nichts vor den übrigen Talgdrüsen der Haut ausgezeichnet als durch ihre Kleinheit, ihre geringe Zahl und durch ihren Sitz an einer haarlosen Stelle. FINGER hat keine Drüsen, sondern nur muldenförmige, von Epidermis ausgekleidete Einsenkungen gefunden, die er Krypte nennt. JADASSOHN beschreibt drei Gruppen von Gängen am Penis, deren gonorrhoische Erkrankung er auch beobachtet hat:

1. präputiale Gänge; die Erklärung derselben von Oedmansson als Lymphgefäße weist er zurück und hält sie für Tysonsche Drüsen oder Krypten, d. h. einfache drüsenartige Einsenkungen der Haut.

2. paraurethrale Gänge, d. h. feine Gänge, die dicht neben dem Orificium urethrae oder auf der Schleimhautseite der Labien des Orificiums münden und parallel der Harnröhre nach hinten verlaufen. Dies könnten abnorm verlagerte Ausmündungen der Littréschen Drüsen sein.

3. Gänge an der Unterfläche des Penis neben der Raphe, die seitlich und hinter dem Frenulum verlaufen, die er entwicklungsgeschichtlich nicht weiter erklärt.

Gänge am Dorsum penis hat er nicht beobachtet.

Róna nennt alle Gänge paraurethrale Gänge, er untersuchte die der Unterfläche des Penis in der Raphe und führt ihre Entstehung auf eine Hohlfalte der Urethralrinne und die Verwachsung ihrer Ränder zurück. Die Präputialgänge entstehen nach ihm durch Präputialfalten.

Le Fort und nach ihm Wallerstein bezeichnen alle Gänge als angeborene Penisfisteln (Anomalies fistuleuses congenitales du penis).

Stieda hat besonders eingehende Untersuchungen über diese Gänge angestellt und bezeichnet sie insgesamt als akzessorische. Er unterscheidet ähnlich Jadassohn:

1. paraurethrale Gänge, die mit der Harnröhre und ihrer Mündung in Verbindung stehen,

2. präputiale Gänge zwischen den Blättern des Praeputiums,

3. dorsale Gänge am Rücken des Penis und

4. cutane, d. h. Hautgänge an der Unterfläche des Penis.

Die paraurethralen Gänge sind nach ihm den paraurethralen sive Skeneschen Gängen des Weibes analoge Gebilde. Aber v. Lichtenberg, dessen Anschauung und Einteilung wir uns zu eigen machen möchten, weist mit Recht darauf hin, daß zwischen diesen beiden Gebilden keine Analogie bestehen kann. Die Skeneschen Gänge entsprechen vielmehr nach Waldeyer den prostatischen Drüsen des Mannes. Von Lichtenberg hält die paraurethralen Drüsen des Mannes für unbedeutende Entwicklungsanomalien, für Drüsen der Harnröhre, die durch ihre Lokalisation außerhalb der Harnröhre anormal sind. Nach ihm sind alle Gänge als akzessorische zu bezeichnen und eine Unterscheidung wäre nur rein topographisch zu machen: akzessorische Gänge am Orificium externum, in der Raphe, im Frenulum, im Praeputium und am Dorsum penis. Entwicklungsgeschichtlich unterscheidet er zwei Gruppen: Gänge, die vom Urogenitalseptum abstammen (Drüsen) und Gänge, die von der Haut abstammen. Die von Stieda beschriebenen Ductus cutanei hält er aber für Drüsenderivate, und das geschichtete Pflasterepithel derselben sei metaplastisch entstanden.

Die akzessorischen Gänge haben vielschichtiges Pflasterepithel und münden am Orificium externum oder auf die innere Präputialfläche nahe der Insertion des Frenulums oder im Limbus. Sie liegen neben der Harnröhre oder zwischen den Blättern des Praeputiums, enden blind und sind gewöhnlich nur bis 1 cm lang, können aber mehrere cm, sogar bis 18 cm Länge erreichen (Hensel), erstrecken sich dann bis unter die Symphyse und sind fast so dick wie die Harnröhre, so daß sie eine doppelte Urethra (Urethra duplex) vortäuschen (C. Posner und Fr. Schwytzer). Ihre gonorrhoische Erkrankung ist oft beschrieben worden. Sie ist praktisch sehr wichtig, da durch diese sehr häufig Rezidive und Reinfektionen veranlaßt werden. Auch können sie die Dauer einer gonorrhoischen Erkrankung verlängern.

Guérin hat 1864 als erster die blennorrhoische Erkrankung der die weibliche Urethralmündung umgebenden Drüschen bzw. Krypten beschrieben und Urethritis externa benannt. Oedmansson beschrieb 1885 als Urethritis externa beim Manne die Entzündung paraurethraler Gänge, außerdem die Entzündung präputialer Gänge, die er für Lymphgefäße ansah. Solch entzündeten präputialen Gänge hat Touton 1889 und 1892 mehrfach mikroskopisch untersucht und hält sie für Talgdrüsen, resp. Tyson sche Drüsen. Durch die Exstirpation der Gänge konnten eingehende histologische Untersuchungen über die Gonorrhöe geführt werden (so z. B. von Jadassohn), besonders auch über das Verhalten

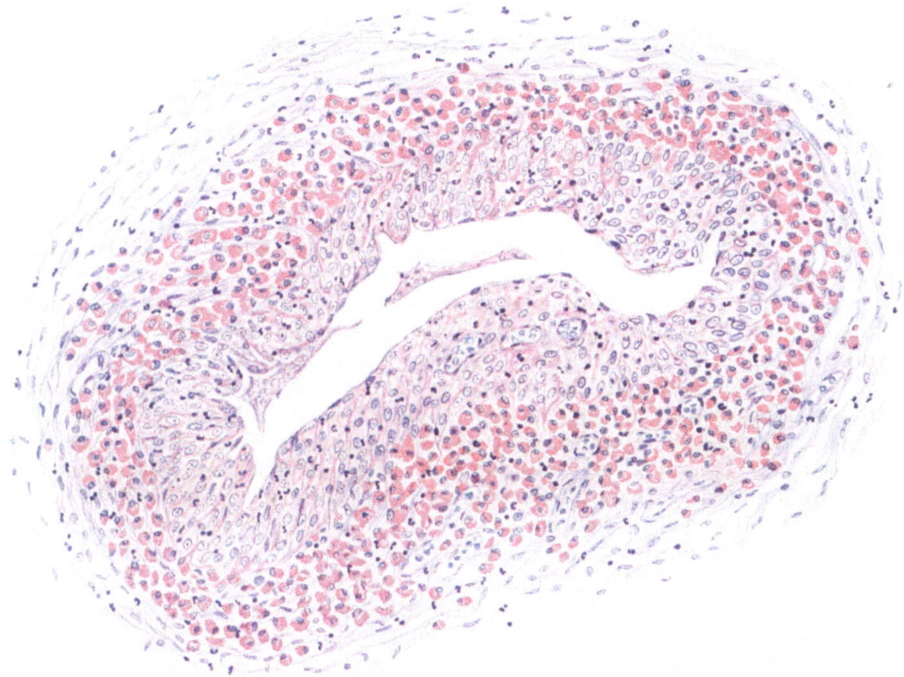

Abb. 12. Gonorrhoische Infektion eines paraurethralen Ganges. (Exzidiertes Präparat.)
Das Epithel des Ganges ist teilweise desquamiert, teils reichlich von Leukocyten durchsetzt. Im submukösen Gewebe ein mantelförmig aus dichtgedrängten Plasmazellen bestehendes Infiltrat. Dazwischen einzelne Leukocyten.
Paraffinschnitt, Methylgrün-Pyroninfärbung nach Unna-Pappenheim. Zeiß-Objektiv DD, Okular 2. Aus der Sammlung des Rudolf Virchow-Krankenhauses Berlin.
Albert M., 21 Jahre alt, Schuhmacher, gonorrhoische Infektion vor zwei Monaten. Gonokokken im Eiter des Ganges nachgewiesen. Operiert am 22. 10. 1924.

der Gonokokken. Hier wurden zuerst Gonokokken im Plattenepithel gefunden (Touton) und die These Bumms umgestoßen, daß der Gonokokkus nie in Plattenepithel eindringt, hier wurden Gonokokken auch in der Wand eines Abscesses und in dem eitrig infiltrierten Bindegewebe von Bastian nachgewiesen. Cohn untersuchte 1907 einen seit zwei und einem halben Monat infizierten paraurethralen Gang und fand Gonokokken in vereinzelten Plattenepithelien, während gerade die Cylinderepithelien frei waren. Nach ihm könnte dieser Befund mit einer

Zellimmunität des regenerierten Cylinderepithels erklärt werden, während die noch nicht metaplasierten Partien ihre Empfänglichkeit beibehalten.

Der Verlauf der Erkrankung der Gänge entspricht dem der Urethritis gonorrhoica, ein akutes Stadium mit starker Schwellung und reichlicher Sekretion und allmählichem Abklingen der Erscheinungen und ein chronisches Stadium mit einer geringen Menge schleimig-eitrigen, aber noch gonokokkenhaltigen Sekretes. Auch die Entzündung des periduktären Bindegewebes und Absceßbildung ist beschrieben worden (Bastian, Feit).

Ein von uns untersuchter exzidierter Gang, bei dem die Infektion zwei Monate zurücklag, zeigt neben Epitheldesquamation und Leukocytendurchwanderung eine mantelförmige Anhäufung von Plasmazellen im submukösen Gewebe (s. Abb. 12).

d) Follikulitis und Perifollikulitis gonorrhoica.

Es ist bereits erwähnt worden, daß der akute Tripper die Lacunen und Drüsen der vorderen Harnröhre mitergreifen kann. Sind diese oder die Follikel stärker entzündet, verursachen sie als hirsekorn- bis erbsengroße Schwellungen palpable Knötchen, so bezeichnet man dies als Follikulitis. Solange bei den Lacunen und Drüsen ihre Mündung in die Urethra durchgängig bleibt, wird der Inhalt von Zeit zu Zeit entleert, die Entzündung bleibt örtlich beschränkt und stellt eine relativ geringfügige Affektion dar. Werden aber die Ausführungsgänge durch entzündliche Schwellung oder Schrumpfung des umgebenden Infiltrates oder Sekretpfröpfe verschlossen, so entstehen kleine Cysten (Wolff). Bei intensiverer Entzündung und stärkerer Infiltration des perifollikulären Gewebes (Perifollikulitis) entstehen kleine follikuläre Abscesse, die gewöhnlich nach der Harnröhre, gelegentlich aber auch nach außen durchbrechen können.

Mikroskopisch zeigt das Epithel der Follikel dieselben Veränderungen wie sie an der Schleimhaut beschrieben wurden: Abstoßung des Cylinderepithels, Proliferation des Übergangsepithels und Metaplasie in Plattenepithel (Gross).

Diese follikulären Entzündungen und Abscesse können an allen Stellen der vorderen Harnröhre zustandekommen, sie haben aber gewisse Prädilektionsstellen, so das Orificium externum und das Frenulum, da an diesen Stellen besonders zahlreiche und größere Follikel und Drüsen vorhanden sind. Am Frenulum wird die Umgebung derselben nur durch Bindegewebe gebildet, das hier die Lücke ausfüllt, die das Corpus cavernosum glandis läßt (Finger). Daher treten hier bei der Follikulitis auf der einen Seite oder auf beiden Seiten vom Frenulum, in der Nische, die dasselbe mit dem Sulcus coronarius bildet, bis erbsengroße Anschwellungen auf. Die beiderseitigen Knoten können bei einer vorkommenden Vereiterung zu einer größeren Geschwulst verschmelzen, die durch das Frenulum in der Mitte eingedrückt und in zwei Hälften geteilt wird. Der Durchbruch des Eiters erfolgt gewöhnlich nach außen, und es resultiert daraus eine, das Frenulum unterminierende, kleine Höhle. Bei der chronischen Gonorrhöe tritt die Follikulitis viel seltener auf (Finger), gewöhnlich im Verlauf von Exacerbationen, und zeigt einen subakuten Verlauf; sie endet meist in Induration als hirsekorngroße derbe Knötchen.

Möller berichtet über Fälle von Follikelerkrankungen: hanfsamengroße Knötchen in der Wand der Fossa navicularis oder der Pars pendula urethrae. Einen Fall hat er mikroskopisch untersucht und fand eine verzweigte Morgagnische Lacune mit vielschichtigem Plattenepithel, das an zahlreichen Stellen Leukocyteninfiltration zeigte; auch im Lumen lagen Leukocyten. Auf und zwischen den Epithelzellen waren typische intra- und extracelluläre Gonokokken zu finden.

Auch Gross hat ein über erbsengroßes Knötchen hinter dem Sulcus coronarius untersucht und fand ein verzweigtes Gangsystem mit geschichtetem Pflasterepithel, durch das Epithel wandernde Leukocyten und Rundzelleninfiltration um die Gänge mit Plasmazellen und Mastzellen und zum Teil Einschmelzung des Gewebes (kleine Abscesse). Die Gänge hatten drüsige Anhänge (LITTRÉsche Drüsen). Das Gangsystem war daher auch hier eine verzweigte MORGAGNIsche Lacune.

e) Cavernitis durch Gonorrhöe.

Da die Drüsen der Harnröhre häufig bis ins Corpus cavernosum urethrae hineinreichen, wird nicht selten, wenn ein periglanduläres Infiltrat sich ausbildet, der Schwellkörper beteiligt; aus dem perifollikulären oder periglandulären Infiltrat ist ein Infiltrat des Corpus cavernosum urethrae entstanden. Es bildet sich im Schwellgewebe ein Knoten aus Rund- und Spindelzellen, über dem die Vorhaut verschieblich ist.

Im weiteren Verlauf kann

1. eine Rückbildung eintreten, wenn nämlich der den Ausführungsgang der Drüse verschließende Pfropf sich löst und das Infiltrat resorbiert wird, oder es kann

2. eine chronische produktive Entzündung auftreten, eine chronische Cavernitis. Das entzündliche Infiltrat wird allmählich in fibröses Bindegewebe umgewandelt, es entsteht eine chronische Induration, eine Schwiele, es tritt also keine Restitutio ad integrum ein. Die chronische Induration führt zu bleibenden Störungen bei der Erektion durch Knickung des Penis und zur Impotentia coeundi. Solche Induration kann sich auch im Anschluß an abgelaufene blennorrhoische Prozesse von vornherein chronisch entwickeln (FINGER) und zur Bildung von Knoten oder plattenförmigen Schwielen führen (Induratio penis plastica). Im übrigen bildet sich bei der chronischen Gonorrhöe ein entzündliches periurethrales Infiltrat im Schwellgewebe relativ selten. Die bei Harnröhrenstrikturen auftretenden retrostrikturalen Ulcerationen mit Harninfiltration und periurethralen Entzündungen und Abscessen im Schwellkörpergebiet sind bereits erwähnt worden. Es kann

3. eine Absceßbildung (periurethraler Absceß) eintreten, eine eitrige Cavernitis. Dies ist nur ein Sonderfall der periurethralen Absceßbildung im allgemeinen.

f) Periurethrale Abscesse bei der Gonorrhöe.

Wir haben gesehen, daß im Verlaufe einer Urethritis gonorrhoica auch eine schwere Gewebseiterung entstehen kann, die in Gestalt eines sog. periurethralen Abscesses auftritt, der in der Submucosa oder im Corpus cavernosum urethrae (Abb. 13 a, b, c) sitzen kann. Ein solcher Absceß kann nach innen in die Harnröhre (s. Abb. 14) oder nach außen auf die Haut perforieren. Im ersteren Fall kann Urin in die Absceßhöhle gelangen und Veranlassung zu einer Urininfiltration und ausgebreiteten Cavernitis geben. Im letzteren Falle erfolgt gewöhnlich eine schnelle Heilung. Es ist aber auch eine Perforation nach beiden Seiten möglich, wodurch es zur Ausbildung einer Urinfistel kommen kann.

GROSS fand in einem Absceß an der Unterseite des Penis Gonokokken und in dem Strang, der sich vom Absceß zur Harnröhre zog, ein Infiltrat aus polynukleären und mononukleären Leukocyten und Spindelzellen, aber keine Drüsenreste.

Außer nach Perforation eines kleinen follikulären oder im Schwellgewebe sitzenden Abscesses mit darauffolgender Harninfiltration können im Verlauf einer akuten Urethritis gonorrhoica Entzündungen größerer Teile des Corpus cavernosum auch durch Ruptur der Harnröhrenschleimhaut bei heftiger Erektion beim Coitus, durch „Brechen der Chorda" und durch Verletzungen der Schleimhaut, z. B. bei Einführung von Instrumenten entstehen (FINGER).

Die Entzündung kann auch auf die Corpora cavernosa penis übergehen, besonders, wenn Harninfiltration die Ursache der Cavernitis ist. Es kommt im letzteren Falle dann stets zu eitriger Einschmelzung und Perforation des Infiltrates nach außen. Es kann auch gangränöser Zerfall mit tödlicher Pyämie eintreten. Die periurethralen Abscesse können sich auch nach dem Damm zu ausbreiten und hier oder am Scrotum oder gar am Oberschenkel (Kaufmann), eventuell in mehrfachen Öffnungen perforieren und eine äußere Harnfistel verursachen. „Sie können sich auch längs der Urethra erstrecken und mehrfach in diese durchbrechen. Innere Harnfisteln, welche beim Durchbruch periurethraler Abscesse nach dem Rectum entstehen, sind selten. Sind die Abscesse

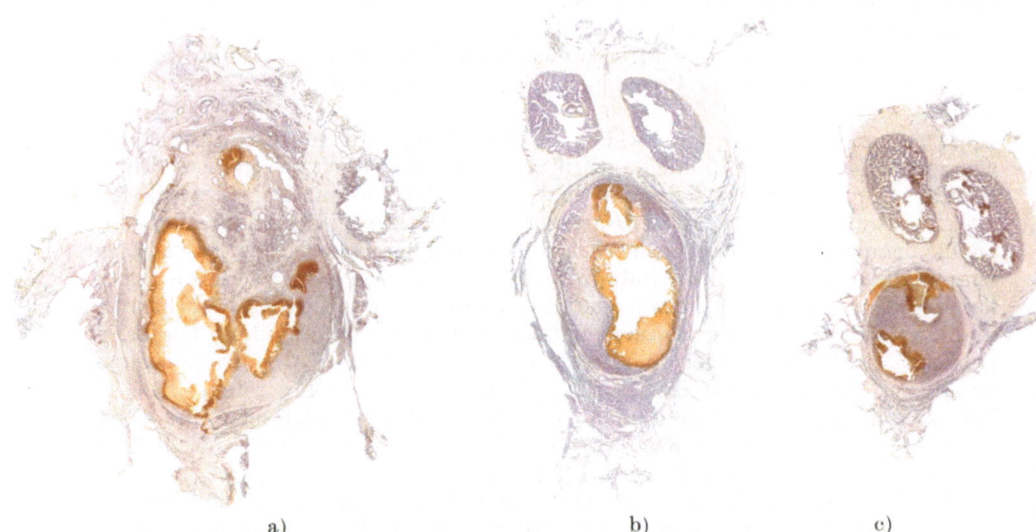

Abb. 13 a, b, c. Langgestreckter gonorrhoischer periurethraler Absceß.
Querschnitte durch den Penis in verschiedener Höhe
a) im Vorderteil der Pars cavernosa urethrae,
b) im Hinterteil „   „   „   „
c) an der Grenze zwischen der Pars membranacea und Pars prostatica urethrae.
Die Absceßhöhle ist von einer breiten Schicht von Leukocyten ausgekleidet, die sich durch ihre braune Färbung abheben. Der Absceß breitet sich im Corpus cavernosum urethrae aus. In der Pars prostatica sieht man einige isolierte Herde auch zwischen den Prostatadrüsen.
Gefrierschnitte, Hämatoxylin-Peroxydasereaktion, Vergrößerung 15:10. Aus der Sammlung des Rudolf Virchow-Krankenhauses Berlin.
Albert R., Schlächtermeister, 37 Jahre alt, gonorrhoische Infektion vor etwa 5 Wochen, Gonorrhoea anterior und posterior, Prostataabsceß, der operativ vom Rectum aus eröffnet war, Tod an Pneumonie am 13. 9. 1923.

und Fisteln alt, so haben sie eine schwielige Wand und können teilweise mit Epithel ausgekleidet werden. Heilen sie in späteren Stadien noch aus, so folgen oft schwerste Strikturen.“

Ein Teil dieser Eiterherde sind nach Jadassohn als falsche, als Pseudoabscesse aufzufassen, indem sie eine Eiteransammlung in Hohlräumen darstellen, in Follikeln, Drüsen oder Lacunen, deren Ausführungsgänge durch desquamierte Epithelzellen verstopft sind. So fand Guérin bei der Sektion kleine Eiterherdchen und überzeugte sich beim Durchschneiden derselben davon, daß es

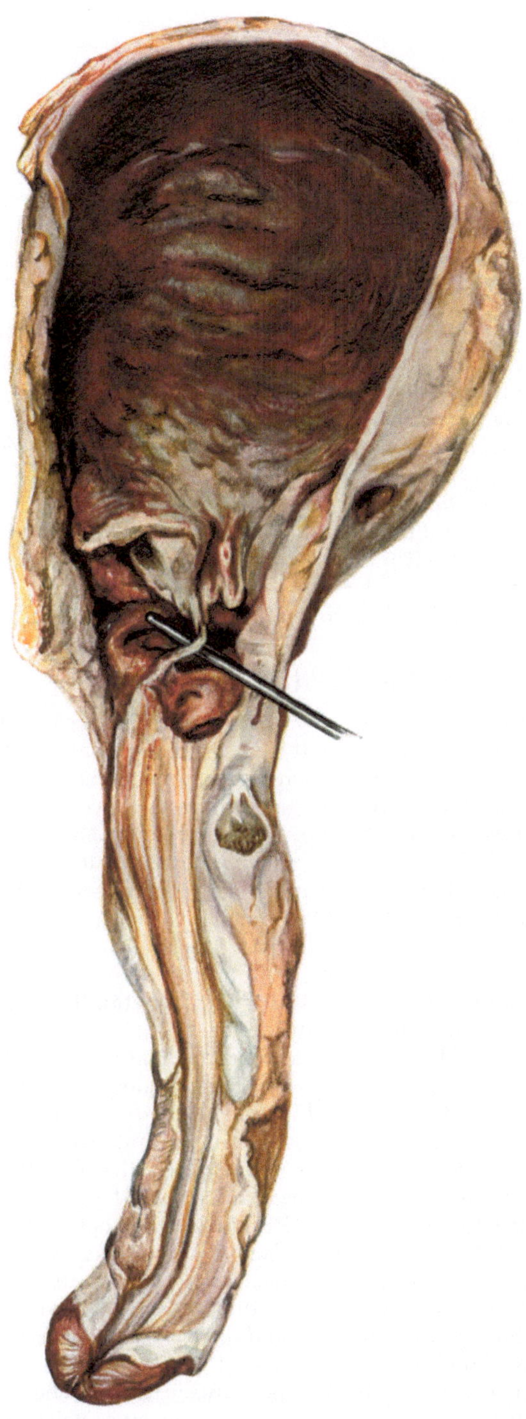

Abb. 14. Periurethraler Absceß mit Durchbruch in die Harnröhre und brückenförmiger Unterminierung der Harnröhrenschleimhaut. Die Sonde liegt unter der Schleimhautbrücke, die den Absceß überquert. Entzündung der Blasenschleimhaut. Aus der Sammlung des Rudolf Virchow-Krankenhauses Berlin, in natürlichen Farben konserviert.

Karl R., Kutscher, 50 Jahre alt, 14 Tage vor der Aufnahme Brennen bei der Miktion und eitriger Ausfluß. Zeitpunkt der längere Zeit zurückliegenden Infektion nicht festzustellen. Tod an Pyelonephritis purulenta und Bronchopneumonie am 28. 11. 1908.

zu Säcken ausgedehnte Lacunen waren. Es kommen aber auch echte Gewebseiterungen vor (KAUFMANN) (s. auch Prostata).

Die Eiterungen können entweder durch die Gonokokken selbst oder durch Mischinfektion entstehen, indem nachträglich andere eitererregende Bakterien, meist Kokken, von der Harnröhre aus hinzugelangen. „Die durch Gonokokken selbst bewirkte Gewebsdestruktion ist im allgemeinen viel weniger intensiv und rapid als die, welche durch die ordinären Eitererreger hervorgerufen wird" (KAUFMANN).

PELLIZZARI beobachtete schon am 7. und 9. Tage post infectionem periurethrale Abscesse, in denen er Gonokokken nachweisen konnte. Er fand keine Kommunikation mit der Harnröhre. Die Gonokokken waren also durch Epithel und Mucosa in das submuköse Bindegewebe gewandert.

Kurz zusammengefaßt können also die periurethralen Abscesse auf folgende Weise entstehen:

1. bei der akuten Gonorrhöe
    a) aus einer Perifollikulitis und Cavernitis,
    b) durch Einrisse (Rupturen) der Harnröhrenschleimhaut,
    c) durch Verletzungen der Harnröhrenschleimhaut,
2. bei der chronischen Gonorrhöe durch retrostrikturale Ulceration.

g) Cowperitis gonorrhoica.

Durch die Ausführungsgänge der COWPERschen Drüse (Glandula bulbourethralis) können die Gonokokken in die Drüse gelangen und auf diese Weise eine in der Regel einseitige oder seltener doppelseitige Entzündung hervorrufen. Die dritte bis vierte Woche der akuten Gonorrhöe ist nach ENGLISCH die häufigste Zeit dieser Komplikation. Viel seltener tritt sie bei einer chronischen Urethritis auf, bei der sie aber auch beobachtet worden ist (TARNOWSKI).

Die akut erkrankte Drüse bildet neben der Raphe perinei halbwegs zwischen hinterem Scrotalrand und der Afteröffnung ein anfangs haselnußgroßes Knötchen, das von verschieblicher Haut bedeckt ist. Der Verlauf kann verschieden sein, es kann

1. eine Rückbildung der Entzündung mit vollständiger Heilung eintreten, und dies ist der gewöhnliche Verlauf, oder

2. die Entzündung geht zurück, während das Knötchen bleibt und induriert; dies ist der Übergang in die chronische Form, oder

3. das periglanduläre Gewebe wird in die Entzündung einbegriffen; es entsteht eine Pericowperitis. Hierbei bildet sich ein walnußgroßer oder birnförmiger Tumor von teigig-weicher bis derber Konsistenz, der die Harnröhre komprimieren kann, so daß eine Striktur vorgetäuscht werden kann. Noch in diesem Stadium ist eine Rückbildung durch Resolution möglich, oder aber es kommt zur Vereiterung und Absceßbildung. Nach FÜRBRINGER liefert die akute Cowperitis gewöhnlich einen Absceß, Perforationen solcher in die Harnröhre sind „mit Sicherheit beobachtet worden". Auch nach ENGLISCH führt die akute Entzündung gewöhnlich zu Eiterung und geht selten in die chronische Form über. Solche Absceßbildungen sind von COMMA und SIEDNER beschrieben worden. Auch wir konnten eine eitrige Cowperitis mit beginnender Absceßbildung beobachten (s. Abb. 15). Die Perforation eines solchen Abscesses kann

1. nach außen auf das Perineum, was die Regel ist, oder

2. seltener nach innen in die Harnröhre oder

3. noch seltener nach beiden Seiten erfolgen und ist schließlich

4. auch ins Rectum möglich, wonach Rectalgonorrhöe beobachtet worden ist (JADASSOHN, PICKER).

Nach Heilung des Abscesses können an der Perforationsstelle eventuell Harnröhrenstrikturen entstehen oder durch das Narbengewebe eine Verziehung der Harnröhre mit Lumenverengerung. Auch Urininfiltration mit konsekutiver Pyämie ist beobachtet worden (Motz und Bartrina). Nach Abheilung eines Abscesses kann auch eine dauernde Fistel zurückbleiben, die eventuell eine Mastdarmfistel vortäuschen kann. Dittel und Englisch haben solche Fisteln beschrieben. Letzterer unterscheidet drei Arten:

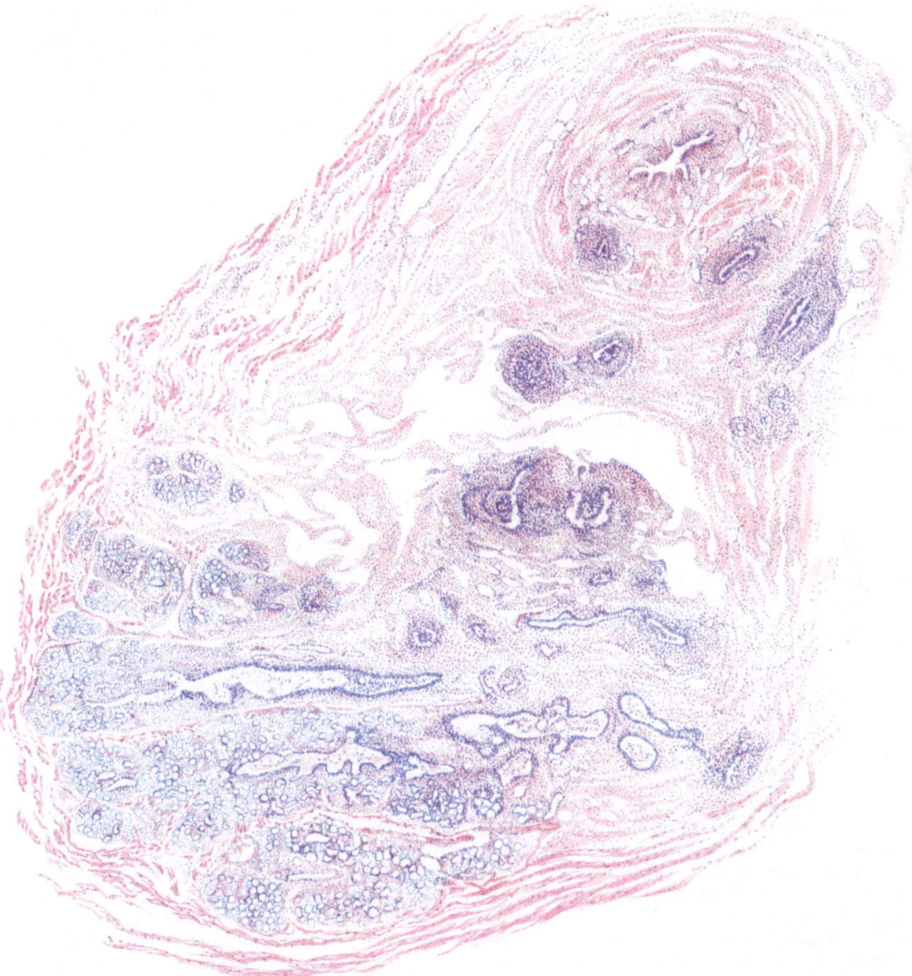

Abb. 15. Akute gonorrhoische Cowperitis.
Der Querschnitt zeigt die Urethra rechts oben und die quer und längs getroffenen, durch das kavernöse Gewebe des Bulbus ziehenden, mit eitrigem Sekret gefüllten Ausführungsgänge der Cowperschen Drüse. Mantelförmige entzündliche Infiltrate, die die Ausführungsgänge bis in die Drüsenläppchen hinein begleiten. An einigen Stellen ist das Epithel zerstört und Absceßbildung im Gange. Außen sind die Drüsenläppchen von der quergestreiften Muskulatur des Sphincter urethrae membranaceus umgeben.
Gefrierschnitt, Hämatoxylin-Eosin, Leitz-Objektiv 1, Okular 1. Aus der Sammlung des Rudolf Virchow-Krankenhauses Berlin.
Franz R., Arbeiter, 33 Jahre alt, Infektion vor 5 Wochen, Tod an Lungenembolie nach Beckenvenenthrombose am 28. 9. 1923.

1. Fistulae glandulae Cowperi urethrales,
2.   „   „   „   perineales,
3.   „   „   „   rectales

und Kombination dieser. Außerdem unterscheidet er eine Fistula simplex und eine Fistula complicata sive urinaria. Eine Fistel kann nach ihm um so leichter zurückbleiben, je mehr Drüsenreste nach der Vereiterung erhalten geblieben sind.

Die chronische Cowperitis wird von den meisten Autoren als eine äußerst seltene Erkrankung bezeichnet. Nur Picker glaubt sie öfter beobachtet zu haben und führt Rezidive der Urethritis gonorrhoica auf sie zurück. Während die gesunde Drüse nicht austastbar ist, bildet die chronisch kranke nach Picker einen austastbaren linsengroßen Knoten, nach Englisch eine erbsen- bis haselnußgroße Geschwulst und nach Fürbringer bohnengroße harte Tumoren. Die chronische Entzündung kann sich nach Englisch eventuell in einen tuberkulösen Prozeß umwandeln.

Retentionscysten der Cowperschen Drüse infolge gonorrhoischer Erkrankung sind von Englisch und Fenwick beschrieben worden. Die Ursache ist ein Verschluß der Ausführungsgänge durch Entzündung oder Narbenbildung. Sie sind ein- oder vielkammerig, bohnen- bis pflaumengroß und liegen unterhalb der Pars membranacea urethrae und erstrecken sich nach vorn bis zum Bulbus. Der größte Teil des Tumors entsteht wahrscheinlich durch Erweiterung des Ausführungsganges selbst. Die Schleimhaut einer solchen Cyste kann sekundär entzündlich infiltriert werden und die entzündliche Infiltration in der Pars bulbosa und membranacea kann schließlich zu Strikturen führen.

h) Prostatitis gonorrhoica.

1. Anatomische Vorbemerkungen.

Die Prostata umgibt hufeisenförmig den Anfangsteil desjenigen Harnröhrenteils, der nach ihr benannt wird. Sie hat die Form und Größe einer Kastanie und ist mit dem größten Durchmesser quer gestellt, die Basis sieht nach der Blase zu, die Spitze ruht auf dem Diaphragma urogenitale. Der bei weitem größte Teil der Prostata liegt hinter der Harnröhre und bildet hier zwei wenig scharf getrennte Lappen. Zwischen beiden gelegen, ist von Home ein Mittellappen beschrieben worden, der aber, wenn vorhanden, ein pathologisches Gebilde ist. In der normalen Drüse kann man nur von einer Pars intermedia sprechen, die in dem Winkel zwischen der Harnröhre und den Ductus ejaculatorii liegt, welche in schräger Richtung das Prostatagewebe durchsetzen, um auf dem Colliculus zu münden.

Die Prostata besteht mikroskopisch aus einem System verzweigter tubulöser Drüsen, die etwa 30—50 an Zahl, in einem an glattem Muskelgewebe und elastischen Fasern reichen Stroma liegen (Sphincter prostaticus). Man kann nach Max Jacoby muköse und submuköse Drüsen, ferner zentral gelegene urethrale und peripherische Prostatadrüsen unterscheiden. Die beiden letzteren sind die eigentlichen Prostatadrüsen, die die Hauptmenge des Prostatasekrets liefern. Ihre Ausführungsgänge münden stets zu beiden Seiten des Colliculus an der hinteren Harnröhrenwand. Die mukösen Drüsen sind kleine Schleimhauteinsenkungen, die in der ganzen Länge und Circumferenz der Pars prostatica urethrae angetroffen werden und direkt in die Schleimhaut münden. Sie sind als periurethrale Drüsen beschrieben worden. Die submukösen Drüsen treten in Gruppen auf und können bis in die Muskulatur reichen. Am Blaseneingang findet sich häufig, wenn auch nicht regelmäßig, die Collumgruppe und an der ventralen Urethralwand konstant die ventrale Gruppe. Sie mündet ebenfalls direkt in die Harnröhre.

Das Drüsenepithel ist eine einfache Lage teils kubischer, teils zylindrischer Zellen, unter der sich an den meisten Stellen noch eine Schicht platter Zellen findet. In den größeren Ausführungsgängen ist Übergangsepithel vorhanden. In den Endstücken finden sich bei älteren Leuten Konkremente, die sog. Prostatasteine oder -Körner (Corpora amylacea), rundliche bis zu Stecknadelkopf große Sekretklumpen von konzentrischer Schichtung, die in der Hauptsache aus phosphorsaurem Kalk bestehen. Die glatten Muskelfasern, die überall zwischen den Drüsenläppchen gelegen sind, verdicken sich gegen die Harnröhre zu einer stärkeren Ringmuskellage (M. Sphincter vesicae internus).

Die Prostatitis ist eine sehr häufige Komplikation der Gonorrhöe. Ihre Mitbeteiligung wird auf 70—80$\%$ der Fälle von Urethritis posterior gonorrhoica geschätzt. Sie entsteht durch Einwanderung der Gonokokken in die Ausführungsgänge der Prostata und ihr eventuelles tieferes Eindringen in die Drüsenschläuche. Demnach hat sie zur Voraussetzung eine Urethritis gonorrhoica posterior. Nach Neisser und Pezzoli kann sie auch ohne diese auftreten, vielleicht auf dem Lymphwege. Thompson (1861) und Fürbringer (1884) geben als Ätiologie an: 1. die gonorrhoische Urethritis und 2. die Urethralstriktur. Man unterscheidet gewöhnlich eine akute und eine chronische Form der Prostatitis gonorrhoica und wir wollen uns dieser Einteilung anschließen.

2. Akute Prostatitis gonorrhoica.

Man kann die akute Prostatitis je nach dem Grad der Ausbreitung und der Intensität der Entzündung in drei Stadien einteilen:

1. die katarrhalische Prostatitis, der glanduläre Katarrh oder der akute gonorrhoische Katarrh der Glandulae prostaticae (Finger) oder der Katarrh der Ausführungsgänge (H. v. Zeissl) oder die Prostatitis endoglandularis (Goldberg), oder die katarrhalische Adenitis (Wossidlo),

2. die follikuläre Prostatitis (Harrison) oder Prostatitis follicularis acuta (Finger) und

3. die akute interstitielle Prostatitis und diese wiederum in
    a) die diffuse interstitielle Prostatitis und
    b) den akuten Prostataabsceß.

1. **Die akute katarrhalische Prostatitis** ist ein fast ständiger Begleiter der Urethritis posterior acuta. Durch das Eindringen der Gonokokken in die Ausführungsgänge bzw. in die Drüsen wird, wie auf der Oberfläche der Schleimhaut, eine katarrhalische Entzündung der Ausführungsgänge und der Drüsenacini hervorgerufen. Die erkrankten Teile zeigen Proliferation und Desquamation des Epithels, Durchsetzung mit Leukocyten, die in Auswanderung begriffen sind und mit Lymphoidzellen, verschleimten und abgestoßenen Epithelien und Gonokokken das Lumen ausfüllen; es ist also ein desquamativer oder ein mehr eitriger Katarrh. Nach Rost sind die Entzündungserscheinungen am Epithel ähnlich wie an den Ausführungsgängen der Littréschen Drüsen besonders stark ausgeprägt. Der Prozeß bleibt unmittelbar um den Colliculus lokalisiert. Das subepitheliale Bindegewebe des Colliculus zeigt lymphocytäre Infiltration um die Drüsen und Ductus. Bei Druck auf die Prostata entleeren die Ductus prostatici ein dunkelgelbes, rahmiges Sekret, das Epithelien, Leukocyten, Lecithinkörnchen und Gonokokken enthält.

2. **Die akute follikuläre Prostatitis** entsteht im Anschluß an die katarrhalische Form durch Steigerung der endo- und periglandulären Entzündung. Durch Eiter- oder Schleimpfröpfe werden die Mündungen einzelner Drüsen verlegt; durch die Eiteransammlung im Lumen werden die entzündlichen Erscheinungen gesteigert und es entsteht, ähnlich wie in den Drüsen und Lacunen der Harnröhre, durch Stagnation des Eiters im Drüsenlumen eine Follikulitis und im weiteren Verlauf, wenn diese Entzündungserscheinungen nicht zurückgehen und eine Aufsaugung der Infiltrate nicht erfolgt, entstehen kleine follikuläre „Abscesse", Pseudoabscesse nach Jadassohn, da sie in einem präformierten Hohlraum liegen. Später erfolgt auch eine Einschmelzung der Wand, und richtige Gewebsabscesse entstehen. Schon Thompson sah auf dem Durchschnitt durch die Prostata kleine Eiterpünktchen, die er ganz richtig nicht als Abscesse, sondern als Drüsenkrypten erkannte, deren Lumina mit Eiter erfüllt waren. Finger, Ghon und Schlagenhaufer haben einen Fall akuter follikulärer Prostatitis

seziert. Sie fanden die Prostata selbst nicht vergrößert oder induriert. Bei Druck auf die Prostata entleerte sich aus den Mündungen der Ductus prostatici ein dunkelgelbes rahmiges Sekret, der Durchschnitt zeigte in den Drüsengängen, deren Umgebung gerötet war, dasselbe Sekret, und dicht unterhalb der Schleimhautoberfläche links vom Caput gallinaginis im Prostatagewebe einen erbsengroßen Absceß." Die mikroskopische Untersuchung ergab auch die Richtigkeit der klinischen Anschauung, daß es sich um einen Pseudoabsceß, eine Eiterretention in dem Lumen einer prostatischen Drüse mit konsekutiver akuter Entzündung der Wand derselben handelt". Sie fanden die Absceßhöhle mit Eiter gefüllt (Leukocyten) und eine feinkörnige Masse mit zahlreichen größeren Körnchen, die sie als Lecithinkörnchen deuteten, eine epitheliale Auskleidung derselben und eine periglanduläre Infiltration. „Das Gewebe der übrigen Prostata war normal, nicht vergrößert." Gonokokken fanden sie im Inhalt, in den Leukocyten der Absceßhöhle und im Infiltrat.

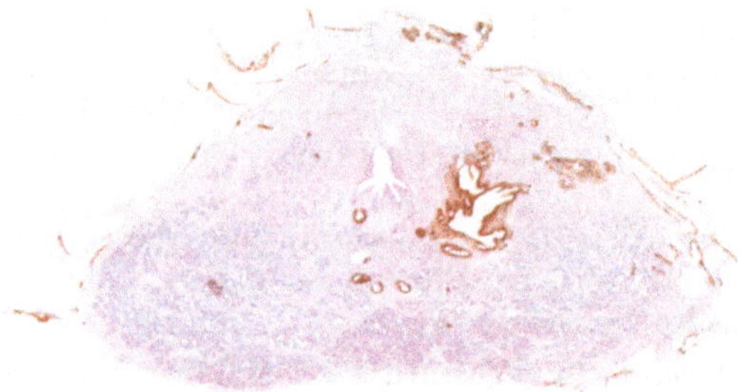

Abb. 16. Akute diffuse gonorrhoische Prostatitis mit Prostataabsceß.
Der Querschnitt durch die Prostata zeigt das zentrale Lumen der Urethra mit den Mündungen einiger Ductus prostatici. Weiter unten beide Ductus ejaculatorii. Alle leukocytär infiltrierten Gewebsteile bzw. die Eiteransammlung in den Drüsenlumina sind durch die Peryoxydasereaktion mit Braunrotfärbung hervorgehoben. Rechts von der Urethra ein größerer Absceß.
Gefrierschnitt, Hämatoxylin - Peroxydase - Reaktion. Vergrößerung 15:10. Aus der Sammlung des Rudolf Virchow-Krankenhauses Berlin.
Franz R., Arbeiter, 33 Jahre alt, Infektion vor 5 Wochen, Tod an Lungenembolie nach Beckenvenenthrombose am 28. 9. 1923.

Die kleinen Abscesse perforieren durch die Ausführungsgänge oder daneben in die Harnröhre oder konfluieren und führen zu einer partiellen oder ausgebreiteten interstitiellen Prostatitis. Nach der Perforation geht das Drüsenläppchen zugrunde, und der Prozeß endet mit der Bildung einer kleinen umschriebenen strahligen Narbe. Finger fand solche Narben auf dem Colliculus, die zu einer Obliteration des Ductus ejaculatorius geführt hatten. Hierdurch kann Oligospermie und, wenn doppelseitig, Aspermatismus hervorgerufen werden. Nach Ultzmann kann auch eine Verzerrung der Ductus ejaculatorii, ein Abdrängen aus der Verlaufsrichtung, durch die Narben hervorgerufen werden. Die Ductus münden dann in der Richtung Blase, ejaculieren in diese; die Folge ist eine Impotentia generandi.

3. **Die akute interstitielle Prostatitis.** Diese Form der akuten Prostatitis ist bisher in der Literatur immer als „parenchymatöse Prostatitis" aufgeführt worden. Dieser Ausdruck muß aber als irreführend vermieden werden. Die Verwirrung, die der Begriff der parenchymatösen Entzündung bei anderen Organen, z. B. der Niere und der Leber angerichtet hat, könnte sonst hier ebenfalls eintreten. Nach unseren heutigen Vorstellungen von der Entzündung ist das Parenchym,

wobei in der Prostata nur das Drüsenepithel gemeint sein kann, nicht entzündungs-
fähig, die Entzündung vielmehr ein im Interstitium sich abspielender Vorgang.
Daher ist es besser diese Form der Entzündung als akute interstitielle Entzündung
zu bezeichnen. Nimmt man nun noch hinzu, daß diese Entzündung alle Teile
der Drüse gleichmäßig ergreifen kann oder als lokalisierte Herderkrankung
auftreten kann, so ergeben sich als Unterformen:

a) die diffuse akute interstitielle Prostatitis und

b) der akute Prostataabsceß.

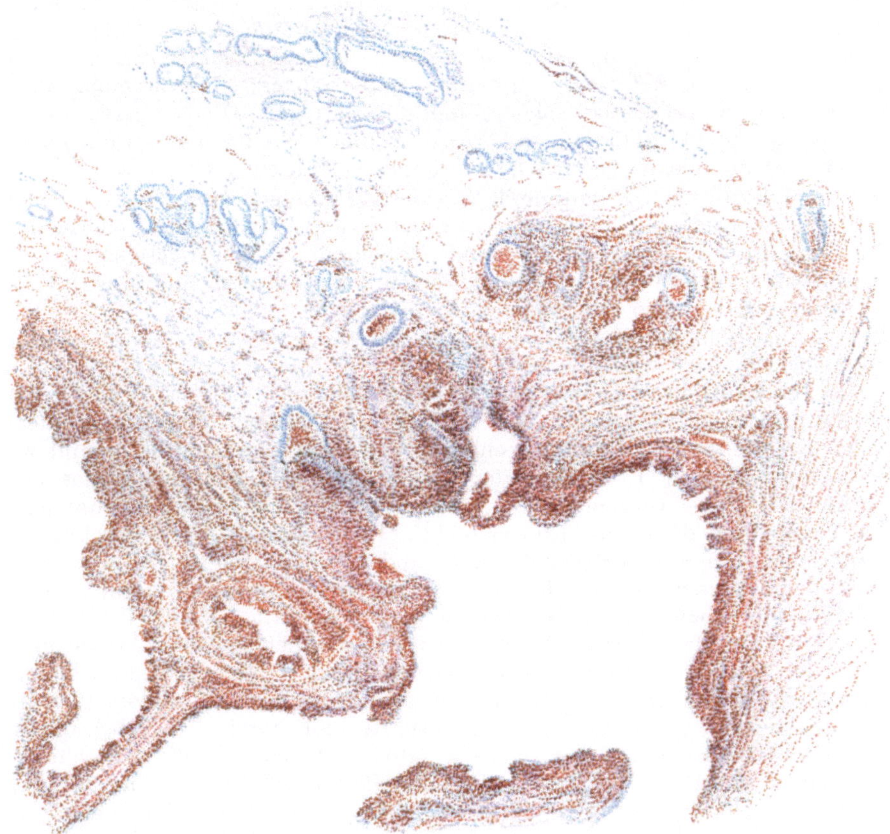

Abb. 17. Akute abscedierende Prostatitis gonorrhoica.
Vergrößerter Ausschnitt aus der Absceßwand der Abb. 16.
Eiterung in den benachbarten Drüsenlumina und, unter Zerstörung des Epithels, im
Zwischengewebe.
Technik wie Abb. 16. Leitz-Objektiv 1, Okular 8. Angaben über den Fall s. Abb. 16.

ad a) Bei der ersten Form hat der Prozeß alle oder doch fast alle Teile der Drüse
gleichmäßig ergriffen, ist von den Prostatadrüsen auf das fibromuskuläre Stroma
übergegangen, also liegt eine interstitielle Entzündung mit Schädigung des Parenchyms vor. Es gibt verschiedene Grade dieser Form. Der leichteste Grad, der
auch als akute Prostatitis im engeren Sinne bezeichnet wird und sich aus der

katarrhalischen oder follikulären Form, aber auch direkt entwickeln kann, besteht im wesentlichen aus einer entzündlichen Hyperämie und serösen Durchtränkung des ganzen Organs, das nach THOMPSON um das Doppelte bis Vierfache vergrößert sein kann. Die Prostata fühlt sich fest und gespannt an. Die Schnittfläche ist stärker gerötet und entleert bei Druck eine rötliche trübe Flüssigkeit, ein Gemenge von Lymphe und Serum, Blut, Prostataflüssigkeit und sehr wenig Eiter. Im weiteren Verlauf kann eine Rückbildung eintreten, oder das Ödem geht zunächst in eine reichliche kleinzellige Infiltration über, und im Anschluß daran kommt es zur Einschmelzung des Gewebes und zu multipler Absceßbildung. Auch in diesem Stadium ist noch eine rasche Ausheilung und Vernarbung möglich. Kommt es nicht zur Absceßbildung, dann kann schließlich noch eine chronische Induration eintreten. Nach circumscripter Entzündung bleiben alsdann umgrenzte verhärtete Knoten in der Prostata zurück, nach ausgebreiteter Entzündung wird ein ganzer Lappen oder selbst die ganze Prostata in ein derbes Gewebe umgewandelt (WOSSIDLO). Hierbei kann es zu bleibender derber Vergrößerung der Prostata kommen (SIMMONDS), und diese Vergrößerung kann eine Prostatahypertrophie vortäuschen (FINGER).

ROST fand zwei Arten der Beteiligung des Zwischengewebes, entweder eine diffuse allgemeine Infiltration mit Leukocyten und Plasmazellen oder zahlreiche umschriebene Infiltrate, die ohne Beziehung zu den Drüsenacini, anscheinend perivasculär sich entwickelt hatten und teilweise eine eitrige Einschmelzung zeigten, also zahlreiche kleine Abscesse.

Einen solchen Fall, der eine Kombination der diffusen akuten Prostatitis gonorrhoica mit Absceßbildung darstellt, zeigen Abb. 16 u. 17.

ad b) **Der akute Prostataabsceß.** Dieser entsteht entweder als lokale eitrige Erkrankung oder entwickelt sich aus den schweren Formen der akuten interstitiellen Entzündung. Es konfluieren die kleinen Abscesse, und es kommt zu einer fortschreitenden Einschmelzung bis zu vollständiger Vereiterung des Gewebes. Die Drüse ist mehr oder weniger in einen Eitersack umgewandelt, dessen Begrenzung die fibröse Kapsel bildet. Im weiteren Verlauf durchbricht der Eiter die fibröse Kapsel der Prostata und es kommt zu einer Entleerung in einen der angrenzenden Hohlräume. Am häufigsten erfolgt die Entleerung in die Harnröhre bzw. Blase, der zweithäufigste Ausgang ist die Perforation ins Rectum, wonach sich eine Rectalgonorrhöe anschließen kann (JADASSOHN, KARO). Der Eiter kann aber auch die verschiedensten anderen Wege nehmen, und die Perforation kann erfolgen: ins Perineum, ins Cavum ischiorectale, in die Inguinalgegend, durch das Foramen obturatorium, durch den Nabel, durch das Foramen ischiadicum, am Rande der falschen Rippen, in die Bauchhöhle oder in das Cavum Retzii (SEGOND). Bei einer Perforation in Blase und Rectum entsteht eventuell eine Blasenmastdarmfistel. Nach einer Perforation kann es zu einer neuen Absceßbildung kommen, besonders im Anschluß an akutes Aufflackern der Gonorrhöe (SIEDNER) oder zu Granulationsbildung und Heilung mit mehr oder weniger Schrumpfung oder eventuell zu Harninfiltration, septischer Infektion, Gangrän, Pyämie und tödlichem Ausgang. Nach THOMPSON ist Harninfiltration selten, die Wandungen der Absceßhöhle legen sich durch Granulationen sehr bald aneinander. „Verläuft der Prozeß langsamer und weniger stürmisch oder kommt es zum Stillstand, so können die Abscesse abgekapselt werden. Kleinere Abscesse verschwinden unter Schwielenbildung, oder der Eiter kann sich eindicken und verkalken" (WOSSIDLO).

Die Abscedierung der Prostata kann noch durch eine periprostatische Phlegmone kompliziert werden, eine Entzündung des periprostatischen Gewebes zwischen Rectum und Prostata. Die Rectalwand ist nun nicht mehr über dem Tumor verschieblich. „Der Durchbruch erfolgt meist am Damm, selten ins Rectum" (FINGER), Harninfiltration, Gangrän und Sepsis sind hierbei seltener.

Als weitere Komplikation kann eine Phlebitis paraprostatica eintreten, eine Entzündung thrombosierter Venen des Plexus periprostaticus. Sie bilden eine harte ungleichmäßig höckrige Geschwulst. NOGUÈS und CASPER vergleichen sie mit einem Paket dicker Stränge. Es besteht die Gefahr des eitrigen Zerfalls der Thromben mit metastatischen Abscessen oder Pyämie. Daß sich daran auch ein Abreißen der Thromben und eine tödliche Embolie der Lungenarterienäste anschließen kann, haben wir in einem Fall beobachtet.

Bei der abscedierenden Form der Prostatitis liegt häufig eine Mischinfektion vor, entweder mit Staphylokokken oder mit Streptokokken oder mit Colibakterien. Aber der Gonokokkus ist auch allein imstande, eine Gewebseiterung hervorzurufen und konnte in Prostataabscessen nachgewiesen werden (CASPER, JACOBY). Er bahnt nach WÄLSCH häufig den Weg für andere pyogene Mikroorganismen, löst aber stets allein den Beginn der Erkrankung aus. Nach Eintritt der Mischinfektion kann er nach BRUCK von den Mischbakterien überwuchert werden und zugrunde gehen.

3. Die chronische Prostatitis gonorrhoica.

Die chronische Prostatitis gonorrhoica kann sowohl durch die gonorrhoische Urethritis, als durch deren Folgezustände wie Strikturen und Cystitis hervorgerufen werden. Sie kann direkt entstehen, oder die akuten Formen, die katarrhalische oder follikuläre oder interstitielle gehen in eine chronische Form über. Die akute katarrhalische Prostatitis geht alsdann nicht in Heilung über, sondern hinterläßt einen hartnäckigen desquamativen oder eitrigen Katarrh, oder die akute interstitielle Prostatitis bildet sich nicht durch Resorption zurück, sondern es entwickelt sich eine partielle oder totale Induration, oder nach Entleerung eines Prostataabscesses bleibt eine chronische eiternde Höhle zurück, ein chronischer Absceß. Nach dem Charakter des Exsudates kann man die chronische Prostatitis in chronisch-katarrhalische und chronisch-suppurative Formen (FINGERS rein desquamative und desquamativ-eitrige Katarrhe) einteilen, nach der Lokalisation in partielle und totale interstitielle Formen und nach der Art der entzündlichen Gewebsneubildung in granulierende und sklerosierende Formen, doch laufen die verschiedenen Prozesse sowohl nach- wie nebeneinander ab.

Makroskopisch braucht die Prostata, wenigstens was die Größe und die Konsistenz anbelangt, keine Veränderung zu zeigen (WÄLSCH). Sie ist nach THOMPSON bald größer, bald kleiner als die normale Prostata. Sie kann höckrig und uneben sein. Die Schnittfläche ist in manchen Fällen dunkelrot und entleert reichliche dunkle Flüssigkeit, oder sie ist an einzelnen Stellen bräunlich oder gelblich, an anderen Stellen auffallend weiß, trocken und schwielig. Es können kleine Absceßchen oder es kann ein großer Absceß vorliegen, doch sind die Abscesse nie so zahlreich wie bei der akuten Prostatitis. Schließlich findet man auch cystenartige Hohlräume, einzeln oder multipel und die ganze Drüse kann „in ein Konglomerat von erbsen- bis nußgroßen cystenartigen Absceßhöhlen umgewandelt" sein (A. v. FRISCH). Der Colliculus ist häufig vergrößert, sein Schleimhautüberzug verdickt und eventuell mit papillären Excrescenzen bedeckt.

Mikroskopisch sieht man peri- und endoglanduläre Veränderungen. Die Drüsenlumina sind mit proliferierten und desquamierten Epithelzellen angefüllt (FINGERS rein desquamativer Katarrh), oder sie enthalten neben den Epithelien mehr oder weniger zahlreiche polynukleäre Leukocyten beigemengt (FINGERS desquamativ-eitriger bis rein eitriger Katarrh der Prostatadrüsen). Die periglandulären Veränderungen bestehen aus kleinzelligen Infiltraten (Lymphocyten und Plasmazellen), die mehr oder weniger dicht sich um die Drüsen und ihre Ausführungsgänge lagern, oder die Infiltrate durchsetzen gleichmäßig das ganze Stroma. A. v. Frisch fand in einem Fall eine „dichte Rundzelleninfiltration um ein Ganglion der Prostata und in den Scheiden der in sie eintretenden Nerven." Dieser Autor hat auch Neubildung von Drüsenschläuchen in unmittelbarer Umgebung entzündlicher Herde beobachtet, so daß adenomähnliche Bilder entstanden waren.

Im weiteren Verlauf wird auch die Drüsenwandung selbst von Rund- und Eiterzellen durchsetzt, der desquamativ-eitrige Prozeß führt zu vollständigem Verlust des Epithels, zu Drüsenverödung und erweiterten Ausführungsgängen oder zur cystischen Erweiterung des Lumens, in dem Detritus, Lecithinkörnchen und geschichtete Corpora amylacea sich finden. Die Ausführungsgänge können aber auch mit Eiter angefüllt sein, ebenso wie auch im Stroma eitergefüllte Hohlräume auftreten können. Die periglanduläre Infiltration führt durch Umwandlung in Bindegewebe zu periacinöser Sklerose, zu einem schwieligen Bindegewebe, in dem die Muskelfasern zugrunde gegangen sind. Es können cystische Hohlräume mit sklerotischen Wänden restieren, die nur durch Narbenzüge voneinander getrennt sind.

Die chronische gonorrhoische Prostatitis sollte nach Ciechanowski und Rothschild die Grundlage für die Prostatahypertrophie abgeben. Diese Ansicht ist aber von zahlreichen Autoren widerlegt (Casper, Lissauer, Jacoby, Rovsing, Socin u. a.). Abgesehen davon, daß eine längere Zeit bestehende chronische Prostatitis eher zu Bindegewebsschrumpfung mit Atrophie als zu Hypertrophie neigt, hat das Krankheitsbild der sogenannten „Prostatahypertrophie" mit Entzündung gar nichts zu tun.

i) Spermatocystitis gonorrhoica.
Anatomische Vorbemerkungen.

Die Samenblasen sind längliche Hohlgebilde mit vielen seitlichen Aussackungen. Sie liegen zwischen der vorderen Wand der Ampulla recti und der hinteren Wand der Blase über dem oberen Rande der Prostatalappen und bilden einen nach oben offenen stumpfen Winkel, der nach Eberth 45—60 Grad beträgt, nach Petersen aber gewöhnlich noch stumpfer ist, nämlich 130—160 Grad (s. Abb. 2). Die Längsachsen sind daher schief von oben und lateral nach unten und medial gegen die Basis der Prostata gerichtet. Bezüglich der Größe weichen die Angaben etwas voneinander ab. Die Länge beträgt z. B. nach Henle $4-8^1/_2$ cm, nach Petersen 5—10 cm und die Breite mißt nach Henle 0.6—2.7 cm, nach Petersen 1.5—3.0 cm. Der Ureter zieht lateral an der Spitze der Samenblase, die gerade noch das Peritoneum erreicht, vorbei, während das Vas deferens bzw. dessen Ampulle die Samenblase in ihrer ganzen Länge an der medialen Seite begleitet. Der Ductus excretorius verbindet sich jederseits mit dem Ductus deferens zum Ductus ejaculatorius, der etwa 20 bis 25 mm lang und etwa $1/_2$ mm weit ist, die Prostata durchsetzt und auf dem Colliculus seminalis in der Pars prostatica urethrae mündet.

Die Samenblasen sind kein Spermareservoir (Szymonowicz), sondern sie stellen ein sekretorisches Organ dar, sie sind sezernierende Drüsen. Ihre ganze Innenfläche ist mit einem sezernierenden Drüsenepithel ausgekleidet, deren Oberfläche einmal durch die Aussackungen der Samenblasen bedeutend vergrößert ist und zweitens dadurch, daß die Schleimhaut in zahlreiche primäre Falten gelegt ist, die sich in sekundäre und tertiäre Falten teilen und an deren Enden noch Drüsen oder Krypten liegen.

Mikroskopisch besitzt die Schleimhaut ein einfaches, nach Szymonowicz infolge der Basalzellen zweireihiges Cylinderepithel, das von der Pubertät an durch zahlreiche Pigmentkörnchen braun gefärbt ist, und eine dünne bindegewebige Tunica propria. Es folgen die Submucosa und Bündel glatter Muskelfasern.

Die Ductus ejaculatorii haben eine Reihe von Anhängen, die vielleicht akzessorische Samenblasen darstellen und ganz in der bindegewebigen Wand der Ductus liegen. Die Schleimhaut zeigt dieselbe Beschaffenheit wie die der Samenblasen. Muskelfasern finden sich jedoch nach Stöhr in der Wand der Ductus nicht, sondern nur Bindegewebszüge.

Wenn die Gonokokken durch die Ductus ejaculatorii in die Samenblasen gelangen, rufen sie daselbst eine Entzündung hervor, eine Spermatocystitis. Gewöhnlich ist diese einseitig, häufiger links (LEWIN und BOHM), und tritt zusammen mit Prostatitis, häufig auch mit gleichseitiger Epididymitis gonorrhoica auf. Durch zahlreiche Sektionsbefunde ist man über das makroskopische und mikroskopische Bild orientiert (COLLAN, DUHOT, LEWIN und BOHM u. a.). Im akuten Stadium ist die Schleimhaut geschwollen und lebhaft injiziert und kann auch kleine Hämorrhagien zeigen. Der trübe, graugelbe, dicke Inhalt besteht aus teilweise in Zerfall begriffenen Epithelien, Leukocyten, Erythrocyten, Gonokokken und Globulinkörperchen. Die Spermatozoen sind abgestorben und werden gewöhnlich vermißt, nur in seltenen Fällen sind lebende Spermatozoen gefunden worden.

Die Schleimhaut zeigt mikroskopisch eine starke Wucherung und Desquamation der Epithelien, die Zotten sind verdickt und infiltriert. Das subepitheliale Bindegewebe weist eine kleinzellige Infiltration auf, die mehr aus mononukleären, als aus polynukleären Zellen besteht und die ganze Mucosa umfassen kann. Die Blutgefäße sind meist stark gefüllt. Das submuköse Gewebe zeigt in diesem Stadium keine Infiltration; es liegt vielmehr ein reiner Oberflächenkatarrh vor.

Der Verlauf gestaltet sich verschieden, je nachdem der Prozeß oberflächlich bleibt oder in die Tiefe geht. LEWIN und BOHM halten es überhaupt für richtig, an Stelle der alten Einteilung in die akute, subakute und chronische Form eine Spermatocystitis superficialis und profunda zu unterscheiden, eine Einteilung, die auch COLLAN vorgeschlagen hat. Eine noch andere Einteilung, die mehr den klinischen Standpunkt berücksichtigt, gibt MAYER. Er unterscheidet:

1. eine Spermatocystitis catarrhalis, wobei das Sekret wenig Leukocyten enthält,

2. eine Spermatocystitis fibrosa, wenn sich derbe harte Stränge bilden, und

3. das Samenblasenempyem, womit er die eitrige Form der Spermatocystitis bezeichnet.

Sehr häufig bildet sich die oberflächliche Entzündung zurück, und es kommt zur vollständigen Resolution, Restitutio ad integrum (CASPER). Oder es kommt zur Vereiterung, Empyembildung nach MAYER, wobei sich die Samenblase mächtig vergrößern kann (nach v. PETERSEN bis zu Gänseeigröße) und bis 50 ccm Eiter enthalten kann (KOCHER). Der Eiter kann in die Harnröhre, in die Blase (WILDBOLZ), ins Rectum (KARO), oder ins Peritoneum perforieren. In letzterem Falle kann eine tödliche Peritonitis die Folge sein (KAUFMANN, v. PETERSEN).

Ein seltener Ausgang der Spermatocystitis acuta ist die Phlebothrombose des Plexus venosus SANTORINI (WÄLSCH).

Schließlich kann der Ausgang auch darin bestehen, daß die Schleimhaut allmählich verödet, Bindegewebsneubildung eintritt und dadurch eine Schrumpfung des ganzen Organs herbeigeführt wird; dies wäre der Übergang in die chronische Form, der nach CASPER am häufigsten eintritt.

Während die Spermatocystitis superficialis auf die Schleimhaut beschränkt bleibt, geht bei der Spermatocystitis profunda die Entzündung in die Tiefe auf das submuköse Bindegewebe über, das kleinzellig infiltriert wird. Das sonst lockere Bindegewebe um die Samenblasen wird teilweise stark infiltriert und in kernreiches derbes Gewebe umgewandelt. Hierbei kann es entweder zur Eiterproduktion und Absceßbildung mit den oben erwähnten Perforationen kommen, oder aus der Infiltration entsteht das für Gonorrhöe charakteristische cirrhotische Bindegewebe. Ein mehr oder weniger großer Teil der Samenblase verödet, und es bleibt zuletzt nur Schwielengewebe übrig. Die Wand ist schwielig verdickt, fleckweise entzündet und mit dem umgebenden Gewebe verwachsen, der Inhalt eitrig und das ganze Organ vergrößert. Oder aber die Wand ist atrophisch, hart, sklerosiert und das ganze Organ geschrumpft. Nach schweren Entzündungen kann die ganze Samenblase in derbe Schwielen eingebettet sein, aus der sie nicht herauszulösen ist (Simmonds), oder sie verödet vollständig.

Durch die chronische Entzündung kann eine Insuffizienz, Abknickung, Verengerung oder Verlagerung der Ductus ejaculatorii bedingt sein, wodurch wiederum eine Miktions- oder Defäkationsspermatorrhöe, eine Oligospermie oder eine Azoospermie entstehen können.

Diese Zusammenstellung der anatomischen Beobachtungen zeigt, daß die Bezeichnungen, die die einzelnen Autoren gewählt haben, schwer in ein gemeinsames System zu bringen sind. So klar die einzelnen Krankheitsprozesse geschildert sind, so unklar ist ihre Benennung. Daher erscheint es uns möglich und erlaubt, auch ohne daß wir über ausgedehntes eigenes Untersuchungsmaterial verfügen, die klar gezeichneten Einzelbilder der Autoren durch einheitliche Benennung miteinander in ein geordnetes System zu bringen. Hierfür schlagen wir die folgende Einteilung vor:

    a) akute Spermatocystitis
        1. oberflächliche Formen
            1 a) katarrhalische Spermatocystitis
            1 b) eitrige Spermatocystitis (Empyem)
        2. tiefe Formen
            2 a) eitrig infiltrierende Spermatocystitis
            2 b) eitrig abscedierende Spermatocystitis
    b) chronische Spermatocystitis
        1. produktive, chronisch-eitrige Spermatocystitis
        2. indurative, schrumpfende Spermatocystitis.

Was die Ätiologie anbelangt, so spielt der Gonokokkus die Hauptrolle. Mayer fand z. B. in 21 $^0/_0$ seiner Fälle Gonokokken im exprimierten Samenblaseninhalt, es wurden auch häufig von Autoren Gonokokken im Inhalt nachgewiesen. C. Fuchs hat darin neben Gonokokken aber auch Colibacillen und desquamierte Epithelien mit der Tunica propria gefunden. Nach seiner Ansicht wird durch die Schwellung und Desquamation des Epithels die bindegewebige Wand der Samenblasen stellenweise entblößt, wodurch eine Einbruchspforte für die Überwanderung von Darmbakterien geschaffen wird.

k) Deferenitis[1]), Funiculitis, Epididymitis und Orchitis gonorrhoica.

1. Anatomische Vorbemerkungen.

Der Hoden ist ein seitlich etwas abgeplatteter, eiförmiger, weich elastischer Körper. Seine Länge beträgt 4—5 cm, seine Dicke von vorn nach hinten 2,5—3,5 cm und von einer Seite nach der anderen zu 2—3 cm. Er ist von einer derben Faserhaut, der Tunica albuginea sive fibrosa bedeckt. Diese Hülle ist außen von einer mit Endothel bedeckten Serosa, einem abgeschnürten Teil des Peritoneums, umgeben. Am hinteren Umfang des Hodens, am Hilus, steht die Tunica albuginea mit dem Corpus Highmori sive Mediastinum testis in Verbindung, einem in das Parenchym eingesenkten Bindegewebskörper, von welchem aus Septula, zarte Bindegewebsblätter, fächerförmig in das Parenchym strahlen, dieses in keilförmige Läppchen teilen und dann an der Tunica albuginea inserieren. Dieses Gerüst umschließt den eigentlichen Drüsenapparat. Die Samenkanälchen, Tubuli seminiferi, nehmen die von den Septula gebildeten Fächer ein, bilden als Tubuli contorti ein Konvolut von Kanälchen, das je ein Hodenläppchen vorstellt. Die Kanälchen zeigen Teilungen und Verbindungen und bilden so ein Netzwerk. Nach dem Mediastinum zu gehen sie in kurze gerade Kanälchen, die Tubuli recti, über und bilden im Corpus Highmori ein Netzwerk von Gängen, das Rete vasculosum Halleri (Rete testis). Aus diesem treten 10—20

---

[1]) Sprachlich richtiger als der schlecht gebildete Ausdruck „Deferentitis", der im allgemeinen allerdings gebräuchlicher ist.

kleine Kanäle, die Vasa efferentia testis (oder Ductuli efferentes testis) sive Graafiana aus und in den Kopf des Nebenhodens hinein, in dem sie kegelförmige, mit der Spitze nach dem Hoden gelegene Knäuel, die Coni vasculosi Halleri (oder Lobuli epididymidis) bilden, die insgesamt den Kopf des Nebenhodens ausmachen. Der Hoden stellt somit eine netzförmige tubulöse Drüse dar.

Der Nebenhoden liegt an dem hinteren Rande des Hodens. Er hat ein verdicktes oberes Ende, den Kopf (Caput epididymidis), ferner ein Mittelstück, den Körper (Corpus epididymidis) und ein unteres Ende, den Schwanz (Cauda epididymidis), der nach hinten und oben umbiegt, um in den Samenleiter (Vas deferens) überzugehen (s. Abb. 2). Der Nebenhodenkopf steht mit dem Hoden durch die Vasa efferentia testis in Zusammenhang. Nachdem diese die Coni vasculosi, d. h. den Nebenhodenkopf gebildet haben, vereinigen sie sich zum Vas sive Ductus epididymidis, welches, vielfach gewunden, Körper und Schwanz des Nebenhodens bildet. Am unteren Ende des Nebenhodenschwanzes biegt das Vas epididymidis als Vas sive Ductus deferens nach hinten und oben um und zieht im Samenstrang in die Bauchhöhle. Der Endteil des Samenleiters schwillt zur Ampulle an, deren Schleimhaut in ähnlicher Weise wie die der Samenblase in Falten gelegt ist. Die ganze Länge des Samenleiters beträgt 30—40 cm.

Kopf und Körper des Nebenhodens sind von derselben Serosa überzogen wie der Hoden, nämlich von dem visceralen Blatt der Tunica vaginalis propria. Dieses bildet mit dem parietalen Blatt einen serösen Sack, der das Cavum testis umschließt und selbst von der Tunica vaginalis communis umschlossen wird.

Mikroskopisch besteht die Tunica albuginea aus straff faserigem Bindegewebe und zahlreichen elastischen Fasern, ebenso das Mediastinum testis. Die Septula testis bestehen aus Bindegewebsbündeln, welche mit dem lockeren Bindegewebe zusammenhängen, das die Samenkanälchen umgibt. Dieses interstitielle Bindegewebe ist reich an zelligen Elementen, teils Bindegewebszellen, teils rundlichen Zellen, den LEYDIGschen Zwischenzellen. Die Tubuli contorti bestehen aus einer mehrfachen Lage glatter Bindegewebszellen, ferner aus einer feinen Membrana propria und einem geschichteten Epithel. An letzterem kann man zweierlei Zellen unterscheiden, die SERTOLIschen oder Stützzellen und die Spermatogonien oder Keimzellen, aus denen die Spermatocyten erster und zweiter Ordnung hervorgehen, die sich in Spermatiden teilen, welche dann zu Spermien oder Spermatozoen werden. Die Tubuli recti und die Kanäle des Rete testis besitzen eine feine bindegewebige Membrana propria mit ringförmigen Muskelfasern in dünner Lage und eine einfache Lage kubischer oder platter Zellen. Die Vasa efferentia und die Coni vasculosi haben ein wechselndes Epithel, teils einfaches zylindrisches Flimmerepithel, teils kubische flimmerlose Zellen. Das Vas epididymidis hat ein zweireihiges zylindrisches Flimmerepithel und eine an Dicke zunehmende Ringmuskulatur. Eine Mucosa und Submucosa tritt erst im Vas deferens auf. Dieses hat ein mehrschichtiges Cylinder- oder Übergangsepithel, nach SZYMONOWICZ ein einfaches Cylinderepithel, eine bindegewebige Tunica propria und eine bindegewebige Submucosa, ferner eine innere, besonders im Anfangsteil des Samenleiters gut entwickelte Längslage, eine mittlere Ringlage und eine äußere Längslage glatter Muskelfasern und endlich eine bindegewebige Adventitia.

2. Deferenitis und Funiculitis gonorrhoica.

Die Nebenhodenentzündung ist eine relativ häufige, nach FÜRBRINGER überhaupt die häufigste Komplikation des Harnröhrentrippers. Sie entsteht durch Fortschreiten des Entzündungsprozesses von den Ductus ejaculatorii durch das Vas deferens hindurch. Der Infektionsmodus ist ein verschiedener. Entweder wandern die sich auf der Oberfläche des Epithels vermehrenden Gonokokken direkt in das Vas deferens und weiter in das Vas epididymidis über (rasenförmiges Fortschreiten der Gonokokken nach NOBL), oder die Gonokokken werden durch antiperistaltische Bewegungen des Samenstranges vom Colliculus zum Nebenhoden befördert. OPPENHEIM und LÖW haben antiperistaltische Bewegungen der Samenleitermuskulatur bei Reizung des Colliculus experimentell nachgewiesen. SCHINDLER bestätigt die Antiperistaltik und läßt nur bei langdauernder Gonorrhöe und bei länger bestehender Urethritis posterior das rasenförmige Wachsen der Gonokokken gelten. Auch nach BRUCK besteht kein Zweifel, daß ein Teil der Epididymitisfälle ihre Entstehung diesen retrograden Kontraktionen der Samenleiter verdankt. Schließlich kann nach CASPER die Infektion auch auf dem Lymphwege erfolgen, doch ist diese Überwanderung nach GROSS noch zweifelhaft. Andererseits mißt M. HOROWITZ für die

Entstehung der Epididymitis dem von M. v. Zeissl und ihm beschriebenen, das Vas deferens begleitenden Lymphgefäß eine größere Bedeutung bei, als dem Weiterschreiten per contiguitatem innerhalb des Vas deferens. Dieses Lymphgefäß begleitet den Samenleiter bis zum Blasengrund, zieht dann retroperitoneal gegen die hintere Beckenwand und tritt hier in einen Lymphknoten ein.

Die Gonokokken können das Vas deferens anscheinend gewöhnlich nur zum Überwandern benutzen, ohne daselbst eine Entzündung hervorzurufen, in anderen Fällen erkrankt der Samenleiter zugleich mit dem Nebenhoden und in seltenen Fällen erkrankt er allein. Nach Nobl ist eine selbst hochgradige Erkrankung des Samenleiters ohne Mitbeteiligung des Nebenhodens möglich. Das entzündete Vas deferens (Deferenitis) ist als gänsefederkieldicker Strang im Funiculus spermaticus fühlbar. Sein Epithel zeigt Verlust der Flimmern, Desquamation und Proliferation und ist von Leukocyten durchsetzt (Nobl). Im subepithelialen Bindegewebe und in der Muskelschicht ist eine mehr oder weniger ausgebreitete kleinzellige Infiltration festzustellen. Der Hodengesamtschnitt unseres Falles (Abb. 18) zeigt auch den Anfangsteil des Vas deferens mit den beschriebenen entzündlichen Veränderungen. Auf Abb. 19, die einen vergrößerten Ausschnitt aus Abb. 18 darstellt, sieht man deutlich die Epithelverdickung und die durchwandernden Leukocyten, die sich zusammen mit abgeschilferten Epithelien auch im Lumen des Vas deferens finden.

Die Entzündung kann, wie auch unser Fall zeigt, auf das umgebende lockere Bindegewebe übergreifen, es entsteht nun eine Verdickung des Samenstranges, eine Funiculitis.

Ist ein Teil des gewöhnlich obliterierten Peritonealsackes noch vorhanden, so kann dieser sich akut entzünden und mit Exsudat füllen, es bildet sich eine Hydrocele tunicae vaginalis funiculi spermatici (Finger), eine fluktuierende pralle wurstförmige Geschwulst, die am äußeren Leistenring fest abschließt. Die Entzündung kann sich zurückbilden, doch kann ein derber Strang, eine bindegewebige Induration oder Verwachsungen des Samenstranges mit der Umgebung persistieren. Auch kann ein Teil des Exsudates als chronische Hydrocele bestehen bleiben.

In seltenen Fällen kommt es zur Vereiterung des verdickten Samenstranges

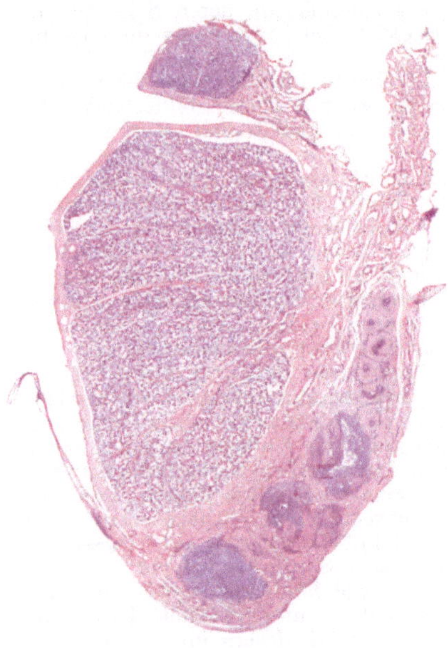

Abb. 18. **Epididymitis und Deferenitis acuta gonorrhoica.**

Die auf dem Gesamtschnitt durch Hoden und Nebenhoden getroffenen Kopf- und Schwanzabschnitte der Epididymis und der Anfangsteil des Vas deferens lassen Größe und Verteilung der entzündlichen Zellinfiltrate erkennen.

Gefrierschnitt, Hämatoxylin-Eosin. Vergrößerung 15:10. Aus der Sammlung des Rudolf Virchow-Krankenhauses Berlin.

Alfred T., Arbeiter, 23 Jahre alt, gonorrhoische Infektion der Urethra vor 2 Monaten, der Epididymis vor 2 Wochen. Tod an Atrophia hepatis subacuta am 19. 9. 1921.

(M. v. Zeissl), wobei eine Fortsetzung auf das nahe Peritoneum zu befürchten ist. Eine sich anschließende Peritonitis ist von Balas, Jadassohn und M. v. Zeissl beobachtet worden. M. v. Zeissl und Horovitz rechnen auch mit der Möglichkeit einer Peritonitis nach Abscedierung des von ihnen gefundenen endopelvinen Lymphknotens, in den das von ihnen gefundene Lymphgefäß des Vas deferens endet.

Nach Ablauf leichterer Fälle regeneriert sich das Epithel des Vas deferens, und der Kanal wird wieder durchgängig. In anderen Fällen bleibt nach SIMMONDs das Epithel dauernd verloren; die Schleimhaut zieht sich narbig zusammen; das Lumen verschwindet, und auf dem Durchschnitt sieht man eine zusammenhängende, von einzelnen Muskelfasern durchsetzte Bindegewebsschicht. Eine solche Atresie kann mehrere cm lang sein, an einer Stelle oder multipel auftreten. Die Folge ist eine Sekretstauung und dauernde Ektasie des testipetal gelegenen Teiles des Ductus deferens, dessen Wand eine Arbeitshypertrophie der Mus-

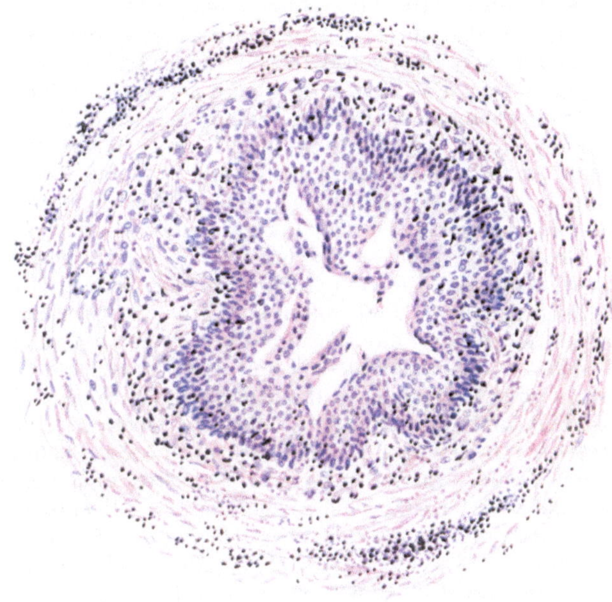

Abb. 19. Deferenitis acuta gonorrhoica.
Vergrößerter Ausschnitt aus dem Gesamtquerschnitt Abb. 18.
Epithelverdickung und Abschilferung, auswandernde Leukocyten, entzündliche Infiltrate im umgebenden Bindegewebe.
Technik wie Abb. 18. Zeiß-Objektiv AA, Okular 8. Angaben über den Fall s. Abb. 18.

kulatur aufweisen kann. In den ektatischen Abschnitten findet sich eine milchartige Flüssigkeit aus Spermatozoentrümmern, Fettmolekülen, Corpora amylacea, Körnchenkugeln und anderen Zelldegenerationsformen. Auch die Epididymis zeigt dilatierte Gefäße. In der zugehörigen Samenblase werden Samenfäden vermißt. Eine doppelseitige Atresie bedingt eine Impotentia generandi. SIMMONDS fand unter tausend Männerleichen 17 mal den Samenleiter einer Seite, 6 mal beider Seiten verschlossen, 48 mal war der Ductus epididymidis eines Hodens, 12 mal beider Hoden narbig verödet. Fast 2 $^0/_0$ der Männer war also durch Gonorrhöe zeugungsunfähig geworden.

BUSCHKE hat eine gonorrhoische Erkrankung der Gefäße des Samenstranges beobachtet, wobei es zur Thrombose in den Gefäßen kam, die zu einer Hodennekrose führte.

3. Epididymitis gonorrhoica.

Die Stelle des Nebenhodens, die am häufigsten und am stärksten erkrankt, ist der Nebenhodenschwanz. Von hier aus breitet sich die Entzündung auf die angrenzenden Teile aus und kann in den schweren Fällen den ganzen Nebenhoden ergreifen. So fanden Nobl, Sellei, Wolf und Delbet und Chevassu in der Cauda die stärkste Veränderung, das Corpus zeigte nur mäßige Entzündungserscheinungen und Kopf und Hoden waren unverändert. Kretschmer-Jewell sahen häufig die Cauda vereitert, während Kopf und Körper nur hyperämisch waren. Simmonds erklärt das damit, daß es dort, wo der weite, gerade verlaufende Ductus deferens sich umbiegt und in den engen, stark geschlängelten Ductus epididymidis übergeht, am leichtesten zu einer Anhäufung der Kokken kommt.

Bei der akuten Epididymitis gonorrhoica ist das Organ makroskopisch in Form einer dicken knolligen Wurst oder einer Helmraupe (Kaufmann) vergrößert und hyperämisch. Das Gewebe erscheint gerötet, die Samenkanälchen sind oft deutlich erweitert und mit einer graugelben Masse gefüllt. Häufig trifft man kleine bis erbsengroße Eiterherde in der Cauda; Kretschmar-Jewell vermißten diese nur selten. Das lockere Zellgewebe um das Vas epididymidis ist oft mit entzündet, ebenso die Faserzüge, die das Vas deferens am Nebenhoden befestigen, und die seröse Durchtränkung dieses Bindegewebes bedingt nach Casper die Größe und Schwere des Organs. Nach Durchwucherung des Nebenhodengewebes gelangen die Gonokokken in die seröse Höhle, die die Tunica vaginalis propria bildet, und rufen hier eine akute Entzündung mit entzündlicher Exsudation hervor, eine Periorchitis (Simmonds). Bei der serösen Periorchitis füllt sich der Scheidenhautsack mit einer wasserklaren Flüssigkeit (Hydrocele testis), bei der fibrinösen ist der Inhalt getrübte, mit Fibrinflocken durchsetzte Flüssigkeit und die Innenfläche bedeckt sich mit fibrinösen Auflagerungen. Kretschmar-Jewell fanden ein fibrinöses Exsudat, das die parietale Wand der Tunica vaginalis propria bedeckte und bei Entfernung eine blutende Oberfläche hinterließ. Eine Ausheilung ohne Residuen ist möglich, häufig tritt aber eine partielle oder totale Verwachsung der Scheidenhautblätter ein, eine Obliteration des Cavum testis (Kretschmar-Jewell). Bisweilen werden die Blätter dick und derb und sogar von Kalkplatten durchsetzt (Simmonds), oft resorbiert sich der Erguß nicht und eine chronische exsudative Periorchitis, eine chronische Hydrocele testis bleibt bestehen.

Das Scrotum kann durch Rötung, Schwellung und Ödem an der Entzündung teilnehmen (Kretschmar-Jewell). Die Runzeln und Falten der Scrotalhaut verstreichen alsdann (Wossidlo).

Mikroskopisch findet man bei der Epididymitis gonorrhoica acuta das Epithel der Kanälchen in trüber Schwellung und Desquamation, der Wimpern beraubt, von Leukocyten und Plasmazellen durchsetzt (Kretschmar-Jewell) und zum Teil abgestoßen (s. auch Abb. 20). Wolf sah neben degenerativen auch proliferative Prozesse am Epithel. Diese bestanden in Wucherung, Mehrschichtigwerden und Veränderung des Zellcharakters des Epithels, das in kubisches und teilweise sogar in regelrechtes Plattenepithel umgewandelt war, an dem er Verhornung feststellen konnte. Er hat also hier eine ähnliche Metaplasie nachgewiesen, wie sie in der Urethra anterior vielfach beschrieben worden ist (s. o.). Die Wandung der Tubuli ist verdickt und ödematös durchtränkt. Einzelne Tubuli können durch Wandödem geschlossen sein (Kretschmar-Jewell), die Mehrzahl ist mit Spermatozoen, Leukocyten und abgestoßenen Epithelien angefüllt, nach Wolf auch mit vereinzelten Plasmazellen. Das lockere Bindegewebe um die Kanälchen zeigt Infiltrate, die nach Kretschmar-Jewell zumeist aus polynukleären Leukocyten zusammengesetzt sind, aber auch aus Lymphocyten

oder aus beiden Zellarten bestehen können. SELLEI fand in seinem subakuten
Fall zwischen den Kanälchen im Bindegewebe Lymphocyten spärlich, Leukocyten noch spärlicher, dagegen viel Fibroblasten und Plasmazellen. WOLF
konnte in seinem Fall, der allerdings nicht ganz einwandfrei als eine gonorrhoische
Erkrankung festgestellt ist, auch im Bindegewebe proliferativ-reparative Prozesse
beobachten, und zwar in der Cauda. Das entzündliche Infiltrat hatte sich in
ein Granulationsgewebe mit zahlreichen Plasmazellen, Fibroblasten und Capillar-
sprossen umgewandelt, das sich zunächst zwischen Epithel und Elastica entwickelte, um dann einerseits nach Zerstörung der Elastica sich weiter peripherwärts auszubreiten und andererseits nach Durchbrechung der Epithellage ins

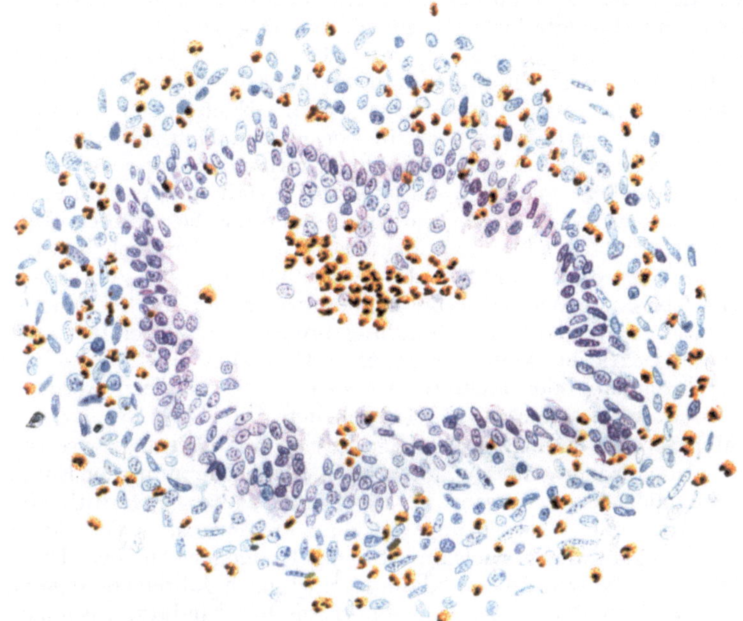

Abb. 20. Akut gonorrhoisch entzündetes Vas epididymidis.
Die braun gefärbten Leukocyten teils im submukösen Gewebe, teils zwischen den Epi-
thelien und im Lumen. Epithelzellen der Wimpern beraubt, teilweise desquamiert.
Gleiches Präparat wie Abb. 18 und 19, jedoch Färbung: Hämatoxylin-Peroxydase-
Reaktion.
Zeiß-Objektiv DD, Okular 4.   Angaben über den Fall s. Abb. 18.

Kanallumen hineinzuwuchern und zum Verschluß und Untergang des Kanälchens
zu führen. In der Hydrocelenflüssigkeit können Leukocyten, Epithelzellen
und auch Erythrocyten gefunden werden.
    Gonokokken sind mehrfach und einwandfrei im Lumen, im Gewebe und im
Exsudat nachgewiesen worden (GROSS, COLLAN, BÄRMANN, KRETSCHMAR-
JEWELL u. a.).
    In einem zwei Monate nach der Infektion sezierten Fall eigener Beobachtung, bei dem
die klinischen Symptome der Epididymitis seit vierzehn Tagen bestanden, war der Nebenhoden fingerdick (s. Abb. 18). Die Veränderungen im Schwanzteil waren in Bestätigung
der Untersuchungen anderer Autoren stärker als im Kopf. Man erkennt mehrere kirschkerngroße Infiltrate, die im Verlauf des Vas epididymidis aufgereiht sind. Die im inneren
desselben besonders reichlichen Leukocyten haben in dem einen Infiltrat schon zu zentraler
Einschmelzung und Absceßbildung geführt. Mikroskopisch ist die Zellzusammensetzung
entsprechend den Befunden von KRETSCHMAR-JEWELL.

Im weiteren Verlauf kann es entweder zur totalen Resorption, d. h. zu einer vollständigen Restitutio ad integrum kommen, ein Ausgang, der aber sehr selten ist (Finger, Casper), oder es kommt zur partiellen Resorption und Induration (chronischer Verlauf), oder es kommt zur Verciterung. Nach Finger hat diese Entzündung wie alle durch den Gonokokkus bedingten Entzündungen „weniger Tendenz zur Verciterung, dagegen eine ausgesprochene Tendenz zum Übergang in ein chronisches Stadium, das sich durch Produktion reichlichen cirrhosierenden Bindegewebes auszeichnet." Nach Simmonds ist jedoch die Epididymitis gonorrhoica meist mit Eiterbildung verbunden; oft sind schon nach wenigen Tagen eine eitrige Einschmelzung des Entzündungsherdes, multiple kleine Abscedierungen oder ausgebreitete Erweichungen festzustellen.

Bärmann sah in hochgradigen Fällen eine vollständige Zerstörung des Nebenhodens, der in einen aus zahlreichen, zum Teil konfluierenden Abscessen bestehenden, mit Blut und Eiter gefüllten Schlauch umgewandelt war, dessen Wände brüchig und zum Teil nekrotisch waren. Nach seinen an Punktionsmaterial gewonnenen Erfahrungen ist in der großen Mehrzahl der Fälle eine klinisch nicht diagnostizierbare Absceßbildung vorhanden, entweder ein Pseudoabsceß mit eventuellem späteren sekundärem Zerfall der Wandung des Vas epididymidis oder echte Abscesse im Umhüllungsgewebe. Bruck kann eine solche Häufigkeit der Absceßbildung nicht bestätigen. Aber nach Kretschmar-Jewell kommt es doch häufiger zur Absceßbildung, als gewöhnlich angenommen wird. Kleinere Wandabscesse können ins Lumen durchbrechen und zur Resorption gelangen oder die Abscedierung breitet sich weiter ins umgebende Bindegewebe aus. Hierbei kann der ganze Nebenhoden und eventuell ein Teil des Hodens durch ein oder mehrere Abscesse eingeschmolzen werden. (Vgl. auch den Absceß in unserem oben beschriebenen Fall Abb. 18.)

In der Mehrzahl der Fälle dickt sich der Absceß ein, der Inhalt wird resorbiert und eine schwielige Narbe entsteht, die je nach der Ausdehnung der Entzündung auf den Nebenhodenschwanz beschränkt ist oder das ganze Organ diffus induriert (Simmonds). Hat eine Verwachsung mit dem angrenzenden Teil des Hodens stattgefunden, so geht die Schwiele direkt in das Hodengewebe über. Die Resorption kann sich aber verzögern, und dann ist noch nach Jahren ein abgekapselter Eiterherd als Residuum einer einstigen gonorrhoischen Epididymitis anzutreffen.

Selten kommt es bei akuten gonorrhoischen Nebenhodeneiterungen zu einer Perforation in den Scheidenhautsack (Cavum testis). Alsdann entsteht eine purulente Periorchitis oder, nach Verwachsung mit der Scrotalhaut, eine Perforation des Abscesses nach außen. Nach der Perforation erfolgt die Heilung, oder die Perforationsöffnungen wandeln sich in Fistelgänge um.

Auch in frischen Eiterherden sind regelmäßig Gonokokken nachweisbar, selten sind sie mit anderen Eitererregern vermischt, z. B. mit Staphylokokken oder Streptokokken (Simmonds). Routier fand Gonokokken in einem Absceß und erbrachte dadurch den Beweis für die gonorrhoische Natur der Epididymitis in seinem Fall.

Bei der chronischen Form der Epididymitis gonorrhoica findet man ebenfalls entzündliche Infiltrate, die in der Hauptsache aus Lymphocyten, Mastzellen und Fibroblasten zusammengesetzt sind, wobei die Fibroblasten nach und nach an Zahl überwiegen und schließlich das Bild beherrschen. Nach Kretschmar-Jewell ist die Proliferation des fibrösen Bindegewebes oft mit Ödem verbunden. Diese Autoren fanden auch in chronischen Fällen kleine Wandabscesse oder intertubuläre Abscesse. Die Blutgefäße sind fast immer vermehrt und stets verdickt. Die Tubuli zeigen irreparable Veränderungen. Das Epithel ist degeneriert oder verdickt, zu flimmerlosem mehrschichtigem Cylinder- oder Plattenepithel metaplasiert (Sellei, Kretschmar-Jewell), und die Wände der Kanälchen sind fibrös verdickt. Die infolge Bindegewebsneubildung entstandenen knotigen Verdickungen, die aus dichten Infiltraten und narbigem Bindegewebe bestehen (CASPER), bleiben lange Zeit, oft dauernd bestehen. Durch Induration und Schrumpfung des Bindegewebes, das die Kanälchen umgibt, kommt es zur Kompression dieser und eventuell zu einer cystischen Erweiterung des peripherischen Abschnittes mit Stauung des Inhaltes (verfettete Epithelien, Leukocyten und Spermatozoen). Die Passage des Spermas wird durch Zugrundegehen der Kanälchen, durch Verschluß der des Epithels verlustig gegangenen Kanalschlingen oder durch die eben beschriebene Kompression verhindert.

SELLEI sah in seinen Fällen die Vasa efferentia des Caput epididymidis zusammengedrückt. Nach DELBUT und CHEVASSU bedingt die starke Proliferation des kanalikulären Epithels viel häufiger Stenosen und Verschluß der Kanälchen als die Wucherung im interkanalikulären Bindegewebe; sie schlagen eine operative Verbindung des Vas deferens mit den gesunden Teilen vor. Eine Beeinträchtigung der Lichtung braucht aber nach NOBL nicht immer einzutreten; einen gewissen Schutz dagegen scheint die Tunica muscularis zu gewähren. Er fand in einigen Fällen weder Kompression noch Verlagerung der Kanälchen. Selbst nach phlegmonöser Entzündung kann nach ihm die funktionelle Integrität des Kanals erhalten bleiben.

In alten epididymitischen Knoten können Gonokokken sehr lange ihre Vitalität bewahren und noch nach Monaten und Jahren Veranlassung zu Rezidiven geben (BÄRMANN).

Die Samenwege können also entweder dadurch undurchgängig werden, daß die Kanälchen ihres Epithels verlustig gehen und obliterieren, oder daß das schrumpfende schwielige narbenartige Gewebe sie umwächst und komprimiert. Da im Corpus und in der Cauda nur ein einziger Kanal verläuft, das Vas epididymidis, wird durch seinen Verschluß der Abfluß des Hodensekretes verhindert, und der betreffende Hoden schaltet für die Zeugung aus. Sind auf solche Weise beide Nebenhoden geschädigt, dann tritt Zeugungsunfähigkeit wegen Azoospermie ein. Auf den Hoden übt dies insofern keinen schädigenden Einfluß aus, als die Spermatogenese zunächst ungestört weitergeht; jedoch kommt es wegen Abflußbehinderung zu einer starken Ektasie der Nebenhodenkanälchen, eventuell zu einer cystischen Erweiterung der peripherischen Abschnitte mit Stauung des Inhaltes, der aus Spermatozoen, abgestoßenen, zum Teil verfetteten Epithelien und deren Degenerationsprodukten und Leukocyten, Corpora amylacea und hyalinen Massen besteht. „Bei äußerer Besichtigung fällt an solchen Nebenhoden die pralle Füllung der Kanälchen mit einer weißen durchschimmernden, milchähnlichen Flüssigkeit auf. Beim Durchschneiden fließt im Gegensatz zu dem Verhalten des normalen Nebenhodens reichliche klare oder milchige Flüssigkeit von der Schnittfläche ab. Wo man einen derartigen Befund antrifft, wird man ausnahmslos Spermatozoen in der zugehörigen Samenblase vermissen" (SIMMONDS).

Im wesentlichen eine Bestätigung der histologischen Befunde der Epididymitis lieferte Iljinsky, der bei 16 Fällen von Epididymitis Probeexcisionen untersuchte. Er fand die exsudativen und produktiven Prozesse an den Kanälchen, die bei weiterem Bestand in produktive Prozesse im Zwischengewebe übergehen. Er glaubt, daß in Fällen, in welchen keine Deferenitis mit Stenose bestand, die Sterilität durch den Verlust des Flimmerepithels der Epithelkanälchen oder durch die Schädigung der Muskeln durch das wuchernde Bindegewebe und die damit verhinderte Samenbeförderung oder schließlich durch die Zerstörung besonderer Zellen erklärt werden kann, „die nach HENRY und VAN DER STRICHT eine belebende, stärkende und nährende Substanz für die Spermatozoen bereiten."

4. Orchitis gonorrhoica.

Eine Beteiligung des Hodens an der gonorrhoischen Entzündung ist äußerst selten, doch ist sie gelegentlich beobachtet worden (Sellei). Nach Simmonds wird das Übergreifen der Infektion vom Nebenhoden auf den Hoden häufiger durch die Lymphbahnen als durch die Samenwege vermittelt, die Entzündung beschränkt sich in der Regel auf „die der Epididymis nächstgelegenen Partien" und bildet „nur selten isolierte Herde mitten im Parenchym". Infolge seröser Durchtränkung und starker Hyperämie ist der Hoden eventuell bis Gänseeigröße geschwollen (Casper), kleine circumscripte Eiterherde können in der Albuginea und in den Septen, aber auch in der Hodensubstanz selbst, hier allerdings sehr selten, auftreten.

Mikroskopisch findet man die Samenkanälchen und das interstitielle Bindegewebe kleinzellig infiltriert, Albuginea und Septa verdickt. In Selleis Fall waren die Samenkanälchen zum Teil nekrotisch, die Spermatogonien der Tubuli contorti zeigten zugrundegehende Zellkerne, so daß hier die Spermatogenese vernichtet war. In den benachbarten unversehrten Tubuli war aber die Entwicklung der Spermatozoen nicht gestört.

Im weiteren Verlauf kommt es gewöhnlich zu einer vollständigen Restitutio ad integrum, es bleiben nicht, wie in der Epididymis, knotige Infiltrate zurück (Casper), durch die Wucherung des interstitiellen Bindegewebes kann es aber auch zu einer Atrophie des Hodens kommen. Äußerst selten ist eine Vereiterung mit eventueller Perforation oder mit anschließender Hodengangrän. Doch sind vereinzelte solche Fälle beobachtet worden (Buschke, Mulzer u. a.). Diese Art Gangrän, die nach v. Winiwarter (zit. bei Mulzer) das Resultat der lokalen Entzündung des Hodens und des kolossalen Druckes durch die Albuginea ist, ist von der durch Zirkulationsstörung in den Gefäßen des Samenstranges ohne entzündliche Veränderungen im Hoden bedingten Nekrose wohl zu trennen (s. S. 53 ein Fall von Buschke). Nach Mulzer kann Gangrän und Abscedierung des Hodens sowohl im Anschluß an eine akute, als auch an eine chronische gonorrhoische Urethritis auftreten. Er unterscheidet gutartige Fälle, bei denen es zu einfacher Hodengangrän kommt und bösartige Fälle, bei denen es zu Abscessen mit Perforation ins Cavum testis und nach außen auf die Haut kommt. Sowohl in Buschkes Fall, als auch in zwei von Mulzer beschriebenen Fällen handelte es sich um „eine im Verlaufe einer Gonorrhöe entstandene akute Nekrose des Hodens mit Eiterung derart, daß das ganze Organ zugrunde ging und entfernt werden mußte" (Mulzer). Wenn sich auch solche Fälle von Hodengangrän mit Sicherheit an eine Gonorrhöe anschließen können (bisher sind 17 derartige Fälle beschrieben worden), so ist doch der ätiologische Zusammenhang noch nicht klargestellt. Es konnten bisher weder histologisch noch kulturell im Eiter Gonokokken nachgewiesen werden. Mulzer nennt diese Erkrankung daher „sekundäre Komplikation der Gonorrhöe". Die bisher hierbei erhobenen Bakterienbefunde (Kokken und Bacillen) erlauben nicht eine einheitliche Ätiologie durch einen bestimmten Mischinfektionserreger aufzustellen.

Der Übergang in das chronische Stadium ist so selten, daß man nach Casper diese Fälle als wiederaufflackernde akute Prozesse ansehen kann, die von Resten der früheren Orchitis ausgehen. Sellei fand als einzige Reste einer überstandenen Orchitis gonorrhoica eine Vermehrung des Bindegewebes zwischen den Hodenkanälchen, die aber selten so umfangreich war, daß das interstitielle Gewebe die Kanälchen zusammendrückte.

Im Anschluß an Epididymitis gonorrhoica ist bei hierzu prädisponierten Individuen Hodentuberkulose beobachtet worden.

1) Cystitis gonorrhoica.

Anatomische Vorbemerkungen.

Die Harnblase liegt beim Erwachsenen im leeren Zustande völlig im Becken oberhalb des Diaphragma pelvis hinter der Symphyse und überragt diese nur im gefüllten Zustande. Beim Neugeborenen und in den ersten Lebensjahren reicht sie stets ins Abdomen oberhalb der Symphyse. Nach hinten zu grenzt die Harnblase beim Mann an das Rectum und die Samenblasen (s. Abb. 1), beim Weibe an Vagina und Cervix uteri, nach unten ist sie beim Manne mit der Prostata innig verbunden.

Die Gestalt der Harnblase ist im gefüllten Zustande eine eiförmige. Man unterscheidet an ihr einen unteren Teil als Blasengrund (Fundus vesicae), einen mittleren Teil als Blasenkörper (Corpus vesicae) und einen oberen Teil als Blasenscheitel oder Spitze (Vertex sive Apex vesicae). Alle diese Teile sind jedoch nicht deutlich voneinander abzugrenzen. Einen eigentlichen Blasenhals (Collum vesicae) in Form eines trichterförmigen Fortsatzes der Blase in die Harnröhre gibt es nicht. Als Blasenhals wird vielmehr gewöhnlich die Pars intramuralis urethrae und ein kleiner zirkulärer angrenzender Blasenteil bezeichnet.

Die Kapazität der Harnblase als Harnbehälter ist außerordentlich verschieden und wechselt von 40 bis 500 ccm und mehr. Der Durchschnitt der Flüssigkeitsmenge, bei der Harndrang eintritt und mit der die Blase unbeschadet beim Lebenden künstlich angefüllt werden kann, beträgt 200 bis 300 ccm.

Was die Innenansicht der Harnblase anbelangt, so erhält die Harnblasenwandung durch die Muskelfasern der Wand (M. detrusor urinae) ein mehr oder weniger netzförmiges Relief, das besonders deutlich bei Hypertrophie der Muskulatur hervortritt, ein Zustand, den man mit Balkenblase (Vessie à colonnes) bezeichnet. Nur in einem dreieckigen Bezirk des Fundus der Blase ist die Schleimhaut stets glatt und daher gewöhnlich recht auffällig von der übrigen Harnblasenwandung unterschieden. Dieses Dreieck, dessen Basis nach oben und dessen Spitze nach unten gerichtet ist, ist das sog. Trigonum vesicae sive Lieutaudii. Die beiden Ecken der Basis werden durch die schlitzförmigen Einmündungsstellen der Ureteren und die Spitze des Dreiecks wird durch den Abgang der Urethra (Orificium urethrae internum) gebildet. Die Basis selbst wird durch einen transversal verlaufenden, die beiden Ureterostien verbindenden Wulst (Area sive Plica interureterica) dargestellt, welcher sich beiderseits in die Plicae uretericae fortsetzt. Letztere werden durch die schief durch die Harnblasenwandung verlaufenden Ureteren bedingt. Hinter der Plica interureterica liegt häufig eine Vertiefung, die Fossa retroureterica. Senkrecht zum Querwulst der Plica interureterica zieht ein Längswulst zum Orificium urethrae internum, die Uvula vesicae. Quer- und Längswulst sind durch entsprechend verlaufende Muskelfasern hervorgerufen und unterliegen sehr starken individuellen Variationen, können sogar fehlen. Bei Ausbildung des pathologischen prostatischen Mittellappens tritt die Uvula besonders deutlich hervor.

Die Blasenwand besteht aus der Schleimhaut und Muskelhaut, zu denen sich teilweise als dritte Schicht der Serosaüberzug des Peritoneums hinzugesellt. Dieses bedeckt nämlich den Scheitel der Blase, indem es sich oberhalb der Symphyse auf die Harnblase umschlägt, und überzieht auch noch die hintere Wand bis etwa zu der Höhe der Eintrittsstelle der Ureteren. Dabei werden die Ductus deferentes in ihrem Anschlusse an die hintere Wand der Harnblase bis zu der Stelle überzogen, wo sie sich zu ihren Ampullen erweitern (s. Abb. 2). Auch die Kuppen der Samenblasen erhalten einen Überzug, dagegen erreicht das Peritoneum beim Erwachsenen nur ganz ausnahmsweise die Prostata.

Die glatten Muskelfasern sind in drei Schichten angeordnet, eine innere netzartig angeordnete (nach STÖHR ist dies eine Längslage, nach FINGER eine zirkuläre Schicht), auf welche eine ringförmige Schicht folgt. Diese Ringfaserschicht wird wiederum an ihrer Außenfläche von longitudinalen Faserzügen bedeckt, die besonders stark an der vorderen und hinteren Fläche der Blase entwickelt sind. Die drei Lagen sind derart miteinander verflochten, daß eine strenge Abgrenzung derselben nicht möglich ist. Sie funktionieren in ihrer Gesamtheit als Musculus detrusor urinae und bewirken Verkleinerung der Blase. Einen selbständigen Sphincter besitzt die Blase nicht, als solcher wirkt die Muskulatur der Harnröhre und beim Manne auch der Prostata, die deshalb auch als Sphincter vesicae internus und externus bezeichnet werden. Nach FINGER ist die Blase daher nicht ein für sich abgeschlossenes Organ.

Vermittelst einer beträchtlichen bindegewebigen Submucosa sitzt die Schleimhaut der Muskelschicht auf. Die Schleimhaut besteht aus Epithel und einer Tunica propria, die mit elastischen Fasern durchsetzt ist und ohne scharfe Grenze in die Submucosa übergeht. Das Epithel zeigt je nach der Ausdehnung der Blase ein verschiedenes Aussehen. Es erscheint bei mäßig gefüllter Harnblase einem geschichteten Pflasterepithel ähnlich, nur mit dem Unterschied, daß die Zellen der oberflächlichen Schicht zylindrisch oder kubisch sind; bei stark gefüllter Blase sind diese Zellen abgeplattet und die tiefer liegenden Zellen kubisch. Da dies Epithel weder dem geschichteten Pflasterepithel noch dem geschichteten Cylinderepithel gleicht, wird es Übergangsepithel genannt. In den tieferen Epithelschichten finden sich die sog. geschwänzten Epithelien, aber nicht nur in der Schleimhaut der Blase, sondern, wie wir hier gleich erwähnen wollen, auch in der des Ureters und des Nierenbeckens, also im ganzen Verlauf der abführenden Harnwege und sind nicht, wie häufig angegeben wird, ein Charakteristicum für das Nierenbecken. Charakteristisch für die abführenden Harnwege sind ferner die sog. Hut- oder Schirmzellen. Dies sind die Zellen der obersten Epithellage, die mehrere Zellen überdecken. Wie in der äußeren Haut ihr bindegewebiger Anteil (Lederhaut, Corium)Papillen in den epithelialen Anteil (Oberhaut, Epidermis) schickt, so sendet in den abführenden Harnwegen das Epithel Papillen, d. h. Zapfen in die Sub-mucosa. Durch Abschnürung solcher Epithelzapfen entstehen die sog. v. BRUNNschen Epithelnester, die individuell an Reichlichkeit schwankend, physiologisch in der gesamten Tunica propria der ableitenden Harnwege vorkommen. Nicht selten zeigen sie ein kleines Lumen, dürfen aber mit Drüsen nicht verwechselt werden. Echte Drüsen kommen nur am Fundus vesicae vor, am Trigonum und am Blasenhals, und hier werden alle Übergänge zu wohlentwickelten Prostatadrüsen angetroffen. An keiner anderen Stelle der ableitenden Harnwege proximalwärts hiervon sind Drüsen nachgewiesen worden (ASCHOFF). Ver-einzelte Lymphknötchen kommen in der Schleimhaut vor.

Wie aus dieser anatomischen Vorbemerkung schon entnommen werden kann, erfolgt von hier ab die Besprechung der gonorrhoischen Erkrankung der Harn-blase und der oberen Harnwege für beide Geschlechter gleichmäßig.

Im Verhältnis zu der großen Anzahl gonorrhoischer Urethritiden ist eine gonorrhoische Cystitis ungemein selten. Die Mehrzahl der Cystitiden bei Gonorrhöe ist durch andere Erreger hervorgerufen. So fand ROVSING (1898) unter 76 solchen Fällen von Cystitis nur viermal Gonokokken. Daß der Gono-kokkus, der bei der Urethritis posterior mit dem Eiter in die Blase gelangt und also reichlich Gelegenheit hat, sich dort anzusiedeln, so selten eine Entzündung der Blasenschleimhaut hervorruft, muß wohl daran liegen, daß die Blasen-schleimhaut relativ unempfänglich gegenüber der Gonokokkeninfektion ist (SCHOLTZ). Der Gonokokkus mag sich auf der glatten, drüsenlosen Blasenmucosa nicht halten, zieht buchtenreiche, versteckte Plätze wie Follikel und Drüsen vor (KNORR). Eine völlig gesunde Harnblase ist ja überhaupt schwer zu infi-zieren, es bedarf begünstigender Momente, wie Stauung des Harns oder Ver-letzungen. Daher sehen wir auch bei Strikturen leichter eine Cystitis eintreten. Sie beruht hier ebenso wie die Cystitis bei der akuten Urethritis gewöhnlich auf einer Mischinfektion.

Im Blasenurin sind des öfteren Gonokokken nachgewiesen (ROVSING, WOS-SIDLO u. a.), im Gewebe der Blase selbst durch WERTHEIM (1896), der bei einem neunjährigen Mädchen Schleimhautstückchen aus dem Blasenscheitel exzidierte und im Epithel sowohl, als auch im subepithelialen und im submukösen Binde-gewebe zahlreiche, gewöhnlich extracelluläre Gonokokken, wenige Gonokokken haltige Eiterzellen und auf der Oberfläche zahlreiche Eiterkörperchen mit und ohne Gonokokken fand. Auch FINGER, GHON und SCHLAGENHAUFER fanden in einem Fall subakuter gonorrhoischer Cystitis Gonokokken in geringer Menge in Eiterzellen in den oberen Lagen des subepithelialen Bindegewebes. Wir konnten allerdings Gonokokken in exzidierten Schleimhautstückchen aus einer sicher gonorrhoisch entzündeten Blase eines Mannes nicht nachweisen. Trotz-dem möchten auch wir annehmen, daß es eine spezifisch gonorrhoische Cystitis gibt, die dadurch entsteht, daß die Gonokokken ins Blasengewebe eindringen. Der Urin bleibt hierbei unverändert sauer, denn die Gonokokken können den Harn ebensowenig wie die Colibakterien oder die Tuberkelbacillen ammoniakalisch zersetzen.

Die geringe Neigung der Blase zu einer gonorrhoischen Entzündung doku-mentiert sich auch darin, daß durch Fortschreiten der Entzündung von der Urethra posterior auf die Blase zunächst nur der Blasenhals sich entzündet, also eine Cystitis colli gonorrhoica (KNORR) entsteht. FINGER, der die Bezeichnung

„Blasenhals" nicht anerkennt, da sie „keine anatomisch zulässige sei", nennt diese Erkrankung „Urethrocystitis" mit Rücksicht darauf, daß die Urethra posterior stets miterkrankt ist.

Man sieht makroskopisch bei dieser Form der Erkrankung die Schleimhaut um das Orificium internum urethrae herum und mehr oder weniger des Trigonums diffus hochrot gefärbt und wulstig geschwollen, die Gefäßzeichnung ist undeutlich geworden. An der Grenze zur normalen Schleimhaut treten stark injizierte und dilatierte Gefäße hervor. Das Epithel kann in Fetzen abgehoben sein, kleine Hämorrhagien finden sich häufig am Orificium. Die übrige Schleimhaut ist völlig normal oder leicht hyperämisch.

Greift der Entzündungsprozeß auf die übrige Blasenschleimhaut über, so werden gewöhnlich nur einzelne circumscripte Stellen der Schleimhaut entzündlich verändert. Es findet also keine flächenhafte, sondern eine „inselförmige" Erkrankung statt (KNORR). Diese Cystitis corporis ist sehr viel seltener als die Cystitis colli. Allenthalben auf der im übrigen unveränderten Schleimhaut sind runde, stecknadelkopf- bis linsengroße, scharf umschriebene, leicht erhabene, tiefdunkelrote Fleckchen sichtbar, auch eine größere Anzahl hämorrhagischer Pünktchen und Knötchen zu sehen. R. KNORR nennt daher die Entzündung „kleinmakulöse Form". Häufig sind kleine Ecchymosen die einzigen Veränderungen, die man auf der sonst gesunden Blasenschleimhaut sehen kann. KOLISCHER und KNORR beschreiben einen Fall von Cystitis gonorrhoica, bei dem die sichere Diagnose durch den kulturellen Nachweis von Gonokokken in dem durch Blasenpunktion gewonnenen Urin gelungen war, mit insulärem Auftreten von Entzündungserscheinungen und scharf umschriebenen rundlichen erhabenen Pünktchen und Knötchen. Nach KOLISCHER ist „der inselförmige Typus der Entzündungszonen für die Gonorrhöe der Blase charakteristisch". LINZENMEIER bestätigt diese Angaben und glaubt in den Pünktchen und Knötchen etwas für Gonorrhöe Charakteristisches sehen zu können; das sei ein Bild, das man nicht „bei anderen Cystitiden zu Gesicht bekommt". Nach unserer Ansicht ist aber das inselförmige Auftreten des Katarrhs durchaus nicht etwas für die Gonorrhöe Charakteristisches, auch bei anderen Cystitiden kann sich, besonders im Beginn der Erkrankung keine diffuse Mucosaentzündung, sondern eine fleckweise Rötung finden. Andererseits kommt bei der Gonorrhöe auch eine totale Entzündung der Blasenschleimhaut, eine diffuse Cystitis vor, mit mehr oder weniger intensiver Rötung und Schwellung der ganzen Schleimhaut, die in den schweren Fällen zum Teil abgehoben und in Fetzen losgelöst sein kann. Solche Fälle sind allerdings sehr selten, LINZENMEIER beschreibt einen solchen Fall. Auch wir haben einen Fall von diffuser Cystitis gonorrhoica beobachtet (s. Abb. 21), bei dem das Trigonum die stärkste Entzündung zeigte, während die übrige Blasenschleimhaut nur eine diffuse Hyperämie und fleckweise Ekchymosen aufwies.

Mikroskopisch ist eine Cystitis gonorrhoica bisher nur von WERTHEIM und von FINGER, GHON und SCHLAGENHAUFER untersucht worden. Das Epithel war stets in Abstoßung begriffen und ebenso wie das subepitheliale Bindegewebe von Leukocyten durchsetzt. FINGER, GHON und SCHLAGENHAUFER fanden besonders schwere Veränderungen. Das Epithel war teilweise bis auf die untersten Schichten abgestoßen. Das subepitheliale Bindegewebe war in abnehmender Dichte von einem Infiltrat aus Rundzellen, Spindelzellen und Leukocyten durchsetzt. Die Blutgefäßkapillaren waren erweitert und mit Leukocyten meist dicht gefüllt. „Das zellige Infiltrat reicht bis auf die Muskulatur, wo es brüsk aufhört."

Unsere Erfahrungen erstrecken sich auf einen Fall von chronischer Urethritis gonorrhoica mit aufsteigender Infektion bis zum Nierenbecken. Bei der cystoskopischen Untersuchung bot die Blase ein Bild, das dem inselförmigen Typus der gonorrhoischen Cystitis glich. Die Schleimhaut des Trigonums war gleichmäßig gerötet, während am Blasenboden eine fleckige entzündliche Rötung bestand. Eine Probeexcision aus einem dieser entzündlichen Herde des Blasenbodens (s. Abb. 22) bestätigte die früheren Untersuchungen insofern, als auch wir eine aus Leukocyten und Bindegewebselementen zusammengesetzte Infiltration im subepithelialen Bindegewebe und eine Leukocytendurchwanderung durch das Epithel fanden. Abweichend dagegen fanden wir das Epithel in seinen oberflächlichen Schichten vakuolisiert und gequollen, aber ganz ohne Zeichen von Abstoßung.

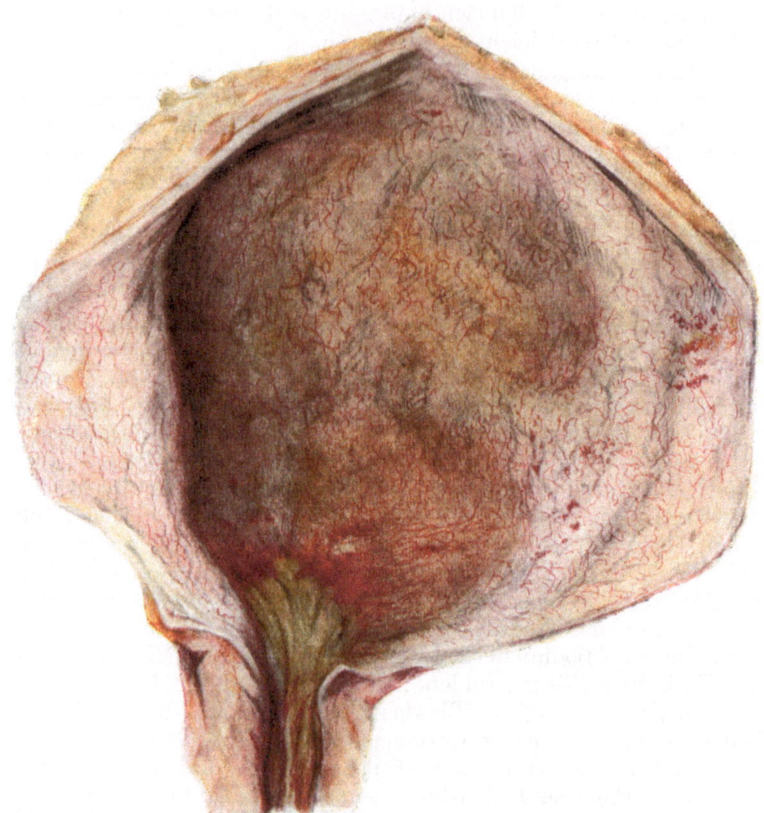

Abb. 21. Akute gonorrhoische Urocystitis.
Die Entzündung hat diffusen Charakter, besonders stark ist das Trigonum ergriffen. Gruppierte Schleimhautbildungen hier und an der Vorderwand der Harnblase.
Aus der Sammlung des Rudolf Virchow-Krankenhauses Berlin, in natürlichen Farben konserviert.
Klara R., Kassiererin, 20 Jahre alt, Infektion vor etwa 4 Wochen. Tod an Pneumonie und Hämoptoe am 14. 9. 1923.

Der Verlauf sowohl der akuten Urethrocystitis wie der Cystitis gonorrhoica ist in den meisten Fällen ein gutartiger, und der Ausgang dementsprechend eine Heilung, eine Restitutio ad integrum. Nur in Ausnahmefällen geht die akute Entzündung in einen chronischen Zustand über. Die chronische Cystitis gonorrhoica entwickelt sich gelegentlich auch direkt aus der chronischen Urethritis posterior oder der chronischen Prostatitis. Die Hauptveränderungen sitzen auch hier gewöhnlich am Trigonum und am Blasenhals.

Die Schleimhaut ist fleckweise braun oder schiefrig grau gefärbt (Hämorrhagien, Umwandlung in Pigment), verdickt und gequollen (CASPER, KAUFMANN).
Die roten Flecke werden nach KOLISCHER mehr oder weniger dunkelbraun,
schmutzig, und bekommen im Zentrum öfters kleine, leicht blutende Geschwüre.
Die obersten Epithelschichten fehlen. In den tieferen Epithelschichten und
in der Submucosa findet sich eine kleinzellige Infiltration. Auf der Schleimhaut
können Granulationen, Excrescenzen, villöse Wucherungen (Cystitis vegetans)
auftreten, auch wulstige Verdickungen, papilläre oder polypöse Hyperplasien.
Diese Bildungen, die man wohl am besten als regeneratorische Entzündungs-
folgen auffaßt, werden von manchen Autoren als Produkte einer Mischinfektion

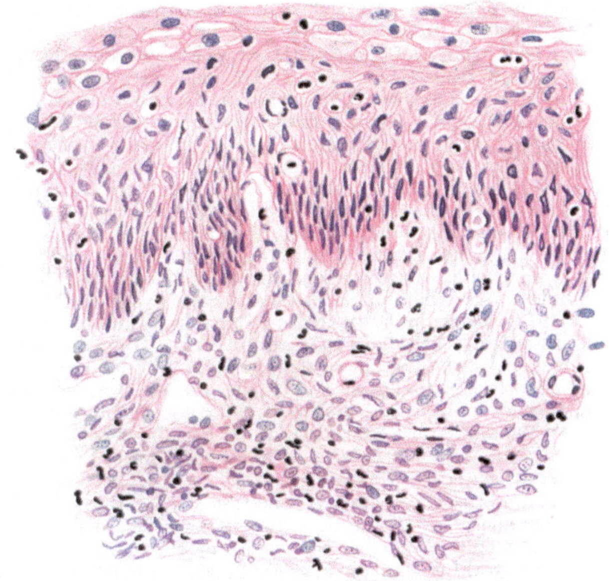

Abb. 22. Cystitis acuta gonorrhoica.
Der Schnitt zeigt eine aus Leukocyten und Bindegewebselementen zusammengesetzte
Infiltration im subepithelialen Bindegewebe, das unmittelbar unter dem Epithel eine ödema-
töse Beschaffenheit aufweist, und eine Leukocytendurchwanderung durch das Epithel.
Das Epithel ist in seinen oberflächlichen Schichten vakuolisiert und gequollen.
Gefrierschnitt, Hämatoxylin-Eosin. Zeiß-Objektiv DD, Okular 2.
Ambulanter Fall (Dr. JACOBY), Walter P., Kaufmann, 20 Jahre alt, gonorrhoische
Infektion vor drei Monaten, gonorrhoische Cystitis und Pyelitis seit einem Monat.

angesehen. Auch die Frage, ob der Gonokokkus allein eine Fortsetzung der
Entzündung von der Schleimhaut auf die übrigen Schichten der Blase hervorrufen kann, ist noch nicht geklärt. In solchen Fällen entsteht eine sog. Cystitis
parenchymatosa, die man wohl am besten als Cystitis profunda bezeichnet.
KOLISCHER spricht von einer geschwürigen, infiltrierenden Cystitis, bei der
unter gelbweißen Exsudatmassen sich Geschwüre von mißfarbenem Aussehen
finden. Die Entzündung kann sich schichtweise bis zum Peritoneum fortpflanzen
und eine eitrige Peritonitis kann die Folge sein (FINGER), auch perforierende
Ulcerationen der Blase können Peritonitis bewirken (FINGER). Nach WOSSIDLO
schließt sich an eine gonorrhoische Cystitis häufig eine Blasentuberkulose an.
Schließlich kann sich der entzündliche gonorrhoische Prozeß von der Blase
auf die Ureteren, Nierenbecken und Nieren fortsetzen.

m) Ureteritis, Pyelitis und Pyelonephritis gonorrhoica.

Anatomische Vorbemerkungen.

Die Ausführwege der Niere sind das Nierenbecken (Pelvis renis) und der Harnleiter (Ureter). Das Nierenbecken beginnt mit kurzen, die Nierenpapillen umgreifenden Hohlräumen, den kleinen Nierenkelchen (Calyces majores). Die Zahl der Kelche entspricht den Papillen und ist wie diese sehr variabel, auch die Form und Verzweigungsart des Nierenbeckens ist sehr verschieden. Gewöhnlich kann man zwei größere Kelche unterscheiden, einen Calyx major superior, der länger und dünner ist und schräg abwärts verläuft, und einen Calyx major inferior, der kürzer und dicker ist und transversal verläuft, hierzu kommt häufig noch ein dritter, der zwischen beiden gelegen ist. Die Calyces majores vereinigen sich zur Basis des Nierenbeckens, das, gewöhnlich an seinem tiefsten Punkt, in den Harnleiter übergeht. Die Kapazität des Nierenbeckens beträgt nach Albarran 6—28 ccm, im Mittel 13 ccm, die physiologische Kapazität 7—10 ccm, d. h. eine solche Menge Flüssigkeit kann man gewöhnlich einem Menschen injizieren, ohne daß er Schmerzen empfindet.

Der Ureter ist ein musculomembranöser Kanal, der sich vom Nierenbecken zur Blase erstreckt. Seine Länge beträgt nach Henle 28—34 cm, nach Corning 29—30 cm, nach Albarran erreicht er aber nur eine mittlere Länge von 25 cm, und diese Angabe entspricht auch unseren eigenen Beobachtungen. Der Übergang des Nierenbeckens in den Harnleiter beginnt mit einer Verjüngung, dem Infundibulum, das in eine enge Stelle, den Isthmus endet. In seinem Verlauf kann man am Ureter zwei Abschnitte unterscheiden, eine Pars abdominalis und eine Pars pelvina. Der abdominale Teil verläuft im Retroperitonealraum schräg medialwärts und nach unten auf der Vorderfläche des Psoas gegen den Rand des kleinen Beckens hin. Auf diesem Wege wird er von der Arteria und Vena spermatica bzw. ovarica interna gekreuzt. Dann kreuzt der Ureter die Iliakalgefäße und tritt mit einer Biegung, der Curvatura marginalis ureteris ins kleine Becken ein. Der hier beginnende pelvine Teil ist etwas kürzer als der abdominale Teil und verläuft an der seitlichen Wandung des kleinen Beckens, vom Peritoneum bedeckt, zur Harnblase, indem er zunächst eine kurze Strecke vertikal verläuft und sich dann nach außen bis zur Höhe der Spina ischiadica wendet. Hier biegt er nach vorn und medial zu dem unteren Teil der Blase hin ab. Diese ziemlich plötzliche Abbiegung nach innen ist eine Stelle, die nach Albarran häufig der Sitz einer Verengerung werden kann. Nachdem der Ureter noch beim Manne das Vas deferens (s. Abb. 2), beim Weibe die Arteria uterina gekreuzt hat, die beide vor ihm verlaufen, durchsetzt er in schräger Richtung die Harnblasenwand und mündet mit einer spaltförmigen Öffnung an der Plica ureterica in die Harnblase.

Der Ureter ist ein in leerem Zustande etwas abgeplattetes Rohr, das nicht überall gleich weit ist, sondern physiologische Verengerungen aufweist, zwischen denen spindelförmige Erweiterungen bestehen. Die erste Enge befindet sich am Übergang zum Nierenbecken und hat nach Albarran ein Kaliber von etwa 2 mm, die zweite ist am Beckeneingang und hat ein Kaliber von 3—4 mm und die dritte, die gewöhnlich die engste Stelle im Ureter darstellt, ist der Durchtritt durch die Blasenwand, die Pars intramuralis, deren Kaliber nach Albarran zwischen 1 und 5 mm schwanken soll. Doch dürfte eine Lichtung von 5 mm schon pathologisch sein und die physiologische Weite 1—3 mm betragen, so daß höchstens eine Sonde von Nr. 9 der Charrièreschen Skala passieren kann. Zwischen diesen Engen befinden sich eine obere lumbale Erweiterung von 4—5 mm Durchmesser und eine untere kürzere pelvine von 3—4 mm Durchmesser. An der Pars intramuralis kann man noch als Endstück denjenigen Teil bezeichnen, der von der Ureteröffnung durch die Submucosa bis an die Muskulatur reicht und auch Ureterdach genannt wird. Dieses Ureterdach besitzt nach den Messungen von Zaky eine Länge von 7—23 mm.

Mikroskopisch bestehen die Ausführwege der Nieren aus drei Schichten:

1. der Faserhaut (Tunica adventitia),
2. der Muskelhaut (Tunica muscularis) und
3. der Schleimhaut (Tunica mucosa).

Die Faserhaut besteht aus lockeren Bindegewebsbündeln und elastischen Fasern.

Die stark entwickelte Muskelhaut hat eine innere Langslage, eine mittlere zirkuläre Schicht und eine, gewöhnlich nur in der unteren Hälfte gut entwickelte, äußere Längsschicht glatter Muskelfasern. Die Pars intramuralis des Ureters besitzt nur längs verlaufende Muskelfasern, die nach Waldeyer und Zuckerkandl mit der Blasenmuskulatur zusammenhängen, nach Disse, Stöhr und Szymonowicz aber selbständige, von der Blasenmuskulatur ganz unabhängige Muskelfasern darstellen. Ihre Kontraktion öffnet das Ureterostium.

Die Schleimhaut entspricht derjenigen der Blase, worauf schon mehrfach Bezug genommen wurde, doch ist die Submucosa im Nierenbecken nur sehr schwach und etwas stärker im Ureter entwickelt. Die Schleimhaut der Nierenkelche setzt sich auf die Oberfläche der Nierenpapillen fort. Das Epithel, das demnach auch die Papillen bekleidet, ist an der Papillenspitze einschichtig, „stellenweise deutlich zylindrisch" (Zuckerkandl).

Bindegewebe und Muskelzüge setzen sich „über die Papillenbasen hinaus auf die Seiten-flächen der Papillen fort" und stehen „hier sowohl mit dem interstitiellen Stroma der Pyra-miden als auch mit dem Bindegewebskörper des Sinus renalis in Zusammenhang. Diese Kontinuität der Gewebe ist wegen des Übergreifens von pathologischen Prozessen der Kelche auf die Marksubstanz der Niere bemerkenswert" (ZUCKERKANDL). Die zirkulären Muskelfasern bilden um die Papillenbasis einen stärkeren Ringmuskel, den HENLEschen Sphincter papillae. DISSE fand auch an der etwas verengten Einmündungsstelle der Calyces minores in die Calyces majores eine stärker ausgebildete Ringmuskelschicht. HÄBLER nennt diese Sphincter papillae inferior oder Abwehrmuskel, während er den HENLEschen Ring-muskel als Sphincter papillae superior oder Austreibemuskel bezeichnet.

Die nervöse Versorgung der Nierenkelche ist neuerdings Gegenstand eingehender Unter-suchungen gewesen. HÄBLER fand zahlreiche marklose und markhaltige Nervenfasern, aber im Gegensatz zu älteren Untersuchungen von MAIER keine Ganglienzellen. Dagegen konnte er im unteren Drittel des Ureters bis zum Blaseneingang auch Ganglienzellen und Ganglien nachweisen. Unabhängig von ihm kommt HRYNTSCHAK zu demselben Resultat und stellte auch in der Blasenmuskulatur Ganglienzellen fest.

Niere und Nierenbecken können auf drei verschiedenen Wegen gonorrhoisch infiziert werden. Bei allen drei Infektionsarten ist die Erkrankung gewöhnlich nur eine einseitige und selten doppelseitig. Diese Wege, die die Gonokokken nehmen können, sind:

1. der Schleimhautweg. Die Infektion erfolgt hierbei

a) dadurch, daß der gonorrhoische Prozeß von der Blase aus fortkriechend per continuitatem durch den Ureter hindurch in das Nierenbecken aufsteigt, also als aufsteigende Pyelonephritis, oder

b) dadurch, daß durch zeitweises Versagen des Ureterverschlusses infektiöses Material in den Ureter zurückgesaugt wird und durch antiperistaltische Be-wegungen des Ureters in einem Schube ins Nierenbecken gelangt, wobei der Ureter selbst gewöhnlich von Veränderungen verschont bleibt.

Während die erste dieser Möglichkeiten bisher noch problematisch ist, liegen für die zweite konkrete Beobachtungen und beweisende Experimente vor. Hierher gehört wahrscheinlich ein Fall von Pyonephrose bei intaktem Ureter, den J. ISRAEL beobachtet hat (Fall Nr. 70). Nach J. ISRAEL überwindet die abnorme Zunahme des intravesicalen Druckes, die dadurch zustande kommt, daß sich bei der Cystitis beim Miktionsversuch mit der Kontraktion des Detrusors ein Krampf des Sphincter vesicae einstellt, „bei häufiger Wiederkehr allmählich den Ventil-verschluß und läßt einen rückläufigen Urinstrom in den Harnleiter gelangen". LEWIN und GOLDSCHMIDT haben in ähnlichen Versuchen, wie sie OPPENHEIM und Löw für das Vas deferens angestellt haben, antiperistaltische Bewegungen des Ureters festgestellt, wodurch die rückströmende Flüssigkeit mit großer Schnelligkeit ins Nierenbecken gelangt. Der Weg zur Infektion wird natürlich besonders geebnet sein, wenn infolge Harnröhrenstrikturen oder Prostata-hypertrophie eine Stauung und Harnretention vorliegt, wodurch häufig ein Klaffen der Uretermündungen und Aufheben des normalen Ureterverschlusses herbeigeführt wird. Prädisponierend wirkt eine schon bestehende Hyperämie, die durch Balsamica erzeugt sein kann, oder eine Hydronephrose (ISRAEL) oder eine Gravidität (WEISSWANGE).

2. der Blutweg. Bei dieser hämatogenen Niereninfektion gelangen die Gonokokken von einem Krankheitsherde aus durch den Blutstrom in die Niere. Solche metastatischen Nephritiden sind mehrfach beobachtet worden (BRECHT, ROTKY, ASAHARA u. a.). Besonders bei einer gonorrhoischen Endokarditis kommt eine parenchymatöse, zumeist hämorrhagische Nephritis vor, die durch die Gonokokken selbst oder durch Toxinbildung entstehen kann (COLOMBINI, AHMANN, HÜBSCHMANN).

3. der Lymphweg. Daß auch dieser Weg möglich ist, beweisen verschiedene Beobachtungen. Nach ISRAEL entstanden phlegmonöse Para- und Epinephri-tiden von gonorrhoischen Prostataabscessen durch Weiterverbreitung der

Entzündung im retroperitonealen Gewebe längs der Ureteren. Kaltenbach beobachtete Cystitiden und perinephritische und Nierenabscesse bei parametritischen Eiterungen, Bransford Lewis kleinste Abscesse knapp unter der Nierenkapsel. Albarran injizierte Bakterien in den Ureter und band ihn ab. Er fand, daß die Bakterien auf dem Wege der Lymphbahn in das perirenale Gewebe gelangten.

Manche Autoren, wie Bumm und Sellei und Unterberg nehmen an, daß die Gonokokken nur durch Ascendieren ins Nierenbecken gelangen können.

Wenn die Pyelonephritis im Verlaufe eine Gonorrhöe auch häufig eine Mischinfektion sein wird (Wagner, Kapsammer, Sellei und Unterberg), besonders mit Colibacillen, so ist doch andererseits einwandfrei das Vorkommen gonorrhoischer Entzündungen festgestellt. Dosza fand Gonokokken in einer infizierten Hydronephrose, Marcuse, Sellei und Unterberg, Brecht, Lehr und Casper im Urinsediment bei Pyelitis, Bockhardt im Nierenbecken und in Nierenabscessen, Müllerheim und Bransford Lewis in Nierenabscessen, Asahara in einem eitrigen Niereninfarkt und Weisshaupt fand Gonokokken in den Wänden von Nierenabscessen, also im Nierengewebe.

Eine Pyelonephritis kann schon wenige Wochen nach der gonorrhoischen Infektion auftreten (Israel Fall 69). Daß sie sich aber auch erst viel später entwickeln kann, beweisen Beobachtungen von Kapsammer, der 23 Jahre nach einer Gonorrhöe im Eiter beider Nieren Gonokokken gefunden hat, und von Israel, der 25 Jahre nach einer gonorrhoischen Infektion eine Pyonephrosis beobachten konnte (Fall 67).

Die Ureteritis gonorrhoica kann auf ascendierendem Wege von der Blase aus und auf descendierendem Wege von der Niere aus entstehen, wenn nämlich diese auf dem Blut- oder Lymphweg infiziert ist. Brechts Fall (Conjunctivitis gonorrhoica ohne Urethritis oder Cystitis) beweist, daß Gonokokken bei metastatischer gonorrhoischer Nephritis ausgeschieden werden können.

Eine mikroskopische Untersuchung der akuten gonorrhoischen Ureteritis ist bisher noch nicht gemacht worden. Bei der chronischen kann das Epithel, das wie im Nierenbecken Übergangsepithel ist, metaplasieren, d. h. in seinen obersten Schichten verhornen und ein weißliches, epidermisähnliches Aussehen annehmen (Kaufmann). Die Wand ist bei der chronischen Ureteritis verdickt. Häufig hat eine Periureteritis zu einer Verlötung mit dem umgebenden Gewebe, besonders mit dem Peritoneum geführt (Wälsch). Es tritt ein Verlust oder eine Herabsetzung der Kontraktilität des Ureters ein, und es können sich schließlich auch Strikturen in ähnlicher Weise wie in der Harnröhre ausbilden (Israel). Heitzmann beschreibt eine solche doppelseitige Ureterenverengerung mit konsekutiver doppelseitiger Hydronephrose. Er fand beide Ureteren einen halben Zentimeter vor der Harnblasenwand stark verengt. Die Schleimhaut zeigte an der strikturierten Stelle eine „zottenartige, cystische und körnige Verdickung", Rundzelleninfiltration und erweiterte Capillaren. Oberhalb der Striktur waren die Ureteren kleinfingerdick, ihre Schleimhaut hatte kubisches Epithel und zeigte Lymphocyteninfiltration, die zum Teil in Form kleiner Lymphknötchen als Höcker über die Oberfläche hervorsprangen.

Wir haben im Anschluß an eine gonorrhoische Infektion der Harnröhre mit Strikturbildung in der Pars membranacea eine schwere pseudomembranöse Cystitis und Fortsetzung der Entzündung auf den rechten Ureter und das rechte Nierenbecken, also eine einseitige ascendierende Entzündung beobachtet, die zweifellos auf eine Mischinfektion zurückzuführen war. Der Patient starb an Urämie. Der rechte Ureter zeigte die Dicke eines kleinen Fingers, seine Schleimhaut war entzündlich geschwollen, von dunkelroter Farbe und mit Pseudomembranen bedeckt.

Bei der akuten Pyelitis gonorrhoica ist das Nierenbecken gar nicht oder nur sehr wenig erweitert. Die Schleimhaut ist hyperämisch, verdickt, manchmal ödematös und kann punktförmige Blutungen enthalten. Der Inhalt besteht aus leicht trübem bis stark eitrigem, übelriechendem Harn (CASPER) und enthält mikroskopisch desquamierte Epithelien und Leukocyten, eventuell auch Nierenepithelien und Zylinder. Die mikroskopische Untersuchung der Nierenbeckenwand ergibt die für die Gonorrhöe charakteristischen Veränderungen, Desquamation des Epithels und Leukocyteninfiltration (s. Abb. 23).

Die schweren Veränderungen des Nierenbeckens dürften stets durch Mischinfektion hervorgerufen werden, wie z. B. die Pyelitis haemorrhagica mit ihren punktförmigen Blutungen, die Pyelitis pseudomembranacea, bei der große Fetzen Fibrinmembranen die Innenfläche auskleiden, die Pyelitis crouposa

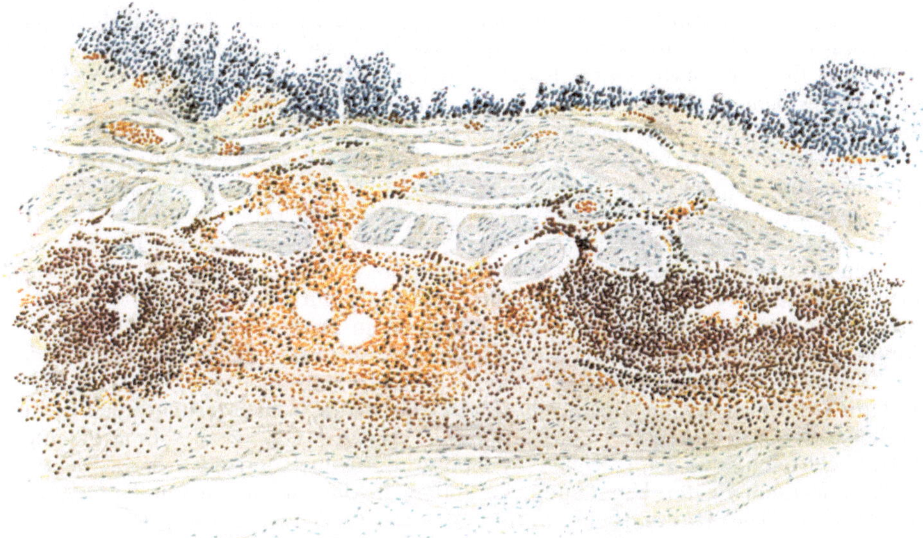

Abb. 23. **Pyelitis acuta gonorrhoica** (bei gleichzeitiger Cystitis gonorrhoica). Der Schnitt zeigt die submukösen Blutungen und Zellinfiltrate. Das Epithel ist teilweise desquamiert, teilweise von den braun gefärbten Leukocyten durchsetzt.
Gefrierschnitt, Hämatoxylin-Peroxydase-Reaktion. Zeiß-Objektiv AA, Okular 3.
Richard L., Arbeiter, 27 Jahre alt, Zeitpunkt der Infektion unbekannt. Tod an Miliartuberkulose am 15. 12. 1907.

oder diphtherica, wobei sich diphtherische Beläge bilden, und die Pyelitis gangraenosa, bei der sich brandige Schleimhautstücke abstoßen.

Tritt eine Stauung des Urins ein, so entsteht eine Dilatation des Beckens auf Kosten des Nierengewebes; es kommt zu einer Pyonephrose und Druckatrophie der Niere mit Abflachung der Papillen und Verschmälerung der Nierensubstanz.

In unserem oben erwähnten Fall von ascendierender Ureteritis zeigte das Nierenbecken eine geringgradige Dilatation (beginnende Pyonephrose) und die Nierenbeckenschleimhaut dieselben schweren Veränderungen wie der Ureter (Pyelitis pseudomembranacea).

Auch die Niere kann am entzündlichen infektiösen Prozeß teilnehmen, eine Pyelonephritis gonorrhoica tritt auf. Hierbei finden sich Eiterungen, interstitielle und parenchymatöse Veränderungen der Nierensubstanz, atrophische und nekrotische Veränderungen. Das Epithel der Harnkanälchen zeigt Wucherungen oder retrograde Veränderungen, das Zwischengewebe herdweise Leukocyteninfiltration, besonders im Mark und um die Glomeruli. Die Herde können zu miliaren Abscessen einschmelzen. Bei lymphogener Infektion sitzen die Abscesse unter der Nierenkapsel (B. LEWIS). POLLITZ fand in einem Falle gelbliche Eiterstreifen und Eiterpfröpfe zwischen den Harnkanälchen, vereinzelte bis bohnengroße Abscesse, die zum Teil ins Nierengewebe perforiert waren. Der Rest des Nierengewebes zeigte bei der mikroskopischen Untersuchung teils normale Verhältnisse, teils Infiltration mit Lymphocyten und Leukocyten. Eine starke Gewebseinschmelzung durch Gonokokken fand Weisshaupt in ihrem Fall, große mit Eiter gefüllte Höhlen, deren Rand mit gelben Fetzen bedeckt waren. Nur spärliche Reste von Nierengewebe waren vorhanden, mit nekrotischen Partien und Granulationsgewebe mit sehr vielen Plasmazellen. Auch Bockhart, Israel, Müllerheim und Weisswange beschreiben abscedierende gonorrhoische Nephritiden.

Bei der auf metastatischem hämatogenem Wege entstandenen Nephritis stehen die Veränderungen der Glomeruli im Vordergrund. So fand Rothky eine hämorrhagische proliferierende Glomerulitis. Die Glomeruli waren groß, im Raum der Bowmannschen Kapsel fanden sich Leukocyten, Erythrocyten und abgestoßene Epithelien; das Epithel war in Wucherung begriffen. In den Glomerulis fand er viele polymorphkernige Leukocyten, in den Tubulis auch Erythrocyten und Lymphocyten, das Epithel der Tubuli war zum Teil geschwollen und schlecht färbbar. An zweiter Stelle standen die Veränderungen des interstitiellen Gewebes, Ödem und herdweise Infiltrate, die neben Leukocyten auch Lymphocyten und besonders Plasmazellen aufwiesen. In den Infiltraten fand er Gonokokken ähnliche Bakterien, sonst keine Erreger. Hübschmann beschreibt eine akute Glomerulonephritis, die im Anschluß an eine Endocarditis gonorrhoica entstanden war. Er konnte im Blut mit Sicherheit kulturell Gonokokken nachweisen, nicht aber in Nierenschnitten, glaubt aber doch, daß die Glomerulonephritis bestimmt durch Gonokokken hervorgerufen ist. Er fand die Niere groß, die Oberfläche glatt, die Rinde sehr breit, graugelb mit gelblichen Einsprengungen. Mikroskopisch waren die Glomeruli sehr groß und äußerst zellreich, mit zum großen Teil polynukleären Rundzellen reichlich angefüllt, die auch in der Umgebung, besonders in den benachbarten Kanälchen sich fanden. Die Hauptstücke waren erweitert und mit geronnenen Massen gefüllt, ihre Zellen zum Teil ziemlich stark verfettet, im übrigen sehr trübe. In den Sammelröhren fand er viele homogene Zylinder.

Die akute gonorrhoische Pyelitis verläuft gewöhnlich günstig und nur dann schlecht, wenn Störungen des Harnabflusses vorhanden sind oder der Prozeß auf die Niere weitergeht.

Bei der chronischen eitrigen Entzündung kommt es nach Wossidlo „zu Verdickungen der Schleimhaut in Form von körnigen, zottigen Vorragungen, die teils aus gewöhnliche Schleimhautwucherungen, teils aus lymphknötchenähnlichen Fettanhäufungen bestehen. Die verdickte Schleimhaut erhält ein weißliches, fibröses Aussehen infolge der Entwicklung von fibrösem Gewebe". Wenn sich das umgebende Gewebe an der Entzündung beteiligt, treten Verwachsungen auf und das Nierenbecken kann schließlich in eine schwielige Masse eingebettet sein. „Durch Schrumpfung kann das Lumen mehr oder weniger stark beeinträchtigt werden".

Wie in allen anderen Teilen der Harnwege wirkt auch hier die gonorrhoische Infektion prädisponierend für Tuberkulose (Knorr, Wossidlo).

n) Condylomata acuminata (spitze Kondylome oder venerische Papillome).

Die Berechtigung, die Kondylome hier zu schildern, ergibt sich aus der Tatsache, daß sie von jeher mit der Gonorrhöe in ätiologischem Zusammenhang gebracht worden sind. Es handelt sich makroskopisch um warzenartige gefäßreiche Gewächse auf der Haut der Eichel oder des inneren oder äußeren Vorhautblattes, die kurz gestielt sind und im allgemeinen keine Tendenz haben, sich in die Tiefe fortzusetzen. Zuerst stecknadelkopfgroße Knötchen, wachsen sie zapfenartig aus und bilden schließlich himbeer- oder blumenkohlähnliche Erhöhungen und können sogar zu faustgroßen Geschwülsten auswachsen. Zwischen den Berührungsstellen dieser papillären Geschwülste sammeln sich Fett- und Epithelmassen an, durch deren Zersetzung entzündliche Vorgänge an den Geschwulstpapillen angeregt werden können, welche Zerfall und Gangrän der Geschwulstmassen bedingen können (M. v. ZEISSL). Die enge Vorhaut kann gangränös und dadurch sekundär perforiert werden. Solch einen Fall sah M. v. ZEISSL, auch wir beobachteten eine solche Perforation. In unserem Falle verlegte die Geschwulst die Mündung der Vorhaut, und der Urin wurde durch die Perforationsöffnung entleert.

Die spitzen Kondylome bilden sich nicht spontan zurück, wie es die verhornende Verruca vulgaris tun kann, schwinden auch nicht durch Resorption wie die syphilitischen Papeln, sondern können nur durch Gangrän untergehen.

Mikroskopisch besitzen sie den Bau eines Fibroepithelioms, d. h. sie tragen auf einem verästelten bindegewebigen Grundstock eine vielfach gefaltete dicke Plattenepithellage: an der Epithelverdickung ist das Stratum germinativum vorwiegend beteiligt, doch sind Schichtenfolge und Differenzierung der Zellen keinen Unregelmäßigkeiten unterworfen. Für die Kondylome gilt nach UNNA das gleiche, was nach unseren heutigen Vorstellungen im allgemeinen für alle gutartigen papillären Epithelgeschwülste gilt, daß nämlich die Epithelwucherung das Primäre und die Grundstockbildung aus dem Bindegewebe das Sekundäre ist.

Von krebsigen Wucherungen, denen sie nur äußerlich bis zu einem gewissen Grade ähneln können, sind sie dadurch gewöhnlich scharf zu trennen, daß keine in die Tiefe infiltrierend einwuchernden Krebsnester entstehen. Der Geschwulstboden ist häufig von Rundzelleninfiltraten durchsetzt. Sehr charakteristisch ist die Beschreibung, die WEICHSELBAUM nach M. v. ZEISSL von den Papillomen gibt: „Jede der Excrescenzen besteht aus einer einfachen oder verzweigten Papille, die nach dem Typus der Haut-, resp. Schleimhautpapille oder Zotte gebaut ist und eine Epitheldecke von wechselnder Dicke trägt. Das Bindegewebe in diesen Papillen und Zotten ist gewöhnlich viel zellen- und gefäßreicher, als in jenem des Mutterbodens, sowie auch die Epithelschicht namhaft dicker sein kann, wenn sie auch in ihrem sonstigen Charakter mit dem Standort der Geschwulst übereinzustimmen pflegt. Die Papillome gehen von den normalen Papillen der Haut und Schleimhaut aus, wobei aber nicht bloß eine Vergrößerung der letzteren, sondern auch eine Neubildung der Papillen statthat."

Über ihre Ätiologie ist nur so viel sicher, daß sie nicht durch den Gonokokkus selbst hervorgerufen werden. Auch anderen Mikroorganismen, die in ihnen gefunden werden, so z. B. Spirochäten (KAUFMANN-WOLFF), oder Streptokokken (SAUL), ist wohl kaum eine ätiologische Rolle zuzuschreiben. Es erscheint jedoch wahrscheinlich, daß der chronische Reiz des Trippersekretes durch seine das Epithel macerierende Eigenschaften zu ihrer Entstehung beiträgt. JADASSOHN hat sie deswegen als einen „paragonorrhoischen" Prozeß bezeichnet.

Es sei noch erwähnt, daß auf ihrem Boden Carcinome entstehen können. Nach neueren Erfahrungen (vgl. BUSCHKE), die wir an eigenem Material bestätigen können, kommen infiltrierend wachsende Formen von Kondylomen vor, die tief ulcerieren, in die Corpora cavernosa einwachsen und Zerstörungen machen, die von krebsigem Tiefenwachstum histologisch nicht zu trennen sind. Aber auch in diesen Fällen treten keine anaplastischen Zellveränderungen an den Epithelzapfen auf und Metastasen sind hierbei bisher nicht beobachtet worden. (Vgl. die jüngste Zusammenstellung solcher Fälle aus dem Rudolf-Virchow-Krankenhaus durch BUSCHKE und LÖWENSTEIN.)

Literatur.

Ahmann, G.: Zur Frage der gonorrhoischen Allgemeininfektionen. Arch. f. Dermatol. u. Syphilis. Bd. 39. S. 323—334. 1897. — Asahara, S.: Über Metastasen der Gonorrhöe. Inaug.-Diss. Berlin 1898. — Asch, P.: Gonorrhoische Membran- und Faltenbildungen. Fol. urolog. Bd. 4. S. 657. 1910. — Aschoff, L.: Ein Beitrag zur normalen und pathologischen Anatomie der Schleimhaut der Harnwege und ihrer drüsigen Anhänge. Virchows Arch. Bd. 138, S. 119—161, 195—220. — Bastian, J.: Über einen Fall von Gonorrhöe eines präputialen Ganges. Inaug.-Diss. Freiburg i. B. 1895. — Goldberg, B.: Prostatitis und Gonorrhöe. Zentralbl. f. d. Krankh. d. Harn- u. Sexualorg. Bd. 10, S. 283—324. 1899. — Bettmann, S.: Über eosinophile Zellen im gonorrhoischen Eiter. Arch. f. Dermatol. u. Syphilis. Bd. 49, S. 227—248. 1899. — Bockhart, M.: Beitrag zur Ätiologie und Pathologie des Harnröhrentrippers. Arch. f. Dermatol. u. Syphilis. 15. Jg., S. 3—18. 1883. — Brecht: Kasuitische Beiträge zur Bakteriologie der Conjunctivitis. Charité Annalen. 24. Jg. 1899. — Bruck, C.: Pathologie der Gonorrhöe. Ergebn. d. allg. Pathol. u. pathol. Anat. 16. Jg. I. S. 134—183. 1912. — Bumm, E.: Der Mikroorganismus der gonorrhoischen Schleimhauterkrankungen. Gonokokkus Neisser. Wiesbaden: Bergmann 1885. — Bumm, E.: Naturforscherversammlung Frankfurt a. M. Zentralbl. f. Gynäkol. Nr. 50, S. 1257—1265. 1896. — Burckhardt, E.: Die Verletzungen und chirurgischen Erkrankungen der Harnröhre, im Handbuch der Urologie von A. v. Frisch und O. Zuckerkandl. — Buschke, A.: Über Hodengangrän bei Gonorrhöe. Dtsch. med. Wochenschr. Nr. 38, S. 1503—1505. 1905. — Buschke, A.: In Neissers stereoskopischem Atlas der Haut- und Geschlechtskrankheiten. 1896. — Buschke, A., und L. Löwenstein: Über carcinomähnliche Condylomata acuminata des Penis. Klin. Wochenschr. Bd. 4. S. 1726—1728. 1925. — Casper, L.: Lehrbuch der Urologie. 4. Aufl. Berlin-Wien: Urban u. Schwarzenberg. 1923. — Cedercreutz, A.: Zur Kenntnis der Topographie des Plattenepithels der männlichen Urethra im normalen und pathologischen Zustande. Arch. f. Dermatol. u. Syphilis. Bd. 79, S. 41—50. 1906. — Cohn, P.: Ein Fall von paraurethraler Gonorrhöe. Dtsch. med. Wochenschr. 1907. S. 24—25. — Collan, W.: Über Spermatocystitis gonorrhoica. Hamburg u. Leipzig: L. Voss. 1898. — Comma: Über Cowperitis gonorrhoica, speziell über ihren Ausgang in akute Abscedierung. Japan. Zeitschr. f. Dermatol. u. Urol. 1912. Ref. Arch. f. Dermatol. u. Syphilis Bd. 112. S. 578. 1912. — Coppolino, C.: Un caso di balanopostite gonococcica primitiva in un ragazzo. Fol. urol. Bd. 4. S. 720. 1910. — v. Crippa, J. F.: Wie rasch kann der Gonokokkus Neisser das Epithel der Harnröhre durchdringen? Wien. med. Presse 1893, S. 1374—75 u. 1418—19. — Dinkler, M.: Über den bakteriologischen Befund und die anatomischen Veränderungen bei der Urethritis gonorrhoica des Mannes. Arch. f. Dermatol. u. Syphilis. Bd. 26, S. 195—216. 1894. — Dinkler, M.: Zwei Fälle von Ulcus perforans corneae nach Conjunctivaltripper. (Tripperkokken im Gewebe.) Graefes Archiv Bd. 34, 3. Abt. S. 21—64. 1888. — v. Dittel, L.: Die Strikturen der Harnröhre, in Pitha-Billroths Handbuch d. allg. u. spez. Chirurg. 3. Bd. S. 1—222. Stuttgart: Enke 1871—75. — v. Dittel, L.: Eine Fistel der Glandula Cowperi. Wien. klin. Wochenschr. 1895. S. 780. — Dózsa: Gonorrhoische Infektion einer durch anormale Gefäße verursachten hydronephrotischen Niere; Nephrektomie. Zeitschr. f. Urol. Bd. 15. S. 280—281. 1921. — Dreyer: Ein Fall von Gonorrhöe der angeborenen dorsalen Penisfistel. Monatsschr. f. Urol. Bd. 11, S. 202. 1906. — Duhot, R.: Contribution à l'étude anatomo-pathologique des vésicules séminales. Ann. des maladies des org. gén.-urin. 1901. Nr. 7. — Englisch, J.: Über Obliteration und Erweiterung der Ausführungsgänge der Cowperschen Drüsen. Med. Jahrbücher Wien 1883. S. 289—308. — Englisch, J.: Über Fisteln der Cowperschen Drüsen. Wien. med. Wochenschr. 36. Jahrg. 1886. S. 1105—8, 1135—42, 1163—68, 1187—91. — Englisch, J.: Zur Behandlung der chronischen Entzündung und der Fisteln der Cowperschen Drüsen. Wien. klin. Wochenschr. 8. Jg. 1895. S. 859—862. — Englisch, J.: Über angeborene Cysten in der Raphe der äußeren Geschlechtsorgane. Zentralbl. f. d. Krankh. d. Harn- u. Sexualorg. Bd. 13, S. 36—46. 1902. — Epstein, J.: Über eosinophile Zellen im blennorrhoischen Sekret der männlichen Urethra. Verhandl. d. 65. Vers. dtsch. Naturf. u. Ärzte i. Nürnberg 1893. S. 371. — Fick: Über präputiale Schleimhautgänge mit Littréschen Schleimdrüsen und deren gonorrhoische Erkrankung. Dermatol. Zeitschr. Bd. 9, S. 516—530. 1902. — Finger, E.: Die Diagnose, Pathologie und Therapie der chronischen Gonorrhöe des Mannes. Arch. f. Dermatol. u. Syphilis. Bd. 23, S. 111. 1891. — Finger, E.: Beiträge zur pathologischen Anatomie der Blennorrhöe der männlichen Sexualorgane. Ergänzungshefte z. Arch. f. Dermatol. u. Syphilis. Bd. 23, S. 1—55. 1891. u. Bd. 25, S. 27—69. 1893. — Finger, E.: Beitrag zur pathologischen Anatomie des gonorrhoischen Prozesses. Verhandl. d. dtsch. Dermatol. Ges. 4. Kongr. Breslau 1894, S. 118—125. — Finger, E.: Die Blennorrhöe der Sexualorgane und ihre Komplikationen. 6. Aufl. Leipzig u. Wien: Franz Deuticke 1905. — Finger, E.: A. Ghon und F. Schlagenhaufer: Beiträge zur Biologie des Gonokokkus und zur pathologischen Anatomie des gonorrhoischen Prozesses. Arch. f. Dermatol. u. Syphilis Bd. 28, S. 3—24, 277—344. 1894. — Finger, E.: Ein weiterer Beitrag zur Biologie usw. Arch. f. Dermatol. u. Syphilis Bd. 33, S. 141—182, 323—340,

1895. — Fuchs, C.: Zur Kenntnis der Spermatocystitis gonorrhoica und ihrer Beziehungen zur Überwanderung von Bakterien aus dem Darm in die Blase. Arch. f. Dermatol. u. Syphilis Bd. 45, S. 117. 1898. — Fürbringer, P.: Untersuchungen über die Natur, Herkunft und klinische Bedeutung der Urethralfäden (sog. Tripperfäden). Dtsch. Arch. f. klin. Med. Bd. 33, S. 75—94. 1883. — Fürbringer, P.: Die Krankheiten der Harn- und Geschlechtsorgane. Braunschweig 1884. — Gross, S.: Im Handbuch der Geschlechtskrankheiten von Finger, Jadassohn, Ehrmann und Gross. Wien und Leipzig: Alfred Hölder 1910. — Güterbock, P.: Die Krankheiten der Harnröhre und Prostata. Leipzig und Wien: Fr. Deuticke 1890. — Gutmann, C.: Bemerkungen zur Eosinophilie des gonorrhoischen Eiters. Monatsber. f. Urol. Bd. 11, S. 321. 1906. — Guyon: Die Krankheiten der Harnwege, übersetzt und bearbeitet von O. Kraus und O. Zuckerkandl. Wien: A. Hölder 1897. — Haebler, H.: Über die nervöse Versorgung der Nierenkelche. Zeitschr. f. Urol. Bd. 16, S. 377—384. 1922 u. Kongr. d. dtsch. Ges. f. Urol. Berlin 1924. — Hansteen, H.: Vereiterung der Leistendrüsen durch den Gonokokkus. Arch. f. Dermatol. u. Syphilis. Bd. 38, S. 397. 1897. — Heitzmann, O.: Doppelseitige Hydronephrose nach doppelseitiger gonorrhoischer Ureterenverengerung. Zentralbl. f. allg. Pathol. u. pathol. Anat. Bd. 29, S. 25—28. 1918. — Heller, J. und O. Sprinz: Beiträge zur vergleichenden und pathologischen Anatomie des Coll. sem. Zeitschr. f. urol. Chirurg. Bd. 7. S. 196—258. 1921. — Henle. J.: Handbuch der systematischen Anatomie des Menschen. 2. Bd. Eingeweidelehre. Braunschweig: F. Vieweg u. Sohn 1866. — Hensel, H.: Akzessorische Gange des Penis. Arch. f. Dermatol. u. Syphilis. Bd. 100, S. 313—316. 1910. — Horvath. C.: Isolierte primäre Gonorrhöe der paraurethralen Gänge. Arch. f. Dermatol. u. Syphilis. Bd. 46. S. 17—19. 1898. — Hryntschak: Kongr. d. dtsch. Ges. f. Urol. Berlin 1924. — Hübner. H.: Histologie der normalen Urethra und der chronischen Urethritis. Frankfurt. Zeitschr. f. Pathol. 2. Bd. H. 4. — Hübschmann: Beitrag zur Ätiologie der akuten Glomerulonephritis. Med. Klinik 1920. S. 1309—1313. — Iljinsky, W. P.: Die pathologische Anatomie. Histologie und Pathogenese der gonorrhoischen Epididymitis. Zeitschr. für urolog. Chir. Bd. 27. S. 213—228. 1925. — Israel, J.: Chirurgische Klinik der Nierenkrankheiten. Berlin: A. Hirschwald 1901. — Jacobsohn, F. und E. Langer: Experimentelle Untersuchungen über antigonorrhoische Silberpräparate. Klin. Wochenschr. 3. Jg. S. 1760—1762. 1924. — Jacoby, Max: Zur Prostatahypertrophie. Zeitschr. f. urol. Chir. Bd. 14, H. 1—2. S. 6—37, 1923. — Jadassohn, J.: Über die Gonorrhöe der paraurethralen und präputialen Drüsengänge. Dtsch. med. Wochenschr. 1890. S. 542—544, 569—572. — Jadassohn, J.: Zur pathologischen Anatomie und allgemeinen Pathologie des gonorrhoischen Prozesses. Verhandl. d. dtsch. derm. Ges. 4. Kongr. Breslau 1894. S. 125—157. — Jadassohn, J.: Im Handbuch der Geschlechtskrankheiten von Finger, Jadassohn, Ehrmann und Gross. Wien und Leipzig: Hölder 1910. — Jesionek, A.: Zur Histopathologie der Gonorrhöe. Arch. f. Dermatol. u. Syphilis. Bd. 130, S. 392—404. 1921. — Joseph, M. und M. E. Polano: Cytodiagnostische Untersuchungen gonorrhoischer Sekrete. Arch. f. Dermatol. u. Syphilis. Bd. 76, S. 65—76. 1905. — Kaltenbach, R.: Über Albuminurie und Erkrankungen der Harnorgane in der Fortpflanzungsperiode. Arch. f. Gynäkol. Bd. 3, S. 1—37. — Kapsammer, G.: Nierendiagnostik und Nierenchirurgie. Wien-Leipzig: W. Braumüller 1907. — Karo, W.: Zwei Fälle von Rectalgonorrhöe als Folge von Entleerung gonorrhoischer Eiteransammlung ins Rectum. Berlin. klin. Wochenschr. 1901. S. 101—103. — Kaufmann, C.: Verletzungen und Krankheiten der männlichen Harnröhre und des Penis. Dtsch. Chirurg. Lieferung 50 a. Stuttgart: Enke 1886. — Kaufmann, E.: Lehrbuch der speziellen pathologischen Anatomie. 7.—8. Aufl. 2. Bd. Berlin und Leipzig: W. de Gruyter 1922. — Knorr, R.: Cystitis und Pyelitis gonorrhoica. Zeitschr. f. Geburtsh. u. Gynäkol. Bd. 58, S. 155—168. 1906. — Kocher. Th.: In Pitha-Billroths Handbuch der allgemeinen und speziellen Chirurgie. Bd. 3. Stuttgart: Enke 1871—1875. — Kocher, Th.: Die Krankheiten der männlichen Geschlechtsorgane. Dtsch. Chirurg. Lieferung 50 b. Stuttgart: Enke 1887. — Kolischer, G.: Die Erkrankungen der weiblichen Harnröhre und Blase. Leipzig und Wien: F. Deuticke 1898. — Kretschmar. H. L. und C. A. Jewell: The surgical pathology of acute and chronic epididymitis. Journ. of urol. Bd. 10, S. 335. 1923. — Lang, E.: Vorlesungen über Pathologie und Therapie der venerischen Krankheiten. 2. Teil. Der venerische Katarrh. Wiesbaden: Bergmann 1886—1893. — Lanz, A.: Über gonorrhoische Infektion präputialer Gänge. Arch. f. Dermatol. u. Syphilis. Bd. 55, S. 203—213. 1901. — Le Fort. R.: Anomalies fistuleuses congénitales du penis. Ann. des maladies des org. gén.-urin. 1896. S. 624. — Lehr, L. C.: Ein Fall von Pyelitis gonorrhoica. Americ. Urological Assoc. April 1912. Ref. Arch. f. Dermatol. u. Syphilis Bd. 115. S. 469. 1913. — Lewin, A. und G. Bohm: Zur Pathologie der Spermatocystitis gonorrhoica. Zeitschr. f. Urol. Bd. 3. S. 43—62. 1909. — Lewin. L. und H. Goldschmidt: Versuche über die Beziehungen zwischen Blase. Harnleiter und Nierenbecken. Virchows Arch. Bd. 134, S. 33—70. 1893. — Lewis, Bransford: Three ureters demonstrated during life: Uretercatheterization giving three different urines, one infected with gonococci. Med. Record Bd. 70. S. 521—524. 1906. — v. Lichtenberg, A.: Morphologische Beiträge zur Kenntnis des männlichen Urogenitalapparates. Monatsber. f. Urol. Bd. 11. S. 449—456. 1906. — v. Lichtenberg. A.: Beiträge zur Histologie, mikroskopischen Anatomie und Entwicklungsgeschichte des Urogenitalkanals des Mannes und seiner Drüsen. Anatom. Hefte Merkel. Göttingen und Bonnet. Greifswald. 31. Bd. H. 93. Wiesbaden: Bergmann S. 65—198. 1906. — v. Lichtenberg, A.: Über die Entwicklungsgeschichte einiger akzessorischer Gänge am Penis. Bruns Beitr. z. klin. Chirurg. Bd. 48. S. 205—227. 1906. — Linzenmeier. G.: Über Cystitis gonorrhoica. Zentralbl. f. Gynäkol. Bd. 45. S. 1064—1067. 1921. — Lohnstein. H. und H. Hirschfeld: Untersuchungen über die Histologie des Eiters der akuten Gonorrhöe. Monatsber. f. Urol. Bd. 2. S. 339. 400. 1897. — Lohnstein, H.: Beiträge zur pathologischen Anatomie der chronischen Gonorrhöe. Monatsber. f. Urol. Bd. 11. S. 67. 129. 206. 1906. — Lohnstein, H.: Zur Histologie des gonorrhoischen Eiters. Monatsber. f. Urol. Bd. 11. S. 394. 1906. — Mariani, G.: Histopathologische Betrachtungen über die gonorrhoische Infektion der Paraurethralgänge. Soc. med. chir. Pavia 1913. Ref.: Arch. f. Dermatol. u. Syphilis. Bd. 119, S. 406. 1914. — Mayer. A.: Zur Diagnostik der Spermatocystitis. Zentralbl. f. d. Krankh. d. Harn- u. Sexualorg. Bd. 14, S. 5. 1903. — Möller. M.: Gonorrhöebeobachtungen bei Männern. Arch. f. Dermatol. u. Syphilis. Bd. 71. S. 269—324. 1904. — Moro. G.: Über die Beständigkeit des Gonokokkus in der Prostata und die klinischen Folgen der Blennorrhöe. Bruns' Beitr. z. klin. Chirurg. Bd. 71. S. 441—457. 1911. — Müller-heim: Sitzung der Gesellschaft für Geburtshilfe und Gynäkologie zu Berlin. Zeitschr. f. Geburtsh. u. Gynäkol. Bd. 58. S. 177. 1906. — Mulzer, P.: Über Gangrän bzw. Abscedierung des Hodens und deren Beziehungen zur Gonorrhöe. Arch. f. Dermatol. u. Syphilis. Bd. 94. S. 249—270. 1909. — Neelsen. F.: Über einige histologische Veränderungen in der chronisch-entzündlichen männlichen Harnröhre. Vierteljahrsschr. f. Dermatol. Bd. 14. S. 837—850. 1887. — Neuberger. J.: Über die Morphologie, das Vorkommen und die Bedeutung der Lymphocyten und uninukleären Leukocyten im gonorrhoischen Urethralsekret nebst Bemerkungen über die sog. Kugelkerne. Virchows Arch. Bd. 187, S. 309—327. 1907. — Neuendorf, F.: Zur Frage von dem Vorkommen einer spezifisch-gonorrhoischen Pyelitis. Dissertation Berlin. 1892. — Neusser: Klinisch-hämatologische Mitteilungen. Wien. klin. Wochenschr. 1892, S. 41. 64. — Nobl. G.: Pathologie der blennorrhoischen und venerischen Lymphgefäßerkrankungen. Wien und Leipzig: F. Deuticke 1901. — Nobl. G.: Zur Histologie der blennorrhoischen Deferentitis und Epididymitis. Arch. f. Dermatol. u. Syphilis. Bd. 67, S. 239—250. 1903. — Oberländer. F. M.: Zur Pathologie und Therapie des chronischen Trippers. Vierteljahrsschr. f. Dermatol. u. Syphilis. Bd. 14. S. 447. 637. 1887 — Oberländer. F. M. und A. Kollmann: Die chronische Gonorrhöe der männlichen Harnröhre und ihre Komplikationen. 2. Aufl. Leipzig: Thieme 1910. — Oedmansson: Nord. med. Arkiv, 1885. Cit. nach Touton 1889. — Paschkis. R.: Zur Kenntnis der akzessorischen Gänge am Penis. Arch. f. Dermatol. u. Syphilis. Bd. 60. S. 323—342. 1902. — Pappenheim, A.: Über das Vorkommen einkerniger Zellen im gonorrhoischen Urethralsekret. Virchows Arch. Bd. 164. S. 72—119. 1901. — Pellizzari, C.: Der Diplokokkus von Neisser in den periurethralen blennorrhoischen Abscessen. Zentralbl. f. allg. Path. u. path. Anat. Bd. 1. S. 569—575. 1890. — v. Petersen. O.: Spermatocystitis als Komplikation der Urethritis. Verhandl. d. 4. Kongr. d. Dermatol. Ges. Breslau 1894. S. 319. — Pezzoli, C.: Zur Histologie des gonorrhoischen Eiters. Arch. f. Dermatol. u. Syphilis. Bd. 34, S. 39. 183. 1896. — Pfersdorf, F.: Fall von gonorrhoischer Erkrankung eines präputialen Ganges. Dissertation Straßburg 1905. — Picker, R.: Die topische Diagnose der chronischen Gonorrhöe. Berlin: Coblentz 1909. — Pollitz, P.: Beitrag zur Kasuistik der gonorrhoischen Pyelitis und ihrer Pathologie. Zentralbl. f. d. Krankh. d. Harn- u. Sexualorg. Bd. 8, S. 196—200. 1897. — Porosz, M.: Die Ursachen des Penisödems bei akuter Blennorrhöe. Arch. f. Dermatol. u. Syphilis. Bd. 92, S. 141—144. 1908. — Posner, C.: Untersuchungen über Schleimhautverhornung (Pachydermia mucosa). Virchows Arch. Bd. 118, S. 391—413. — Posner, C.: Eiterstudien. Berlin. klin. Wochenschr. 1904. S. 1088—1090. — Posner. C. und A. Lewin: Ein Beitrag zur Frage der eosinophilen Zellen. Dermatol. Zeitschr. Bd. 1. S. 150—158. 1893/94. — Posner. C. und A. Lewin mit P. F. Richter: Untersuchungen über die Infektion der Harnwege. Anhang: Bakteriologische Untersuchungen in 22 Fällen von Cystitis. Zentralbl. f. d. Krankh. d. Harn- u. Sexualorg. Bd. 7, S. 406, 501. 1896. — Posner, C. und F. Schwyzer: Ein Fall von angeborener Penisfistel. Berlin. klin. Wochenschr. 1893. S. 844—847. — Posner, H. L.: Zur Cytologie des gonorrhoischen Eiters. Berlin. klin. Wochenschr. 1906. S. 1401—1403. — Rona. P.: Die Genese der paraurethralen Gänge. mit besonderer Rücksicht auf die gonorrhoische Erkrankung derselben. Arch. f. Dermatol. u. Syphilis. Bd. 39, S. 27—50. 1897. — Rovsing. Th.: Klinische und experimentelle Untersuchungen über die infektiösen Krankheiten der Harnorgane. Berlin: Coblentz 1898. — Rost, G.: Beiträge zur Pathologie der Gonorrhöe des männlichen Urogenitalkanals und seiner Adnexe. Zeitschr. f. Urol. Bd. 4. S. 321—352. 1910. — Rothschildt, A.: Lehrbuch der Urologie und der Krankheiten der männlichen Sexualorgane. Leipzig: Dr. W. Klinkhardt 1911. — Rotky, K.: Ein Beitrag zur Infektion mit dem Micrococcus gonorrhoeae (Neisser). Wien. med. Klinik. 1912. S. 1187—1191. — Routier, Orchite blennorrhagique suppurée; présence du gonocoque dans le pus. Médicine moderne. 17 juillet 1895. Ref. Ann. des maladies. des org. gén.-urin. 1895. S. 935. — SAALFELD, E.: Über die TYSONschen Drüsen. Arch. f. mikroskop. Anat. u. Entwicklungsgesch. Bd. 53. S. 212—218. 1898. — SAUL, E.: Untersuchungen zur Ätiologie und Biologie der Tumoren. Zentralbl. f. Bakteriol., Parasitenk. u. Infektionskrankh., Abt. I. Bd. 84, S. 20—30. 1920. — SCHÄFFER, J.: Gonokokken. Ergebn. d. allg. Pathol. u. pathol. Anat. 3. Jg. S. 131—150. 1896. — SCHOLTZ, W.: Im Handbuch der Geschlechtskrankheiten von FINGER, JADASSOHN, EHRMANN und GROSS. Wien und Leipzig: Hölder 1910. — SELLEI, J.: Beiträge zur Histologie der Epididymitis gonorrhoica. Dermatol. Zeitschr. Bd. 11, S. 237. 1904. — SELLEI, J. und H. UNTERBERG: Beiträge zur Pathologie und Therapie der gonorrhoischen Pyelitis. Berlin. klin. Wochenschr. 1907. S. 1113—1115. — SIEDNER: Multiple Abscesse bei chronischer Gonorrhöe. Zeitschr. f. Urol. Bd. 17, S. 176—177. 1923. — SIMMONDS, M.: In L. Aschoffs Lehrbuch der pathologischen Anatomie. 5. Aufl. 2. Bd. Jena: Fischer 1921. — SPRECHER, F.: Ein Beitrag zur Cytologie des gonorrhoischen Eiters. Arch. f. Dermatol. u. Syphilis. Bd. 83. S. 407—409. 1907. — SPRUNCK, H.: Über die vermeintlichen TYSONschen Drüsen. Dissertation Königsberg i. Pr. 1897. — STIEDA: Die akzessorischen Gänge am Penis. Arch. f. klin. Chirurg. Bd. 77, S. 119—155. 1905. — SZYMONOWICZ, L.: Lehrbuch der Histologie und der mikroskopischen Anatomie. 3. Aufl. Würzburg: C. Kabitzsch 1915. — TANDLER. J., und P. DÖMÉNY: Über TYSONsche Drüsen. Wien. klin. Wochenschr. 1898. S. 555—557. — THOMPSON, H.: The diseases of the prostate, their pathology and treatment. London: John Churchill 1861. — TOUTON, K.: Über Folliculitis praeputialis et paraurethralis gonorrhoica (Urethritis externa OEDMANSSON). Arch. f. Dermatol. u. Syphilis. Bd. 21. S. 15—36. 1889. — TOUTON. K.: Weitere Beiträge zur Lehre von der gonorrhoischen Erkrankung der Talgdrüsen. Berlin. klin. Wochenschr. 1892. S. 1303—1307. — TOUTON. K.: Der Gonokokkus und seine Beziehungen zu den blennorrhoischen Prozessen. Berlin. klin. Wochenschr. 1894. S. 486. 515. 543. — ULTZMANN. R.: Über Potentia generandi und Potentia coeundi. Wien. Klinik. 1885. S. 1—32. — VÖRNER. H.: Über gonorrhoische Infektion von Raphecysten des Penis. Fol. urol. Bd. 1. S. 648—650. 1908. — WALDEYER. W.: Das Becken. Bonn: F. Cohen 1899. — WALLERSTEIN. J.: Über die Fistula urethrae penis congenita vera. Dissertation Straßburg 1904. — WÄLSCH. L.: Im Handbuch der Geschlechtskrankheiten von FINGER, JADASSOHN, EHRMANN und GROSS. Wien und Leipzig: Hölder 1910. — WEISSHAUPT: Demonstration einer gonorrhoischen Pyonephrose. Verhandlungen der Gesellschaft für Geburtshilfe und Gynäkologie in Berlin. Zeitschr. f. Geburtsh. u. Gynäkol. Bd. 78, S. 509—513. 1916. — WEISSWANGE, F.: Nierenabscesse nach Gonorrhöe, Nephrotomie, Heilung. Münch. med. Wochenschr. 1908. S. 1485. — WERTHEIM. E.: Zur Lehre von der Gonorrhöe. Zentralbl. f. Gynäkol. 1891. S. 484—490. — WERTHEIM, E.: Die ascendierende Gonorrhöe beim Weibe. Arch. f. Gynäkol. Bd. 42, S. 1—86. 1892. — WERTHEIM, E.: Über Blasengonorrhöe. Zeitschr. f. Geburtsh. u. Gynäkol. Bd. 35, S. 1—10. 1896. — WERTHEIM, E.: Zur Frankfurter Gonorrhöedebatte. Zentralbl. f. Gynäkol. 1896. S. 1209—1215. — WINKLER, M.: Beiträge zu der Frage der paraurethralen gonorrhoischen Erkrankung. Monatsber. f. Urol. Bd. 10, S. 513—519. 1905. — WOLF, J.: Beitrag zur pathologischen Histologie der gonorrhoischen Epididymitis. Virchows Arch. Bd. 228. S. 227—246. 1920. — WOLFF, A. und P. MULZER: Lehrbuch der Haut- und Geschlechtskrankheiten. 2. Aufl. 1. Bd. Stuttgart: Enke 1914. — WOSSIDLO, H.: Die Gonorrhöe des Mannes und ihre Komplikationen. 2. Aufl. Leipzig: Thieme 1908. — ZAKY, A.: Zur Pathologie und Therapie von Steinen im Ureter, insbesondere im untersten Teil des Ureters. Zeitschr. f. Urol. Bd. 17. S. 541—560. 1923. — v. ZEISSL, M.: Die venerischen Erkrankungen der Harnröhre, in v. FRISCH und ZUCKERKANDL: Handbuch der Urologie. 3. Bd. Wien: Hölder 1906. — ZUCKERKANDL, E.: In v. Frisch u. Zuckerkandls Handbuch der Urologie. Wien: Hölder 1906.

Die Physiologie des männlichen Genitales.

Von

ERNST SKLARZ - Berlin.

Mit 5 Abbildungen.

Die Physiologie des männlichen Genitalsystems umfaßt die Erforschung und Deutung aller Symptome und Funktionen, die von den Organen abhängig sind, welche der Fortpflanzung unmittelbar oder mittelbar dienen.

Die phylogenetische und ontogenetische enge Verknüpfung eines Teiles des Harnsystems mit dem eigentlichen Genitale beim Manne wird manchmal zu einem kurzen Seitenblick auf jenes zwingen, ebenso wie es sich nicht vermeiden lassen wird, gelegentlich von der normalen Physiologie abzuschweifen und pathologische Vorgänge zu berühren.

In das Gebiet dieser Darlegung fällt demgemäß die Betrachtung der physiologischen Vorgänge am Penis, an den Hoden, an den Nebenhoden, an den Samensträngen, an den Samenblasen, an der Prostata und an der Urethra mit ihren Drüsen, soweit sie für die zu behandelnde Materie von Wichtigkeit ist. Neben den Organen selber werden die jeweils abgesonderten Sekrete bei der Darstellung eine bedeutungsvolle Rolle spielen, die Tätigkeit der Harnblase und Harnleiter wird kurz gestreift werden müssen.

Der Bau des Penis gewährleistet eine möglichst zwischenraumlose Vereinigung der männlichen und weiblichen Genitalien, die bei den höheren Lebewesen um so wichtiger ist, je geringer die Zahl der Nachkommen ist, bzw. je seltener es aus anderen Gründen (Brunst) zum Coitus kommt. Der Penis stellt ein im allgemeinen zylindrisches Organ dar, das auf seiner Ober- und Unterseite etwas abgeplattet ist und in dieser Hinsicht auch dem Bau der Vagina entspricht. Bisweilen ist diese Formveränderung sehr ausgesprochen, es resultiert dann daraus der Penis palmatus, der sich besonders bei der Hypospadie findet.

Die Haut des Penis, die sich an der Corona glandis zu der Duplikatur des Praeputiums vorstülpt, ist dünn, fett- und haarlos, außerordentlich leicht gegen das Unterhautzellgewebe verschieblich. Talgdrüsen finden sich trotz des Fehlens der mit ihnen meist vergesellschafteten Haare in reichlicher Zahl, sie treten besonders beim erigierten Penis deutlich hervor. Zu ihnen gehören auch die Glandulae praeputiales Tysoni, die am inneren, schleimhautähnlichen Vorhautblatt, am Penishals und vor allem zu beiden Seiten des Frenulums lokalisiert sind, wo sie eine beträchtliche Größe erreichen können.

Sehr reichlich ist der Penis als die hauptsächlichste erogene Zone des Körpers mit nervösen Elementen ausgestattet. Abgesehen von freien dendritischen Nervenendigungen an der Grenze der Lederhaut und einer Menge markloser Nervenfasern finden sich als wesentlichste die MEISSNERschen Tastkörperchen, die KRAUSEschen Endkolben und die Genitalnervenkörperchen in der Lederhaut. Die beiden letzteren liegen von der Basis der Papillen bis in die tieferen Schichten hinab vornehmlich im Bereich der Glans penis. Das Unterhautgewebe weist neben wenigen freien Nervenendigungen höhergelegene VATER-PACCINIsche Körperchen am Nervus dorsalis penis auf, tiefergelegene sind mehr zentral am Nervus pudendus nachgewiesen worden, wie sie sich auch an den Corpora cavernosa vorfinden. Diese Körperchen sind beim Menschen schon im 4. Fetalmonat festgestellt worden. Ihre Bedeutung besteht wohl darin, daß sie Schwellsinnesorgane darstellen. Sie gleichen ihrem Bau nach Osmometern (SCHADE): beide haben eine semipermeable Kapsel, dem Steigrohr entspricht als druckmessendes Organ der Innenkolben, dessen Schutz die große Zahl der einzelnen Lamellen einerseits erhöht, wie sie andererseits den Mechanismus abstuft und feiner gestaltet. Diesen osmosensiblen und osmoregulatorischen Organen kommt daher eine große Bedeutung für die Quellungs- und Entquellungsvorgänge in der Haut und in den sonst von ihnen versorgten Gebieten des Körpers zu. GOLGI-MAZZONIsche und RUFFINIsche Körperchen, ebenso wie Haarscheiben, weist der Penis nicht auf.

Erwähnenswert erscheint in diesem Zusammenhange eine anatomische Bildung, deren Vorhandensein sich freilich nur bei manchen Menschen nachweisen läßt. Es handelt sich um die sog. „Papillen" der Corona glandis (BUSCHKE, DELBANCO, GUMPERT, FRIEDENTHAL), die bei etwa 8 % aller männlichen Individuen mehr oder weniger deutlich ausgeprägt erhalten sind. Im Durchschnitt sind es kleiner als stecknadelkopfgroße, in der Größe aber auch wechselnde, grauweiße, graurote oder glasigrote Gebilde, die, wenn sie einmal mehr entwickelt sind, schmalzottenartig aus dem Niveau der Glans emporwachsen. Diese kleinen Organe, die ihre Analoga z. B. in ähnlichen, aber viel stärker ausgebildeten Formen beim Meerschweinchen, manchen Affen (Makakus Rhesus) und vor allem beim Kater haben, stellen physiologisch wohl rudimentäre Haftorgane dar, die — unter Verstärkung der Friktion — den Penis in der weiblichen Vagina fixieren sollen, ohne seine Exkursionen doch wesentlich zu behindern.

Beim Hunde, der den Penis bei kaum gefüllten Corpora cavernosa mit Hilfe eines Penisknochens einführt, wird dieses selbe Ziel dadurch erreicht, daß die Schwellkörper erst in der Vagina enorm an Volumen zunehmen, so daß nach der Entleerung des Samens der Penis nach ganz allmählicher Abschwellung mit Mühe entfernt werden kann, was auch deswegen von physiologischer Bedeutung ist, weil die Hündin imstande ist, mit ihrer Zunge die Vagina auszulecken, und dadurch die Befruchtung illusorisch machen könnte.

Besondere Nervenendapparate haben sich in den Papillen der Corona beim Menschen nicht nachweisen lassen, histologisch handelt es sich um papilläre Faltungen der Hautoberfläche. Die Papillen enthalten demgemäß zentral das lockere Gewebe des Papillarkörpers mit Blutgefäßen und auch einigen Nerven, bedeckt vom geschichteten Epithel der umgebenden Epidermis.

Reste eines Penisknochens, wie er sich bei den Caniden, Affen, Walen — bei diesen bis zu 2 m Länge (JACOBY) — und vielen anderen Tieren vorfindet, haben sich beim Menschen nicht mit Sicherheit feststellen lassen. Einige Befunde, nach denen die Glans mancher Negerstämme an der Spitze knorpelähnliche Einlagerungen von unbedeutender Größe enthalten soll, sind unsicher. Freilich kommt es manchmal zu Knochenbildung im Penis, doch handelt es sich bei der sog. Induratio penis plastica, wenn sich wirklich echtes Knochengewebe konstatieren läßt, um metaplastische Ossification, wie sie auch an anderen Stellen des Körpers, z. B. in der Niere, im Anschluß an entzündliche Prozesse aufgefunden worden ist. Die Induratio penis plastica, die übrigens nicht gar so selten mit DUPUYTRENschen Contracturen verbunden ist und wie diese auf innersekretorischen Störungen beruhen dürfte, läßt zudem die Knochenbildung im Bereich der Corpora cavernosa penis, also an dessen Schaft, entstehen, während der typische Penisknochen in dem vordersten Teile der Eichel lokalisiert ist.

Die spezifischen Sexualgerüche, die zu den sog. Kapryldüften gehören, haben beim Menschen nicht dieselbe große Bedeutung, die ihnen bei den Tieren

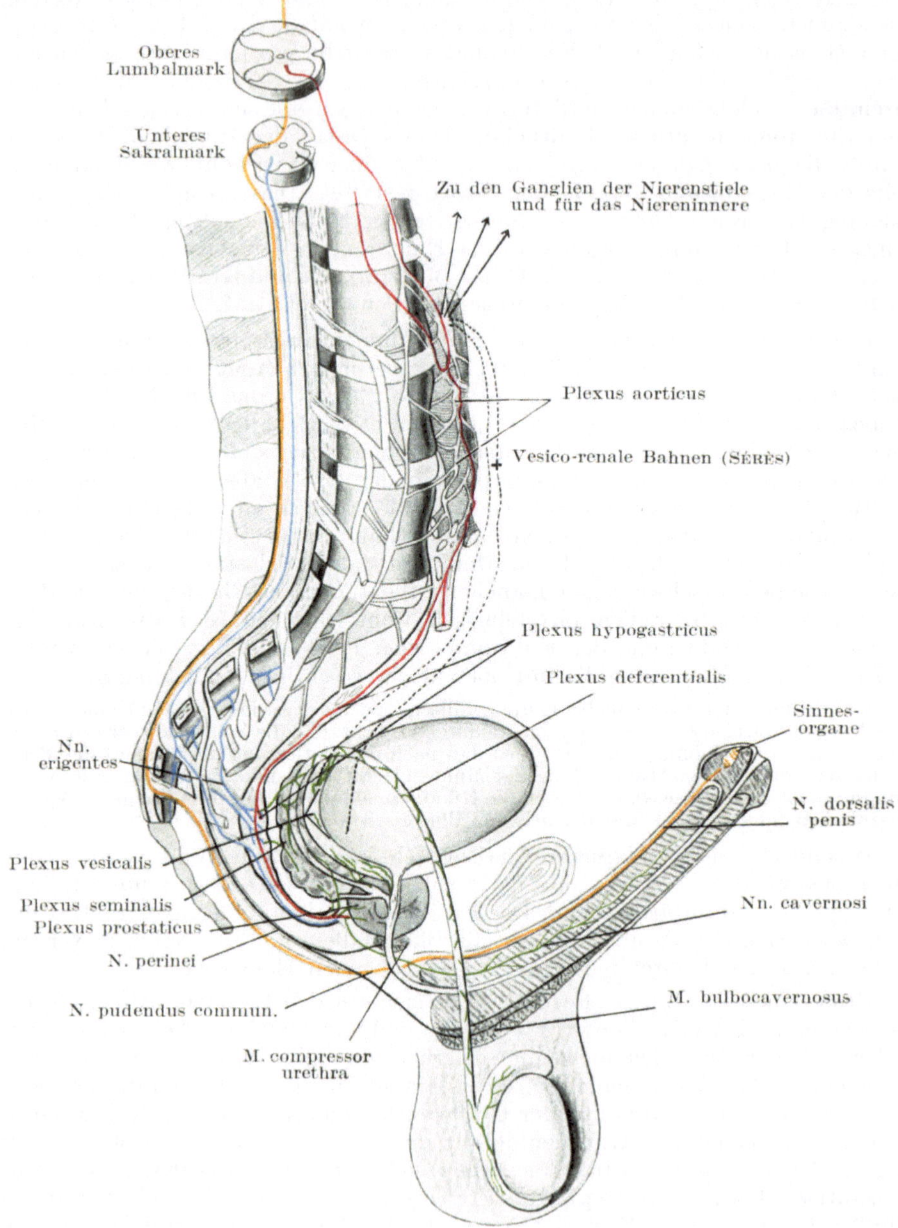

Abb. 24. Schema der Innervierung des männlichen Genitales. (Nach L. R. MÜLLER, ergänzt.)

zukommen. Es sei daher nur kurz auf ihr Vorhandensein (Penis, Hodensack, Smegma, Sperma) verwiesen.

Die physiologische Funktion des Penis an sich besteht außer in der Wegleitung des Urins vor allem in der Ermöglichung der Befruchtung. Um die

Einführung in die Vagina zu gestatten, ist eine Erektion nötig. Sie läßt sich nicht direkt willkürlich auslösen. Sie wird indirekt erzielt (L. R. Müller), einmal durch Einwirkung sinnlicher Eindrücke, die über den Olfactorius, Opticus, Acusticus oder die die Berührungsempfindung leitenden Nerven zum Großhirn gelangen, wo durch ihre Vermittelung eine geschlechtslustige Stimmung entsteht. Diese Eindrücke können auch imaginär sein, d. h. aus der Erinnerung stammen. Bisher unbekannte Bahnen leiten die Erregung zu dem wahrscheinlich im unteren Sakralmark gelegenen spinalen Erektionszentrum.

Ferner kann eine Erektion durch rein reflektorische Übertragung eines die reflexogene Zone, besonders den Penis, treffenden Reizes zustandekommen, wobei der Reflexbogen durch die Bahn: Genitalnervenkörperchen, Nervus dorsalis penis, Nervus pudendus communis, Erektionszentrum im Sakralmark, Nervi erigentes, Plexus cavernosus, Nervi cavernosi gebildet wird.

Schließlich tritt eine Erektion bisweilen ohne bekannte Ursache ein, für die Müller mit der Möglichkeit rechnet, daß unter dem Einflusse der inneren Sekretion der Geschlechtsdrüsen das Erektionszentrum im Sakralmark oder die im Plexus prostaticus und im Plexus cavernosus eingelagerten Ganglienzellen in einen Erregungszustand geraten.

Man kann Müller hierin um so eher beistimmen, als vermutlich eine andere Gruppe von Reizen, die er nicht ausdrücklich erwähnt, und die ebenfalls — allerdings teilweise unter pathologischen Umständen — zu Erektionen führen, an demselben Punkte, bzw. am Plexus seminalis, angreifen. Es handelt sich dabei um die Erektionen, die sich bei Reizzuständen in den Samenblasen, z. B. bei gonorrhoischer Spermatocystitis, oft mit quälendem, schmerzhaftem Gefühl, einstellen, und um jene morgendlichen Erektionen, die durch Druck der gefüllten Blase auf den Plexus prostaticus und seminalis vermittels der Prostata zustandekommen, und die ja von potenzgeschwächten Männern ausgenutzt zu werden pflegen. In diesen Zusammenhang gehört schließlich auch die bekannte Tatsache, daß bei manchen Männern heftiges Drängen beim Stuhlgang, besonders wenn das Rectum stark mit Kot angefüllt ist, eine Erektion auslösen kann.

Wärme begünstigt das Zustandekommen der Erektion, Kälteeinwirkung unterdrückt sie, und zwar mit solcher Intensität, daß sie sich selbst bei starker erotischer Einstellung und libidinöser Bereitschaft des betreffenden Individuums nicht erzielen läßt.

Normalerweise dauert eine Erektion nur kurze Zeit, indem sie zur Detumescenz führt; sie hört auf, indem sie abklingt oder durch die Ejaculation abgelöst und beendet wird.

Handelt es sich bei diesen sozusagen physiologischen Formen der Erektion um eine aktive Hyperämie, auf deren Mechanismus wir noch zu sprechen kommen werden, so gibt es unter pathologischen Umständen auch Erektionen auf anderer Grundlage. Demgemäß kommen manche Formen von Priapismus aus lokalen Gründen durch Behinderung des normalen venösen Abflusses infolge entzündlicher Vorgänge, sperrende Neubildungen oder Zirkulationsstörungen und Thromben vor. Andere Ursachen des Priapismus sind freilich — ohne venöse Stauung — in nervösen Störungen anatomisch bedingter oder funktioneller Art, ausgelöst vom Zentralnervensystem oder auch bisweilen von manchen peripherischen Nerven wie den Nervi erigentes, begründet. Seine verhältnismäßig häufigste Ursache aber sind Stoffwechselstörungen, sei es, daß es sich um Intoxikationen (Canthariden), Infektionskrankheiten (Lyssa, Tuberkulose, Lues, Typhus) oder um Konstitutions- und Blutkrankheiten (Diabetes, Gicht, Leukämie) handelt. Dahingestellt muß freilich vorläufig immer bleiben, ob nicht die Stoffwechselstörungen auf toxisch-chemisch-nervösem Wege zu Priapismus führen.

Gemeinsam ist allen Arten, daß das Wollustgefühl fehlt, ja daß sogar qualvolle Schmerzen bestehen können. Das ist besonders der Fall, wenn ein Priapismus gewissermaßen akut bei der Gonorrhöe bei Bestehen einer Samenblasenentzündung reflektorisch auftritt. Daß schon die Entzündung der Urethra einen Priapismus auslöst, ist sehr selten, da er nicht oft bei einer Gonorrhöe ohne Beteiligung der hinteren Harnröhre auftritt, wobei dann eben die Samenblasen — klinisch nachweisbar oder auch nicht — mit befallen sind.

Neben dem zentralen (cerebralen) besteht, wie schon erwähnt, auch ein spinales Zentrum für die Erektion. Es liegt im unteren Sakralmark, von dem die Nervi erigentes, die Vasodilatatoren sind, zum Genitale hinziehen. Es ist von dem im oberen Lumbalmark gelegenen Ejaculationszentrum getrennt, wenn auch mit ihm eng gekuppelt. In diese Verhältnisse haben physiologische Versuche Licht gebracht, die systematisch zuerst von Goltz und Eckhard durchgeführt worden sind, und in die neuere Untersuchungen Klarheit gebracht haben, wie auch die Kriegserfahrungen an Wirbelsäulenschüssen unsere Kenntnisse bereichert haben. Wird das untere Sakralmark nur abgetrennt, so läßt sich am Hunde durch reibende Bewegungen am Penis stets noch eine starke Erektion erzielen; ja zu ihrer Auslösung genügt es noch, wenn man das Tier an den Hinterfüßen faßt, aushängen läßt und die Bauchhaut sanft streicht. Exstirpation des unteren Sakralmarks läßt diese Versuche mißlingen. Dann kommt es zur Erektion nur noch auf psychische Reize hin über den Weg des im oberen Lendenmark gelegenen Genitalzentrums, von dem aus Fasern über die Rami communicantes lumbales und die Plexus hypogastrici in das kleine Becken ziehen. Diese Trennung des Erektions- vom Ejaculationszentrum hat klinisch und pathologisch-anatomisch ihre Bedeutung für die Erklärung, z. B. der dissoziierten Potenzstörung, wie sie bei der Syringomyelie, der multiplen Sklerose und Herderkrankungen bei Lues, Tuberkulose usw. vorkommen kann, und bei der bei aufgehobener Ejaculationsmöglichkeit und fehlendem Orgasmus die Erektionsfähigkeit erhalten geblieben zu sein pflegt.

Was den Mechanismus der Erektion anbetrifft, so kommt sie, wenn der dafür adäquate Reiz psychischer oder peripherischer Art (Reibung, Wärme, Feuchtigkeit an den erogenen Zonen, von denen aus freilich auch eine psychische Beeinflussung erfolgt) über die rezeptiven Nervenendigungen, Krausesche Endkolben und Genitalnervenkörperchen, und die entsprechenden Nervenleitungen zur Auswirkung gelangt, durch die pralle Füllung der Corpora cavernosa zustande. Da die fibröse Umhüllung der Corpora cavernosa penis proximal nicht so fest ist als distal, erlaubt sie deren hinteren Teilen, sich stärker als vorn auszudehnen. Indem die Schwellung mit der Anfüllung des Corpus cavernosum urethrae beginnt, dem die Corpora cavernosa penis sofort folgen, wird das Volumen des Penis auf das 4—5fache vermehrt, der Blutdruck erhebt sich unter Ansteigen der Temperatur und anfänglich pulsierender Bewegung auf etwa $^1/_3$—$^2/_3$ des Carotisdruckes, die Tunica albuginea der Schwellkörper wird auf ein Viertel ihrer ursprünglichen Dicke verdünnt, die Duplikatur der Vorhaut gleicht sich zu einer einfachen Lage aus, keine Falte oder Runzel ist mehr zu sehen. Die Harnröhre wird in die Länge ausgezogen, ihre Wandungen straffen sich, die normalerweise vorhandenen Längsfalten werden ausgeglichen, sie wird zu einem glatten, möglichst wenig Reibung bietenden Rohr.

Die Blutanfüllung des Penis erfolgt auf dem Wege über die vasodilatatorischen Nervi erigentes: der Blutdruck in den Aa. profunda penis und dorsalis penis, von denen die zu den kavernösen Räumen führenden kleinen Arterien abgehen, sinkt; es füllen sich neben den Rindennetzen der Corpora cavernosa penis und dem tiefen Gebiet des Corpus cavernosum urethrae, das aus Venengeflechten der Submucosa der Harnröhre besteht, die Schwammgewebe. Diese stellen, mit Endothel ausgekleidet, lacunäre Hohlräume, kavernöse Labyrinthe, dar, die aus Blättern und Bälkchen von Bindegewebe und glatten Muskelfasern bestehen. Die Stauung wird durch klappenartige Verdickungen in den Arterien der Schwellkörper (EBNER) begünstigt, sie wird gleichzeitig unterstützt durch eine Behinderung des venösen Abflusses, da die Blutadern durch die angeschwollenen Corpora cavernosa und den angespannten Musculus bulbo-cavernosus komprimiert werden und besonders die Vena dorsalis penis, der Hauptabflußweg, auch gegen die Symphyse gedrückt wird.

Die Erektion ist unter normalen Verhältnissen das Vorbereitungsstadium für die Ejaculation. Ist die Erektion vollständig geworden, so kommt es, wenn der entsprechende Reiz vorhanden ist bzw. weiter andauert, zur Ejaculation. Der Reiz besteht in reibenden und gleitenden Bewegungen des Penis, besonders der Eichel und erhöht sich unter Wärme und Feuchtigkeit. Er oder vielmehr die große Zahl sich summierender Reize werden durch die Genitalnervenkörperchen aufgenommen und weitergeleitet, die sich nach L. R. MÜLLER, auf den ich mich hier besonders beziehe, nicht prinzipiell von den KRAUSEschen, WAGNERschen und MEISSNERschen Tastkörperchen unterscheiden, wenn auch „in ihrer Form, ihrer Anordnung und in der Zahl der sensiblen Endorgane gewisse Unterschiede zwischen der Bedeckung der Glans penis und der Bedeckung des Rumpfes und der Extremitäten bestehen".

Das Ejaculationszentrum liegt, getrennt vom Erektionszentrum, im oberen Lumbalmark, wohin der Reiz über den Nervus dorsalis penis — Nervus pudendus communis — Spinalganglion der unteren Sakralwurzeln — Cauda equina — Rückenmark gelangt. Der abführende Schenkel des Reflexbogens setzt sich aus den lumbalen Rami communicantes, den Nervi hypogastrici und den Beckenplexen zusammen, von denen schließlich Nervenfasern zu den einzelnen Genitalorganen abgehen. Bei der Ejaculation zeigt sich eine so fein abgestimmte dabei in Tätigkeit tretende Koordination der quergestreiften und glatten Muskulatur, daß man wohl nicht fehl geht, wenn man eine Kuppelung der Zentren, die für die beiden Gruppen in Frage kommen, annimmt. Ist der Expulsionsmechanismus erst einmal im Gange, so ist er willkürlicher Beeinflussung vollkommen entzogen und rollt bis zur Vollendung des Samenergusses restlos ab.

Von den quergestreiften Muskeln kommen vor allem der Musculus bulbocavernosus „Ejaculator seminis", die Mm. ischio-cavernosi und die Mm. perinei transversi in Betracht; besonders der erste, der schon früher als auch für die Erektion wichtig erwähnt wurde, versteift und komprimiert durch Heben seiner unteren Wand die Harnröhre und treibt durch seine rhythmischen, stoßweisen Kontraktionen das Sperma aus der Urethra heraus. Durch die Schwellung des Samenhügels ist die Urethra gegen die Blase abgeschlossen, sind die Ductus ejaculatorii und prostatici nach vorn gedrängt. Freilich ist diese Vorstellung nicht absolut gesichert. Denn der Colliculus besteht nicht — auch nicht wenigstens zum größten Teil — aus kavernösem Gewebe, wenn er auch ein wenig davon enthält (POROSZ; HELLER und SPRINZ). In der Verlängerung der Ductus ejaculatorii und prostatici bildet der erigierte Penis ein aufnahmebereites Rohr, in das der Inhalt der Samenblasen und der Prostata, ohne durch erheblichere Windungen Widerstand zu finden, entleert werden kann.

Bei der Kohabitation mag sich zu dieser Druckwirkung, die den Samen herausschleudert, noch die Saugwirkung gesellen, die sich von der Gegend der Portio aus geltend machen kann, wenn der Penis die Vagina ziemlich luftdicht abschließt und sich in ihr bewegt.

Die bestehende Wollustempfindung erfährt ihre letzte und höchste Steigerung zum Orgasmus vermutlich dann, wenn sich die glatten Muskeln der inneren

Genitalien zu kontrahieren beginnen. Mit dem Auftreten des Orgasmus ergreift die Erregung das gesamte übrige vegetative Nervensystem (L. R. MÜLLER); es kommt unter Pupillenerweiterung, Rötung der Haut, Beschleunigung und Verstärkung des Herzschlages und Verstärkung der Atmung zum Schweißausbruch und zu reflektorisch ausgelösten, krampfartigen Streckungen in den unteren Extremitäten. — Die Reaktion bleibt nicht aus. Der übermäßigen Erregung folgt völlige Erschlaffung, dem Lustgefühl eine Abspannung, die bei manchen Menschen durch abnorme Erhöhung des Tonus im Vagusgebiete zur Übelkeit bis zum Erbrechen führen kann. Auch psychisch macht sich Abspannung bis zur „Traurigkeit‟ geltend. Selbstverständlich erstreckt sich die Revolutionierung auch auf die inneren Organe, wenn sie meist auch nicht, abgesehen von einer bei vielen Menschen festzustellenden Polyurie, die dem Orgasmus folgt, sonderlich in Erscheinung tritt. Alle diese Phänome klingen aber bald wieder ab, und normalerweise stellt sich der Gleichgewichtszustand in kürzester Frist wieder her.

Außer bei der Kohabitation kommt es in normalen Grenzen bisweilen bei mangelndem Geschlechtsverkehr zu Samenverlusten durch Pollutionen. In der Regel treten diese als Pollutiones nocturnae in den frühen Morgenstunden auf, wenn sich der Reiz, der von den prall gefüllten Samenblasen ausgeht, mit demjenigen vereinigt, den die gefüllte Harnblase und vielleicht auch das gefüllte Rectum auf die die Samenblasen umgebenden Nervenplexen und damit dann wieder auf die übergeordneten Zentren ausüben. Die Pollutionen sind meist mit wollüstigen Träumen verknüpft; weniger wahrscheinlich ist, daß diese immer primär jene auslösen. Der Ejaculation folgt gewöhnlich ein wenn auch häufig nur vorübergehendes Erwachen. Bei absolut enthaltsamen Menschen würde man Pollutionen in Abständen von wenigstens 8—10 Tagen noch nicht als unphysiologisch ansehen, als krankhaft dann, wenn sie abnorm früh, schon vor der Pubertät, abnorm häufig, zu abnormer Tageszeit und unter abnormen Verhalten der Genitalien vor sich gehen (BLOCH). So finden sich gerade die Pollutiones diurnae bei neurasthenischen Personen, bei denen eine leichte Reibung der Kleidung, Erschütterungen in der Eisenbahn, der Straßenbahn oder im Auto oder auch bloß wollüstige Vorstellungen genügen, um eine Erektion und Ejaculation auszulösen. Das pathologische Gebiet stellen die Zustände dar, bei denen es ohne oder mit mangelhafter Erektion und bei vorhandenem Orgasmus zu tropfenweisem Erguß des Samens kommt. Absolut krankhaft sind auch die Pollutionen, die sich im Anschluß an entzündliche Vorgänge an den Samenblasen einstellen können, und für die weiter oben bereits ein Analogon auch bezüglich der Erklärung des Zustandekommens bei Besprechung der Erektionen und des Priapismus gegeben worden ist.

Bei fast allen Todesarten geschlechtstüchtiger Männer kann es zu einer sog. agonalen Ejaculation kommen (DERVIEUX), vor allem aber, wenn dem Tode keine kräfteverzehrende Krankheit vorangegangen ist. Bei plötzlichem Tode durch Unfall oder besonders auch bei Erhängten findet man nicht selten die Innenseite der Oberschenkel mit Sperma benetzt.

Als nicht normalphysiologisch sind ferner die Spermatorrhöe und die Prostatorrhöe anzusehen. Sie erwachsen auf dem Boden gesteigerter Reizbarkeit des das Genitale versorgenden Nervensystems, nicht allzuselten im Anschluß an eine schwerere Erkrankung, der betreffenden Organe, und äußern sich im tropfenweisen Erscheinen von Sperma bzw. Prostatasekret am Ende einer Miktion oder Defäkation.

Das normale Ejaculat, das Sperma, stellt eine schleimige, klebrige Flüssigkeit dar, die ein glasig-milchiges Aussehen hat. Seine Konsistenz wird nach der Ejaculation noch etwas fester, um bald danach wieder an Dichtigkeit abzunehmen. An Trockensubstanz enthält es (HÖBER) $10^0/_0$, davon sind $9^0/_0$ organischer Natur und bestehen zumeist aus Nucleoproteiden, Albumin, Mucin, Lecithin und Cholesterin. Kurze Zeit nach der Entleerung scheiden sich aus dem Samen Krystalle einer stickstoffhaltigen Base, des Spermins, aus (HÖBER), das den Geruch des Samens bedingen soll. Diese Frage ist aber noch nicht völlig geklärt. CASPER ist auf sie näher eingegangen und zitiert, daß BÖTTCHER, der sie zuerst als Spermakrystalle beschrieb, ihre Substanz für einen Eiweiß-

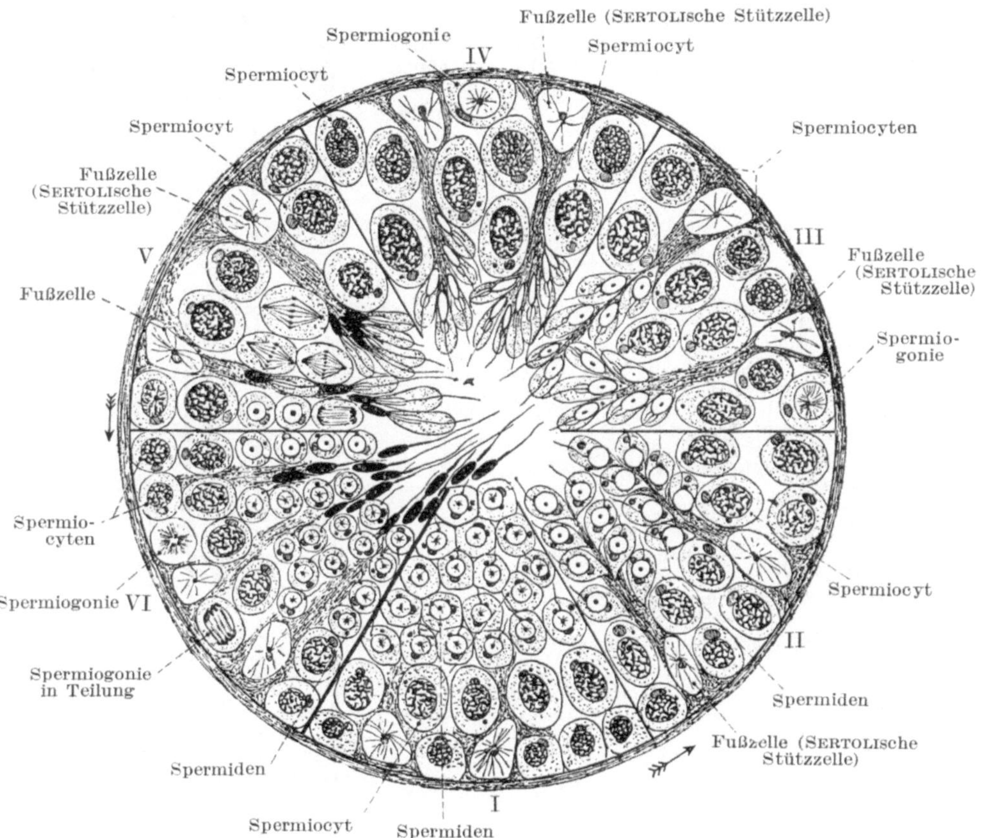

Abb. 25. Schema zur Spermiogenese. (Aus WALDEYER: Geschlechtszellen.)

körper, SCHREINER für ein phosphorsaures Salz einer organischen Base, ULTZMANN sie für aus phosphorsaurer Magnesia und GROSS für aus phosphorsaurer Ammoniakmagnesia zusammengesetzt hält. Auch ihre Identität mit den CHARCOT-LEYDENschen Krystallen wurde angenommen. Nach FÜRBRINGER entstammen sie dem Prostatasekret. Jedenfalls entstammen sie nicht dem Hodensekret. Sie fallen am schnellsten, zahlreichsten und besten gerade dann aus, wenn nur wenige oder sogar keine Spermien vorhanden sind. Ihr reichliches und schnelles Erscheinen ist bei Untersuchungen auf Zeugungsfähigkeit als ein prognostisch ungünstiges Zeichen zu bewerten. Die Entstehung der Krystalle, für die — wohl mit Unrecht — manche Autoren die Ruhe der Spermamasse durch Fortfall der Bewegung durch die Spermien verantwortlich machen, erfolgt auch bei normalem Sperma rascher, wenn man ihm eine $1^0/_0$ige Lösung von phosphorsaurem Ammoniak zusetzt (FÜRBRINGER). Bei Hinzufügen von Wasser sterben die Spermien bald ab, wie sie ebenso durch Kälte, Säure, Metallsalze und saure physiologische Sekrete (Harn) abgetötet werden, während physiologische Kochsalzlösung, alkalische Lösungen und ebensolche physiologische Sekrete die Beweglichkeit der vielen Tausende, die sich in jedem Tropfen

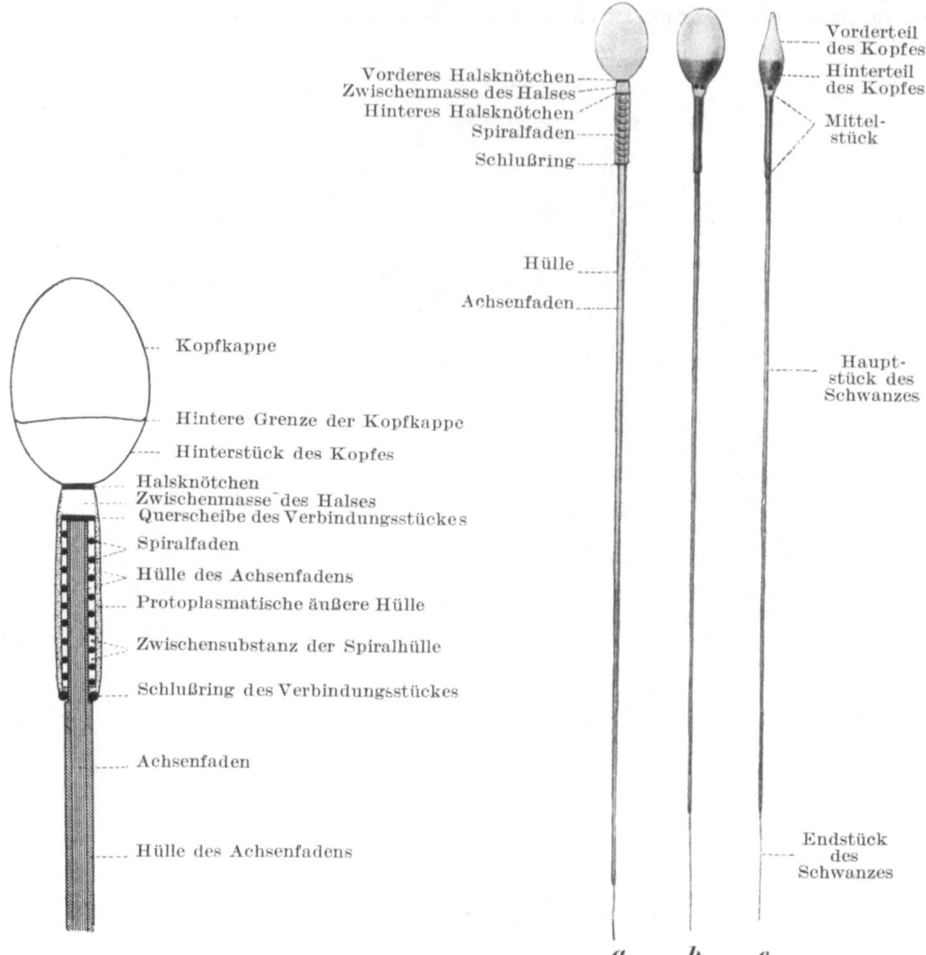

Abb. 26. Schema des Baues eines Spermiums vom Menschen. (Nach MEVES aus WALDEYER: Geschlechtszellen.)

Abb. 27. Spermien des Menschen. a, b von der Fläche, c von der Seite gesehen. (Nach BRAUS: II, Abb. 216.)

finden, für längere Zeit begünstigen. Freilich sagt die Beweglichkeit an sich schließlich nichts über die Funktionstüchtigkeit der Spermien. Sie bildet aber zugleich mit der Erkennung der äußeren Form das einzige Mittel zu deren Beurteilung.

Die Spermien sind noch 3—4 Tage nach dem Tode durch Färbung nachzuweisen, in Wäscheflecken ist ihr Nachweis noch nach einer Zeit von über einem Jahr geglückt (E. STRASSMANN). Das Spermium selber entwickelt sich aus den Spermiden, die die am meisten zentral gelegenen Zellen der Tubuli contorti des Hodens darstellen und sich von den Basalzellen, den Spermiogonien, aus über die Spermiocyten und Präspermiden entwickeln. Über andere Zellgruppen, SERTOLIsche und LEYDIGsche Zellen, wird an anderer Stelle zu reden sein. Neben besonderen Zelleinschlüssen, wie Mitochondrien, enthalten die Spermiden also Zelleib, Zellkern und Zentralkörperchen mit Sphäre (RAUBER-KOPSCH; MEVES). Aus dem Kern entsteht der Kopf, aus der Sphäre die Kopfkappe des Spermiums, dessen Hals, Verbindungsstück und teilweise auch Achsenfaden vom Zentralkörper geliefert werden. (Abb. 25.)

Dessen Hauptmasse und die Hüllen des Schwanzes entstehen aus dem Zelleib, der Spiralfaden um den Halsteil des Achsenfadens aus den Mitochondrien. So präsentiert sich denn das fertige Spermium als ein Gebilde, das aus Kopf, Mittelstück und Schwanz besteht. Der Kopf erscheint in der Aufsicht fast rein elliptisch, in der Seitenansicht etwa birnförmig, das Mittelstück umfaßt den Hals (vorderes Centriol-Halsknötchen und homogene Zwischensubstanz) und das Verbindungsstück (vordere Begrenzung: Querscheibe; hintere: Schluß-ring des hinteren Centriols, zwischen beiden um den Achsenfaden herum in 8—9 Windungen der Spiralfaden). Der Achsenfaden setzt sich in den Schwanz fort, der in seinem Hauptteil von einer Hülle umgeben ist, die dem Endstücke fehlt. (Abb. 26 u. 27.)

Im Hoden sind die Spermien unbeweglich und werden vermutlich durch die elastischen Elemente desselben wie durch die in ihm befindlichen glatten Muskel-fasern in den Nebenhoden transportiert. Dessen Sekret verdünnt ihre Masse, das hier vorhandene Flimmerepithel der Ductuli efferentes sorgt dann wohl im Verein mit der kräftigen Ringmuskulatur für die Weiterbeförderung. Während des Aufenthaltes im Nebenhoden erfahren die Spermien eine Umwandlung, die ihre Beweglichkeit und Widerstandsfähigkeit gegen Wärme steigert (STIGLER). Im Vas deferens beginnt die Selbständigkeit der Bewegung, die in den Samenblasen noch nicht besonders lebhaft ist. Beim Auspressen des Spermas aus den Samenblasen trifft es im Sinus urogenitalis mit dem beim Einsetzen des Ejaculationsaktes ebenfalls ausgestoßenen Prostatasekret zusammen, das die Beweglichkeit der Spermien außerordentlich erhöht.

Die Samenblasen selber fehlen manchen Tieren. Stellen sie bei den Halbaffen noch einheitliche Hohlräume dar (KLAAR und KRASA), so werden sie bei den Primaten schon den menschlichen ähnlich, wo sie gewissermaßen mit ihrem buchtigen Bau, ihren vorspringenden Papillen und ihren „Gewebs-gittern" das phylogenetische Endstadium der Entwicklung verkörpern. Sie weisen beim Kinde ein ziemlich enges Lumen auf, während die Wandungen durch ihre relative Dicke ausgezeichnet sind; in der Pubertät nehmen sie ihre eigentliche Gestalt an, um sich im Alter zu kontrahieren, aber auch dann noch erweiterbar zu bleiben. Die Samenblasen selber sind nicht nur Receptacula seminis. Sie enthalten fast stets Spermien, die bei sonst Gesunden bis ins hohe Alter hinein dort gefunden werden können. Spermien sind in den Samenblasen noch 14 Tage nach der Kastration (SIMMONDS), ja viele Monate später bis zu einem Jahre in den Organen gefunden worden. Das besondere Sekret der Samen-blasen scheint die Lebensfähigkeit der Spermien zu begünstigen. Die Vergröße-rung der Berührungsfläche durch die zahlreichen Septen, Papillen und Trabekel gewährleistet einen engen und vorteilhaften Kontakt möglichst vieler Spermien mit dem von den Zellen abgesonderten Sekret. Bei Tuberkulose fehlen sie viel-fach ganz, oder es besteht Oligonekrospermie; bei jungen Luetikern fanden sie sich bei Sektionen (BRACK, dem viele auch der folgenden Angaben entnommen sind), häufig nicht, während sie bei älteren, deren Lues lange zurücklag, reichlich nach-gewiesen werden konnten; das besagt, daß die Schädigung durch die Syphilis vor-übergehender Natur sein kann. Tumoren und akute Infektionskrankheiten haben im Gegensatze zu den Befunden von BERBERICH und JAFFÉ und CORDES keinen Spermienmangel in den Samenblasen erkennen lassen, wohl aber natürlich Sperrungen des Zuflusses durch Fibrose (Tuberkulose), Spermangoitis obliterans und lokale Hindernisse. Bei manchen Tieren wie Kaninchen, Meerschweinchen und Ratten und Mäusen enthalten die Samenblasen keine Spermien. Sie versehen mehr die Funktion der COWPERschen Drüsen. Beim Meerschweinchen und bei der Maus sondern sie, mächtig entwickelt, ein gallertiges, reichlich Fibrinogen enthaltendes Sekret ab, das beim Coitus später als das Hodensekret ergossen wird und in der Vagina des Weibchens erstarrt, so daß weder das Sperma herausfließen noch ein anderes Männchen die Befruchtung vollziehen kann (LEUCKART, SOBOTTA, RAUBER-KOPSCH). Bei längerem Aufenthalt der Spermien in der menschlichen Samenblase kann ein Teil von ihnen wieder zugrundegehen. Sie verlieren dann den Schwanz, färben sich bräunlich und bilden die von WOSSIDLO mit schlechter Bezeichnung ,,Phosphate'' genannten Gebilde, die man besser Samenkörnchen nennt. Große Epithelzellen können sie auch in sich aufnehmen, wodurch die im Samenblasensekret häufig zu findenden Körnchenzellen entstehen.

Die Samenblase hat eine eigene Sekretion. Ihr Inhalt, der geruchlos ist, besitzt eine typische Zusammensetzung, wie sie sich in anderen Organen des Körpers nicht findet, und die auch nachzuweisen ist, wenn die Vasa deferentia unwegsam geworden sind, oder das betreffende Individuum vor längerer oder kürzerer Zeit kastriert worden ist. Die Epithelien der Samenblasen weisen zahlreichst Fetttropfen auf, das Sekret Sympexien (ROBIN), rundliche bis länglichrunde Gebilde von 5—10facher Leukocytengröße, die fettpositiv sind. Unter pathologischen Verhältnissen bilden diese Sympexien wurstförmige Stränge, die, an sich zähe und gallertig, sagoähnliche Körper aufweisen. Dann sind auch meist keine oder nur vereinzelte Spermien vorhanden. Im Gegensatze zu diesem pathologischen Befunde ist das Aussehen des normalen Sekrets grauweiß, milchig und dünnflüssig, wobei seine Farbe durch die Beimengung der corpusculären Elemente, Spermien, bedingt ist. Es koaguliert nicht, enthält aber auch bisweilen sagoähnliche, kleine Klümpchen (LALLEMAND-TROUSSEAUsche Körperchen). Reichliche Anwesenheit von phosphorsauren Salzen schädigt die Spermien. Leukocyten und Bakterien sind keine normalen Bestandteile, sie finden sich nur unter krankhaften Verhältnissen, dagegen hat OHMORI Corpora amylacea und wie POSNER und FÜRBRINGER reichlich Lipoide nachweisen können. Besonders gefüllt und sekretreich sind die Samenbläschen, wenn es im Bereich der Abführungswege zu Hindernissen kommt, die zu einer Stauung führen, sei es daß Prostatahypertrophie oder ein Carcinom die Ductus ejaculatorii komprimieren, oder daß ein lokaler Entzündungsvorgang den Weg verlegt. Für eine solche Betrachtung scheidet aber z. B. die Tuberkulose aus, da bei ihr der Samenblaseninhalt wegen seiner gewöhnlich schon erfolgten Verkäsung nicht zur Beurteilung herangezogen werden kann.

Bei zu Stauungen führenden Prozessen kann die Samenblase enorm vergrößert werden, ihr normalerweise 6—8 ccm betragender Inhalt kann auf 10—15 ccm steigen. Dessen corpusculäre Bestandteile sind, wie schon erwähnt, abhängig von der Funktion der distalen Genitaladnexe. Die Samenblase ist übrigens nicht als eine Ausstülpung des Vas deferens — analog den Verhältnissen zwischen Gallengängen und Gallenblase —, sondern ähnlich der Harnblase als ein Zwischenorgan zwischen jenem und dem Ductus ejaculatorius aufzufassen. Sie reichert sich bei Verlegung des abführenden Ganges mit Hodensekret an; sie füllt sich, wenn man künstlich vom Ductus ejaculatorius eine Flüssigkeit injiziert, zunächst völlig mit derselben an, bevor jene auch in das Vas deferens vordringt.

Im allgemeinen ist der Spannungszustand der Samenblase gut ausbalanciert. Dafür sorgt der anatomische Bau, bei dem die reichliche Elastica unter der Schleimhaut die feinere; die starke, meist ringförmige Muskularis die grobe Einstellung zu gewährleisten scheinen.

Für gewöhnlich verhindert die Muskulatur der Ausführungsgänge der Samenblasen den Austritt von Sekret und Spermien außerhalb des typischen Ejaculationsvorganges; im Alter dagegen erschlaffen bisweilen diese Muskelpartien. Dann genügt schon ein ein leichtes Pressen bei der Defäktion — dasselbe gilt auch für die Prostata — oder der sich bei der Miktion einstellende Druck, um den Inhalt der Samenblasen in die Harnröhre übertreten zu lassen. So kommt es, daß sich im Harn älterer Männer sehr häufig auch Spermien nachweisen lassen.

Die Prostata selber enthält etwa 30—50 alveotubuläre Drüsen, die von einer mächtigen Muskulatur umschlossen sind. Diese Muskeln dienen der Entleerung des Prostatasekretes, sie unterstützen die Ejaculation. Dazu sind sie gewissermaßen mit der Muskulatur der Samenblasen gekoppelt, der nervöse Apparat — es finden sich hier bezeichnenderweise auch VATER-PACCINIsche Körperchen — sorgt für guten funktionellen Synergismus. Dabei gewährleistet die mehr zirkuläre Muskulatur der Samenblasen eine vor allem peristaltische Bewegung, für die sie physiologisch ist, während die durchflochtenen Muskelbündel der Prostata einer plötzlichen, ruckweisen Entleerung dienen.

In der Muskulatur der Prostata findet sich (PLENGE) bei etwa 30% aller Männer von der Mitte des dritten Lebenjahrzentes ab Pigment in Form kleiner amorpher Körnchen, die stets nur in den Muskelzellen, nie in Epithelien nachzuweisen sind. Bei reichlichem Vorkommen in der Prostata ist es meist auch reichlich in der Muskulatur der Samenblasen zu finden. Aus eingehenden färberischen und mikrochemischen Untersuchungen scheint hervorzugehen, daß es sich um ein fettfreies Abnutzungspigment handelt, das dem in der glatten Muskulatur anderer Organe vorkommenden Pigment entspricht.

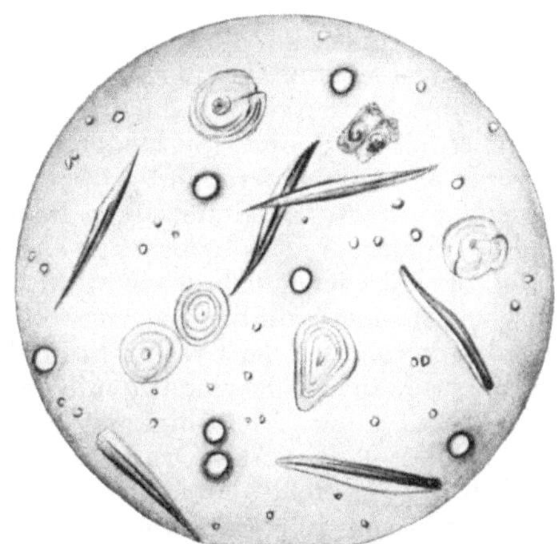

Abb. 28. Prostatasekret.

Das normale Prostatasekret hat eine milchige Färbung. Von chemischen Substanzen enthält es neben Hemialbumosen meist albuminöse und lipoide Bestandteile, die sich mikroskopisch als kleine und kleinste Kügelchen („Spermakonien") zeigen (POSNER). Sehr häufig finden sich Corpora amylacea, besonders bei alten Leuten. Sie bestehen aus neutralem phosphorsaurem Kalk, der sich um abgestoßene Drüsenepithelien herumlegt. Man unterscheidet bei ihnen drei Formen, hyaline, granulierte und amyloide, die freilich nur verschiedene Stadien desselben Vorganges darstellen dürften. Lipoide lassen sich reichlich in den Epithelien und sogar in der Muskulatur nachweisen, in die Lumina der Drüsen geraten sie wohl durch den Übertritt zerfallender Epithelien. In besonders großer Menge finden sie sich bei der Tuberkulose.

Das Prostatasekret, an das auch der typische Spermageruch geknüpft ist, verflüssigt den Samen, gestaltet dessen Masse voluminöser und übt einen fördernden Einfluß auf die Vitalität der Spermien aus, wobei vielleicht besonders

an eine Fermentwirkung des Lecithins zu denken ist. FÜRBRINGER sah starre
Spermien eines Spermatorrhoikers sich nach Zusatz von Prostatasekret sich
beleben. Von Wichtigkeit für die Deutung der Funktion des Prostatasekretes
scheinen auch die Befunde bezüglich der Spermakrystalle, die schon weiter
oben besprochen worden sind.

Die Reaktion des normalen Prostatasekretes ist alkalisch. Bei Prostatitis
kann sie verändert, neutral, ja sogar sauer sein, und man bezieht die geringere
Beweglichkeit der Spermien bei krankhaften Vorgängen in der Prostata gerade
auf den Wechsel der Reaktion ihres Sekretes.

Die normalerweise nur geringe Sekretion der Prostata steigert sich enorm
unter dem Einfluß libidinöser Vorstellungen und sexueller Reize.

Beim Austritt aus den Ductus prostatici vermengt sich das Prostatasekret mit dem Samenblaseninhalt, der sich, umrahmt von jenen, aus den zwei
Ductus ejaculatorii ergießt.

Der Utriculus prostaticus, das WEBERsche Organ, das ein Homologon
der Vagina des Weibes darstellt, weist einfache oder zusammengesetzte tubuläre
Drüsen auf, über deren Funktion man nichts Besonderes weiß.

Wichtiger sind die COWPERschen Drüsen, die paarig im Trigonum urogenitale
liegen, umschlossen von Bündeln des Musculus transversus perinei profundus.
Bisweilen existiert nur eine mediale, selten auch eine ebendort gelegene dritte.
Diese Drüsen atrophieren im Alter. Das Organ, dessen Sekret die Spermien-
bewegung anregt, hat eine größere Bedeutung insofern, als es wohl das entwicklungsgeschichtlich älteste derartige Organ ist und sich fast bei allen Säugetieren
findet. Es entwickelt sich, wie KEIBEL bei Echidna festgestellt hat, an der Grenze
zwischen Ektoderm und Entoderm wohl noch im Ektoderm. Beim Menschen zeigt
sich, daß das Epithel der Urethra kranial von der Einmündungsstelle der COWPER-
schen Drüsen sicher einschichtig mit meist zweizeiligem Typ der Kernanordnung
ist, während caudal Vielzeiligkeit des Epithels besteht (v. LICHTENBERG). Bei
der Ejaculation wird das Drüsensekret reichlicher abgesondert und vermutlich
durch Kontraktion des Musculus bulbo-cavernosus in die Urethra gepreßt.

Der fertigen Spermahauptmasse mischen sich auf dem Wege durch die
Urethra noch die Sekrete der noch in diese mündenden Drüsen bei.

Diese in der Pars cavernosa penis zahlreich vorhandenen Drüsen sondern
sich in subepitheliale tubuloalveoläre Drüsen, drüsenartige Buchten und submuköse Drüsen (v. LICHTENBERG). Die erste Gruppe, die früher von den Autoren
als Cysten angesehen worden waren, kommt in der ganzen Pars cavernosa
penis vor, die zweite nur proximal von den Einmündungsstellen der COWPER-
schen Drüsen, die dritte nur distal von ihnen.

Keinen drüsigen Bau weisen die besonders an der Oberseite der Urethra
befindlichen MORGAGNIschen Lacunen auf, blindsackartige, distalwärts offene
Ausstülpungen der Harnröhrenschleimhaut, die als Folge einer besonders starken
Entwickelung der auch sonst in der Urethra reichlich vorhandenen Falten des
Harnröhrenepithels an der oberen Wand angesehen werden.

Die Harnröhrendrüsen sondern ein wasserklares, fadenziehendes, geruch-
loses, alkalisch bis neutral reagierendes Sekret ab (FÜRBRINGER), das bei der
Erektion physiologisch, bei besonders leicht erregbaren Individuen auch ohne
Erektion, in gesteigertem Maße produziert wird. Die Auffassung, daß bei der
Erektion durch die Muskeltätigkeit das Sekret in die Urethra und aus ihr heraus-
gepreßt wird, ist nicht wahrscheinlich, kommt jedenfalls sicher nur als zweites
Moment in Betracht. Wesentlich ist die echte, tatsächliche Sekretion. Daß
es sich um derartige Vorgänge handelt, geht, abgesehen von physiologischen
Gründen aus den Versuchen von PERUTZ hervor, der durch Injektion von
Pilocarpin, Atropin und Adrenalin in die Urethra nachweisen konnte, daß die

Innervation der urethralen Drüsen der der Schweißdrüsen entspricht. Pilocarpin regt ihre Tätigkeit mächtig an, Atropin unterdrückt sie; Adrenalin verstärkt sie ebenfalls, wenn auch nicht so sehr wie Pilocarpin, Atropin hemmt sie aber nach Injektion von Adrenalin nicht. Die Urethraldrüsen sind also doppelt — freilich ohne Antagonismus — innerviert.

Der so bei der Erektion — bei stärkerer Ausbildung als Urethrorrhoea ex libidine imponierende — „Wollusttropfen" ist nicht mit Prostatasekret vermischt, enthält keine Spermien. Er besteht aus dem schleimigen Sekret der Cowperschen und Littreschen Drüsen, denen wenige Epithelien und einige zarte Rundzellen beigesellt sein können.

Über die Bestimmung der Harnröhrendrüsensekrete kann Sicheres nicht gesagt werden. Fürbringer weist mit Recht darauf hin, daß die geringe, oft sogar auch fehlende Alkalinität und die gegen das schnell durch die Urethra getriebene Sperma verschwindend kleine Menge des Sekretes dessen Bedeutung als eines Kompensationsmittels dem den Spermien schädlichen sauren Harn gegenüber unwahrscheinlich machen. Auch als Gleitmasse für die Harnröhre und zur Begünstigung der Immissio komme es wohl kaum in Betracht. — Vielleicht kann man die bei der Erektion auftretende erhöhte Sekretion mit der bei manchen Menschen bei geschlechtlicher Erregung einsetzenden Tätigkeit der Speicheldrüsen in Parallele setzen.

Das Ejaculat besteht also im wesentlichen aus den Sekreten des Hodens, der Samenblasen und der sonst noch in die Harnröhre direkt einmündenden Drüsen.

Die Menge des auf einmal entleerten Samens schwankt zwischen 2 und 16 ccm, das spezifische Gewicht zwischen 1027 und 1046.

Häufige Kohabitationen bewirken, daß sich einerseits die Quantität des Spermas verringert, daß andererseits die Zahl der Spermien, die sich darin finden, mit jeder Ejaculation abnehmen, so daß es vorkommen kann, daß schließlich überhaupt keine Spermien mehr im Ejaculat festzustellen sind, ein Zustand, der freilich durch eine Ruhe von wenigen Tagen zur Norm zurückgeführt wird.

Die Spermabildung an sich, die mit der Pubertät einsetzt, beginnt etwa im 14.—16. Lebensjahre. Die obere Altersgrenze, bis zu der Spermien beobachtet wurden, schwankt in weitem Ausmaße. Während das Ende der Spermienbildung durchschnittlich bei 60—65 Jahren liegen mag, sah Casper lebende Spermien noch bei einem 96jährigen Manne.

Als Spermiophagie bezeichnete Wegelin eine Phagocytose, welcher schwanzlose Spermien im Nebenhodenkopf zum Opfer fallen. Er fand in den mehr oder minder stark gefüllten Ductuli efferentes und Coni vasculosi des Nebenhodenkopfes, seltener auch im Ductus epidydimis runde Zellen von 15—20 μ Durchmesser, die mit Spermienköpfen vollgepfropft waren. Tatsuro Akiyoshi bestätigte wohl die Tatsache, deutete aber den Befund dahin, daß die Spermien erst nachträglich in die Zellen eindrängen, die sich histologisch deutlich als geschädigt erwiesen hätten. Daß die Spermien im Nebenhoden noch unbeweglich seien, sei kein Einwand, denn tatsächlich befänden sich die betreffenden Zellen vor allem im Ductus epididymis, wo sie schon Bewegung haben. Auch dem Umstande, daß sie schwanzlos seien, sei kein besonderes Gewicht beizulegen, da ja die Schwänze schon zerfallen sein können oder sich im Zellprotoplasma nur nicht nachweisen lassen. Die Spermiophagie findet sich nach Morgenstern auch beim gesunden Tiere und Menschen, bei dem sie sich im 50.—60. Lebensjahre steigert. Nicht nur akute, sondern auch chronische Infektionskrankheiten und Kachexie, in geringerem Grade bei Geschwülsten, führten zu einer Spermienschädigung und zum Auftreten der Spermiophagie, für die vor allem auch der Alkoholismus eine Rolle spiele. Nach Morgenstern bedingen pathologische Spermien anormale Stoffwechselprodukte, die in die Zellen der Nebenhodenkanälchen eindringen, welche ihrerseits mit der Bildung von Riesenmakrophagen reagieren. Diese Spermiophagie werde bei starker Neubildung der Epithelien und bei narbigen Veränderungen am Vas deferens und nach der STEINACHschen Operation gesteigert. Die damit zahlreich in den Kreislauf gelangenden Produkte der zugrundegegangenen Spermien seien vielleicht von Wichtigkeit für die Deutung gerade der Folgen des letztgenannten Eingriffs; die Spermiophagie stelle gewissermaßen den BROWN-SÉQUARDschen Versuch der Hodenextraktinjektion unter biologischen Verhältnissen dar.

In experimentellen Untersuchungen über den Einfluß der Salze auf die Entwickelung der Spermien im Körperhaushalt hat HIRABAYASHI bei weißen Mäusen nachgewiesen, daß sie durch das Fehlen von Kochsalz wenig, von Kalium wohl gar nicht geschädigt wurden. Fehlen gewisser Salzgruppen wie NaCl + Ca oder Fe + K + P + Mg verursacht scheinbar immer nur die gleichen Störungen. Fehlen bestimmter Salze allein wie Ca, des Phosphates und vor allem des Magnesiums schafft die bedeutendsten Veränderungen. Nicht nur das Fehlen von Zellsalzen, sondern auch das zirkulierender Salze verursacht gewisse degenerative Veränderungen in den Hoden. In erster Linie wirkt der alleinige Mangel von Magnesium oder Phosphat oder Kalk in der Nahrung schädlich, während die Entfernung anderer Einzelsalze oder selbst der Mangel ganzer Salzgruppen sich als weniger schädlich erweisen oder ganz einflußlos sind.

Die glatte Muskulatur des Genitaltraktes wird — wenigstens im Tierversuch — durch Balsamica wie das Oleum santali ruhiggestellt. Der Angriffspunkt für seine Wirkung liegt dabei vermutlich in den peripherischen Ganglienzellen, wobei das betreffende Organ dann immer noch für andere Gifte wie Pilocarpin und Adrenalin erregbar bleibt (PERUTZ und KOFLER).

Nach den Beobachtungen SCHINDLERs an isolierten Tierorganen und an Menschen lösen gewisse mechanische — Prostatamassage! — und chemische Reize Kontraktionen der Blase, Samenblasen und Prostata aus, gleichzeitig kann sich die normalerweise distalwärts gerichtete peristaltische Bewegung der Vasa deferentia zur Antiperistaltik umkehren, ein Vorgang, der für das Verständnis für die Entstehung von Epididymitiden von Bedeutung ist. Die Reize werden nur bei intaktem Plexus hypogastricus weitergeleitet, Atropin soll diese automatischen Bewegungen lähmen. Daß vom Caput gallinaginis aus, verursacht durch brüske Eingriffe, retroperistaltische Wellen des Vas deferens ausgelöst werden können, haben schon früher OPPENHEIM und LOEW nachgewiesen.

Beim Meerschweinchen haben in letzter Zeit PERUTZ und MERDLER physiologischerweise nur Peristaltik gefunden, Antiperistaltik sei nur festzustellen gewesen, wenn die peristaltischen Wellen sich an einem Hindernisse gebrochen hätten. Der Samenstrang — der Ratte — könne durch Änderung der p_H beeinflußt werden, Alkali führe eine Kontraktion, Säuerung eine Erschlaffung herbei: die Wirkung der p_H sei als Muskelwirkung aufzufassen.

In diesem Zusammenhange sei auch, obwohl es sich nicht um einen normalphysiologischen, sondern um einen pathologischen Vorgang handelt, der Metaplasie gedacht, die an der Schleimhaut der Urethra unter gewissen Umständen eintreten kann. Die Schleimhaut der Harnröhre kann nämlich bisweilen einen anderen Charakter annehmen, indem es in den Epithelzellen zur Bildung von Keratohyalin kommt. Solche metaplastischen Prozesse kann man dann beobachten, wenn eine schwere und langdauernde entzündliche Erkrankung die Urethra heimgesucht hat, sei es, daß die Krankheit selber oder eine zu eingreifende, mit chemischen Mitteln oder mit Instrumenten arbeitende Behandlung als auslösende Momente in Frage kommen. Dieses Keratohyalin läßt sich in Ausstrichen des Fluors leicht nachweisen. Fluor ist dabei immer vorhanden,

denn die Urethra ist nicht mehr normal und in einem Zustande erhöhter Reiz-
barbeit. Fertigt man von dem Ausfluß ein Ausstrichpräparat an und färbt
es mit einem basischen Farbstoffe, z. B. Methylenblau, so finden sich neben
Leukocyten und vielleicht Bakterien hier und da in den meist zahlreichen
Epithelien tiefdunkelblaugefärbte, kreisrunde Körnchen. Daß es sich dabei
um Keratohyalin handelt, ergibt eine einfache Nachfärbung dieser Ausstriche
mit einer dünnen Lösung von Kalium permanganicum (1,0:4000,0 für etwa
5 Minuten). Die Zellen selber nehmen dann einen zart gelblich-grünen Ton an,
die Kerne entfärben sich so stark, daß sie sich fast gar nicht von jenen unterscheiden, während die Keratohyalinkörnchen eine tiefdunkelbraune, ja beinahe
schwarze Farbe annehmen.

Eine solche Metaplasie ist meist die Folge einer schweren Gonorrhöe oder
einer sonstigen Urethritis. Derartige Urethritiden kann man häufig auch bei
Phosphaturie beobachten. Die Phosphaturie kann manifest oder latent
sein, je nachdem die phosphorsauren Salze schon den ungekochten, frisch ausgeschiedenen Urin trüben oder erst beim Kochen des Harns ausfallen. Jeder der
beiden Zustände kann dauernd oder zeitweise bestehen, die Phosphaturie kann
teilweise oder bisweilen latent sein, der Wechsel kann innerhalb weniger
Minuten erfolgen. Die an sich harmlose Affektion pflegt ihre Träger oft ungemein zu belästigen, zumal es sich bei ihnen oft um neurasthenische Individuen
handelt, bei denen sich neben dieser Stoffwechselanomalie meist noch andere
Zeichen einer Störung des vegetativen Nervensystems finden, wie weite Pupillen,
lebhafter Dermographismus, erhöhte Neigung zum Schwitzen und Erröten,
Spasmen im Darmtractus, Superacidität u. a. m. Daneben bestehen als Symptome
der Neurasthenie lebhafte Reflexe und eine außerordentliche psychische Labilität,
Störungen der Potenz und das Gefühl des Wundseins in der Urethra besonders
auch im Anschlusse an Kohabitationen. TEISSIER und GRIMLADI unterscheiden
eine wahre Phosphaturie mit tatsächlicher Vermehrung der Phosphate im
Urin und eine falsche Phosphaturie mit vermehrter Ausscheidung nur der
Kalksalze. GRIMALDI und MARTINET glauben, daß man die Phosphaturiker
in drei Gruppen einteilen können, in solche mit respiratorischer Insuffizienz,
gastrischer Hypersekretion und mit Modifikation der Urinacidität. Ob es eine
von der Nahrung abhängige (alimentäre) oder durch Medikamente provozierte
oder durch eine Hyperacidität des Magens verursachte Phosphaturie (COHN)
gibt, dürfte noch zu bezweifeln sein. Eher könnte man z. B. gerade die Hyperacidität des Magens als ein koordiniertes Symptom gestörter Funktion im vegetativen Nervensystem ansehen, das ja das klinische Bild der komplizierten
physiko-chemischen Stoffwechselvorgänge in Erscheinung treten lassen kann.
Daß reichliche phosphorsaure Salze die Spermien selber schädigen können,
wurde schon an anderer Stelle erwähnt. — Unter normalen Verhältnissen läßt
die Urethra kein Bakterienwachstum aufkommen, eine natürliche Immunität
hält sie steril. Bei Phosphaturie aber und besonders wenn eine angeborene oder
durch eine vorausgegangene Meatotomie geschaffene künstliche Hypospadie besteht, bei der die klaffende Urethralöffnung beim Coitus die bakterienreiche
Vagina gleichsam auswischt, ist die häufige Folge einer Reizung eine Urethritis
bacterica, in deren Verlaufe die Harnröhre, um einen guten und passenden Vergleich von ARTHUR LEWIN zu gebrauchen, „Scheidencharakter" annimmt.

Nur kurz sei auf die innere Sekretion der Genitalien hingewiesen die
an anderer Stelle (PULVERMACHER) ausführlich behandelt werden wird. Die Hoden
sind ja der Prototyp einer inkretorischen Drüse. Sie regeln im Verein und
in den mannigfachsten wechselseitigen Beziehungen zu den anderen inner-
sekretorisch wichtigen Drüsen den ganzen Stoffwechsel und das körperliche
und psychische Leben des Individuums, als Ausdruck ihrer Funktion bilden

sich die sekundären Geschlechtsmerkmale ebenso aus, wie sie unter gewissen Umständen ausbleiben. Die physiologisch normale Tätigkeit der Keimdrüsen ist es, die dem männlichen Individuum im Gegensatze zum weiblichen das charakteristische Gepräge von der Geburt über die Pubertät bis zum Tode gibt. Ohne in diesem Zusammenhange auf Einzelheiten näher einzugehen, sei nur noch erwähnt, daß manche Autoren auch den Nebenhoden, der Prostata und den Samenblasen besondere inkretorische Fähigkeiten zuerteilen wollen. Teils sind die Befunde sehr unsicher, teils läßt sich bei den jeweils gewählten Versuchsanordnungen auch nicht mit Sicherheit entscheiden, inwieweit es sich bei den erzielten Resultaten nicht um die Wirksamkeit unspezifischer Komponenten handelt.

Zum Schlusse sei noch einiges über die Physiologie der Harnentleerung hinzugefügt, soweit sie für das Verständnis pathologischer Zustände bei der Gonorrhöe von Bedeutung zu sein scheint.

Die Entzündung der Harnröhre, besonders aber ihres hinteren Abschnittes, wirkt als Reiz für die Entleerung und kommt als Harndrang zur Empfindung.

Normalerweise läuft die Blasenentleerung so ab, daß durch allmähliche Füllung eine prämiktionelle Drucksteigerung hervorgerufen wird (O. Schwarz), nachdem jene einen Spannungszustand im Detrusor bei reflektorischer Erschlaffung des Sphincters erzeugt hat, bis sich dieser nach Erreichung einer gewissen Druckhöhe öffnet. Trotz des Vorliegens histologischer Befunde ist es unwahrscheinlich, daß die Blasenschleimhaut — mit Ausnahme der durch die Nn. pudendi sensibel versorgten Gegend des Sphincters — sensible Nervenendorgane enthält, deren Reizung als Harndrang empfunden werden könnte. Vielmehr ist nach den neueren Untersuchungen anzunehmen, daß nicht die Füllung der Blase und nicht die Spannung der Blasenwand, sondern die einsetzenden Muskelkontraktionen ihn auslösen (L. R. Müller).

Der Mechanismus der Entleerung wird durch ein Nervennetz geregelt, das in die Muskulatur der Blase eingelagert ist und sympathisch von Fasern aus dem 4.—6. Lumbalsegment (Grenzstrang — Ganglion mesentericum inferius — N. hypogastricus — Plexus hypogastricus), parasympathisch von Fasern aus den 2.—4. Sakralsegment (N. pelvicus — Plexus hypogastricus) versorgt wird (Höber). Willkürlich innerviert ist nur der M. sphincter vesicae externus. Alle andere Muskeln werden nur mittelbar auf dem Umweg über die peripherischen Ganglien vom Gehirn aus beeinflußt.

Die willkürliche Miktion steht demnach mit cerebralen Impulsen insofern in Zusammenhang, als die Willkürinnervation die Eigenreflexe (Detrusorausgangsspannung — Drucksteigerung — Sphincteröffnung) bahnt, ihr Nachlassen sie hemmt (O. Schwarz).

Neben diesen Eigenreflexen gibt es Fremdreflexe, die den normalen Ablauf der Blasenfunktion stören, und zu denen Entzündungen — z. B. gonorrhoischer Natur — als Ursache vermehrten Harndrangs und erhöhter Miktionsfrequenz gehören.

Für die Deutung des Zustandekommens ascendierender gonorrhoischer Pyelitiden erscheint die Tatsache von Bedeutung, daß neben den peripherwärts gerichteten Kontraktionswellen des Ureters antiperistaltische Wellen, und zwar besonders gegen Ende der Miktion beobachtet werden können. Diese scheinen von Ganglienzellhaufen auszugehen, die sich im Ureter, nicht auch im Nierenbecken, finden und reflektorisch bei der Austreibung des Urins durch die Kontraktionen der Blasenmuskulatur erregt werden. Es handelt sich dabei um eine physiologisch sehr große Arbeitsleistung, wofür auch spricht, daß der daraus erwachsene Reiz auf andere Systeme überspringen kann; so beobachtet man am Schluß besonders einer hinausgezögerten Miktion ein Zittern, einen den Rücken hinauflaufenden Schauder, ja eine Gänsehaut.

Auf die genauere Darstellung der nervösen Leitung zur Harnblase, soweit sie weiter oben nicht schon kurz angedeutet worden ist, braucht hier nicht näher eingegangen zu werden, und das um so weniger als auf diesem Gebiete noch vieles ungeklärt ist und auf hypothetischen Deutungen vereinzelter Experimente und klinischer Befunde beruht.

Literatur.

AKIYOSHI: Virchows Arch. f. pathol. Anat. u. Physiol. Bd. 250, H. 3. 1924. — BERBERICH und JAFFÉ: Die Hoden bei Allgemeinerkrankungen. Frankf. Zeitschr. f. Pathol. Bd. 27. 1922. — BLOCH, IWAN: Das Sexualleben unserer Zeit. Berlin 1919. — BRACK: Über den Samenblaseninhalt Verstorbener in Beziehung zum übrigen Sektionsbefund. Zeitschr. f. urolog. Chirurg. Bd. 12. 1923. — BUSCHKE: Über die Bedeutung der Papillen der Corona glandis. Med. Klinik 1909. Nr. 43. — CASPER: Lehrbuch der Urologie. Berlin 1920. — COHN, J.: Urologisches Praktikum. Berlin-Wien: Urban u. Schwarzenberg 1924. — DERVIEUX: Zit. in Zeitschr. f. Medizinalbeamte 1910. S. 324. — EBERTH: „Die männlichen Geschlechtsorgane" in Bardelebens Handbuch der Anatomie des Menschen. — FÜRBRINGER: Die inneren Krankheiten der Harn- und Geschlechtsorgane. Berlin 1890. — FÜRBRINGER: Marcuses Handwörterbuch der Sexualwissenschaft. Bonn 1923. — GRIMALDI: Semana med. Tome 31, Nr. 23. 1924. — HELLER und SPRINZ: Beiträge zur vergleichenden Anatomie des Colliculus seminalis. Zeitschr. f. urolog. Chirurg. Bd. 7, H. 6. 1921. — HIRABAYASHI: Virchows Arch. f. pathol. Anat. u. Physiol. Bd. 250, H. 3. 1924. — HÖBER: Lehrbuch der Physiologie des Menschen. Berlin 1920. — JACOBY: Zeitschr. f. urolog. Chirurg. Bd. 16, H. 3/4. 1924. — KLAAR und KRASA: Zeitschr. f. Anat. u. Entwicklungsgesch. Bd. 71, H. 1/2. — LANDOIS-ROSEMANN: Lehrbuch der Physiologie des Menschen. 16. Aufl. 1919. — LEWIN und SKLARZ: „Penis" im Handwörterbuch der Sexualwissenschaft (MARCUSE). Bonn 1923. — v. LICHTENBERG: Anat. Hefte von MERKEL und BONNET. Bd. 31, H. 93. 1906. — MARTINET: Presse méd. Tome 30, Nr. 96. — MEVES: Ergeb. d. Anat. u. Entwicklungsgesch. Bd. 11. 1901. — MORGENSTERN: Virchows Arch. f. pathol. Anat. u. Physiol. Bd. 250, H. 3. 1924. — OHMORI: Histologische Studien an den akzessorischen Geschlechtsdrüsen (Prostata und Samenblasen) unter besonderer Berücksichtigung ihrer Wechselbeziehungen. Zeitschr. f. urolog. Chirurg. Bd. 12, H. 1/2. 1922. — OPPENHEIM und LOEW: Virchows Arch. f. pathol. Anat. u. Physiol. Bd. 182. 1905. — PERUTZ: Klinische Wochenschr. Bd. 1, Nr. 48. — PERUTZ und KOFLER: Arch. f. Dermatol. u. Syphilis. Bd. 142, H. 1. 1923. — PERUTZ und MERDLER: Dermatol. Wochenschr. Bd. 79. 1924 u. Bd. 80. 1925. — PLENGE: Virchows Archiv f. pathol. Anat. u. Physiol. Bd. 253. 1924. — POSNER: Marcuses Handwörterbuch der Sexualwissenschaft. Bonn 1923. — RAUBER-KOPSCH: Lehrbuch der Anatomie des Menschen. Leipzig 1914. — ROHLEDER, HERM.: Die Zeugung beim Menschen. Leipzig 1911. — SCHINDLER: Berl. klin. Wochenschr. 1909. Nr. 37. — SCHWARZ, O.: Miktionspathologie. Klin. Wochenschr. Bd. 1, Nr. 2. — STIGLER: Pflügers Arch. f. d. ges. Physiol. Bd. 171. 1918. — STÖHR: Lehrbuch der Histologie des Menschen. Jena 1912. — STOLL: Das Geschlechtsleben in der Völkerpsychologie. Leipzig 1908.

Bakteriologie und Biologie des Gonokokkus.

Von

WALTER LEVINTHAL - Berlin.

Mit 4 Abbildungen.

Als in der Frühzeit der bakteriologischen Ära, im Jahre 1879, unter dem Eindruck der Entdeckungen ROBERT KOCHS, der Forschungen PAUL EHRLICHS, der Assistent an der Breslauer Universitätsklinik ALBERT NEISSER die eitrigen Urethralsekretionen akut Gonorrhöekranker mikroskopischer Untersuchung unterzog, entdeckte er einen bis dahin unbekannten, in großer Menge und fast immer rein den Eiter durchwachsenden Mikrokokkus, den er mit guten Gründen als „der Gonorrhöe eigentümlich", als Erreger der Krankheit ansprach. Von den drei berühmten, damals noch strikte geltenden Postulaten HENLE-KOCHS konnte er schon bei dieser Publikation die ersten beiden erfüllen. In allen seinen 35 Fällen männlicher Urethritis gonorrhoica von einer Krankheitsdauer zwischen 3 Tagen und 13 Wochen, in 9 Fällen weiblichen Urethraltrippers, im Scheidenfluor von 2 sicher gonorrhoisch infizierten Mädchen, bei 7 Blennorrhöen Neugeborener, die 1 Tag bis 6 Wochen bestanden, und bei 2 Conjunctivalgonorrhöen Erwachsener fand er als einzigen charakteristischen Bakterienbefund den gleichen Kokkus, während andererseits zahlreiche Genitalsekrete Nicht-Tripperkranke, darunter 13 Fälle von Fluor vaginalis sich als negativ erwiesen. Die dritte Forderung freilich, Reinzüchtung und experimentelle Erzeugung der Krankheit mit der Reinkultur, blieb vorerst noch unerfüllt. In seiner zweiten „referierenden Mitteilung" 1882 konnte NEISSER seine erste Publikation erweitern, ohne freilich einige irrtümliche Deutungen auszumerzen und entscheidende Versuche über Züchtung und experimentelle Infektion beizubringen. Als Färbemittel wird hier im Gegensatz zu dem anfangs verwandten Methylviolett das Methylenblau EHRLICHS, freilich mit einer heute grotesk anmutenden Technik, angegeben und in seinen einzigartigen Vorzügen gerühmt, jener Farbstoff also, der heute noch bei der mikroskopischen Diagnose der Praktiker das Feld beherrscht. Erschöpfend und in gutem Einklang mit unseren heutigen Anschauungen wird die Morphologie und Lagerung der „Gonokokken" geschildert, das charakteristische Verhältnis zwischen Keim und Eiterzelle freilich noch verkannt; NEISSER hält noch an seiner ursprünglichen Ansicht fest, daß die Keime den Leukocyten wie den Epithelzellen nur aufgelagert seien und gelegentlich „in den Kern hineinwüchsen", während der Schweizer Ophthalmologe HAAB schon 1881, wie später BUMM, das bedeutungsvolle Moment der intracellulären Lagerung erkannte. Und BUMM ist es denn auch, dem nach den unsicheren Versuchen NEISSERS als erstem die einwandfreie Züchtung auf festen Nährböden und schon früher mit flüssigen Reinkulturen die künstliche Infektion der Frau gelang, und der so den Kreis der ätiologischen Forschung schloß; der spezifische Erreger des Trippers st NEISSERS Micrococcus gonorrhoeae, der Gonokokkus.

I. Das mikroskopische Präparat.

Das mikroskopische Präparat, dessen ganz überragende Bedeutung in der dermatologischen Praxis zur Feststellung der Diagnose und Beobachtung der Therapie auch heute noch unantastbar feststeht und durch die oft wichtigen bakteriologischen und serologischen Untersuchungsmethoden keineswegs eingeschränkt wird, beansprucht sorgfältigste Technik, um einwandfreie Resultate zu liefern. Freilich, in all den Fällen, in denen der Eiter einer frischen Urethritis gonorrhoica von den Krankheitserregern überschwemmt ist, wird auch grob verstrichenes Material, mit den primitivsten Methoden gefärbt, keinen Zweifel an der Diagnose übrig lassen. Aber schon das Sekret eines Cervicalkanals, der Scheidenfluor einer kindlichen Vulvovaginitis mit stets mehr oder weniger reichlicher Saprophytenflora kann selbst im akuten Stadium Schwierigkeiten machen. Und da keineswegs immer Form und Färbung der Diplokokken allein zur Entscheidung ausreicht, vielmehr die charakteristische Lagerung und die Beziehung zu den Gewebselementen des Sekretes oft erst Klarheit bringt, muß die Herstellung des Ausstriches und seine Färbung allen Forderungen einer eleganten Methodik gerecht werden. Und ganz besonders dann wird Sorgfalt und Sauberkeit der Technik zur unabweisbaren Vorbedingung des Erfolges, wenn Gegenstand der Untersuchung Material ist, in dem die spezifischen Keime erfahrungsgemäß nur ungemein spärlich enthalten sind. Das gilt nicht nur von den Sekretionen abheilender oder chronisch gewordener Prozesse, den Tripperfäden oder Sedimenten eines Urins, sondern oft auch im frischen Stadium von Prostataexprimat, einem Ejaculat, dem Eiter gonorrhoischer Bindehautentzündung, dem Punktat eines Adnextumors, dem Exsudat einer Gonarthritis.

Der von den Meistern der älteren Schule bevorzugte Ausstrich auf Deckgläschen ist heute wohl allgemein und mit Recht dem Objektträgerpräparat gewichen. Es kann nicht genug betont werden, daß nicht die Menge des verwandten Materials, sondern gute und gleichmäßige Ausbreitung in dünnster Schicht entscheidend für die Güte des Präparates und so für die Zwecke der Diagnose ist. Daher lautet die erste Vorschrift: das zu untersuchende Sekret wird besser mit der Platinnadel als mit einer Öse in ganz geringer Menge entnommen und so rasch auf einem sauberen, möglichst fettfreien Objektträger verrieben, daß der Ausstrich in wenigen Sekunden trocknet. Nur so nämlich ist es zu erreichen, daß der Zellleib der Eiterkörperchen intakt bleibt, und nicht zu einem kümmerlichen Saum um die Kerne herum schrumpft. Welche entscheidende Bedeutung die klare Übersichtlichkeit dieser Zellen besitzt, werden wir bald erfahren. Es wird nicht zu erwarten sein, daß in Fällen, in denen der Patient selbst den Ausstrich z. B. einer Goutte militaire zu machen angewiesen wird, gerade mustergültige Präparate in die Hände des Untersuchers gelangen. In solchen Ausstrichen sind dann wenigstens die dünnen Randpartien noch verwendbar.

Ist nach allen Regeln der Kunst ein einwandfreier Ausstrich gelungen, so ist die Fixation von untergeordneter Bedeutung. Auch für feinere morphologische Studien erübrigen sich die zeitraubenden und kostspieligen Methoden chemischer Fixation (mit Äther-Alkohol oder Methylalkohol); das lufttrockene Präparat wird durch dreimaliges Durchziehen durch die Bunsenflamme fixiert.

Als Farbstoff behauptet auch heute noch den ersten Platz das Methylenblau, am besten nach LÖFFLER in alkalischer Reaktion:

> 30 ccm gesättigte alkoholische Methylenblaulösung
> 100 ccm Aq. dest.
> 1 ccm einer 1%igen Kalilauge.

Dieser Farbstoff gibt schon in wenigen Sekunden ausgezeichnete und kontrastreiche Bilder, ohne die Gefahren einer Überfärbung bei verlängerter Einwirkungszeit. Gerade das ist der Vorzug gegenüber dem sonst guten Fuchsin, das in der bekannten Form der ZIEHLschen Lösung mit Aq. dest. 1:10 verdünnt wird und etwa $^{1}/_{2}$ Minute einwirken soll.

Carbolfuchsin nach ZIEHL:

> 100 ccm Aq. dest.   } schütteln
> 5 ccm Acid. carb. liquefact. }
> 10 ccm gesättigte alkoholische Fuchsinlösung.

Nach Wasserspülung wird zwischen Fließpapier getrocknet, der letzte Flüssigkeitsrest durch leichtes Erhitzen in der Flamme entfernt und nun direkt ohne Deckglas unter Cedernöl mikroskopiert.

Es ist gar kein Zweifel, daß das einfache Methylenblaupräparat in allen typischen Fällen eindeutige Resultate erlaubt. Und weiterhin lassen sich gerade in keimarmen Sekreten die Bakterien im Blaupräparat am leichtesten auffinden, besonders wenn die spärlichen Mikroben in den Eiterzellen eingeschlossen liegen. Aber im allgemeinen kann nicht dringend genug vor der ausschließlichen Anwendung monochromer Methoden gewarnt werden. Die große Menge saprophytärer Kokken oder unspezifischer Eitererreger umfaßt Arten, die in Form und Lagerung weitgehende Ähnlichkeit mit den Gonokokken aufweisen und so zu Fehldiagnosen Anlaß geben können. Das gilt ganz besonders von der weiblichen Gonorrhöe und von vielen chronischen Prozessen. Und hier kommt der mikroskopischen Diagnose der Umstand zu Hilfe, daß die große Menge der erwähnten Kokken die Gramfärbung annimmt, der Gonokokkus aber und mit ihm nur eine sehr kleine Reihe pathogener und saprophytärer Kokken gramnegativ ist. Damit ist eins der wichtigsten differentialdiagnostischen Momente gegeben.

Da also in den meisten Fällen das Grampräparat mit herangezogen werden sollte, empfiehlt es sich stets, von vornherein mindestens zwei Ausstriche anzufertigen. Ist das jedoch aus irgendwelchen Gründen nicht möglich oder versäumt worden, und ergibt sich nun nachträglich die Notwendigkeit, einen Befund im Blaupräparat durch die Gramfärbung zu kontrollieren, so bleibt ein Verfahren übrig, das, so viel ich weiß, noch von NEISSER selbst stammt und doch in weiten Kreisen selbst seiner Schüler in Vergessenheit geraten ist. Ohne die geringste Beeinträchtigung des Resultates kann jedes monochrom gefärbte Präparat ohne weiteres, also ohne vorherige Entfärbung, die bei Methylenblau überdies schwierig ist, ganz wie ein frischer Ausstrich der Gramfärbung unterworfen werden. Selbstverständlich muß vorher jede Spur von Cedernöl entfernt sein; der Objektträger, auf Fließpapier abgetupft, wird durch Abpinseln mit Xylol restlos entölt, das Xylol seinerseits mit Äther, dann mit Alkohol vollständig vertrieben, ehe mit Wasser gespült werden darf.

Die Gramfärbung beruht bekanntlich darauf, daß durch Kombination eines Pararosanilins mit Jod ein intensiver Farbstoff, das Jodpararosanilin, erzeugt wird, der sich in absolutem oder 96%igem Alkohol löst, wenn er nicht eine feste Verbindung mit den chromaffinen Substanzen des Objektes eingegangen ist. Nun ist die Festigkeit dieser Verbindung bei den verschiedenen Objekten nur quantitativ verschieden groß; einer nur kurze Zeit dauernden Alkoholeinwirkung vermögen fast alle mit dem Gramfarbstoff tingierten Zellen und Zellteile zu widerstehen, einer intensiven, lange fortgesetzten, erliegen andererseits sämtliche. So ist also das, was wir grampositiv oder gramnegativ nennen, nur definitorisch aufzufassen und von der minutiösesten Innehaltung der Vorschrift abhängig.

Als Anilinfarbe wird heute wohl allgemein das Gentianaviolett verwandt, das als Stammlösung (gesättigte Lösung in 96%igem Alkohol) vorrätig gehalten wird. Als Verdünnungsmittel dieser Stammlösung benutzte man früher das nicht ganz einfach herzustellende Anilinwasser, seit WEINREICH bequemer und mit gleich gutem Ergebnis 1—5%iges Carbolwasser. Das Rezept lautet:

100 ccm Aq. dest.
1—5 ccm Acid. carbol. liquefact. } schütteln.
10 ccm der Gentianaviolett-Stammlösung.

Um niederschlagsfreie Präparate zu bekommen, ist es nach meinen Erfahrungen besser, auch diese fertige Gebrauchslösung nicht frisch zu verwenden, sondern vor der Benutzung mehrere Wochen reifen zu lassen. Niemals wird die Farblösung direkt, sondern immer durch ein Papierfilter auf das Präparat gegossen. Zur Erzeugung des Jodpararosanilins wird LUGOLsche Lösung genommen:

300 ccm Aq. dest.
2 g Jodkali
1 g Jod.

Die Entfärbung darf nur mit absolutem oder 96%igem Alkohol vorgenommen werden. Das entfärbte Präparat wird mit einer Kontrastfarbe nachgefärbt, entweder mit einer Lösung von Neutralrot oder besser mit verdünntem Carbolfuchsin.

Die Gramfärbung mit diesen Ingredienzien wird unter genauster Einhaltung aller Einwirkungszeiten und technischen Vorschriften so vorgenommen: Alle Farblösungen werden nicht flach aufgetan, sondern müssen den ganzen Ausstrich hoch aufgefüllt bedecken. Das filtrierte Gentianaviolett läßt man $1^1/_2$—2 Minuten einwirken und gießt es dann ab. Die LUGOLsche Lösung, die nun aufgebracht, einen tief violettschwarzen Niederschlag erzeugt, wird am besten sofort wieder abgegossen und erneuert und bleibt ebenfalls $1^1/_2$ bis 2 Minuten auf dem Präparat. Dann wird abgegossen und immer ohne Wasserspülung auf Fließpapier leicht abgetupft. Entscheidend ist nun Art und Dauer der Alkoholbehandlung. Genau 1 Minute lang soll der Alkohol auf das Objekt einwirken; würde man ihn nun einfach aufgießen und so stehen lassen, so würde schon nach wenigen Sekunden gar nicht mehr Alkohol, sondern eine mehr oder weniger stark konzentrierte alkoholische Farblösung, tief violett gefärbt, auf das Präparat einwirken. Der Alkohol muß also immer wieder erneuert werden, am sparsamsten erstens durch ununterbrochenes Wiegen der Färbebrücke, auf der der Objektträger liegt, und zweitens nach DEUSSEN durch regelmäßiges Aufträufeln etwa so, daß alle 1—2 Sekunden ein Tropfen fällt. Hat man es mit Präparaten von Kulturmaterial zu tun, so wird die Differenzierung genau nach einer Minute abgebrochen und nun sofort und zum erstenmal mit Wasser gründlich gespült. Denn bei solchen Präparaten hat nun der Alkohol in der Tat die ganze vorgeschriebene Zeit über direkt auf das Objekt, die Bakterien, eingewirkt. Anders bei Ausstrichen von Sekretmaterial; hier spielt Schleim und das Eiweiß der Zellen die Rolle einer Schutzhülle für die in ihnen eingebetteten Mikroben; nur langsam dringt der differenzierende Alkohol durch diesen Wall hindurch und an die Bakterienzelle heran. So muß hier nach einer Minute das Entfärbungsergebnis mit dem Auge kontrolliert werden; das Präparat soll, gegen das Licht gehalten, im großen und ganzen farblos erscheinen, oder, ein besseres Kriterium, frisch aufgetropfter Alkohol darf keine deutlichen violetten Schlieren mehr aus dem Ausstrich aufnehmen. Es kann notwendig sein, über die Entfärbungsdauer von einer Minute hinaus einige Sekunden länger zu differenzieren.

Nach gründlicher Wasserspülung wird mit dem verdünnten Carbolfuchsin kurz, d. h. 10—20 Sekunden, nachgefärbt.

Ein einwandfreies Grampräparat zeigt alle Gewebselemente, Schleim, Protoplasma und vor allem die Zellkerne gramnegativ, also rot; was dagegen von Bakterien jetzt noch den violettschwarzen Farbstoff aufweist, gilt als grampositiv. Während diese grampositiven Bakterienarten hinsichtlich ihres Farbtones alle gleich intensiv violett erscheinen, die begreifliche Folge der starken Einwirkung des Jodpararosanilins, weisen die gramnegativen Bakterienarten infolge ihrer verschieden großen Chromaffinität bei der kurzen Färbung durch das verdünnte Fuchsin charakteristisch differente Farbnuancen auf. Es ist den leicht färbbaren Gonokokken eigentümlich, daß sie lebhaft rot aus dem Präparat herausleuchten.

Wenn die stets wichtige, oft entscheidende Feststellung der Gramnegativität in der bakterioskopischen Gonorrhöediagnose der Gramfärbung auch eine überragende, nicht zu erschütternde Bedeutung sichert, könnte als ihre einzige Schwäche doch der Mangel einer Farbdifferenzierung der Gonokokken gegen die Gewebselemente, vor allem die Zellkerne, angesehen werden.

So soll aus der großen Zahl der angegebenen Verfahren wenigstens eine Doppelfärbung noch herausgegriffen werden, die diesem Mißstand Rechnung trägt, das PAPPENHEIMsche Methylgrün-Pyronin:

0,15 g Methylgrün crist.
0,25 g Pyronin
2,5 ccm Alcohol abs.
20,0 ccm Glycerin
100 ccm 0,5°/₀iges Carbolwasser.

Gefärbt wird 2—5 Minuten lang; die Kerne sind blaugrün, die Gonokokken dunkelrot.

Und schließlich sei kurz noch eine Methode erwähnt, die Bakterien unfixiert, also in lebendem Zustande, darzustellen, die Vitalfärbung nach PLATO. Benötigt wird eine Lösung von Neutralrot; von einer kalt gesättigten wässerigen Lösung des Farbstoffes wird 1,0 ccm in 100 ccm physiologischer Kochsalzlösung verdünnt. In einer Öse dieser schwachen Farblösung wird das Material, z. B. gonorrhoischer Eiter, verrieben und unter einem Deckglas mikroskopiert. Bemerkenswerterweise färben sich nicht alle Gonokokken, sondern nur ein Teil der Keime, die in den Eiterzellen gelagert sind. Daraus muß geschlossen werden, daß der Farbstoff ausschließlich von den Bakterienzellen aufgenommen wird, die unter dem Einfluß der Phagocytose bereits abgestorben oder mindestens empfindlich geschädigt sind. Es würde sich also sensu strictiori gar nicht um eine Vitalfärbung handeln.

Morphologie der Gonokokken im Ausstrichpräparat.

Durchmustert man vergleichsweise Methylenblau- und Grampräparat ein und desselben Materials, z. B. eines ausschließlich Gonokokken enthaltenden Eiters von einer männlichen Urethritis acuta, so fällt sofort der Größenunterschied der Keime in den beiden Färbungen auf. Immer sind die Bakterien des Grampräparates größer als die monochrom gefärbten. Das gilt für alle Bakterienarten und beruht darauf, daß die Bakterienzelle nicht einheitlich gebaut ist, sondern um eine zentral gelegene, an Kernsubstanz reiche Masse, einen schmalen, nucleinfreien Protoplasmasaum trägt, den ZETTNOW Ektoplasma genannt hat. Diese an chromaffiner Substanz arme Zone färbt sich bei den gewöhnlichen Färbemethoden nicht mit, wird vielmehr erst infolge der Einwirkung des Jodes bei der Grammethode gebeizt und so zur Aufnahme des später einwirkenden Fuchsins präpariert. Der Originalgröße der Gonokokken, wie man sie am sichersten im Tuscheausstrich nach BURRI erkennen kann, entspricht also nicht das Methylenblau-, sondern das Grampräparat.

Wie schon NEISSER das Bild der Gonokokken erschöpfend geschildert hat, handelt es sich um Diplokokken von ganz charakteristischer Form. Nur seltener finden sich einzeln gelegene Exemplare, Jugendformen, die dann mehr oder weniger kugelrund aussehen. Ganz überwiegend dagegen sind die Kokken als Pärchen angeordnet und zeigen dann ihre Kugelgestalt nur auf der dem Partner abgewandten Seite, während die einander zugekehrte Seite nicht nur abgeplattet, sondern meist in der Mitte des so entstehenden Spaltes etwas eingedellt ist. So gewinnt jedes Exemplar im Diploverband die Gestalt einer Kaffeebohne, die Konkavität einander zugewandt. Unzweckmäßiger hat man von jeher das Bild des Diplokokkus mit einer Semmel verglichen, unzweckmäßiger deshalb, weil die Form des Weißbrötchens von Land zu Land, von Stadt zu Stadt wechselt; die Kaffeebohne ist ein international gültiger Maßstab.

Diese Diploform entwickelt sich aus dem Einzelexemplar durch Spaltung. Vor der nächsten Teilung treten jedoch die beiden Kokken nicht erst auseinander, vielmehr strecken sich beide gleichzeitig in die Breite und teilen sich nun in einer Achse, die senkrecht zum Spalt, also der ersten Teilungsachse, steht. Wie tritt nun die so entstandene Vierergruppe zu den beiden neuen Pärchen auseinander? Die Bindung der soeben durch Teilung neuentstandenen Exemplare ist stärker als die ursprüngliche; die aus der Teilung jedes Kokkus hervorgegangene Zweiergruppe also bildet das neue Pärchen; der anfangs minimale Teilungszwischenraum erweitert sich zum Spalt, dessen mittlere Partie sich durch die Dellenbildung ausbuchtet. Die beiden Paare, anfangs noch als Vierergruppe nahe beieinander gelegen, separieren sich endgültig. Da die dritte Teilung wieder senkrecht zu dem eben neu entstandenen Spalt vor sich geht, steht also jede neue Teilungsachse senkrecht zur vorigen. So kommt es niemals zu einer Vermehrung in einer Richtung und daher zu Kettenbildungen, vielmehr entstehen die charakteristischen, flächenhaft ausgebreiteten Haufen.

Mit diesen Teilungsvorgängen hängt es weiter zusammen, daß die Exemplare eines Ausstriches nicht alle gleich groß sind, nicht alle die gleiche Spaltweite zeigen, nicht alle in der gleichen Weise die gedrungene Bohnenform besitzen. Da der Teilungsvorgang nur wenige Sekunden dauert, bis zur nächsten Spaltung jedoch ein Ruhezustand von etwa 20 Minuten eintritt, so wird man überwiegend ausgewachsene Pärchen von uniformem Habitus antreffen. Daneben aber fehlen niemals etwas schlankere Gebilde, die den Spalt oft nur mühsam erkennen lassen. Exemplare, die unmittelbar vor der Spaltung fixiert werden, können fast als Stäbchen erscheinen, an denen oft nur eine ganz leichte Aufhellung in der Mitte die Stelle der Teilung markiert. Alles das gilt hauptsächlich von den frei liegenden Bakterien; die aus anderen Gründen entstehenden Abweichungen vom Normaltyp an den in den Eiterzellen steckenden Kokken werden gleich Gegenstand der Schilderung und Erklärung sein.

Die Größe des ausgewachsenen Diplokokkus beträgt etwa 1,6 μ in der Gesamtlänge, von der $^2/_{10}$ auf den Spalt, $^4/_{10}$ auf jeden Kokkus kommen, und 0,8 μ in der Breite.

Lagerung. Phagocytose.

Wie schon NEISSER und mit ihm alle späteren Untersucher festgestellt haben, liegen die Gonokokken im Eiter nicht nur frei zwischen den Zellen zerstreut, sei es als einzelne Paare oder in den charakteristischen Haufen, sondern vor allem an diese Zellen gebunden. NEISSER nahm ursprünglich an, daß die Bakterien allen Zellarten nur aufliegen, während schon HAAB 1881 und später BUMM die richtige Deutung von der intracellulären Lagerung gaben.

Streng ist zwischen den beiden in Frage kommenden Zellarten zu unterscheiden. Einerseits finden sich in Ausstrichpräparaten, und zwar je nach dem Stadium der Krankheit in ganz verschiedenen Mengen, die großen Epithelzellen der Schleimhaut, und an ihnen können sich als dichte Bakterienrasen die Gonokokken zu vielen Hunderten ansammeln. Hier handelt es sich wirklich nur um eine mechanische Auflagerung, Ausdruck der flächenhaften Ausbreitung der Krankheitserreger auf der Oberfläche der erkrankten Schleimhaut. Ganz anders jedoch liegen die Dinge bei den wiederum mit dem Stadium des Prozesses wechselnden Mengen von Eiterzellen. Hier liegen die Bakterien im Zelleib selbst rings um den Kern herum, der selbst frei bleibt. Die Lehre METSCHNIKOFFs sieht ja in den neutrophilen Leukocyten des Blutes Abwehrorgane gegen Infektionserreger, die chemotaktisch an den Ort der bakteriellen Invasion gelockt, den Eindringling auffressen, phagocytieren und so durch Auflösung im Zellinnern unschädlich machen. Diese Phagocytose wurde von dem Begründer der Lehre noch als rein cellulärer Vorgang aufgefaßt, während wir heute durch WRIGHT und NEUFELD wissen, daß humorale Antikörper, WRIGHTs Opsonine, NEUFELDs Bakteriotropine eine entscheidende Rolle spielen. Nur dann nämlich sind die Leukocyten zu ihrer wichtigen Funktion als Freßzellen befähigt, wenn die Bakterien vorher durch gelöste, in dem Körper des Infizierten kreisende Antikörper präpariert, gleichsam imprägniert werden. Diese Antikörper aber sind im Gegensatz zu den gleichsam neutralen Leukocyten streng spezifisch, d. h. ausschließlich gegen den Infizienten gerichtet, durch dessen Eindringen in den menschlichen Organismus sie als spezifischer Immunstoff erzeugt werden.

Es ist also der Vorgang der Phagocytose nicht ein eigentümliches Merkmal irgendwelcher Bakterienart an sich; nicht die Bakterien sind es, die entweder durch Eigenbewegung in die Zellen eindringen oder wie etwa bei den geißellosen, daher unbeweglichen Kokken in die Zellen hineinwachsen; sondern die Phagocytose ist Ausdruck einer spezifischen Wechselwirkung zwischen Parasit und Wirt, Beweis dafür, daß der phagocytierte Keim Erreger des Eiterungsprozesses und nicht etwa nur Begleitkeim eines sonstwie bedingten Katarrhs ist.

So wird es klar, welche weitgehende Bedeutung für die Diagnose die Feststellung der intracellulären Lagerung besitzt, eine Bedeutung, die uns im nächsten Kapitel noch beschäftigen wird.

Die Menge von Keimen, die eine einzelne Eiterzelle aufzunehmen vermag, ist von den ersten Untersuchern der Gonokokken, wie z. B. LEISTIKOW, mit 2—300 wohl nicht unerheblich überschätzt worden. Angaben, wie die von SCHOLTZ, der etwa 100 Kokken zählt, dürften als oberste Grenze höheren Anspruch auf Richtigkeit machen. In der Tat bekommt man nicht selten Zellen zu sehen, die prall mit Gonokokken vollgestopft sind. Platzen solche Zellen bei der Herstellung des Ausstriches, so bleiben die frei werdenden Bakterien als kreisrunde Haufen im engsten Verbande liegen.

Man hat die Frage diskutiert, ob auch die phagocytierten Gonokokken noch innerhalb der Eiterzelle sich vermehren. Das nimmt z. B. JADASSOHN an, da ihm nur durch solche intracelluläre Vermehrung die ungeheure Keimmenge in einer Zelle plausibel erscheint. Doch scheint mir diese Auffassung nicht mit dem Wesen des phagocytären Prozesses im Einklang zu stehen. Daß sich die

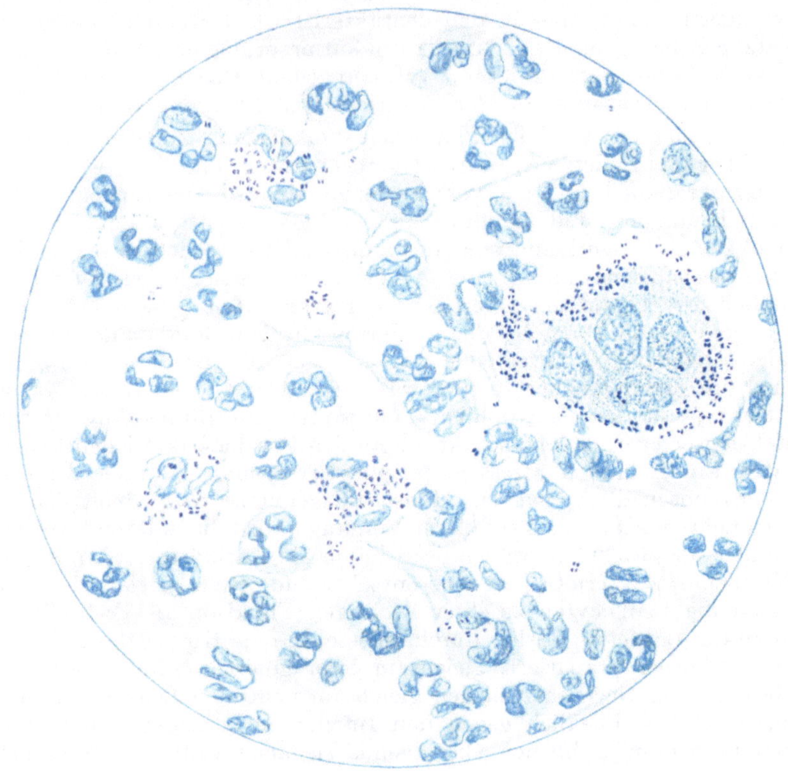

Abb. 29. Ausstrich von akuter Urethritis gonorrhoica des Mannes. Methylenblaupräparat. Epithelrasen; intra- und extracelluläre Gonokokkenhaufen.

Leukocyten bis an die Grenze ihrer Kapazität vollfressen können, läßt sich im Phagocytose-Reagensglasversuch nach NEUFELD zeigen. Und andererseits lehrt uns das genaue Studium gonorrhoischer Präparate, daß mit der Aufnahme der Keime in den Zelleib wohl sofort Auflösungsvorgänge einsetzen. So treten also zu den oben geschilderten Formverschiedenheiten der frei gelagerten Kokken noch weitere Differenzen zwischen den einzelnen Paaren der intracellulären Haufen hinzu. Neben kräftig sich färbenden, in Form und Größe intakten Diplokokken finden sich schlankere, kleinere, wie angefressene Exemplare, ferner bläschenartige oder ringförmige Gebilde, und schließlich ganz blaß tingierte Bakterienschatten (Abb. 29).

Der Grad der Phagocytose, das quantitative Verhältnis zwischen Epithelzellen und Eiterkörperchen schwankt je nach dem Stadium des Prozesses.

Am klarsten liegen hier die Verhältnisse bei der männlichen Urethritis. Im allerersten Beginn des noch rein katarrhalischen Entzündungsprozesses treten die Eiterzellen völlig hinter den reichlichen Epithelien und erheblichen Schleimmassen zurück. Das Fehlen der Bakteriotropine dokumentiert sich an der ausschließlich extracellulären Lagerung der oft schon sehr zahlreichen Kokken. Aber schon nach wenigen Tagen ändert sich das Bild völlig; Epithelzellen werden nur noch in spärlichen Mengen gefunden, das schleimarme, rein eitrig gewordene Sekret zeigt immer höhere Grade von Phagocytose, bis in manchen Fällen

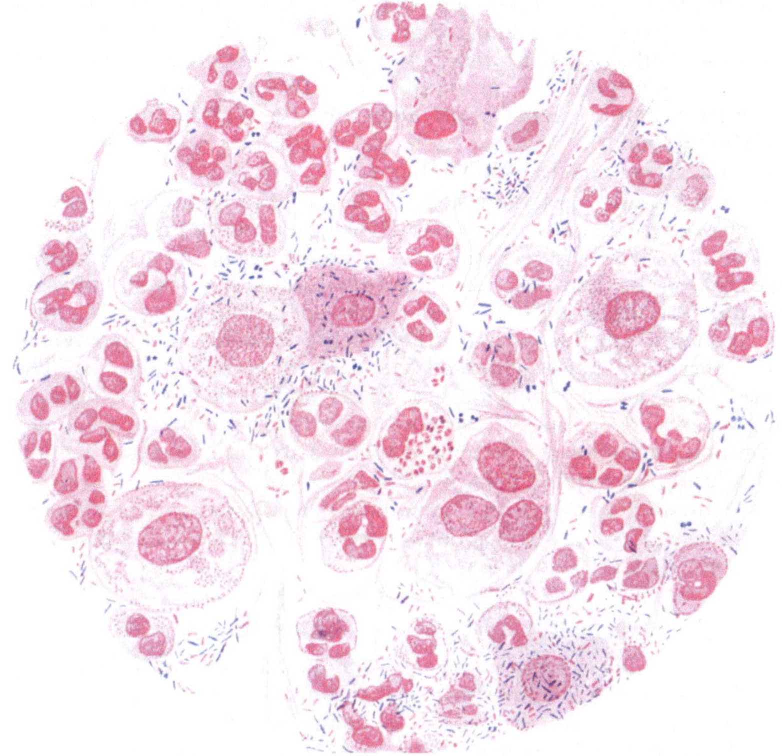

Abb. 30. Ausstrich von Cervixsekret. Grampräparat. Ein Leukocyt voll Gonokokken in der Mitte des Präparates, wenig extracelluläre Gonokokken, viel grampositive und gramnegative Saprophyten.

nur noch intracelluläre Gonokokken zu finden sind. Unter dem Einfluß der üblichen Behandlung treten dann weiterhin sehr bezeichnende Veränderungen auf; die Gonokokken werden spärlicher und spärlicher, oft scheinen sie tagelang völlig verschwunden zu sein, bis plötzlich als Frucht sorgfältigster Durchmusterung wieder vereinzelte Diplokokken, sei es intra-, sei es auch nur extracellulär festgestellt werden. Gleichzeitig pflegt sich das cytologische Bild zu verändern; unter der Einwirkung der Therapie entsteht der sog. Silbereiter; die Zelleiber der Leukocyten erscheinen geschrumpft, die Kerne aufgelockert, unscharf konturiert, schlechter färbbar.

Wird zu gegebener Zeit die Therapie ausgesetzt, so verändert sich mit dem anatomischen auch das bakterielle Bild der Präparate. Während die Epithelien nun wieder rasch zunehmen und die immer seltener werdenden Eiterzellen

bald völlig verdrängen können, die Schleimsekretion oft erheblichen Umfang
annimmt, erscheinen nun zum ersten Male andere Bakterienarten auf der Bild-
fläche. Denn die durch den spezifischen Prozeß geschädigte Schleimhaut,
bisher durch die Desinfektionswirkung der Therapeutica keimfrei gehalten,
fällt der Ansiedelung saprophytärer Keime anheim. Drei Bakterienarten sind
es vor allem, die oft recht hartnäckige Bewohner der Urethralschleimhaut
werden können, unter Umständen auch die eitrigen Entzündungserscheinungen
ihrerseits neu anfachen und lange Zeit unterhalten, wie daraus hervorgeht,
daß nun sie es sind, die intracellulär gelagert auftreten. Erstens können Kolibacillen eindringen; zweitens finden sich häufig grampositive Diplokokken,
in Form und Lagerung den Gonokokken ähnlich, durch die Färbung und ihre
Größe von ihnen unterschieden; und drittens kommt gar nicht selten eine Mischinfektion durch ein plumpes, grampositives Stäbchen zustande, das in die
Gruppe der Diphtheroide gehört und nicht nur die Entzündung der Schleimhaut unterhält, sondern auch ascendierend Prostata, Samenbläschen, selbst
Funiculus und Nebenhoden befallen kann.

In ähnlicher Weise verändert sich im Laufe von Krankheit und Heilung
die Flora des Cervicalkanals. Das von Hause aus mit Saprophyten reich be-
siedelte, schon vor der gonorrhoischen Infektion mehr oder weniger eitrig-
schleimige Sekret, in dem schon anfangs die Gonokokken weit schwerer auf-
zufinden sind, sterilisiert sich ebenfalls unter dem Einfluß der Therapie oft
völlig; in und zwischen den jetzt das Feld beherrschenden Leukocyten werden
Bakterien überhaupt nicht gefunden, bis nach dem Aussetzen der Therapie
die normale Flora von der Scheide her wieder emporwächst. Es liegt auf der
Hand, mit welch ungeheuren Schwierigkeiten jetzt die Suche nach Gonokokken
zur Feststellung der Heilung in diesen von dichten Bakterienmengen wimmelnden
Cervixausstrichen verbunden sein kann.

So seien die Bedingungen und Postulate der mikroskopischen Gonorrhöediagnose auf der Grundlage der oben entwickelten Gesetzmäßigkeiten noch
einmal zusammengefaßt und erweitert.

Die mikroskopische Gonorrhöediagnose.

Drei Momente sind es gewesen, die den Gonokokken charakteristisch eignen:
1. Die Kaffeebohnenform der Diplokokken und die Anordnung in Haufen,
2. die Gramnegativität und 3. die intracelluläre Lagerung.

Wo nach typischer Inkubation eine vorher intakte Urethralschleimhaut
zu sezernieren beginnt und das Blaupräparat nun große Mengen typisch geformter Diplokokken aufweist, mag dem Praktiker ohne weiteres die Diagnose
erlaubt sein. Findet sich bei etwas weiter vorgeschrittener Erkrankung, wie das
der ganz überwiegenden Mehrzahl der Fälle in der Sprechstunde entspricht, neben
Epithelrasen ein Teil der Diplokokken schon typisch intracellulär, so kann ein
Zweifel an der Diagnose gewiß nicht bestehen. Auch weiterhin, wenn es nun
Aufgabe der mikroskopischen Untersuchung wird, die Fortschritte der Therapie
von Tag zu Tag zu verfolgen, wird das Blaupräparat nicht nur ausreichen,
sondern wegen seiner Übersichtlichkeit vorzuziehen sein.

In allen anderen Fällen jedoch bleibt das Grampräparat unerläßlich. Das
gilt für die chronische Gonorrhöe, wie vor allem für die Gonorrhöe der Cervix
(Abb. 30). Denn nur das Grampräparat schaltet die Gefahr einer Fehldiagnose
hinsichtlich der grampositiven Kokken aus. Genügt nun aber die Feststellung
der Gramnegativität typisch geformter Diplokokken? Unter den saprophytären
Kokken der Schleimhäute, und das gilt besonders auch von den Genitalien
der Frau, gibt es nicht nur die leicht von den Gonokokken zu differenzierenden

grampositiven, die der großen Gruppe der Staphylokokken angehören, sondern auch eine gramnegative, ebenfalls kaffeebohnenähnliche Diplokokkenart, den Micrococcus catarrhalis PFEIFFER. Hier läßt Morphologie und Differentialfärbung im Stich, und nur eines vermag die Entscheidung zu geben, nämlich die intracelluläre Lagerung. Die Katarrhaliskokken als reine Saprophyten rufen niemals Eiterung hervor, erzeugen nie spezifische Antikörper wie Bakteriotropine und werden daher nicht phagocytiert. Man kann also folgende Überlegung anstellen:

Wir sahen, daß der Gonokokkus als obligater Eitererreger das Phänomen der Phagocytose erzeugt. Finden sich nun bei Eiterungsprozessen neben anderen unverdächtigen Bakterien spärlich und ausschließlich extracellulär gramnegative, typisch geformte Diplokokken, so sind diese offenbar nicht als das ätiologische Moment der Entzündung anzusprechen. Diese ätiologische Beziehung wäre aber von Gonokokken infolge ihrer obligaten Pathogenität zu erwarten; also kann es sich hier nicht um solche, sondern nur um saprophytäre Katarrhaliskokken handeln. In der Tat muß noch einmal betont werden, die sichere Diagnose Gonorrhöe läßt sich in solchen und ähnlichen Fällen nur dann stellen, wenn intracelluläre Lagerung der gramnegativen Diplokokken erweisbar ist, sei es auch nur in einer einzigen Zelle. Und doch bleibt auch hier noch eine Lücke offen.

Persistieren nach einer komplizierten Gonorrhöe an irgend welchen Stellen des Genitale, in Schleimhautkrypten, Drüsen oder Adnexen, abgekapselte Nester von Gonokokken, so können von hier aus die Keime gelegentlich auf die Oberfläche der Schleimhäute gelangen, ohne Entzündungen hervorzurufen. Der Keim ist für seinen Träger apathogen geworden, der Gonokokkus zum Saprophyten degradiert. Daß diese saprophytären Gonokokken ihre Virulenz nicht generell eingebüßt haben, beweisen die Infektionen, die von solchen Keimträgern ausgehen können. Aber selbstverständlich fehlt bei dem symptomlosen Keimträger das Phänomen der Phagocytose. So müssen diese gar nicht seltenen Fälle als mikroskopisch undiagnostizierbar gelten. Sie werden damit eins der Aufgabengebiete der kulturellen Gonokokkendiagnose.

II. Die Gonokokkenkultur.

Sieht man von den rein theoretischen Fragestellungen ab, die die Biologie des Gonokokkus zum Gegenstand haben, und läßt man ebenso die Aufgaben des chemotherapeutischen Studiums oder die Gewinnung von Impfstoffen für spezifische Therapie außer Betracht, so sind es vor allem drei praktische Probleme, denen die Züchtung der Trippererreger zu dienen hat:

1. In all den Fällen, in denen im Untersuchungsmaterial die Keime nur so spärlich enthalten sind, daß die bakterioskopische Diagnose im Stiche läßt, wird in Übereinstimmung mit den allgemeinen Regeln der Bakteriologie nur die Kultur die Feststellung der Krankheitsursache bringen. Das kann bei der spezifischen Blennorrhöe, wo der abfließende Eiter manchmal nur minimale Mengen von Gonokokken enthält, der Fall sein; das dürfte bei der gonorrhoischen Pyelonephritis einen hohen Prozentsatz, bei der Gonarthritis die Mehrzahl der Fälle ausmachen und umfaßt ausnahmslos alle Fälle von Trippersepsis.

2. Während also in dieser ersten Gruppe schon die Feststellung der Krankheitsursache an den kulturellen Nachweis der Erreger gebunden war, handelt es sich hier um die Sicherung der Heilung, wenn die Präparate im Laufe der Behandlung längst gonokokkenfrei geworden, die klinischen Erscheinungen abgeklungen sind. Die Frage des Ehekonsenses gehört hierher.

Und 3. bleibt die Züchtung letzte Instanz bei den oben geschilderten Fällen, besonders von Cervicalgonorrhöe, wo extracelluläre gramnegative Diplokokken im Präparate gefunden werden und die Differentialdiagnose Gonokokkus oder Micrococcus catarrhalis zur Diskussion steht.

Nährböden.

Nach den unsicheren Versuchen Neissers und anderer, auf gewöhnlicher Nährgelatine unterhalb von 30° C Oberflächenkulturen von Gonokokken zu gewinnen, gelangen zweifelsfreie Züchtungen zuerst Leistikow und Löffler, die der Nährgelatine Serum zusetzten und ihre Kulturen bei 37° hielten, damit freilich nur einen flüssigen Nährboden an der Hand hatten. Auch Bumm konnte anfangs nur mit Serum und bei einer Temperatur von 30—34° zum Erfolg gelangen. Sein berühmter Infektionsversuch an der weiblichen Urethra, ähnlich wie ein entsprechendes älteres Experiment von Bockhart, ist mit einer dritten Subkultur solcher flüssigen Nährböden ausgeführt. Die erste eindeutige feste Kultur gelang Bumm im Jahre 1885 auf Menschenserum, das er durch Blutentnahme aus der Placenta nach Abnabelung des Neugeborenen gewann und nach Kochs Vorschrift durch Erwärmung über 70° gelatinieren ließ.

Alle diese Vorarbeiten brachten die Erkenntnis, daß das künstliche Wachstum der Gonokokken an die Gegenwart von Eiweiß gebunden ist. Und auf dieser Erkenntnis baute Wertheim seinen Serumagar auf; das Material wird von ihm im menschlichen Blutserum verrieben und weiter mit Serum verdünnt und nun im Verhältnis von 1:2—3 mit flüssigem, auf 40° abgekühltem Agar gemischt und zu Platten ausgegossen. Einen wichtigen Schritt weiter ging Kiefer, der die Serumagarplatten erst fertig herstellte und auf ihrer Oberfläche das Material zur Aussaat brachte. Da sich bald zeigte, daß die Brauchbarkeit des Serumagars im wesentlichen an die Verwendung menschlichen Eiweißes gebunden ist, Tiersera, vielleicht mit Ausnahme des Kaninchens, nicht annähernd die gleichen Resultate ergeben, mußte nach einer reichlicher fließenden Eiweißquelle gesucht werden. Und so verdrängte die Ascitesflüssigkeit, auch heute noch das landläufigste Gonokokkennährmedium, mehr und mehr das kostbarere Serum.

Die Brauchbarkeit des Ascitesagar hat zur Voraussetzung einen hinreichend hohen Gehalt des Bauchwassers an Eiweiß und sterile Abnahme. Denn selbstverständlich läßt sich Ascites nur unterhalb von 60° C mit dem Agar mischen und kann nicht durch Kochen sterilisiert werden. Die übliche Aufbewahrung größerer Ascitesmengen mit Chloroformzusatz, der vor der Vermischung mit dem Agar durch Erwärmen auf 60° wieder vertrieben werden muß, ist nicht unbedenklich. Endlich kann der oft sehr hohe Alkalitätsgrad des Ascites ungünstig wirken. So muß der Ascitesagar doch nur als ein unsicherer Nährboden angesprochen werden, und zahllos sind die begreiflichen Versuche, gänzlich von ihm loszukommen. Verwandt wird er am besten 50⁰/₀ig, d. h. durch Mischung gleicher Teile von Ascites und Agar, und wenn möglich, unter Ersatz des in Deutschland üblichen Pepton Witte durch das weniger weit abgebaute französische Präparat von Chapoteaut.

Es sollen an dieser Stelle nicht die vielen meist überholten Nährbodenrezepte angeführt werden, die kaum mehr als historisches Interesse besitzen (Eigelbmedien, Wassermanns Nutrose-Agar). Dagegen erwies sich dem Ascites überlegen, weil zuverlässiger, die Verwendung von Blut, das Abel zum ersten Male in der Form der Pfeifferschen Influenzaplatte als Blutaufstrichagar in die Gonokokkenforschung einführte. Die heute magistrale Blutagarplatte, hergestellt durch Mischung defibrinierten Blutes zu 5—10⁰/₀ mit verflüssigtem, hinreichend abgekühltem Agar ohne oder mit Zusatz von Traubenzucker zu 2⁰/₀, ist nicht wie der Serumagar auf Verwendung von Menschen- oder Kaninchenblut beschränkt; auch Pferdeblut, wie Jos. Koch als erster zeigte, tut gute Dienste. Neben diesen Vorzügen erweist sich die Blutplatte allen anderen Nährböden da überlegen, wo das Kulturmaterial, z. B. zu serologischen Arbeiten, in Kochsalzlösung aufgeschwemmt werden soll, da die auf ihr wachsenden Gonokokken lange nicht so schleimig und daher gleichmäßiger verreibbar sind. Andererseits aber erfüllt die Blutplatte doch nicht alle Ansprüche an einen zuverlässigen Nährboden und selbst bei Verwendung von Menschenblut wird in der modernen Literatur über einen nicht geringen Prozentsatz von Versagern bei der primären Züchtung aus dem Ausgangsmaterial geklagt. Dazu kommt, daß die Undurchsichtigkeit des Nährbodens die Auffindung und Isolierung der Kolonien ungemein erschwert.

So kann es nicht überraschen, wenn auch jetzt kaum ein Jahr ohne die Veröffentlichung eines neuen Gonokokkennährbodens vergeht. Ausgehend von der Feststellung Zweifels, daß gonorrhoisch erkrankte Schleimhäute der Frau häufig saure Reaktion zeigen, hat Lorentz Ende 1922 seinen Milchsäureascitesagar empfohlen. Natursaurer Agar mit 1⁰/₀ Nutrose wird im Verhältnis 3 + 1 mit mindestens 3⁰/₀ Eiweiß enthaltendem Ascites unter Zugabe von 2⁰/₀ einer 1⁰/₀igen Milchsäurelösung gemischt. Lorentz will mit diesem Nährboden lückenlose Erfolge erzielt haben. Aber schon 1924 publizierte Ikoma aus einem

Wiener Institut eine Arbeit, die in vergleichsweisen Untersuchungen an zwei schwer zücht-
baren Gonokokkenstämmen die Überlegenheit der Citronensäure über die Milchsäure feststellte. Ikoma erinnert daran, daß erst seit 1895 die schwach alkalische Reaktion des Nährbodens in der Bakteriologie des Gonokokkus gefordert wurde, während vorher mehrere
Autoren die Überlegenheit neutraler oder gar schwach saurer Nährmedien hervorhoben.
Als Optimum ergab sich ein Zusatz von $0,4^0/_0$ n-Citronensäure zu Ascites-, weniger gut
Pferdeserumagar.

Leider läßt die Arbeit Ikomas die Feststellung der pH-Konzentration als exakten
Maßstabes der Alkalität vermissen. Es ist zweifellos eine Aufgabe der modernen Bakteriologie, mittels dieser heute unerläßlich gewordenen Bestimmung der Wasserstoffionen-
Konzentration das Alkalescenzoptimum für Gonokokkenkulturen nachzuprüfen. Mir
selbst hat der Zusatz von Citronensäure nach Ikomas Vorschrift nur ungünstige Ergebnisse
gezeitigt, freilich nicht mit Ascitesagar, sondern mit dem gleich zu schildernden optimalen
Nährboden.

Es darf nämlich darauf hingewiesen werden, daß seit mehreren Jahren ein Gonokokkennährboden zur Verfügung steht, der alle Ansprüche befriedigen dürfte. Er emanzipiert
den Untersucher von der schwierigen Beschaffung und Konservierung eines geeigneten
Ascites und ist leicht sterilisierbar; er vermeidet die Nachteile der Blutplatte, da er vollkommen farblos und transparent ist. Und was das Entscheidende bleibt, er führt ausnahmslos
innerhalb von 24 Stunden zur Kultur; wie mir erst in den letzten Wochen von Untersuchern,
wie Alfred Cohn, die jahrelang mit dem Nährboden arbeiten, bestätigt wurde, können
Versager, die auf der Unzulänglichkeit des Agars beruhen, als ausgeschlossen gelten. Ich
weiß mich frei von Parteilichkeit und darf betonen, daß ich trotz eigener günstiger Resultate
in den Jahren 1919 und 1920 auf eine Publikation verzichtete. So war der Lausanner
Hygieniker Galli-Valerio der erste, der Ende 1920 auf die Überlegenheit des ,,agar de
Levinthal comme milieu de culture surtout du Micrococcus Gonorrhoeae" hinwies. Und
erst dieser Tage erkennt Strempel aus der Klinik von Erich Hoffmann den Nährboden
als allen anderen überlegen an.

Der von mir im Jahre 1918 veröffentlichte Influenzanährboden, der Kochblutagar,
wird folgendermaßen hergestellt, wobei die genaueste Innehaltung aller Vorschriften Voraussetzung für seine Güte ist: $2^0/_0$iger Nähragar, dessen Alkalescenz zwischen pH 7,3—7,5
liegen soll, verflüssigt und auf etwa 60^0 abgekühlt, wird im Kolben ganz langsam und unter
dauerndem Schütteln zu etwa $5^0/_0$ mit Blut versetzt und durchgemischt. Man verwendet
frisches oder defibriniertes Blut vom Menschen oder jeder beliebigen Tierart, am bequemsten
defibriniertes Pferdeblut, natürlich steril entnommen. Das Gemisch wird im Dampftopf unter
maximaler Dampfentwicklung gekocht. Diese Prozedur darf unter keinen Umständen die
Dauer von 5 Minuten bei etwa 1 Liter, von 8—10 Minuten bei 2 Liter überschreiten, da über-
kochter Agar unbrauchbar wird. Das so erhitzte Blutagargemisch enthält Serum und Hämo-
globin in groben schokoladenbraunen Gerinnseln zusammengeballt und wird nun durch Watte
filtriert. Hierfür eignet sich nicht die entfettete Verbandwatte, vielmehr wird eine dicke Lage
gewöhnlicher Stopfwatte auf Glastrichtern, die in Kolben stehen und mit großen Schalen zu-
gedeckt sind, im Heißluftschrank bei 250^0 bis zu leichter Bräunung sterilisiert. Nur dann läuft
ein völlig klarer und farbloser Agar bei der Filtration, die selbstverständlich unter streng asep-
tischen Kautelen und, um vorzeitiges Erstarren zu verhüten, im 60^0-Schrank vorgenommen
wird, hindurch. Der Nährboden wird ohne weiteres, also ohne erneute Sterilisation, in hochgefüllte Reagensgläser verteilt und bei Zimmertemperatur aufbewahrt. Erst bei Bedarf stellt
man die Röhrchen zur Verflüssigung höchstens $2^1/_2$ Minuten lang in ein bereits vorher kochen-
des Wasserbad und gießt sofort noch heiß zu Schrägröhrchen oder in Petrischalen aus.

Für das überraschend günstige Wachstum der Gonokokken auf diesem Nährboden
dürfte kaum sein Gehalt an Hämatin verantwortlich zu machen sein; dagegen scheint
ein optimaler Gehalt und Dispersionsgrad vitaminöser Substanzen, die einerseits durch
die Kochprozedur aus dem Blut freigemacht, andererseits durch die beschränkte Erhitzungs-
dauer noch nicht zerstört werden, die Hauptrolle zu spielen.

Entsprechend den geschilderten festen Nährböden wird ein flüssiges Kulturmedium
entweder durch Vermischung von Ascites oder Serum mit Bouillon oder wieder am besten
nach der eben geschilderten Vorschrift als Kochblutbouillon hergestellt, die jedoch besser
durch im Autoklaven sterilisierte Papierfilter zu filtrieren ist.

Eigenschaften der Gonokokkenkultur.

Auf all den geschilderten festen Nährböden wachsen die Gonokokken in 24,
bei den ungeeigneteren Medien in 48 Stunden in zarten, durchsichtigen Kolonien.
Während diese auf Ascitesagar tautropfenklein bleiben, wachsen sie auf Blut-
platten oder Kochblutagar in 3—4 Tagen zu mehreren Millimetern im Durchmesser heran. Auf allen Nährböden ist die Einzelkolonie kreisrund und zeigt

einen scharf geschnittenen Rand. Benachbarte Kolonien konfluieren; an Stellen
dichter Keimaussaat kann das Kulturmaterial zu einem geschlossenen Rasen
zusammenfließen.

Auf Ascitesagar weist die Kolonie nur eine geringe Höhe auf; sie gehört
also zum flachen Typ; die älteren Exemplare tragen vielfach im Zentrum eine
knopfartige Erhebung. Die Kultur ist trocken und stumpf, sie bildet mit zu-
nehmendem Wachstum immer stärker und stärker Schleim, so daß die Abnahme der Bakterien von der Grundlage und vollends ihre gleichmäßige Verreibung in Wasser oder Kochsalzlösung Schwierigkeiten macht.

Auch auf der Blutplatte zeigen die Kolonien nur geringe Erhabenheit und
die zentrale Knopfbildung, dagegen relativ schwache Schleimentwicklung.
Auch hier wirkt die Kolonie nicht feucht; in der Aufsicht erscheinen dichtere
Stellen grau. Der Nährboden bleibt unverändert, das Blut wird nicht gelöst
oder verfärbt.

Dagegen sind auf Kochblutagar die Kolonien von vornherein viel stärker
gewölbt und glänzen saftig feucht. Sie zeigen anfangs keinerlei Struktur, sind
vielmehr völlig transparent; erst nach 2 Tagen beginnt eine leichte Trübung
in der Durchsicht deutlich zu werden. Die Schleimbildung ist nur wenig stärker
als auf der Blutplatte.

Während gewöhnlicher Nähragar bei frisch gezüchteten Gonokokkenkulturen ausnahmslos steril bleibt, passen sich bei länger fortgesetzter Kultivierung die späteren Generationen immer mehr der künstlichen Züchtung an
und bilden schließlich auch auf eiweißfreiem Nährboden wenn auch winzig
kleine Kolonien.

Die Gonokokken sind strikte Aerobier; Platten, die in sauerstofffreier Atmo-
sphäre gehalten werden, gehen nicht an. Dem entspricht das Wachstum in
flüssigen Medien. Als feine Oberflächenhaut vermehrt sich die Einsaat in den
ersten Tagen, bis die infolge ihrer Schleimbildung stark verklebende Masse
zu Boden sinkt und nun jede weitere Entwicklung aufhört. Aber gerade in
diesem nicht mehr wachsenden Bodensatzklumpen bleiben die Keime am längsten
leben. Noch nach 1—2 Wochen können sie abgeimpft werden, während die
Oberflächenkulturen auf festen Nährböden schon nach 4—5 Tagen absterben.

Von diesem ganz charakteristischem Verhältnis zwischen Vermehrung und
Absterben ziehen zwei Verfahren zur Gewinnung sog. Dauerkulturen die Konsequenzen. MORAX impft Gonokokken auf hochgefüllte Ascitesagarröhrchen
im Stich; die bei den geringen Sauerstoffmengen in der Tiefe entstehenden
kleinen Kolonien bleiben dann erheblich länger lebensfähig und konnten manchmal noch nach mehr als 1 Jahr abgeimpft werden, wenn die Röhrchen dauernd
im Brutschrank gehalten wurden. Ich habe von zahlreichen Gonokokken-
Stichkulturen nach 21—46 Tagen mit Erfolg abimpfen können. Noch einen
Schritt weiter geht UNGERMANN in seinem ausgezeichneten Verfahren. Er
benutzt reines oder mit physiologischer Kochsalzlösung verdünntes Kaninchen-
serum, das in Präcipitationsröhrchen gefüllt, $^1/_2$ Stunde im Wasserbad von
60° C erhitzt und sofort mit sterilem flüssigem Paraffin überschichtet wird.
Beimpft und entnommen wird mittels Capillare durch die 1—2 cm hohe Paraffin-
schicht hindurch. Ich habe die guten Ergebnisse UNGERMANNs 1919 nach-
geprüft und freilich nur mit unverdünntem Serum vom Kaninchen oder vom
Menschen mehrere Stämme 98—120 Tage lang am Leben halten können, wenn
die Röhrchen dauernd im Brutschrank blieben. Auch BUSCHKE und LANGER
bestätigen die günstigen Ergebnisse des UNGERMANN-Verfahrens. Sie ziehen
das ihnen bequemere Menschenserum vor und beimpfen nicht nur mit Reinkulturen, sondern auch mit Ausgangsmaterial, Trippereiter, direkt. Abimpfungen
gelangen ihnen bis zu 56 Tagen, ohne daß damit die Grenze der Konservierung

erreicht wäre. In diesen UNGERMANN-Röhrchen bewahren die Bakterien nicht nur ihre Lebensdauer, sondern alle ihre Eigenschaften, z. B. auch den ursprünglichen Grad von Virulenz, ein Phänomen, das UNGERMANN vor allem an Pneumokokken studiert hat. Wie sind nun diese Erscheinungen zu erklären? Sicher handelt es sich gar nicht um Kulturen im eigentlichen Sinne; eine nennenswerte Vermehrung der eingesäten Keime findet in dem an Nährstoffen armen, nur wenig Sauerstoff enthaltenden — aber keineswegs anaeroben — Milieu nicht statt. So ruhen die Keime in einer Art von Latenzzustand und bewahren die den eingeimpften Exemplaren anhaftenden Eigenschaften. Das Verfahren, das interessante Perspektiven auf die Beziehung von Leben und Tod eröffnet, steht in der Forschung nicht isoliert. Es findet sein älteres Gegenstück in der berühmten Methode NEUFELDS zur Konservierung von Pneumo- oder Streptokokken. Organe infizierter Mäuse (Milz, Herz) werden im Exsiccator aufbewahrt. Die in den eintrocknenden und knochenhart werdenden Geweben eingeschlossenen Bakterien bewahren jahrelang Lebensfähigkeit und ursprüngliche Virulenz. Sie konservieren ihre individuellen Eigenschaften, weil sie sich nicht vermehren und somit verändern.

Das Temperaturoptimum für Gonokokkenkulturen liegt zwischen 35 und 38 ° C.

Morphologie der Kulturgonokokken.

Die oben an der Hand von Eiterpräparaten geschilderten Vermehrungsvorgänge lassen sich besonders ausgezeichnet an Kulturausstrichen studieren. Der Ausstrich der Reinkultur, am besten mit verdünntem Carbolfuchsin gefärbt, hat ungemein charakteristische

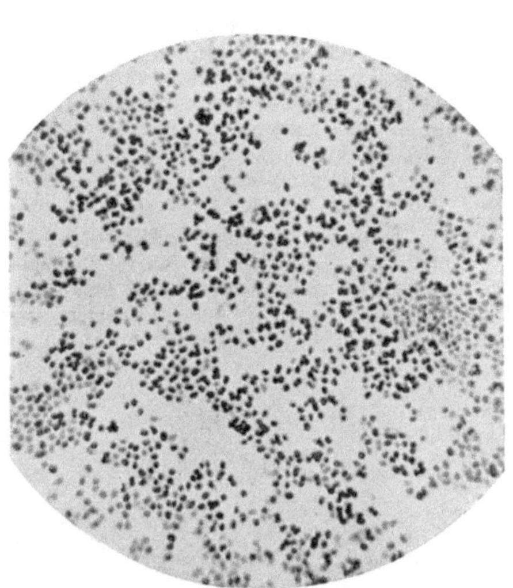

Abb. 31. 24 Stunden alte Reinkultur von typischen Gonokokken auf Kochblutagar. Färbung Gentianaviolett. Vergr. 1 : 1000. Photogramm Prof. ZETTNOW.

Eigenschaften, die den Gonokokken mit den Meningokokken gemeinsam sind. Als Präparate, die solchen Studien zugrunde zu legen sind, können drei verschiedene Arten dienen. Einmal wird Material von der Platte mit Platinöse oder -nadel abgenommen und in einem Tröpfchen Wasser gleichmäßig in dünner Schicht verrieben. Zum Vergleich mit solchen Ausstrichen werden zweitens Klatschpräparate gemacht; ein sauberes Deckgläschen wird auf eine mit isolierten Kolonien bestandene Stelle der Platte senkrecht von oben ohne seitliche Verschiebung aufgelegt, leicht angedrückt und wieder senkrecht emporgehoben. Dann haften am Glase die leicht gequetschten Kolonien in Originalform und -lage. Und schließlich läßt sich die Morphologie am exaktesten im Tuschepräparat nach BURRI erkennen; das Bakterienmaterial, in einem Tröpfchen Wasser verrieben, wird auf dem Objektträger mit der gleichen Menge guter chinesischer Tusche vermischt und mit der Kante eines geschliffenen Objektträgers nach der Methode des Blutausstriches gleichmäßig in dünner Schicht ausgezogen.

Vergleicht man an der Hand dieser drei Präparationen Aussehen und Veränderung einer Gonokokkenkultur auf gutem Nährboden nach 24, 48 und 72 Stunden, so erkennt man folgendes, tabellarisch geordnet (Abb. 31):

Nach	Ausstrichpräparat	Klatschpräparat	Tuschepräparat
24 St.	Zwei Grundtypen miteinander vereint: 1. gut gefärbte, charakteristisch geformte Kokken, relativ groß, in allen Teilungsstadien, einzeln, zu zweit und in Vierergruppen. 2. Erheblich weniger an Zahl blassere, meist einzeln gelegene rundliche Kokken.	Die gut gefärbten typischen Gonokokken sehr einheitlich am Rande der Kolonien; das dichte, optisch kaum auflösbare Zentrum gut gefärbt.	Alle Exemplare scharf konturiert; viele einzeln gelegen. Auch die Diplokokken in Größe deutlich, aber wenig voneinander verschieden.
48 St.	Starke Differenzierung der beiden Typen: die blassen, unscharf begrenzten, kleineren Kokken überwiegen; zwischen ihnen die intensiv gefärbten, scharf umrissenen, größeren Diplokokken.	Die Randpartien immer noch sehr gleichmäßig aus gut gefärbten Exemplaren bestehend. Mitte verschwommen.	Wie nach 24 Stunden. Also sind die blasseren, im gefärbten Präparat kleiner wirkenden Exemplare nicht geschrumpft, sondern nur infolge Veränderung der Zellstruktur schlechter färbbar.
72 St.	Die kleineren, blassen Kokken bedecken das ganze Präparat; nur vereinzelt liegen unter ihnen die kräftig tingierten größeren Diploformen.	Auch jetzt besteht der Rand der erheblich gewachsenen Kolonien noch aus den gut gefärbten, sehr monomorphen Diplokokken. Die zentralen Partien undurchsichtig.	Drei deutlich verschiedene Formen: 1. Die scharf konturierten großen Diplokokken sind sehr selten geworden. 2. Viel öfter finden sich noch größere, blasig gequollene Kugeln, offenbar schleimumhüllte ältere Exemplare. 3. Ganz überwiegend werden Formen gefunden, die einzeln oder als Diplokokken gelegen, nicht unerheblich kleiner als Form 1, unscharf und zackig konturiert, wie angefressen, deutlich den Eindruck der Schrumpfung machen.

So läßt sich genau verfolgen, wie in den mittleren Partien der Kolonien sehr früh Degenerationsvorgänge einsetzen und überhand nehmen, kräftige Schleimproduktion auftritt und Auflösungsprozesse stattfinden, während vom Rande her immer noch neue Vermehrungsvorgänge an den intakten jüngeren Generationen sich abspielen, bis die ganze Kolonie dem Tode verfällt.

Biologie und Differentialdiagnose.

Die Gonokokken gehören, wie alle Kokken, zu den unbeweglichen, nicht sporentragenden Bakterien; sie zeigen auch im Organismus keine Kapselbildung.

Wie aus der kurzen Lebensdauer der Kulturen schon hervorgeht, sind die Gonokokken relativ empfindlich. Am schlechtesten vermögen sie der Austrocknung zu widerstehen; dagegen halten sie sich in feuchter Umgebung besser; z. B. hat man sie aus Badewasser noch nach mehreren Stunden züchten können. Groß ist auch ihre Empfindlichkeit gegen Temperatursteigerung; im allgemeinen wird eine Erwärmung der Kulturen auf 42° C nicht mehr vertragen. Doch haben BUSCHKE und LANGER für die UNGERMANN-Röhrchen eine weit höhere Toleranz ermittelt. Alle ihre geprüften Stämme hielten eine Erwärmung auf 41° C 10 Stunden lang ungeschädigt aus; ja sogar 52° C wurden von 3 unter 4 Stämmen 7 Stunden lang anstandslos vertragen.

Geht aus dieser Feststellung schon die bedeutende Schutzwirkung von Eiweißkörpern für die Gonokokken gegen physikalische Schädigungen hervor, so tritt das noch viel ausgesprochener bei der chemischen Desinfektion in die Erscheinung. Dem müssen also alle therapeutischen Reagensglasversuche Rechnung tragen; die keimtötende Wirkung von Desinfizienzien in eiweißfreier Suspensionsflüssigkeit erlaubt keinerlei Schlüsse auf Heilerfolg im Organismus. Aber selbst bei Berücksichtigung dieses Faktors ist die Empfindlichkeit der Gonokokken besonders gegen Silberpräparate und gewisse Quecksilbersalze recht erheblich, wie die Tabelle von STEINSCHNEIDER und SCHÄFFER aus der NEISSERschen Klinik zeigt (zitiert nach KOLLE-WASSERMANN):

Name des Mittels	Kon-zentration	Einwirkung durch	
		5 Min.	10 Min.
Argent. nitric.	1 : 1000	0	0
	1 : 4000	spärlich	0
Argentamin	1 : 2000	0	0
	1 : 4000	0	0
Argonin	1 : 4000	0	0
Protargol	$1\frac{1}{2}\%$	spärlich	0
	$1\frac{1}{4}\%$	ziemlich reichlich	einzelne Kolonien
	1%	spärlich	0
Sublimat mit NaCl. 1 : 10	1 : 10 000	einige Kolonien	1—2 Kolonien
	1 : 20 000	,, ,,	4—5 Kolonien
Hydrarg. oxycyanat.	1 : 3 000	0	0
Kali hypermangan.	1 : 1 000	reichlich	reichlich
	1 : 2 000	,,	,,
Zinc. sulfur.	1 : 400	,,	,,
Ammon. sulfoichthyol.	1%	mehrere Kolonien	1 Kolonie
	2%	4—5 Kolonien	0
Resorcin	2%	ziemlich reichlich	wenig
	4%	wenig	0

Und diesen Reagensglasversuchen entsprechen die außerordentlich zuverlässigen Ergebnisse im menschlichen Körper, vorausgesetzt, daß das Desinfektionsmittel auch wirklich an die Keime herankommt. Das ist der Fall bei den prophylaktischen Injektionen, sei es in die Harnröhre, sei es vor allem in den Conjunctivalsack; der erheblich schlechtere therapeutische Effekt beim Krankheitsprozeß beruht lediglich auf anatomischen Gründen.

Gering ist das chemische Leistungsvermögen der Gonokokken. In Bouillonkulturen wird kein Indol gebildet. Daß die Gonokokken keine hämolytischen Fermente besitzen, wurde schon erwähnt. Von den Zuckerarten wird ausschließlich die Dextrose unter Säurebildung vergoren. Darauf beruht das wichtigste chemische Differentialdiagnosticum gegenüber den einzigen pathogenen Stammverwandten der Gonokokken, den Meningokokken.

Nicht nur in Morphologie, Lagerung und färberischem Verhalten sind die Meningokokken von den Gonokokken nicht zu unterscheiden; auch die Züchtungsbedingungen sind bei beiden nahe verwandten Bakterienarten die gleichen. Hat denn nun aber die Unterscheidung dieser beiden Arten praktische Bedeutung? Kann im Einzelfall am Krankenbett die Frage, ob Gonokokkus, ob Meningokokkus, jemals aktuell werden, wo zwischen den Krankheitsbildern der Genickstarre und des Trippers doch gewiß keine differentialdiagnostischen Schwierigkeiten bestehen? Da wäre denn zuerst an die Conjunctivitis und die Sepsis zu erinnern, die in gleicher Weise von beiden Erregern ätiologisch bedingt sein können. Weiterhin kann die Identifizierung verdächtiger Diplokokken aus der Mundhöhle nötig sein. Und schließlich muß daran erinnert werden, daß gelegentlich Fälle von Gonokokkenmeningitis einerseits, von Meningokokkosen der Genitalien wie Epididymitis, Samenblasenentzündung andererseits beschrieben worden sind. Freilich von viel größerer praktischer Wichtigkeit ist die Unterscheidung der Gonokokken von jenen ebenfalls gramnegativen. kaffeebohnenförmigen Saprophyten der Katarrhalisgruppe; diese Differentialdiagnose dürfte bei chronischen Prozessen, besonders der Frau. zum täglichen Brot der Praxis gehören.

Vorbedingung der Differentialdiagnose der drei gramnegativen Diplokokkenarten ist natürlich die Reinkultur: schon diese läßt meist nur noch geringe Zweifel übrig. Die Meningokokken wachsen in ungleich üppigeren Kolonien auf den Eiweißnährböden oder der Kochblutplatte; sie sind auf der Blutplatte meist durch deutliche Hämolyse von den Gonokokken unterschieden. Das morphologische Bild des Kulturausstriches ist freilich dem der Gonokokken fast gleich und zeigt denselben Dimorphismus. Die Katarrhaliskokken dagegen, die als banale Saprophyten kulturell sehr anspruchslos sind und auch auf gewöhnlichem Agar in dicken, trüben, trockenen Kolonien wachsen, zeigen im Präparat der Kultur ganz gleichmäßigen Habitus; alle Exemplare sind gleich groß und gleich gut gefärbt. Die letzte Identifizierung liefert die Prüfung des Zuckervergärungsvermögens nach Lingelsheim. Verwandt werden drei Zuckerarten, Dextrose, Maltose, Lävulose. Die Originalvorschrift lautet (zitiert nach Marx):

Es werden von den Zuckerarten $10^0{}_{,0}$ige Lösungen in Lackmuslösung hergestellt, die in Reagensgläsern zu je 10 ccm 2 Minuten im Wasserbad von 100^0 sterilisiert werden. Nach dem Abkühlen werden pro 10 ccm 0,5 ccm Normalsodalösung zugefügt. Von dieser sterilisierten und alkalisierten Zuckerlackmuslösung werden je 1,5 ccm zu 13,5 ccm flüssigen Ascitesagars zugesetzt, gemischt und in Petrischalen ausgegossen. Beimpfung des Nährbodens im Strich. Rotfärbung der gewachsenen Kultur beweist die eingetretene Vergärung.

Ich ziehe es vor, Kochblutagar heiß mit der sterilisierten Lackmuslösung zu $10^0/_0$ und dem Testzucker zu $1^0/_0$ zu mischen und lasse den Alkalizusatz ganz fort. Die Unterschiede der drei Bakterienarten unter Hinzufügung einiger anderer banaler Repräsentanten aus der Gruppe der gramnegativen Kokken, deren teilweise intensive Pigmentbildung jede Verwechslung schon von vornherein ausschließt, zeigt die Tabelle von Kutscher:

Diplokokkenart	Gärungsvermögen gegenüber		
	Dextrose	Maltose	Lävulose
Meningokokkus.	+	+	—
Gonokokkus	+	—	—
Micrococcus catarrhalis	—	—	—
Diplococcus flavus	+	+	+
Micrococcus cinereus	—	—	—

Diese biochemische Prüfung kann schließlich auch da von entscheidender Bedeutung sein, wo meist bei chronischen Gonorrhöen die typischen Gonokokken im Präparate fehlen und nun das Kulturverfahren sog. atypische Stämme züchten läßt. Die Beobachtung solcher degenerativ veränderter Gonokokken ist in der Geschichte der Gonorrhöe von ehrwürdigem Alter. Schon Bumm in seiner Monographie von 1885 gibt eine anschauliche Darstellung. Nach ihm haben zahlreiche Autoren solche atypischen Formen beschrieben. Letzthin hat Alfred Cohn Beobachtungen an zwei anfangs typischen Stämmen aus unserem Institut „Robert Koch" publiziert. die nach 5 Monate fortgeführter Züchtung und besonders nach Anpassung an gewöhnlichen Agar zu teilweise abenteuerlichen Bildungen degenerierten, wie das Photogramm von Professor ZETTNOW zeigt (Abb. 32). „Neben typischen Diplokokken finden sich aufgeblähte, nullähnliche Gebilde, dann wieder in die Länge gestreckte Formen, öfters nur aus zwei Gliedern bestehend, mitunter deren mehrere aufweisend und dann im Bogen verlaufend, peitschenartig und fast immer segmentiert. Doch auch hier läßt sich an den einzelnen Segmentabschnitten die Zusammensetzung aus mehreren langgestreckten Diplokokken erkennen. In bezug auf die Färbung ist zu bemerken, daß die degenerativen Formen mit Methylenblau sich nicht so intensiv und regelmäßig färbten, wie die normalen; daß auch nach Gram, insbesondere bei den großen, peitschenähnlichen Gebilden öfters keine völlige Entfärbung eintrat." Auch bei diesen Stämmen ergab die Prüfung nach LINGELSHEIM die typische Vergärung allein des Traubenzuckers.

Diagnostische Bedeutung des Kulturverfahrens.

Wie schon oben ausgeführt, hat das Züchtungsverfahren erstens die Aufgabe, die Diagnose Gonorrhöe zu ermöglichen, wenn von vornherein, wie z. B. bei der Sepsis, das mikroskopische Präparat im Stiche läßt.

Von gleicher Bedeutung ist die Kultur für die Feststellung der Heilung. Es liegt auf der Hand, daß nach dem Schwinden ausgesprochener Krankheitserscheinungen der mikroskopische Nachweis etwa noch spärlich vorhandener Keime unsicher wird. Auch wenn, wie bei einem Prostataexprimat, einem Ejaculat, dem Sekret der Portio ausreichende Mengen von Untersuchungsmaterial zur Verfügung stehen, kann immer nur ein winziger Teil bakterioskopischer Durchmusterung unterworfen werden. Da kommt dann die Züchtung zu ihrem Recht, bei der ganz andere Mengen verarbeitet werden können, und die gleichzeitig erwünschte Auskunft über Art und Grad einer Mischinfektion mit Sekundärkeimen gibt. So halten besonders französische Dermato-

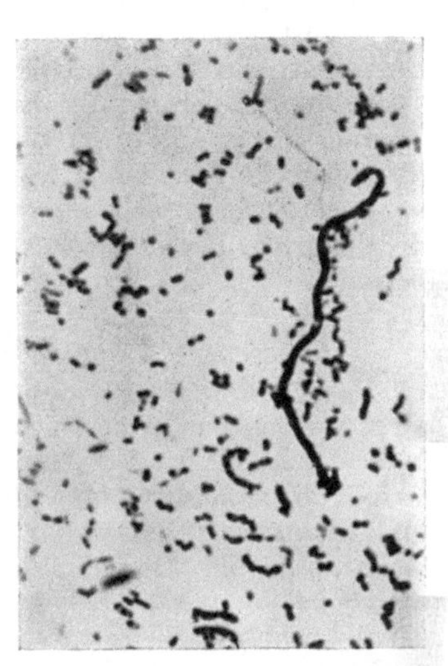

Abb. 32. 24 Stunden alte Reinkultur von atypischen Gonokokken auf gewöhnlichem Agar. Aus ALFRED COHN. Vergr. 1 : 1000. Photogramm Prof. ZETTNOW.

logen seit langem das Kulturverfahren für obligat zur Feststellung der Heilung, und auch bei uns mehren sich in letzter Zeit die Stimmen in diesem Sinne, vor allem von Untersuchern, die mit einwandfreien Nährböden arbeiten. Dabei empfiehlt es sich, das Material nicht nur auf Platten zu verarbeiten, sondern auch gleichzeitig Aussaaten in flüssigen Nährböden, also z. B. Kochblutbouillon, anzulegen; diese Vorkulturen oder Anreicherungen sind nach 24 und 48 Stunden auf Platten auszusäen.

Von entscheidender Bedeutung ist schließlich die Kultur zur bakteriologischen Diagnose in den Fällen, bei denen zwar gramnegative Diplokokken mikroskopisch gefunden werden, das Fehlen der intracellulären Lagerung jedoch die Diagnose Gonokokken ohne weiteres verhindert. Da muß selbstverständlich die Kultur unter allen Umständen zur Züchtung gramnegativer Diplokokken führen, die dann leicht differentialdiagnostisch zu identifizieren sind.

Sind nun diese Methoden der Bakterioskopie und Bakteriologie für alle Zwecke der Diagnostik ausreichend? Und wenn etwa nicht, sind mit ihnen unsere Hilfsmittel erschöpft?

Die erste Frage wird leider mit einem entschiedenen Nein zu beantworten sein. Außerordentlich hoch ist der Prozentsatz der Scheinheilungen, bei denen in Wirklichkeit an schwer zugänglichen Stellen der inneren Genitalien Depots von Gonokokken zurückbleiben. Beim Manne können solche abgekapselten Nester in den Adnexen sitzen, oder Drüsen der Urethralschleimhaut bleiben chronisch infiziert. Bei der Frau stellen nach Ansicht zahlreicher Kliniker chronisch Kranke oder klinisch gesunde Keimträgerinnen die große Mehrzahl der Fälle dar. Mit Recht vergleichen BUSCHKE und LANGER die biologischen Verhältnisse in diesen abgekapselten Nestern mit den Lebensbedingungen im UNGERMANN-Röhrchen und machen mit diesem Vergleich die außerordentliche Hartnäckigkeit solcher Infektionen plausibel. Daß solche Keimträger nicht nur selbst dauernd gefährdet bleiben und das Damoklesschwert der gonorrhoischen Allgemeininfektion über ihnen hängt, sondern auch eine gefährliche Quelle der Übertragung hier ununterbrochen fließt, bedarf keiner weiteren Ausführung. So gewinnt also die zweite Frage höchste Bedeutung: Ist unsere diagnostische Kunst hier zu Ende? Auch hier heißt die Antwort, diesmal glücklicherweise, nein. Es mehren sich gerade in letzter Zeit die Publikationen, die die große Bedeutung serologischer Methoden für Diagnose und Prognose betonen.

III. Serologie der Gonorrhöe.

Das Studium der Gonokokkenserologie ist zwar annähernd 20 Jahre alt, aber wegen der keineswegs ermutigenden Resultate bald wieder, besonders in Deutschland, in Vergessenheit geraten. Erst in den letzten Jahren häufen sich in allen Ländern, neuerdings auch bei uns, die Arbeiten, die in theoretischer und praktischer Beziehung große Erfolge zu erzielen vermochten. So rechtfertigt sich die ausschließliche Berücksichtigung der modernen Literatur an dieser Stelle, zumal die meisten der zitierten Publikationen gute Angaben der älteren Vorarbeiten enthalten.

Nach zwei Seiten hin wurden die serologischen Untersuchungen von jeher orientiert. Einmal war das Studium der verschiedenen Gonokokkenstämme, in Reinkultur isoliert, hinsichtlich ihrer antigenen Beziehungen zu einander und gegenüber den biologisch nahe verwandten Meningokokken Gegenstand der Forschung. Und andererseits galt es, im Serum der Gonorrhoiker, Kranker und Genesener, spezifische Antikörper nachzuweisen, ein Problem, das gleich bedeutungsvoll für die theoretischen Fragen der Immunität wie für die praktischen Aufgaben der Diagnose und Heilungsfeststellung ist.

Die serologische Differenzierung verschiedener Typen ein und derselben Bakterienart hat bekanntlich auf dem Gebiete der Pneumokokken und Meningokokken in der letzten Zeit Triumphe gefeiert. Für die Gonokokken gehen entsprechende Versuche, besonders amerikanischer Autoren, bis auf die Jahre 1907/1908 zurück. Vor allem war es TORREY und seine Schule, die so zur Aufstellung differenter Gonokokkengruppen gekommen waren. In der gleichen Richtung bewegen sich die Arbeiten von JÖTTEN (1920), der mit Hilfe der Agglutination mit Kaninchenimmunseren 4 verschiedene Haupttypen unterschied, von denen sich die beiden ersten A und B im Mäuseversuch als giftiger erwiesen als die beiden anderen. Und dieselbe höhere Toxizität will JÖTTEN bei diesen Gruppen aus der Analyse der zugehörigen Krankheitsgeschichten ablesen, obgleich zwar die 9 Stämme der Typen A und B alle von schwereren oder komplizierten Fällen stammten, unter den 9 Stämmen der ungiftigeren, gegen Phagocytose und Bactericidie empfindlicheren Gruppen C und D aber nur 5 aus Fällen mit glattem Heilungsverlauf gezüchtet waren. So wird gegenüber der relativ kleinen Untersuchungsreihe der JÖTTENschen Arbeit in neuester

Zeit in England, Amerika, Dänemark wieder die relativ einheitliche Natur der Gonokokken betont, zum mindesten gezeigt, daß mit der feineren Methodik des Agglutinin-Absorptionsversuches eine ganz überwiegende Hauptgruppe mit nur unwichtigen Abweichungen der Varianten festzustellen ist. Zu diesem Resultat kommt an der Hand eines Materials von 100 Stämmen vor allen die letzte Arbeit (1923) des Schotten Tullock, der sich neben anderen Zitaten auch auf eine briefliche Bestätigung Torreys berufen kann, also des Autors, von dem die nun wieder aufgegebene Typeneinteilung vor mehr als 15 Jahren inauguriert worden war.

Es muß betont werden, daß für solche serologischen Differenzierungen die einfache Analyse durch Agglutination mit Kaninchenimmunserum nicht ausreicht. Daß diese Methode für feinere Unterscheidungen viel zu grob ist, zeigt schon die starke Mitbeeinflussung von Meningokokken durch agglutinierende Gonokokkenseren. Andererseits werden die Schlußfolgerungen allein auf Grund der Zusammenballung entwertet durch die in weiten Grenzen schwankende Agglutinabilität der Gonokokkenstämme und oft genug unmöglich gemacht durch spontane Neigung zur Haufenbildung (Spontanagglutination oder besser Agglomeration). Die Bordet-Gengousche Komplementbindung, deren einzigartiger Wert für die Serologie am Krankenbett uns gleich beschäftigen wird, spielt für das Typenproblem eine ganz untergeordnete Rolle. Als feinstes Instrument der Receptorenanalyse hat sich auf allen Gebieten der Bakteriologie die vom Castellanischen Versuch abgeleitete Agglutinin-Absorption bewährt. Einstweilen muß also daran festgehalten werden: Wenn auch die Gonokokkenart keineswegs die homogene Struktur, wie sie Typhusbacillen oder Choleravibrionen zeigen, aufweist, dominiert doch ganz entschieden ein serologischer Grundtyp, von dem sich etwa $25^0/_0$ der Stämme nur unwesentlich unterscheidet.

Die Konsequenzen dieser Anschauung gehen in zwei Richtungen: Für die Therapie erübrigt sich die Auswahl eines bestimmten, mit dem infizierenden Stamm des einzelnen Krankheitsfalles typgleichen Antigens als Vaccins zur aktiven Immunisierung; es ist überflüssig, die praktisch nicht immer einfache Herstellung einer Autovaccine zu fordern; auch die Verwendung eines spezifischen Serums, wie sie wohl ausschließlich in der Form der sensibilisierten Vaccine nach Besredka in Betracht kommt, ist nicht an die vorhergehende Ermittlung des krankmachenden Typus gebunden. Für die Diagnose ist ebenso die Verwendung jedes Antigens zum Nachweis der spezifischen Antikörper geeignet, wie Tullock an 200 Patientenseren festgestellt hat.

Das führt uns auf das zweite große Gebiet serologischer Fragestellung, den Nachweis von Antikörpern im Serum des Infizierten. Wenn auch bei der Diagnose der Gonorrhöe die Serologie eine viel geringere Rolle spielt, als etwa der Vidal beim Typhus, bei dem der direkte Bacillennachweis häufig mißlingt, so war vor allem für die sichere Feststellung einer Heilung in den bakteriologischen Methoden eine empfindliche Lücke offen geblieben, wie wir gesehen haben.

So sind auch die Bestrebungen in dieser Richtung bis auf das Jahr 1906 zurück zu verfolgen. Freilich der Nachweis von Agglutininen, also der Gonorrhöe-Vidal, ergab keine brauchbaren Resultate. Die Prüfung mit Hilfe der Präcipitation erwies sich als ebenso unbefriedigend. Der umständliche Phagocytoseversuch, sei es als Feststellung des opsonischen Index nach Wright, sei es als Bakteriotropinauswertung nach Neufeld, kommt für chronische Prozesse von vornherein nicht in Frage.

Dagegen hat die Bordetsche Komplementbindungsreaktion eine immer größere Verbreitung gefunden und wird in ihrem diagnostischen Wert von mancher Seite heute mit der Wassermannschen Reaktion bei Lues in Parallele gestellt. ,,Sie sollte immer als Schlußstein der modernen Gonorrhöediagnose dienen", heißt es in der neuesten Publikation zu dieser Frage, der überzeugenden Arbeit von A. Cohn und E. Gräfenberg.

Als Antigen dient wie bei der klassischen Versuchsanordnung von Bordet und Gengou eine Aufschwemmung der Erreger in Kochsalzlösung. Man kann sich, und das scheint die schärftse Einstellung des Antigens zu ermöglichen, eine dichte Suspension von Gonokokken aus den Reinkulturen möglichst vieler Stämme selbst herstellen und durch einen $0.5\,^0/_0$igen Carbolzusatz für eine lange Gebrauchszeit konservieren. An der Hand von Normalserum einerseits, Gonorrhöeserum andererseits wird das Antigen nach den entsprechenden Prinzipien bei der Wassermannschen Reaktion eingestellt, d. h. die Gebrauchsdosis ermittelt. Empfehlenswert ist wie bei Lues die parallele Verwendung mehrerer Antigene. Der Hauptversuch wird abgelesen, sobald Serum- und Antigenkontrollen und die Röhrchen der immer mitlaufenden Normalseren komplett gelöst sind, was meist nach 20 Minuten Brutschrankaufenthalt der Fall ist. Die Stärke der Hemmung wird nach dem bekannten Schema mit ein bis vier Kreuzen notiert.

So sind Cohn und Gräfenberg vorgegangen und haben zeigen können, daß die Komplementbindung absolut spezifisch arbeitet. Mit den Seren Gesunder oder an irgend welchen anderen Infektionskrankheiten Leidender negativ, gibt sie positive Resultate verschiedener Intensität in fast allen Fällen von Gonorrhöe, ganz unabhängig von Lokalisation und Schwere des Verlaufs. Auffälligerweise kann selbst bei unkomplizierter Urethritis die Reaktion schon innerhalb der ersten Krankheitswoche positiv ausfallen. Entscheidend ist, daß nach wirklicher Heilung jede Bindung des Komplementes wieder ausbleibt, bei fortlaufender Untersuchung die während der Krankheit positive Reaktion also unter den Augen des Serologen allmählich negativ wird, während andererseits die Fälle latenter Gonorrhöe trotz negativen Kokkenbefundes serologisch positiv bleiben.

Nicht ganz so groß ist der Prozentsatz der positiven Resultate in der großen Versuchsreihe der Torrey-Schüler Wilson, Forbes und Schwartz. Während 350 Seren von Nicht-Gonorrhoikern ausnahmslos nicht die geringste Andeutung einer Hemmung zeigten, beträgt der Prozentsatz unter 131 Patienten im akuten oder subakuten Stadium 68—79, wenn die geringsten Andeutungen einer Komplementfixation mit in Rechnung gestellt werden; bei 545 chronischen Prozessen steigt diese Zahl auf 85—91. Und, was der Methode ihren besonderen Wert verleiht, von 81 fraglichen Fällen mit negativem Kokkenbefund konnten noch $74\,^0/_0$ als tripperkrank serologisch festgestellt werden. So erweist sich die Bordetsche Reaktion vielleicht heute schon als das feinste Instrument der Tripperdiagnose. Ihre höchste Bedeutung liegt in der Kontrolle restloser Ausheilung, in der Aufspürung der Kokkenträger, auf die der ganze hygienische Feldzug gegen die Krankheit als Volksseuche sich zuspitzt.

Wenn gezeigt wurde, wie frühzeitig schon unter Umständen der Bordetsche Antikörper im Serum der Erkrankten auftreten kann, wie unabhängig sein Nachweis von der Schwere des Krankheitsprozesses ist, hat es doch nicht an Versuchen gefehlt, die Reaktion auch für die Prognose des Einzelfalles auszunutzen. So wurde von Šavnik und Procházka in Prag an über 1500 Seren der Prozentsatz der serologisch positiven Fälle in Vergleich zu dem Krankheitsverlauf gesetzt und gezeigt, wie die auch bei diesen Autoren oft schon in der zweiten Krankheitswoche positive Reaktion meist auf hartnäckigen oder komplizierten Verlauf hinweist, das Negativbleiben dagegen prognostisch günstig ist. Wenn die Komplementbindung hier weniger scharf ist, als bei Cohn und Gräfenberg, so beruht das offenbar auf den Verschiedenheiten der Methoden. Denn die Prager Untersucher verwandten als Antigen nicht selbst fabrizierte

Gonokokkensuspensionen, sondern das Gonargin extra stark, mit dem allein von allen käuflichen Vaccinen brauchbare Resultate zu gewinnen waren. So muß gesagt werden, daß die Serologie der Gonorrhöe heute noch nicht als eine abgeschlossene Methode vor uns steht. Es wird für die nächste Zukunft vor allem darauf zu achten sein, inwieweit sie durch Auswahl und verschieden scharfe Einstellung des Antigens den wechselnden Fragestellungen in Diagnose und Prognose zu dienen vermag. Jedenfalls darf sie heute schon neben den älteren Verfahren der Bakterioskopie und Züchtung legitime Rechte geltend machen. Und das ist von um so größerer Bedeutung, als die vierte Forschungsmethode, der Tierversuch, bei der Gonorrhöe in Praxis völlig, in Theorie fast ganz im Stiche läßt.

IV. Infektion und Intoxikation im Tierversuch.

Schon die ersten Untersucher des Gonokokkus kamen mit Versuchen, den Keim auf den Schleimhäuten von Versuchstieren anzusiedeln und spezifische Entzündungen hervorzurufen, zu keinem Erfolge. Auch später erwiesen sich stets die Schleimhäute der Genitalien wie die Bindehaut der Tiere als refraktär, ganz gleich, ob die Experimente an den gebräuchlichen kleinen Laboratoriumstieren, wie Kaninchen, Meerschweinchen, Ratten, Mäusen, Tauben oder an größeren wie Hunden, Katzen, Pferden oder auch Affen angestellt wurden. Der Gonokokkus ist also als Infektionserreger ein obligater Parasit des Menschen.

Dagegen zeigte es sich, daß die Injektion in die Gelenke von Versuchstieren Entzündungen hervorzurufen vermag, freilich, ohne daß es gelang, die Bakterien, die offenbar rasch zugrunde gehen, ohne sich zu vermehren, aus den erkrankten Gelenken kulturell oder mikroskopisch wieder zu finden. Ebenso können Meerschweinchen und weiße Mäuse innerhalb von 1—2 Tagen durch Injektion hinreichend großer Kokkenmengen in die Bauchhöhle oder Brusthöhle getötet werden, ohne daß eine echte Infektion, d. h. Ansiedlung und Vermehrung der Keime, einzutreten braucht. Nur manchmal finden sich nach intraperitonealer Injektion eitrige Exsudate in der Bauchhöhle mit mehr oder weniger stark phagocytierten Kokken. In noch selteneren Fällen können die Mikroben nach dem Tode der Tiere auch aus dem Herzblut wieder gezüchtet werden; doch sind das Ausnahmen, bei denen überdies dahingestellt bleibe, ob die Keime im direkten Anschluß an die lokale Entzündung oder nur post mortem resp. während der Agonie in die Blutbahn einzubrechen vermochten. Jedenfalls ist kein Zweifel, daß die Tiere ausschließlich einer Giftwirkung, also einer Intoxikation, zum Opfer fallen. Dabei sind die Gonokokkenstämme hinsichtlich ihrer Giftigkeit in gewissen Grenzen unterschieden. Handelt es sich bei diesem Effekt um ein echtes, von den Bakterien sezerniertes Gift, ein Ektotoxin, oder lediglich um Giftwirkung der Leibessubstanz, die beim Zerfall der Mikroorganismen frei wird und als sog. Endotoxin wirkt? Die Versuche mit Bouillonfiltraten haben in Übereinstimmung mit den klinischen Beobachtungen gezeigt, daß ausschließlich Endotoxine in Frage kommen. Nur bei Einverleibung der Bakterienleiber selbst, lebend oder abgetötet, ist die Intoxikation der Tiere zu erzielen.

V. Immunität. Vaccination.

Es liegt auf der Hand, daß durch die Unmöglichkeit tierexperimenteller Infektion die Voraussetzungen für chemotherapeutische Untersuchungen fehlen. Auch das Experimentalstudium immunologischer Prozesse entbehrt der Grundlage. Zwar konnte z. B. Jötten zeigen, daß Mäuse, die mit Gonokokken vorbehandelt waren, die Nachinjektion sonst tödlicher Dosen vertrugen, wenigstens wenn Immunisierung und Intoxikation mit demselben Stamm vorgenommen wurden. Doch erlauben solche Ergebnisse einer Schutzwirkung gegen das Endotoxin nicht ohne weiteres Schlüsse auf die Immunitätsverhältnisse gegenüber der echten Infektion beim Menschen. So bleiben alle Entscheidungen über die Gonokokkenimmunität der klinischen und epidemiologischen Analyse vorbehalten.

Während sich der gonorrhoischen Infektion gegenüber, so weit bis jetzt bekannt, alle Tierarten als refraktär erweisen, kann von dem Vorkommen einer angeborenen Immunität beim Menschen keine Rede sein. Gelangen Gonokokken auf die empfänglichen Schleimhäute gesunder Menschen, so folgt mit der Sicherheit eines Experimentes Erkrankung. Man hat die Frage aufgeworfen, ob hinsichtlich dieser Empfänglichkeit nicht wenigstens eine natürliche Organimmunität aus der Tatsache erschlossen werden muß, daß es nur ganz wenige Schleimhäute sind, die zur Infektion neigen. Beruht die bekannte Unempfänglichkeit der Mundschleimhaut, der Vagina erwachsener Frauen, die relative Widerstandsfähigkeit des Rectums und der Blase auf einer spezifischen, also immunologischen Resistenz dieser Schleimhautzellen? Offenbar nicht. Vielmehr liegen hier anatomische Gründe vor. Der Bau des Schleimhautepithels ist entscheidend; geschichtete oder Pflasterepithelien vermögen dem Eindringen der Gonokokken Widerstand entgegen zu setzen, während die zarte Epitheldecke von Urethra, Uterus, Augenbindehaut, besonders der Kinder, schutzlos der Infektion preisgegeben ist. Beweisend für diese Deutung ist die Vulvovaginitis der kleinen Mädchen, bei denen diese Schleimhäute noch zart sind; und dem entspricht die gelegentlich beobachtete Gonorrhöe der Vagina auch Erwachsener nach Maceration des Epithels.

Wie liegen nun die Dinge hinsichtlich einer erworbenen Immunität? Eine solche könnte erstens als natürliche, d. h. auf Grund einer überstandenen Gonorrhöe, oder zweitens als künstliche durch aktive oder passive Immunisierung entstehen.

Sicherlich, und darüber herrscht kein Streit, gehört der Tripper nicht zu den Infektionskrankheiten, die eine ausgesprochene Immunität hinterlassen. Allzu häufig kommen Fälle zur Beobachtung, bei denen fast unmittelbar nach einer Heilung erneute Infektion stattfindet, ohne daß der Verlauf der zweiten Erkrankung irgendwie gemildert oder abgekürzt wäre. Ja, nicht einmal in der Zeit, in der beim chronisch Kranken die Erreger noch in abgekapselten Herden der inneren Genitalien stecken, sind die Schleimhäute der Harnröhre oder des Auges immun. Auch dann können zweifellos von außen her neue Infektionen, Superinfektionen also, eintreten.

Und doch gibt es wenigstens einige Beobachtungen, die kaum anders als mit immunisatorischen Vorgängen zu erklären sind, wenn es sich auch wahrscheinlich nur um relative Wirkungen handelt. Wie JADASSOHN betont, werden gelegentlich auch ohne Therapie Spontanheilungen beschrieben; in dem Kampf zwischen infizierendem Keim und Infektionsempfänger gewinnt aus eigener Kraft der letztere die Oberhand. Und da er sich von Hause aus ja durchaus als krankheitsbereit erwies, ist diese plötzliche Ausheilung nur mit der Ausbildung spezifischer Abwehrkräfte gegen den Erreger, mit erworbener Immunität zum mindesten gegen den Eigenstamm zu erklären. Dieselbe Deutung geben JADASSOHN und andere dem oft beobachteten Einfluß, den eine Epididymitis auf den Schleimhautprozeß an der Urethra ausübt. Sei es, daß wenigstens während des akuten Stadiums der Nebenhodenentzündung mit einem Schlage Eiterung und Kokkenbefund der Harnröhre verschwinden, um erst nach Abklingen der Komplikation wieder zu erscheinen, sei es, daß im unmittelbaren Anschluß an das Auftreten der Adnexerkrankung schlagartig und endgültig der blennorrhoische Prozeß ausheilt; es bleibt in der Tat kaum eine andere Erklärungsmöglichkeit übrig, als die Wirkung von Immunstoffen, die der ascendierende Prozeß auslöst, verantwortlich zu machen. Versuche, mit der Fieberwirkung die Erscheinung zu erklären, dürften abwegig seien, da das Phänomen einerseits bei anderen interkurrierenden fieberhaften Erkrankungen ausbleibt, andererseits auch bei fieberlosen Nebenhodenentzündungen beobachtet wird.

Und schließlich hat man (vor allen FINGER) die zahlreichen Beobachtungen bei der Ehegonorrhöe als Ausdruck immunisatorischer Vorgänge und ihrer nur relativen Wirksamkeit gedeutet. Der chronisch tripperkranke Mann, bei dem infektionstüchtige Keime ohne krankmachende Wirkung die eigenen Schleimhäute dauernd passieren, infiziert die Frau, die akut erkrankt. Der auf den Organen der Frau sich enorm vermehrende Keim erzeugt nun beim Manne en choc de retour erneut eine akute Infektion. Also offenbar befand sich der Erreger im Organismus des chronisch Kranken oder nur dauerausscheidenden Mannes in einer abgeschwächten Form, avirulent für den Träger. Das wäre aber einstweilen nur als Folge von Immunkräften zu verstehen. Im Körper der Frau, einem von Abwehrkräften freien Milieu, wird er, befreit von der Fessel der ihm antagonistisch entgegenwirkenden Antikörper, rasch zu voller Virulenz bei unbeschränkter Vermehrungsfähigkeit emporgezüchtet. Und dieser hochvirulenten Form bei massiver Infektion ist auch die relative Immunität des Keimträgers, von dem er nur wenige Tage vorher ausging, nicht mehr gewachsen. Kommt es dann bei beiden Ehegatten wieder allmählich zum Abklingen des Prozesses, einer Scheinheilung mit Dauerausscheidung, so bleiben nun beide frei von Krankheitssymptomen, oft auf immer, wenn nicht eine dritte Person mit voller Infektionsdisposition dazwischen tritt. So kann etwa die ehebrechende Frau den Dritten akut infizieren, dieser en choc de retour die Frau und diese wieder den eigenen Gatten (Gonorrhée à trois).

Solche Beobachtungen und ihre Analyse zeigen die große Bedeutung des jeweiligen Virulenzgrades von Gonokokken, der abhängig ist von immunologischen Kräften im Organismus chronisch Infizierter. Doch bleiben freilich der Rätsel noch genug, zumal tierexperimentelle Studien unmöglich sind, und die begreiflicherweise nur spärlichen heroischen Versuche am Menschen zu widersprechenden Ergebnissen geführt haben.

Ist so einstweilen die Basis für die Theorie einer natürlichen erworbenen Immunität recht schmal, so liegen die Verhältnisse kaum günstiger auf dem Gebiet der künstlichen Immunisierung. Die Tierversuche, die nur über die Schutzwirkung gegen Gonokokkentoxin aussagen, bleiben für die Prozesse der menschlichen Infektion irrelevant. Die Versuche passiver Immunisierung des Menschen sind ausnahmslos mißglückt; Schutzsera, vom Tier gewonnen, enthalten unter Umständen eine antitoxische Quote und sind daher nur geeignet, die auch beim Menschen nicht unerhebliche Giftwirkung parenteral einverleibter Gonokokken zu paralysieren. Darauf beruht das Verfahren von BESREDKA, der mit einem Gemisch von Keimaufschwemmung plus Antiserum, d. h. mit sensibilisierter Vaccine, impft.

Für künstliche Immunisierung des Menschen kommt also nur die aktive, d. h. die Vaccination in Frage. Über prophylaktische Vaccination liegt meines Wissens keine Publikation vor; zwar konnten im Serum Gesunder, die mit Gonokokkenimpfstoffen subcutan oder intravenös vorbehandelt worden, Antikörper im BORDETschen Komplementbindungsversuch, wie zu erwarten, nachgewiesen werden. Ob diese geimpften Gesunden aber einer natürlichen oder künstlichen Infektion gegenüber geschützt, sei es absolut oder wenigstens relativ waren, dürfte bisher durch keine kasuistische Beobachtung, geschweige systematische Untersuchung zu belegen sein. Um so reicher ist das Material über Vaccinationen zu therapeutischen Zwecken. Freilich, die Ergebnisse sind zum mindesten keine eindeutigen; Anhänger des Verfahrens und Skeptiker dürften sich die Wage halten. Doch kann nicht übersehen werden, daß technische Mängel des Verfahrens selbst, das Fehlen experimenteller Grundlagen für Auswertung und Wirkungsweise der verschiedenen Methoden eine bedauerliche Unsicherheit in die Beurteilung bringen.

Bruck war wohl einer der ersten, der bei uns Vaccinationen gegen Gonorrhöe vorgenommen hat. Auf seine Initiative hin wurden fertige Impfstoffe in den Handel gebracht, von denen heute wohl ein halbes Dutzend allein in Deutschland vertrieben wird. Das Herstellungsprinzip ist im wesentlichen immer das gleiche; möglichst viele verschiedene Stämme werden von Plattenreinkulturen in einer Suspensionsflüssigkeit aufgeschwemmt und abgetötet. Wie nun Buschke und Langer und andere festgestellt haben, enthalten solche käuflichen Vaccins oft nichts von mikroskopisch nachweisbaren und färbbaren Gonokokken mehr. Ja manchmal bleibt es nicht einmal bei diesem cytolytischen Abbau, sondern durch fermentative Prozesse kommt es zur vollständigen Autolyse, so daß sogar die Eiweißreaktionen negativ werden. Es liegt auf der Hand, daß von solchen Impfstoffen spezifische Wirkungen nicht mehr erwartet werden können. Schon aus diesem Grunde wird es oft notwendig sein, die Vaccine für jeden Einzelfall frisch herstellen zu lassen. Wenn auch nach den oben zitierten Feststellungen von Tullock, von Torrey u. a. die serologische Verschiedenheit der Stämme, ihre Typenunterschiede, nicht die Bedeutung haben, die man früher annahm, die Verwendung des Eigenstammes oder eines antigengleichen also zur Erreichung eines immunisatorischen Effektes nicht mehr als unerläßliche Vorbedingung gelten kann, so wird man zur Herstellung eines frischen Impfstoffes schon am zweckmäßigsten häufig den Eigenstamm verwenden. Der auf Kochblutagar gezüchtete, in Reinkultur isolierte Stamm wird zur Herstellung des Autovaccins möglichst ohne überflüssige Nährbodenpassage auf Blutagar geimpft und nach 24 bis 48 Stunden ösenweise abgenommen und sorgfältig in Kochsalzlösung verrieben. Wegen der relativ geringen Schleimbildung, daher besseren Verreibbarkeit und Stabilität wirklich homogener Aufschwemmungen, ist die Blutplatte für diese Zwecke der Nährboden der Wahl. Die Auswertung der Bakteriendichte, also die Zählung der Keime, darf nicht durch Kulturverfahren, z. B. nach der Pasteurschen Verdünnungsmethode, vorgenommen werden, da auch die abgestorbenen Exemplare mitgerechnet werden müssen. Entweder wird die Keimdichte nach dem etwas umständlichen Blutmischverfahren von Wright ermittelt, oder, was oft genügt, als Durchschnittswert in einer Normalöse etwa 2 Milliarden Keime zugrunde gelegt. Dann ergibt also die Verreibung einer Öse in 10 ccm physiologischer Kochsalzlösung eine Dichte von 200 Millionen pro ccm gleich 20 Millionen, die Anfangsdosis, in 0,1 ccm.

Ein besonders elegantes, ungemein bequemes und recht genaues Verfahren, die Dichte von Bakteriensuspensionen zu bestimmen oder Vaccins einzustellen, habe ich in Amerika kennen gelernt. Die handliche Methode des Forschers am Rockefeller Institut Frederick L. Gates verdient die weiteste Verbreitung und benötigt einen einfachen, leicht herstellbaren Apparat.

Ein nicht zu dicker, aber fester Draht wird an seinem Ende zur Öse geformt, die rechtwinklig abgebogen wird. Diese Sonde wird an einem Reagensglase so befestigt, daß sie in diesem leicht auf- und abgeschoben werden kann. Mit ihr fest verbunden gleitet außen am Reagensglase eine Millimeterskala entlang, deren Null-Punkt in einer Höhe mit der Öse liegt. Von der auszuwertenden Bakterienaufschwemmung wird eine kleine Menge in das Glas gefüllt und die Öse nun so tief eingetaucht, daß sie bei Betrachtung von oben her durch den Mund des Glases gerade verschwindet. Die Höhe des Flüssigkeitsmeniscus, auf der Skala in Millimetern abgelesen, ergibt dann die „Tauchtiefe", die natürlich von der Dichte der Suspension abhängig ist; sie ist umgekehrt proportional dem Keimgehalt pro Kubikzentimeter.

Nun zeigt aber ein einfacher Versuch mit ein- und derselben Aufschwemmung, daß die Werte der Tauchtiefen bei verschiedenen Verdünnungen nicht, wie erwartet, in der gleichen Proportion wie die Verdünnungsreihe steigen. Vielmehr ergibt sich, daß jeder der tatsächlich abgelesenen Werte der Tauchtiefe sich aus zwei Komponenten zusammensetzt, nämlich erstens einer Zahl, die wirklich im entsprechenden Verhältnis zum Verdünnungsgrad steht, und zweitens einer für jede Bakterienart, ja sogar für mehrere Kulturen desselben Stammes verschiedenen Konstante (m), die sich dem Proportionswert addiert. Eine Tabelle möge das erläutern:

Verdünnungsgrad	Tauchtiefe in cm	Konstante = m	Proportionswert (korrigiert)
1	1,1		0,6
2	1,7		1,2
3	2,3	= 0,5	+ 1,8
4	2,9		2,4
5	3,5		3,0

Diese Konstante beruht, wie ich zeigen konnte, darauf, daß Bakterien eine Eigentransparenz haben, also die Öse im Grenzfall, d. h. in Bakterien ohne Suspensionsmedium, nicht im Nullpunkt verschwinden würde, sondern je nach der Struktur der einzelnen Keimarten, ihrem Wassergehalt, ihrem Pigment eine mehr oder weniger große, einige Millimeter betragende eigene Tauchtiefe zeigt, die unabhängig vom Verdünnungsgrad konstant bleibt. Soll also die der Verdünnung proportionale Größe zur Berechnung der Keimzahl ermittelt werden, so muß die Konstante m eliminiert und so der Wert der tatsächlich abgelesenen Tauchtiefe korrigiert werden. Wie die Tabelle auf den ersten Blick zeigt, würde es zu diesem Zwecke schon genügen, die Tauchtiefen einer Aufschwemmung und ihres doppelten Verdünnungsgrades zu bestimmen; die erste Zahl a, von der zweiten b subtrahiert, ergäbe den korrigierten Wert für die erste Aufschwemmung a − m (z. B. a = 1,1. b = 1,7. Also b − a = 1,7 − 1,1 = 0,6, d. i. a − m, der korrigierte Wert für die Ausgangssuspension. Oder a = 1,7. b = 2,9. Also 2,9 − 1,7 = 1,2 = a − m). Um aber die Exaktheit der Bestimmung zu erhöhen, den Ablesungsfehler zu vermindern, empfiehlt es sich, für die beiden Bestimmungen der Tauchtiefen größere Abstände der Volumina als den doppelten Verdünnungsgrad zu wählen, z. B. zur zweiten Ablesung die erste Konzentration auf das Vier- oder Fünffache zu verdünnen. Dann gilt für den korrigierten Wert der Ausgangskonzentration a − m die Formel:

$$a - m = \frac{\text{vol } a\,(b - a)}{\text{vol } b - \text{vol } a},$$

wobei a die erste tatsächliche Ablesung, also des Volumens a, b die zweite tatsächliche Ablesung, also des Volumens b ist.

An den Zahlen der obigen Tabelle erläutert, wären also zuerst z. B. 2 ccm einer Aufschwemmung in das Reagensglas zu geben und als Tauchtiefe (a) 1,1 cm abzulesen; verdünnt man nun diese 2 ccm durch Hinzufügen von 6 ccm Kochsalzlösung auf das Volumen 8, so ergibt die Ablesung nun die Tauchtiefe (b) 2,9 cm. Also ist

$$a - m = \frac{2\,(2,9 - 1,1)}{8 - 2} = \frac{2 \cdot 1,8}{6} = 0,6.$$

So läßt sich ein für allemal der korrigierte Tauchwert einer Standardaufschwemmung bei jeder Bakterienart bestimmen und durch eine einmalige Auszählung in der Zählkammer oder nach WRIGHT die diesem Wert entsprechende Keimzahl pro Kubikzentimeter festlegen. Bei Meningo- oder Gonokokken ist dieser Wert für 1000 Millionen Keime pro 1,0 ccm = 4,2 cm.

Ist nun in einer gegebenen Gonokokkenaufschwemmung der korrigierte Tauchwert nach dem geschilderten Verfahren ermittelt, so gilt für die Berechnung der Keimzahl x die Gleichung:

$$\frac{\text{Keimzahl der gegebenen Suspension (x)}}{\text{Keimzahl der Standardsuspension (1000 Mill.)}} = \frac{\text{korrig. Tauchwert der Standardsuspension (4,2)}}{\text{korrig. Tauchwert der gegebenen Suspension (ermittelt).}}$$

Hat also z. B. eine neu hergestellte Gonokokkenvaccine den korrigierten Tauchwert 0,8 cm, so ist ihr Keimgehalt x in 1,0 ccm:

$$x = \frac{4,2 \cdot 1000}{0,8} \text{ Millionen, d. h. 5,250 Millionen.}$$

Der Vorteil dieser Methode ist erstens die Unabhängigkeit von jeder Vergleichsaufschwemmung, deren Haltbarkeit, wie oben gezeigt, außerordentlich begrenzt, und zweitens die Verwendbarkeit jedes Reagensglases, das nicht in Weite und Wandstärke standardisiert zu sein braucht. Ihre eigentliche Überlegenheit aber gegenüber allen mir bekannten Methoden der Auswertung einer Bakteriensuspension auf Grund ihres Dichtigkeitsgrades besteht darin, daß sie wirklich Trübung und Keimzahl in Beziehung setzt und die Konstante m ausschaltet, die in jeder Kultur ein- und desselben Stammes wechseln kann, abhängig z. B. vom Feuchtigkeitsgrad des Nährbodens.

Gewöhnlich wird die Aufschwemmung durch Erwärmen auf 52° C im Wasserbad für $\frac{1}{2}$—1 Stunde abgetötet und durch Zusatz von 0,5% Carbol konserviert. Doch genügt nach meinen Erfahrungen einfaches Stehenlassen mit dem Carbolzusatz; das spontane Absterben, dem nach wenigen Tagen alle Keime anheimfallen, wird natürlich kulturell in einwandfreien flüssigen Nährmedien kontrolliert, der Impfstoff nicht vor 8 Tagen in Benutzung genommen, wenn man intravenös injizieren will. Bei subcutaner Impfung ist sogar die Verwendung eines lebenden Vaccins ohne Unfall gewagt worden. Doch berechtigen die experimentellen Ergebnisse mit anderen Bakterienarten, die dem Tierversuch zugänglich sind, vorläufig kaum zu dieser heroischen Methode. So hat erst jüngst die Schule NEUFELDs gezeigt, daß lebende Pneumokokken oder Streptokokken nicht besser immunisieren, als abgetötete. Dagegen erweist sich der Virulenzgrad als entscheidend für den Effekt; nur hochvirulente Stämme entfalten antigene Wirkung, ein Ergebnis, das mit älteren Erfahrungen von anderen Infektionskrankheiten im Einklang steht. So mag mancher Mißerfolg der Vaccinationstherapie bei Gonorrhöe auf die Verwendung zu alter Stämme, die durch die Passage über feste Nährböden in ihrer Virulenz abgeschwächt waren, zurückzuführen sein. Auch die Industrie wird von dem UNGERMANN-verfahren zur Konservierung frisch isolierter Stämme Gebrauch machen müssen.

Mit der Benutzung intakter, also neu hergestellter, noch nicht der Auflösung anheimgefallener Impfstoffe, die aus vollvirulenten, d. h. frisch im Beginn der Krankheit isolierten Stämmen hergestellt sein müssen, sind die Vorbedingungen für einen therapeutischen Erfolg noch nicht erschöpft. Wenn auch durch Analogieschluß die Abtötung der Aufschwemmungen als unbedenklich angenommen werden darf, so kann die Art der Abtötung von größter Bedeutung sein. So hat sich ebenfalls bei Strepto- und Pneumokokken gezeigt, „daß sie auch durch längeres Kochen im Dampftopf in ihren immunisierenden Eigenschaften nicht nachweislich geschädigt werden, wogegen schonende Abtötung bei Temperaturen, die an der Grenze der Wirksamkeit stehen, einen schlechten oder zum mindesten einen unsicher werdenden Impfstoff ergaben" (NEUFELD). Gilt dasselbe für Gonokokken, so ist fast ausnahmslos bisher mit den denkbar ungünstigsten Bedingungen gearbeitet worden. Und was weiß man über die optimalen Bedingungen der Dosierung eines Gonokokkenvaccins? Es gibt Krankheitsgruppen, bei denen der immunisatorische Effekt proportional der resorbierten Antigenmenge ist; es gibt aber im Gegensatz dazu auch Infektionen, bei denen mittlere Impfdosen besser wirken als große. Auf welcher Grundlage ruht die Wahl des Impfturnus? Auch hier verhalten sich die verschiedenen Infektionserreger im Experiment charakteristisch verschieden. Einen interessanten Einblick in diesen ganzen Fragenkomplex gibt die jüngst erschienene Zusammenfassung von F. NEUFELD.

Man sieht, wie sehr die experimentell schwer angreifbare Vaccinationstherapie der Gonorrhöe heute noch im Dunklen tappt. Wir werden erkennen und bekennen müssen, daß die spezifische Therapie des Trippers erst in ihren Anfängen steckt und kaum noch über die ersten tastenden Versuche vor mehr als 15 Jahren hinausgekommen ist.

Möglicherweise wird einmal der Gonorrhöe noch von anderer Seite her spezifisch beizukommen sein; gelänge es, mit der Versuchsanordnung des D'Hérelleschen Phänomens zur Darstellung spezifischer Lysine in vitro zu gelangen, so sind vielleicht bei dem relativ leicht erreichbaren und lokal begrenzten Operationsfeld des Trippers die Bedingungen für einen therapeutischen Effekt nicht ungünstige.

So wenig eindeutig einstweilen die Erfolge der Vaccinationstherapie sind, so sicher ist es, daß der spezifische Impfstoff heftige Reaktionen auszulösen vermag. Und zwar tritt die Wirkung nicht beim Gesunden, sondern nur beim Gonorrhoiker auf und äußert sich sowohl in Allgemein- wie in lokalen Erscheinungen. Das legt den Vergleich mit der Tuberkulinreaktion nahe. Während der Gesunde auf die Einverleibung eines Gonokokkenvaccins auch bei intravenöser Applikation höchstens mit minimalen Temperaturerhöhungen antwortet, reagiert der Kranke mit oft heftigen Fiebererscheinungen, die unter starkem Schüttelfrost einige Stunden nach der Impfung einsetzen und nach wenigen Stunden abklingen; auch Erbrechen, heftige Kopfschmerzen, Schwindel werden beobachtet. Hier manifestiert sich, in völliger Übereinstimmung mit dem Tierversuch, die bei der natürlichen Infektion bedeutungslose Giftwirkung der Gonokokken. Auf der anderen Seite treten Herdreaktionen auf; erloschene oder minimale Sekretionen exacerbieren; Adnexprozesse flammen vorübergehend auf, können aber auch auf die bisher gesunde Seite überspringen, vielleicht die Folge eines Reizes auf noch schlummernde Keimherde. So gewinnt die Impfung eine neue Bedeutung als Provokationsmethode bei Scheinheilung und als Diagnosticum im Stadium der Latenz. Ganz neuerdings wird auch der intracutanen Applikation zu diesem Zwecke das Wort geredet; während beim Gesunden die Injektion in die Haut reaktionslos vertragen wird, soll beim akut oder latent Kranken nach 24 Stunden deutliche Rötung, manchmal mit Quaddelbildung in einem Bezirk von mehreren Zentimetern auftreten.

So schließt sich mit dieser Methode der Ring unserer diagnostischen Verfahren. Mikroskopisches Präparat und Kultur zum direkten Nachweis des Erregers, die Komplementbindung und endlich die spezifische Reaktion des Patienten gegen das Antigen — ihr Zusammenspiel ergibt eine breite Grundlage für die Feststellung der Ausheilung, die Erkennung latent chronischer Fälle, die Ermittlung der symptomlosen Keimträger. Und gerade darin liegt eine Bedeutung, die weit über die Problematik des Einzelfalles hinaus geht. Das Laboratorium des Bakteriologen ist ein strategischer Stützpunkt geworden im Kampfe gegen die Gonorrhöe als Volksseuche.

Literatur.

Bumm, E. (Würzburg): Der Mikroorganismus der gonorrhoischen Schleimhauterkrankungen. „Gonokokkus Neisser." Wiesbaden: Bergmann 1885. Ref.: Dtsch. med. Wochenschr. 1885. Nr. 29, S. 508. — Bumm, E. (Würzburg): Menschliches Blutserum als Nährboden für pathogene Mikroorganismen. Dtsch. med. Wochenschr. 1885. Nr. 53, S. 910. — Buschke, A. und E. Langer (Berlin): Über die Lebensdauer und anaerobe Züchtung der Gonokokken. Dtsch. med. Wochenschr. 1921. Nr. 3, S. 65. — Buschke, A. und E. Langer (Berlin): Toxizitätsprüfungen und Tierübertragungsversuche mit anaeroben Gonokokken. Dermatol. Wochenschr. Bd. 72. S. 273. 1921. — Buschke, A. und E. Langer (Berlin): Über die Wirkungsweise und das Altern der Vaccins (speziell bei Gonorrhöe). Klin. Wochenschr. 1922. Nr. 3. S. 122. — Buschke, A. und E. Langer (Berlin): Über Versuche mit Gonokokkentrockenvaccine. Med. Klinik 1922. Nr. 51, S. 1613. — Buschke, A.

und E. Langer (Berlin): Zur Biologie des gonorrhoischen Krankheitsprozesses, unter Berücksichtigung der Anaerobiose des Gonokokkus und der Frage der experimentellen gonorrhoischen Amyloiderzeugung. Arch. f. Dermatol. u. Syphilis (Kongreßbericht) Bd. 138, S. 258. 1922. — Cohn, Alfred (Berlin): Außergewöhnliche Degenerationsformen des Gonokokkus. Klin. Wochenschr. 1923. Nr. 19, S. 873. — Cohn, Alfred und Ernst Gräfenberg (Berlin): Die Bedeutung der Komplementfixationsmethode für die Diagnose der Gonorrhöe. Zeitschr. f. Hyg. u. Infektionskrankh. Bd. 104, S. 128. 1924. — Galli-Valerio, B. et M. Bornand (Lausanne): L'agar de Levinthal comme milieu de culture de différentes bactéries et surtout du Micrococcus Gonorrhoeae. Schweiz. med. Wochenschr. 1920. Nr. 52. — Gates, Frederick L. (New York): A method of standardizing bacterial suspensions. Journ. of exper. med. Vol. XXXI, p. 105. 1920. — Ikoma, Torahiko (Japan, Wien): Die Bedeutung der Reaktion für Gonokokkennährböden (Citronensäurenährböden). Zentralbl. f. Bakteriol., Parasitenk. u. Infektionskrankh., Abt. I, Orig. Bd. 92, S. 61. 1924. — Jötten, K. W. (Leipzig): Beziehungen verschiedener Gonokokkenarten zur Schwere der Infektion. Zeitschr. f. Hyg. u. Infektionskrankh. Bd. 92, S. 9. 1921. — Koch, Jos. (Berlin): siehe Kolle-Wassermann. — Kolle-Wassermann: Handbuch der pathogenen Mikroorganismen. II. Auflage. Jena: Fischer 1912. Bd. IV. Koch, Jos. Gonorrhöe. — Lorentz, Friedrich H. (Hamburg): Ein neuer Gonokokkennährboden. Münch. med. Wochenschr. 1922. Nr. 49, S. 1695. — Marx, E.: Die experimentelle Diagnostik, Serumtherapie und Prophylaxe der Infektionskrankheiten. III. Aufl. Berlin: A. Hirschwald 1914. — Morax, V. (Paris): A propos de la vitalité du gonocoque. Ann. de l'inst. Pasteur. Tome 32. p. 471. 1918. — Neisser, Albert (Breslau): Über eine der Gonorrhöe eigentümliche Mikrokokkenform. Zentralbl. f. med. Wissensch. 1879. Nr. 28, S. 497. — Neisser, Albert (Breslau): Die Mikrokokken der Gonorrhöe. Referierende Mitteilung. Dtsch. med. Wochenschr. 1882. Nr. 20, S. 279. — Neufeld, F. (Berlin): Über Immunisierung und Immunität. Jahreskurse f. ärztl. Fortbild. 1924. Oktoberheft, S. 33. — Šavnik, P. und K. Prochazka (Prag): Serumreaktion bei der Gonorrhöe. Acta dermatovenereol. Stockholm Bd. IV. Nr. 2, S. 316. 1923. — Strempel, Rudolf (Bonn): Zur Kultur des Gonokokkus. Dtsch. med. Wochenschr. 1924. Nr. 46, S. 1574. — Torrey, John C. (New York): Agglutinins and precipitins in antigonococcic serum. Journ. of med. research. Vol. XVI, p. 329. 1907. — Tullock, W. J. (St. Andrews Univers.): Serological classification of gonococci. Journ. of state med. Vol. 31. p. 501. 1923. — Ungermann, E. (Berlin-Dahlem): Eine einfache Methode zur Gewinnung von Dauerkulturen empfindlicher Bakterienarten und zur Erhaltung der Virulenz tierpathogener Keime. Arb. a. d. Reichs-Gesundheitsamte Bd. 51, S. 180. 1919. — Wilson, M. A., Mary V. Forbes and Florence Schwartz (New-York): Further studies upon the complement fixation test in chronic gonorrhea in women. Journ. of immunol. Vol. 8, p. 105. 1923.

Die Gonorrhöe der männlichen Urethra und ihre Behandlung einschließlich der Endoskopie.

Von

F. W. OELZE - Leipzig.

Mit 50 Abbildungen.

I. Klinik der Urethritis gonorrhoica.

a) Urethritis gonorrhoica acuta.

1. Die Inkubation.

Die Ansteckung mit Gonorrhöe hat man sich so vorzustellen, daß beim Coitus mechanisch gonokokkenhaltiges Sekret in die Urethrallippen hineingepreßt wird. Wenngleich durch die Ejaculation und durch den Urin wohl die Hauptmenge des Ansteckungsstoffes entfernt wird, so bleibt doch einiges haften, die Gonokokken beginnen zu wuchern, und das Resultat ist eine Gonorrhöe. Bis sich diese bemerkbar macht, vergeht noch eine gewisse Zeit. LANZ hat 39 Fälle mit Gonokokkennachweis untersucht. Gonokokken waren positiv am

$$
\begin{array}{rll}
1. \text{ Tag in} & 2 & \text{Fällen} \\
3. \quad ,, \quad ,, & 15 & ,, \\
4. \quad ,, \quad ,. & 4 & ,, \\
5. \quad ., \quad ,, & 9 & ,, \\
7. \quad ,, \quad ,, & 4 & ,, \\
8. \quad ,, \quad ,, & 1 & \text{Falle} \\
10. \quad ,, \quad ,, & 1 & ,, \\
14. \quad ,, \quad ,, & 1 & ,, \\
20. \quad ,, \quad ,, & 2 & \text{Fällen} \\
\hline
& 39 & \text{Fälle}
\end{array}
$$

Zufälligerweise fehlen in dieser Statistik Erkrankungen am 2. Tage, trotzdem sie zu diesem Zeitpunkt nicht selten aufzutreten pflegen. Bei künstlicher Impfung beträgt die Inkubationszeit im allgemeinen 2—3 Tage, doch beschreibt v. NOTTHAFFT einen Fall, bei dem die erste Sekretion erst nach 19 Tagen auftrat. Im großen und ganzen wird man 3 Tage bis zu einer Woche für die durchschnittliche Inkubationszeit annehmen können. Man ist bei der Bestimmung der Inkubationszeit viel Täuschungen unterworfen, da der Patient häufig einem Coitus die Schuld gibt, welcher in Wirklichkeit gar nicht zur Übertragung führte. Auf diese Weise erklären sich auffallend kurze Inkubationszeiten. Was die abnorm langen Zeiten anlangt, so ist es ja Tatsache, daß ein milder Tripper lange Zeit übersehen werden kann. In diesen Fällen muß man im übrigen immer an Infektion eines paraurethralen Ganges denken, diese kann erst nach einiger Zeit zur Infektion der Harnröhre führen. Ja es sind Fälle bekannt, in denen von gonorrhoisch erkrankten paraurethralen Gängen auch bei wochenlanger Krankheitsdauer die Erkrankung auf die Harnröhre nicht übergegangen ist.

Die Eiterabsonderung tritt erst ein, wenn sich schon relativ zahlreiche Gonokokken ausgebreitet haben. Das erste Stadium der Gonorrhöe, das allerdings nur selten ·zur Beobachtung gelangt, ist ein muköses. Meistens sind die Urethrallippen verklebt. Man kann zwischen ihnen einen kleinen Schleimtropfen hervorpressen. Mikroskopisch findet man wenig Leukocyten, mehr große Epithelien und eine Anzahl Gonokokken, die zum großen Teil extraleukocytär liegen. In der ersten Urinportion, zweckmäßig nur 10—20 ccm, sieht man eine Anzahl kleiner Fädchen, manchmal mehr schuppenartiger Form.

Dieses Stadium mucosum geht meist sehr rasch in 1 oder 2 Tagen in das Hochstadium über.

2. Stadium floritionis.

Dicker, rahmgelber Eiter, der später mehr grünlich aussieht, ist charakteristisch für das Hochstadium der Gonorrhöe. Durch die stürmische Eiterung ist meist auch zwischen Glans und Vorhaut Eiter enthalten, welcher eine Balanitis hervorrufen kann und zu Excoriationen führt. Nicht selten ist die Eichel selbst entzündet, die Urethrallippen ödematös geschwollen und auch die Vorhaut selbst ödematös verändert. Phimose und Paraphimose treten nicht selten auf. Die Harnröhre ist schmerzhaft, man fühlt sie deutlich verhärtet, in ihrem Verlauf manchmal kleine Knötchen von Hirsekorn Größe, die von entzündeten Littréschen Drüsen gebildet werden. Die Sekretion ist am Tage, wo häufiger uriniert wird, geringer als des Nachts. Die Menge des Eiterausflusses steht meist im direkten Verhältnis zu der Länge der erkrankten Harnröhrenstrecke. Ist nur eine kurze Strecke erkrankt, so zeigt sich bei der 2 Gläserprobe der erste Urin meist nicht so trüb wie man erwarten sollte. Die Trübung des Urins wird durch z. T. aufgelösten Eiter bewirkt, der sich nach einiger Zeit, oft schon nach einigen Minuten am Boden des Spitzglases absetzt. Man sieht dann häufig eine Schichtung insofern, als auf eine reine Eiterschicht eine Schleimschicht folgt. Bei sehr starker Entzündung kommt es zur Bildung dicker croupöser Membranen, welche sogar die Harnröhre für den Urindurchtritt verlegen können. Scholtz weist darauf hin, daß dieser seltene Fall nicht verwechselt werden darf mit der besonders bei älterer Gonorrhöe vorkommenden Urethritis membranacea. Es kommt hierbei zur Abstoßung der obersten Epithellage, die nicht ohne erhebliche Entzündungserscheinungen vor sich zu gehen pflegt. Im Eiter finden sich nach Pappenheim auch einkernige Leukocyten, außerdem eosinophile Zellen. Eine brauchbare prognostische Bedeutung hat das Auftreten dieser Zellform nicht. Die Gonokokken sind ungemein zahlreich und meist in den Leukocyten vorhanden, diese erscheinen geradezu voll gepfropft. Sie liegen im Protoplasma der Leukocyten; an den Stellen, wo sie an den Kern angrenzen, kann man häufig deutlich erkennen, daß der Kern an dieser Stelle gleichsam zurückweicht. Man sieht auch dann, wenn die Gonokokken fast ganz innerhalb des Kernes liegen, sie von der Kernsubstanz durch eine deutliche weiße Zone getrennt. Meta Oelze-Rheinholdt hat die Zahl dieser Gonokokken untersucht und bis zu 122 Gonokokken in einem Leukocyten gefunden. Wenn der Leukocyt zugrunde geht, so bleibt der Kern länger erhalten als das Protoplasma, man sieht häufig Kerntrümmer, die von vielen Gonokokken umgeben sind.

Es ist klar, daß das Urinieren durch die entzündliche Schleimhaut Schmerzen verursacht, doch sind diese sehr verschieden; manche Patienten klagen über sehr geringe, manche über unerträgliche Beschwerden. Fieber tritt im allgemeinen nicht auf, wenn keine Komplikationen vorhanden sind. Sehr störend sind die häufigen Erektionen, welche die akute Gonorrhöe zu begleiten pflegen.

Von dem üblichen Verlauf kann eine Abweichung insofern stattfinden, als die Entzündungserscheinungen sehr gering oder abnorm heftig sind. Subakute

Urethritiden sind besonders bei späteren Gonorrhöen häufiger als bei der ersten, sie gehen leicht in das chronische Stadium über, besonders im Anschluß an einen Exzeß. Die hyperakute Form ist meist von starkem Ödem begleitet; das Sekret oft blutig, sog. „russischer Tripper"; der Penis gegen Berührung sehr empfindlich. Die Harnentleerung erfolgt nur zögernd in dünnem Strahl; da das Kaliber der Harnröhre verändert ist, oft nur tropfenweise. Bei den Erektionen, die viele Stunden andauern können, kann es zur sog. Chorda venerea kommen, das Glied ist hierbei nach unten abgeknickt, manchmal wird die Glans allein geknickt, es kann aber auch der ganze Penis bogenförmig gekrümmt werden. Es sind Fälle bekannt, wo die Patienten versucht haben diese Krümmung durch einen Faustschlag auf den auf einen Tisch gelegten Penis zu beseitigen. Die Folgen sind Zerreißung der Urethralschleimhaut mit der Gefahr der Urininfiltration und Sepsis.

3. Terminalstadium.

Die entzündlichen Erscheinungen lassen im Laufe der Behandlung und eventuell auch ohne diese langsam nach. An Stelle des gelb- oder gelbgrünen Ausflusses wird ein mehr helles, schleimiges Sekret produziert. Allmählich pflegt der Ausfluß während des Tages zu versiegen, und nur am Morgen zeigt sich ein Tropfen. Der Urin der ersten Portion enthält häufig Fäden und Flocken von ganz beträchtlicher Länge, diese sind schwer und sinken rasch zu Boden. Wird die Anterior-Gonorrhöe nicht behandelt, so kommt es nach den Statistiken von Bóna, Jadassohn und Letztel in der großen Mehrzahl, fast in 90% zu einer Infektion der Urethra posterior.

4. Urethritis gonorrhoica posterior acuta.

Der Sphincter externus setzt dem Weiterwuchern der Gonokokken einen gewissen Widerstand entgegen. Dadurch bleibt tatsächlich eine Anzahl von Gonorrhöen allein auf die vordere Harnröhre beschränkt. Jedoch ist das Hindernis des Schließmuskels leider nur ein relatives, wie Scholtz sagt. Nach den verschiedenen Statistiken wird man als ungefähren Mittelwert etwa für 90% der Fälle das Fortschreiten der Erkrankung annehmen können. Die Prognose wird dadurch viel ernster, da bei Eintreten der Urethritis posterior der Weg für alle die zahlreichen Komplikationen frei gelegt wird. Besonders häufig tritt die Urethritis posterior in der 3. Krankheitswoche im Anschluß an die Urethritis anterior auf. Die Erkrankung kann sowohl spontan eintreten, wie insbesondere durch Excesse in Baccho et Venere, Überanstrengung, Sport hervorgerufen werden. Ohne Zweifel entstehen auch manche Posteriorurethritiden durch unvernünftiges Einspritzen von Lösungen, insbesondere wenn diese zu stark sind. Auch ein schlecht sitzendes Suspensorium, das an einer Stelle drückt und dadurch den Eiterabfluß verhindert, unnötiges Einführen von Instrumenten können die Ursache der fortschreitenden Infektion sein. War die erste Gonorrhöe des Patienten bereits mit einer Posterior-Erkrankung verknüpft, so pflegt sich diese auch bei eventuellen Neuinfektionen wieder mit einzustellen. Besonders quälend ist bei der Posterior-Erkrankung der Harndrang, häufig bleibt er auch unmittelbar nach der Urinentleerung bestehen. Dem Bedürfnis der Urinentleerung kann der Patient oft keinen Widerstand entgegensetzen. Der Urin pflegt durchwegs getrübt zu sein, doch nimmt die Trübung im 2. und 3. Glase ab. Bei reichlicher Eitersekretion fließt nämlich der Eiter durch den Sphincter internus in die Blase, so daß also sämtliche Urinportionen trüb sind; ist die Eiterproduktion gering, so kann der letzte Urin klar sein. Je nach dem Grad der Eiterproduktion wird also der Urinbefund ein wechselnder sein; man muß daher in diesen Fällen, um ein Urteil über den Krankheitsprozeß zu bekommen, auch den Morgenurin untersuchen, insbesondere die Wolbarstsche Probe anwenden. Der filtrierte Urin ist häufig stärker eiweißhaltig, als es dem Leukocytengehalt entsprechen würde. Der Eiweißgehalt steht in Beziehung zum Harndrang, Finger erklärt ihn durch eine reflektorisch-vasomotorische Störung. Außerdem wird von den entzündeten Schleimhautflächen ja auch eiweißhaltiges, flüssiges Sekret abgesondert. Mir ist aufgefallen, daß in diesen Fällen auch bei großer Eiterabsonderung aus der ersten Portion des Urins viel rascher Salze ausfallen, als aus den weiteren. Charakteristisch für die akute Posteriorerkrankung ist das Auftreten der terminalen Hämaturie; am Schluß der Miktion wird blutiger Urin entleert. Häufig nur wenig, manchmal jedoch scheint reichlich Blut ausgeschieden zu werden. Allerdings muß man bedenken, daß schon wenige Tropfen Blut auch eine größere Flüssigkeitsmenge stark verfärben können. Das Blut stammt aus der hinteren Harnröhre; sie wird durch die krampfhaften Kontraktionen der Muskulatur auf die entzündete Schleimhaut zum Bluten gebracht. Die Blutung pflegt alsbald wieder zu stehen, immerhin bleibt etwas koaguliertes Blut in der hinteren Harnröhre zurück, das dann bei einer weiteren Miktion mit dem ersten Urinstrahl fortgespült wird. Es sinkt als kleine blutige Flocken im Spitzglase meist zu Boden. Außer Erektionen sind auch häufig Pollutionen vorhanden, die von stechendem Schmerz begleitet sind. Bei Eintreten einer Urethritis posterior muß stets klar gelegt werden, ob auch die Adnexe mit erkrankt sind.

b) Klinik der chronischen Gonorrhöe.

Den Gegensatz, der sich aus den Begriffen akute und chronische Gonorrhöe ergibt, zu definieren, ist oft schwer. Die Bestimmung nach der Zeit, daß man also alle Gonorrhöen jenseits etwa der 4. bis 6. Woche als chronisch bezeichnet, ist unzuverlässig und wird den Tatsachen nicht gerecht. Häufig zieht sich auch eine akute Gonorrhöe lange Wochen hin, sei es, daß die betreffenden Gonokokken schwer zu beeinflussen sind, oder daß der Patient an sich der Infektion mehr oder weniger reaktionslos gegenübersteht, vielleicht auch durch andere Erkrankungen geschädigt ist. Auch Mischinfektion mit anderen Eitererregern zieht häufig eine Gonorrhöe außerordentlich in die Länge. Die Ursachen für das Ent- und Bestehen einer chronischen Harnröhren-Gonorrhöe können sehr mannigfaltige sein. Die hintere Harnröhre ist immer mit befallen. Während die akute Gonorrhöe eine Erkrankung über breite Flächen der Schleimhaut darstellt, oft eine wirkliche Urethritis totalis ist, ist die chronische Gonorrhöe gerade durch begrenzten, namentlich ring- oder fleckförmigen bis punktförmigen Charakter ausgezeichnet. Schon frühzeitig kann es zur Entstehung einer weichen Infiltration kommen, s. S. 175. Einzelne Stellen der Harnröhre können infiltriert werden, später mag sich über diesen teils oberflächlichen, teils tiefen Infiltraten ein Granulom bilden; schließlich können Lacunen und Littrésche Drüsen infiziert werden. Alle diese umschriebenen Veränderungen sind durch lokale Behandlung mit Injektionen und Spülungen nicht zu sanieren, da die Tiefenwirkung unserer Medikamente hierfür nicht ausreicht; das ist ein Grund für den exklusiv-chronischen Verlauf, welchen diese Veränderungen meist an sich haben. Nach Lumb sind Gonokokken in der Prostata 20 Jahre nach der Infektion nachgewiesen. Es ist anzunehmen, daß z. B. in cystisch veränderten Littréschen Drüsen die Trippererreger gleichfalls lange Zeit persistieren können.

Aus der lokalen Begrenztheit der Erscheinungen leitet sich für die Gonokokkenuntersuchung ein wichtiger Befund ab. Ist die ganze Schleimhaut gonorrhoisch erkrankt, so wird der austretende Sekrettropfen ein ziemlich einheitliches bakteriologisches Bild bieten. Es genügt dann eine kleine Sekretmenge, um Gonokokken nachzuweisen; ebenso wird aus einer Stichprobe mit einiger Sicherheit der negative Befund abzuleiten sein, da die Sanierung bei der Urethritis totalis eine gleichmäßige zu sein pflegt. Ist dagegen die flächenhafte Entzündung kombiniert mit den angegebenen engbegrenzten Veränderungen, so ist häufig das am Orificium externum exprimierte Sekret negativ. Untersucht man aber eine Anzahl Flocken, so wird man auch auf solche stoßen, welche von den lokal begrenzten Veränderungen produziert sind, und diese sind dann oft stark gonokokkenhaltig. Dieser Befund: Sekret negativ, Flocken vereinzelt stark positiv ist geradezu charakteristisch für die Erkrankung LITTRÉscher Drüsen und für Infiltrate. Auch hier sei nochmals auf die paraurethralen Gänge hingewiesen, welche den gleichen Befund liefern können. Diese Befunde zu erheben ist auch deshalb besonders wichtig, weil sich immer wiederholende Autoinfektionen von diesen kleinen Herden ausgehen können. Ähnlich wie wir Infiltrate mit „steigender Tendenz" s. S. 176 kennen, kann auch die Desquamation der ganzen Harnröhre nicht zur Ruhe kommen, eine Zeitlang, oft lange, immer stärker werden (Desquamativ-Katarrh) und dadurch chronischen Verlauf bedingen. Nicht zu verwechseln mit chronischer Gonorrhöe sind die bei unzuverlässigen Patienten immer wieder auftretenden Neuinfektionen. Die klinischen Erscheinungen der chronischen Gonorrhöe sind oft unbestimmt. Viele Patienten klagen über Schmerzen beim Wasserlassen, andere geben stechenden Schmerz in der Gegend der Symphyse oder Glans an. Objektiv feststellbar ist häufig Schmerzempfindlichkeit der hinteren Harnröhre, wenn man sie manuell untersucht, Zeigefinger im Rectum, Daumen am Perineum. Die objektiven Symptome sind: Filamente im klaren oder trüben Urin und morgens beim Aufstehen ein geringer Sekrettropfen, der aus der Harnröhre stammt. Dieser Bonjourtropfen kann auch gelegentlich fehlen. Manche Patienten haben eher im Laufe des Tages gegen Abend eine gesteigerte Sekretabsonderung. Diese Symptome sind nun leider ebenso unbestimmt wie vieldeutig. Sehr oft handelt es sich um postgonorrhoischen Katarrh, welcher viele Jahre Fäden produziert. Diese können auch wenig oder stark leukocytenhaltig sein, ohne daß es jemals gelingt, Gonokokken nachzuweisen. Wenn man allerdings Kenntnis von den punktförmigen Erkrankungen der Harnröhre hat, wird man aus einem negativen Gonokokkenbefund nicht den Schluß ableiten können, daß nirgends in der Harnröhre sich ein Gonorrhöe-Herd befindet. Es erfordert viel Takt von seiten des Arztes in diesen Fällen nicht zu wenig und nicht zu viel zu tun. Manche Patienten sind über Fäden im Urin stark beunruhigt. Wenn die Provokationen erfolglos gewesen sind, häufige Gonokokkenuntersuchungen negativ ausgefallen sind, und die Behandlung mit adstringierenden Lösungen erfolgt ist, s. S. 142, halte ich es für richtiger die Behandlung abzubrechen, um keine Sexualneurasthenie hervorzurufen. Andererseits findet man nicht zu selten Patienten, welche wegen einer vielleicht belanglosen Hautaffektion den Arzt aufsuchen und im klaren Urin einzelne Fäden haben, welche sich als stark gonokokkenhaltig erweisen.

Die Prognose der chronischen Gonorrhöe ist nicht besonders günstig. Instrumentelle Behandlung ist immer erforderlich. Ein Punkt ist jedenfalls für die Erkrankten, welche mit diesen Symptomen zum Arzt kommen, von besonderer Bedeutung. Außer den geschilderten Anzeichen klagen manche Patienten auch noch über Schwierigkeiten die Miktion zu beginnen, über Schmerzen am Ende der Miktion, manchmal über Blutungen. Andere klagen über häufige Pollutionen und über allgemeine Störungen des Befindens. Alle diese Anzeichen können sowohl relativ harmlos sein, wie ihre Ursache in einer chronischen Gonorrhöe haben oder auch schließlich die bedeutungsvollsten Erkrankungen: Tuberkulose von Niere und Blase, Tumoren der

Blase oder Harnsteine anzeigen. Es sollte jedem Arzt klar sein, daß die Verordnung von Lösungen, welche von außen zugeführt werden, nutzlos ist, sowohl bei diesen Erkrankungen wie auch bei den umschriebenen Herden der chronischen Gonorrhöe. Einzig und allein die Endoskopie schafft ein wirklich klares Bild, ob und welche Veränderungen vorliegen. Gewiß kann man einer entzündeten Lacune nicht ansehen, ob die Veränderung auf Gonokokken beruht, aber man kann doch durch das Instrument Sekret entnehmen, und vor allen Dingen läßt sich feststellen, ob solche vielleicht sehr schweren Veränderungen vorliegen oder nicht. In vielen Fällen ist die Anwendung der Endoskopie für den Patienten von der größten Wichtigkeit.

Ganz besondere Bedeutung haben natürlich für die chronische, wie auch akute Gonorrhöe die Erkrankungen der Adnexe, von denen aus zum überwiegenden Teil die Chronizität des Prozesses unterhalten wird. Vergleiche diese Abschnitte.

II. Komplikationen der Harnröhren-Gonorrhöe.

1. Paraurethrale Gänge.

Ebenso wie innerhalb der Glans eine Taschenbildung, s. S. 171, sich findet, können sich solche Taschen auch im weiteren Verlaufe der Harnröhre bilden. so sind von Wossidlo nicht nur Taschen, sondern auch Divertikel und Gänge im Bulbusabschnitt beschrieben. Diese Taschen spült man am besten mit Hilfe des Endoskopes durch einen Ureterenkatheter aus, wenn man es nicht vorzieht sie aufzuschneiden und abzutragen. Wichtiger als diese immerhin seltenen Vorkommnisse sind die paraurethralen Gänge; sie finden sich innerhalb der Urethrallippen in der Gegend des Frenulums, aber auch an der Raphe penis, oft ziemlich weit vom Orificium entfernt. Bei Hypospadie sind sie häufig vorhanden; bei dieser findet sich auch oft eine Einstülpung innerhalb der Harnröhrenmündung. Fast alle paraurethralen Gänge enden blind, als große Seltenheit kommunizieren sie mit der Urethra, wobei natürlich eine Verwechslung mit einer Fistel auszuschließen ist, oder sie enden im Drüsengewebe. Diese Gänge haben besonderes therapeutisches Interesse, da sie leicht zu dauernder Reinfektion mit Gonorrhöe führen. wenn sie unbeachtet bleiben. Man kann den Eiter aus ihnen durch Fingerdruck entleeren, oder indem man mit einer etwas breiteren Sonde kräftig an ihnen entlang streicht. Die Behandlung kann eine verschiedene sein. Hat der Gang ein entsprechendes Kaliber, was allerdings nicht sehr oft der Fall ist, so kann man an eine dünne Sonde etwas Silbernitrat anschmelzen und durch öfteres Einführen solcher Sonde die Gonokokken vernichten. Auch kann man $10\,^0/_0$ Silbernitrat in die Gänge einträufeln, wozu man sich am besten einer kleinen, vorn abgeschnittenen, also kreisrunden Kanüle bedient. Die elektrolytische Behandlung ist ziemlich schmerzhaft; am besten ist, nachdem man die Harnröhre mit $5\,^0/_0$ Alypin unempfindlich gemacht hat, die Kauterisation. Wenn die Öffnung des Ganges sehr klein ist, kann sie erst mit dem Kauter erweitert und sodann der ganze Gang kauterisiert werden. Auch die Aufschlitzung der Gänge mit dem Kollmannschen Messerchen ist zu empfehlen, ebenso die Elektrokoagulation.

2. Entzündung der Tysonschen Drüsen.

Eine Komplikation, die vielleicht den Verdacht auf Syphilis erregen könnte, ist eine Entzündung mit anschließendem Absceß der Tysonschen Drüsen. Diese Drüsen liegen an jeder Seite dicht neben dem Frenulum; ihre Ausführungsgänge öffnen sich nahe der Mittellinie nach außen. Im gesunden Zustande sind sie nicht zu palpieren, auch sind die Ausführungsgänge nicht zu sehen. Erkranken die Drüsen gonorrhoisch, so erscheinen sie etwa erbsengroß, bei Fingerdruck tritt etwas Eiter aus dem Ausführungsgang heraus. Außer der eigentlichen Drüsenschwellung ist aber auch vielfach die Umgebung der Drüsen beträchtlich infiltriert und induriert, auch erscheint der Sulcus coronarius an der betreffenden Stelle stärker gerötet, eine Ähnlichkeit mit syphilitischem Primäraffekt kann unter Umständen doch ziemlich beträchtlich sein. Die Behandlung besteht in Incision. Es kommt auch eine chronische Erkrankung der TYSONschen Drüsen vor; in diesen Fällen ist meist der Ausführungsgang vergrößert. Unter Lokalanästhesie kann man einen dünnen Kauter bis auf die Drüse selbst führen und sie sodann zerstören.

3. Follikulitis, Cavernitis und periurethraler Absceß.

Die Entzündung der LITTRÉschen Drüsen und MORGAGNIschen Lacunen spielt eine große Rolle bei der Gonorrhöe und bei der Behandlung der harten und weichen Infiltrate, eingehender s. S. 175. Außer der Entzündung der Drüsen an sich kann auch das umliegende Gewebe in die Entzündung hineinbezogen werden; insbesondere geht die Entzündung auf den Schwellkörper über. Es entsteht auf diese Weise ein kavernöses Infiltrat. Diese Infiltrate, die nicht selten sind, kann man leicht abtasten. Der Patient empfindet an der Stelle heftige Schmerzen; wenn nicht der Eiter dadurch einen Weg in die Harnröhre findet, daß die Ausführungsgänge der Drüse wieder durchlässig werden, kommt es zur Bildung eines Abscesses. Diese periurethralen Abscesse können, wenn sie ausgebildet sind, eine Hervorwölbung der Penishaut in der Gegend der Raphe verursachen. Meist sind sie in der Einzahl vorhanden, gewöhnlich ein- oder zweifingerbreit hinter dem Sulcus coronarius; häufig sind sie auch in der Gegend der Pars bulbosa. Setzt keine Behandlung ein, so bricht der Absceß durch, und zwar entweder in die Harnröhre oder nach außen; es entsteht dann gewöhnlich ein kreisrundes bis pfenniggroßes, schmierig belegtes Ulcus, doch kommt es nur selten zur Bildung einer Harnfistel. Diese Komplikation ist im allgemeinen an das akute Stadium der Gonorrhöe geknüpft. Was die Diagnose anlangt, so ist sie von außen natürlich nur bei ausgebildeten Fällen zu stellen; die Endoskopie ist besonders wertvoll zur Frühdiagnose. Therapeutisch ist in allen Fällen, wo noch keine deutliche Fluktuation vorhanden ist, die unspezifische Proteinkörpertherapie zu versuchen, z. B. 10 ccm Aolan intraglutäal, Olobinthin, eventuell Vaccine intravenös mindestens 200 Millionen Keime und dgl.; die Erfolge sind oft recht gut. Kommt es danach auch nicht zur vollständigen Aufsaugung, so sind doch die Aussichten auf erfolgreiche Punktion gebessert; wenn man zwei- oder dreimal punktiert, so kommt es häufig auch ohne Incision zur Ausheilung. Die Incision selbst kann von außen gemacht werden oder auch durch das Urethroskop mit dem KOLLMANNschen Messer. Außer dem circumscripten Absceß kommen auch flächenhafte Entzündungen des Corpus cavernosum vor. Meist entsteht dabei die schon erwähnte Chorda venerea. Das Infiltrat kann, unterstützt durch antiphlogistische Maßnahmen und Proteinkörper-Therapie, aufgesaugt werden; wenn jedoch Urininfiltration hinzutritt, können sich große Abscesse bilden, die sofort chirurgisch angegriffen werden müssen, damit keine allgemeine Sepsis eintritt. Selten sind die chronischen Infiltrate des Corpus cavernosum, bei denen an die Stelle der akuten Entzündung fibrillöses Bindegewebe getreten ist. Meist sind sie dann eine Veranlassung für Impotentia coëundi.

4. Lymphdrüsen- und Lymphgefäß-Erkrankungen.

Eine eigentliche eitrige Lymphdrüsen-Entzündung der Inguinalgegend gehört bei Tripper zu den größten Seltenheiten. Sollte man sie finden, dann fahnde man auf ein früheres Geschwür, etwa einen abgeheilten weichen Schanker, der sie hervorgerufen haben könnte, ebenso kann irgend ein kleines banales Ulcus, nicht nur im Bereiche des Genitales, sondern auch an der unteren Extremität die Veranlassung gewesen sein. Am häufigsten ist immerhin noch die Schwellung und Vereiterung der Lymphdrüsen dicht oberhalb oder seitlich der Peniswurzel; ein solcher Bubonulus gonorrhoicus ist auch meist mit einem stark verdickten dorsalen Lymphstrang kombiniert. Untersucht man den dorsalen Lymphstrang, so darf man sich nicht bei der Palpation von der Vena dorsalis des Penis täuschen lassen. Auch bei ganz normalem Befunde des Lymphstranges, den man dann überhaupt kaum fühlt, ist zwischen Daumen und Zeigefinger bei der Palpation die Vene als relativ harter Strang zu tasten. Bildet man eine Falte, und läßt dieselbe senkrecht zur Penisachse durch Daumen und Zeigefinger gleiten, so verursacht eine große dorsale Vene ein zweimaliges schnappendes Gefühl, nämlich dann, wenn gerade Anfang und Ende des zu-

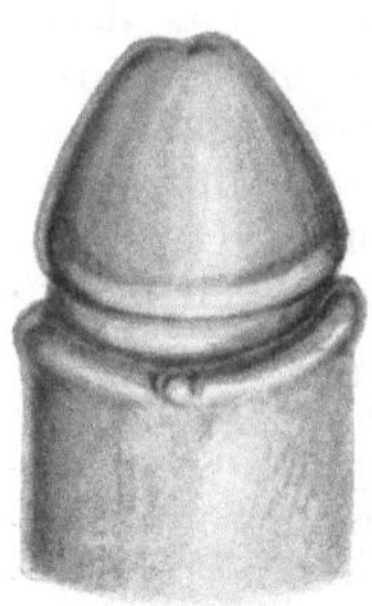

Abb. 33.
Pseudo-
Primäraffekt.

sammengedrückten Schlauches durch die Finger gleiten. Ist der dorsale Lymphstrang verdickt, so schnappt es viermal, oder, falls obere Seite des Lymphstranges und untere Seite der Vene dicht zusammenliegen, doch wenigstens deutlich dreimal. Denkt man hieran, so kann man Irrtümer ausschließen, besonders dann, wenn man das Auge zu Hilfe nimmt und auch längs des Penis abtastet. Praktisch wichtig ist es, nicht etwa ein auf kurze Strecken geschwollenes Lymphgefäß oder eine Lymphdrüse mit einem Primäraffekt zu verwechseln; eine Verwechslung mit einem ausgebildeten Primäraffekt ist wohl kaum möglich, da es sich bei der Lymphangitis um keinen Epitheldefekt handelt. Denkt man aber an einen beginnenden, noch subcutan liegenden Primäraffekt, so könnte in der Tat eine Verwechslung möglich sein. RILLE hat schon vor langer Zeit auf diese Verwechslung aufmerksam gemacht. „Die blennorrhoische Lymphangitis am Penis findet sich ausschließlich bei sehr intensiven und entzündlichen Reizerscheinungen neben weit verbreitetem Ödem der gesamten Penishaut und des Praeputium, an welchem man einen breiten, bandartigen, geröteten Streifen wahrnimmt, welcher eben dem intumescierten Lymphstrange entspricht. Der letztere unterscheidet sich wesentlich von der bei primärer Syphilis auftretenden Form, ist nicht federkielartig und derb, sondern mehr flach, bandartig, stellenweise mit der Umgebung wie verlötet, von mehr teigiger Konsistenz und mehr oder weniger empfindlich oder schmerzhaft; auch hier finden sich im Verlaufe desselben knotenförmige, mehr platte Auftreibungen bis fast zu Erbsengröße. Bemerkenswert ist, daß hierbei am inneren Vorhautblatte, dicht hinter dem Sulcus coronarius sich bisweilen analoge halbmondförmige Knoten befinden, die von weniger geübten Untersuchern für syphilitische Primäraffekte von der bekannten, knotig-kallösen Form gehalten werden könnten, von welchen sie aber durch die über ihnen ohne weiteres verschiebbare, geschwür- und narbenlose Haut differenziert werden können." BUSCHKE und auch HOFFMANN haben die Wichtigkeit dieses pseudosyphilitischen Primäraffektes, wie ihn HOFFMANN nennt, betont, s. Abb. 33.

5. Balanitis.

Von den verschiedenen Formen der Balanitis ist hier die durch die Wirkung des gonorrhoischen Eiters entstandene wichtig; sie tritt vor allem bei Patienten mit enger Vorhaut auf. Das innere Präputialblatt und die Glans sind stark gerötet, übelriechender Eiter tritt aus der Präputialöffnung hervor. Bei geringer Heftigkeit des Prozesses genügen häufig

Waschungen eventuell Umschläge, um ihn zu heilen; schreitet die Erkrankung jedoch fort, so nimmt die Sekretion immer mehr zu, es bilden sich zahlreiche serpiginöse Erosionen. Das Lymphgefäß-System wird meist beteiligt, der dorsale Lymphstrang ist in Bleistiftdicke zu palpieren, die Inguinaldrüsen schwellen schmerzhaft an, es stellt sich ein Ödem des Penis ein, welcher glockenschwengelartige Form annimmt. In diesen Fällen kann es schwer sein, zu entscheiden, woher der Eiter kommt; die Präputialgegend wird möglichst gut gereinigt und zwischen Vorhaut und Eichel sorgfältig gespült, am besten mit einem feinen, weichen Katheter. Entleert sich dann auf Druck noch Eiter, und ist der Urin trübe, so kann man mit einer Harnröhrenerkrankung rechnen. Therapeutisch kann man außer den beschriebenen Spülungen auch feuchte Umschläge machen. Die Spülungen werden mit desinfizierenden Lösungen, am besten mit Wasserstoffsuperoxyd, gemacht.

6. Fusospirochaetosis.

Nicht nur bei Vorhandensein von Tripper, also als eine Komplikation desselben, kann sich die Eichelentzündung entwickeln, sondern es kann sich an eine Eichelentzündung auch eine Gangrän anschließen, oder die Gangrän kann durch eine fusospirochätose Symbiose entstehen. Der Penis ist gleichfalls geschwollen, ödematös, jedoch mehr dunkelblau-rot livide verfärbt, der entleerte Eiter ganz dünnflüssig, sehr übel riechend, rötlich oder grünlich gefärbt; mikroskopisch findet man dann im Dunkelfeld Unmassen von fusiformen Bacillen und grob gewellten Spirochäten, auch im einfachen Methylenblau-Präparat läßt sich die Diagnose leicht stellen. Bekommt man den Prozeß im Beginn in Behandlung, so kann man ihn mit Spülungen mit Wasserstoffsuperoxyd bekämpfen; führen diese nicht sofort, innerhalb eines Tages, zum Erfolg, so ist eine dorsale Incision der Vorhaut vorzunehmen; Anästhesie von der Leistengegend aus nach Braun. Oft findet man riesige Geschwüre, die in wenigen Tagen zur Konsumption ganzer Penisteile führen können. Man wird also bei dieser Erkrankung, schon um vorzubeugen, die dorsale Incision lieber zu oft als zu wenig ausführen. Glücklicherweise haben wir in dem starken Wasserstoffsuperoxyd, dem Perhydrol, ein ganz ausgezeichnetes Heilmittel. Mit einem Wattestäbchen wird dieses direkt auf die erkrankten Teile aufgebracht, wobei sich ein dicker weißer Schaum entwickelt. Die Wirkung ist rapid und intensiv. Buschke gibt außerdem Chinin-Urethan intravenös täglich. Die Circumcision schließe ich erst nach einigen Tagen an die dorsale Incision an. Das Ödem ist dann meist zurückgegangen, und man erhält ein viel besseres kosmetisches Resultat, als wenn man sie gleich vornehmen wollte.

III. Die Urethral-Untersuchung ohne Endoskopie.

Auf die Anamnese folgt eine Inspizierung des Genitale. Bei der Untersuchung auf Tripper wird man zunächst die Urethrallippen inspizieren. Wenn man mit der rechten Hand den Penis umfaßt, kann man mit Daumen und Zeigefinger, die längs der Urethrallippen aufgesetzt sind, durch leichten Druck die Urethralöffnung spreizen. Häufig sind die Urethrallippen bei Gonorrhöe verklebt, oder man sieht angetrockneten Eiter wie einen gelben glänzenden Firnisüberzug einzelne Teile des Penis überdecken. Häufig sieht man auch schon die Eiterabsonderung im Hemde des Patienten. Wenn nicht gleich Eiter sichtbar ist, so exprimiert man die Harnröhre; hierbei wird namentlich auch von Patienten oft gefehlt. Viele lieben es, die Harnröhre in geradezu unbarmherziger Weise auszuquetschen und lang zu ziehen. Vor diesem Vorgehen sollte man jeden Patienten warnen. Durch diese brüsken Manipulationen können Keime gewaltsam in Drüsenöffnungen hineingepreßt und so weitere Komplikationen hervorgerufen werden. Zudem wird die Menge des Sekretes durch Kraftanwendung nicht wesentlich gesteigert. Am besten ist es, man nimmt den Penis etwa in der Mitte zwischen Daumen und Zeigefinger der linken Hand und führt diese nun sanft und gleichmäßig drückend bis etwa zur Mitte des Frenulums. Dabei öffnet sich meist von selbst die Urethra, eventuell spreizt man sie noch auseinander. Ist nur wenig Sekretion oder Eiter vorhanden, so benutzt man natürlich das, was sich überhaupt entnehmen läßt; bei reichlicher Absonderung dagegen ist es zweckmäßig, den ersten Eitertropfen abzuwischen und erst einen der folgenden zu untersuchen, damit man nicht soviel Saprophyten erhält. Die

Sekretentnahme geschieht immer mit der Platinöse oder mit einem ganz kleinen Platinlöffelchen. Ganz falsch ist es, den Objektträger direkt auf die Eichel zu drücken.

Nachdem man sich über das Vorhandensein von Eiter oder Sekret Aufschluß verschafft hat, inspiziert man das ganze Genitale. Selbstverständlich wird eine verschmutzte Glans gereinigt und darauf geachtet, ob z. B. in einer Falte der Vorhaut ein Ulcus vorhanden ist; zeigt sich auch nur eine kleine Erosion, so muß diese von vornherein als syphilisverdächtig angesprochen werden. Beinahe automatisch faßt man an die Leistendrüsen und palpiert diese; dorsaler Lymphstrang (s. S. 128) und die Region der TYSONschen Drüsen dürfen nicht vergessen werden. An dem Nebenhoden, eventuell auch Samenstrang wird man häufig Verdickungen finden; indem man den Patienten darauf aufmerksam macht, wird man bei ihm häufig die Erinnerung an eine voraufgegangene Gonorrhöe, von der er bis dahin nichts gewußt hat, auffrischen. Immer ist es nötig, bei solchen Verdickungen auch an Tuberkulose zu denken.

Die nähere Inspizierung betrifft nun vor allen Dingen das Innere der Urethrallippen; die gesunden Urethrallippen sehen rosa aus und zeigen gleichmäßigen Glanz. Häufig sieht man im Innern der Urethrallippen dicht am Orificium oder auch auf diesem selbst zwei Pünktchen, welche Öffnungen paraurethraler Gänge darstellen. Diese Gänge sind auch unter Umständen auf der Eichel selbst oder an der Raphe penis vorhanden, auf diese feinen Gänge muß man ein ganz besonderes Augenmerk richten. Sonst ist die Urethralöffnung noch darauf zu prüfen, ob sich in ihr nicht ein harter Schanker bemerken läßt. Hier ist es besonders die braunrote Farbe, die Verdacht erwecken muß, auch sind oft die Entzündungssymptome ziemlich stark ausgeprägt. Ein hellroter Rand kann die Urethrallippen umgeben, die Induration braucht nicht sehr ausgesprochen zu sein, doch ist sie in vielen Fällen deutlich zu fühlen. Bestätigt sich dieser Befund, und sind in dem Eiter keine Gonokokken zu finden, so wird der Verdacht auf Primäraffekt verstärkt, aber auch wenn Gonorrhöe vorhanden, muß trotzdem ein Dunkelfeldpräparat gemacht werden. Auch während des weiteren Verlaufes der Gonorrhöe-Behandlung muß man auf diesen Urethralschanker sein Augenmerk richten. In dem Leipziger Material haben wir etwa alle sechs Monate einen Fall von Tripper, bei dem sich auf der Station ein Urethralschanker entwickelt. Sind spitze Kondylome am Penis des Patienten vorhanden, so müssen wir die Urethra gleichfalls genau inspizieren. In $^1/_3$ der Fälle findet man dann auch Kondylome innerhalb der Harnröhre. Was nun die Untersuchung der Urethra selbst angeht, so ist die instrumentelle bei akuter Gonorrhöe wegen der Gefahr der Keimverschleppung verboten; um so mehr interessiert uns die Untersuchung bei chronischer Gonorrhöe und sonstigen Leiden, da diese lokalisierte Prozesse darstellen und oft einer örtlich gerichteten Behandlung bedürfen. Mit der bloßen Hand wird man nicht allzu viel am Penis fühlen, nur massive Prozesse z. B. Cavernitis oder ein beginnender paraurethraler Absceß, ein Urethralschanker wird sich im Tastbefunde andeuten, kleine LITTRÉsche Drüsen dagegen werden nicht mit Sicherheit festzustellen sein, man hüte sich, sie mit Talgdrüsen der Penishaut zu verwechseln.

Die Palpation der Urethra nehmen wir gegebenenfalls mit Hilfe von Sonden vor und zwar mit Knopfsonden oder massiven Metallsonden. Die Untersuchung mit der Knopfsonde kann uns wie jede Einführung eines Instrumentes zunächst darüber Aufschluß geben, ob eine Verengerung der Harnröhre vorliegt. Jede Verengerung, deren Lumen kleiner ist als die größte Weite des eingeführten Instrumentes, wird sich zu erkennen geben. Daraus folgt schon, daß zur Diagnose weiterer Strikturen die Untersuchung mit der Knopfsonde nicht allzu viel leisten wird; im allgemeinen wählen wir ein elastisches Bougie (s. Abb. 34), das gerade durch das Orificium hindurchgeht. Es ist nötig, daß sich der Knopf des Bougies scharf gegen den Schaft absetzt, einmal wird dann das Tastgefühl empfindlicher, und zweitens können wir Sekret leichter nach außen befördern. Nach meiner Erfahrung wird der Wert der Bougie-Untersuchung häufig überschätzt. Kleine Veränderungen in der Harnröhre, z. B. infizierte Drüsen oder Polypen wird man nicht feststellen können. Kann man doch häufig nicht einmal am Gefühl feststellen, wann der Sondenknopf über den Colliculus seminalis gleitet. Wie hier, so ist es auch bei anderen Prozessen; meist wird der Patient durch Schmerzäußerung auf sie aufmerksam machen. Dagegen kann man die geknöpfte Sonde dazu benutzen, um gonokokkenhaltiges Sekret zutage zu fördern. Dieser sog. CRIPPAsche Versuch wird so vorgenommen: man läßt den Patienten zunächst urinieren und spült die vordere Harnröhre mit Borlösung aus, sodann führt man das elastische Bougie, ohne es eingefettet zu haben, bis zum Sphincter externus vor, legt den Penis auf den Bauch des Patienten und drückt ihn mit der flachen Hand verhältnismäßig fest an; wenn man nun das Bougie langsam unter ständigem Druck der Hand zurückführt, so werden die Drüsen ausgedrückt. Man erhält auf diese Weise manchmal Eiter mit Gonokokken, der sonst nicht zu erhalten war. Die Untersuchung der hinteren Harnröhre mit der geknöpften Sonde geschieht in der Weise, daß man die eingefettete Sonde soweit einführt, bis sie auf einen Widerstand stößt, dies ist der äußere Schließmuskel. Nachdem man ihn überwunden hat, gleitet der Sondenknopf nicht mehr so leicht weiter. Bald bemerkt man ein zweites Hindernis, den

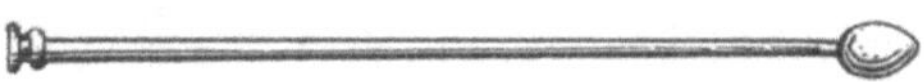 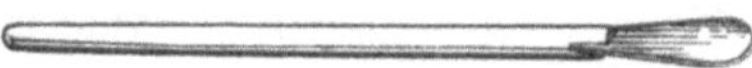

Abb. 34. Elastisches, geknöpftes Bougie. Abb. 35. Gerade Metallsonde.

Blasenschließmuskel. Wenn man die vordere Harnröhre vorher untersucht hat, etwa durch den CRIPPAschen Versuch, und nun beim Herausziehen der Sonde wieder Eiter bemerkt, so ist es möglich, daß dieser aus der hinteren Harnröhre stammt, worauf u. a. GUYON hinweist. Natürlich ist diese Eiterbestimmung nur eine ganz unsichere.

Für die vordere Harnröhre liefert die Palpation auf einer Metallsonde etwas mehr. Das Kaliber der Sonde muß man dem Durchmesser der Orificiumöffnung anpassen. Sehr leicht kann man sich darüber orientieren, indem man einen Orificium-Meßstab nach PIFFARD einführt; man kann dann direkt die Nummer der Sonde ablesen, welche zu verwenden ist. Für diese Zwecke bedient man sich am besten der langen geraden Sonden nach KOLLMANN (Abb. 35), mit konischem Ende aus Neusilber. Am einfachsten hält man den Penis senkrecht und führt nun die gleitfähig gemachte Sonde ein so weit, bis sie an einen Widerstand stößt. Mit der linken Hand hält man nun die Glans auf der Sonde fest, und Daumen und Zeigefinger der rechten Hand beginnen vom Scrotalwinkel aus die Harnröhre nach oben abzutasten. Es gehört ein sehr feines Gefühl dazu, um pathologische Befunde erheben zu können; man muß auch bedenken, daß die Harnröhre, die ja weiter ist als das Orificium auf der Sonde Falten bilden und hierdurch Verdickungen vortäuschen kann. Der Patient wird aufgefordert zu sagen, sowie er an einer bestimmten Stelle während der Palpation oder Massage Schmerzen spürt. Infiltrierte Lacunen kann man als stecknadelkopfgroße Verdickungen fühlen. In solchen Fällen sehe man sich aber auch immer die Penishaut an, um eine Täuschung durch besonders große Talgdrüsen usw. zu verhüten. Harte, derbe Infiltrate kann man auch ganz gut auf der

Sonde fühlen. Es liegt auf der Hand, daß durch diese Sondenuntersuchung
der obere Teil der Harnröhre durch die Schwellkörper schlecht oder gar nicht
untersucht werden kann. Gerade dieser Teil ist aber wichtig, weil in ihm besonders viele Drüsen liegen. Diese Untersuchung auf der Sonde hat also auch
nur einen bedingten Wert; vorteilhaft wendet man sie an als Massage bei der sog.
Reizsonde bei Untersuchung auf die Heilung der Gonorrhöe. Was dagegen
die Diagnose der eigentlichen Veränderungen anbelangt, so wird man hier nur
ein Resultat erhalten, wenn die betreffende Veränderung schon eine gewisse
Größe erreicht hat. Ferner werden wir über die Art der Veränderung überhaupt wenig erfahren, alle diese Fragen lassen sich nur mit Hilfe der Endoskopie
beurteilen.

Die Feststellung von Veränderungen im Kaliber der Urethra wird durch
diese Untersuchung wenigstens insoweit gefördert, als die Verengerungen enger
sind als das Orificium externum; ist dies dagegen nicht der Fall, so erhalten
wir auch hier keinen Aufschluß, sondern müssen uns besonderer Untersuchungsinstrumente bedienen. Die Urethrometer erlauben eine exakte Messung des
Kalibers der gesunden und kranken Harnröhre. Sie sind so konstruiert, daß
sie das Orificium gut passieren und erst an der zu untersuchenden Stelle auf-

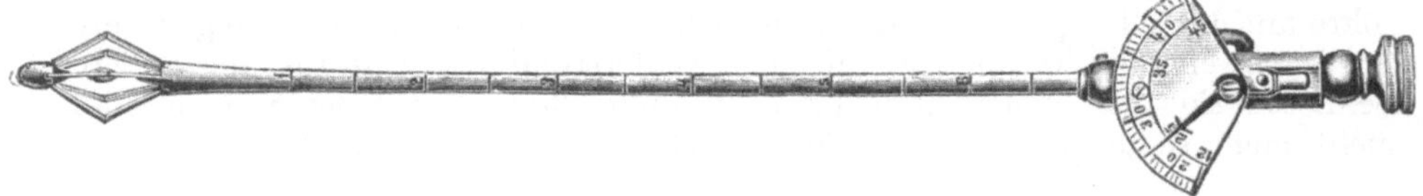

Abb. 36. Urethrometer.

geschraubt werden. Der Grad der Dehnung ist an einer außen angebrachten
Skala abzulesen. Man mißt im allgemeinen nach dem CHARRIÈRE schen Maß-
system; durch Nummer 1 der Charrière Filière geht gerade ein kreisförmiges
Instrument hindurch, welches einen Durchmesser von $^1/_3$ mm hat, jede weitere
Nummer entspricht einer Differenz von $^1/_3$ mm, Nr. 3 also deutet einen
Durchmesser von 1 mm an, Nr. 30 von 1 cm, Nr. 40 von 1,3 cm. Das Urethrometer nach FESSENDEN OTIS, (Abb. 36) besitzt Scharnierbranchen, diese liegen
am Ende eines Metallstabes und können nach außen spindelförmig aufgedreht
werden. Für eine normale Harnröhre ergeben sich folgende Durchschnittswerte:
Pars posterior 40—45° Charr., Pars membranacea 35—40°, Pars bulbosa
45—50°, Pars cavernosa 30—35°. Das Orificium externum wechselt in dieser
Weite sehr, ein mittlerer Wert sind etwa 24° Charr., manchmal ist es bis
30° Charr. weit, sehr häufig dagegen ist es nur 20 oder 15 ja 10° Charr. weit.
Die Messung mit dem Instrument nach OTIS pflegt man in der Praxis sehr selten
vorzunehmen. Das Instrument muß bei Gebrauch mit einem sterilen Gummiüberzug versehen sein. Andere Urethrometer bestehen nur aus zwei Branchen;
diese geben etwas höhere Werte, da ja die Harnröhre nicht nach allen Richtungen
gleichmäßig ausgedehnt, sondern in einen Spalt ausgezogen wird. Zu erwähnen
ist noch das vierteilige Urethrometer nach KOLLMANN, da es zugleich als Dilatator für kurze Harnröhrenstrecken verwendet werden kann. Man kann also
Verengerungen mit diesem Urethrometer dadurch feststellen, daß das Kaliber
der Harnröhre schroff an einer gewissen Stelle unter das normale Maß herabsinkt.
Bezüglich der Behandlung der Verengerungen und Strikturen s. S. 179.

IV. Mikroskopische Gonokokken-Untersuchung.

Für die mikroskopische Untersuchung nehmen wir das Material entweder aus der Urethralöffnung, hierbei soll die Expression nur mit sanftem Druck geschehen, oder aus dem Urin, oder wir untersuchen schließlich Exprimate von Drüsen. Ist reichlich Sekret aus der Urethra zu erhalten, so wischen wir am besten den ersten Tropfen ab, da er die meisten Verunreinigungen enthält. Mit einer Platinöse wird sodann das Sekret möglichst gleichmäßig und dünn auf einen Objektträger verteilt und mittels Durchziehen durch die Flamme getrocknet. Bei Verdacht auf Gonorrhöe empfiehlt es sich auch, von den Urethrallippen mit einem kleinen Löffelchen Material von der Schleimhaut abzuschaben.

Für die Untersuchung von Flocken und Fäden aus dem Urin empfiehlt sich folgendes Verfahren: man läßt in einem Spitzglase sich die Filamente zu Boden setzen, gießt den Urin ab und füllt mit destilliertem Wasser auf, eventuell kann man den Prozeß noch mehrmals wiederholen. Auf diese Weise entfernt man die Salze, die, wenn man die Flocken direkt aus dem Urin herausfischt, das Bild stören. Am leichtesten bekommt man die Filamente auf den Objektträger, wenn man das Spitzglas in eine breite Schale entleert, man kann dann die Fäden bequem auf den Objektträger heraufziehen.

Die Sekrete aus den Drüsen erhält man durch Massage derselben. Sickert das Sekret aus der Urethralöffnung heraus, so kann man es von dort mit der Platinnadel entnehmen, sonst gewinnt man es aus der Spülflüssigkeit, wie es bei der WOLBARSTschen Probe s. S. 137 angegeben ist. Besondere Aufmerksamkeit ist bei der Sekretentnahme auch auf paraurethrale Gänge zu richten. Die Filamente kann man in verschiedener Weise einteilen; übersichtlich ist die Einteilung nach LUMB, die ich im folgenden kurz wiedergebe: Schwere Filamente. 1. Schleimige, eitrige Fäden, die sich immer bei akuter Urethritis finden. 2. Kommaförmige Fäden. Diese sind jedoch mehr einem kurzen Ausrufungszeichen ähnlich. Sie stammen aus den Ausführungsgängen der Prostata. Sie werden nur bei Prostatitis gefunden, sind jedoch nicht in jedem Falle von Prostatitis nachweisbar. Leichte Filamente. 1. Eigentliche kommaförmige Fäden. Sie sind fein, gebogen, enden allmählich in einem Punkt. Man findet sie in den meisten Fällen von Entzündungen der LITTRÉschen Drüsen, besonders nach Massage über einer geraden Sonde. Sie flottieren lange im Urin, sind sie jedoch dann zu Boden gesunken, so kann man sie nicht mehr sichtbar machen. 2. Flache Epithelfilamente. Diese finden sich bei der Heilung. Eiterzellen sind nur wenig in ihnen enthalten. Sie bleiben ziemlich lange im Urin suspendiert, jedoch nicht so lange wie 1. Gewöhnlich sind sie nicht über 2—3 mm lang. 3. Feine gewundene Filamente. Sie sind sehr zart, oft hängen zwei oder drei zusammen, die sich beim Schwenken des Uringlases voneinander lösen. Sie finden sich bei beginnender Heilung.

Der Praktiker kommt mit zwei Färbemethoden vollkommen aus, nämlich mit der einfachen Methylenblaufärbung und insbesondere in Fällen, wo nur wenig Gonokokken vorhanden sind, oder sich viele Saprophyten finden, mit der Gramfärbung, im übrigen sei auf den bakteriologischen Teil verwiesen.

Methylenblaufärbung. Auf den fixierten Ausstrich tropft man einige Tropfen LÖFFLERS Methylenblaulösung, läßt etwa $^1/_2$ Minute einwirken und spült dann ab. Es genügt hierfür Leitungswasser, der Wasserstrahl soll aber nicht viel stärker als stricknadeldick sein, er treffe nicht die Mitte des Ausstriches, sondern falle auf den schräg gehaltenen Objektträger oberhalb des Ausstriches auf. Das Abspülen dauert 10—20 Sekunden. Überflüssiges Wasser wird abgeschüttelt.

Man trockne nun nicht sogleich mit Fließpapier ab, denn ein Teil des Ausstriches würde daran hängen bleiben. Vielmehr bediene man sich eines kleinen Kunstgriffes, den ich zuerst in der LEDERMANNschen Klinik kennen lernte.

Nachdem das Spülwasser abgeschüttelt ist, erwärme man den Objektträger über der Flamme. Darauf pustet man kräftig auf diesen. Der Ausstrich selbst wird sogleich trocken, außerhalb des Ausstriches befindliches Wasser bleibt stehen, man kann aber jetzt bequem den Objektträger mit Fließpapier abtrocknen. Man nehme 2—3 Streifen von Objektträgergröße und werfe sie nach einmaligem Gebrauch fort, man kann sonst sehr leicht Sekretteile auf andere Präparate übertragen. Cedernöl, Immersion.

Kurze Zusammenfassung der Methylenblaufärbung.

1. Auftropfen von LÖFFLERs Methylenblau, $^1/_2$ Minute.
2. Abspülen mit Leitungswasser, 10—20 Sekunden.
3. Abschütteln des Wassers.
4. Erwärmen über der Flamme.
5. Abblasen des Wassers.
6. Abtrocknen mit Fließpapier.
7. Cedernöl, Immersion.

GRAMs Methode. Die GRAMsche Methode ist einfach und sicher, wenn man folgendes berücksichtigt:
1. Man verwende nur gleichmäßige, dünne Ausstriche.
2. Jede Wasserspülung zwischen den Lösungen ist verboten, erst nach der Entfärbung mit Alkohol absolut. ist Wasserspülung statthaft.
3. Die einzelnen Lösungen werden neben dem Ausstrich aufgetropft.
4. Zur Entfärbung diene wirklich absoluter Alkohol.
5. Die Färbung wird auf einer Farbwanne ausgeführt.

Hat man es (bei der Originalmethode) mit Farblösungen zu tun, die Niederschläge geben, so schneidet man sich nach dem Vorschlage von HAUSMANN Streifen Fließpapier, die etwas größer als die Objektträger sind. Man legt sie trocken auf die Objektträger und gießt dann die Farblösung auf. Die Färbung erfolgt durch das Fließpapier hindurch, und die Niederschläge bleiben darauf liegen. Für jede Phase ist natürlich ein besonderes Blatt Flitrierpapier zu verwenden.

Die Entfärbung soll so lange dauern, bis keine Farbwolken mehr abgehen, das gilt streng genommen nur für ein ganz gleichmäßig dünnes Präparat. Meist wird der Ausstrich auch dickere Stellen enthalten. Entfärbt man nun, bis auch aus diesen die Farbe entfernt ist, so sind zwar die dicken Stellen richtig entfärbt, bei den dünnen Stellen ist dann aber zuviel ausgezogen, so daß auch grampositive Kokken negativ werden können. Die dicken Stellen sind aber für die Diagnose nicht zu gebrauchen, da sich die Leukocyten überdecken. Man muß also bei der Entfärbung nicht zuviel tun, etwas Übung lehrt bald den richtigen Zeitpunkt zu treffen. Für den Anfang wähle man Ausstriche, die außer Gonokokken viel Schmutzbakterien enthalten, an denen man sieht, ob die Entfärbung übertrieben war. Zur Diagnose sind jedenfalls nur und ausschließlich gut gelungene Präparate zu verwenden.

Vorschrift zur Gramfärbung nach JADASSOHN:

1. Färbung in Carbol-Gentianaviolett etwa 1 Minute (eventuell vorher kurze Einwirkung von $1^0/_0$ Essigsäure nach CZAPLEWSKI).
2. Abgießen.
3. Übergießen von Jod-Jodkali-Lösung (1:2:300) $^1/_2$ bis 1 Minute.
4. Abgießen.
5. Übergießen mit Alkohol. absolut. zu wiederholten Malen, solange noch Farbwolken abgehen.
6. Abspülen mit Wasser.
7. Nachfärbung mit verdünntem Carbol-Fuchsin (5 Tropfen auf 10 ccm Wasser) bis zur deutlichen Rotfärbung.
8. Abspülen usw. wie bei Methylenblau 2 bis 7.

JENSENs Modifikation.

1. Färben mit $^1/_2{}^0/_0$ wässeriger Methylviolettlösung 6 B, $^1/_4$ bis $^1/_2$ Minute.
2. Abspülen mittels Jod-Jodkalilösung 1:2:100.
3. Aufgießen von neuem Jod-Jodkali $^1/_2$ bis 1 Minute.
4. Abspülen mit absolutem Alkohol.
5. Aufgießen von neuem Alkohol. absolut. Das Aufgießen muß außerhalb des Ausstriches vom Rande des Objektträgers aus erfolgen. Während des Entfärbens wird der Ausstrich sanft geschaukelt. In der Regel muß 2—3 mal aufgegossen werden, bis die Entfärbung beendet ist (etwa 1 Minute).
6. Aufgießen von Neutralrot $^1/_4$ bis $^1/_2$ Minute. (Neutralrot 0,5 Aqua dest. 500,0, dazu 1 ccm $1^0/_0$ Essigsäure.)
7. Abspülen mit Wasser, Abdrücken mit mehrschichtigem Filtrierpapier, Lufttrocknen, Cedernöl.

Resultat: Gonokokken hellrot, andere Kokken und Bakterien dunkelviolett. Die Methode erscheint beim Lesen kompliziert, in Wirklichkeit ist sie schnell und bequem ausgeführt.

Mit Neutralrot erhielt ich seit einiger Zeit keine gute Gegenfärbung, Fuchsin (wie bei Original-Gram) ist mehr zu empfehlen.

Umfärbung: Ist man bei Besichtigung eines Methylenblau-Präparates zu keinem sicheren Resultat gekommen, so empfiehlt es sich, einen neuen Ausstrich nach GRAM zu färben. Zuweilen steht aber nur ein einziges Methylenblau-Präparat zur Verfügung. Man kann ein solches Präparat nach Entfernung des Cedernöls umfärben, ohne es erst zu entfärben.

Es ist ein besonderer Vorteil der JENSENschen Modifikation, daß Methylenblau-Präparate direkt (natürlich nach Entfernung des Cedernöls) dem Färbeprozeß unterworfen werden können.

Der Praktiker wird, wie gesagt, mit diesen beiden Verfahren völlig auskommen; eine Zusammenstellung aller bekannt gewordenen Verfahren habe ich in meinen „Untersuchungsmethoden und Diagnose der Erreger der Geschlechtskrankheiten" gegeben. Bei der akuten Gonorrhöe wird ein Blick in das Mikroskop zur Stellung der Diagnose genügen, da sich die Gonokokken massenhaft, häufig auch ausschließlich vorfinden. Ebenso einfach wie in diesen Fällen, so schwierig kann die schlüssige Entscheidung in anderen Fällen sein. Ein einzelnes Diplokokkenpaar wird man in vielen Fällen nicht mit Sicherheit ansprechen können, da die charakteristische Nierenform sich ja nur bei günstigen Projektionsverhältnissen zeigt, und zudem nicht immer, je nach dem Alter des Gonokokkus, vorhanden zu sein braucht. Als beweisend erkennen wir nur an gramnegative intraleukocytäre Diplokokken, von denen wenigstens ein Teil die charakteristische Nierenform aufweist. Oft ist langes Suchen erforderlich, um eine solche Stelle zu finden; gelingt der Nachweis auch bei mehrmaliger Sekretentnahme nicht, so benutzt man die verschiedenen Provokationsmethoden.

V. Urinuntersuchung, Lokalisationsdiagnose.

Zur Behandlung kommt ein Patient, aus dessen Urethra sich reichlich dicker, rahmgelber Eiter entleert. Ein rasch angefertigtes Methylenblau-Präparat zeigt eine Unmenge von Gonokokken, welche vorwiegend intraleukocytär gelagert sind. Es liegt, was die Anamnese bestätigt, eine akute Gonorrhöe vor; jede Einführung von Instrumenten ist verboten, da sie die unmittelbare Gefahr der Keimverschleppung und damit das Hervorrufen von Komplikationen in sich birgt. Es handelt sich nun darum zu entscheiden, ob die Erkrankung noch auf den vorderen Teil der Harnröhre beschränkt ist, oder bereits die hintere Harnröhre ergriffen hat; in diesem Falle besteht kein Bedenken die Zwei-Gläserprobe anzuwenden, denn sie leistet hierbei meist Befriedigendes. Es sei hervorgehoben, daß der Patient bei jeder derartigen Untersuchung mehrere Stunden nicht uriniert haben muß, einmal, damit auch Eiter vorhanden ist, und sodann damit genügend Urin als Spülungsflüssigkeit zur Verfügung steht. Läßt man nun den Patienten etwa 50, eventuell auch mehr ccm in das erste Glas urinieren, so bietet der Urin meist einen getrübten Anblick, schon nach wenigen Minuten sinken Eiterflocken zu Boden (Spitzglas), unter Umständen finden sich auch Fäden. In vielen Fällen wird nun der in das 2. Glas gelassene Urin klar erscheinen. Liegt der Befund so, dann ist die Diagnose auf Urethritis gonorrhoica anterior berechtigt. Wird dann noch während der Behandlung mit der 2-Gläserprobe weiter die Wirkung der Therapie kontrolliert, wird der Urin im ersten Glase heller und heller und schließlich glasklar, wie der des 2. Glases immer geblieben ist, und sind auch mikroskopisch keine Gonokokken nachweisbar, dann ist die Behandlung der akuten Gonorrhöe der vorderen Harnröhre beendet und in diesem

Fall also auch nur mit Benützung der 2-Gläserprobe durchgeführt. Es sei gleich hier noch darauf hingewiesen, daß auch in diesem Falle, wo die 2. Urinportion dauernd klar bleibt, keinesfalls eine mehrmalige digitale Untersuchung der Adnexe unterbleiben darf, denn ihre Erkrankung braucht sich nicht ständig durch Eitersekretion bemerkbar zu machen.

Die Möglichkeit aus einer Urintrübung auf einen räumlich begrenzten krankhaften Prozeß zu schließen, beruht darauf, daß die Harnröhre zum mindesten in klinischer Beziehung durch den Sphincter externus in zwei Teile getrennt wird, in die lange Pars anterior und die kurze nur etwa 2—4 cm lange Pars posterior, die also vom Sphincter externus bis zum Blasenschließmuskel reicht und den Samenhügel mit den Ausführungsgängen von Prostata und Samenblase enthält. Verschiedenartige Momente können nun den Wert der 2-Gläserprobe sehr stark herabsetzen, ja Fehlschlüsse sind bei ihrer alleinigen Anwendung nicht allein möglich, sondern durchaus häufig. Auf diese sollte aber gerade der Praktiker gefaßt sein und deshalb ihr nur den im allgemeinen, abgesehen von der akuten Anterior-Gonorrhöe, sehr bedingten Wert beilegen, auf den sie der Natur der Sache nach Anspruch hat. Nehmen wir an, daß bereits eine oder beide Nieren einen krankhaften oder eitrigen Urin produzieren, so ist klar, daß die THOMPSONsche 2-Gläserprobe versagen muß. Sie gibt keinerlei Anhalt dafür, von welcher Stelle aus die pathologische Harnveränderung stammt, es kann z. B. auch eine Cystitis oder eine Urethritis totalis vorliegen. Eine weitere Fehlerquelle liegt darin, daß eine zu geringe Urinmenge vorhanden ist, es ist dann die Urethra anterior noch nicht rein gespült, sondern enthält noch Eiter, der in der 2. Portion eine Erkrankung der hinteren Harnröhre vortäuscht, die nicht vorhanden ist. In der Praxis verhängnisvoll ist die Möglichkeit, eine Erkrankung der hinteren Harnröhre zu übersehen. Vielfach sondert nämlich die kranke Urethra posterior wenigstens zeitweise nur wenig Eiter oder Filamente ab, so daß bereits der erste Urinstoß sie gleichsam rein fegt, und demnach die 2. Urinportion einen gesunden Eindruck vortäuscht. Diese und andere offensichtlichen Mängel sind die Ursache gewesen für die Einführung anderer Untersuchungsmethoden. Nach dem Vorgang von KOLLMANN, sowie von JADASSOHN und GOLDENBERG, kann man die Fehlerquellen der Urethritis anterior ausschließen. Die vordere Harnröhre wird zunächst ausgespült und zwar so lange, bis das Spülwasser klar abläuft, man hat dann die Gewißheit, daß Eiter und Filamente in dem Urin, der sodann produziert wird, nicht aus der vorderen Harnröhre stammen können. Ähnliches bezwecken die Methoden von KROMAYER und LOHNSTEIN, bei denen in die Urethra anterior ein Farbstoff oder ein leicht nachweisbares chemisches Reagens eingespritzt wird, wodurch man sogleich erkennt, ob Filamente aus der vorderen oder hinteren Harnröhre stammen.

Von weiteren Methoden sei noch die LUYSsche 4-Gläserprobe erwähnt. Der Patient uriniert in 4 Gläser, wenn im 4. Glase schwere dicke Fäden vorhanden sind, so soll es sich um eine Urethritis posterior handeln. Alle diese Methoden, deren Gläserzahl man übrigens dadurch, daß man das Spülwasser in mehrere oder wenigere Gläser verteilt, variieren kann, haben den prinzipiellen Nachteil, daß eine Erkrankung der hinteren Harnröhre von der Erkrankung der Blase und Niere nicht mit Sicherheit abgegrenzt werden kann, gerade diese Unterscheidung ist aber in der Praxis oft von der allergrößten Bedeutung. Glücklicherweise gibt es eine Methode, welche die Entscheidung leicht und bequem zu erbringen gestattet, und die ich auch sonst für die weitaus empfehlenswerteste aller Methoden halte; hierauf habe ich schon früher hingewiesen. Ich würde das Eindringen dieser Methode auch in die allgemeine Praxis für einen bedeutenden Fortschritt halten, deshalb soll im folgenden die WOLBARSTsche Katheterprobe mit 5 Gläsern ausführlich geschildert werden. Zunächst ist es klar, daß zu jeder ausführlichen Untersuchung eine Palpation, und, falls es nicht eine akute Entzündung verbietet, auch Expression der Adnexe gehört. Ferner ist es nötig eine Sonde oder einen Katheter einzuführen, um festzustellen, ob Verengerungen oder Strikturen vorliegen. Die WOLBARSTsche Probe enthält diese Untersuchungen in sich. Wenn man die für diese beiden Untersuchungen nötige Zeit abzieht, so erfordert die Probe einen so geringen Zeitaufwand, daß sie auch der Praktiker in der Sprechstunde bequem ausführen kann. Die Probe ist sehr einfach, sie läßt sich wesentlich leichter ausführen als beschreiben.

Dem Patienten, welcher mehrere Stunden, am besten die Nacht hindurch, nicht uriniert hat, wird zunächst die vordere Harnröhre ausgespült. Man verwendet 1 bis 2 $^0/_0$ige Borsäurelösung, die Lösung soll kühl sein, denn eine körperwarme Lösung überwindet zu leicht den Widerstand des Sphincter externus. Die Spülung kann bequem mit Hilfe des tiefgestellten Irrigators geschehen, eventuell mit JANETschem Rücklaufspüler, doch kann man auch eine große Spritze oder einen weichen Katheter verwenden; man muß sich natürlich sehr hüten damit hinter den Schließmuskel zu gelangen. Wie immer man die Spülung auch ausführen mag, in jedem Falle muß die vordere Harnröhre auch wirklich von allen Excreten befreit werden. Es ist zu empfehlen, die vordere Harnröhre während der Spülung lang zu ziehen, den Wasserstrahl bald von der einen, bald von der anderen Seite eintreten zu lassen, auch ist es gut, während die Spülflüssigkeit sich in der Harnröhre befindet, diese leicht zu drücken. Man sammelt nun das abfließende Spülwasser im Glase 1, häufig ist dessen Inhalt ganz getrübt, mit dicken schweren Filamenten durchsetzt, man nimmt dann ein 2. Glas für den Rest der Spülung und überzeugt sich in jedem Falle, daß das Spülwasser klar abläuft. In vielen Fällen enthält die vordere Harnröhre nur wenig geformte Elemente, dann genügt ein Glas, und das 2. Glas dient nur zur Kontrolle. Aus diesen Gläsern ist mit Sicherheit das Vorhandensein von Filamenten oder Eiteransammlung im Bereiche der Urethra anterior festzustellen oder auszuschließen. Im 2. Stadium der Untersuchung erkunden wir den Zustand der Blase. Einen weichen Nélaton-Katheter von etwa 16—18° Charr. wird eingeführt; dringt er glatt bis in die Blase vor, so ist eine erhebliche Striktur nicht vorhanden. Ob nicht doch eine streckenweise Induration vorliegt, muß auf andere Weise festgestellt werden. Wir prüfen nun, ob der Urin glasklar abläuft; ist dies der Fall, dann entfernen wir den Katheter wieder, nachdem etwa 30 ccm entleert worden sind. Wir wissen dann, daß eine im weiteren Verlauf der Untersuchung auftretende Trübung nicht aus der Blase, bzw. Niere stammen kann. Wenn jedoch der Blaseninhalt trüb oder mit Membranen durchsetzt erscheint, wird der gesamte Inhalt abgelassen und so lange mit körperwarmer Lösung nachgespült, bis eine Probe klar abläuft. Der Katheter wird sodann entfernt, wobei man nicht vergißt, ihn so lange zuzuhalten, bis er die Urethra verlassen hat. Wir sind nun über den Zustand von Urethra anterior und Blase aufgeklärt, und beide sind vollkommen ausgewaschen. Jetzt uriniert der Patient in ein 4. Glas, am besten ein Spitzglas, diese Probe klärt uns nun über den Zustand der Urethra posterior auf, es finden sich häufig Flocken oder sonstige pathologische Befunde. Oft ist ihre Anzahl nur gering, so daß sie sofort vom Urin, bzw. Spülwasser entleert werden; wenn sie reichlich vorhanden sind, kann man noch ein weiteres Glas benützen, in jedem Falle muß bei Beendigung dieser Probe der Urin klar abfließen.

Zum Schluß werden noch die Prostata und Samenblase untersucht, s. S. 194. Es ist eine bekannte Tatsache, daß bei der digitalen Expression der Adnexe das Sekret häufig nicht am Meatus externus zum Vorschein kommt, sondern in die Blase abfließt, dadurch entstehen bei flüchtiger Untersuchung leicht Irrtümer. Bei der WOLBARSTschen Probe sind diese unmöglich; sickert aus dem Orificium externum Sekret hervor, so kann es natürlich auch dort in der üblichen Weise entnommen werden. In jedem Falle uriniert der Patient nach beendeter Expression in das letzte, 5. Glas, auch wenn bis jetzt kein Sekret zu erhalten war, so findet es sich meist deutlich in dem klaren Urin bzw. der Spülflüssigkeit.

Die ganze Untersuchung nimmt nur wenige Minuten Zeit in Anspruch, sie liefert die genauesten Resultate, sie leistet alles was von einer Urinuntersuchung geleistet werden kann, häufig erhebt man mit ihrer Hilfe einen Befund, der auf überraschende Weise Einblick in ein Krankheitsbild gewährt, das vielleicht schon lange Zeit mit Einspritzungen oder Spülungen erfolglos behandelt worden war.

VI. Medikamentöse Behandlung der Gonorrhöe.

Unter den Medikamenten zur Vernichtung der Gonokokken an Ort und Stelle nehmen die Silbersalze einen ersten Platz ein. Man pflegt die Wirkung von Medikamenten auf die Gonokokkenkultur festzustellen.

Ich habe 29 Metalle in der Richtung hin untersucht, und zwar in Form von durch elektrische Zerstäubung hergestellten Kolloiden, bei den unedlen Metallen handelt es sich zum Teil um keine reinen Kolloide. Es waren wirksam: Cadmium, Zink, Quecksilber, Thallium, Vanadin, Kobalt, Molybdän, Wolfram, Silber, Kupfer und Gold. Unwirksam waren: Magnesium, Aluminium, Indium, Cer, Tantal, Eisen, Nickel, Mangan, Chrom, Zinn, Blei, Wismut, Platin, Iridium, Rhodium, Palladium, Osmium und Ruthenium. Gold, Kupfer und Silber erfahren durch Zusatz von Platin und Palladium keine Erhöhung der Wirksamkeit. Bei den wirksamen Metallen hat aber nur Silber, Quecksilber, Cadmium und Zink einen erheblich abtötenden Einfluß. Silber und Zink werden seit langem verwandt, das in vitro so sehr wirksame Quecksilber eignet sich, wie die lange klinische Erfahrung lehrt, nur für besondere Zwecke. Vom Cadmium habe ich eine Reihe von Verbindungen herstellen lassen, doch waren die Resultate nicht so günstig, um ihre Einführung zu rechtfertigen. Überhaupt wird man den vielen bekannten Versuchen über die Wirkung auf Gonokokkenkulturen, sowie dem Feststellen der sog. Nährbodenverschlechterung durch Zusatz des Arzneikörpers zum Nährboden der Gonokokken für die Therapie der menschlichen Gonorrhöe nur einen sehr bedingten Wert zuerkennen können. Wir besitzen viele Medikamente, welche eine Gonokokkenkultur in größter Verdünnung fast augenblicklich zum Absterben bringen, und doch ist ihre Wirkung in der menschlichen Urethra nur eine wenig befriedigende. Die modernen Silberpräparate sind meist Kolloide. Der kolloide Zustand als solcher hat keine Bedeutung für die Wirkung, vielmehr kann man mit seiner Hilfe nur unlösliche Medikamente dem Ort der Wirkung nahebringen. Der therapeutische Effekt dürfte durch Ionenwirkung hervorgerufen werden. Die Untersuchungen von v. Neergaard zeigen, daß auch bei scheinbar nahe verwandten Präparaten der Gehalt an kolloidem, echt gelöstem und ionisiertem Silber außerordentlich verschieden sein kann. Auch das sog. maskierte Silber der Silbereiweißverbindungen, soweit es molekular gelöst ist, kann mit Chloriden quantitativ Chlorsilber bilden. Diese Reaktion wird nur unserem Auge durch den hohen Dispersitätsgrad des Chlorsilbers, der durch die Schutzkolloide erzeugt wird,

Präparate	Kolloides Ag %	Mol. gel. Ag %	Ionisiert. Ag %	Komplex geb. Ag %
Silbernitrat	0	100	95	0
Albargin	3	97	64	0
Protargol	35	65	28	0
Syrgol	57	43	7,6	0
Hegonon	70	30	8	0
Choleval	96	4	1	0
Elektrargol	100	0	0,004	0
Kollargol	100	0	0,0003	0
Argentamin	0	0	0,0003	100
Septacrol	5	95	93	0
Neosilbersalvarsan	0	0	$6,10^{-17}$ n	100
Silbersalvarsan	0	0	$1,3.10^{-18}$ n	100

verborgen. Die schwache Dissoziation des Silbers in diesem Präparat beruht auf der Adsorption des Silbers an das Eiweiß oder die Eiweißbruchstücke. Vorstehende Tabelle gibt einen Überblick über bekannte Präparate. Alle Lösungen sind so eingestellt, daß sie 0,054% Silber enthalten.

Der Kürze wegen wollen wir keine weiteren Untersuchungen referieren, sondern uns mit der Tatsache begnügen, daß wir zwar in vitro viel treffliche Gonokokken tötende Mittel besitzen, daß in vivo aber die Wirksamkeit der Medikamente eine langsame ist. Für unser therapeutisches Handeln dient es uns ferner als Richtschnur, daß auch das beste Gonokokken tötende Mittel durch Steigerung der Konzentration der angewandten Lösungen nicht besser, sondern schlechter wird. Schwere Reizzustände und Ausbreitung des krankhaften Prozesses sind das Resultat solcher Versuche.

1. Die Injektions-Behandlung der Urethral-Gonorrhöe.

Früher behandelte man vielfach die Gonorrhöe nur mit Bettruhe, reizloser Kost und diuretischen Tees. So wenig es sich leugnen läßt, daß gelegentlich der Tripper spontan ausheilt, so wenig kann auch bestritten werden, daß die Chancen der Spontanheilung durch Bettruhe und Diät gesteigert werden. Allerdings wird man dieses Vorgehen nicht mit dem Namen „Behandlung" bezeichnen können, denn sowohl Arzt als Patient verhalten sich ja rein passiv. Auch ist es nicht möglich, das Eintreten von Komplikationen auf diese Weise zu verhindern. Dieses Vorgehen verlangt ferner Aufgeben des Berufes und läßt sich auch sonst nur schwer durchführen. Auch durch äußere, entzündungswidrige Behandlung wird die Krankheitsdauer nicht wesentlich abgekürzt.

Die moderne Behandlung der Gonorrhöe richtet sich dagegen auf die Vernichtung des Trippererregers. Diese antibakterielle Therapie der Gonorrhöe hat sich je länger je mehr als wirksam erwiesen; natürlich unterstützen wir ihre Wirkung durch alle Maßnahmen, die sich als Erfolg versprechend herausgestellt haben. NEISSER verlangt von einem guten Antigonorrhoicum folgendes: 1. schnelle Abtötung der Gonokokken, 2. keine Steigerung der Entzündung, 3. keine Schädigung der Schleimhaut, 4. tiefe Wirkung. An erster Stelle unter den verwendeten Präparaten stehen nach unseren derzeitigen Anschauungen die Silberverbindungen.

Wir behandeln die Gonorrhöe in antibakterieller Weise empirisch, d. h. wir wenden die Mittel in derjenigen Konzentration an, von der die Erfahrung uns gelehrt hat, daß sie die Gonokokken möglichst prompt aus dem Sekret verschwinden läßt, ohne das Milieu der Krankheit selbst zu schwer zu schädigen.

In folgender Übersicht sind eine Reihe der gebräuchlichsten Präparate in alphabetischer Reihenfolge nach einer Umfrage bei den Herstellern sowohl nach pharmakologischen wie praktisch therapeutischen Gesichtspunkten zusammengefaßt.

Acykal (Teichgraeber) (Doppelsalz des Silbercyanid-Cyankalium AgC_2N_2K) Silbergehalt 54,3%; in jedem Verhältnis in Wasser löslich. Prozentgehalt für Injektionen: 0,01 bis 0,03%; für Spülungen 0,01%. Die Lösung kann mit gewöhnlichem Leitungswasser hergestellt und gekocht werden. Sie ist vollkommen klar und farblos; das Entstehen von Flecken auf Haut und Wäsche ist vollkommen ausgeschlossen.

Die Lösungen sind lichtunempfindlich, da es sich um schwer zersetzliche komplexe Silberverbindungen handelt. Handelsformen: zu 10 Tabletten enthaltend 0,02 g Acykal, 50 Tabletten und 500 Tabletten.

Albargin (Höchst) (salpetersaure Silbergelatose) Silbergehalt: 15—23,6%. Leicht in Wasser löslich. Prozentgehalt für Injektionen: 0,1—3%; für Spülungen: 0,1—0,2%. Für Prophylaxe und Abortivbehandlung: 2% (10 ccm injizieren, 5 Minuten halten, BLASCHKO). Die Lösung kann mit gewöhnlichem Leitungswasser hergestellt und gekocht werden. Flecken in der Wäsche lassen sich mit Seitenwasser herauswaschen. Wäsche mit älteren Flecken wird in warme 10—20% Lösung von Natriumthiosulfat eingelegt.

Gut haltbar in braunen Gläsern, vor Licht zu schützen. Handelsform: 20, 50 und 500 Tabletten zu 0,2 g 10, 25, 50, 100, 250, 500 g.

Argaldon (O. Vester, Hanau) Silber und abgebautes Eiweiß. Für Injektionen 3—5$^0/_0$ Lösung. Je 10 ccm werden 1—1$^1/_2$ ccm Cocain nitric. hinzugesetzt. An 3 aufeinanderfolgenden Tagen je einmal 2 Injektionen hintereinander, die erste 10, die zweite 15 Minuten zurückbehalten. Außerdem täglich je 2 Spritzen $^1/_2$ bis $^3/_4\,^0/_0$ Lösung, deren erste 5, die 2. 10 Minuten zurückbehalten wird.

Argentamin (Schering, Berlin) Äthylendiaminsilbernitratlösung: farblose Flüssigkeit (6,35$^0/_0$ Silber), lichtempfindlich.

1,0 Liquor Argentamini = 0 1 Arg. nitr.

Für Anteriorinjektion: Liquor Argentamin 1:4—500,0. Für Instillationen: Liquor Argentamin 1:100. Für Spülungen: Liquor Argentamin 1:3000—1000.

> Rp. Argonin 4,0
> Liquor Argentamin 1,0
> Aq. dest. ad 200,0

(Schäffersche Lösung für hartnäckige Gonorrhöe Rezidive).

Argentoxyl (Richard Paul, Graz) Kolloides Silberoxyd, Silbergehalt 25$^0/_0$. Leicht in Wasser löslich. Für Injektionen 2$^0/_0$, für Spülungen 1$^0/_0$. Lösung mit Aq. dest. herstellen; koaguliert beim Kochen. Sie ist braun und klar, Flecken lassen sich mit Wasser auswaschen. Benetzungsfähigkeit gut; sie ist haltbar und schwach lichtempfindlich. Präparat kommt in Pulverform in den Handel.

Argentum nitricum. Lösungen von Argentum nitricum sind lichtempfindlich, worauf man bei der Aufbewahrung achten muß. Zur Injektionsbehandlung ist Argentum nitric. durch die modernen Silberpräparate verdrängt worden, verordnet wird es hierfür in Konzentrationen von 1:10 000 langsam steigend bis 1:1000. Zur Behandlung der hinteren Harnröhre ist das Argentum nitric. auch heute noch eines der am meisten angewandten Mittel. Für Instillationen in die hintere Harnröhre mit dem Guyonschen oder Ültzmannschen Instrument beginnt man mit Lösungen von $^1/_8$ oder $^1/_4\,^0/_0$ und steigt bei wöchentlich zwei Instillationen im allgemeinen jede Woche um 1$^0/_0$. Meist läßt sich die Behandlung mit der 5$^0/_0$ Lösung beenden, man kann aber auch in hartnäckigen Fällen 10 und selbst 12$^0/_0$ Lösungen verwenden. Natürlich müssen die Instillationen mit den starken Konzentrationen besonders exakt vorgenommen werden, damit keine Flüssigkeit direkt in die vordere Harnröhre gelangt. Es genügt eine Injektion von $^1/_2$ ccm um die ganze hintere Harnröhre zu behandeln, innerhalb der Harnröhre wird die Konzentration durch Ausfallen von Chlorsilber rasch herabgesetzt, so daß die vordere Harnröhre kaum mit den starken Lösungen in Berührung kommt. Zu Spülungen verwendet man Argentum nitric. in derselben Konzentration wie für Injektionen.

Argentum proteinicum s. Protargol.

Argochrom (Merck) Methylenblausilber, braunes, grünlich schimmerndes Pulver. Silbergehalt ungefähr 20$^0/_0$. Löslich in Wasser, leichter in warmem, auch in Alkohol und Glycerin (Kochsalzlösung darf nicht verwendet werden). Bei lokaler Behandlung und speziell weiblicher Gonorrhöe täglich Instillieren von $^1/_2$ bis 2 ccm einer 1—2$^0/_0$ frisch bereiteten Lösung. Lösungen nur mit destilliertem Wasser herstellen, sie können sterilisiert werden. Farbe: tiefblau. Flecken zunächst mit Wasser waschen, dann mit einer wässerigen Lösung (1:50) von Kaliumpermanganat und 10 Minuten sich selbst überlassen, hierauf zuerst mit Wasser, dann mit H_2O_2-Lösung waschen. Benetzungsfähigkeit: die üblicher wässeriger Lösungen; Haltbarkeit entspricht den praktischen Bedürfnissen. Vor Licht geschützt aufbewahren.

Argonin (Höchst, Caseinsilber) Silbergehalt 4,2$^0/_0$. Löslich in Wasser mit Opalescenz. Prozentgehalt für Injektionen: 1—2—3—5—10—20$^0/_0$; für Spülungen 1—2$^0/_0$. Die Lösung ist mit destilliertem Wasser herzustellen und kann nicht gekocht werden. Über Flecken vgl. Albargin.

Argyrol (Silbervitellin) 30$^0/_0$ Silbergehalt. Dunkelbraunes wasserlösliches Pulver. Bei Conjunct. blen. 15—20$^0/_0$ in Lösung. 10$^0/_0$ als Salbe. Bei Gonorrhöe 1—5$^0/_0$.

Choleval (Merck) (kolloidales Silberpräparat in gallensaurem Natrium als Schutzkolloid, ein braunschwarzes, aus glänzenden Schuppen bestehendes Pulver). Silbergehalt 10$^0/_0$. Sehr leicht in Wasser löslich. Prozentgehalt für Injektion: $^1/_4$ bis 1$^0/_0$, für Spülung: 1:500 bis 1:1000. Bei weiblicher Gonorrhöe für Vaginalspülungen $^1/_2$ bis 1$^0/_0$; als Tamponade 2—3$^0/_0$. Die Lösungen können auch mit gewöhnlichem Leitungswasser hergestellt werden, dürfen aber nicht gekocht werden. Farbe: gelbbraun. Entfernung der Flecken s. Albargin; auch mit Ammoniak.

Die Emulsion haftet gut auf der Urethralschleimhaut. Haltbarkeit entspricht den praktischen Bedürfnissen. Vor Licht geschützt aufzubewahren. Handelsform des Präparates: Außer in Pulverform als Tabletten zu 0,25 und 0,5 g zur Herstellung von Lösungen; für gynäkologische Zwecke als Choleval-Vaginal-Tabletten (mit 10$^0/_0$ Choleval),

Choleval-Stäbchen für Cervix und Urethra (mit $2^1/_2$ und $10^0/_0$ Choleval), Choleval Bolus 1,5 und $3^0/_0$. Ferner als Choleval-Emulsion ($2^1/_2{}^0/_0$) in elastischen Spritzkapseln mit 5 g Inhalt; Anstaltspackung: Gläser mit 100 g Choleval-Gonostyli (P. Beiersdorf & Co. in Hamburg)
 a) zur Gonorrhöebehandlung bei Männern ($0,5—2^0/_0$ig)
 b) zur Gonorrhöebehandlung bei Frauen ($0,5—2^0/_0$ig)
 c) zur Cervixbehandlung ($8^0/_0$ig).
In dem kombinierten Schutzmittel gegen venerische Ansteckung ,,Duanti" als Choleval-Emulsion ($2^1/_2{}^0/_0$ig) in Gelatine-Kapseln zu 0,5 g vorhanden.

Collargol (Heyden) Kolloides Silberpräparat, Silbergehalt $70^0/_0$, leicht löslich. Prozentgehalt für Lösungen: Go. anterior 1:400, Urethral posterior 1:50 bis 1:100. JANETsche Spülung 1:3000 bis 1:10 000. Blasenspülung: 1:1000—1:500. Die Lösung kann mit Leitungswasser hergestellt und gekocht werden. Farbe braun. Flecken.
Die hauptsächlichsten Handelsformen des Kollargols:
 1. Fläschchen mit 10 g und 25 g Kollargol.
 2. Ampullen zu 0,4 g und 1,0 g Kollargol — in Schachteln mit 10, 25, 100 Ampullen.
 3. Kollargoltabletten zu 0,05 g, in Röhrchen mit 50 Tabletten.
 4. Kollargol in konzentrierter ($12^0/_0$iger) Lösung. Schachteln mit 2 Ampullen zu 5 ccm $12^0/_0$iger Kollargollösung und 3 Ampullen mit je 20 ccm sterilem destilliertem Wasser.
 5. Skiargan: konzentrierte haltbare und sterile kolloide Silberlösung mit einem Silbergehalt von $9^0/_0$ (Röntgendiagnosticum) Flaschen zu 25 und 50 g.

Elektrokollargol (Heyden) Kolloide Silberlösung. $0,06^0/_0$ Silber und Elektrokollargol (konzentriert) $0,6^0/_0$ Ag. zur intravenösen Injektion. (Gon. Kompl.) Handelsform: Schachteln mit 6 Ampullen zu 5 ccm.

Hegonon (Schering) Silbernitratammoniakalbumose. $7^0/_0$ Silber. Leicht löslich. Für Injektionen $^1/_4—1^0/_0$; JANETsche Spülungen 1:6000—1000; Abortivkuren: $3^0/_0$ Lösungen. Herstellung der Lösung mit dest. Wasser ratsam, kann nicht gekocht werden. Farbe braun, Flecken unbedeutend. Tiefenwirkung anderen Silberlösungen gleich. Bactericid 1:6000. Benetzungsfähigkeit vollkommen. Vor Licht, Nässe und Wärme geschützt besonders in Tablettenform lange haltbar. Stammlösungen müssen nach etwa 3 Wochen erneuert werden. Handelsform:
 1. Substanz $100^0/_0$ in Gläsern von 10—25 g.
 2. Tabl. $100^0/_0$ in Röhrchen und 20 Stück zu 0,25.
 3. Hegononstäbchen für weibl. Go.

Ichthargan (Cordes, Hermanni Hamburg) Argentum thiohydrocarbyrosulfonicum) $30^0/_0$ Silber. Leicht löslich. Für Injektionen: $0,03—0,2^0/_0$. Für Spülungen: $0,02—0,05^0/_0$. Die Lösungen können mit Leitungswasser hergestellt und gekocht werden. Je nach Konzentration hellgelbe bis braune Farbe. Flecken können, wenn es noch nicht zur Abscheidung von Silber gekommen ist, mit Seifenwasser entfernt werden. Gute Benetzungsfähigkeit; in braunen Gläsern haltbar. Präparat ist als braunes, lockeres, fast geruchloses Pulver im Handel.

Itrol (Heyden) Arg. citric. schwer löslich, sehr lichtempfindlich. Für Injektionen: 0,01—0,02:100. Handelsform: Schachtel mit 5 Rollen zu 10 Tabletten à 0,1.

Largin (Merck) Protalbinsilber. Zu Injektionen $0,25—1,5^0/_0$.

Novargan (Heyden) Silber. Eiweißverbindung. Ag. maskiert. $10^0/_0$ Silber. Die Lösung kann mit Leitungswasser hergestellt und gekocht werden. Farbe braun. Leicht löslich. Gute Tiefenwirkung, haltbar, lichtempfindlich. Für Injektionen $0,2—1—2\ ^0/_0$; für Spülungen: $^1/_2{}^0/_0$; für Abortivbehandlung: $5—15^0/_0$ Lösung mit Glycerin. Handelsform: Röhre mit 30 Tabletten zu 0,2. Flaschen 5, 10, 25, 100 g.

Protargol (Bayer) Silbereiweißverbindung, $8,3^0/_0$ Silber. Zur Injektion $0,25—2^0/_0$. Zur Instillation $5—10^0/_0$. Für Blasenspülung $1—2^0/_0$. Zur Abortivbehandlung $4^0/_0$ (mit $2—3^0/_0$ Alypin oder Novocain nitr.). Zur Prophylaxe: $20^0/_0$ mit Glycerin. Protargolflecken: Entfernung aus Wäsche mit Ammoniak, von den Händen mit Jodkalilösung.

Argentum proteinicum. An Stelle von Protargol sind vielfach Ersatzpräparate, die unter dem Namen Argentum proteinicum vertrieben werden, im Gebrauch. Von deren Anwendung muß ich abraten, da es sich um ungleichmäßige Präparate unkontrollierbarer Herstellungsweise handelt. Man sollte sie auch in der Kassenpraxis nicht verordnen. In der Türkei habe ich mich mehrfach von ihrer schlechten Wirksamkeit überzeugen müssen. Nach meinen physikalisch - chemischen Untersuchungen kann Argentum proteinicum gegenüber dem Protargol folgende Nachteile aufweisen: 1. geringe Dispersion, sogar Schollenbildung im Dunkelfeld, 2. beim Ausfällen mit Säure grober, fester, dicker Niederschlag, 3. Benetzungsfähigkeit gemessen gegen eine Paraffin- oder Schweineschmalzoberfläche herabgesetzt.

Reargon (Kahlbaum) Glykosidsilbergelatose. Silbergehalt sehr hoch. Bei akuter und subakuter Gonorrhöe täglich 5 Injektionen einer $5^0/_0$ Reargon-Lösung von mindestens

10 Minuten Dauer. Für Abortivkur täglich 8 Injektionen. Lösung kann mit Leitungswasser kalt oder lauwarm hergestellt werden, kräftig schütteln. Präparat ist in Pulverform unbegrenzt haltbar. Einzelpackungen zu 5 g. Neuerdings wird als besseres Präparat Neoreargon empfohlen.

Sophol (Bayer) Formonucleinsäure mit 20% Silber, licht- und wärmeempfindlich.

Rp. Sophol 0,3—0,5

Aqu. dest. frig. 10,0

Filtra!

D. in vitr. nigr. (Conjunct. gon.).

Syrgol (B. Siegfried, Zofingen) Kolloidales Silberoxyd mit 20% Silbergehalt. Löslich in 2 Teilen Wasser, unlöslich in Weingeist usw. Für Injektionen $1—4\%_{00}$, für Spülungen: $1—2\%_{00}$. Lösungen können mit gutem Leitungswasser, besser mit gekochtem hergestellt und sterilisiert werden. Die wässerige Lösung $1 + 499$ ist rotbraun mit grünlicher Fluorescenz. Flecken sind leicht zu entfernen. Lösung ist vor Licht und Staub geschützt, jahrelang haltbar, die konzentrierte Lösung 10% z. B. mehrere Monate. Lichtempfindlich. Flacons zu 10 und 25 g.

Targesin (Gödecke, Berlin) Kolloidale, komplexe Diacetyltanninsilber - Eiweißverbindung mit 6% Silbergehalt. Löslich in gewöhnlichem Leitungswasser; bei Zimmertemperatur oder mäßigem Erwärmen unzersetzlich und nicnt lichtempfindlich. Gute Benetzungsfähigkeit und Tiefenwirkung. Flecken sind nach Aufweichen in Wasser durch eine etwa 20% Natriumthiosulfat-Lösung leicht zu entfernen. Für Injektion bei akuter und chronischer Gonorrhöe $1,0—1,5—3\%$, Urethritis posterior und Cystitis: $1:1000—1:500$. Für Spülungen (Janet): $1—2:1000$; Guyon $1—2—5—10—20:100$.

Adstringentia. Die modernen Silberpräparate finden ihre Hauptanwendung besonders zu Injektionen in die Harnröhre, wie sie der Patient mit der Tripperspritze selbst vornimmt. Natürlich lassen sie sich auch zu den großen Spülungen, sei es mit den Irrigatoren, sei es mit der Druckspritze verwenden, auf die vielfach Bezug genommen ist. Insbesondere spielt auch das Silbernitrat, außer der Behandlung mit kleinen Mengen hoch konzentrierter Lösungen für die Posterior, bei diesen Spülungen auch heute noch eine große Rolle. Es gibt aber noch eine Reihe von Präparaten, welche man gewöhnlich Adstringentia nennt, die im akuten und chronischen Stadium weniger zu Einspritzungen, um so mehr aber zu Spülungen verwandt werden. Nach meiner Auffassung ist die kunstgerechte Anwendung dieser großen Spülungen von ganz bedeutendem Vorteil für die Patienten. Während hier die Behandlung nur mit der kleinen Spritze oft keine sehr guten Ergebnisse zeitigt, ist in Kombination mit Spülungen, die man, wenn es die Umstände erlauben, zweimal täglich vornimmt, wohl in der Mehrzahl der Fälle der Tripper günstig zu beeinflussen. Die Fälle, welche sich trotzdem als resistent erweisen, verlangen endoskopische Untersuchung. Die Wirkung der Spülungen mit den Adstringentien ist so gut, daß man auch mit ihnen allein eine Gonorrhöe behandeln kann. Es ist aber eine müßige Frage, ob man dies in der Tat tun soll, denn man wird doch in keinem Falle auf die im Bereich des Möglichen hoch wirksamen Injektionen mit den Silberpräparaten verzichten wollen. Verschiedene Autoren erblicken in den großen Spülungen mit ein Hauptmittel zur Tripperbehandlung, insbesondere Janet, Lumb u. a. haben diesen Standpunkt vertreten.

Das Kaliumpermanganat findet zu Spülungen eine hervorragende Verwendung, die allgemein übliche Konzentration ist $1:4000$, nur in wenigen Fällen, insbesondere bei Mitbeteiligung der Littréschen Drüsen, gibt man wenige Tage stärkere Lösungen, etwa $1:2000$ oder $1:1000$. Die Patienten reagieren auf Kaliumpermanganat in verschiedener Weise. Zu den Ausnahmen gehört eine Idionsynkrasie gegen das Präparat, es wird dann selbst eine Lösung von $1:10000$ nicht vertragen. Manche Patienten reagieren so gut, daß schon nach $1—2$ Spülungen die Gonokokken aus dem Präparat verschwinden. Es ist nicht zweckmäßig eine Spülung mit Kalium- oder Zinkpermanganat vor Einführung von Instrumenten vorzunehmen. Der Effekt der Spülungen ist ein so bedeutender, daß die Harnröhre sich zusammen zieht und außerdem ihre Gleitfähigkeit verliert. Zinkpermanganat eignet sich zur abwechselnden Verwendung mit Kaliumpermanganat hauptsächlich in der 2. Hälfte der Behandlungszeit, insbesondere bei Entzündung der LITTRÉschen Drüsen, auch bei weichen Infiltraten ist es sehr bewährt. LUMB hebt besonders auch die überraschend gute Wirkung dieser Spülungen bei chronischer Prostatitis und Vesiculitis hervor. Zinkpermanganatlösungen sind tiefer gefärbt als Kaliumpermanganatlösungen. Man beginnt mit einer Lösung von 1:6000, nach einiger Zeit geht man auf 1:4000.

Hydrargyrum oxycyanatum wird ebenfalls in der Konzentration 1:4000 bis 10000 angewandt. Bewährt ist es namentlich bei Mischinfektionen, welche es in wenigen Tagen oft bessert, so daß dann mit Kalium- oder Zinkpermanganat weiter behandelt werden kann. Auch andere Zinksalze werden noch empfohlen, das Zincum sulfuricum, Zincum sulfo-carbolicum und das Zincum aceticum, die man in der Konzentration von etwa 1:1000 anwenden kann.

2. Die innere Behandlung der Urethral-Gonorrhöe.

Ein Arzneimittel, welches innerlich genommen die Gonorrhöe mit Sicherheit zur Heilung bringt, besitzen wir nicht; andererseits sind aber eine Reihe von Medikamenten bekannt, welche nach allgemeiner klinischer Erfahrung in vielen Fällen einen günstigen Einfluß auf den Verlauf der Gonorrhöe ausüben können. Man pflegt dem Patienten einen Tee zu verordnen, denn es ist ohne weiteres einleuchtend, daß reichlicher Genuß unschädlicher Flüssigkeiten insofern eine günstige Wirkung auf die Gonorrhöe ausübt, als dadurch die Harnröhre häufig durchspült wird; auch hält das Teetrinken die Patienten davon ab, schädlich wirkende Getränke zu sich zu nehmen. Am bekanntesten ist der Bärentraubenblättertee, Folia uvae ursi, auf 1 Liter Wasser rechnet man 1—2 Eßlöffel Teeblätter. Es ist zweckmäßig, den Tee etwa 5 Minuten aufkochen, nicht etwa nur ziehen zu lassen wie beim chinesischen Tee. Man kann den Patienten etwa 2, unter Umständen auch 3 Liter Tee pro Tag trinken lassen. Ein anderer Tee, Herba Herniariae, die Folia bucco, wird auch viel benutzt; die Drogen sollen möglichst frisch sein, man kann auch Herba Herniariae und Folia uvae ursi gemischt verschreiben. Die wesentliche Wirkung dieser Tees ist wohl eine diuretische; adstringierende Eigenschaften dürften wenig vorhanden sein. Ich halte es nicht für zweckmäßig, Pillen oder Tabletten zu verschreiben, welche die angeblich wirksamen Stoffe dieser Drogen enthalten, da man damit die erwünschte Wirkung der reichlich genossenen, warmen Flüssigkeitsmengen ausschaltet.

Eine wichtige Rolle nehmen die balsamischen Harze in der Gonorrhöe-Therapie ein; ohne Zweifel kommt ihnen eine antiphlogistische Wirkung zu. Der Copaivabalsam hat einen widrigen Geschmack, reizt häufig Magen und Darm, und außerdem pflegen in nicht seltenen Fällen toxische Exantheme aufzutreten. Will man ihn verordnen, würde man Copaivabalsam zu 0,3 bis 0,5 g verschreiben und täglich 4 bis 6 Kapseln nehmen lassen. Der Copaivabalsam ist durch das Sandelholzöl, Oleum ligni Santal, größtenteils ersetzt worden; ein wirklich reines Sandelholzöl macht nur selten Nebenwirkungen. Will man das Öl als solches verschreiben, so nimmt der Patient täglich 3 mal 15 bis 20 Tropfen in heißer Milch. Manchmal treten Nierenreizungen sowohl nach Copaivabalsam als nach Sandelholzöl auf, man muß daher die Nieren von Zeit zu Zeit kontrollieren. Bei der Koch- und Salpetersäureprobe des Harnes entstehen zuweilen Niederschläge aus Harzsäure, welche Eiweiß vortäuschen; setzt man jedoch viel Alkohol zu der Probe, so löst sich die Harzsäure auf, das Eiweiß natürlich nicht. Aus den Wurzeln von Piper methysticum wird ein Harz, das sog. Kawa-Kawa gewonnen; es hat besonders eine schmerz-stillende Wirkung. Man kann von dem Extractum fluidum von Kawa-Kawa nach Finger 15 bis 30 Tropfen nach jeder Mahlzeit nehmen lassen, der Ge-schmack ist einigermaßen erträglich. Heute wird man im allgemeinen Kom-binationen der Balsame in Kapseln, wie sie fabrikmäßig hergestellt werden, verordnen. So enthält z. B. Salosantal $1/_3$ Salol, 3 mal täglich 2 Kapseln zu 0,5 g. Das Gonosan enthält 20% Kawa-Kawa und 80% reines, ostindisches Sandelholzöl. Mehrfach hat man versucht, aus dem Sandelholzöl Präparate her-zustellen, welche keine Reizwirkung auf die Nieren ausüben sollen. Gonorol enthält nur das Santalol. Der Salicylsäureester des Sandelholzöls kommt unter dem Namen Santyl in den Handel, 3 bis 4 mal täglich 2 Kapseln. Gleiche Verordnungsweise für das Arhovin, ein Additionsprodukt des Diphenylamins und der esterisierten Thymolbenzoesäure. Eine andere Verordnung sind noch die Cubeben, die Früchte von Piper methysticum; man verschreibt nach Finger:

> Rp. Pulv. Cubeb.
> Bals. Copaiv. $\overline{aa}$ 3,0
> Extract. Gentian. q. s. f. pil. N. XXX.
> S. 6 bis 8 Pillen täglich.

In chronischen Fällen habe ich öfter bei Verabreichung von dreimal täglich 15 Tropfen des von Ledermann empfohlenen Extr. Pichi-Pichi fluidum germanicum gute Resultate gesehen.

Die starken Harn-Antiseptica, das Urotropin und seine zahlreichen Ab-kömmlinge, haben auf die Gonorrhöe keine besondere Wirkung; immerhin wird man sie anwenden, wenn die Blase entzündet ist, oder ein komplizierendes Nierenleiden mit vorliegt. In diesem Falle können sie die Balsamica ersetzen, auch bei Phosphaturie wird man einen Versuch machen. Außer Urotropin werden Hexal, Neohexal und Helmitol u. a. verordnet werden können. Seit einiger Zeit gibt es auch intravenös zu verabreichende Urotropin-Lösungen (Cylotropin). Bei quälendem Harndrang kann man verordnen: Aspirin 2 mal täglich 1 bis 2 Tabletten zu 0,5 g, Salipyrin 3 mal täglich 1 Tablette zu 1 g bzw. andere Medikamente dieser Arzneimittelreihe. Ein Kombinationsmittel ist z. B. Buccosperin: Hexamethylentetramin + Copaivabalsam + Extr. Bucco. Pckg. 30 u. 60 Kapseln. 3 mal tgl. 1 bis 2 Stück. Zur Bekämpfung der lästigen, oft sehr schmerzhaften Erektionen kann man nach Scholtz verschreiben:

> Antipyrin 5,0
> Kali. bromat. 15,0
> Aqua dest. ad 150,0

Zu empfehlen ist auch die Verordnung als Klysma, z. B. folgendes Campher-Klysma:

> Camphor. trit. 0,5
> Vitel. ovi unius 0,05
> Extract. Opii 0,05
> Aq. dest. 100,0

Schlaflosigkeit übt einen schlechten Einfluß auf den Verlauf der Gonorrhöe aus; man zögere nicht, sie durch Schlafmittel zu bekämpfen.

Styptica bei starker Hämaturie. Im allgemeinen pflegt, insbesondere bei Bettruhe, deren Wirkung zweckmäßig durch Wärmeumschläge verstärkt wird, die Hämaturie bald wieder zu stehen. Besonders bei starken Blutungen wird man auch die bekannten Styptica anwenden: Stypticin (salicylsaures Kotarnin) innerlich in Form von Original-Tabletten 0,05 Nr. 20 3 mal täglich 1 Tablette. Blutstillende Urethralstäbchen:

> Rp. Stypticin 0,03—0,04
> Gelatin. alb. 1,5

Ein ähnliches Präparat ist das Styptol. Innerlich: Tabl. Styptol zu 0,05 Nr. 20
3 mal täglich 2—3 Tabletten. Als Lösung (bei Blasenblutungen):

Rp. Styptol pulv.   1,0
Sirup. simpl.
Aqu. foeniculi aa 50,0
S. 3 mal tägl. 2 Teelöffel.

Stäbchen wie bei Stypticin. Ferner zu Injektionen bei Blutungen in der Urethra:

Rp. Styptol 1,0
Aqu. dest. ad 50,0.

Ein aus Lungengewebe hergestellter blutstillender Körper ist das Clauden.
Bei Harnröhrenblutung Injektion einer 2,5% Lösung. Orig. Schachteln mit
1,3 und 10 Röhrchen mit 0,5 g Pulver.

3. Weniger gebräuchliche Behandlungsmethoden.

Von diesen gibt es eine ganze Anzahl; wir hatten schon der Anwendung von
Wärme- und Kühlsonden gedacht, diese Methode ist von vielen Autoren ausgebildet worden, zum Teil mit komplizierten Apparaten. Einfacher zu verabfolgen
sind heiße Sitzbäder. Die Sondenbehandlung kann auch mit sog. Salbensonden
vorgenommen werden, es sind dies Sonden, welche eine geriffelte Oberfläche
haben, so daß man bequem Salbe auftragen kann. Vielfach hat man versucht,
die Urethra zu tamponieren, um auf diese Weise die Medikamente in innigeren
Kontakt mit der Urethra zu bringen. Die Wirkung des elektrischen Stromes
hat man durch Anwendung von Kataphorese nutzbar zu machen versucht.
Elektrolytische Behandlung ist z. B. von VIRGHI zur Abortiv-Behandlung
benutzt, die Harnröhre wird cocainisiert, Protargollösung eingespritzt; ein
biegsames geknöpftes Metallbougie dient als negativer Pol, es wird in die Urethra
eingeführt, die noch möglichst viel Silberlösung enthält. Der positive Pol wird
außen angebracht, der Strom so reguliert, daß keine Schmerzen auftreten,
3—5 Minuten Behandlungsdauer, Wiederholung nach 24 Stunden. Irrigation
mit Borsäurelösung 2—3 Tage lang, außerdem Massage auf der Sonde. VIRGHI
will mit dieser Methode 100% Heilung erzielt haben, selbst bei einem Behandlungsbeginn bis zum 11. Tage nach der Infektion.

Ohne Frage stellt die Diathermiebehandlung die exakteste Hilfsmethode
dar, um die Wärmebehandlung der Gonorrhöe, die ja theoretisch aussichtsreich
ist, zu verwirklichen. SANTOS und BÖRNER haben die Apparatur durchkonstruiert.
Es liegt jetzt eine Vereinigung von Peniselektroden mit einem großen Diathermieapparat von Siemens & Halske vor, welcher außerdem genaue Temperatur-
messungen durch ein verschiebbares Thermoelement innerhalb der Elektrode
gestattet. Bei der Konstruktion ist darauf Rücksicht genommen, daß die
Ausbreitung der Stromlinien fast homogen geschieht. Es wurden Temperaturen
bis 45° ohne Schädigungen erzielt. Ohne Frage liegt hier eine wertvolle Bereicherung des exakt begründeten Instrumentariums vor. Es ist zu hoffen, daß
damit bessere Erfolge erzielt werden können, als WOSSIDLO, Vater und Sohn,
mit einem einfacheren Instrumentarium zu erzielen vermochten.

4. Vaccine- und Proteinkörper-Therapie.

So wichtig sie bei der Behandlung der gonorrhoischen Komplikationen ist,
s. S. 409, hat sie für die reine Harnröhren-Gonorrhöe und insbesondere für die
akute Form wenig Bedeutung. Trotzdem kann man einen Versuch machen, vor
allem in der Hoffnung Komplikationen zu vermeiden. Insbesondere scheinen die
sog. entgifteten, d. h. aufgeschlossenen Vaccine, welchen die toxischen Substanzen
entzogen sind, wirksam zu sein, da man mit diesen geradezu enorme Quantitäten

von Keimen einführen kann. Eine Zusammenstellung nach Lees nimmt einen deutlichen Unterschied zwischen den ohne und mit Vaccine behandelten Fällen an; die Gonokokken verschwanden aus dem Urethral- und Prostata-Sekret in:

1. keine Vaccine   27 Tagen
2. 225 Millionen gewöhnliche Vaccine   21 ,,
3. 725 Millionen gewöhnliche Vaccine   18 ,,
4. 40 000 Millionen entgiftete Vaccine   13 ,,

Ferner sei auf die Kombinationsvaccinen mit Silber-Raptat hingewiesen, von denen wir den Eindruck einer gesteigerten Wirkung hatten.

Die sog. chemo-therapeutische Behandlung der Gonorrhöe hat noch keine Erfolge aufzuweisen. Außer Quecksilber-Verbindungen hat Mc Donagh auch für diesen Zweck kolloides Magnesium oder Palladium bei intravenöser Applikation empfohlen.

VII. Durchführung der Behandlung der Urethralgonorrhöe.

1. Urethritis gonorrhoica anterior acuta.

Wenn die Diagnose das Vorhandensein einer akuten Gonorrhöe der vorderen Harnröhre ergeben hat, so ist es ratsam, sogleich mit der antibakteriellen Behandlung zu beginnen. Nur in den seltenen Fällen, in denen die Anfangserscheinungen außerordentlich stürmisch sind, wird man vielleicht zunächst nur interne Medikamente und lokale antiphlogistische Behandlung anwenden. Ich persönlich halte auch in diesen Fällen eine milde, antibakterielle Behandlung für das richtige, denn der Kampf gegen die Gonokokken muß möglichst bald aufgenommen werden, um ihre Weiterverbreitung im Körperinnern zu verhindern. Zunächst kann man das von Schäffer besonders für die Anfangsbehandlung empfohlene Silbercasein, Argonin, verwenden, und

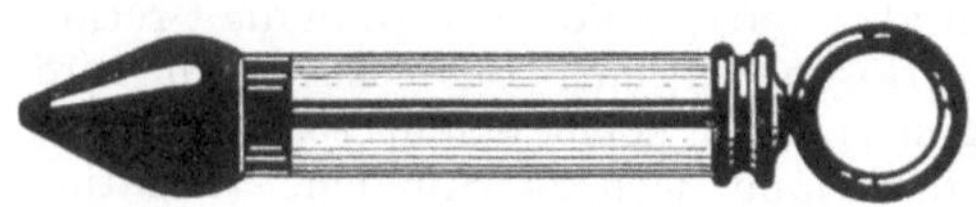

Abb. 37.   Hartgummi-Tripperspritzen.

zwar 1 bis $1^1/_2 \%$; sonst kann man gleich ein kräftiger wirkendes Präparat von Anfang an benützen. Von größter Wichtigkeit für den Erfolg der Behandlung ist es, den Patienten zweckentsprechend zu belehren; zuerst muß er auf die Wichtigkeit der körperlichen Ruhe nachdrücklich hingewiesen werden, Sport, Radfahren, Schwimmen, Tanzen usw. sind unbedingt zu vermeiden. In der Ernährung braucht sich der Patient keine besonderen Einschränkungen aufzuerlegen, wenn er stark gewürzte und saure Speisen vermeidet. Selbstverständlich ist Alkohol in jeder Form während der ganzen Behandlungszeit unbedingt verboten.

Ich möchte dringend empfehlen, dem Patienten die Injektionen mit der Tripperspritze selbst zu zeigen; man glaubt nicht, wie unbeholfen manche Patienten sind. Vor jedem Injizieren ist es wichtig zu urinieren. Nur soviel in die Harnröhre einspritzen, wie sie faßt, nicht mit Gewalt die Lösung durch den Schließmuskel jagen. Als Spritze wähle man das sog. Neisser sche Modell für 10 ccm mit konischem Hartgummiansatz (s. Abb. 37), bei Hypospadie verwende man Spritzen, welche einen flach gedrückten, ovalen Ansatz haben. Die Lösungen sollen längere Zeit in der Harnröhre behalten werden, im Anfang 5, später etwa 10 Minuten. Die Patienten lernen es meistens bald, das Orificium dicht zuzuhalten, sonst Anwendung der Harnröhrenklemme, s. S. 151, die ganz vorn, nahe dem Orificium aufgesetzt wird. Es empfiehlt sich, vor der eigentlichen Injektion eine Vorspülung zu machen, d. h. eine halbe Spritze, deren Inhalt man etwa 1 Minute einbehalten läßt. Dabei wird der Penis senkrecht nach oben gehoben, damit die Lösung auch nach hinten bis zum Sphincter externus fließen kann; es ist dann die Gefahr nicht so groß, daß mit der zweiten Spritze, welche die Harnröhre ausfüllen soll, lebensfähige Keime nach hinten verschleppt werden. Der Patient soll aufpassen, daß etwa ebensoviel Injektionsmenge, wie eingespritzt wird, auch wieder herausläuft; auf diese Weise kann er selbst kontrollieren, ob er nichts nach hinten spritzt. Die Injektionslösungen sollen nicht angewärmt werden, weil sie sonst den Widerstand des Schließmuskels zu leicht überwinden. Läßt der Patient die Lösung aus der Harnröhre wieder herausfließen, so soll dies mit einem gewissen Druck geschehen; dieser muß vorhanden sein, damit die Injektionslösung auch in alle Teile der Harnröhre eindringen kann. Macht die Lösung dem Patienten heftige Schmerzen, was nicht erwünscht ist, da die Behandlung nicht stark reizen soll, so setzt man die Konzentration des Mittels herab, bzw. wählt man ein anderes Medikament. Die Injektionen läßt man im allgemeinen dreimal täglich, morgens, mittags und abends vornehmen. Geht der Patient spät zu Bett, so empfiehlt es sich, noch eine vierte Injektion zu machen. Nach NEISSER kann man einmal täglich eine prolongierte Injektion machen von 20 bis 30 Minuten Dauer, eventuell kann man für diesen Zweck ein Injektionsmittel besonders verordnen, dem $5^0/_0$ Alypin als Anaestheticum zugesetzt sind. Immerhin ist es natürlich unter Umständen gefährlich, das schmerzhafte Empfinden auf künstliche Weise auszuschalten. Manche Patienten injizieren lieber im Sitzen als im Stehen.

Was die Wahl des Medikamentes selbst anlangt, so bemerkt man unter den anerkannten Mitteln keine besondere Differenz der klinischen Wirkung. Es ist sehr ratsam, die Konzentration des gewählten Mittels während des Verlaufes der Behandlung zu verändern. Die Harnröhre gewöhnt sich rasch an die Silberpräparate; so wird man z. B. Protargol zunächst $^1/_4^0/_0$, nach einer Woche $^1/_2^0/_0$, dann $1^0/_0$, ja $1,5^0/_0$, je nach der Empfindlichkeit der betreffenden Harnröhre, verwenden können. Häufig erreicht man eine schnellere Heilung durch einen Wechsel der Medikamente; dieser Wechsel ist klinisch begründet. Man sieht häufig, daß die Gonokokken, die bei Verwendung irgendeines Präparates schlecht zum Verschwinden zu bringen waren, durch Wahl eines anderen Präparates vernichtet wurden.

Über die Wirkung der Behandlung unterrichtet man sich durch fortlaufende mikroskopische Untersuchungen; diese sind unbedingt notwendig; man wird sie im allgemeinen zweimal wöchentlich vornehmen. Bei einer unkomplizierten Anterior-Gonorrhöe sollen die Gonokokken nach wenigen Tagen, spätestens einer Woche aus dem Sekret verschwunden sein. Häufig wird schon nach kurzer Behandlung kein Sekretausfluß mehr bemerkt, nur morgens pflegt ein Tropfen aufzutreten; insofern halte ich es für berechtigt, wenn man den Patienten nicht frühmorgens untersuchen kann, ihm einen Objektträger mitzugeben, damit er selbst diesen Morgentropfen ausstreichen kann. Ob man in jedem Falle von Anterior-Gonorrhöe interne Medikamente verwenden will, ist Ansichtssache; immer halte ich aber die Verordnung von Tee mit Rücksicht auf die bessere Durchspülung der Harnröhre für nützlich. Instrumente einzuführen ist natürlich bei der akuten Gonorrhöe verboten, man wird deswegen auch instrumentelle Spülungen unterlassen. Will man Spülungen bei dieser Erkrankungsform machen, so kann man sie mit der großen JANETschen Spritze oder dem Irrigator ausführen. Man hüte sich dabei den Widerstand des Sphincter externus zu überwinden. Benutzt man einen Irrigator, so hänge man denselben nicht zu hoch, $^1/_2$ m über der Blase des Patienten ist genügend; als Glasansatz empfehle ich besonders diejenigen mit Rücklaufvorrichtung. Als Spülflüssigkeit kann man verwenden: Kalium hypermanganicum 1:4000 bis 1:2000, Argentum nitricum 1:2000, bis 1:1000, Protargol 1:1000. Albargin 1:2000, Targesin 1:1000 oder ein anderes stark verdünntes Präparat.

In refraktären Fällen kann man auch mit Hydrargyrum oxycyanatum 1:6000 bis 1:3000 spülen. Wirken die Silbersalze ausnahmsweise einmal nicht zufriedenstellend, so kann man einen Versuch mit Ichthyol machen, Ammonium sulfur. ichthyolic. 1 bis 2 eventuell 3%. In solchen refraktären Fällen hat sich mir auch sehr bewährt ein kombiniertes Rezept von Schäffer:

Argonin.   4,0
Liquor. Argentamin.   0,6 bis 1,0
Aq. destillat. ad   200,0

Auf keinen Fall soll man etwa, veranlaßt durch baldigen negativen Gonokokken-Befund, die Injektionsbehandlung zu früh abbrechen; es stellt sich meist sofort oder nach einigen Tagen ein Rezidiv ein. Im allgemeinen wird man den Patienten 4 Wochen spritzen lassen müssen, ist dann anscheinende Heilung eingetreten, so läßt man einen halben Tag aussetzen, darnach mikroskopische Untersuchung, und auch bei günstigem Ausfall weiterspritzen; nach 3 bis 4 Tagen läßt man dann einen ganzen Tag aussetzen, wieder drei bis vier Tage spritzen, und dann probeweise ganz aussetzen. Zeigen sich dann keine Gonokokken, so ist durch Provokationsmethoden die wirkliche Ausheilung festzustellen.

2. Urethritis gonorrhoica posterior acuta.

Wenn die Ausbreitung des gonorrhoischen Prozesses auf die hintere Harnröhre besonders stürmische Erscheinungen macht, so ist einige Tage Bettruhe zu empfehlen, während der man interne Behandlung ausführen wird. Für Regelung des Stuhlganges ist zu sorgen; sehr bewährt sind ferner heiße Sitzbäder oder auch Vollbäder und Heizkissen auf die Blasengegend und das Perineum. Manchmal tritt terminale Hämaturie auf; während dieser Zeit wird man natürlich die Posterior-Erkrankung nicht instrumentell behandeln, die Hämaturie verschwindet meist nach einigen Tagen spontan; man macht den Kranken darauf aufmerksam, daß er am Schluß der Miktion nicht stark pressen soll. Harnverhaltung kommt vor; bei der akuten Entzündung wird man das Einführen von Kathetern vermeiden; oft gelingt es, den Patienten im Sitz- oder Vollbade zum Urinieren zu bringen. Ist das nicht möglich, so wird man die Blase punktieren. Hierzu nehme man keinen dicken Troikart, sondern eine gewöhnliche Kanüle, wie man sie z. B. für intramuskuläre Injektionen benutzt; damit kann man die Punktion etwa 1 cm oberhalb der Symphyse viel schonender ausführen, bei vielen Punktionen dieser Art habe ich nie Nebenwirkungen gesehen. Es ist ein Fall beschrieben, in dem auf diese Art 80 mal hintereinander punktiert wurde.

Ob man während des akuten Einsetzens der Posterior-Erkrankung, zweite Urinprobe wird plötzlich trübe, die Anterior lokal behandeln soll, ist Ansichtssache; wenn man es tut, so empfiehlt es sich, nur halbe Spritzen eines milden Medikamentes zu geben, um den Schließmuskel weder chemisch noch mechanisch zu reizen.

Sobald es der Zustand des Patienten erlaubt, muß jedoch zur antibakteriellen Behandlung geschritten werden. Man kann dann für die Anterior auch Spülungen mit Katheter machen. Für die lokale Behandlung der Urethra posterior haben sich besonders zwei Methoden bewährt, nämlich Guyonsche Posterior-Injektionen und die Anwendung des Ultzmannschen Capillarkatheters. Die einzuführenden Instrumente macht man im allgemeinen durch Auftropfen von Katheterpurin, das Glycerin und Hg. oxycyanat. enthält, gleitfähig. Bei noch bestehender akuter Entzündung kann man auch noch vor der Einführung 1 bis 2 ccm Argentum nitric. in Glycerin 1:1000 einspritzen. Das Kaliber des

GUYONschen Katheters richtet sich nach der Weite der Harnröhre sowie nach dem Grade der Entzündung; bei engen Harnröhren und starker Entzündung wird man einen Knopf von etwa 6 bis 8 Charr. nehmen, nach Abklingen der Entzündung und bei weiten Harnröhren einen solchen bis zu 15 Charr. Man nimmt die GUYONschen Instillationen etwa jeden zweiten bis dritten Tag vor. Die Einführung des Instrumentes pflegt keine Schwierigkeiten zu bereiten, s. S. 157.

Für die Posterior-Behandlung benutzt man im allgemeinen starke Argentumnitricum-Lösungen, die hintere Harnröhre verträgt eine viel höhere Konzentration von Medikamenten als die vordere. Der therapeutische Effekt ist meist ein guter, so daß die Behandlung gewöhnlich schon nach einigen Injektionen ein günstiges Resultat ergibt. Die hintere Harnröhre ist ein kurzer, im Ruhezustand fast capillarer Raum, infolgedessen braucht man nur wenig Medikament; ich selber gebe 1 bis 2 ccm. Wichtig ist es, mit geringer Konzentration zu beginnen und diese dann zu steigern; ich habe folgendes Verhältnis der Konzentration von Injektion zu Injektion als zweckmäßig empfunden: $^1/_{10}$, $^1/_4$, $^1/_2$, 2, 3 und 5$^0/_0$ Argentum nitricum. Man kann auch dieselbe Konzentration für 2 Injektionen beibehalten, jedoch bei der zweiten Injektion mehr Flüssigkeit etwa bis 3 ccm geben. Auch die modernen Silberpräparate lassen sich verwenden, z. B. Protargol 1 bis 5$^0/_0$; in ganz gleicher Weise behandle ich auch mit dem ULTZMANNschen Capillarkatheter.

Will man größere Flüssigkeitsmengen in die Urethra posterior bringen, so kann man sich des ULTZMANNschen Katheters mit Sieblöchern bedienen; mit einem Gummischlauch verbindet man den Katheter mit einer großen Spritze (100 ccm), die Injektionsmenge beträgt steigend 25 bis 100 ccm. Medikamente: Argentum nitricum 1:3000 bis 1:1000, Protargol $^1/_4$ bis 1$^0/_0$.

Die schon bei der Besprechung der Therapie der vorderen Harnröhre erwähnten Druckspülungen nach JANET sind für die Behandlung der hinteren Harnröhre gleichfalls zu gebrauchen; man geht am besten so vor, daß man zunächst mit wenig Druck, Irrigator $^1/_2$ m über dem Patienten, die vordere Harnröhre spült. Benutzt man einen Rücklaufspüler, so verschließt man nur von Zeit zu Zeit, alle halbe Sekunde, den Rücklauf; hat man so die vordere Harnröhre ausgespült, so hängt man den Irrigator höher, etwa $1^1/_2$ m über den Patienten, damit der Schließmuskel überwunden wird. Es bedarf hierzu auch einer gewissen Schulung des Patienten, man fordert ihn auf „gegenzudrücken", als ob er Wasser lassen wollte, oder als ob er den Penis mit der Muskulatur bewegen sollte. Man kann das Einströmen der Spülflüssigkeit in den Penis auch fühlen, da durch die nicht glatte Fläche der Harnröhre Strudelbildung in der einströmenden Flüssigkeit erzeugt wird. Bei vielen Patienten geht das Einströmen der Flüssigkeit ruckweise vor sich; sowie der Patient fühlt, daß die Blase gefüllt ist, läßt man die Spülflüssigkeit entfernen und spült ein zweites, eventuell auch ein drittes Mal. Je nachdem, wieviel Flüssigkeit der Patient aufnimmt, braucht man $^1/_2$ bis $1^1/_2$ Liter. Die Spülflüssigkeit habe Körpertemperatur. Man benutzt Kaliumpermanganat 1:4000 bis 1:2000, Argent. nitric. 1:10 000, Albargin 1:5000 bis 1:1000; Albarginlösung darf nicht heiß hergestellt werden. Statt mit dem Glasansatz kann man die Spülung auch mit dem weichen Katheter nach DIDAY vornehmen.

SCHÄFFER empfiehlt, in sehr hartnäckigen Fällen vor der GUYONschen Instillation oder der Spülung eine Massage auch bei nicht bestehender Prostatitis vorzunehmen, und zwar sowohl vom Rectum aus, wie in der Medianlinie. Ich habe mich auch mehrfach davon überzeugt, daß diese „Posterior-Massage" die Wirkung der Medikamente verbessert.

3. Chronische Gonorrhöe der vorderen und hinteren Harnröhre.

Die Behandlung der chronischen Gonorrhöe der vorderen und hinteren Harnröhre bedient sich zum Teil derselben Mittel und Methoden, wie sie für die Behandlung der akuten Erkrankungen angegeben sind. In Anbetracht des chronischen Erkrankungszustandes braucht man in der Konzentration der Mittel nicht so vorsichtig zu sein. Die vordere Harnröhre kann man also mit der Tripperspritze behandeln, für die hintere Harnröhre kommen die geschilderten Instillationen nach Guyon oder Ultzmann, und für die ganze Harnröhre Spülungen mit weichem Katheter oder Janet in Frage. „Sind die Gonokokken erst nach 8—10 Spülungen nicht mehr zu finden“, sagt Pinkus, „so spült man getrost 4 Wochen lang, es wird nicht zu lange sein.“

Im allgemeinen erfordert die Therapie der chronischen Erkrankungen, die ja meist lokalisierte Prozesse darstellen, komplizierte Methoden. Eventuell kann man einen Versuch mit Sondenbehandlung machen, etwa einmal wöchentlich führt man zunächst ein elastisches Bougie, später eine Metallsonde ein. Man vergrößert das Kaliber der Sonde soweit, wie es das Orificium erlaubt, also bis auf 24 bis 26 Charr. Die Sonde läßt man etwa $^1/_4$ Stunde liegen und massiert nun von außen den zugänglichen Teil der Harnröhre, eventuell kann man sich der Reizsonden bedienen. Sonden, die elektrisch geheizt werden, empfehle ich nicht, da doch leicht eine Überhitzung eintreten kann. Eine außerordentlich wirksame Behandlung für die chronische Behandlung stellt die Dehnung und Spüldehnung nach Lohnstein-Kollmann und Oberländer, s. S. 158, dar. Schon diese setzt zu ihrer richtigen Anwendung die Endoskopie voraus. Die Ermittlung und Diagnose der chronischen Erkrankung der Harnröhre kann ja überhaupt nur durch die Endoskopie erfolgen; somit steht die eigentliche und eingehendere Therapie der Natur der Sache nach ganz auf dem endoskopischen Befunde. Diese ist im Zusammenhange S. 162 dargestellt.

VIII. Irrigatoren, Spülansätze und Spritzen.

Die Spülapparate oder Irrigatoren werden in mehreren Ausführungsformen angefertigt. An die Wand geschraubt wird der Spülapparat nach Valentin. Gleichfalls viel verwendet sind Apparate für Janetspülung, die frei beweglich auf einem Stativ befestigt sind. Bei vielen Vorrichtungen ist es möglich, die Höhe des Spülgefäßes zu verstellen. Man soll sich im allgemeinen davor hüten, einen zu starken Druck anzuwenden. Eine Höhe von einem bis anderthalb Meter über der Blase ist im allgemeinen ausreichend. Zylinderspülgefäße sind vorzuziehen, weil man an ihnen besser das

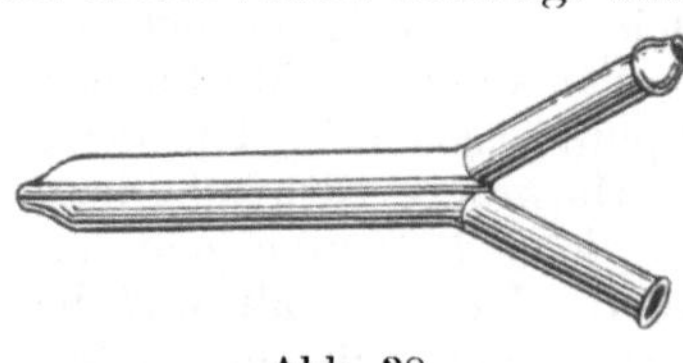

Abb. 38.
Rücklaufspüler.

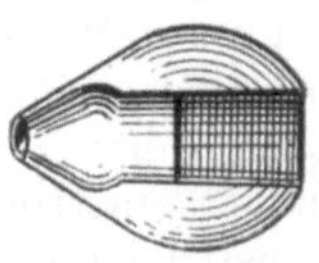

Abb. 39.
Gummikonus.

Eindringen der Flüssigkeit ablesen kann; ist keine Zentimetereinteilung an dem Glase vorhanden, so empfiehlt es sich, eine solche einätzen zu lassen. Auf den Schlauch des Irrigators wird ein Ansatz aufgesteckt. Bekannt sind die Glaskanülen nach Janet, Abb. 38. Es empfiehlt sich alle Glasansätze nicht direkt in die Urethra einzuführen, sondern auf den Ansatz zunächst einen weichen Gummikonus aufzustecken. Diese gewähren einen viel besseren und schonenderen Abschluß als Glas oder Metall (Abb. 39). Am besten hält man sich eine Anzahl dieser Konen in desinfizierenden Lösungen vorrätig, damit man für jeden Patienten einen eigenen Ansatz verwenden kann. Mit Janetschen Kanülen kann man

die Spülung so vornehmen, daß man die Flüssigkeit einlaufen läßt, sodann die
Kanüle fortnimmt, worauf die Spülflüssigkeit wieder aus dem Meatus austritt;
diese Manipulation wird dann noch eine Anzahl von Malen wiederholt. Will
man nicht die Flüssigkeitszufuhr durch einfaches Zusammendrücken des
Irrigatorschlauches absperren, eventuell unter Zuhilfenahme einer Klemme,

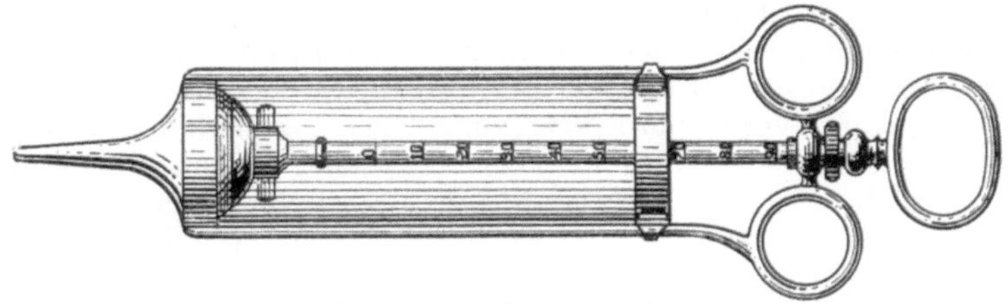

Abb. 40.   Große Spülspritze.

so kann man sich der Spülverschlüsse bedienen. Außerdem verwendet man vielfach noch Rücklaufspüler, diese bleiben dauernd in Kontakt mit der Harnröhre.
Die Flüssigkeit fließt auf der einen Seite des Spülers ein, auf der anderen
Seite ab, durch einen Gummischlauch leitet man
sie in das Becken des Untersuchungsstuhles. Bei dem
Modell nach KUTTNER liegt der Abfluß im Winkel
von 45°, bei demjenigen nach BERGER im rechten
Winkel zum Glasrohr. Für die Spülung von Blase
und Harnröhre mit der großen Spritze benutzt man
am besten Spritzen von 100—150 ccm Inhalt
(Abb. 40), auf die man natürlich einen weichen
Gummiansatz aufsetzt.

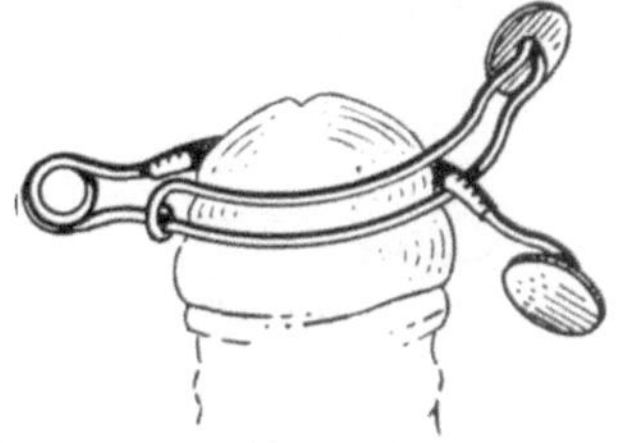

Abb. 41.
Penisklemme.

Was die üblichen Tripperspritzen anlangt, mit
denen der Patient selbst die Injektionen vornimmt,
so sind alle Modelle aus Glas grundsätzlich zu ver-
werfen. Die beste und heute auch gebräuchlichste Form ist die sog. NEISSERsche
Spritze. Fassungsvermögen 10 ccm mit konischem Hartgummiansatz. Macht
dem Patienten das Zurückhalten der Injektion in der Harnröhre Schwierigkeiten,
so empfiehlt es sich, ihm eine Harnröhrenklemme nach STOCKMANN (Abb. 41)
zu verschreiben. Diese Harnröhrenklemmen sind auch von Vorteil zum Zurückhalten von anästhesierenden Lösungen vor der Cystoskopie; in diesem Falle legt
man sie aber in dem Sulcus coronarius an.

IX. Sonden, Sondeneinführung, Sondenspülung
und Katheter.

Die Sonden sind dazu bestimmt, durch die ganze Harnröhre bis in die Blase
vorzudringen. Daher sollen sie sich der natürlichen Krümmung der Harnröhre
möglichst anzupassen suchen. Während optische Instrumente notgedrungen
einen geraden Schaft haben müssen und nur an der Spitze eine Abknickung
haben, welche das Eindringen erleichtert, besteht für die Sonden gar kein Grund,
nicht im vollen Ausmaße den anatomischen Verhältnissen gerecht zu werden.
Häufig findet man aber Sonden in Gebrauch, welche fast gerade sind und nur
eine kleine Abbeugung am vorderen Ende haben. Mit solchen Instrumenten
kann man nur schwer hantieren; den geringsten, eben noch zulässigen Grad

der Beugung haben die Sonden nach DITTEL und NITZE (Abb. 42 und 43). Am geeignetsten scheinen mir die Sonden mit Krümmung nach GUYON bzw. BÉNIQUÉ. wie sie in Abb. 44 dargestellt sind. Ich habe auch gefunden, daß mit diesen Sonden der Anfänger am bequemsten hantieren kann und am wenigsten Gefahr läuft falsche Wege zu machen. Handelt es sich darum, den Durchgang durch Strikturen zu finden, so kann man auf die Sonden ein filiformes Bougie aufschrauben. Es wird nun als nicht sehr zweckmäßig empfunden, daß das filiforme Bougie nicht kontinuierlich in die eigentliche Sonde übergeht. Bei der Dilatationssonde nach LEFORT (Abb. 45) mit abschraubbarem Leitbougie ist dieser Übelstand vermieden. Die zum Teil komplizierten Erwägungen, welche zu den verschiedenen Sondenformen geführt haben, sind von KOLL-MANN eingehend diskutiert worden. Für welche Form man sich aber auch entscheiden mag, in jedem Falle bedarf man eines ganzen Satzes der Sonden, um allen Anforderungen der Praxis zu genügen. Ein solcher Satz geht von 14 bis 40 Charr. Die Aufbewahrung der Sonden erfolgt am besten in Kästen aus Metall oder Glas, in denen man einige Tabletten anbringt, die Formaldehyd erzeugen; auf diese Weise hat man die Sonden stets zum Gebrauch steril zur Hand.

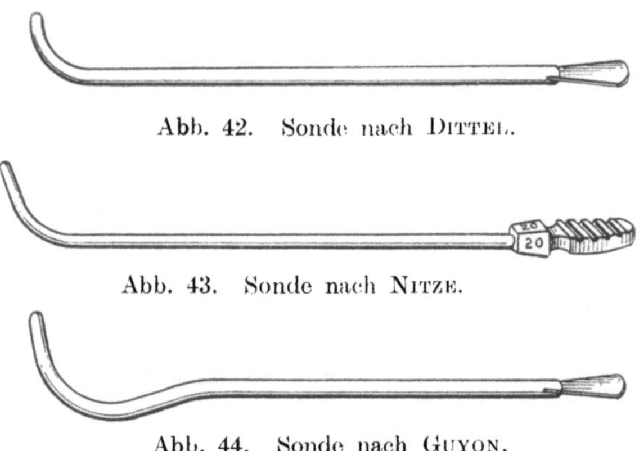

Abb. 42. Sonde nach DITTEL.

Abb. 43. Sonde nach NITZE.

Abb. 44. Sonde nach GUYON.

vor dem Gebrauch spült man die Instrumente mit Aq. dest. ab, nach dem Gebrauch muß man sie natürlich desinfizieren, etwa in Lysoform, und sie sorgfältig reinigen. Von größter Wichtigkeit ist es für den Arzt, sich im Gebrauche der Sonden eine unbedingte Sicherheit anzueignen, dies kann nur durch Übung geschehen. Die Hauptbedingung bei der Einführung jedes Instrumentes, das gilt von der Sonde bis zum Cystoskop, ist, daß man es lernt,

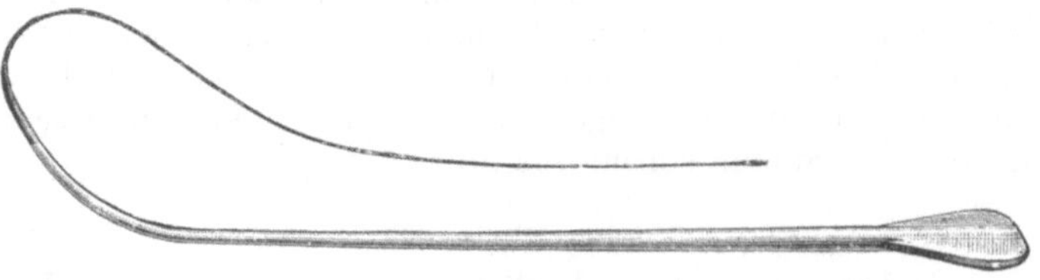

Abb. 45. Dilatationssonde.

jede brüske Gewaltanwendung zu vermeiden. Eine gut gekrümmte Sonde dringt nahezu allein durch die normale Harnröhre in die Blase vor. Alle Instrumente müssen leicht und locker in der rechten Hand gehalten werden. Wenn man ein Instrument fest anfaßt, leidet das Tastgefühl ungemein, ja man kann sagen, daß je fester man den Sondengriff umklammert, man um so weniger fühlt. Man denke immer daran, daß durch einen Fehler in der Sondenführung ein falscher Weg entstehen kann, der die Gefahr der Urininfiltration, spätere Strikturen usw., also sehr ernste Folgezustände, in sich schließt. Es gibt eine Unzahl von Vorschriften, wie man sich beim Einführen der Sonden verhalten

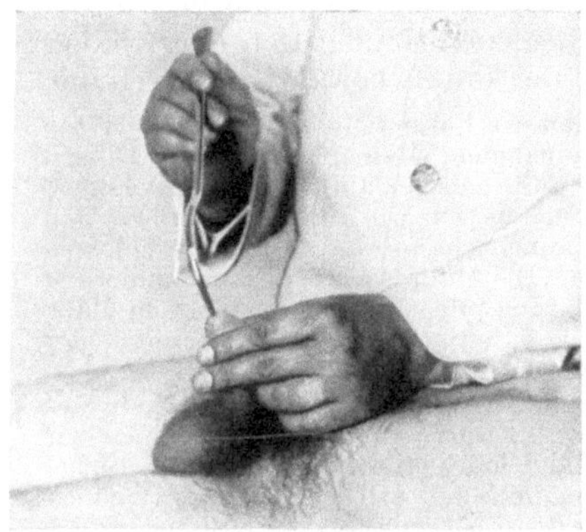

Abb. 46. Sondeneinführung 1.

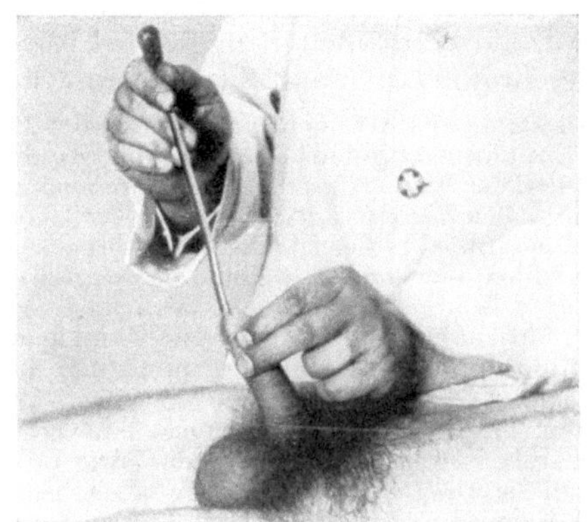

Abb. 47. Sondeneinführung 2.

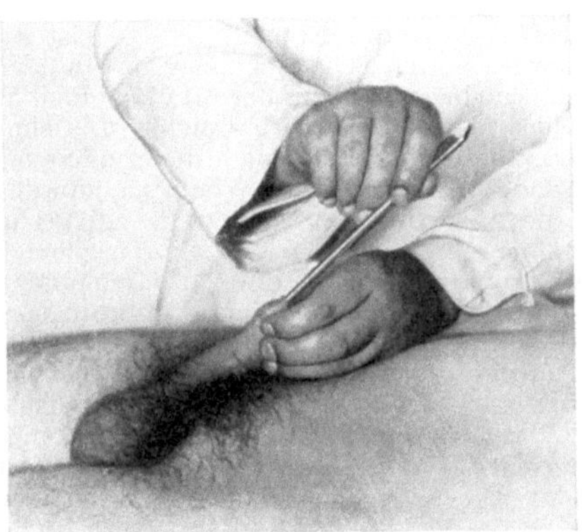

Abb. 48. Sondeneinführung 3.

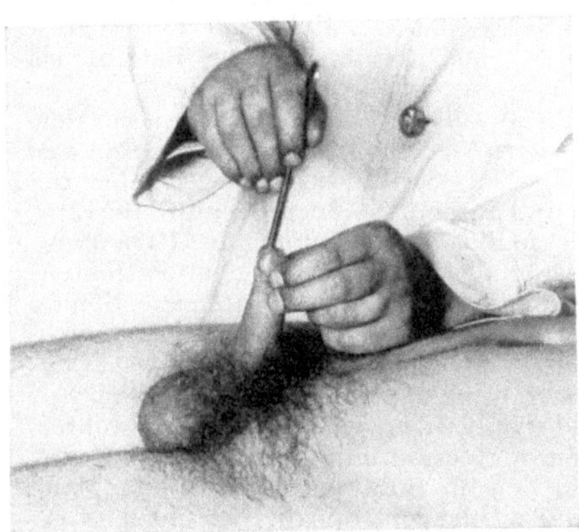

Abb. 49. Sondeneinführung 4.

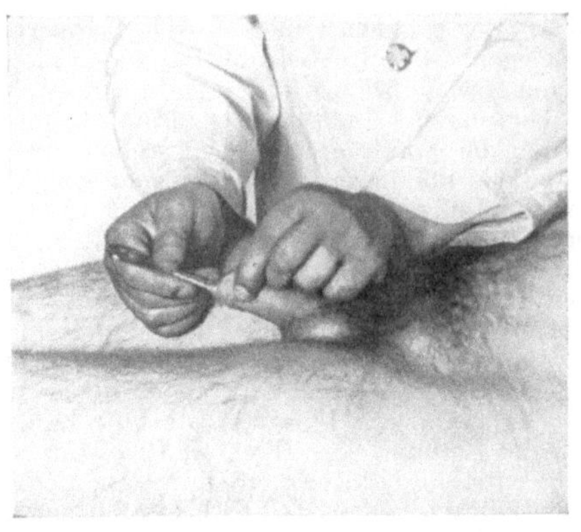

Abb. 50. Sondeneinführung 5.

soll. Delefosse z. B. unterscheidet sechs Hauptkrümmungsrichtungen der Urethra, die er in 5 Zeiten mit 12 bis 14 verschiedenen Handgriffen überwindet. Wir beschränken uns nur auf eine einfache, in der Praxis bewährte Darstellung.

Man kann ein Instrument an sich in jeder Position des Patienten einführen; am besten ist die Einführung auf dem Untersuchungsstuhl vorzunehmen. Man achte vor allen Dingen darauf, daß der Körper gerade, nicht etwa nach einer Seite gebogen auf dem Untersuchungsstuhl liegt, das Becken lagere man eventuell hoch. Im übrigen wird man von Fall zu Fall entscheiden, ob es besser ist, den Oberkörper etwas aufzurichten, ob die Beine geschlossen bleiben sollen oder auf die Beinhalter gelegt werden. Die Hauptsache bei der Sondierung ist absolute Ruhe und Sicherheit des Arztes, jede Unruhe pflegt sich in verstärktem Maße auf den Patienten zu übertragen und kann leicht einen Sphincterkrampf hervorrufen, der die Einführung des Instrumentes unmöglich macht.

Manche Ärzte treten beim Sondieren an die linke, manche an die rechte Seite des Patienten, im allgemeinen pflegt man eine bestimmte Seite zu bevorzugen. Nehmen wir an, wir stehen rechts vom Patienten. Die linke Hand hat den Penis hinter der Eichel gefaßt, dieser Griff wird zunächst ruhig beibehalten, die Sonde selbst liegt locker, jedoch ohne zu wackeln in der rechten Hand. Der Sondengriff ist abgeplattet, die Krümmung der Sonde steht senkrecht auf der Platte, hierdurch können wir uns über die Krümmungsrichtung auch dann orientieren, wenn ein großer Teil der Sonde schon im Penis verschwunden ist. Die gleitfähig gemachte Sonde wird in den Penis eingeführt, dabei zeigt die Konkavität der Sonde zum Schenkel des Patienten, die Konvexität also vom Patienten fort. Nun gleitet die Sonde über den Penis, man zieht gleichsam den Penis über die Sonde hinweg. Infolgedessen wird der Penis straff angespannt (Abb. 46—50). Meist wird man hierbei schon den Penis unwillkürlich etwas dem rechten Schenkel zuneigen. In dem Maße, wie die Sonde eindringt, neigt man den Penis mehr und mehr über die Inguinalfalte in die Linea alba hinein. Einen besonderen Druck wenden wir hierbei nicht an, vielmehr merken wir, daß, wenn etwa der Penis die Linea alba erreicht hat, auch die Sonde einen Widerstand findet. Es liegt jetzt die Spitze der Sonde im Bulbussack. Wenn wir nun den immer noch festgehaltenen Penis und mit ihm die linke Hand aufrichten, so gleitet die Sonde meist ohne Schwierigkeit in die hintere Harnröhre hinein. Wir führen ohne Kraftanstrengung die Sonde von der Linea alba zwischen die Schenkel des Patienten und fühlen sie in die hintere Harnröhre bis zur Blase eindringen. Bei allen Einführungsarten findet die letzte Strecke, also das Durchwandern der hinteren Harnröhre bis zur Blase in gleicher Weise statt. Dagegen kann das Einführen der Sonde bis zum Bulbus in verschiedener Weise erfolgen. Im großen und ganzen ist es für das Gelingen der Sondeneinführung nicht so erheblich, wie man zu der Position über der Linea alba gelangt. Der Geübte wird häufig je nach den Körperverhältnissen des Patienten bald die eine, bald die andere Richtung anwenden. Wichtig ist es dagegen, diese verschiedenen Einführungsarten kennen zu lernen, weil sie verschiedene Stellen der Harnröhre im allgemeinen betreffen. Wenn an einer bestimmten Stelle der Harnröhre eine Tasche oder ein falscher Weg vorhanden ist, so können wir diese Stelle vermeiden, wenn wir daran denken, daß bei der Tour über den Bauch die Spitze der Sonde hauptsächlich die untere Harnröhrenwand trifft, bei der kleinen Meistertour die seitliche und bei der großen die obere Wand. Das ganze Einführen der Sonde, was natürlich ohne Hast geschehen soll, läßt sich sozusagen im Augenblick und ohne Kraftanwendung vornehmen. Besonders geeignet zum Lernen sind die Fälle, bei denen man an die Tripperbehandlung eine sog. Reizsonde anschließt. Diese Gelegenheit sollte sich der Anfänger niemals entgehen lassen, denn der Patient ist ja auf eine gewisse Reizwirkung gefaßt, und man lernt so am leichtesten die Scheu vor der Sonde überwinden. Auch dem Geübten pflegen sich von Zeit zu Zeit Hindernisse bei der Einführung der Sonde entgegen zu stellen, diese Hindernisse können derart sein, daß sie überhaupt das Sondieren unmöglich machen, nämlich wenn Strikturen vorliegen oder die Harnröhre entzündet und schmerzhaft ist. Andererseits kann ein Sphincterkrampf die Einführung verhindern. In diesen Fällen greift man zweckmäßig zur Ablenkung des Patienten. Wenn man die Sonde vor dem Sphincter ruhig liegen läßt und sich mit dem Patienten über seine Krankheit unterhält, so kann man häufig nach einigen Minuten die Sonde glatt einführen. Es gibt dann noch eine Reihe von Hindernissen, die durch den anatomischen Bau der normalen Harnröhre bedingt sind und die vor allem auch ihre Ursache in individuellen Verschiedenheiten haben. So ist z. B. der Winkel, in dem die hintere Harnröhre ansteigt sehr verschieden, ebenso die Länge und das Kaliber der hinteren Harnröhre, die Weite des Bulbussackes, Hoch- und Tiefstand der Blase, Rectumfüllung usw. Ein häufiges Hindernis entsteht dadurch, daß die Spitze der Sonde sich im Bulbussacke verfängt. Man kann sich dadurch helfen, daß man mit der Sonde etwas zurückgeht und die Einführung von neuem versucht, wobei man sich an der oberen Kante der Harnröhre gleichsam entlang tastet. Auch kann man die linke Hand unter das Scrotum legen und die Spitze der Sonde sanft nach oben drücken; senkt man gleichzeitig den Sondenschaft, so tritt er oft leicht in die hintere Harnröhre ein. Ein zweites Hindernis kann der Colliculus seminalis bieten, hält er die Sondenspitze an, so empfindet der Patient heftigen Schmerz. Auch hiervor bleibt man bewahrt, wenn man sich an der oberen Wand der Harnröhre entlang tastet. Man ist ungefähr in der Gegend des Colliculus, wenn die Neigung der Sonde gegen die Beine des Patienten weniger als 50° beträgt. Ferner kann sich die Spitze der Sonde bei stark ausgebildetem und gegen die Harnröhre vorgewölbtem Sphincter in einer Nische des Sphincters verfangen. Dasselbe kann bei einem stark ausgebildeten Trigonum Lieutaudii der Fall sein. Gerade die letzte Partie der Sondeneinführung erfordert deshalb dieselbe leichte Hand, wie der erste Teil. Durch Druck mit der flach aufgelegten linken Hand auf die Symphysengegend und die Aufforderung, die Bauchdecken ganz locker zu lassen, kann man es der Sondenspitze erleichtern ihren Weg zu finden. Ist die Sonde in die Harnblase eingedrungen, so ist sie darin frei beweglich, man kann sie auch vor- und zurückschieben. Die rechte Hand bleibt immer mit dem Sondengriff verbunden, um ein unbeabsichtigtes Herausgleiten der Sonde zu verhüten.

Eine Abart der gewöhnlichen Sonden sind diejenigen, welche zur Anwendung von Wärme oder Kälte in der Harnröhre dienen.

Eine besondere Form von Katheter bildet der Capillarkatheter nach Ultzmann. Er hat nur eine feine Durchbohrung, die auf der Mitte der Spitze endet. Auf den Katheter wird eine kleine Rekordspritze aufgesetzt; dieses Instrument spielt in der Behandlung der Urethritis posterior eine Rolle. Manche Autoren beurteilen es allerdings weniger günstig, doch hat es sich mir vielfach bewährt. Die Einführung des Katheters geschieht am besten vom Ansatz

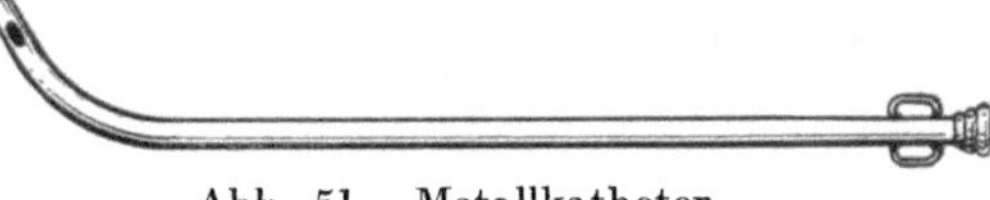

Abb. 51.   Metallkatheter.

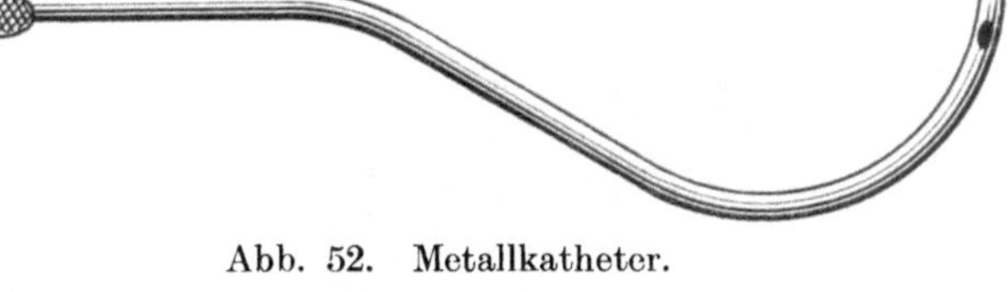

Abb. 52.   Metallkatheter.

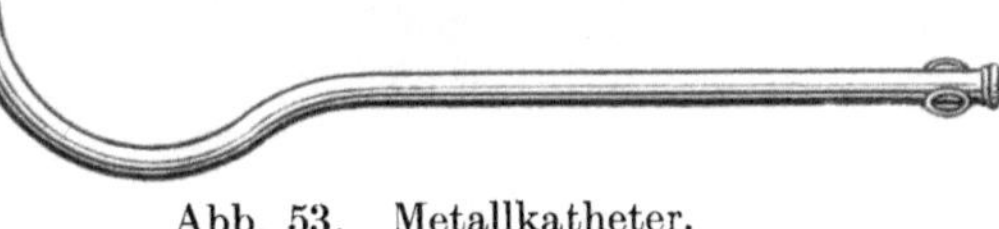

Abb. 53.   Metallkatheter.

Abb. 54.   Elast. Sonde.

der halben Meistertour aus oder über die Schenkelfalte. Man braucht aber nicht ganz bis über die Linea alba zu gehen, sondern kann den Katheter in einer kurzen, nach oben gerichteten Bogenlinie zur Senkrechten emporführen. Hat man dies einige Male gemacht, so wird man fühlen, daß der Katheter gleichsam einschnappt, d. h. seine Spitze liegt vor dem Eingange in die hintere Harnröhre; man kann dann bequem die Injektion ausführen. Außer den Sonden und Kathetern (Abb. 51, 52, 53) aus Metall benutzt man vielfach solche aus Gummi oder elastischem Seidengewebe (Abb. 54). Die Einführung eines elastischen Instrumentes bis in die Blase geht sozusagen von selbst vor sich; der Arzt kann nichts weiter tun, als mit leichter Hand und leichtem Druck die Kraft liefern, welche die Spitze des Instrumentes braucht, um sich selbst ihren Weg zu suchen (Abb. 55). Die Instrumente aus Seidengespinst haben eine gewisse Starrheit. Man kann sie daher genau so hantieren wie ein Metallkatheter. Damit die Spitze des Katheters aus dem Bulbus leicht herausfindet, kann sie nach Mercier abgeknickt werden. Am Ende des Katheters pflegt gewöhnlich ein Vorsprung angebracht zu sein, welcher die Richtung der Abbiegung anzeigt. Die weichen Gummikatheter müssen etwas anders behandelt werden als die starren Instrumente, weil sie sonst leicht abknicken. Am bequemsten ist es, ein Assistent hält den gleitfähig gemachten Katheter am Ende fest, die linke

Hand des Arztes greift wie immer um die Eichel, und die rechte Hand schiebt mit Hilfe einer Pinzette in kurzen Strecken den Katheter in die Harnröhre. Verfängt sich die Spitze im Bulbussack, so versucht man durch Veränderung der Richtung des Penis den Eingang zu finden. Mit Kraftanwendung ist bei solchen Instrumenten nichts zu erreichen, man muß immer daran denken, daß ein weiches Instrument und zwar um so leichter, je dünner es ist, sich vor dem Hindernis in Schlingen legen kann. Durch unbedachtes Vorgehen kann auf diese Weise richtige Knäuelbildung entstehen, die die Gefahr des Abbrechens innerhalb der Harnröhre oder

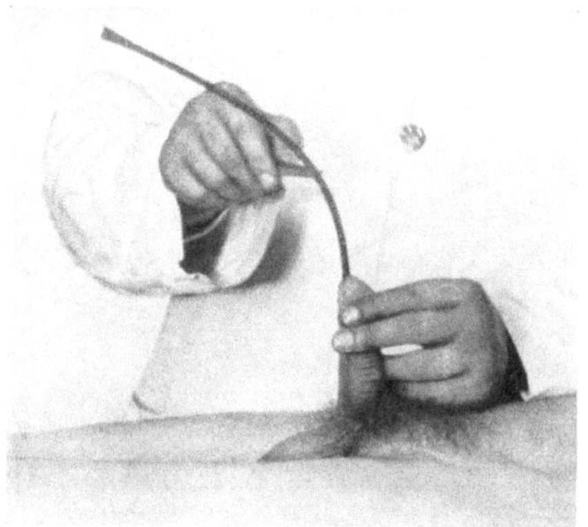

Abb. 55.
Einführung eines NÉLATON-Katheters.

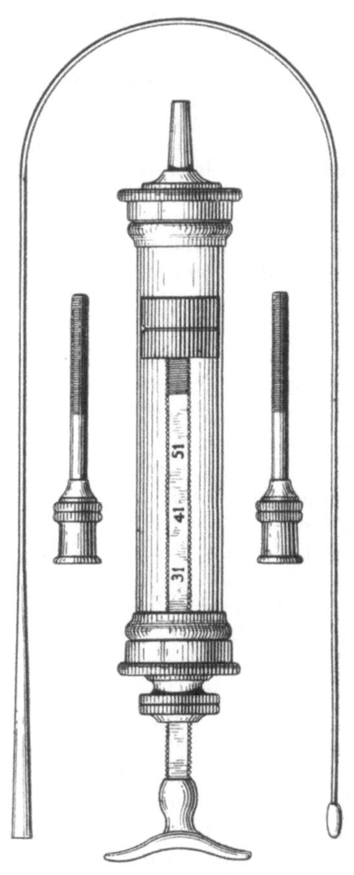

Abb. 56.   GUYONsches Instrument.

auch Blase in greifbare Nähe führt. Man darf die biegsamen Instrumente auch nicht zu lange benutzen; zu lange gelagerte, die steif geworden sind, brechen besonders leicht ab. Die filiformen Bougies braucht man, um den Eingang in Strikturen zu finden. Es gibt solche mit bajonettförmiger Abknickung oder mit spiralförmigem Ende. Der Knopf an der Spitze der elastischen Bougies dient zur Erleichterung der Bulbuspassage. Den elastischen Katheter nach GUYON besprechen wir noch unten ausführlicher. Handelt es sich darum, einen Katheter als Verweilkatheter lange in der Blase liegen zu lassen, so kann man dazu den gewöhnlichen weichen Katheter benutzen, den man mit Leukoplaststreifen am Glied fixiert. Zweckmäßigerweise steckt man hierbei eine Sicherheitsnadel an der Stelle durch den Katheter, wo er gerade aus der Glans herausragt. An dieser Sicherheitsnadel kann man dann die Leukoplaststreifen bequem befestigen. Außerdem kann man besondere Verweilkatheter z. B. nach MALÉCOT benutzen. Diese Katheter werden, was man auch mit anderen Kathetern machen kann, über einen Draht geführt; mit dem man sie spannen kann. Wenn man nun den Katheter bis in die Blase eingeführt hat, so hält man ihn mit der linken Hand fest und zieht mit der rechten Hand vorsichtig den Katheterspanner heraus, nachdem man das Katheterende von dem verstellbaren Ansatz abgezogen hat.

Der Katheter bildet dann vier Flügel, welche sich am Blasensphincter festhalten.

Die elastischen Katheter nach GUYON mit zentraler Öffnung in den Weiten von 7 bis 30 Charr. dienen zur Behandlung der hinteren Harnröhre mit Tropfeninstillation. Bei der Originalspritze nach GUYON (Abb. 56) tritt aus der Spritze bei jeder halben Drehung des Stempels ein Tropfen heraus; doch benutzt man jetzt meistens eine gewöhnliche kleine Rekordspritze, die man mit dem Katheter durch einen aus der Abbildung ersichtlichen Ansatz verbindet. Hat man das Instrument hergerichtet, so läßt man einige Tropfen aus dem Katheter austreten, um die Luft zu verdrängen, sodann führt man den Katheter bis hinter den äußeren Schließmuskel vor, man fühlt deutlich, wie der Knopf des Katheters an dieser Stelle einschnappt, darauf injiziert man eine geringe Flüssigkeitsmenge, die sich im Capillarraum der hinteren Harnröhre ausbreitet. Man kann auch noch in anderer Weise vorgehen: Man führt den Katheter bis in die Blase, wenn man nun zurückzieht, so fühlt man deutlich den Augenblick, wo der Knopf den Blasensphincter verlassen hat. Jetzt injiziert man unter langsamem Zurück-gehen so lange, bis man wieder ein Hindernis fühlt, das ist der Sphincter externus. An diesem Punkt angekommen, hört man mit der Injektion auf. Die GUYONschen Instillationen sind ein sehr wichtiges Mittel zur Behandlung der hinteren Harnröhre. Manchmal empfindet man es lästig, daß während der Einführung die Spritze von einem Assistenten oder dem Patienten selbst gehalten werden muß; man kann sich in diesem Fall

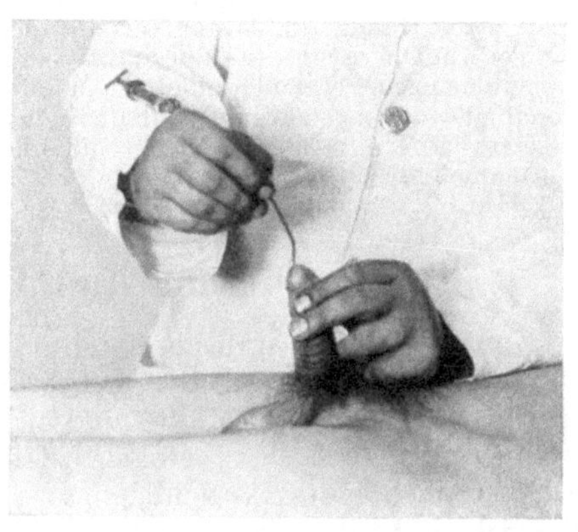

Abb. 57.
Einführung eines GUYON-Instrumentes.

so helfen, daß man die Spritze während der Einführung auf Hand und Unterarm ruhen läßt (Abb. 57).

Hat man sich im Einführen der gewöhnlichen Sonden (Biegung nach GUYON, DITTEL, NITZE usw.) eingeübt, so nimmt man die Cystoskopsonde zur Hand. Gelingt die Einführung der Sonde glatt, so haben wir als zweiten Schritt auch den Handgriff der Sonde cystoskopartig zu gestalten. Hierzu bedienen wir uns einer Scheibe. Diese wird auf den Handgriff der Sonde aufgeschoben und mit der Stellschraube festgeklemmt. Genau wie beim Cystoskop deutet ein Knopf an, nach welcher Seite sich der Schnabel des Cystoskopes krümmt. Mit dieser nun ganz genau wie ein Cystoskop gestalteten Sonde erwirbt man sich die endgültige Einübung.

Nicht nur für das Untersuchungs- und Spülcystoskop sondern auch für andere Instrumente ließ ich derartige Sonden herstellen. Je zwei Ausführungen für das WOSSIDLOsche Posterior-Urethroskop und für mein Cysto-Urethroskop, sowie je ein Modell für Ureteren- und Kindercystoskope sind vorhanden.

Ich bin mir bewußt, daß diese Sonden für den geübten Cystoskopiker natürlich nicht nötig sind. Sie können aber auch von diesem so verwandt werden, daß die Untersuchungsinstrumente geschont werden. Handelt es sich in einem gegebenen Fall darum festzustellen, ob überhaupt die Einführung eines Cysto-skopes möglich ist, so kann hierzu die Cystoskopsonde benutzt werden. Abgesehen von der Schonung des optischen Instrumentes wird dadurch auch oft ein Zeitverlust (Reinigung, Sterilisation) vermieden, der dem vielbeschäftigten Praktiker unangenehm ist.

Die sterile Aufbewahrung von Kathetern und Sonden ist dadurch sehr vereinfacht, daß man sie in Behältern unterbringt, in welche man auch Tabletten von Trioxymethylen zu 0,5 g legt. Diese Tabletten zerfallen bei Luftzutritt im Laufe von Wochen von selbst und entwickeln dabei Formalindämpfe, welche die Instrumente steril erhalten. Dadurch ist das lästige Auskochen überflüssig geworden. Sehr zweckmäßig sind Katheterzylinder aus Glas. Der Gummistopfen ist hohl, in diesen wird eine Tablette von Trioxymethylen gelegt und sodann der Stopfen durch eine durchlochte Porzellankapsel verschlossen. Diese Röhren lassen sich leicht auf einem Gestell zu mehreren vereinigen. Ganz gebräuchlich ist auch ein Katheterostat nach DUFAUX. Man kann darin 12 Katheter aufhängen, in einem ebenfalls angebrachten durchlochten Glasrohr kann man filiforme Bougies unterbringen. Hat man viele Katheter und Sonden, so kann man sie sehr zweckmäßig in einem transportablen Schränkchen aufheben, 120—150 Katheter haben darin Platz. Hervorragend geeignet sind diese Schränke auch für die Aufbewahrung von Endoskopen und deren Zubehör. Man kann jede der fünf Einlagen für einen bestimmten Zweck einteilen und hat dann alles Nötige zur Hand. Am besten verfährt man so, daß man jedes gebrauchte Instrument für einige Stunden in eine stark desinfizierende Lösung z. B. Lysoform legt. Quecksilberhaltige Desinfizienzien vermeidet man bei Metallinstrumenten. Sodann werden die Instrumente gereinigt und abgetrocknet und den Formalindämpfen bis zum nächsten Gebrauch ausgesetzt. Vor diesem müssen sie mit Wasser abgespült werden, weil das anhaftende Formaldehyd sonst reizt.

X. Dehner und Dehnungsbehandlung.

In den Fällen, wo die Behandlung mit Sonden nicht ausreicht, bedienen wir uns der Dehner. Diese stellen mehrbranchige Instrumente dar, welche geschlossen in die Harnröhre eingeführt und in dieser dann erweitert werden. Während man früher auch 2branchige Instrumente anwandte, werden heute 4teilige Dehner nach KOLLMANN allgemein benutzt. Diese 4teiligen Dehner spannen die Schleimhaut in genügender Weise auseinander. 8branchige Dehner haben sich in der Praxis nicht bewährt, da sie zu empfindlich sind. Während man früher die Dehner mit einem Gummiüberzug versehen mußte, sind heute die Branchen so konstruiert, daß sie die Schleimhaut nicht verletzen. Die nach den Originalangaben von KOLLMANN angefertigten Dehner haben jetzt folgende Eigenschaften: Die Dehner sind im ganzen auszukochen. Aus dem noch kochenden Wasser genommen, trocknen sie, infolge ihrer Bauart und der dem Material innewohnenden Wärme, von selbst ab und sind sogleich gebrauchsfertig. Das Auskochen ist bei viel gebrauchten Dehnern, im Gegensatz zu anderen Instrumenten, Sonden und dgl. zu empfehlen, da sie mechanisch nicht so einfach zu reinigen sind. Da man mehrere Dehner benötigt, hat man die Konstruktion vielfach so getroffen, daß man dasselbe Handstück für verschiedene Dehner benutzen kann. Es ist dies jedoch nur eine scheinbare Vereinfachung, das Zusammenschrauben der Dehner wird auf die Dauer lästig, außerdem ist ein aus einem Stück gearbeitetes Instrument doch stabiler.

Wichtig ist es ferner, daß die Spitze des Dehners möglichst kurz ist; die Erweiterung der Branchen soll auf einer tunlichst langen Fläche parallel dem Schaft erfolgen (B—D, Abb. 58). Nur auf diese Weise ist es möglich, die Dehnung gleichmäßig zu gestalten. Gegenüber der ursprünglich von KOLLMANN angegebenen Branchenstellung, bei der sich eine Branche gerade auf den Colliculus legte, verwendet man heute allgemein eine Branchenstellung, die dazu im Winkel von 45° gedreht ist, so daß der Colliculus zwischen 2 Branchen liegt. Auf diese Punkte hat man beim Einkauf eines Dehners zu achten (Abb. 58).

Im allgemeinen haben die Dehner einen Umfang von 20 Charr. An den Stellen, wo die Branchen an der Achse ansitzen, also an den beiden Enden der Dehnfläche, ist von Zeit zu Zeit ein kleiner Tropfen Öl auf die Spindel zu geben.

Ebenso ist der Ring, welcher das Aufdrehen bewirkt, an seinen Ansätzen und in seinem Zentrum leicht zu ölen.

Für die vordere Harnröhre benutzt man einen Dehner mit gerader, für die hintere Harnröhre einen solchen mit gebogener Dehnfläche. Außerdem haben wir noch Dehner für vordere und hintere Harnröhre mit verschiedenen Krümmungen. Neben diesen gewöhnlichen Dehnern benutzt man noch solche, die innen einen Spül- und Rücklauf-Kanal haben. Auf diese Weise kann man gleichzeitig bei der Dehnung die Schleimhaut mit Medikamenten berieseln.

Wichtig sind ferner Dehner, welche nur ein Stück der Harnröhre zu dehnen gestatten, Dehner, deren Flächen also kurz sind. Häufig handelt es sich ja um

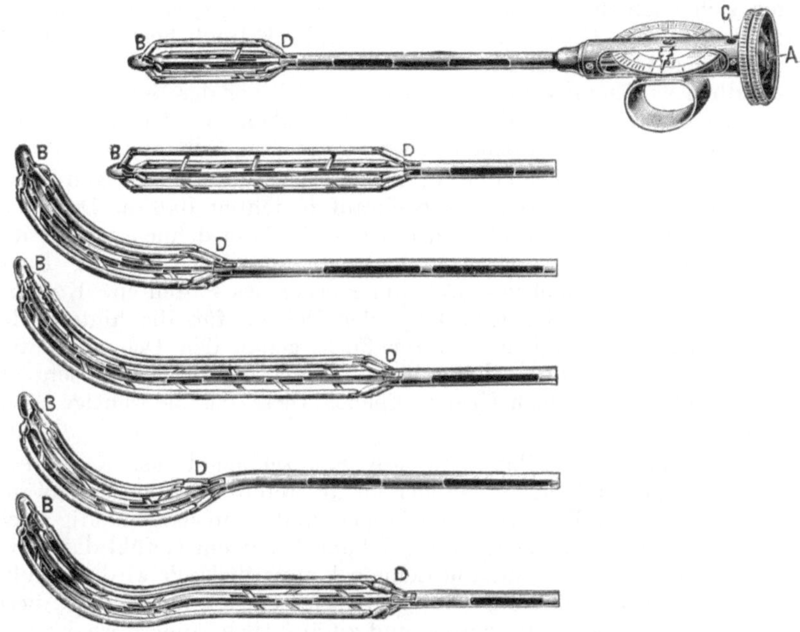

Abb. 58.	Dilatatoren nach Kollmann.

eng begrenzte krankhafte Prozesse, welche gedehnt werden sollen, und ferner macht eine kurze Harnröhre öfter den Gebrauch der üblichen Dehner überhaupt unmöglich. Der ganze Dehner muß nämlich in der Harnröhre verschwinden, die Dehnfläche also immer hinter dem Orificium externum liegen, da, wenn dies nicht der Fall ist, die geringe Weite des Orificiums der Dehnung sehr bald ein Ziel setzt. Solche kurzen Dehner verwende ich sehr oft für die vordere Harnröhre. Sie werden auch von dem Patienten meist angenehmer als die großen Instrumente empfunden. Für die hintere Harnröhre hat neuerdings Praetorius besondere, sehr weit aufschraubbare Dehner angegeben.

Mit den 4 branchigen Dehnern wird man in allen Fällen auskommen, wenn keine Strikturen vorliegen. Für die allmähliche Erweiterung der Strikturen benutzt man den Oberländerschen Dilatator, welcher nur 2 Branchen besitzt und einen Kaliber von 15 Charr. hat.

Die Dehnungsbehandlung ist eine methodische, welche nur für die chronische Gonorrhöe dient. Bei dieser leistet sie aber auch Vortreffliches und ist vielfach gar nicht zu entbehren, besonders, wenn es sich um Erweichung von Infiltraten handelt. Die Anwendung der Dehnung setzt die Endoskopie voraus, denn es ist ja nötig festzustellen, welche Verengerungen behandelt werden sollen, und ferner können wir uns ja nur mit der Endoskopie ein Bild der Heilung verschaffen. Während wir bei der akuten Gonorrhöe aus Furcht vor Komplikationen und bei der Anterior-Gonorrhöe wegen der Gefahr der Keimverschleppung jedes Einführen von Instrumenten vermeiden, machen wir bei der Dehnungsbehandlung eine Ausnahme. Diese ist jedoch nur scheinbar. Es handelt sich eben um Fälle, bei denen die Gonokokken sonst auf keine Weise zum Verschwinden zu bringen sind. Andererseits sehen wir aber auch, daß Gonokokken durch die Dehnungsbehandlung hervorgelockt werden. Auch dieses kann kein Gegengrund gegen die Anwendung der Dehner sein. Wir benutzen sie sogar zu Provokationszwecken. Zeigen sich nach der ersten Dehnung Trippererreger, so ist eben der Beweis erbracht, daß die Gonorrhöe noch bestand. Erfreulicherweise verschwinden aber auch bis dahin resistente Gonokokken häufig unter der Dehnung. Selbstverständlich wird man versuchen, in jedem Fall vor der Behandlung die Gonokokken zu beseitigen. Ist dies aber nicht möglich, so ist es falsch, mit diesen vergeblichen Versuchen wochen- oder monatelang Zeit zu verlieren.

Die Einführung der Dehner erfolgt genau so wie die aller übrigen Instrumente. Bei den geraden Dilatatoren ist nur darauf zu achten, daß die Dehnfläche ganz im Penis verschwindet. Will man die Pars bulbosa dehnen, so hat die Spitze des gebogenen Instrumentes in der Pars membranacea zu liegen. Dabei bildet der Dehner einen Winkel von 45° zum Körper des Patienten. Kollmann hat zur Bestimmung der richtigen Lage der Dehner für die hintere Harnröhre Katheter angegeben, welche in ihrer Form genau den Dehnern entsprechen. Man führt einen solchen Katheter bis in die gefüllte Blase und zieht ihn etwas weiter zurück, als bis noch Urin ausfließt. Dieses ist die richtige Stellung für den Dehner.

Die Dehnung selbst führt man nun ganz schonend aus. Es wird stets nur so weit gedehnt, daß keine Schmerzen auftreten. Sodann wartet man eine Weile, etwa 1 bis 2 Minuten, auch länger, und kann dann häufig noch weiter dehnen. Man bekommt nach einiger Übung leicht ein Gefühl dafür, wie stark man in der betreffenden Sitzung dehnen kann. Vielfach wird empfohlen, den Patienten selbst die Dehnung ausführen zu lassen; ich möchte von diesem Verfahren abraten. Manche Patienten sind zu ängstlich, andere wieder wollen mit Gewalt etwas erreichen, und das Feingefühl der geübten ärztlichen Hand besitzen die Patienten doch nicht.

Wieweit sollen wir in der 1. Sitzung dehnen? Durch die Urethroskopie bzw. durch die Sondenbehandlung verschaffen wir uns ein Urteil über die Weite und Empfindlichkeit der vorliegenden Harnröhre. Man wird je nach dem Falle in der ersten Sitzung, also mit anderen Worten bis der Patient anfängt, sich über Schmerzen zu beklagen , bis auf 25 vielleicht auch 30 Charr. gehen können.

Wie oft sollen die Dehnungen vorgenommen werden? Auch das hängt vom Zustande der Harnröhre ab. Ist dieselbe sehr empfindlich, tritt verstärkte Eitersekretion auf, so muß dies erst wieder abgeklungen sein. In diesem Falle also wird man etwa jede Woche eine Dehnung vornehmen können. Bei weniger empfindlichen Harnröhren kann man auch zweimal in der Woche dehnen. Ist, was man möglichst vermeiden muß, eine Blutung eingetreten, so ist es am besten zwei Wochen auszusetzen.

Die Erweiterung darf nur eine ganz allmähliche sein; auf keinen Fall darf man Zerreißungen der Harnröhre hervorrufen. Dieses würde ja das Gegenteil der erstrebten Wirkung bedeuten. Im allgemeinen steigt man in jeder Sitzung um 1 bis 2° bis man auf etwa 32 Charr. angekommen ist, bis 35 Charr. um 1°

und über 35 Charr. nur um $^1/_2{}^0$. Die genaue Ablesung wird dadurch wesentlich erleichtert, daß die Grade bei den höheren Weiten mehr auseinander liegen als bei den niedrigen.

Wie lange soll die einzelne Sitzung dauern? Es liegt auf der Hand, daß die Dehnung am schonendsten vor sich geht, wenn man sie langsam ausführt. Man wird also mindestens 10 Minuten dehnen, bei den höheren Graden ist eine Verlängerung dieser Zeit bis zu 20 Minuten oder $^1/_2$ Stunde durchaus angebracht. Es braucht kaum erwähnt zu werden, daß in der hinteren Harnröhre besonders vorsichtig gedehnt werden muß. Stellt sich Harndrang ein, so ist die Dehnung abzubrechen. Sollten doch einmal Blutungen vorkommen, so stehen diese meistens nach einiger Zeit von selbst. KAUFMANN empfiehlt das Einlegen von Urethralstäbchen mit Stypticin. Schwache und stark heruntergekommene Patienten sind für die Dehnungsbehandlung ungeeignet. Über andere Gegengründe klärt uns die Cysto-Urethroskopie auf: Prostatahypertrophie, Urogenital-Tuberkulose. Ein absoluter Gegengrund ist natürlich auch Hämophilie. Durch die Dehnung rufen wir eine reaktive Entzündung hervor. Diese führt zur eitrigen Einschmelzung und Resorption der Infiltrate. Gleichzeitig werden auch Eiter enthaltende Drüsen ausgequetscht. Es ist daher durchaus natürlich, daß zunächst unter der Dehnungsbehandlung der Eiter- und Flockengehalt des Urins zunimmt. Nach kurzer Zeit jedoch tritt Besserung, in günstigen Fällen vollständige Heilung ein. Man sieht auch im Urethroskop, daß kurz nach einer Dehnung ganz kleine, oberflächliche Einrisse auf der Oberfläche der kranken Schleimhautstelle zu sehen sind; von diesen geht dann die Heilung aus.

Häufig tritt zunächst eine Besserung ein, eine definitive Heilung ist aber doch nicht zu erzielen. Man kann dann oft endoskopisch finden, daß der betreffende Dehner nicht geeignet war, oder die Branchenstellung eine andere sein muß. Immerhin bleibt noch eine Anzahl von Fällen übrig, die sich bei der ersten Dehnungsserie nicht ausheilen lassen. Es ist dann am besten, wenn man 2 oder 3 Monate wartet und dann eine neue Dehnungskur anfängt. Häufig ist auch eine noch bestehende Prostatitis die Ursache dafür, daß die Heilung nicht gelingt. Vor der Störung durch Polypen bewahrt uns die endoskopische Kontrolle. Ein sehr unerwünschtes, glücklicherweise selten eintretendes Vorkommnis ist das Vorhandensein „einer steigenden Tendenz", wie OBERLÄNDER es nennt, beim Infiltrat. Dies wird durch die Behandlung nicht besser, sondern schlimmer: aus einem weichen wird ein hartes Infiltrat. Diese Fälle müssen eine Zeit nur symptomatisch behandelt werden. Eine später vorgenommene Dehnung wirkt dann meist günstig.

Spülung und Spüldehnung. Selbstverständlich kann man während der Dehnungsbehandlung die Spülungen, wie sie bei der Behandlung der chronischen Gonorrhöe üblich sind, gleichfalls vornehmen, insbesondere wenn nach einer Dehnung ein reichlicher Eiterfluß erfolgt. In diesem Falle bewähren sich besonders JANETsche Irrigationen mit Kalium hypermanganicum von 1 auf 4000 bis 1 auf 2000. OBERLÄNDER empfiehlt besonders zur Spülung der hinteren Harnröhre Zincum sulfuricum $^1/_2$ bis $1^0/_0$ mit Zusatz von Acid. tannic. $0,1^0/_0$.

Die Spülungen können aber auch gleichzeitig durch den KOLLMANNschen Dehner vorgenommen werden. Die Spülflüssigkeit, die in diesen Spüldehnern verwendet wird, sei möglichst heiß, etwa 40 bis 50^0 Celsius. Durch die Berieselung der Schleimhaut der Harnröhre mit dieser warmen Lösung verläuft die Dehnung bei vielen Patienten leichter. Es lassen sich auch eventuell stärkere Dehnungen erzielen. Die Lage des Spüldehners in der hinteren Harnröhre läßt sich nicht verändern; es ist daher besonders auf die Branchenstellung nach

Dommer zu achten. In der vorderen Harnröhre dagegen kann man die Stellung des Dehners verändern, so daß also die Zeigerplatte ihre Richtung wechselt. Auf diese Weise lassen sich alle Partien der Harnröhre berieseln. Es liegt auf der Hand, daß die Spülung hauptsächlich oberflächliche Prozesse günstig beeinflußt. Man wird sie also insbesondere bei Erkrankungen der kleinen Drüsen und bei weichen Infiltraten anwenden. Besonders günstig werden auch vielfach die schleichenden Formen der Urethritis beeinflußt, jedoch läßt sich eine günstige Wirkung auch bei Prostatitis nicht verkennen. Die Spüldehner sind ziemlich umfangreiche Instrumente. Es empfiehlt sich daher manchmal die Anwendung von Spezialinstrumenten. Bei dem dreiteiligen Spüldehner nach Kollmann-Wossidlo muß die feststehende Branche mit Rinne nach unten zu liegen kommen. Noch dünner sind die zweiteiligen Spüldehner nach Lewin. Als Spülflüssigkeit kann man das von Oberländer empfohlene Zinc. sulfur. und Alumen depuratum je $^1/_2$ bis 1 $^0/_0$ benutzen, ferner Kalium permanganicum 1 auf 5000, Arg. nitric. 1 auf 2000 oder 1 auf 1000, Ichthargan 0,1 bis 0,3 $^0/_{00}$, Albargin oder Hegonon 1 auf 1000. Hat man den Spüldehner eingeführt, so schraubt man ihn zunächst bis etwa 25 Charr. auf und läßt 100 bis 200 ccm Spülflüssigkeit hindurchlaufen, jedesmal wenn man weiter aufgeschraubt, spült man wieder durch, bis der höchste Grad der Dehnung, die gewünscht wird, erreicht ist. Ebenso schaltet man in das Zurückschrauben etappenweise Spülungen ein, gerade hierbei fördert man häufig noch Sekret zutage. Im ganzen braucht man etwa 1 bis 2 Liter Spülflüssigkeit.

XI. Endoskopie der männlichen Harnröhre.

1. Indikationen der Endoskopie.

Wenn man bedenkt, daß die Behandlung des Trippers sich auf ein Gebiet erstreckt, welches unsichtbar ist, und wenn man weiter im besonderen berücksichtigt, daß es sich bei der chronischen Gonorrhöe um Erkrankungen einzelner Drüsen sowie vorwiegend um lokal begrenzte Prozesse handelt, dann muß es ohne weiteres einleuchten, ein wie großer Vorteil dadurch erzielt werden kann, daß man die erkrankten Gebiete der Besichtigung zugänglich macht. Es kann nicht bezweifelt werden, daß es in vielen Fällen gelingt, eine chronische Gonorrhöe zur Heilung zu bringen auch ohne Endoskopie; aber andererseits gibt es doch auch leider viele Fälle, in denen die gewöhnliche, nicht durch das Auge gerichtete Heilweise zu keinem Resultat führt. Weiter muß berücksichtigt werden, daß außer einem gonorrhoischen Prozeß viele andere Ursachen für einen Urethralausfluß vorhanden sein können, von Steinen in Niere, Ureter und Blase bis zu einem Papillom in der vorderen Harnröhre, von den vielen Veränderungen am Colliculus ganz zu schweigen. Diese Veränderungen können nur mit Hilfe der Endoskopie als solche erkannt werden. Darüber hinaus ist es doch in jedem Falle von in seiner Ätiologie nicht klarem oder getrübtem Urin oder Urethralausfluß unbedingt nötig, das Vorhandensein von Tuberkulose oder Neoplasmen im Bereiche des Uro-Genital-Tractus auszuschließen. Aber auch weit verbreitete Behandlungsmethoden wie die mit den Kollmannschen Dehnern erfordern endoskopische Kontrolle. In allen diesen Fällen also ist es geradezu Pflicht des Arztes, die Besichtigung von Blase und Harnröhre vorzunehmen. Interessant sind die Resultate, die auf diese Weise erreicht werden. Smith untersuchte z. B. während $1^1/_2$ Jahren 47 Fälle von Männern, bei denen für die Endoskopie die gekennzeichnete Indikation bestand. In diesen 47 Fällen ist folgender Befund erhoben:

Wenn man bedenkt, daß in vielen dieser Fälle durch die einfache Endoskopie ein vielleicht monate- oder gar jahrelang an Beschwerden leidender Patient vollen Aufschluß über seine Krankheitsursache erhalten hat, an die sich alsbaldige Heilung angeschlossen hat, so wird man kaum zu einer Unterschätzung der Endoskopie gelangen können. Das Vertrauen des Patienten in den Arzt wird auch dann gestärkt, wenn kein pathologischer Befund erhoben wurde, denn der Patient weiß dann, daß hinter einem Morgentropfen z. B. sich keine gefährliche Krankheit verbirgt.

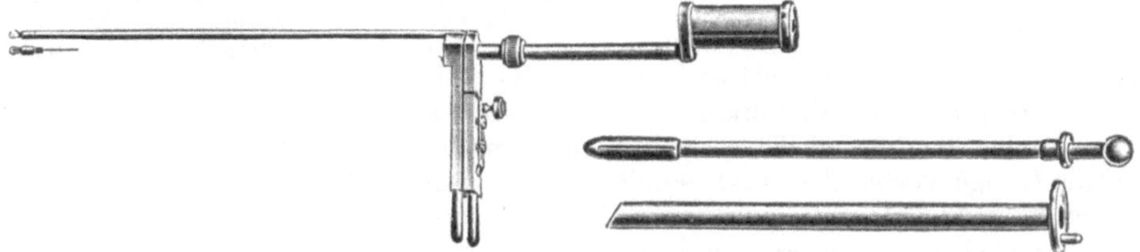

Abb. 59.   Urethroskop nach VALENTINE.

Was die Ausführung der Endoskopie anlangt, so ist sie so einfach, daß sie auch in der Sprechstunde ohne weiteres vorgenommen werden kann. Die Behandlungsmöglichkeiten durch die Endoskopie sind sehr mannigfaltig. Man teilt die Endoskopie ein in eine Besichtigung der Blase, der hinteren Harnröhre und in eine Urethroscopia anterior. Die Urethroscopia anterior ist ein harmloser Eingriff, der den Patienten auch gar nicht belästigt. Die Besichtigung der Blase und Harnröhre dagegen kann Beschwerden hervorrufen; auch ist die Einführung dieser langen, geraden Instrumente nicht immer leicht. Es ist deshalb von besonderer Bedeutung, daß in dem Cysto-Urethroskop ein Instrumentarium vorhanden ist, welches bei nur einmaliger Einführung die Besichtigung des ganzen, überhaupt zugänglichen Uro-Genital-Traktes gestattet. Wir geben zunächst eine Übersicht der vorhandenen Urethroskope, wobei wir uns auf eine Besprechung der wichtigsten beschränken, wie sie von verschiedenen Firmen in zweckmäßiger Weise hergestellt werden.

2. Instrumente zur Urethroscopia anterior.

Wie oft die einfachsten Instrumente auch die zweckmäßigsten sind, so halte ich auch bei Urethroskopen für die vordere Harnröhre das einfachste Instrument für das beste. Beim Urethroskop nach VALENTINE (Abb. 59) sehen wir einen einfachen Tubus mit Obturator, welcher in die Harnröhre eingeführt wird. Die Beleuchtung erfolgt durch eine kleine Lampe, die bis nahe an das Tubusende geführt wird. Bei diesen Urethroskopen faltet sich die Zentralfigur in eindeutiger Weise. Durch das aufgesetzte Teleskop nach KAUFMANN kann man die Bilder bequem in vergrößertem Maßstab betrachten. Das Teleskop kann aus der Sehachse herausgeschwenkt werden, so daß man Tupfer und Behandlungsinstrumente bequem einführen kann. Ein Spezialmodell für die weibliche Harnröhre ist das Urethroskop nach

Stöckel; es hat eine besonders große Schutzscheibe nahe dem Auge. Gerade bei der Besichtigung der weiblichen Harnröhre dringt ja leicht Urin in das Instrument bzw. neben demselben heraus. Im übrigen kann man natürlich auch jedes andere Urethroskop oder Cysto-Urethroskop für die Besichtigung der weiblichen Harnröhre mit verwenden.

Das Urethroskop nach Wossidlo gestattet die Untersuchung genau wie mit dem Valentineschen unter Luft; außerdem kann man aber auch eine Untersuchung unter Luftdruck oder unter Wasserspülung ermöglichen. An dem Instrument befinden sich zwei Ansätze, deren einer mit einem Hahn zu verschließen ist. Bei der gewöhnlichen Untersuchung kümmert man sich nicht um diese Ansätze. Allerdings ist die Zentralfigur der Harnröhre, da der Querschnitt des Instrumentes elliptisch ist, und diese Ellipse schräg steht, gegenüber dem Bilde, welches man mit dem Valentineschen Urethroskop erhält, verschoben. Auch läßt sich das Wossidlosche Urethroskop nicht so leicht und gut einführen wie das Valentinesche. Die Vorteile des Instrumentes treten besonders hervor, wenn man unter Irrigationen beobachten will; im gewöhnlichen Urethroskop ist man nämlich gezwungen, von Zeit zu Zeit den sich bildenden Schleim abzutupfen. Tritt eine Blutung ein, so ist meist das ganze Bild verdorben. Wenn man jedoch unter Wasserspülung beobachtet, macht sich dieser Übelstand nicht bemerkbar. Außerdem kann man die Elastizität der Harnröhrenwand dadurch prüfen, daß man den Wasserzufluß an- und abstellt. Man läßt aus einem Irrigator das Wasser zu dem Zuflußkanal eintreten und aus dem Abflußkanal wieder abfließen. Dieser ist mit einem Hahn versehen, so daß man den Abtluß regulieren kann. Häufig bildet sich eine Luftblase, welche die Beobachtung stört. Diese kann man durch Öffnen des Hahnes des mit einem Glasfenster versehenen Zwischenstückes leicht entfernen, auf dieses Zwischenstück setzt man dann noch ein Teleskop auf. Diese Wasserspülung, die von Goldschmidt zuerst für die Urethroskopie mit so grundlegendem Erfolg eingeführt wurde, hat in der Tat auch für die Urethroscopia anterior manche Vorteile. Ähnlich wie durch Wasserspülung kann man dadurch die Schleimhaut entfalten, daß man aus einem Gummigebläse Luft in die Harnröhre einbläst.

Die Behandlungsmöglichkeiten der vorderen Harnröhre sind mannigfacher Art, mit der Sonde nach Kollmann kann man nicht nur feststellen, ob irgendwelche Gänge vorhanden sind, sondern man kann auch an ihrer Spitze etwas Silbernitrat anschmelzen und damit Ätzungen vornehmen.

Sehr wichtig ist es, aus einer Drüse, die sich als entzündet herausgestellt hat, Sekret zu entnehmen. Hierzu dient der Sekretspatel nach Kollmann sowie der Sekretfänger nach Kollmann. Es ist dies eine Metallröhre, die an ihrem winkelig abgeknickten Ende einen kleinen Gummiballon trägt, der von einem Metallblatte, das als Handgriff dient, gestützt wird. Ehe man die Spitze der Röhre auf die Drüse aufsetzt, hat man den Gummiballon ganz wenig eingedrückt; läßt man nun mit dem Druck nach, so saugt sich das Sekret in die Röhre und kann sodann auf einen Objektträger entleert werden. Zur Behandlung erkrankter Partien dient der scharfe Löffel nach Kollmann und die Curette nach Wossidlo. Manchmal ist es zweckmäßig, Drüsen einfach zu spalten; dies kann man mit dem kleinen intra-urethralen Messer nach Kollmann. Für die Elektrolyse in der Harnröhre gibt es zwei Nadeln nach Kollmann, eine stumpfe zum Einführen in Drüsengänge, und eine spitze zum Einstechen in die Schleimhaut. Auch eine doppelpolige Nadel für Elektrolyse ist von Oberländer angegeben. Man kann entweder beide Spitzen mit dem negativen Pol oder jede mit einem besonderen Pol verbinden. Eine Injektionskanüle aus Silber nach Kollmann erlaubt, medikamentöse Flüssigkeiten auf bestimmte Gebiete zu träufeln. Für Entfernung von Papillomen kann man den Polypenschnürer nach Grünfeld benutzen. Ein zweckmäßiges Instrument sowohl zur Entfernung von Polypen als auch zum Fassen von Fremdkörpern stellt eine sog. Alligator-Zange dar. Es empfiehlt sich, eine solche mit schneidendem Maul zu nehmen, da diese für jeden Zweck verwendet werden kann. Der Pinsel von H. Wossidlo gestattet, Medikamente verdeckt an das Behandlungsgebiet heranzubringen; bei Druck auf den Knopf tritt der Pinsel aus dem Instrument hervor. Die bisher beschriebenen Instrumente werden in der Weise angewandt, daß man sie direkt in das Urethroskop einführt, eventuell also unter Zurseiteschieben des Teleskopes, das nach Einführung der Instrumente wieder in seine Beobachtungsstellung gebracht werden kann. Diese Instrumente haben den Nachteil, daß sie sich nicht unter Luftdruck oder unter Wasserspülung verwenden lassen. Für diese Zwecke ist das später zu beschreibende Behandlungs-Instrumentarium ausgezeichnet zu verwenden. Aber auch mit einem vergleichsweise einfachen Instrument nach BOEMINGHAUS kann man recht gute Resultate erzielen. Diese Einrichtung ist dadurch gekennzeichnet, daß die Behandlungsinstrumente, die im übrigen den beschriebenen ähneln, doppelt winkelig abgebogen sind. Das Urethroskop wird zunächst mit einem Verschlußstück abgedichtet; man blickt durch ein kleines Fenster, das in der Urethroskopachse liegt. Die Instrumente werden durch ein Ventil in schräger Stellung eingeführt.

Durch diese Trennung von Beobachtungsfenster und Einführungsventil wird zwar die winkelige Abknickung bedingt, andererseits eine bedeutend bequemere und sicherere Behandlungsmöglichkeit gewährleistet. Man kann diese Instrumente bei Urethroskopen für die hintere Harnröhre ohne weiteres verwenden, bei Instrumenten für die vordere Harnröhre muß ein Zwischenstück eingeschaltet werden. Eine Einrichtung, bei der man die geraden Instrumente gleichfalls durch eine Stoffbüchse einführt und gleichzeitig beobachten kann, wurde bereits von E. WOSSIDLO angegeben.

3. Instrumente für die Urethroscopia posterior.

Die Urethroskope für die hintere Harnröhre verdanken ihre Entwicklung GOLDSCHMIDT, welcher grundsätzlich die Beobachtung unter Spülung anwandte; gerade in der hinteren Harnröhre ist dies besonders wichtig. Das Urethroskop nach WOSSIDLO (Abb. 60) stellt

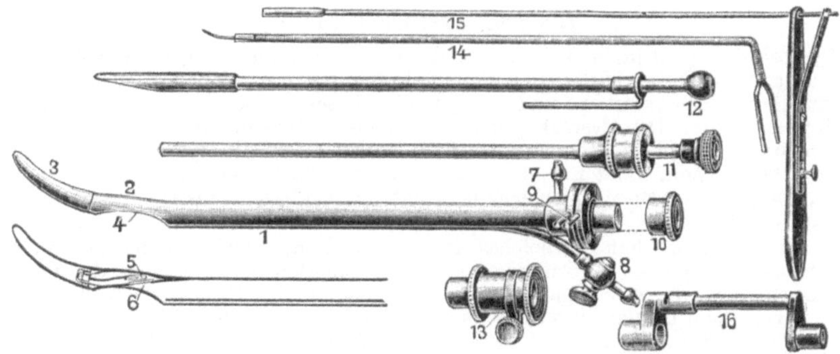

Abb. 60.   Posterior-Urethroskop nach GOLDSCHMIDT-WOSSIDLO.

eine lange Röhre dar, die vorn einen Schnabel trägt (1). Der Schnabel (3) kann durch einen anderen von entgegengesetzter Krümmungsrichtung ersetzt werden. Auf diese Weise kann man sowohl die obere wie die untere Wand der Harnröhre besichtigen. Eine ganz kurze Schnabelspitze ermöglicht es auch, das Urethroskop in der Harnröhre zu drehen. Hinter dem Schnabel liegt die kleine Lampe (5), welche das Gesichtsfeld von oben beleuchtet, ohne selbst sichtbar zu sein. Auf diese Weise wird das Gesichtsfeld hell und klar beleuchtet; die Schleimhaut kann sich in den Auslug (4) hineinwölben. Die Besichtigung geschieht in dem GOLDSCHMIDTschen Instrument durch ein hineingeschobenes Sehrohr (11) und bei der WOSSIDLOschen Modifikation durch ein aufgesetztes Teleskop; man betrachtet also in diesem Falle durch eine Wassersäule hindurch. Einfache Behandlungsinstrumente z. B. verdeckter Pinsel oder Kauter kann man dadurch einführen, daß man das Teleskop auf ein bewegliches Zwischenstück aufsetzt. Auf diese Weise hat man genügend Bewegungsfreiheit zum Einführen und Bewegen der Instrumente.

Die bisher beschriebenen Behandlungsinstrumente sind alle dadurch charakterisiert, daß man an ihrem Schaft entlang sieht, und daß ihre Handhabung infolge der Länge der Instrumente keine absolut sichere ist; zudem scheint dem Auge das Gesichtsfeld etwas weit zurückzuliegen. Ein Behandlungsinstrumentarium von universeller Verwendbarkeit, das auch ich, wie Prätorius, für sehr gut halte, ist das sog. Heynemannsche. Es ist dadurch gekennzeichnet, daß auf ein nur dünnes, optisches Rohr die betreffenden Instrumente aufgeschraubt werden. Durch das optische Rohr wird das Auge sozusagen an den Operationsort gebracht, so daß man mit vollster Klarheit auch kleinste Feinheiten erkennen kann. Von einem Schwanken des Instrumentes ist keine Rede; dieses läßt sich vielmehr mit vollkommener Sicherheit an den gewünschten Punkt dirigieren. Die Instrumente können sowohl in den Urethroskopen für die vordere Harnröhre wie in denen für die hintere Harnröhre und schließlich auch in meinem Cysto-Urethroskop angewandt werden. Das Instrument kann mit einer Hand bequem bedient werden; wenn man sich damit eingearbeitet hat, empfindet man immer wieder die Einfachheit und Zweckmäßigkeit der Konstruktion. Zum Abtragen von Papillomen sind zwei Messer vorhanden, von denen das eine Messer gedreht wird, während das andere hin und her geschoben werden kann. Für galvanokaustische Eingriffe stehen eine Reihe verschiedener Brenner zur Verfügung. Am besten arbeitet man unter Wasserspülung, hierbei kann man das Glühendwerden des Galvanokauters nicht so sehen, wie unter Luft. Einen guten Maßstab für die richtige Stromzuführung hat man daran, daß man vor dem Einführen den Kauter zum Glühen bringt; es muß so viel Strom hineingeschickt werden, daß er in ganz kurzer Zeit, etwa $^1/_2$ bis 1 Sekunde zum Weißglühen in der Luft kommt; dann genügt auch unter Wasserspülung eine ganz kurze Behandlungsdauer. Die vollkommenste Methode zur Zerstörung von Tumoren usw. stellt die Elektro-Koagulation dar; leider erfordert sie ein kompliziertes Instrumentarium besonders dann, wenn nur Gleichstrom zur Verfügung steht; wo aber ein Diathermieapparat vorhanden ist, sollte man unbedingt der Elektro-Koagulation vor der Kaustik den Vorzug geben; man setzt keine Brandschorfe und hat eine geradezu beliebige Tiefenwirkung. Die Durchführung der Behandlung ist außerordentlich einfach. Die Koagulations-Elektrode wird an der Außenseite mit dem Apparat verbunden und dann durch einen kleinen, an der Optik angeschraubten Halter an das Operationsfeld geführt. In gleicher Weise kann man auch die Elektrode als Sonde benutzen, sonst führt man ein filiformes Bougie ein. Auch eine silberne Sonde und eine Curette sind im Behandlungsinstrumentarium enthalten.

4. Cysto-Urethroskopie.

Die Cystoskopie spielt in der Behandlung der Gonorrhöe nur eine geringe Rolle, dagegen ist sie wichtig, um in Zweifelsfällen andere Erkrankungen ausschließen zu können. Von einer Besprechung der Cystoskope und der Cystoskopie sei abgesehen, da es an dieser Stelle zu weit führen würde. Der Cystoskopiker wird sowieso eines der trefflichen vorhandenen Lehrbücher nicht entbehren können. Dagegen müssen wir die cysto-urethroskopischen Instrumente besprechen, nicht nur, weil sie die Cystoskopie neben der Urethroskopie ermöglichen, sondern weil sie auch an sich betrachtet die vollkommensten und schonendsten Instrumente darstellen, welche zur Zeit vorhanden sind.

Schon Goldschmidt hat ein solches Instrument konstruiert. Es bestand in einem geraden Tubus mit Schnabel, vorn war ein großes Blickfenster eingesetzt, das von einer Lampe beleuchtet wurde, welche nahe dem Schnabel sich in der Tubusachse befand, und die sowohl nach vorn zum Okular als senkrecht nach unten beleuchtete. Wird das Blickfenster bis in die Blase vorgeschoben, und eine Cystoskopoptik eingeführt, so erhält man cystoskopische Bilder. Zieht man nun das Instrument zurück, bis sich der Sphincter bzw. die Harnröhre im Blickfenster abbilden, und ersetzt die cystoskopische durch eine Urethraloptik, so erhält man Bilder aus der Harnröhre. Dieses Instrument ist in Deutschland wenig verbreitet gewesen, vielleicht infolge des zu frühen Todes von Goldschmidt, dagegen hat es den Anstoß zur Entwicklung der Cysto-Urethroskope in Amerika gegeben, wo sie in verschiedenen Modifikationen weiteste Verbreitung gefunden haben.

In Deutschland habe ich dann die Frage dadurch zu lösen gesucht, daß ich in Anbetracht der Tatsache, daß es sich bei der Cystoskopie um die Beleuchtung einer Hohlkugel, bei der Urethroskopie dagegen um die Beleuchtung enger Röhrenteile handelt, zwei verschiedene Beleuchtungssysteme angewandt habe. Hierdurch, also mit anderen Worten durch die Kombination eines Cystoskopes mit einem Urethroskop, deren jedes die übliche Beleuchtungsquelle hat, ist mein Instrument von allen anderen verschieden. Jetzt sind in Deutschland gleichfalls Instrumente verbreitet, die auf dem Prinzip des alten Goldschmidtschen Cystoskopes beruhen. Von Glingar ist ein Instrument angegeben worden, das sich als Urethroskop an das Caspersche Modell anlehnt, bei dem das Licht einer außen befindlichen Lichtquelle durch Spiegelung in das Harnröhreninnere geworfen wird. Das Cystoskop hat eine eigene Lichtquelle.

Äußerlich gleicht mein Cysto-Urethroskop in seinem vorderen, einzuführenden Teile und dem Schaft einem Urethroskop für die hintere Harnröhre, in seinem hinteren Teile ähnelt es einem Irrigationscystoskop. Das Cysto-Urethroskop wird in zwei Stärken, von

19 und 23 Charr. Schaftumfang hergestellt. Das normale Instrument von 23 Charr. ist zur Untersuchung und Behandlung, das dünne Instrument von 19 Charr. nur zur Untersuchung geeignet; abgesehen vom Umfang sind beide Ausführungen identisch.

Betrachten wir das Instrumentarium (Abb. 61), so sehen wir oben den Obturator, der das Cysto-Urethroskop zur Einführung schließt. Der Obturator trägt hinten eine mit Einschnitt versehene Trommel, die in einen Stift des Instrumentes paßt, und ihn so in der richtigen, tadellos schließenden Lage hält.

Am Instrument selbst bemerken wir rechts eine Trommel, die den automatischen Verschluß enthält. Zwei relativ große Hähne sorgen für eine ausgiebige Spülmöglichkeit (bei der Urethroskopie kann man durch diese auch Luft ein- und ausströmen lassen). In der Rückwand des Schaftes, nahe dem Knick, liegt unter einem Fenster die Lampe für die Urethroskopie. Die Spitze des Instrumentes ist abschraubbar, Ansätze verschiedener Gestalt können angeschraubt werden. Der am Instrument befindliche ist der allgemein

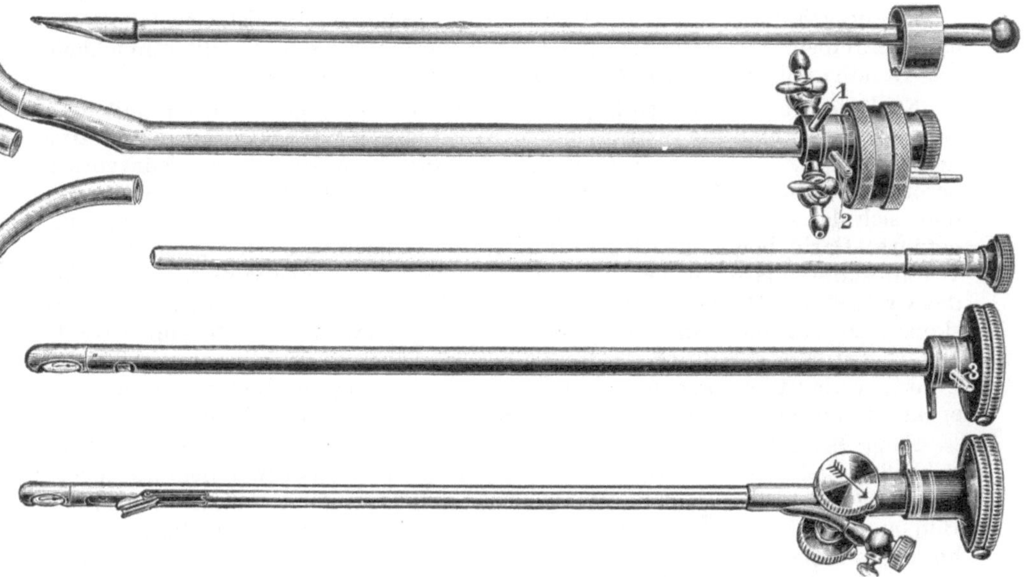

Abb. 61. Cysto-Urethroskop nach OELZE.

übliche, der lange Ansatz dient zur Besichtigung des Daches der Urethra posterior, und der ganz kurze Ansatz gestattet eine Rotation des ganzen Instrumentes innerhalb der Urethra.

Der im Bild an dritter Stelle sichtbare, gerade, kürzere Tubus stellt das optische Rohr für die Urethroscopia posterior und anterior vor.

Darunter erblicken wir das Cystoskop. Die Lampe liegt in gerader Verlängerung des Schaftes, wie sie auch schon bei manchen anderen Ausführungen angeordnet ist. Beide optischen Systeme stehen keiner bestehenden Ausführung nach, sie liefern ein völlig einwandfreies Bild, die Optik wird auch in der Ausführung ZEISS-KOLLMORGEN geliefert.

Schließlich erblicken wir noch ein weiteres Cystoskoprohr, als Ureterencystoskop (für 1 Katheter 5 Charr.) eingerichtet. Der zum Aufrichten des Ureterenkatheters dienende ALBARRANsche Hebel ist halb abgewinkelt dargestellt.

Das ganze Cysto-Urethroskop ist durchaus einfach gehalten. Alles Komplizierte wurde vermieden, um das Instrument handlich und langlebig zu machen. Der Strom wird z. B. in einfachster Weise zugeführt. Am Instrument bemerkt man zwei Kontaktstifte (1 und 2); auf diese werden die zwei Kontakthülsen des stromzuführenden Kabels aufgesteckt, es leuchtet die Urethroskopierlampe. Bei hereingeschobenem Cystoskop wird die Hülse vom Stift 2 gelöst und auf den Kontaktstift 3 gesteckt. Nunmehr leuchtet die Cystoskoplampe. Diese Anordnung erwies sich als einfacher, billiger und zuverlässiger als die sonst üblichen Kontaktklemmen der bekannten Cystoskope und Urethroskope.

Die Behandlungsmöglichkeiten mit dem Cysto-Urethroskop sind recht verschiedenartige. In der Blase kann (außer Spülungen und Ureterenkatheterismus)

die vollkommenste endovesicale Operationstechnik, die Elektrokoagulation ausgeführt werden. In der Harnröhre, natürlich sowohl in ihrem hinteren wie vorderen Abschnitt, kann zunächst unter Luft operiert werden. Ein besonderer
Teleskopträger gestattet die Anwendung des für das Valentine-Urethroskop
üblichen Teleskopes, um das Bild etwas zu vergrößern und für jedes Auge scharf
einstellen zu können. Es können benutzt werden z. B. der gedeckte Pinsel
nach Wossidlo, der Galvanokauter nach Kollmann, ebenso die elektrolytische
Sonde, die Curette nach Wossidlo u. a. m. Für den Geübten ist allerdings
die Behandlung unter Wasserspülung in geeigneten Fällen wegen der exakteren
Beobachtung weit vorzuziehen. Hierzu steht das reichhaltige Behandlungs-
instrumentarium Modell Heynemann zur Verfügung.

Die praktische Ausübung der Cysto-Urethroskopie läßt sich leichter zeigen
als beschreiben. Der Beschauer pflegt recht erstaunt zu sein über die Einfachheit
der Handhabung und über die Vollständigkeit der Bilder.

Nach den für eine Cystoskopie üblichen Vorbereitungen wird das mit dem
Obturator verschlossene Instrument bis in die Blase eingeführt, und der Obturator
herausgezogen. Hat man Entleerung und Auffüllung der Blase nicht vorher
besorgt, so können diese durch das Instrument vorgenommen werden, wobei
man sich des Zu- und Abflußhahns bedient. Sodann wird das Cystoskop eingeführt. Darin liegt eigentlich der ganze Kniff des Cysto-Urethroskopes; der
Urethroskopteil stört in der Blase nicht, er dient nur gleichsam als Mantel für
das Cystoskop. Dieses erhält dadurch die Eigenschaft eines Irrigationscysto-
skopes, so daß auch Spülmöglichkeit bei eingeschobenem Cystoskop besteht.
Die Besichtigung der Blase erfolgt nun in der üblichen Weise. In jedem einzelnen
Punkte verläuft sie genau so und erzielt die gleichen Bilder wie die Inspektion mit einem leistungsfähigen gewöhnlichen Spülcystoskop.

Nach Besichtigung des Blaseninnern betrachten wir die Blasenseite des
Schließmuskels; hierbei haben wir das Instrument bereits etwas herausgezogen.
An der Stelle, wo der an das Prismenfenster herantretende Schließmuskel das
Bild undeutlich macht, fixieren wir das Instrument. Wir lösen die Kontakt-
hülse des Kabels vom Cystoskop und stecken sie auf den freien Kontaktstift
des Urethroskopes. Die Cystoskop-Optik wird herausgezogen und die Urethro-
skop-Optik eingeführt. Es gewährt ein sehr eindrucksvolles Bild, wenn man
jetzt dieselbe Stelle des Schließmuskels gleichsam von der anderen Seite sieht.
Es ist klar, daß z. B. Veränderungen der Prostata mit einer Prägnanz festgestellt werden können, wie sie keiner anderen Untersuchungsart eigentümlich ist.

Je mehr wir nun (unter Wasserspülung) das Instrument zurückziehen, um
so mehr nähern wir uns dem Ausgang der Harnröhre. Die Urethroscopia posterior
gleitet sozusagen in die Urethroscopia anterior hinein.

Die Urethroscopia posterior liefert ganz hervorragend schöne Bilder, da
das optische Rohr dem Gesichtsfeld genähert ist. Diese Art der Abbildung
erscheint der Betrachtung durch eine Wassersäule überlegen. Im übrigen vollzieht sich Untersuchung und Behandlung genau wie in dem bekannten Gold-
schmidt- oder Wossidloschen Instrument.

Die Anteriorurethroskopie liefert natürlich Bilder von gleicher Güte. Allerdings weicht sie von der Urethroskopie mit dem Oberländer-Valentine-
Instrument insofern ab, als nicht eine Zentralfigur sondern seitliche Harnröhrenabschnitte betrachtet werden. Die Abbildung selbst ist mit dem optischen Rohr
dabei viel schöner und deutlicher. Mit aufgesetztem Teleskop unter Luft gleicht
sie den Valentine-Bildern. Die Prüfung der Konsistenz der Harnröhrenwand
zur Feststellung einer entzündlichen Veränderung kann in sehr vollkommener
Weise durch die Palpation unter Beobachtung ersetzt werden.

Mit der Besichtigung der Fossa navicularis hat dann die Cysto-Urethroskopie ihr Ende erreicht.

Beiläufig sei noch bemerkt, daß dem Cysto-Urethroskop noch eine besondere Untersuchungsmöglichkeit eignet. Hat man etwa zur Besichtigung eines Papilloms das Cysto-Urethroskop mit der Cystoskop-Optik eingeführt, so wird man die Basis der Geschwulst zunächst nicht übersehen können.

Unter Umständen kann sie durch Spülung zu Gesicht gebracht werden. Führt man jedoch, ohne das Instrument zurückzuziehen, die Urethroskopoptik ein und richtet das Instrument möglichst stark auf, so kann man auch die Basis des Blastoms erblicken. Es ist klar, daß diese direkte Cystoskopie mehr bei gynäkologischen Untersuchungen angewendet werden kann. Jedenfalls ist in vielen Fällen diese Untersuchung von zwei Seiten eine wertvolle Ergänzung.

5. Nebenapparate zur Endoskopie.

Der Strom für die Beleuchtungseinrichtung der Endoskope kann von einem gewöhnlichen Trockenelement, wie man es für die Taschenlampen benutzt, geliefert werden; für länger dauernde Benutzung ist eine sog. Export-Batterie zu empfehlen, für Kaustik und Elektrolyse dagegen bedarf man eines Anschluß-Apparates; diese stellen das Ideal der stromliefernden Apparate dar, da sie für Diagnose sowohl wie Operation jede gewünschte Stromart in beliebiger Intensität liefern; im Notfalle kann man den Strom für die Kaustik von einer Akkumulatoren-Batterie beziehen. Handelt es sich zunächst nur um Diagnose, so kann man auch mit Hilfe eines Vorschaltwiderstandes den nötigen Strom direkt vom Starkstromnetz entnehmen. Wenn im Strom starke Schwankungen vorkommen, empfiehlt es sich, einen zweiten kleinen Vorschaltwiderstand einzuschalten. Es ist zweckmäßig, einen kleineren Widerstand für den Notfall in Reserve zu haben. Wer viel endoskopiert, wird aber im allgemeinen einen der bekannten Anschlußapparate benutzen.

Sehr wichtig ist es, daß man die Lampe nicht überlastet, da sonst ihre Lebensdauer sehr herabgesetzt wird, andererseits muß man natürlich ein genügend helles Bild haben. Vielen Anforderungen genügt man, wenn man die Lampe so hell brennen läßt, daß man gerade die beiden Schenkel des Glühdrahtes nicht mehr unterscheiden kann; äußerst zweckmäßig ist die Benutzung eines Urethroskophalters, die es sowohl zum Anschrauben an den Operationstisch wie freistehend gibt, erstere Anordnung ziehe ich persönlich vor. Durch Benutzung eines solchen Halters kann man viel ruhiger operieren; in manchen Fällen ist es auch im Interesse des Patienten geradezu nötig, einen Halter zu benutzen; alle Manipulationen lassen sich viel exakter am feststehenden Endoskop ausführen. Arbeitet man unter Luft in der Harnröhre, so kann man die störende Sekretionsflüssigkeit durch einen Flüssigkeitsabsauger entfernen. Mit Hilfe einer kleinen Wasserstrahlpumpe, die man mit der Wasserleitung und dem Absaugkanal des Urethroskopes verbindet, kann man eine gute Saugwirkung ausüben. Der Flüssigkeitsabsauger nach H. Wossidlo wird auf das Trittbrett des Untersuchungsstuhles gestellt und durch einen Schlauch mit dem Abflußkanal des Urethroskopes verbunden. Hat sich Flüssigkeit im Gesichtsfeld angesammelt, so tritt man auf den Gummiball, der auf dem Fußboden liegt. Einfacher und meist genügend ist das Abtupfen der Flüssigkeit mit Wattetupfern; wer unter Wasserspülung arbeitet, hat mit all diesen Störungen nicht zu kämpfen.

6. Endoskopie der normalen Blase und Harnröhre.

Von Blase und hinterer Harnröhre liefern die modernen Instrumente im allgemeinen ein einheitliches Bild, gleichviel um welches System es sich handelt. Beide Hohlräume werden unter Irrigation untersucht; die Bilder werden durch ein optisches System dem Auge nahe gebracht, welches heutzutage aufrechte und seitenrichtige Bilder liefert. Die Urethroskopie der hinteren Harnröhre unter Luft kann als veraltet bezeichnet werden, weshalb wir nicht näher auf dieselbe eingehen. Benutzt man sie doch einmal, z. B. bei therapeutischen Eingriffen, so wird man den Befund stets schon vorher mit dem Spülinstrument erhoben haben oder jederzeit kontrollieren können. Die Durchleuchtung der vorderen Harnröhre erfolgt sowohl unter Wasserspülung wie auch heute noch besonders unter einfacher Luftbetrachtung. Im folgenden geben wir zunächst eine Darstellung der Bilder, wie sie sich bei der Cystoskopie und Urethroskopie bieten. Wir benutzen hierfür das Cysto-Urethroskop. Die Beschreibung der Bilder gilt jedoch genau so gut für Einzelbetrachtung mit einem modernen, leistungsfähigen Cystoskop und für die Urethroscopia posterior nach Goldschmidt oder Wossidlo. Wir schildern dann das Aussehen der vorderen Harnröhre bei der Cysto-Urethroskopie und geben als Ergänzung die Darstellung der Bilder, wie sie sich in dem kurzen Anterior-Urethroskop nach Valentine oder mit ähnlichen Instrumenten ergeben.

Die Einführung der Cystoskope, der Urethroskope für die hintere Harnröhre oder des Cysto-Urethroskopes geschieht genau nach denselben Regeln, wie wir sie für die Einführung starrer Instrumente ausführlich entwickelt haben, vgl. Abb. 62. Es ist nicht unbedingt nötig, aber es empfiehlt sich doch, vorher die Harnröhre durch 5% Alypinlösung zu anästhesieren, sie muß mindestens 5 Minuten eingewirkt haben. Damit die Flüssigkeit auch sicher in die hintere Harnröhre gelangt, schicken wir der ersten Spritze eine zweite Injektion nach (Penisklemme). Der Patient liegt auf dem Untersuchungsstuhl, der Irrigator ist mit warmer $1^1/_2$% Borlösung versehen, die Lampen aller Instrumente werden vor jeder Benutzung geprüft. Die Einführung der Instrumente geschieht vorsichtig, am besten während man sich mit dem Patienten über seine Krankheit unterhält.

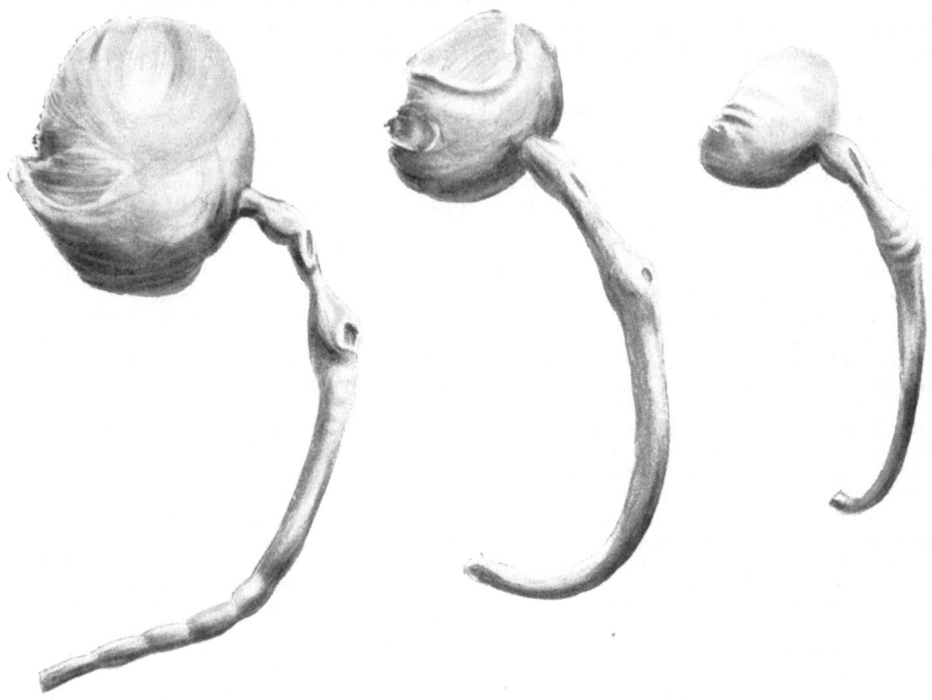

Abb. 62. Blasen- und Harnröhrenausgüsse.

Nachdem also das Cysto-Urethroskop eingeführt ist, entfernen wir den Obturator und öffnen den Abflußhahn, den Urin lassen wir nun aus der Blase auslaufen, wobei wir feststellen, ob er klar oder getrübt ist. Ist er getrübt, so spülen wir die Blase mehrmals gut durch; bei getrübtem Urin ist es nötig, rasch zu arbeiten, da auch die Spülflüssigkeit schon nach kurzer Zeit getrübt wird. In diesem Falle spülen wir auch während der Untersuchung. Nachdem wir die Cystoskop-Optik eingeschaltet haben, stellen wir in der Blase zunächst die beiden Ureterenöffnungen ein. Jedes Cysto-Urethroskop trägt an seinem Okularteil einen kleinen Knopf, welcher die Blickrichtung durch das Prisma hindurch anzeigt. Um das Auffinden zu erleichtern, denken wir uns, daß der Okularteil ein Zifferblatt darstelle; wenn der beschriebene Knopf auf die Stundenziffer 4 zeigen würde, sehen wir die linke Ureterenöffnung, zeigt er auf 8 Uhr die rechte. Finden wir trotz Einhaltung dieser Lage die Ureterenöffnungen nicht, so schieben wir das Instrument vorsichtig vor und zurück; sehen wir auch dann die Öffnungen noch nicht, so finden wir sie häufig, wenn wir den Okularteil etwas heben oder senken. Im allgemeinen macht das Auffinden der Ureterenöffnungen keine Schwierigkeiten. Sie liegen auf einem Wulst. Die Form der Ureterenöffnungen kann sehr verschieden sein; man hat sie im cystoskopischen Bild mit der Spur eines Pferdehufes im frischen Schnee verglichen. Wenn wir die Öffnungen eingestellt haben, beobachten wir sie einige Zeit, um festzustellen, ob Urin austritt; die Urinentleerung erfolgt ruckweise.

Man sieht deutlich den Urinstrahl wie eine Fontäne an der Schlierenbildung erkenntlich hervorspritzen. Dieselbe Feststellung machen wir dann an der anderen Ureterenöffnung. Wenn es schwierig ist, die Öffnungen zu finden, so versucht man zunächst, wenigstens eine zu sehen, im allgemeinen liegt dann die andere Öffnung gerade gegenüber an der anderen

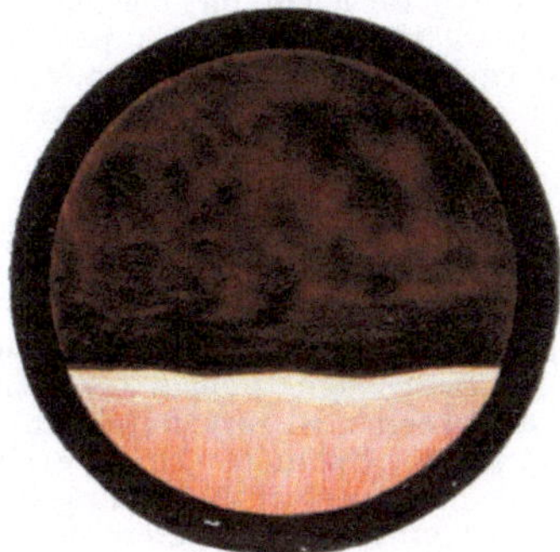

Abb. 63.   Normaler Sphincterrand.

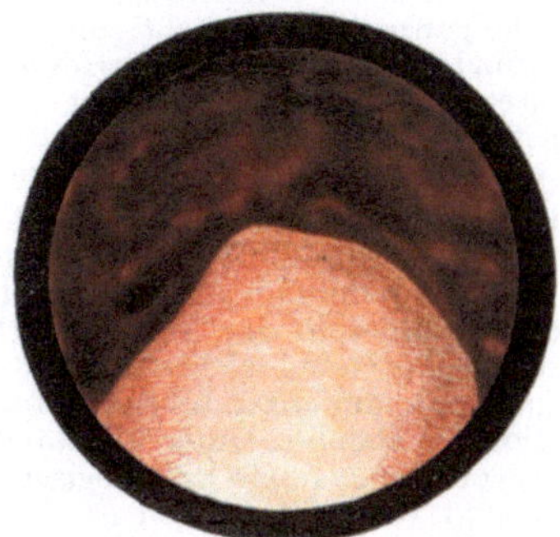

Abb. 64.   Normaler Colliculus.

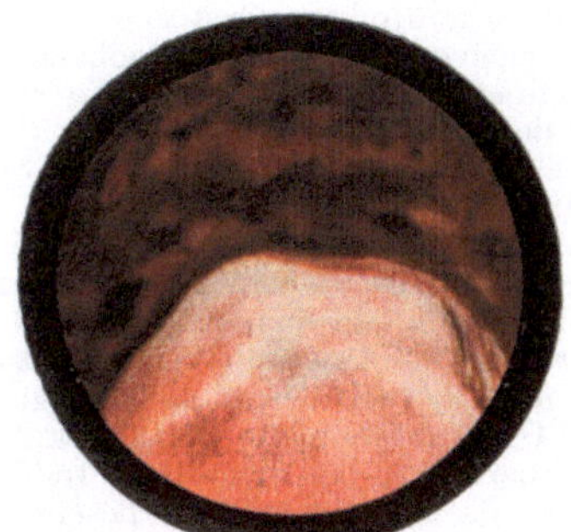

Abb. 65.   Colliculus, würfelförmig.

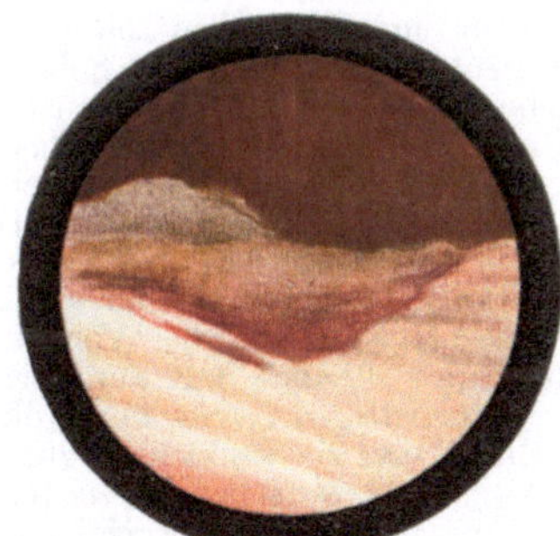

Abb. 66.   Übergang in die Urethra ant.

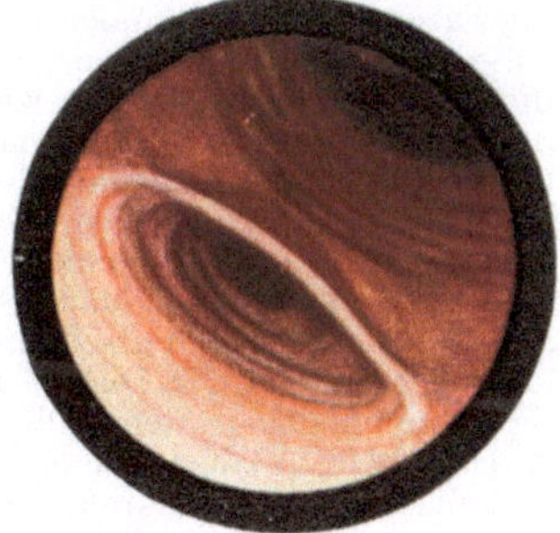

Abb. 67.   Tasche in der Glans.

Blasenseite. Oft findet man zwischen beiden Ureterenöffnungen einen gut sichtbaren Wulst verlaufend. Man kann diesen dann als Hilfe beim Einstellen benutzen. Gelingt es nicht, die Ureterenöffnungen zu finden, z. B. wegen Divertikelbildung oder verzogener Gestalt der Blase, dann kann man durch Einspritzen von Indigcarmin den Urin färben, so daß durch den blaugrünen Urinstrahl der Sitz der Ureterenöffnungen verraten wird. Haben wir beide

Öffnungen besichtigt, so inspizieren wir das dazwischen liegende Terrain, wobei wir nahe an den Sphincter vesicae herangehen. Der Zustand dieses Blasendreieckes ist besonders bei Gonorrhöe wichtig. Darauf schieben wir das Instrument wieder tief in die Blase hinein, gehen an der einen Blasenseite hoch und besichtigen die Blasendecke, in dieser schwimmt meist eine Luftblase. Kann man die Palpation von der Bauchdecke aus bei Besichtigung der Blasendecke zu Hilfe nehmen, so läßt sich z. B. diese Luftblase leicht mit der Hand bewegen. Die ganze Blasenbesichtigung läßt sich, wenn man geübt ist, und kein pathologischer Befund näheres Studium erfordert, in ganz kurzer Zeit, sagen wir, einer Minute, durchführen. Nun gehen wir wieder bis zum Sphincter zurück; dieser legt sich über das Blickfenster des Cystoskopes und verdunkelt dasselbe. Wir sehen mit einem Male statt des klaren Blasenbildes nur einen trüben roten Schein.

In diesem Augenblick hören wir mit dem Zurückziehen auf und vertauschen das Cystoskop mit dem Sehrohr für die Harnröhre und schalten die Harnröhrenbeleuchtung ein, ohne irgend eine Veränderung am Instrumentschaft vorgenommen zu haben. Wir erblicken jetzt den Sphincter in der Aufsicht. Der normale Sphincter zieht sich in regelmäßigen Linien durch das Gesichtsfeld (Abb. 63). Indem wir das Instrument drehen, besichtigen wir die ganze Circumferenz des Sphincter. Der Schließmuskel selbst ist zart, durch Muskelkontraktionen entstehen unter Umständen auch bei normalem Sphincter kleine, wellenartige Hervorhebungen; ein pathologischer Sphincter kann einerseits starr und mehr gelblich aussehen, und vor allen Dingen ist die ebenmäßige Schwingung des Sphincterrandes bei krankhaften Prozessen gestört. Der obere Teil des Sphincter sieht nur wie ein feiner Saum aus. Hinter dem Sphincter erblicken wir als schwarze Fläche das Blasenlumen. Wenn wir das Instrument in die Blase selbst einführen und aufrichten, sowie die Beleuchtung verstärken, so können wir uns so, namentlich bei Frauen, auch die Blase sichtbar machen. Immerhin sind diese Bilder der sog. direkten Cystoskopie, was Klarheit und Schönheit anlangt, nicht mit denen der üblichen cystoskopischen Beobachtungen zu vergleichen. Haben wir den unteren Rand des Sphincter eingestellt, und fordern wir den Patienten auf, zu urinieren, so sehen wir oft, wie der Sphincter nach unten zurückweicht. Wenn wir nun das Instrument weiter zurückziehen, so gelangen wir hinter dem Sphincter in die Fossula prostatica. Ein Blick auf die Blasenausgüsse (Abb. 62) zeigt schon, daß die Form der Fossula verschieden sein kann; eine große Fossula wird sich in Längsfalten legen. Wenn wir das Instrument noch weiter nach vorn ziehen, bemerken wir meistens kleine Fältchen, manchmal auch zwei kleine Wülstchen, die in einem Winkel nach der Urethra anterior zueinander verlaufen, diese führen auf den Colliculus seminalis zu. Wenn wir das Instrument noch um ein weniges, ca. 5 mm, zurückziehen, so springt plötzlich der Samenhügel in den Auslug hinein. Form und Größe des Samenhügels sind außerordentlichen individuellen Schwankungen unterworfen. Aber auch bei demselben Individuum kann der Colliculus verschiedene Formen annehmen, da er erektiles Gewebe enthält. Es gehört eine gewisse Erfahrung dazu, um einen normalen von einem pathologischen Colliculus zu unterscheiden; oft erscheint der Colliculus halbkugelförmig (Abb. 64), oft mehr würfelförmig (Abb. 65), doch ist die Form meist nicht vollkommen, sondern eine gewisse Reliefbildung unverkennbar. Wenn diese auch beim normalen Samenhügel sehr stark ausgesprochen ist, so kann das Veru montanum beinahe kamm- oder gebirgsartig aussehen; auch eine pilzförmige Colliculus-Bildung, bei der also die Basis schmäler ist als die Spitze, ist nicht selten anzutreffen. Sehr häufig ist auch eine zwiebelförmig zugespitzte Form. Die Farbe des normalen Colliculus ist meist rötlich, die hinteren Partien mehr rotbraun. Die Öffnungen der Ausführungsgänge von Prostata und Samenblase können wir meistens nicht sehen, sie werden sich dagegen manchmal durch Austreten des Sekretes bemerkbar machen; man kann versuchen, dieses durch Druck mit dem Instrument hervorzurufen. Es empfiehlt sich auch sehr, nicht nur beim Colliculus, sondern überhaupt bei der Inspizierung der hinteren Harnröhre vom Rectum aus einen Gegendruck anzuwenden, man kann sich auf diese Weise oft Klarheit über Verhältnisse schaffen, die sonst undeutlich erscheinen. Auf der Spitze des Colliculus liegt der Utriculus masculinus, die Mehrzahl der Ductus prostatici et ejaculatorii liegen rechts und links am Grunde des Samenhügels in dem Sulcus lateralis. Manchmal sind sie als kleine dunkelrote Punkte zu erkennen. Ziehen wir das Instrument weiter zurück, so sehen wir unter dem Samenhügel die Crista gallinaginis, die sich bis in die Pars membranacea verfolgen läßt. Im allgemeinen ist das Lumen dieser Harnröhrenteile enger als bisher. Die Farbe der Schleimhaut erscheint rosa. Die Grenze gegen die vordere Harnröhre kennzeichnet sich bei vielen Patienten durch eine ziemlich scharf vorspringende Leiste, den Sphincter externus vesicae (Abb. 66). In vielen Fällen springt diese Leiste ruckartig in den Auslug hinein; sie sowohl wie überhaupt die Schleimhaut der vorderen Harnröhre erscheinen ganz hellrosa, fast gelblich weiß im Gegensatz zu der Betrachtung unter Luft, wo auch die Schleimhaut der vorderen Harnröhre eine rote Färbung hat. In der vorderen Harnröhre ist, wenn sie normal ist, wenig Charakteristisches zu sehen, vereinzelte Lacunen zeigen sich; wegen der Drüsen muß man besonders das Dach der Urethra besichtigen. In der Glans liegt eine besonders große MORGAGNIsche Lacune, die manchmal eine richtige Tasche darstellt (Abb. 67). Sehr wichtig ist, daß man sich vergegenwärtigt, daß es weite und enge Harnröhren gibt. Man darf sich, wenn z. B. eine sehr weite Harnröhre mit einem engen Untersuchungsinstrument zusammentrifft, nicht täuschen lassen, und da krankhafte Befunde vermuten, wo keine vorhanden sind; die in diesem Falle stark gefältelte Harnröhren-Schleimhaut macht leicht einen pathologischen Eindruck, hiergegen spricht zunächst, daß wenig Sekret abgestoßen wird, wir also wenig Spülwasser verbrauchen. Sodann versuchen wir die Schleimhaut auseinanderzuhalten, einmal durch direkten Druck mit dem Instrument, alsdann durch Fingerdruck von außen und schließlich durch ruckweise Spülung, wobei wir den Irrigator höher hängen, etwa 2 m über den Patienten. Wir gehen hier von unserem Prinzip möglichst geringer Druckanwendung ab, aber auch nur scheinbar, da neben dem optischen Rohr nur wenig Spülflüssigkeit austreten kann.

7. Endoskopie der vorderen Harnröhre mit dem kurzen Urethroskop; normaler und pathologischer Befund; instrumentelle Therapie.

Die Betrachtung der vorderen Harnröhre mit dem Cysto-Urethroskop bzw. den Urethroskopen für die hintere Harnröhre nach GOLDSCHMIDT ist im allgemeinen wenig üblich. Trotzdem glaube ich, sie zur Ergänzung durchaus empfehlen zu können. Wir sehen bei dieser Art der Betrachtung schräg auf einen Ausschnitt der Harnröhrenwand, der sich in den Auslug des Instrumentes legt. Namentlich geringfügige Veränderungen können wir uns auf diese Weise deutlich machen. Durch die Öffnungen des Sehrohres können wir auch die feinen Einzelheiten der Schleimhaut erkennen; trotzdem ist es im allgemeinen üblich, die Anterior mit einem kurzen Instrument zu untersuchen. Die Einführung ist sehr einfach: das mit einem Obturator verschlossene Rohr wird in den senkrecht gehaltenen Penis des liegenden Patienten bis zum Bulbus, also mit anderen Worten, bis man auf Widerstand stößt, eingeführt. Meist geschieht dies ohne besondere Schwierigkeiten. Das Haupthindernis bildet ein enger Meatus; will man aber nicht die Meatotomie ausführen, so ist es nützlich, ein besonders dünnes Instrument zu benutzen; ich habe für diese Fälle ein Rohr von 19 Charr. Durchmesser, das mir schon manche Meatotomie erspart hat. Die Betrachtung der Schleimhaut geschieht auch von hinten nach vorn; vor allen Dingen wollen wir uns dabei über den Elastizitätsgrad der Schleimhaut ein Urteil bilden. Krankhafte Prozesse setzen diesen nämlich herab. Hinter dem Ende des Urethroskoprohres faltet sich die Schleimhaut trichterförmig zusammen, liegt irgendein pathologischer Prozeß vor, so wird die Form dieses Trichters geändert, aber auch in der normalen Harnröhre ist diese Form, die sog. Zentralfigur, in den einzelnen Teilen der Harnröhre verschieden. Man muß deshalb viel normale Harnröhren gesehen haben, um ein sicheres Urteil zu fällen. Ich benutze mit Vorteil einen ganz einfachen Urethroskoptubus von kreisförmigem Querschnitt. Die zur Spülung eingerichteten Instrumente sind nämlich oval und außerdem nicht senkrecht zur Achse des Tubus abgeschnitten, sondern schräg. An der Stelle, wo der Obturator austritt, haben sie einen Buckel. Ist schon die Einführung dieser Instrumente manchmal schwierig, so ist es noch mehr die Beurteilung der Zentralfigur. Haben wir nämlich einen pathologischen Prozeß, der begrenzt ist, also nur eine Seite der Harnröhre einnimmt, so ist das Bild davon abhängig, wie das Ende der schrägen Abschnittsfläche des Tubus zu der Veränderung steht; wenn es beispielsweise die kranke Gegend teilweise verdeckt, so kann ein ziemlich normales Bild vorgetäuscht werden. Durch diese schräge Abschnittsfläche wird ein sehr unsicherer Faktor in die diagnostische Beurteilung gebracht.

Wenn wir mit einem runden Instrument untersuchen, so erscheint die Zentralfigur nahe am Bulbus halbmondförmig (Abb. 68), gegen die Glans bildet sie meist einen queren Spalt (Abb. 69). In dem mittleren Abschnitt bildet sie ein richtiges kleines Grübchen, manchmal ein Pünktchen (Abb. 70). Natürlich spielt hier die Weite des Tubus sowie seine Haltung eine große Rolle; wird das

Instrument schräg gegen eine Harnröhrenwand gedrückt, so ändert sich auch sofort die Zentralfigur; ebenso ist es von Einfluß, ob der Penis locker oder gestreckt gehalten wird. Über diese Verhältnisse muß man sich durch Besichtigung

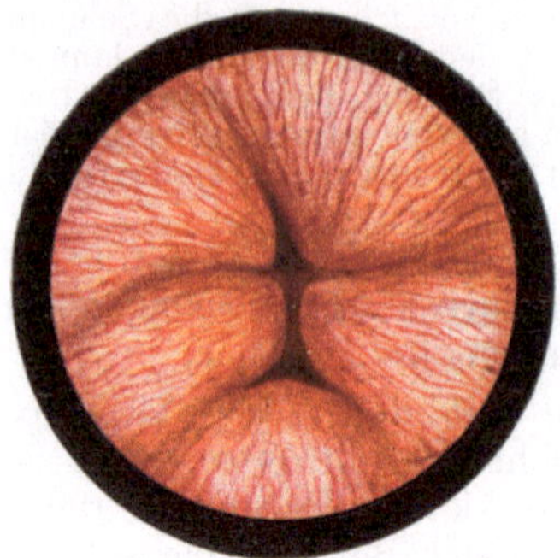

Abb. 68. Zentralfigur, Bulbus.

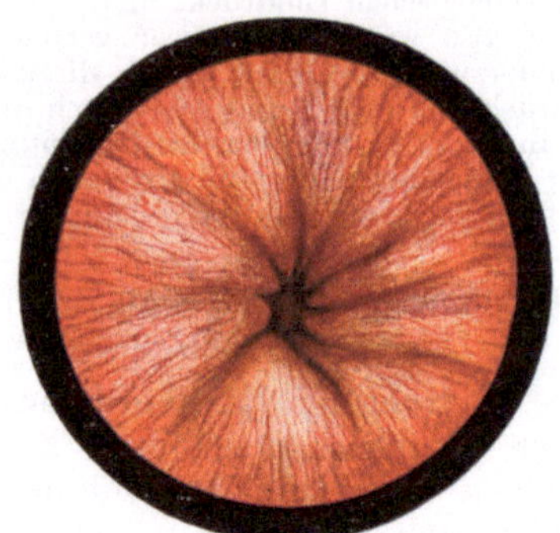

Abb. 69. Zentralfigur, Glans.

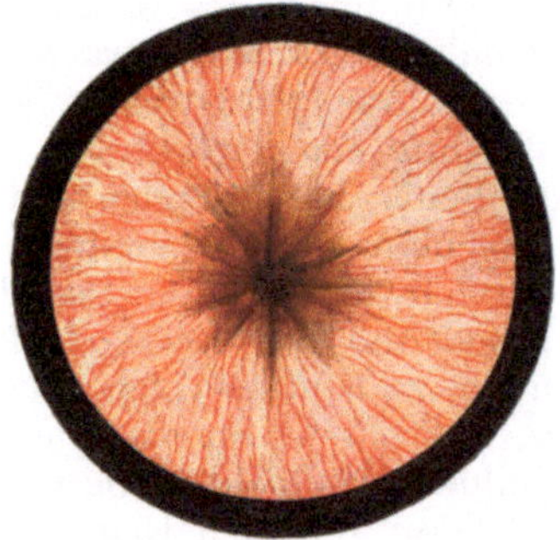

Abb. 70. Zentralfigur, mittlere Partie.

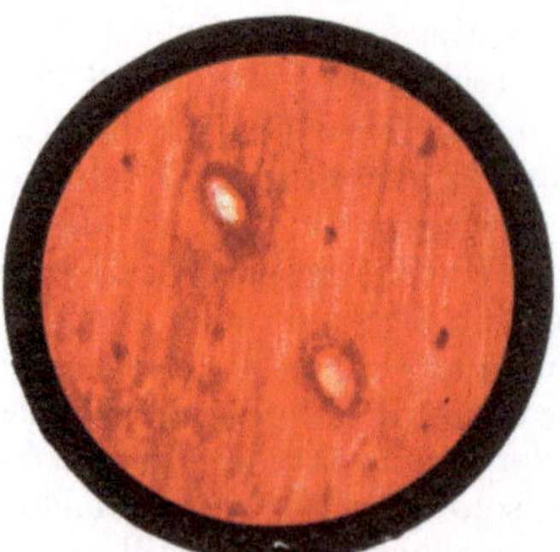

Abb. 71. Littrésche Drüsen, 2 Lacunen, entzündet. Weiches Infiltrat.

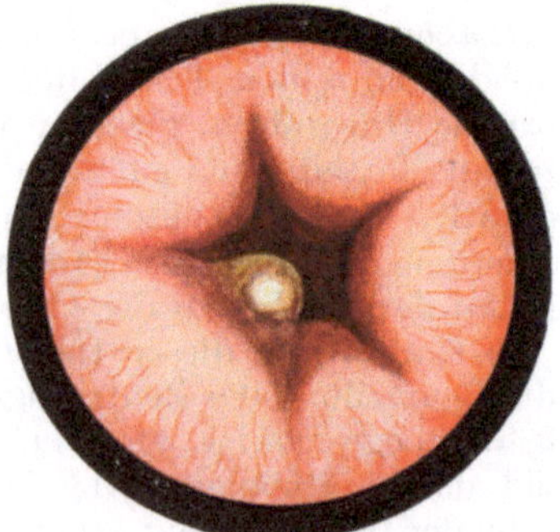

Abb. 72. Absceß.

zahlreicher normaler Schleimhäute genau orientieren. Offenbar ist die Zahl der Längsfalten je nach Kaliber des Tubus und Harnröhrenlumens verschieden; im allgemeinen wird man 9 bis 15 Längsfalten antreffen. Die roten Streifen im urethroskopischen Bilde entsprechen der Längsstreifung. Die Schleimhaut des nicht erigierten Penis legt sich in quere Falten, von diesen bemerkt man im allgemeinen nichts, da sie durch den Druck des Instrumentes verstrichen werden. Auch von dem individuell verschiedenen Relief des Harnröhrenlumens, das ja kein gerades Rohr, sondern ein Rohr mit streifenförmigen Erhebungen darstellt, wovon man sich durch Beobachtung im Lufturethroskop überzeugen kann, sieht man bei der gewöhnlichen urethroskopischen Betrachtungsweise wenig.

Innerhalb der Glans bildet die Zentralfigur im allgemeinen einen Spalt vom Aussehen einer Ellipse mit wenig verschiedenen Durchmessern. Was die Farbe der Schleimhaut anlangt, so ist auch diese individuell verschieden; im allgemeinen ist sie blutrot, doch kommen auch normale helle Schleimhäute vor. Sehr wichtig ist es, sich den Glanz der normalen Schleimhaut einzuprägen, er ähnelt dem Glanz der Wangenschleimhaut. Von Drüsen und Drüsenausführungsgängen ist in der normalen Schleimhaut im allgemeinen nichts zu sehen, nur die MORGAGNIschen Lacunen erscheinen besonders an der oberen Wand der Pars cavernosa als kleine Grübchen, manchmal kleine Schlitze von etwa Stecknadelstichgröße.

Die wichtigsten Veränderungen der vorderen Harnröhre bei chronischer Gonorrhöe werden nach OBERLÄNDER als weiche und harte Infiltrate bezeichnet: diese Bezeichnung hat sich für den klinischen Gebrauch durchaus bewährt, weshalb wir sie auch beibehalten wollen. Das weiche Infiltrat liegt unter dem Epithel, es zeigt vermehrte Gefäßentwicklung und Auftreibung der Schleimhaut, diese erscheint deutlich hyperämisch, der Glanz ist erhöht. Die Epitheldecke ist geschädigt; aus diesem Grunde bluten die weichen Infiltrate auch bei vorsichtiger Einführung des Tubus leicht. Erosionen sind häufig, sie entstehen auch sehr leicht durch das Instrument. Auch wenn das Infiltrat granuliert, neigt es leicht zur Blutung. Ein weiches Infiltrat liefert Fäden im Urin. Man kann beobachten, daß, wenn die Heilung des Infiltrates gelingt, auch die Fädenbildung im Urin verschwindet. Es ist selbstverständlich, daß die hyperämische, durch kleinzellige Infiltration verdickte Schleimhaut sich nicht so in Falten legen kann wie die normale. Die Zentralfigur ist daher spaltförmig: in derjenigen Partie, in der das Infiltrat sitzt, ist die Fältelung verstrichen. Verläuft der Prozeß nicht gleichmäßig im Infiltrat, so kann die Längsstreifung der Schleimhaut gegenüber dem normalen Befunde verstärkt erscheinen.

Sehr häufig sind die Drüsen befallen: wenn eine ganze Anzahl von Drüsen leicht sichtbar ist, so handelt es sich immer um pathologische Prozesse. So stellt Abb. 71 eine Anzahl LITTRÉscher Drüsen dar, sie erscheinen rötlich, stecknadelkopfgroß, und wie ein solcher auf der Schleimhaut aufsitzend. In zwei MORGAGNIschen Lacunen, in der einen mehr, in der anderen weniger, ist es zu einer Retention des Eiters gekommen. Man kann dem Eiter durch Anwendung des kleinen Messers oder der Curette nach KOLLMANN Abzug verschaffen und auch das Sekret unter Zuhilfenahme des Sekretfängers zur mikroskopischen Untersuchung gewinnen. Zuweilen kann eine beträchtliche Menge Eiter zurückgehalten werden, so daß sich dann die ganze Gegend um die betreffende Lacune halbmondförmig hervorwölbt. Ein derartiger Absceß (Abb. 72) muß natürlich geöffnet werden. Unter der Behandlung, die mikroskopisch zu kontrollieren ist, beobachtet man dann, wie die Schwellung und Hyperämie abnimmt: die normale Faltenbildung stellt sich wieder ein, ebenso der natürliche Glanz. Persistiert die Entzündung in einigen Lacunen, so sind diese besonders therapeutisch anzugreifen, am besten mit dem HEYNE-MANNschen Operationsinstrumentarium, das das Bild in angenehm großem Maßstabe zeigt. Aus dem weichen Infiltrat kann sich ein hartes Infiltrat

entwickeln; diese sind dadurch gekennzeichnet, daß fibrilläres Bindegewebe an
Stelle der Infiltration getreten ist. Im maximalen Umwandlungsgrade resultiert
eine Striktur. Wie rasch dieser Prozeß verläuft, hängt von dem betreffenden
Fall ab; im allgemeinen wird natürlich ein hartes Infiltrat sich nur bei älteren
Gonorrhöen finden, aber auch bei älteren und alten Gonorrhöen sind weiche
Infiltrate keineswegs selten. Die Erkrankung der Schleimhaut und der Drüsen
kann eben zu jedem Zeitpunkt der gonorrhoischen Krankheitsdauer eintreten. Von besonderer Wichtigkeit ist die Mitbeteiligung von Lacunen und
LITTRÉschen Drüsen beim harten Infiltrat. OBERLÄNDER unterscheidet daher eine glanduläre und eine follikuläre oder trockene Form. Urethroskopisch
bieten die harten Infiltrate einen sehr verschiedenartigen Anblick, je nachdem
in welchem Stadium sie sich befinden. Die Schleimhäute erscheinen blasser
als die normalen, und zwar um so blasser, je mehr die Bindegewebsumwandlung
an Stelle der Infiltration getreten ist. Daneben können andere Partien entzündlich
rot erscheinen, jedoch ohne den normalen Glanz, gemischtes Infiltrat, die Drüsen
sind meist in Gruppen befallen (Abb. 73). Außer den zusammenstehenden
LITTRÉschen Drüsen sieht man im Bilde eine entzündete Lacune. Unter der
Dehnungsbehandlung bemerkt man, daß die Infiltration zurückgeht, die Desquamation des Epithels nimmt ab, die Drüsen verschwinden. Bei der Heilung
stellt sich dann die regelmäßige Fältelung wieder ein und die radiäre Streifung
tritt wieder auf. Trotzdem können noch Drüsenöffnungen neu befallen werden
(Abb. 74 u. 75). Bei der trockenen oder follikulären Form des harten Infiltrates
sind die Drüsen entweder überhaupt nicht sichtbar, oder sie erscheinen als kleine
Dellen, der Drüseninhalt oft glasig eingedickt. Manchmal kann man den Rest
der Drüsen als kleine Knötchen fühlen, wenn man das Urethroskop etwas vor-
schiebt und auf ihm massiert. Vom Epithel löst sich viel ab, zuweilen sieht
es perlgrau, matt und stumpf aus. Unter der Dilatationsbehandlung kann die
Schleimhaut ihr normales Aussehen einigermaßen wieder gewinnen, immerhin
bleibt sie doch meist in ihrer Rötung hinter den normalen Stellen zurück; vielfach
sieht man kleine, glänzende Narben in der Schleimhaut, auch die Drüsen können
als kleine eingezogene rote Vertiefungen imponieren.

8. Pathologische Befunde in der Blase und hinteren Harnröhre bei chronischer Gonorrhöe.

Die Untersuchung der Blase bei chronischer Gonorrhöe, mögen wir sie nun
als Cystoskopie oder als Cysto-Urethroskopie durchführen, hat den Zweck,
sowohl gonorrhoische Veränderungen festzustellen, wie auch andere Erkrankungen auszuschließen. Eine eigentliche gonorrhoische Cystitis (s. S. 182) ist
selten. Dagegen werden durch das in die Blase fließende eitrige Sekret der hinteren Harnröhre besonders lokalisierte Entzündungserscheinungen hervorgerufen, namentlich das Gebiet des Blasendreiecks wird befallen, wir sprechen
von einer Trigonitis. Das Bestehen einer gonorrhoischen Cystitis erfordert
immer den Ausschluß anderer Erkrankungen, unter denen maligne Tumoren
und Tuberkulose die wichtigsten sind; bei letzterer sind namentlich die Ureterenöffnungen zu untersuchen.

Häufiger sind Veränderungen des Sphincter internus vesicae. Er kann in
der Art der weichen Induration befallen werden, macht einen verdickten, ver-
gröberten Eindruck, der Saum ist nicht glatt sondern gewulstet, bisweilen
kommt es zu richtigen Ausstülpungen, die an Polypen erinnern. Sowohl durch
ihre breitbasige kegelartige Form, wie durch den Gefäßverlauf unterscheiden
sie sich von diesen. Der Sphincter macht einen ganz geschwollenen Eindruck,
so daß die Bezeichnung bullöses Ödem berechtigt erscheint. Bei weiterem

Fortschreiten des Prozesses ergeben sich Bilder, die an die harten Indurationen in der Harnröhre erinnern. Die Farbe wird blasser als normal, mehr dem gelblichen zuneigend, der Sphincter macht einen starren Eindruck. Manchmal

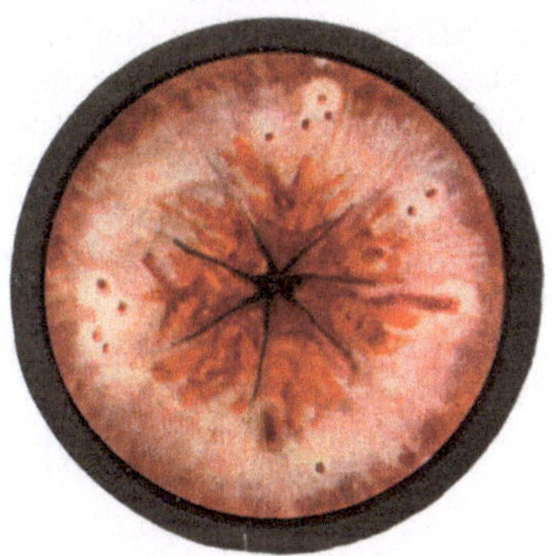

Abb. 73. Hartes Infiltrat.
Mischinfiltrat.

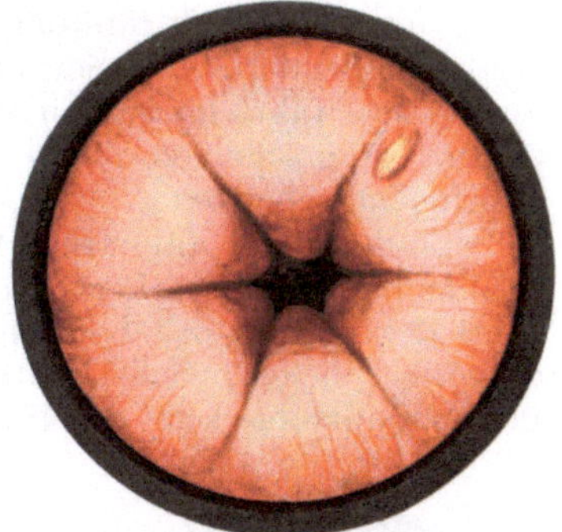

Abb. 74. Hartes Infiltrat.
Sekretpfropf aus Lacune.

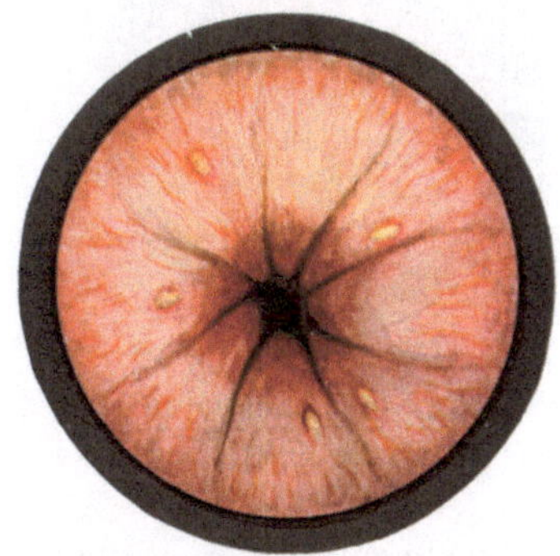

Abb. 75. Hartes Infiltrat,
Drüsen neu befallen, sonst Abheilung.

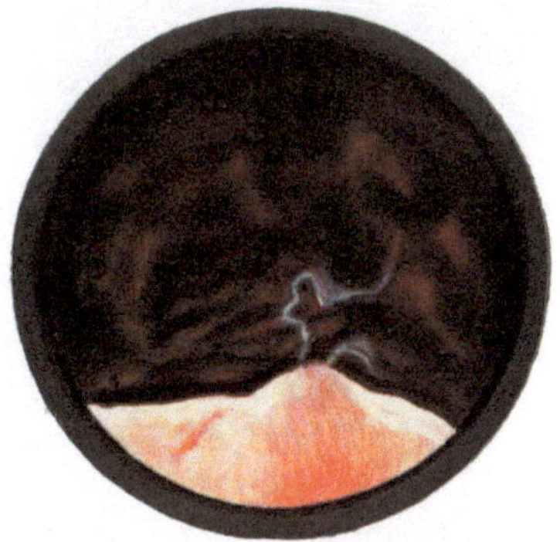

Abb. 76. Sphincter, infiltriert.

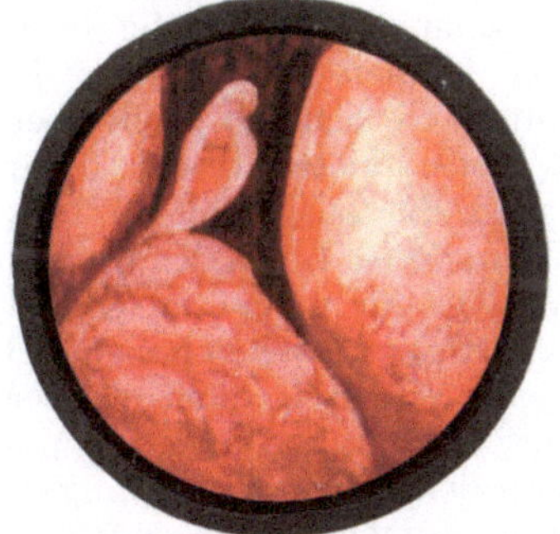

Abb. 77. Entzündeter Colliculus m. Polyp.
Prostatahypertrophie bes. links.

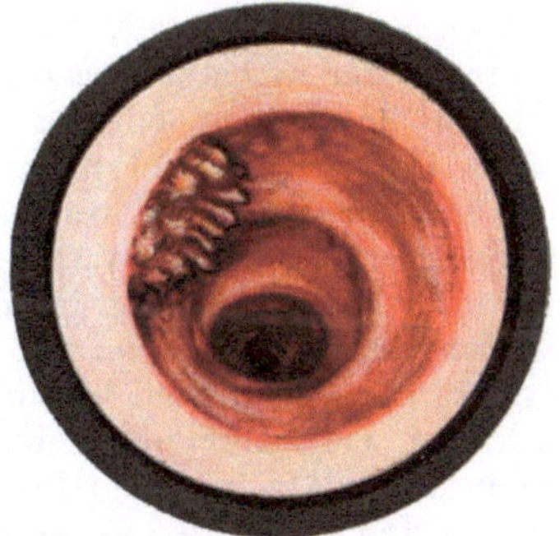

Abb. 78. Polyp vor dem Eingang in eine
Striktur.

persistieren noch einige Entzündungsherde, die im Spülurethroskop zum Abstoßen flottierender Membranen Veranlassung geben (Abb. 76). Das Spiel der Muskulatur ist gestört, fordern wir den Patienten auf zu urinieren, so verschiebt sich der Muskelrand nicht in der bekannten Weise nach unten, sondern entweder gar nicht oder nur schwach und in abweichender Richtung, „schiefmäulig" wie WOSSIDLO sagt. Die Veränderungen in der Pars prostatica und in der Pars membranacea sind ähnlicher Natur, auch hier wieder das Plus an Rötung und die Durchtränkung der weichen Infiltration sowie das Hellerwerden und Absondern von Sekret und Epithelschuppen bei der harten Infiltration. Diese führt häufig zu Strikturen, wir können sie in allen Stadien beobachten, sie erscheinen uns teils als weiße, strichförmige Narben, teils als vorspringende Leisten.

Die Veränderungen am Samenhügel sind sehr mannigfaltiger Natur, der ganze Colliculus kann stärker gerötet erscheinen; oft ist die Schwellung so stark, daß der Auslug des Instrumentes nicht ausreicht, um ihn auf einmal in toto zu überblicken. Sehr häufig sind Geschwüre; da die Schleimhaut des entzündeten Colliculus sehr empfindlich ist, so werden auch leicht durch das

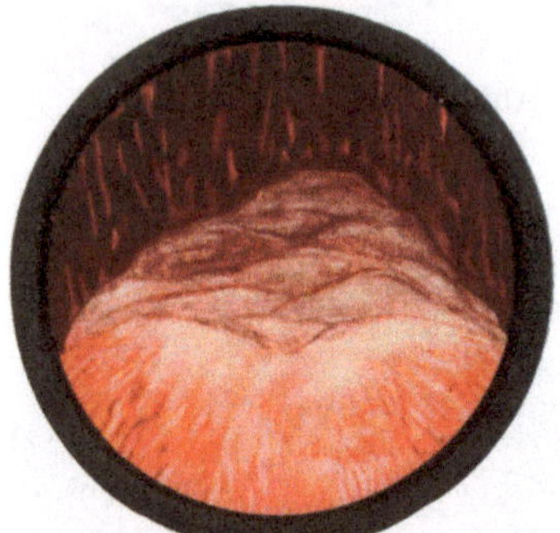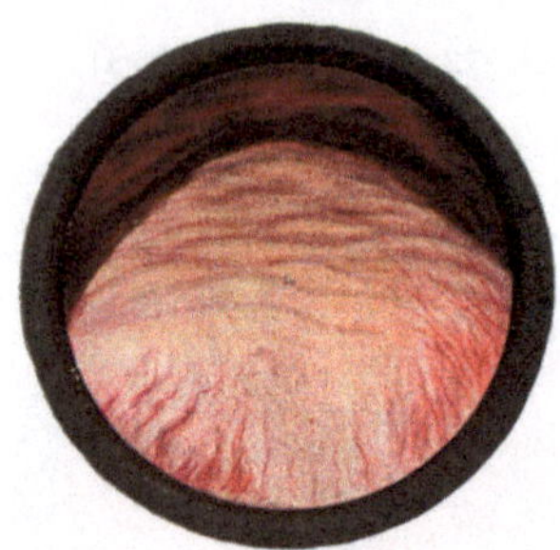

<table>
<tr><td>Abb. 79. Pars membranacea,
weiches Infiltrat.</td><td>Abb. 80. Pars membranacea,
hartes Infiltrat.</td></tr>
</table>

Instrument Epitheldefekte mit anschließenden Blutungen hervorgerufen, doch kommen solche auch ohne Frage durch die Erkrankung an Gonorrhöe selbst wie auch durch Erektion und Ejaculation zustande. Auf Abb. 77 sehen wir einen solchen hochgradig entzündeten Colliculus. Wir bemerken auch, von der rechten Seite ausgehend, einen Polypen. Diese sind relativ häufig am Colliculus anzutreffen. Die polypösen Erkrankungen können verschiedener Natur sein, einmal handelt es sich um vereinzelte, zum Teil ziemlich große, bei der Irrigation flottierende Polypen, auch am Blasensphincter treten derartige Formen oft auf. In der Pars membranacea sind die ausgebildeten Polypen meist feiner, langen zarten Würmern ähnlich. In anderen Teilen der Harnröhre, besonders in der Pars prostatica dagegen, kommt es zur polypösen Entartung ganzer Harnröhrenflächen, so daß sie ein wiesenartiges Aussehen haben. Dicht gedrängt stehen die kleinen Gebilde, die oft einen verdickten, nicht glänzenden Knopf haben, wie Birnen nebeneinander; man spricht dann von einer Polyposität der Harnröhre. Wie bei allen Polypen kann man den Gefäßverlauf längs eines Polypen verfolgen, oft kann man auch die Endbäumchenverzweigungen der Adern erkennen. Einen isolierten Polypen der Harnröhre vor dem Eingang in eine Striktur zeigt Abb. 78. Auf Abb. 77 sehen wir ferner, daß das Harnröhrenlumen nicht dem normalen Bilde entspricht, es ist nur ein noch dazu schiefer Spalt vorhanden. Von links noch stärker als von rechts wölbt sich die Schleimhaut in das Lumen hinein, diese Veränderungen, die durch Prostatitis und Prostata-Hypertrophie hervorgerufen werden, sind diagnostisch sehr wichtig. Bei heftiger Prostatitis kann überhaupt das Lumen der Harnröhre fast verlegt werden, so daß die Einführung des Instrumentes auf große Schwierigkeiten stößt. Durch die Endoskopie, nicht durch die Palpation können wir auch Erkrankungen des sog. mittleren Lappens der Vorsteherdrüse feststellen. Die Fossula prostatica erscheint noch viel tiefer, als dies manchmal schon normalerweise der Fall ist, so daß der Colliculus häufig verkleinert ist und nur schwer gesehen werden kann. Hierbei und auch sonst in der hinteren Harnröhre bewährt sich plötzliches An- und Abstellen der Spülung. Der Sphincterrand ist bei vergrößertem Mittellappen gleichfalls verändert, da dieser den Sphincter emporwölbt. In der Pars membranacea haben wir zum Vergleich zwei Veränderungen dargestellt. Abb. 79 zeigt eine akute Entzündung, die Schleimhaut erscheint hochrot, stark injiziert und sulzig, ein weiches Infiltrat. In Abb. 80 erscheint die Schleimhaut viel heller, fast gelblich, eher verdünnt als verdickt, nur einzelne Gefäße stärker injiziert, ein hartes Infiltrat. Bezüglich

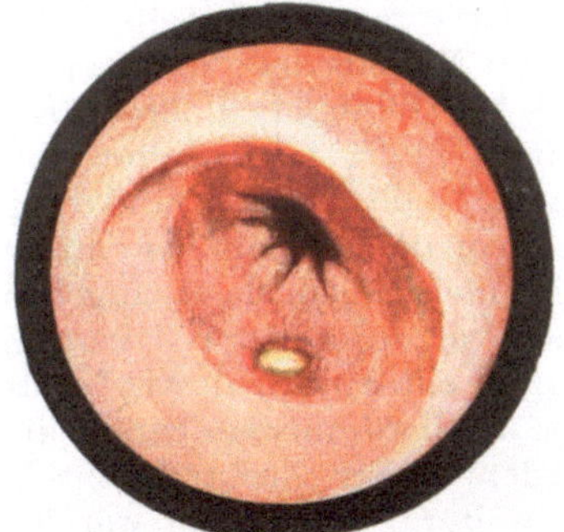

Abb. 81. Striktur.

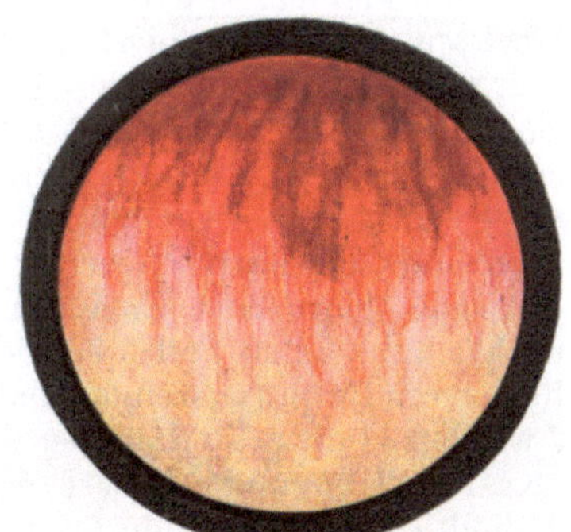

Abb. 82. Trigonitis.

der Therapie der Infiltrate verweisen wir auf den Abschnitt über Dehnungsbehandlung. Vereinzelte Ulcerationen sowie Polypen und dgl. greift man mit den geschilderten Operationsinstrumenten an.

XII. Die Striktur der Harnröhre und ihre Behandlung.

Der Endzustand der chronischen Entzündung der hinteren Harnröhre ist die aus dem harten Infiltrat hervorgegangene Striktur. Die Symptome einer Harnröhrenverengerung sind verschiedene, der Harnstrahl verliert an Kraft, er erscheint dünner als normal, nach der Miktion träufelt noch Urin nach. Im Anfang können die Beschwerden gering sein, so daß sie häufig übersehen werden. Es vergehen 5, 10, ja noch mehr Jahre, bis der Patient den Arzt aufsucht. Trotz gesteigerten Harndranges und Harnträufelns kann der Patient die Blase nicht ganz entleeren, es bleibt eine beträchtliche Menge Resturin zurück, schließlich kommt es zu dauerndem Harnträufeln und Enuresis. Es kann auch irgendein körperlicher Exzeß zur plötzlichen vollständigen Harnverhaltung führen.

Ausfluß, dieses vieldeutige Symptom aller möglichen Erkrankungen des Urogenitaltraktes, ist fast immer vorhanden, häufig als Morgentropfen. Der Urin enthält meistens Fäden. So wie die Harnentleerung ist auch die Ejaculation gestört, d. h., daß der Samen nur langsam nach außen treten kann oder in die Blase abgeht, was Impotentia generandi zur Folge haben kann. Durch den abnormen Druck, den der Patient aufwenden muß, um die Harnentleerung überhaupt zu ermöglichen, kommt es zu mannigfaltigen Schädigungen; diese pflegen umso stärker zu sein, je weiter nach der Blase zu sich die Striktur ausbildet. Direkt hinter der Striktur, wo häufig noch die ursprüngliche Entzündung fortbesteht, kann eine Aussackung der Harnröhre entstehen. Ebenso können Divertikel gebildet werden, so daß die Harnröhre schließlich ein netzartiges Aussehen bekommt. Durch das Stagnieren des Urins entsteht Cystitis; durch die Anstrengung bei der Miktion kommt es zu Hypertrophie der Blasenmuskulatur, Balkenblase. Infolge des Druckes der Muskulatur auf die nicht kompressionsfähige Flüssigkeit bohrt sich diese sozusagen zwischen die Balken ein, wodurch Blasendivertikel entstehen. Neben dieser großen Blase kann die Blase auch abnorm verkleinert werden dadurch, daß sich das interstitielle Bindegewebe stark vermehrt. Hierdurch entsteht schließlich aus der elastischen Blase nur ein kleiner, starrer, wenig kontraktionsfähiger Hohlraum. Durch den schlechten Abfluß stagniert der Urin in den Ureteren und erweitert diese; schließlich werden auch das Nierenbecken und die Nierenkelche erweitert und das Nierengewebe zur Schrumpfung gebracht. Als Schlußglied dieser Kette pathologischer Prozesse kann es noch zu einer Infektion der geschädigten Nieren kommen, Pyelitis und Pyonephrose. In welchem Maße diese Veränderungen eingetreten sind oder eintreten werden, hängt ganz von dem Verlauf des einzelnen Falles ab. Die Weite oder Enge der Striktur ist nicht allein das maßgebende Moment; ich habe einen Fall beschrieben, wo das Praeputium so weit verengert war infolge von Präputialsteinen, daß nicht einmal ein Stecknadelkopf durchgeführt werden konnte, so daß also der Urin nur in allerdünnstem Strahl unter großer Kraftanstrengung entleert wurde; trotzdem dieser Zustand jahrelang bestand, heilte die bestehende Cystitis — eine weitere Schädigung war überhaupt nicht vorhanden — in kürzester Zeit aus. Was den Sitz der Striktur anlangt, so kann sie sich überall ausbilden. Die meisten Strikturen befinden sich zwar in der vorderen Harnröhre, doch sind sie auch in der hinteren durchaus häufig; man muß bedenken, daß die hintere Harnröhre ein sehr weites Kaliber hat, daß daher Veränderungen, die das Kaliber bedeutend verengern, also ohne weiteres als Striktur zu bezeichnen sind, doch noch für eine mittlere Sonde durchgängig sein können, weswegen sie sich so oft der Diagnose entziehen. Die Form der Striktur kann verschieden sein, halbmondförmig, mehr zackig oder auch beide Merkmale tragend, wie die Striktur in Abb. 81. Die Achse der Striktur braucht nicht mit der Achse der Urethra zusammenzufallen, häufig ist sie nach einer Seite verschoben oder steht schief. Die Länge der Striktur ist meistens gering, etwa 1 cm. Durch Infektion mit Eitererregern, insbesondere hinter der Striktur, wo der Entzündungsprozeß lange zu bestehen pflegt, kann es zu einem periurethralen Absceß kommen, auch durch das Eindringen von Urin in einen kleinen Riß in der Harnröhrenwand kann eine Entzündung und ein circumscripter Absceß entstehen, dieser kann nach außen durchbrechen und eine Harnröhrenfistel erzeugen. Wenn sich ein kleiner Riß in der Harnröhre nicht wieder schließt, so kann es zu der gefürchteten Urininfiltration kommen. Durch den starken Druck wird der Urin in das Gewebe hineingepreßt. Je nachdem, von welcher Stelle die Urininfiltration ausgeht, sind die Symptome verschieden. Dringt er hinter der Lamina media ein, so gelangt er in den prävesicalen Raum und von hier aus auf das Bauchfell zu nach abwärts. Dringt er vor der Lamina media ein, so bildet sich eine Geschwulst am Perineum, die über dem Scrotum nach dem Penis, den seitlichen Bauchpartien und gegen den After zu vordringt. Sofortiges operatives Eingreifen ist nötig, um einen tödlichen Ausgang an Sepsis zu verhindern.

Die Diagnose der Strikturen ist durch Einführen einer elastischen Knopfsonde gesichert. Man versucht zunächst, eine solche mit einem Knopf von etwa 18 bis 20 Charr. durch die Harnröhre bis in die Blase zu führen. Stellt sich ein Hindernis entgegen, so ist es vielleicht möglich, gerade den Knopf durch das Hindernis hindurch zu bringen. Man fühlt, wie der Knopf der Sonde durch die Striktur hindurchgeht; zieht man zurück, so läßt der Widerstand plötzlich nach, der Sondenknopf ist aus der Striktur herausgetreten. Ist die Sonde zu groß, so geht man allmählich zu einer engeren Sonde über, bis man endlich bei dem filiformen Bougie anlangt. Wie oft man mit dem filiformen Bougie durch Strikturen durchdringt, ist zum Teil von der Übung und Geschicklichkeit des Arztes abhängig. Im allgemeinen kommt man mit einem einzigen Bougie zum Ziel, doch werden eine Anzahl von Kunstgriffen empfohlen. Liegt die Striktur exzentrisch, so benutzt man am besten ein bajonettförmig abgeknicktes, filiformes Bougie, oder ein solches, das an seinem Ende spiralig aufgedreht ist, führt auch das nicht zum Ziel, so kann man ein ganzes Bündel, etwa 6 oder 8, filiforme Bougies einführen. Das Bündel der Bougies wird von einem Assistenten locker gehalten, man nimmt dann eine nach dem anderen vor und versucht, wenn nicht mit diesem, so doch mit jenem durch die Striktur hindurchzukommen. Ist dies mit einem Bougie gelungen, so wird es ein Stück weit durch die Striktur hindurchgeführt, sodann werden die übrigen entfernt; zweckmäßigerweise benutzt man hierfür Bougies, die an ihrem äußeren Ende ein Gewinde tragen, so daß man sie als Leitbougie für eine Sonde verwenden kann. Man hüte sich, die Bougies in der Harnröhre stark hin und her zu stoßen, sie knicken dann leicht ab oder bilden ein förmliches Knäuel, und außerdem läuft man Gefahr, daß sie in der Harnröhre abbrechen oder einen falschen Weg erzeugen: überhaupt verfangen sich auch diese dünnen, fadenförmigen Instrumente leicht in den natürlichen Hindernissen der Harnröhre. Man kann auf diese Weise fälschlich eine impermeable Striktur diagnostizieren, wo überhaupt gar keine Veränderung vorhanden ist. Es ist daher ratsam, auch die Durchführung einer dicken Metallsonde zu versuchen, am besten mit GUYONscher Krümmung. Man erlebt es nicht selten, daß bei Patienten, bei denen von anderer Seite erfolglos der Versuch der Bougieeinführung gemacht wurde, eine dicke Metallsonde von 20 oder 30 Charr. bei kunstgerechter Einführung ohne weiteres passiert. Ferner kann man versuchen, wenn die Striktur im vorderen Teil der Harnröhre liegt, ein Urethroskop an sie heranzuführen, und sodann durch dieses unter Leitung des Auges ein filiformes Bougie hindurchzubringen. Der urethroskopische Anblick einer Striktur ist verschieden. Waren hauptsächlich die Drüsen mit erkrankt, so sieht man noch Reste der Drüsenentzündung, oder an Stelle der früheren Drüsen kleine Narben, die anfänglich rötlich, später weiß glänzend erscheinen. Sonst kann die Schleimhaut fleckig aussehen; man findet ja überhaupt in Harnröhren mit chronischer Gonorrhöe häufig Flecke. Dieses Bild ist auch Veranlassung, den Patienten immer wieder zur Kontrolle auf das Entstehen einer Striktur zu bestellen. Insbesondere lokalisieren sich diese Flecke auch um Lacunen herum; andererseits kann die Schleimhaut später entfärbt, wie abgestorben, grauweiß, fast farblos erscheinen. Bei manchen Strikturen steht auch die veranlassende Narbe im Vordergrund; man sieht diese in der Ein- oder Mehrzahl.

Die Behandlung der Strikturen hat im allgemeinen gute therapeutische Aussichten, wenngleich auch die Schleimhaut nicht wieder vollkommen normal gemacht werden kann, so läßt sich doch die Striktur als solche und damit die Veranlassung für so mannigfache Schädigungen bis zu den Nieren wieder ausgleichen. Abgesehen von den eigentlichen chirurgischen Operationen der Urethrotomie, Resektionen usw. kommen als Hauptbehandlungsarten die

Dilatation und eventuell die Elektrolyse in Frage. Die gewaltsame Zerreißung einer Striktur ist ein absolut schlechtes Verfahren; abgesehen von der Gefahr der Urininfiltration wird meist eine neue Striktur erzeugt, deren Lumen noch enger als das der früheren ist. Die Dilatationsbehandlung soll zu einer allmählichen Erweiterung der verengerten Harnröhre führen, jedes brüske Vorgehen ist zu vermeiden. Die Behandlung muß durchaus schonend und über lange Zeit hinweg ausgeführt werden. Ist die Striktur so eng, daß man nur mit Anwendung von viel Geduld ein filiformes Bougie kunstgerecht eingeführt hat, so ist es am besten, dieses längere Zeit, einen oder anderthalb Tage, liegen zu lassen. Man fixiere es mit Leukoplast am Penis, eventuell nach vorheriger Durchführung einer Sicherheitsnadel durch das herausragende Bougieende; der Urin kann trotzdem entleert werden. Durch dieses Verfahren erzielt man meist eine treffliche Erweiterung der Striktur, nur, falls sich Fieber einstellt, muß man das Bougie sofort entfernen; zur Unterstützung der Bougiewirkung kann man warme Umschläge verwenden, sowie Fibrolysin einspritzen, intramuskulär alle 2 bis 3 Tage eine Ampulle. Die Erweichung der Striktur soll nicht rasch vor sich gehen; wenn man wöchentlich 2 Sitzungen vornimmt, so wird man häufig im Anfang keinen rechten Fortschritt in der Kalibervermehrung erzielen, das schadet nichts, denn nach einiger Zeit kommt man dann um so rascher vorwärts. Zweckmäßigerweise schaltet man zwischen die Sondierung Spülungen nach JANET ein. Bei jeder neuen Sitzung ist es nützlich, mit derselben Nummer oder besser noch mit einer Nummer weniger wieder anzufangen. In einer Sitzung, die im allgemeinen $^1/_4$ Stunde dauert, kann man etwa 2 bis 3 Bougies anwenden. Hat man sich so bis auf ungefähr 16 bis 18 Charr. heraufgearbeitet, so verwende man statt der Bougies die Metallsonde, am besten mit ausladender Krümmung. Natürlich muß sie besonders schonend und kunstgerecht eingeführt werden. Man dehnt so weit wie es das Orificium externum erlaubt. Man kann dann entweder die Meatotomie ausführen oder die zwei- oder vierteiligen Dehner benutzen. Ist dann schließlich das normale Lumen hergestellt, so empfehlen wir dem Patienten immer sorgfältig auf das Aussehen des Urinstrahls zu achten, damit ein Rezidiv nicht unbeobachtet bleibt. Nachuntersuchung ist ratsam alle $^1/_4$ bis $^1/_2$ Jahr. Eine Anzahl von Strikturen ist leider rebellisch, sie lassen sich zunächst noch gut erweitern, mit einem Male jedoch stellt sich die Striktur als ein straffer Ring dar, welcher jedem natürlich nur vorsichtigen Erweiterungsversuch trotzt. Es kann auch zur entzündlichen Schwellung und damit zur Harnverhaltung kommen; derartige Strikturen müssen dann chirurgisch weiterbehandelt werden. Wenig geübt werden die Elektrolyse der Strikturen und die galvanokaustische Durchtrennung des Narbengewebes.

XIII. Cystitis gonorrhoica.

Die gonorrhoische Entzündung der hinteren Harnröhre kann sich auf die Blase fortsetzen, im allgemeinen setzt das Plattenepithel der Blase der gonorrhoischen Infektion einen erheblichen Widerstand entgegen. Wir wissen auch, daß bei starker Eiterabsonderung aus der hinteren Harnröhre Eiter in die Blase fließt; in solchen Fällen ist es also schwierig nachzuweisen, ob auch in der Blase selbst Eiter produziert wird, oder ob es sich ausschließlich um das Produkt der hinteren Harnröhre handelt. Die gewöhnliche Zweigläserprobe läßt hier im Stich, die Entscheidung ist mit der WOLBARSTschen Katheterprobe (s. S. 137) zu treffen. Bei der Urinuntersuchung ohne Katheter, wie sie bei akuten Entzündungserscheinungen anzustellen ist, liefert der Ausfall der letzten Urinportion, die man in einem dritten Glase auffängt, einen

Anhaltspunkt. Im Morgenurin ist oft auch die letzte Portion trüb, wenn man jedoch in kürzeren Zwischenräumen untersucht, etwa zweistündlich, so ist diese Portion relativ klar, in solchen Fällen wird man mit Recht annehmen, daß keine Cystitis vorliegt. Da der gonorrhoische Eiter aus der hinteren Harnröhre sowohl im Stehen wie im Liegen besonders in der Gegend des Trigonums deponiert wird, so wird dieser Blasenteil am meisten von der Entzündung befallen, man spricht daher auch von einer Trigonitis (Abb. 82). Da andererseits zwischen dem Entzündungszustand von Blasensphincter und hinterer Harnröhre ein enger Zusammenhang besteht, bezeichnet man die Erkrankung auch als Urethro-Cystitis. Oft handelt es sich ätiologisch um Sekundär- oder Mischinfektion mit Bacterium coli, Staphylo- und Streptokokken, es sind jedoch auch Fälle von reiner gonorrhoischer Cystitis nachgewiesen. MORSON beobachtete einen Patienten mit Gonorrhöe, welcher sich mit starken Spülungen von übermangansaurem Kali selbst behandelt hatte, es stellte sich eine profuse Hämorrhagie ein, trotz suprapubischer Cystotomie starb der Patient nach 14 Tagen. In Schnitten von Blasengewebe wurden Gonokokken nachgewiesen. WERTHEIM cystoskopierte ein 9jähriges Mädchen, das infolge eines Stuprums an eitriger Cystitis erkrankt war, die Blasenschleimhaut war diffus entzündet, im Harn massenhaft Gonokokken, keine anderen Bakterien, eine Probeexcision zeigte die Blasenschleimhaut vollständig mit Gonokokken durchsetzt.

Cystoskopisch stellt sich die gonorrhoische Cystitis entweder als eine fleck-förmige Erkrankung dar, oder die Blasenschleimhaut ist diffus entzündet, Blut-extravasate sind besonders in der Gegend des Sphincter fast regelmäßig zu finden. Die Schleimhaut ist meist gewulstet, häufig ist Membranbildung, diese flottieren entweder im Blaseninhalt oder hängen noch mehr oder weniger mit der Schleimhaut zusammen. In der Praxis ist die Endoskopie der Cystitis bei akuter Gonorrhöe kontraindiziert. Der Verlauf der Cystitis gonorrhoica ist sehr verschiedenartig, in der großen Mehrzahl der Fälle gelingt es meist, den Prozeß bald zum Abklingen zu bringen. Setzt die Blasenentzündung stürmisch ein, so macht sich quälender Harndrang bemerkbar. Die Harnentleerung ist gleichfalls schmerzhaft, und die Schmerzen hören auch nicht nach der Harnentleerung auf. Die aus der Harnröhre produzierte Eitermenge nimmt meistens wie auch beim Auftreten sonstiger Komplikationen ab, Fieber und allgemeine Abgeschlagenheit sind häufig. Die Schmerzempfindlichkeit wird von den Patienten meist oberhalb der Symphyse und am Damm lokalisiert. Terminale Hämaturie ist häufig. Die Reaktion des Urins ist bei der echten gonorrhoischen Cystitis wohl immer neutral oder sauer, bei Mischinfektion häufig alkalisch. Neigung zu Rezidiven ist häufig. Die Cystitis kann auch subakut verlaufen. Nach FINGER ist der Harndrang des Patienten von der Lage des Körpers abhängig. Am Tage bei senkrechter Körperhaltung häufiger Harndrang, weil der Urin sich besonders auf dem am meisten entzündeten Trigonum ansammelt. Bei horizontaler Lage werden die Schmerzen weniger empfunden, weil der Urin auf dem Fundus ruht. Die Cystitis kann chronisch werden, die Entzündung kann sich auf die Ureteren und auf die Nieren fortsetzen. Patienten mit überstandener Cystitis bedürfen sorgfältiger Überwachung, weil die einmal geschädigte Blase für Tuberkulose besonders empfänglich ist.

Der Behandlung der akuten Cystitis ist insofern von vornherein der Weg gewiesen, als jede Anwendung von Instrumenten wegen der Gefahr der Keimverschleppung und der starken Reizung kontraindiziert ist. Auch die Behandlung der Harnröhre wird man zunächst aussetzen, zumal ja die Erscheinungen von seiten der Urethra an sich schon zurückzutreten pflegen. In der großen Mehrzahl der Fälle ist die Cystitis der allgemeinen Behandlung sehr gut zugängig. Bettruhe wird man unbedingt verordnen, Überwachung des Stuhlganges ist notwendig, schwer verdauliche und stark gewürzte Speisen sind fort zu lassen, am besten gibt man einige Tage Milch und Breidiät. Von physikalischen Maßnahmen sind bewährt: heiße Sitzbäder, am besten mit Salzsole (1 kg auf ein Sitzbad), warme Umschläge auf den Leib; zu empfehlen ist auch Diathermie. Es ist gut, wenn der Patient viel trinkt, am besten Bärentraubenblättertee, zur Abwechslung auch Tee von Herba herniariae und Folia bucco. Innerlich gegeben leisten auch die Sandelholzölpräparate Gutes, z. B. Oleum santali ostindici in Gelatinekapseln täglich 3 mal 1 Kapsel zu 0,2—0,5, auch das Gonosan und ähnliche Präparate haben sich gut bewährt. Das Urotropin und seine Derivate leisten im Gegensatz zur chronischen Cystitis bei der akuten Cystitis nicht viel. Empfohlen werden auch die Salicylpräparate, z. B. das Salol, täglich 3 mal 0,5—1,0, man achte auf auftretende Grünfärbung des Urins.

Sehr gute Erfolge sieht man auch bei der unspezifischen Proteinkörpertherapie. Man kann z. B. geben: 10 ccm Milch intramuskulär; Olobintin 1 ccm auf die Darmbeinschaufel; Novoprotin 0,5 ccm intravenös (1 ccm wirkt oft schon zu stark). Mit dieser allgemeinen Behandlung gelingt es häufig schon in einer Woche, die akute Cystitis zum Verschwinden zu bringen. Wird der Verlauf ein mehr chronischer, so ist man gezwungen zur Lokalbehandlung überzugehen. Man kann Instillationen mit dem GUYONschen Katheter direkt in die Blase machen, etwa 2, 3 oder auch 5 ccm von Argent.-nitric.-Lösung von 1, 2, 3 oder 5%. Obgleich die Mikroorganismen wohl nicht hierdurch sofort abgetötet werden, ist doch ein günstiger Einfluß dieser Instillationen oft nicht zu verkennen. Sie werden auch schon beim ersten Einsetzen der Cystitis empfohlen, ich glaube jedoch davon abraten zu sollen, da die Gefahr des Auftretens weiterer Komplikationen dann zu groß ist. Blasenspülungen werden am besten mit der vorsichtig zu handhabenden Druckspritze mit oder ohne aufgesetzten weichen Katheter ausgeführt. Es ist im allgemeinen nicht zweckmäßig, große Flüssigkeitsmengen in die entzündete Blase zu bringen, man erzielt eine leichtere und schnellere Reinigung, wenn man nur ungefähr 30 ccm einspritzt, dann die Spülflüssigkeit wieder entfernt und diesen Vorgang eine Reihe von Malen, etwa 6—8 mal während der Sitzung wiederholt, jedenfalls so lange, bis die letzte Spülflüssigkeit ziemlich klar abläuft. Oft gelingt es nicht, auch bei sehr häufig wiederholter Spülung, die Blase vollständig zu säubern, man findet bald den Zeitpunkt heraus, bis zu welchem der zur Zeit erreichbare Reinheitsgrad eintritt, im allgemeinen wird man selten mehr als 6—8 Teilinjektionen machen, eine größere Zahl von Injektionen in derselben Sitzung zu machen, ist dann zwecklos. Die Spülflüssigkeit muß gut körperwarm sein und auch während der ganzen Dauer der Behandlung auf Körpertemperatur gehalten werden. Vielfach bewährt als Spülflüssigkeit ist eine $1^1/_2$—3% Borsäurelösung, sonst kann man auch verwenden Argent. nitric. 0,025—0,1:100, Natr. salicylicum 2,0:100, Kalium hypermanganicum 0,05:100, Protargol 0,5—1,0—2,0:100, Targesin 0,5—1,0—3,0:100.

XIV. Ureteritis, Pyelitis und Pyelonephritis gonorrhoica.

Obgleich in der großen Mehrzahl der Fälle von gonorrhoischer Cystitis die Erkrankung auf die Blase beschränkt bleibt, so kann sie sich doch auf den Harnleiter fortsetzen. Im allgemeinen bietet der Ventilverschluß des Ureters einen guten Schutz gegen die Gonokokken, trotzdem können sie gelegentlich durch ihn hindurch in den Ureter hineingelangen, dieser braucht nicht in jedem Falle infiziert zu werden, sondern kann die Keime ähnlich, wie es das Vas deferens bei der Epididymitis tut, durch antiperistaltische Bewegung in die Niere befördern. Ein anderer Weg der Infektion kommt namentlich bei Personen mit gestörtem Urinablauf, insbesondere bei Strikturen in Frage. Infektiöser Eiter aus der hinteren Harnröhre kann, ohne daß es zu einer Cystitis zu kommen braucht, durch die krampfhafte Muskelanstrengung bei der Miktion in die gewaltsam geöffneten Ureteren hineingelangen.

Andererseits kann aber auch der Ureter von oben her infiziert werden, nämlich dann, wenn durch Infektion des Blut- oder Lymphstromes Gonokokken in die Niere gelangen, auch hierbei braucht es nicht in jedem Falle zu einer Vereiterung des Harnleiters zu kommen.

Wird eine Niere akut gonorrhoisch infiziert, so entsteht auch eine akute Ureteritis, handelt es sich dagegen um ein langsames Aufsteigen des gonorrhoischen Krankheitsprozesses, der schließlich zur Pyonephrose führt, so ist auch die Ureteritis durch langsamen chronischen Verlauf gekennzeichnet. Die Erkrankung ist meist eine einseitige. Pathologisch-anatomisch kann der Ureter normales Lumen behalten oder strikturiert erscheinen, wenn sich der ganze Krankheitsprozeß ziemlich gleichzeitig entwickelt hat; wenn jedoch längere Zeit schon Abflußhindernisse im Bereich der Urethra bestanden, findet man den Ureter meist sackförmig ausgeweitet, einer Dünndarmschlinge ähnelnd. Der Ureter kann von den Bauchdecken und vom Mastdarm (auch von der Scheide) aus palpiert werden, die Druckschmerzhaftigkeit der Ureterengegend allein wird kaum eine sichere Diagnose erlauben. Da meist gleichzeitig auch eine Pyelitis besteht, so sind auch subjektive Symptome für die Diagnose der Ureteritis allein nur schwer zu verwerten. Therapie ist bei der Pyelitis besprochen.

Die Fortsetzung der gonorrhoischen Entzündung über den Harnleiter hinaus führt zur Pyelitis und Pyelonephrose. Die Entzündung des Nierenbeckens, wie die der Niere selbst, ist häufig keine rein gonorrhoische, sondern eine Mischinfektion mit Bacterium coli, Staphylo- und Streptokokken. Auch andere Keime können für die Mischinfektion in Frage kommen.

SHIVERS beschreibt folgenden Fall:

Ein zwanzigjähriger Mann bemerkte 6 Tage nach dem Coitus Eiterung aus der Urethra. Mikroskopisch: den Gonokokken gleichende intra- und extracelluläre Diplokokken; diese verschwanden nach 3wöchentlicher Behandlung. 6 Monate später, nach einem weiteren Coitus ähnlicher Befund. Beide Urine waren auch noch nach 4 Monaten, als der Ausfluß längst verschwunden war, trübe. Cystoskopisch Trabekelblase, rechte Uretermündung etwas ödematös. Urin dieser Niere trüb, links normal. Kulturell erwies sich der Keim mittels der Methoden der Zuckervergärung, Agglutination und Komplementfixation als Micrococcus catarrhalis. Anamnestisch: Vor 14 Jahren doppelseitige Pneumonie. Infektion der Niere wahrscheinlich auf dem Blutwege, die der Harnröhre durch Kontakt. Es ist nicht zu bezweifeln, daß vielleicht von den in der Literatur niedergelegten Fällen doch ein großer Teil nicht nur dem Gonokokkus zugeschrieben werden muß, jedenfalls sollten derartige Fälle nicht nur mit der gewöhnlichen Kultur, sondern auch auf Vergärung usw. geprüft werden. Nach SHIVERS wurde in 27 in der Literatur niedergelegten Fällen gonorrhoischer Niereninfektion der Gonokokkus 15 mal kulturell nachgewiesen, jedoch ohne daß er durch die erwähnte feinere Methodik vollkommen identifiziert worden wäre. Erfolgt die Infektion nicht von der Urethra her, so können die Keime auf dem Blutwege in die Niere gelangt sein, wie schon ASAHARA nachgewiesen hat. In diesem Falle wird es auch oft gelingen, aus der Blutkultur den Nachweis zu erbringen. Es ist selbstverständlich, daß brüske instrumentelle Manipulationen, welche zu Traumen führen, leicht eine solche Nierenerkrankung auf dem Blutwege hervorrufen können. Schließlich können die Keime auch auf dem

Lymphwege in die Niere gelangen, was sowohl experimentell, wie auch pathologisch-anatomisch nachgewiesen ist.

Offenbar sind eine Reihe prädisponierender Momente für die Entstehung der Nierenerkrankung von Bedeutung. Außer den schon erwähnten Traumen, andere Nierenerkrankungen, insbesondere soll auch hier wieder auf das gemeinsame Vorkommen von Gonorrhöe und Tuberkulose hingewiesen werden, so daß beim Nachweis der einen Erkrankung auch immer auf die andere mitzufahnden ist. Der Lues kommt insofern erhöhte Bedeutung zu, als ja die Balkenblase oft das erste Anzeichen der beginnenden Tabes ist. Viel erörtert ist auch die Frage, ob durch den Gebrauch der Balsamica die gonorrhoische Infektion der Niere begünstigt wird. Ohne Zweifel vertragen manche Patienten auch schon kleine Dosen von Holzölen schlecht. Macht sich derartiges bemerkbar, so setze man die Verabreichung sofort aus, zumal man ja auch ohne Anwendung von Ölen die Gonorrhöe behandeln kann.

Bei der akuten Nierenbeckenentzündung ist die Schleimhaut ödematös, hyperämisch, zum Teil mit Blutextravasaten durchsetzt; Epithelien und Leukocyten im Nierenbeckeninhalt. Steigert sich die Entzündung, so tritt die Eitersekretion in den Vordergrund, bei chronischem Verlauf wird die Schleimhaut verdickt und zottig, auch die Umgebung der Niere und der Ureter kann der fibrösen Umwandlung anheimfallen. Das Beckenlumen kann sich durch Schrumpfung verengern. Bei der Entzündung der Niere selbst entstehen im Nierengewebe interstitielle und parenchymatöse Entzündungen. Steht die Abflußbehinderung im Vordergrunde des Krankheitsbildes, so kommt es infolge der Druckwirkung der inkompressiblen Flüssigkeit zur Ausweitung des Nierenbeckens mit Abflachung der Papillen und schließlich zur Verschmälerung und Reduktion des Nierenparenchyms. Die subjektiven Beschwerden bei Nierenbecken- und Nierenentzündung sind meist bedeutend, obwohl sie bei schleichendem chronischen Verlauf fehlen können, doch macht in solchen Fällen der allgemeine Kräfteverfall auf das Bestehen einer verborgenen Komplikation aufmerksam. Der Fieberverlauf ist verschieden, manche Fälle setzen mit Schüttelfrost und hohem Fieber ein. Wenn sich pyelonephritische Abscesse bilden, kommt es zu lang anhaltender Temperatursteigerung, oft mit uroseptischen Symptomen, Erbrechen, Schwindel, kleinem, schnellen Puls. Wenn der Harnabfluß durch Eitergerinnsel zeitweilig gestört wird, pflegt gleichfalls Temperatursteigerung einzutreten. In diesem Falle kann ein klarer, nicht pathologisch veränderter Urin entleert werden, der von der gesunden Niere stammt. Wird der temporäre Abschluß der erkrankten Niere aufgehoben, so zeigt natürlich der entleerte Urin auch wieder die pathologischen Veränderungen. Die Schmerzen sind bei Abflußbehinderung und Sekretverhaltung meist sehr heftig, aber auch wenn diese nicht vorliegen, sind die Beschwerden gewöhnlich nicht gering. Die Schmerzen strahlen oft nach der Blase, dem Genitale und Perineum und nach dem Oberschenkel aus. Meist werden sie auf einer Körperseite angegeben, die aber nicht die erkrankte zu sein braucht. Vermehrter Harndrang kann zwar gelegentlich fehlen, ist aber meistens vorhanden und durch die mitbestehende Cystitis bedingt. Auch Störungen von seiten des Magens und Darmes sind häufig. Da der Eitergehalt des Urins aus der Niere stammt, so ist es selbstverständlich, daß sämtliche Urinportionen Eiter enthalten. Mikroskopisch findet man Leukocyten, mitunter auch Erythrocyten, Zylinder und Epithelien. Die sog. geschwänzten Epithelien sind nicht für Nierenentzündung charakteristisch, wohl dagegen die Nierenepithelien, kleine runde oder rundlich polygonale Zellen mit großem doppelt konturiertem Kern und Granula. Die exakteste Diagnose. vor allen Dingen auch die Entscheidung, ob beide oder welche Niere erkrankt ist, ist nur durch die Cystoskopie möglich, jedoch sollte diese nicht zu frühzeitig vorgenommen werden, eine große Anzahl der Fälle von Pyelitis und Pyelonephritis heilt durch interne und physikalische Behandlung rasch ab. Diese sollte also zunächst versucht werden, erst wenn keine Besserung in annehmbarer Zeit eintritt, sollte man zur Durchleuchtung schreiten. Wenn sich vor der Cystoskopie die Blase rasch klar spülen läßt, so spricht das schon mit einer gewissen Wahrscheinlichkeit für eine Infektion der Niere auf dem Blut- oder Lymphwege. Ist jedoch eine Cystitis die Ursache, so wird man oft die größte Mühe haben, das Klarbleiben der Flüssigkeit in der Blase zu erreichen. Es ist praktisch, dann nur mit kleinen Flüssigkeitsmengen zu spülen und unter Irrigation zu beobachten. Cystoskopisch läßt sich sofort feststellen, in welchem Zustand sich die Blase befindet und aus welcher Niere eitriger Urin entleert wird. Eine weitere Aufklärung schafft dann der Ureterenkatheterismus (therapeutisch kommen Nierenbeckenspülungen durch den Ureterenkatheter mit Borsäurelösung $1^1/_2\,^0/_0$ oder Argent. nitric. 1:1000 in Frage). Von dem Katheterismus der gesunden Niere ist im allgemeinen abzuraten, zumal man deren Urin durch den gleichzeitig eingelegten Blasenkatheter ja auch getrennt erhalten kann.

Wie schon gesagt, ist der Verlauf der akuten Pyelitis oft günstig; wenn allerdings eine Pyelonephrose eingetreten ist, muß immer mit einem längeren und schweren Krankheitsverlauf gerechnet werden. Die Therapie verlangt vor allem Bettruhe und Diät. Durch physikalische Behandlung, also Heizkissen, warme Umschläge, oder falls möglich Diathermie, die sich hervorragend bewährt hat, wird man die Überwindung der Entzündung beschleunigen. Besteht eine Cystitis, muß diese natürlich eingehend behandelt werden; oft üben auch Blasenspülungen auf die Niere einen wohltätigen Einfluß aus. Die Einwirkung der Vaccine sollte immer versucht werden, und unspezifische Behandlung hat oft Erfolg. Es ist auch bei dieser Komplikation gut, wenn der Patient viel trinkt, frisches Wasser, eventuell mit Zusatz von Limonade, Milch und reichliche Mengen von Bärentraubenblättertee oder Herniariatee. Von Medikamenten wird man Balsamica, da diese ja die Niere reizen können, logischerweise nicht anwenden. Empfohlen wird Urotropin, das man auch in seiner zur intravenösen Applikation geeigneten Form anwenden kann. Ein großer Teil der Fälle wird auf diese Weise ausgeheilt werden können, manche Fälle von Pyelonephritis sind allerdings nur der chirurgischen Behandlung zugänglich.

XV. Urethritis non gonorrhoica.

Die Gonorrhöe hat sich trotz aller darauf verwandten Mühe nicht auf Tiere übertragen lassen, dagegen kommen bei Tieren Urethritiden vor. Am bekanntesten ist die Erkrankung der Harnröhre des Hundes durch den Bacillus haemophilus canis von PFEIFFER; auf den Affen ließ sich nach Erfahrung von FRITSCH abakterielle, nicht gonorrhoische Urethritis übertragen. Andererseits kommen aber beim Menschen auch eine Reihe von Urethritiden vor, die nichts mit Gonorrhöe zu tun haben. Das wichtigste in diesen Fällen bleibt allerdings eine Gonorrhöe auszuschließen und auch die Reste einer solchen zu beseitigen, worüber in den Kapiteln über Endoskopie und Dehnung das Nötige gesagt ist. Bei sorgfältigen Nachforschungen wird dann die Zahl der nicht gonorrhoischen oder nicht post-gonorrhoischen Urethritiden verhältnismäßig klein; leicht abgrenzen lassen sich die Entzündungen durch prophylaktisch eingeträufelte Lösungen. Sie sind keineswegs selten, der dicke, rahmgelbe Eiter täuscht leicht Tripper vor; mikroskopisch ist der Eiter meist steril.

Urethritis traumatica. Uncharakteristische Ausflüsse können ferner durch Schädigungen hervorgerufen werden, welche die Harnröhre durch abnorm zusammengesetzten Urin treffen. Nach DELBANCO ist Oxalurie und Phosphaturie unter Umständen an einer solchen Entzündung schuldig, nach MINGUET harnsaure Salze. Eine Steigerung dieses Krankheitsbildes tritt dann ein, wenn Harngrieß, kleine Steinchen oder deren Bruchstücke die Schleimhaut der Harnröhre alterieren. Ebenfalls häufig sind Urethritiden durch von außen in die Harnröhre gebrachte Fremdkörper. Bei einem Fall meiner Beobachtung hatte sich ein Landarbeiter einen etwa 15 ccm langen Grashalm in die Urethra eingeführt, welcher schließlich in die Blase gelangte, und den ich per urethram entfernen konnte. Namentlich bei Harnröhrenentzündungen nicht gonorrhoischer Natur bei Knaben denke man an solche oder ähnliche Ursachen. Während des Krieges hatte man Gelegenheit sehr viele absichtlich durch ätzende Lösungen herbeigeführte Urethritiden zu sehen. Ich selbst konnte einmal feststellen, daß Urintrübung durch Milchzusatz hervorgerufen wurde. Sind die Lösungen, die absichtlich oder versehentlich eingespritzt wurden, scharf ätzend, so kann es auch zu Narbenstrikturen in der Harnröhre kommen.

Bei Patienten, welche sich lange Zeit selbst katheterisierten, beobachtet man nicht selten traumatische Urethritiden. Wenn man sich den geringen Sauberkeitsgrad vergegenwärtigt, mit dem oft Katheter dauernd benutzt werden, so muß man immerhin diese Erkrankung als selten bezeichnen. Es ist auch oft schwer, die Schädigung durch das Katheter von derjenigen abzugrenzen, welche durch das den Kathetergebrauch bedingende Grundleiden hervorgerufen wird. Durch ungeschickte Einführung oder übergroße Sperrigkeit oder schwierige Passagemöglichkeit der Harnröhre, kann übrigens auch ein steriles Katheter zu Traumen führen, welche Veranlassung zur Entstehung einer Urethritis geben können. Auch durch indirekte Traumen können Harnröhrenentzündungen entstehen, insbesondere bei Reitern, Chauffeuren usw., besonders häufig scheinen diese bei Motorradfahrern zu sein.

Urethritis non gonorrhoica chronica (Waelsch). Ein bakterieller Befund fehlt, oder bzw. ist sehr dürftig bei der Urethritis non gonorrhoica von Waelsch. Der Ausfluß tritt meist längere Zeit, 8 Tage, oder nach Galewsky sogar 3 Wochen nach der Kohabitation auf. Der Verlauf ist sehr chronisch, Sekretabsonderung ist gering; subjektive Beschwerden sind meistens kaum vorhanden. Nur die erste Urinportion ist leicht getrübt, eventuell mit wenig Fäden. Nicht allzu selten treten im Verlauf Urethritis posterior, Prostatitis und Epididymitis auf.

Durch eine Schädigung der Harnröhre, wie sie der übermäßige Gebrauch prophylaktischer Einträufelungen darstellt, oder durch Katheterismus oder dgl. kann aber die Harnröhre auch für das Einwandern anderer Mikroorganismen geeignet gemacht werden, welche sonst im allgemeinen keine Urethritis verursachen, z. B. Staphylokokken oder Streptokokken. Hauptsächlich kommen in Frage Streptococcus albus oder aureus, Streptobacillus brevis und Bacillus pyocyaneus. Der Tuberkelbacillus und Bacillus coli verursachen ebenfalls Urethritiden. In seltenen Ausnahmefällen können auch höhere Pilze, z. B. Soor (Klausner, Frei) sich in der Harnröhre ansiedeln und eine Urethritis hervorrufen. Äußerst selten entsteht auch Urethritis durch eine Hautkrankheit auf der Schleimhaut der Harnröhre, z. B. durch Lichen ruber planus, etwas häufiger durch Herpes der Urethralschleimhaut, der nicht mit Herpes der äußeren Genitalhaut kombiniert zu sein braucht.

Ohne Zweifel kann auch nicht gonorrhoische Urethritis auf das andere der beiden Geschlechter übertragen werden. Kidd zitiert mehrere solcher Fälle; beim Coitus während der Menstruation erkrankten drei Männer, zwei durch einen kleinen extracellulären Diplokokkus, der Eiter des dritten enthielt nur Staphylokokken. Man darf auch nicht vergessen, worauf Thomson hinweist, daß die normale und abnorme Flora während und nach der Gonorrhöe bei beiden Geschlechtern nahezu identisch ist. Diese sekundären Keime verursachen viele Störungen, besonders an Stellen, die durch den Gonokokkus schon geschädigt worden sind. Sehr schwierig kann die Unterscheidung einer nicht gonorrhoischen Urethritis dann werden, wenn sie durch ähnliche Mikroorganismen hervorgerufen wird, insbesondere durch den Micrococcus catarrhalis und durch den Meningokokkus; glücklicherweise sind diese Fälle selten. Erwähnt seien hier ferner die sog. „Einschlußblennorrhöen", bei denen „Einschlußkörperchen" in dem Urethralepithel bei Urethritis non gonorrhoica gefunden sind, und die in die Gruppe der von Lipschütz beschriebenen „Einschlußkrankheiten" einzureihen sind. Ähnliche Erkrankungen in Gestalt von „Einschlußblennorrhöen" kommen auch auf der Conjunctiva der Neugeborenen vor. Bei Fällen mit unklarer Ätiologie muß man daran denken, daß manche Personen nach bestimmten Nahrungsmitteln Urethritis bekommen. In der Literatur sind besonders erwähnt: Spargel, Stachelbeeren und Brunnenkresse.

Die Therapie der nicht gonorrhoischen Urethritis hat also andere Erkrankungen auszuschließen und insbesondere auch die Folgeerscheinungen voraufgegangener Gonorrhöe zu beseitigen. Es empfiehlt sich nicht, gleich mit adstringierenden Lösungen zu behandeln, sondern es ist besser, zunächst eine irritierende Lokalbehandlung vorauszuschicken. Nach Schäffer z. B. 8 bis 10 Tage lang Argentamin, dessen Reizwirkung hier durchaus erwünscht ist. Man verordnet: Liquor Argentamin. 0,3 bis 0,4, Aqua dest. ad 100,0. Ferner Einspritzungen mit: Hydrarg. oxycyanat. 1:4000 bis 1:2000 bis 1:1000 (als Spülung etwas schwächer, 1:5000 bis 1:3000). Um die noch zurückbleibenden, vielleicht sogar gesteigerten Fäden und Eiterabsonderungen zu bekämpfen, schließt man dann eine adstringierende Therapie an: Zinc. sulfur. $^1/_4$ bis 1$^0/_0$ oder Zinc. sulfo-carbolic. 0,2 bis 0,3 bis 0,5 auf 100. Dauer und Zahl der Injektionen wie bei der Tripperbehandlung. Ferner Alumnol 1 bis 2$^0/_0$, auch Bismut. subnitric. 3 bis 5 g : 200. Außer den schon erwähnten Spülungen mit Hydrarg. oxycyanat. auch solche mit Kaliumpermanganat oder in diesen Fällen manchmal vorzugsweise Zinc.

hypermanganic. 1:4000 bis 1:2000. Viel verwandt werden auch Ichthargan 0,2 bis 0,4:200, Ammon. sulfur. ichthyolic. 1—2% und Resorcin 0,2 bis 2,0:200. Stark sekretionshemmend wirkt auch nach THIMM:

Zinci oxydat.	10,0
Zinci acetic.	0,5—1,0
Glycerini	20,0
Aq. dest. ad	200,0

Während der Nacht kann man auch Urethralstäbchen mit einem dieser Medikamente verordnen; diese werden fabrikmäßig hergestellt, verschreiben kann man z. B. Bacilli urethrales 6 cm lang, mit Zinc. sulfo-carbolic. 1%; häufig gelingt es doch nicht, die letzten Fäden aus dem Urin zu entfernen, auch nicht mit Hilfe der Dehnkur. In diesen Fällen muß man die oft hypochondrischen Patienten darüber beruhigen, daß eine gefährliche Erkrankung nicht vorliegt. Hat man vollständige Endoskopie ausgeführt und auch diese keinen pathologischen Befund ergeben, so gelingt es meist, den Kranken von der Belanglosigkeit der Erscheinungen zu überzeugen und ihn damit auch wieder zu einem zufriedenen Menschen zu machen.

XVI. Konstatierung der Heilung der Urethral-Gonorrhöe.

Schon die Feststellung, ob eine Gonorrhöe der Harnröhre wirklich ausgeheilt ist, kann große Schwierigkeiten machen, zumal, wenn man die Gonorrhöe als chronische Erkrankung im Sinne von BUSCHKE und LANGER auffaßt. Die Feststellung der Heilung besagt, daß keine Gonokokken mehr in der Harnröhre anwesend sind: mit anderen Worten, es handelt sich um eine Provokation der Gonokokken, um ihr Fehlen mit Sicherheit feststellen zu können. Die Provokation kann eine chemische, mechanische oder Vaccine-Provokation sein. Am besten wendet man diese Methoden kombiniert an.

Chemische Provokation. Diese kann durch Einspritzungen oder mittels Spülungen mit irritierenden Medikamenten erfolgen. Einspritzungen mit provokatorischer Argentaminlösung nach SCHÄFFER kann der Patient selbst vornehmen (Liquor. Argentamin. 0,3—0,5, Aq. dest. ad 100,0) jedesmal 2—3 Minuten in der Harnröhre lassen, 3 Injektionen täglich, 2—3 Tage lang.

Viel verwendet wird auch zur chemischen Provokation die von BLASCHKO empfohlene LUGOLsche Lösung: Jod 1,0, Jodkali 2,0, Aqu. 30,0. Man verdünnt die Lösung zur Provokation mit der 5fachen Menge Wasser und verwendet sie wie die Argentaminlösung.

Als Spülung durch den Arzt eignet sich sehr gut eine Sublimatlösung 1:20000 (eventuell 1:10000) nach NEISSER, oder auch eine Druckspülung mit Hydrarg. oxycyanat. 1:5000—1:3000.

Mechanische Provokation. Zur Reizung auf mechanischem Wege führt man eine Knopfsonde, die eben das Orificium passiert, ein, man geht mehrere Male in der Harnröhre hin und her, hierbei kontrolliert man auch mit der linken, außen am Penis den Knopf begleitenden Hand, ob sich irgendwo Verdickungen, Knötchen u. dgl. finden, diese exprimiert man kräftig. Man kann die mechanische Reizung auch durch Massieren auf einer Metallsonde herbeiführen, das einfache Einführen genügt nicht. Besonders wirksam ist die mechanische Reizung mit Hilfe des KOLLMANNschen Dehners, was auch ZIELER betont. In der Tat ist die Reizung mit dem gebogenen KOLLMANNschen Dehner wohl die am meisten verborgene Gonokokken zutage fördernde Methode und verdient daher allgemeine Anwendung.

Provokation durch Vaccine. Die Provokation durch Gonokokken-Vaccine greift alle gonorrhoischen Herde des Körpers an, über ihre Zuverlässigkeit sind die Ansichten noch sehr verschieden. Man spritzt intravenös eine nicht zu kleine Dosis ein (bei Frauen etwa 20—100 Millionen, bei Männern bis 200 Millionen

Keime, unter der Voraussetzung, daß noch keine Vaccinekur voraufgegangen ist, sonst erheblich höhere Gaben). Abgesehen von der Aufrührung örtlicher Herde findet eine allgemeine Reaktion statt, oft erheblicher Temperaturanstieg am ersten Tage, besonders verdächtig soll eine nochmalige geringere Temperatursteigerung am zweiten Tage, die sog. Zacke, sein.

Statt der intravenösen Einspritzung wird auch subcutane Injektion von 200—500 Millionen Keimen empfohlen.

Mikroskopische Nachprüfungen. Mit der Ausführung der Provokation selbst ist das wenigste getan, der Erfolg pflegt sich erst nach einigen Tagen zu zeigen. Fortlaufende mikroskopische Kontrolle ist das wichtigste, sie muß über 2—3 Wochen ausgedehnt werden. Es ist zuzugeben, daß für Patienten wie Arzt die Feststellung der Ausheilung des Trippers eine langwierige Probe ist, aber in Anbetracht der so zahlreichen nicht ausgeheilten Tripper ist sie nicht zu umgehen. Um möglichste Abkürzung zu erzielen, pflege ich so vorzugehen: 1. bis 3. Tag Reizspülung oder Spritzung, vom 2. Tage ab ständige tägliche mikroskopische Untersuchung bis zur endgültigen Beendigung, 4. bis 5. Tag je eine Sondenreizung oder besser Dehnung. Am 8. Tage intravenöse Vaccine-Injektion (3 Tage Temperaturkontrolle!), darauf 14 Tage täglich Nachuntersuchung; diese wird schon, wenn sie sorgfältig ausgeführt wird, in vielmehr Fällen mehr Gonokokken zutage fördern als Arzt und Patienten lieb ist. Trotzdem wird man bei irgendwie verdächtigen Fällen den Provokationsturnus mehrmals wiederholen müssen. Handelt es sich um Eheleute, so muß natürlich auch der Partner genau so eingehend behandelt und untersucht werden, denn sonst nehmen die gegenseitigen Infektionen kein Ende.

XVII. Abortiv-Behandlung.

Man sollte denken, daß die Chancen für eine Abortiv-Behandlung der Gonorrhöe an sich vortrefflich wären, da ja die Krankheitserreger nur in geringer Zahl eindringen und zunächst ganz oberflächlich im Meatus liegen. In der Tat gelingen sehr viele Abortiv-Heilungen, namentlich diejenigen mit Hilfe der prophylaktischen Instillation unmittelbar post coitum. So anerkannt gut die Erfolge dieser Maßnahmen sind, so wenig günstig sind leider die Aussichten für das, was man im allgemeinen unter Abortiv-Heilung des Trippers versteht, nämlich die Beseitigung einer schon ausgebrochenen Gonorrhöe, wenn nicht in einem, so doch in wenigen Tagen. Tritt bereits richtiger gelber gonorrhoischer Eiter auf, so hat die Abortiv-Heilung überhaupt keine große Aussicht auf Erfolg, versuchen kann man sie im sog. serösen Stadium. Mißlingt die Abortiv-Heilung, so lehrt die Erfahrung, daß der Tripper verschlimmert wird, oft sogar einen ausgesprochen bösartigen Charakter annimmt. Es gibt eine Anzahl von Ärzten, welche begeisterte Anhänger einer der vielen Abortiv-Heilmethoden sind, und welche die Meinung hegen, daß sie viele Patienten abortiv geheilt hätten; diese Ansicht ist oft trügerisch. Die Abortiv-Methoden sind häufig schmerzhaft und unbequem; immerhin nimmt der Patient die Mühen auf sich, in Anbetracht der ihm in Aussicht gestellten raschen Heilung. In der Tat verschwinden die Gonokokken, aber nach einigen Tagen tritt erneuter heftiger Ausfluß auf; der Patient sucht einen anderen Arzt auf, da er unzufrieden ist oder sich sogar getäuscht fühlt. Der erste Arzt aber glaubt immer noch an seinen Erfolg. Janet zieht die Abortiv-Behandlung mit Argyrol dem Protargol vor, da es weniger reizt. Nachdem der Patient Urin gelassen hat, wird die Urethra anterior mit $^1/_2$ Liter Argyrol 1:400 gespült; unmittelbar darauf spritzt man mit der Tripperspritze 20% Argyrollösung ein, welche 20 Minuten in der Harnröhre verbleibt; dabei läßt man immer einige Tropfen aus der Harnröhre austreten, damit auch der Meatus behandelt wird. Die Lösung wird sodann herausgelassen, die Harnröhre aber nicht gedrückt, damit möglichst viel Argyrol zurückbleibt, etwas Watte wird vorgelegt und der Patient angewiesen, so lang wie möglich nicht zu urinieren. Am selben Tage noch eine weitere derartige Behandlung, und am zweiten und dritten Tage ebenfalls. Zeigt sich starke Reizung, so wird die Konzentration auf 5 oder $10^0/_0$ herabgesetzt. Hat die Kur Erfolg, so vermißt man schon nach der ersten Behandlung die Gonokokken, zeigen sich aber noch nach der zweiten Behandlung Gonokokken, so ist der Fall für die Abortiv-Behandlung ungeeignet, und JANET behandelt ihn nur mit seinen Kaliumpermanganat-Spülungen. JANET hatte bei diesem Vorgang $64^0/_0$ Erfolg. BIERHOFF kombiniert Spülung der vorderen Harnröhre mit Protargol-Injektion: 1. Tag: Anterior-Spülung mit 450 ccm von $1/_2^0/_0$ Protargollösung, 4 Stunden später eine Injektion von 8 ccm $1/_2^0/_0$ Protargollösung mit $15^0/_0$ Glycerin-Gehalt, 10 Minuten einbehalten. Die Injektion wird alle 4 Stunden wiederholt. 2. Tag: mikroskopisch sollen keine Gonokokken mehr gefunden werden, Behandlung wie am ersten Tag. 3. Tag: mikroskopische Untersuchung, Anteriorspülung mit 300 ccm von $1/_4^0/_0$ Protargollösung, Patient macht nur 3 Harnröhren-Injektionen. 4. Tag: wenn keine Gonokokken gefunden werden, keine Irrigation mehr, Patient macht nur morgens und abends eine Injektion. 5. Tag: keine Behandlung mehr, Alkoholprobe. Mikroskopische Präparate während einer Woche. Von 363 Fällen waren bei $63,6^0/_0$ keine Gonokokken mehr nach 48 Stunden nachweisbar, von dem Rest der Fälle konnten über die Hälfte nach 3 Wochen geheilt werden.

BLASCHKO hat der Abortivbehandlung besondere Aufmerksamkeit gewidmet. Die zunächst verwandte $2^0/_0$ Argent. nitric. Lösung hat er wieder verlassen und dann mit $3-4^0/_0$ Protargollösung und $1-2^0/_0$ Albarginlösung gute Erfolge erzielt. Lag eine Gonorrhöe vor, die höchstens 3 Tage alt war und sich noch im Stadium mucosum befand, so konnte in $40^0/_0$ der Fälle Abortivheilung erzielt werden. Die Lösung wurde täglich einmal injiziert und $3-5$ Minuten in der Harnröhre gelassen. WOSSIDLO hatte jedoch bei dieser Methode über Blutungen und Harnverhaltung zu klagen, so daß die lokale Behandlung ausgesetzt werden mußte.

Literatur.

ASAHORA: Inaug.-Diss. Berlin 1898. — BIERHOFF, FREDERIC: Americ. Med. March, p. 162. — BOERNER, RUD. und CARLOS SANTOS: Über eine neue Art von Elektroden zur Behandlung der Gonorrhöe mittels Diathermie. Med. Klinik 1914, Nr. 25. — BUSCHKE, A.: Zur Behandlung des Phagedänismus mit intravenösen Chininjektionen. Klin. Wochenschr. 1924, S. 1675. — BUSCHKE, A. und E. LANGER: Die Gonorrhöe als chronische Erkrankung. Med. Klinik 1922, Nr. 3. — DELEFOSSE: Pratique de la chirurgie des voies urinaires. Paris 1887. — FINGER, ERNST: Die Blennorrhöe der Sexualorgane. Leipzig und Wien 1905. — FINGER. E.: Handb. d. Haut- u. Geschlechtskrankh. Bd. I. Zit. nach SCHOLTZ. — GLINGAR. ALOIS: Die Endoskopie der männlichen Harnröhre. Wien: Julius Springer 1924. — HOFFMANN, EHRICH: Vortäuschung primärer Syphilis durch gonorrhoische Lymphangitis (gonorrhoischer Pseudoprimäraffekt). Münch. med. Wochenschr. Jg. 70, S. 1167, 1923. — JACOBY. S.: Lehrbuch der Cystoscopie des stereocystophotographischen Atlas. Leipzig 1911. — JADASSOHN, J.: Allgemeine Ätiologie, Pathologie, Diagnose und Therapie der Gonorrhöe. Handb. d. Haut- u. Geschlechtskrankh. Bd. I. — JANET: Zit. THOMSOM. — JENSEN, V.: Über eine Modifikation der Gramfärbung. Berlin. klin. Wochenschr. 1912. S. 1663. — KIDD, F.: Common Diseases of the Male Urethra. Longmanns, Green and Co. 1917. — KOLLMANN-OBERLÄNDER: Chronische Gonorrhöe. Leipzig: Georg Thieme 1905. — LANZ: Zit. SCHOLTZ. — LEDERMANN: Therapie der Haut- und Geschlechtskrankheiten. 3. Aufl. Berlin 1907. — LEES: Zit. LUMB. — LUMB, NORMAN: Gonococcal Infection in the Male. London 1920. — LUYS: Traité de la blennorragie et de ses complications, 1912, p. 129. — MACDONAGH: Venereal Diseases p. 286. London: Heinemann. — MORSON, A. C.: Brit. med. journ. Febr. 1, 1919. p. 129. — NEERGAARD, K. v.: Über den Gehalt einiger Silberpräparate an kolloidem, echtgelöstem und ionisiertem Silber. Klin. Wochenschr. Jg. 2, Nr. 36, S. 1699. 1923. — NEISSER: Zit. nach SCHÄFFER. — OELZE, F. W.: Über die physikalisch-chemischen Grundlagen der Therapie der Gonorrhöe. I. Die Wirkung kolloider Metalle auf Gonokokkenkulturen. Zeitschr. f. exp. Pathol. u. Therapie. Bd. 18, Nr. 3. 1916. — OELZE, F. W.: Über Cysto-Urethroskopie: Dermatol. Wochenschr. Bd. 73, Nr. 37, S. 961. 1921. — OELZE, F.W.: Übungs-sonden zur Einführung von Cystoskopen und Urethroskopen. Zeitschr. f. Urol. Bd. XVI, S. 276. 1922. — OELZE, F. W.: Untersuchungsmethoden und Diagnose der Erreger der Ge-schlechtskrankheiten. München: J. F. Lehmann 1921. — OELZE-RHEINBOLDT, META: Über die Zahl der intra- und extraleukocytären Gonokokken. Zentralbl. f. Bakteriol., Parasitenk. u. Infektionskrankh., Abt. I, Orig. H. 1. 1921. — PAPPENHEIM: Zit. nach SCHOLTZ. — PINKUS, FELIX: Haut- und Geschlechtskrankheiten. Leipzig 1910. — POPPER, HUGO: Über Abortiv-behandlung der Gonorrhöe mit Reargon. Dtsch. med. Wochenschr. 1924. Nr. 30, S. 1022. — POSNER: Zit. KOLLMANN-OBERLÄNDER. — PRAETORIUS, G.: Zur Pathologie der Pars pro-statica und der Prostata. Zeitschr. f. Urol. Bd. XVII. 1923. — RILLE, J. H.: Lymphangitis (aus Encyklopädie der Haut- und Geschlechtskrankheiten, herausgegeb. v. E. LESSER) Leipzig 1900. — SANTOS, C.: Sur le traitement de la blennorrhagie par la diathermie. Arch. d'électr. méd. Nr. 354. 1913. — SCHÄFFER, J.: Therapie der Haut- und venerischen Krank-heiten. Berlin-Wien: Urban u. Schwarzenberg 1915. — SCHLENZKA, A.: Die GOLDSCHMIDT-sche Irrigations-Urethroskopie. Leipzig: Klinkhardt 1912. — SCHOPENBAUER, ARTHUR: Aphorismen zur Lebensweisheit; von dem was Einer vorstellt. — SCHOLTZ, W.: Gonorrhoea acuta et chronica anterior et posterior. Handb. d. Geschlechtskrankh. Bd. I. — SHIVERS, CHARLES, H. DE: A possible mistake in the diagnosis of gonococcal infection of the KIDNEY, with report of a suspected case. Journ. of the Americ. med. assoc. Bd. 80. 1923. — SMITH, GEORGE GILBERT: The Value of Urethroscopy in the Male. Urol. a. cut. review. Vol. XXVI. p. 203. 1922. — THOMSON, WALKER: Surgical Diseases and Injuries of the Genito-Urinary Organs. 1914. p. 611. — THOMSOM, DAVID: Gonorrhoea. London 1924. — VIRGHI: Med. Record, vol. I, p. 1168; Med. Annual 1915, p. 302. — WOLBARST, A.: Med. Record, April 21. 1906; Internat. Clinics 1, 22 d. series, p. 1. 1912. — WOSSIDLO, ERICH: Die chronischen Erkrankungen der hinteren Harnröhre. Leipzig: Klinkhardt 1913. — WOSSIDLO, H.: Die Gonorrhöe des Mannes und ihre Komplikationen. Leipzig: Thieme 1923. — ZIELER: ZIELER-JACOBY, Handbuch und Atlas der Haut- und Geschlechtskrankheiten.

Anmerkung. Die bunten Abbildungen sind von Frl. MARIANNE KEIL, Leipzig, gezeichnet.

Die Erkrankungen der männlichen Adnexorgane.

Von

A. BUSCHKE-Berlin und ERICH LANGER-Berlin.

Mit 8 Abbildungen.

A. Allgemeines.

Unter der Bezeichnung „männlichen Adnexorgane" fassen wir die drüsigen Anhangsgebilde der vorderen und hinteren Harnröhre auf, die in diesen Abschnitten ihre Ausführungsgänge haben, so die LITTRÉschen Drüsen und die MORGAGNIschen Lacunen, die COWPERschen Drüsen, die Prostata, die Samenblasen und schließlich die Nebenhoden und Hoden mit dem Vas deferens. Die Adnexe der vorderen Harnröhre haben bereits mit Ausnahme der COWPERschen Drüsen bei Besprechung der vorderen Harnröhre selbst ihre Abhandlung gefunden, da sie auch bezüglich ihrer Untersuchung und Behandlung ganz zu dieser gehören, während die COWPERschen Drüsen aus diagnostischen und therapeutischen Gründen am besten mit den zur hinteren Harnröhre gehörigen Organen abgehandelt werden. Die Untersuchung derselben setzt sich aus zwei einander ergänzenden Teilen zusammen und zwar: 1. der digitalen Palpation vom Rectum aus, die, da sie alle Organe umschließt, anschließend beschrieben werden soll, und 2. der Inspektion und mikroskopischen Untersuchung des Urins und des durch die Massage gewonnenen Exprimats.

Untersuchungstechnik.

Man nimmt die digitale Untersuchung vom Rectum aus mit dem mit einem Condom versehenen und eingefetteten Zeigefinger der rechten Hand vor, den man zum Schutze der übrigen Finger und der Hand durch einen Zellstofftupfer hindurchsteckt. Dann führt man vorsichtig unter leichtem Drehen und nach vorherigem Beiseitestreichen der Haare den Finger, die Dorsalseite der Hand nach oben gerichtet, in den Anus ein, nachdem man sich durch eine gründliche Inspektion der Analgegend davon überzeugt hat, ob irgendwelche äußeren Erkrankungserscheinungen (breite und spitze Kondylome, Hämorrhoiden usw.) vorhanden sind. Bei genügend vorsichtigem Einführen des Fingers darf der Patient außer einer leichten Druckempfindung im Rectum keinerlei Schmerzen haben. Die Methoden zur Vornahme der eigentlichen Abtastung der verschiedenen zur Untersuchung gelangenden Organe weichen voneinander ab und ermöglichen eine mehr oder weniger eingehend ausführbare Feststellung des pathologischen Befundes.

Bei bettlägerigen Patienten kommen im großen und ganzen nur zwei Arten der Untersuchung in Frage: 1. Die Seitenlage, bei der man das nach oben gerichtete Bein durch eine Hilfsperson abduziert halten läßt, vor den Patienten sich hinstellt und während der Untersuchung durch die freie Hand von der Bauchseite her sich die Organe entgegendrückt, oder 2. die Rückenlage, die auch sonst von manchen Autoren empfohlen wird, mit angezogenen Knien und nach auswärts rotierten Oberschenkeln. Auch hier untersucht man am besten bimanuell, indem die auf den Bauch gelegte Hand die Organe, die schon infolge der Rückenlage dem palpierenden Finger entgegendrängen, diesem noch mehr zuschiebt. Der Nachteil dieser Methode, mit der man die zunächst liegenden Teile, wie Cowpersche Drüsen und unteren Prostatarand gut erfassen kann, liegt daran, daß man nur schwer Samenblasen und Ampulle erreichen kann. Dieselben Schwierigkeiten begegnen dem Untersuchenden bei der Palpation in Knie-Ellenbogenlage, bei der durch das höher als der übrige Körper stehende Becken die in diesem liegenden Organe nach vorn vor dem untersuchenden Finger ausweichen. Daher ist am besten die Untersuchung am stehenden Patienten geeignet, genaue Befunde erheben zu lassen. Zwei Methoden stehen uns hier zur Verfügung: 1. Die Untersuchung am nach vorn gebeugten Patienten. Vor dem auf einem Schemel sitzenden Arzt steht der Kranke, der den Rumpf leicht nach vorn beugt, während er mit den beiden Händen die Gesäßbacken gut auseinanderzieht, um damit die Einführung des palpierenden Fingers zu erleichtern. Ist dieses geschehen, so stützt der Patient seine

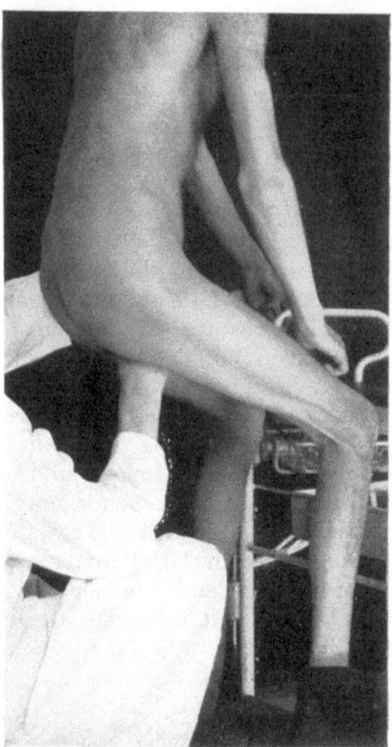

Abb. 83. Untersuchungsmethode der Adnexe nach Picker. (Sammlung Buschke.)

Hände am besten entweder gegen die eigenen Knie oder aber auf einen vor ihm stehenden Stuhl. Bei dieser Methodik ist es im allgemeinen möglich, außer Cowperschen Drüsen und Prostata auch die Samenblasen und die Ampulla vas. deferent. zu palpieren. 2. Die Rectaluntersuchung nach Picker: Nach Reinspülung von Harnröhre und Blase wird letztere genügend stark gefüllt. Der Patient stellt sich vor den Untersuchenden auf die unterste Stufe des Untersuchungsstuhles resp. der Arzt setzt sich hinter dem auf dem Fußboden stehenden Patienten auf einen etwas niedrigeren Schemel. Daraufhin wird der Ellenbogen der untersuchenden Hand auf den zwischen die Beine des breitbeinig dastehenden Patienten vorgeschobenen Oberschenkel aufgestützt, und der Zeigefinger in das Rectum eingeführt, während gleichzeitig der Kranke die Beine in den Knien leicht beugt und den Oberkörper senkrecht hält, evtl. sogar etwas zurückbeugt. Mit der freien auf die Unterbauchgegend aufgelegten Hand kann der Untersuchende dabei sich die zu palpierenden Organe noch entgegenbringen. Sind alle Adnexe noch nicht mit Leichtigkeit palpabel, so läßt man den Patienten sich auf die untersuchende Hand heraufsetzen, da dadurch durch das Eigengewicht des Kranken der Damm desselben hochgedrängt und somit der palpierende Finger den Organen näher gebracht wird. Auf diese Weise ist es am ehesten möglich, sich über den Befund der Adnexe zu orientieren, da sie mehr als es jede andere Untersuchungsmethodik gestattet, dem eingeführten Finger die Adnexe nähert. Außer durch den Eigendruck der Organe wird diese Annäherung durch die gefüllte Blase ermöglicht, die bei der aufrechten oder sogar leicht nach hinten übergebeugten Körperhaltung die Samenblasen und die Ampulla, aber auch die Prostata abwärts drückt.

Diese Pickersche Methode der Rectaluntersuchung haben wir seit langer Zeit in unserer Klinik geprüft und sind, wie andere so Ballog, Bruhns, Junker, zu der Überzeugung gekommen, daß diese Methode am besten von allen geeignet ist, uns über die normalen und pathologischen Befunde der Adnexorgane Aufschluß zu geben.

Zu jeder der beschriebenen Untersuchungsformen bedienen wir uns nur des durch Condom geschützten Fingers, während auch wir es perhorreszieren, Massierinstrumente wie das Felekische Instrument zur Prostatamassage zu benutzen, da hiermit keinerlei feinere Veränderungen sich feststellen lassen, ja es sogar schon schwer ist, sich mit dem eingeführten Instrument über gröbere Veränderungen zu unterrichten; außerdem besteht wie bei jeder instrumentellen Verwendung die Gefahr, damit eine Verletzung hervorzurufen.

Bei der allgemein orientierenden Untersuchung geht man so vor, daß man sich zunächst über die Form, Größe und Schmerzhaftigkeit der Prostata unterrichtet, indem man dieselbe von links nach rechts genau abtastet. Vom rechten Prostatarand wird nun der Finger zur rechten Samenblase hinaufgeschoben. Nach Abtastung derselben kommt er in das zwischen den Samenblasen liegende Dreieck, in dem beiderseits den Samenblasen anliegend die Ampulla vas. deferent. palpierbar ist. Nach nunmehriger Untersuchung der linken Samenblase wird der Finger zurückgezogen und man kann nun unterhalb der Prostata, etwa 1 cm unter ihrem unteren Rande beiderseits der Urethra dieser eng anliegend die COWPERschen Drüsen fühlen, indem man den untersuchenden Finger in seiner Endphalanx beugt. Auf diese Weise kann man sich ein Übersichtsbild der verschiedenen Adnexorgane verschaffen, auf deren Befund im einzelnen — sowohl den normalen wie auch den pathologischen — in den speziellen Kapiteln eingegangen werden soll.

B. Spezieller Teil.

I. Cowperitis.

1. Häufigkeit.

Wenn auch das Vorhandensein der Glandulae bulbo-urethrales nach ihrer ersten Beschreibung durch MERY (1684) und erneut durch (COWPER 1702) längst bekannt ist, so bestehen doch über die Häufigkeit ihrer akuten und chronischen Erkrankung weitgehende Differenzen. Während die meisten älteren Autoren, aber auch neuere. so WOSSIDLO, BRUHNS u. a. das Zustandekommen einer Cowperitis für recht selten halten, ist von anderer Seite darauf hingewiesen worden. daß die Cowperitis eine häufigere Komplikation der Urethralgonorrhöe darstellt (MUHLPFORDT. LESZCZYNSKI). Wir möchten MUHLPFORDT beipflichten. wenn er behauptet. daß die Annahme der Seltenheit des Auftretens der Cowperitis darauf beruhe. daß sie in ihren leichteren Formen nicht genügend beachtet wird. Unter seinem Material konnte MUHLPFORDT von 47 Gonorrhoea-anterior-Fällen bei $7 = 15^0{}_0$ eine Cowperitis feststellen. LESZCZYNSKI fand an Leichenmaterial bei 44 Leichen 16 mal bestehende oder abgelaufene Veränderungen der Gland. bulbo-urethrales. während andererseits ENGLISCH nur unter 1600 untersuchten chronischen Gonorrhöefällen bei 2 Patienten irgendwelche Symptome konstatieren konnte.

Die Zeit des Auftretens der Cowperitis ist keineswegs an die akuten Erscheinungen der Harnröhrenerkrankung selbst gebunden, wenngleich auch während dieser Zeit die Miterkrankung der Drüsen am häufigsten ist. In den meisten Fällen treten die Symptome nur einseitig auf und zwar nach DUFOUR, ENGLISCH u. a. meistens linksseitig. Ihre Erkrankung fällt nach FINGER, ENGLISCH u. a. meistens nicht vor die Beendigung der zweiten Krankheitswoche, da dies ungefähr die Zeit ist, in der die gonorrhoische Infektion den Bulbus befällt. Aber ebenso wie schon sehr frühzeitige Erkrankungen der COWPERschen Drüsen mitgeteilt sind, kann ihre Entzündung sich auch erst im Verlaufe von mehreren Jahren nach der Infektion einstellen und ist dann meistens durch ein direkt den Damm treffendes Trauma ausgelöst oder durch eine allgemeine Schädigung. So schloß sich bei einem Patienten TARNOWSKYS bei einem Reiter an eine seit 2 Jahren bestehende chronische Urethralgonorrhöe nach einem starken Ritt eine akute Cowperitis an. In anderen Fällen kam es zur Erkrankung nach Tanzen, angestrengten Märschen, nach Exzessen in venere oder durch örtliche Reizung durch Bougieren, durch konzentrierte Injektionen oder Traumen.

Bezüglich der Ätiologie muß man wohl annehmen, daß es im Verlaufe einer akuten Harnröhrengonorrhöe zu einer Einwanderung der Gonokokken in den Ausführungsgang der Drüsen oder in diese selbst kommt [1]), wobei der linke Ausführungsgang deshalb bevorzugt sein soll, weil er in den meisten Fällen weiter vorn seine Mündung hat als der rechte. Infiltrate oder Strikturen der Harnröhre in der Nähe der Ausführungsgänge bieten naturgemäß eine Disposition zur Erkrankung der Drüsen, da sich vor ihnen das Sekret staut und in sie gewissermaßen hineingedrängt wird. Für einen Teil der Cowperitiden im Verlaufe der chronischen Gonorrhöe kann man wohl nach BUSCHKE und LANGER eine latente Infektion annehmen.

---

[1]) Allerdings findet man bei Nekrose oder Abscedierung der Drüsen meist keine Gonokokken mehr, sondern der Eiter ist meist steril oder enthält Staphylo- oder Streptokokken, gelegentlich Kolibakterien.

2. Untersuchungsmethode.

Nachdem man sich nach der Pickerschen Methode, wie wir es im vorigen Kapitel dargelegt haben, allgemein orientiert hat, geht man, falls man eine Veränderung der Cowperschen Drüsen feststellen konnte, folgendermaßen vor: Man spült die Harnröhre und Blase rein und füllt dann letztere. Hierauf untersucht man die 1 cm unterhalb des unteren Prostatarandes palpabelen Cowperschen Drüsen auf ihre makroskopisch fühlbaren Veränderungen und exprimiert zum Schlusse aus der kranken Drüse das Sekret. Wird nunmehr die Blase entleert, so finden sich in der ersten Portion diejenigen Sekretmengen, die man mit dem Finger herausgedrückt hat, die zweite Portion bleibt klar, während in der dritten Portion sich das Sekret befindet, das unter dem Druck der M. transversus perinei, ischiocavernosus und bulbocavernosus aus dem langen Ausführungsgang der Drüse herausgepreßt wird. Bei einer gleichzeitigen Erkrankung von Prostata und Samenblasen geht man nach Picker so vor, daß man erst diese exprimiert, nochmals die Harnröhre und Blase klar spült und erst dann zur Untersuchung der Cowperschen Drüsen übergeht.

a) Akute Cowperitis.

1. Symptome.

Subjektive Symptome. In beginnenden Fällen oder bei nur leichter Erkrankung fühlt der Kranke einen stechenden Schmerz am Perineum, der nach dem Rectum unter Umständen auch nach der Innenseite der Oberschenkel ausstrahlt. Besonders deutlich wird dieser Schmerz bei der Stuhlentleerung oder bei Bewegungen empfunden. Gehen die Erscheinungen weiter, so nehmen auch die subjektiven Symptome zu: es erhöhen sich die jetzt mehr dumpfen und drückenden Schmerzen ganz besonders bei der Defäkation, es können bei der Urinentleerung Schmerzen und Beschwerden, die eine Verhaltung vortäuschen, auftreten. Beginnt eine Einschmelzung der erkrankten Drüse, so macht sich dieses durch ein Pochen und Klopfen in derselben bemerkbar. Der Patient kann nur unter großen Schmerzen und nur breitbeinig gehen und sobald er sich hinlegt, muß er ebenfalls die Beine gespreizt und das der erkrankten Seite gebeugt halten, da das starke Spannungsgefühl ihn dazu zwingt. Stuhl- und Urinentleerung können große Schwierigkeiten und Schmerzen bereiten.

Objektive Symptome. Der objektive Nachweis einer Erkrankung der Cowperschen Drüsen ist abhängig von dem Stadium, in dem sich die Erkrankung befindet, die man wie alle Drüsenerkrankungen in folgende Stufen einordnen kann.

1. **Katarrhalisches Stadium.** Man darf wohl annehmen, daß in den meisten Fällen, in denen die Gonorrhöe bis zu dem Bulbus vordringt, auch die Gonokokken in den Ausführungsgang der Cowperschen Drüse gelangen und in diese selbst und hier oberflächliche Entzündungserscheinungen machen, deren Nachweis der klinischen Untersuchung wegen der geringen in diesen Fällen auftretenden Symptome aber entgehen dürfte. Daher hat anscheinend auch Englisch in seiner grundlegenden Arbeit über dieses Gebiet diese Erkrankungsform unberücksichtigt gelassen.

2. **Follikuläre Cowperitis.** Sie nimmt ihre Entstehung aus der vorhergehenden Form, indem sich die entzündlichen Erscheinungen steigern. Es kommt im weiteren Verlaufe der zunächst nur oberflächlichen Entzündung zu einem Desquamationsprozeß im Ausführungsgang und in der Drüse selbst, und die Folge davon ist eine Verlegung und Sekretionsstauung. Hierdurch ist den Gonokokken mehr als vorher Gelegenheit zur Ansiedlung und Weiterentwicklung und zum Tieferdringen gegeben, so daß nunmehr sich nicht nur eine endoglanduläre Cowperitis entwickelt, sondern ein weiteres von Englisch als

3. **periglanduläre Form** bezeichnetes Stadium entstehen kann. Ebenso dringen die Gonokokken von der Oberfläche ins Parenchym ein und rufen die besonders als unangenehme Komplikation zu befürchtende

4. **parenchymatöse Cowperitis** hervor, die, wie auch die vorhergehende Form unter Umständen in Abscedierung und Nekrose der Drüse übergehen kann.

Die beiden ersten Formen dürften im allgemeinen keine oder nur geringe objektiv wahrnehmbare Erscheinungen machen, insbesondere verlaufen sie ohne größere Allgemeinbeschwerden, ausgenommen einen leichten stechenden Schmerz. Fieber tritt in diesem Stadium noch nicht auf. Auch bei Urin- und Stuhlentleerung ist meistenteils keine Störung oder Erschwerung vorhanden. Palpatorisch läßt sich die katarrhalische Cowperitis nicht nachweisen und bei der follikulären Form beschränkt der Nachweis sich auch nur auf die etwas weiter vorgeschrittenen Fälle und auf leichte Symptome, die — und daher stammt wohl auch die Annahme der Seltenheit dieser Erkrankung — den meisten Untersuchern entgehen. Man fühlt bei der oben beschriebenen Palpation einseitig oder beiderseits der Urethra etwa 1 cm unterhalb des unteren Prostatarandes eine leichte Infiltration der Drüse selbst oder des Ausführungsganges, die sich besonders aber durch die ausgesprochene ganz auf dieses Gebiet beschränkte Druckschmerzhaftigkeit auszeichnet, während die gesunde Drüse niemals weder fühlbar, noch irgendwie empfindlich ist. Am Damm zeigen sich entsprechend der geringfügigen und nur auf die Oberfläche beschränkten Erkrankung keinerlei Veränderungen. Geht dagegen die Entzündung weiter und kommt es zu der parenchymatösen oder einer periglandulären Cowperitis, so nehmen auch die wahrnehmbaren Entzündungserscheinungen zu. Es tritt eine Schwellung der erkrankten Drüse ein, die zunächst als kleines, etwa erbsengroßes Knötchen tastbar ist, aber an Ausdehnung bis zu Haselnuß- und Kirschgröße zunehmen kann, die man dann deutlich als einseitigen oder beiderseits der Harnröhre gelegenen Knoten, mit

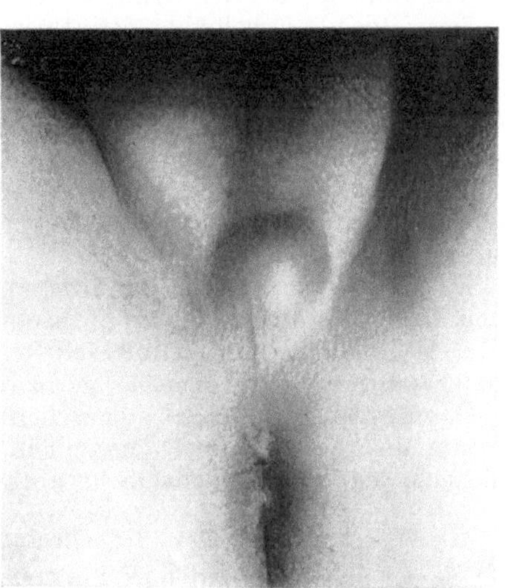

Abb. 84. Akute abscedierende Cowperitis vor dem Durchbruch. (Sammlung BUSCHKE.)

ausgesprochener Druckempfindlichkeit tasten kann. Dieser Knoten fühlt sich mäßig hart an, ist glatt, bisweilen bei Befallensein nur einzelner Drüsenabschnitte höckerig und wölbt sich ein wenig gegen das Rectum vor, so daß auch bei der Stuhlentleerung jedesmal an dieser Stelle ein recht empfindlicher Druckschmerz von dem Patienten wahrgenommen wird. Die gleichen Beschwerden treten auch beim Urinlassen auf, so daß in diesem Stadium der behandelnde Arzt durch die vom Patienten vorgebrachten Beschwerden sich stets veranlaßt sehen muß, auch bei einer Gonorrhöe der vorderen Harnröhre eine bei dieser sonst überflüssige Rectaluntersuchung vorzunehmen. Ab und zu können auch in diesem Stadium leichte subfebrile Temperaturen sich einstellen, doch ist dieses nicht häufig. Nimmt die Erkrankung an Ausdehnung zu und kommt es zu einer parenchymatösen oder periglandulären Erkrankung, so steigern sich auch die Symptome; der Knoten wird größer und kann sich schließlich auch gegen den Damm vorwölben, wo er hinter dem Bulbus mitten zwischen After und hinterem Skrotalrand erscheinen kann. Ist die Entzündung auf das die Drüse umgebende Gewebe weitergeschritten, so fühlt der palpierende Finger den Krankheitsherd nicht mehr in seiner scharfen Abgrenzung, sondern die

Schwellung geht auf der kranken Seite allmählich bis zu dem Bulbus und weiter über diesen nach vorn und ebenso unter Umständen nach hinten bis zur Fascia perinei transversa. Die Größe der Geschwulst kann etwa Pflaumen- bis Kleinapfel-Umfang erreichen, unter Umständen sogar bis zu Faustgröße anschwellen. Ist die Schwellung besonders groß, so kann die Geschwulst, die sonst, was ja für die Cowperitis als charakteristisch hervorgehoben wird, einseitig sitzt, zum Teil auf die andere Seite hinüberreichen, doch immerhin so, daß der Hauptteil der Schwellung auf der Ausgangsseite seine Lokalisation hat. Mit den zunehmenden Symptomen von seiten der Drüse selbst erfährt auch die darüberliegende Haut am Damm sekundär begleitende entzündliche Veränderungen. Sie wird gerötet, schwillt an und ist auch schon auf leichten Druck schmerzhaft. Die Druckschmerzhaftigkeit ist sowohl bei der Stuhl- wie auch der Urinentleerung groß, und auch die selbst vorsichtig ausgeführte Palpation wird als sehr schmerzhaft empfunden. Bei der Urinentleerung können durch die gegen die Harnröhre sich vorwölbende Geschwulst strikturierende Beschwerden vorgetäuscht werden. In diesem Stadium fühlt sich die Geschwulst nicht mehr glatt und hart an, sondern sie hat eine mehr teigige Konsistenz. Und je weiter es nunmehr zu einer Einschmelzung kommt, um so mehr verliert sich die Härte und macht einer fluktuierenden und sich prall elastisch anfühlenden Schwellung Platz. In diesem Stadium der Einschmelzung und Abscedierung stellt sich regelmäßig Fieber, das bis zu 39 und 40° betragen kann, ein; die Patienten machen einen schwerkranken Eindruck.

Sitzt die Geschwulst beiderseits, so kann man in nicht zu weit vorgeschrittenen Fällen beiderseits des Bulbus einen Knoten resp. eine Schwellung fühlen und zwischen diesen den Bulbus selbst. Ist die Erkrankung in einem ausgedehnteren Stadium oder kommt es gar zur Einschmelzung beiderseits, so können die Geschwülste ineinander übergehen und man fühlt bei der Palpation vom Rectum und ebenso am Damm einen großen median gelegenen Tumor, von dem sich der Bulbus nicht mehr abtasten läßt.

2. Sekretuntersuchung.

Das normale Sekret der Cowperschen Drüsen wird beim gesunden manchmal bei besonders kräftigem Pressen am Ende einer Miktion durch die Kontraktion der Dammuskulatur entleert, andererseits trifft man es bei der sog. Urethrorrhoea e libidine am Orificium externum an und zwar im Verlaufe geschlechtlicher Erregung mit Erektion. Es handelt sich um ein klares und farbloses Sekret, das geruchlos ist und eine fadenziehende Konsistenz aufweist. In pathologischen Fällen wird es durch die Massage nach Picker gewonnen, nachdem man vorher die vordere und hintere Harnröhre und die Blase rein gespült und die Blase mit klarem Wasser gefüllt hat. Sind gleichzeitig auch Veränderungen an Prostata und Samenblase vorhanden, so werden diese erst durch Massage entleert und nochmals Spülung von Blase und Harnröhre und die Füllung der ersteren vorgenommen. Dann werden die Cowperschen Drüsen kräftig ausmassiert und man läßt den Patienten in drei Portionen die Füllungsflüssigkeit aus der Blase entleeren. In der ersten findet sich diejenige Sekretmenge, die während der Massage aus der Drüse und ihrem Ausführungsgang auf die Harnröhre exprimiert ist, die zweite Portion bleibt klar und in der dritten finden sich feine kleine Bröckel und Flocken, die dadurch in die Harnröhre gelangen, daß sie am Ende der Miktion durch die Kompression der M. transversus perinei, ischiocavernosus und bulbocavernosus aus dem langen Ausführungsgang herausgepreßt werden.

Nunmehr wird zu der Untersuchung der durch die Expression gewonnenen Sekretmengen geschritten, die in der Spülflüssigkeit als feine Filamente oder als schleimige resp. eitrige Bröckel herumschwimmen. Dieselben werden mit einer Öse oder einer sterilen Pipette aus der Flüssigkeit entnommen und unter möglichster Erhaltung ihres Zusammenhangs ganz dünn auf einen Objektträger ausgestrichen. Nachdem sie lufttrocken geworden und kurz über der Flamme erwärmt und fixiert sind, färbt man dieselben nach den an anderer Stelle näher beschriebenen Methoden mit Methylenblau und nach GRAM. Neben Fibrinfäden und wenigen Epithelien finden sich je nach dem Zustand und dem Stadium der Cowperitis mehr oder weniger große Mengen von Leukocyten und intra- und hauptsächlich extracellulär gelagerten Gonokokkenhaufen.

3. Verlauf.

Die leichteren Formen der akuten Cowperitis können sich unter Massage und Spülbehandlung langsam aber vollständig zurückbilden. Die Infiltration resp. die als alleiniges Symptom vorhandene Schmerzhaftigkeit lassen allmählich nach, bis schließlich keinerlei Erscheinungen mehr vorhanden sind und auch die Expression keinen anormalen Befund mehr bietet. Auch bei der parenchymatösen Form kann es zur Rückbildung kommen, ebenso bei der Pericowperitis, andererseits findet sich hier häufig ein Fortschreiten der Erkrankung, wenn derselben nicht rechtzeitig begegnet wird, und es erfolgt Einschmelzung und Abscedierung, die vielfach wegen ihrer hervortretenden Symptome als die einzige Form der Cowperitis bekannt ist. Wird die Absceßbildung nicht genügend beachtet und gespalten, so kann es zum spontanen Durchbruch des Abscesses nach dem Damm, dem Rectum oder der Harnröhre kommen. Die Richtung der voraussichtlichen Perforation zeigt sich vielfach dadurch an, daß nach der betreffenden Seite die fluktuierende Geschwulst sich am stärksten vorwölbt. Am unangenehmsten ist die Perforation nach dem Rectum, weil sie zu einer die Erkrankung noch weiter komplizierenden Rectalgonorrhöe führen und von dem Rectum aus eine Sekundärinfektion der Absceßhöhle erfolgen kann. Ist eine Perforation hierher erfolgt, so entleert sich plötzlich Eiter in großen Mengen aus dem Mastdarm, während die Beschwerden des Patienten nachlassen, die Geschwulst sich verkleinert und das Fieber zurückgeht resp., falls keine neue Sekretverhaltung eintritt, ganz schwindet.

Erfolgt die Perforation nach dem Damm, so geschieht dieses meistens nach ENGLISCH in dem Winkel zwischen Bulbus und M. transversus perinei in der Nähe der Analöffnung, wo sich die Geschwulst besonders vorwölbt. Ist die Perforation zustandegekommen und hat sich der Eiter in großer Menge entleert, so findet man eine zerklüftete und aus vielen Buchten bestehende Höhle vor.

Dem Durchbruch in die Harnröhre gehen im allgemeinen die bereits erwähnten strikturähnlichen Beschwerden voraus, die mit dem Augenblick der Eiterentleerung wie die übrigen Symptome zunächst behoben sind. Dicker Eiter wird aus der Perforationsöffnung in die Harnröhre entleert und mit dem folgenden Urinstrahl herausgespült. Im weiteren Verlaufe kann die Eitersekretion unter günstigen Verhältnissen hier, wie auch bei den anderen Perforationsformen, abnehmen und zunächst einer mehr eitrig-schleimigen, später ganz schleimigen Sekretion Platz machen, die schließlich versiegt. In anderen Fällen kann es gerade auch bei der nach der Urethra erfolgenden Perforation zu einer erneuten Verhaltung und einem neuen Auftreten der beschriebenen Symptome kommen. In ganz vereinzelten Fällen sind im Anschluß an den Durchbruch nach der Harnröhre Urininfiltrationen beschrieben worden (MOTZ und BARTRINA). Infolge der Perforation kann es an der Durchbruchsstelle zu strikturierenden Verengerungen der Harnröhre kommen. Besonders unangenehm sind diejenigen Fälle, bei denen der spontane Durchbruch nach zwei Richtungen erfolgt, so daß in der Folge Fisteln zwischen Harnröhre einerseits und andererseits Rectum oder Damm entstehen, oder aber sogar eine Fistelbildung sich zwischen Harnröhre, Rectum und Damm findet. Auch eine nicht zur Ausheilung kommende Abscedierung kann nach der spontanen resp. operativen Perforation zu einer dauernden Fistelbildung führen, die die Absceßhöhle in der Cowperschen Drüse mit dem Damm, dem Rectum oder der Urethra verbindet. Englisch hat eine noch heute als geltend anzusehende und eingehende Beschreibung dieses Gebietes gegeben. Bei einem normalen Verlauf des spontan oder operativ eröffneten Drüsenabscesses kann in etwa 3—4 Wochen eine Abheilung eintreten.

4. Differentialdiagnose.

1. Außer den gonorrhoischen Erkrankungen der Cowperschen Drüsen kommen noch diejenigen in Betracht, die im Verlaufe einer nicht spezifischen Urethritis mit Staphylokokken, Streptokokken, Bacterium coli und anderen Bakterien auftreten. Ferner sind auch seltene Fälle beschrieben, in denen sich eine isolierte primäre tuberkulöse Erkrankung der Cowperschen Drüsen gefunden hat (Papin et Vafiadis). Immerhin ist hier die differentialdiagnostische Abgrenzung durch die Untersuchung des Drüsenexprimats in vielen Fällen möglich, zumal wenn schon die vorhergehende Untersuchung eines etwa bestehenden Harnröhrenausflusses eine nichtgonorrhoische Erkrankung ergeben hat.

2. Geschwülste. Diese können, soweit sie von den Cowperschen Drüsen ausgehen, mit einer harten Infiltration oder mit der später zu beschreibenden chronischen Erkrankung zu Verwechslungen Anlaß geben; doch verlaufen sie im allgemeinen ohne entzündliche Symptome, und auch das Bestehen resp. Fehlen der Urethritis, ferner die Untersuchung eines Exprimats dürften auf den richtigen Weg führen.

3. Periurethritis und Cavernitis. Soweit hiervon der Bulbusteil der Harnröhre betroffen ist, liegt die Schwellung in der Hauptsache median und könnte nur zu Verwechslungen mit einer beiderseitigen Cowperitis Veranlassung geben, von der sie auch schwer zu trennen, ist. Jedoch ist die Geschwulst im Gegensatz zu der Drüsenerkrankung mehr länglich und umgibt eng dem Bulbus anliegend diesen. Handelt es sich um eine periurethrale Erkrankung der Pars membranacea, so sitzt diese näher der Prostata und geht allmählich in diese über; außerdem breitet sie sich beiderseits auf die Wand des kleinen Beckens aus. In leichteren Fällen handelt es sich um eine längliche Geschwulst, durch die die Gegend der Pars membranacea·nach vorn verbreitert erscheint (Wälsch).

5. Die Therapie.

Sie deckt sich im großen und ganzen mit derjenigen der übrigen Adnexerkrankungen und wird mit diesen im Zusammenhang besprochen werden.

b) Chronische Cowperitis.

Das Interesse für die chronische Erkrankung der Cowperschen Drüsen ist im allgemeinen ein noch bedeutend geringeres als für die akute, und doch muß man annehmen, daß gerade diesem Leiden für die Erklärung der Latenz und Chronizität des gonorrhoischen Krankheitsbildes überhaupt eine wenigstens ebenso bedeutende Rolle zukommt wie den übrigen Adnexorganen. Es finden sich auch in den meisten bisherigen Lehrbüchern, soweit dieses Kapitel überhaupt besprochen wird, nur recht kurze Andeutungen über das Vorkommen der chronischen Cowperitis so bei Finger, Wälsch, Wossidlo u. a. Erst Picker hat sich mit diesem Gebiete wie mit allen chronischen Adnexerkrankungen eingehender beschäftigt und gezeigt, daß bei genauer topischer Untersuchung die Diagnose einer chronischen Cowperitis häufiger zu stellen ist als allgemein angenommen wird, und daß diese Feststellung die Erklärung für so manche anscheinend nicht ausheilende Urethralgonorrhöe bildet. Von neueren Autoren weisen Mühlpfordt und Leszczynski auf das häufige Vorkommen der chronischen Cowperitis hin, indem letzterer sogar annimmt, daß die chronische nichteitrige Cowperitis eine ebenso häufige Komplikation der Gonorrhöe darstelle wie die Prostatitis.

Man bedient sich hier auch am besten zur Diagnosenstellung der PICKERschen Untersuchungsmethode, indem man aber nach dem Vorschlag von PASTEAU bidigital — den Zeigefinger im Rectum und den Daumen auf den Damm aufgelegt — untersucht, um so zwischen beiden den Knoten der Cowperitis palpieren und exprimieren zu können.

1. Symptome.

Die subjektiven Beschwerden bei der chronischen Erkrankung der Glandulae bulbo-urethrales können recht gering sein, andererseits machen sie sich aber in einem unangenehmen Ziehen und einem leichten Druckschmerz in der Dammgegend und im After bemerkbar. Handelt es sich um Veränderungen von größerer Ausdehnung, so können sich ein dumpfer Druck und ein schmerzhaftes Ziehen nicht nur am Damm, sondern im ganzen Becken und ein Ausstrahlen der Schmerzen in die Oberschenkel einstellen. Auch ein kribbelndes Gefühl und ein dumpfer Druck beim Stuhlgang sind in den meisten Fällen vorhanden.

Objektive Symptome. Man hat hier zwischen der chronischen nichteitrigen und der eitrigen, resp. fistelnden Cowperitis zu unterscheiden. Die erstere geht in den meisten Fällen entweder aus einer parenchymatösen oder periglandulären Cowperitis hervor oder aber die Erkrankung verläuft von Anfang an schleichend und geht in ein chronisches Stadium langsam über. Bei der fistelnden Form, auf die schon im vorigen Kapitel im Zusammenhang mit dem Absceß der COWPERschen Drüsen näher eingegangen ist, kann es sich um eine überaus lange dauernde und beschwerdenreiche Erkrankung handeln. Dieses hängt zunächst davon ab, ob es sich um eine einfache oder komplizierte Fistel handelt, des weiteren, ob durch das Eindringen von Urin oder bei nach dem Rectum offenen Fistelgängen durch das Hinzutreten einer Sekundärinfektion eine Verzögerung in der Heilung eintritt, und ferner, welche Teile der Drüsensubstanz und in welchem Umfange sie übrig geblieben sind, da durch deren Sekretion die Fistel weiter unterhalten wird.

Bei der nichteitrigen chronischen Cowperitis findet sich in einem Teil der Fälle eine dauernde glasig-schleimige bis opaline Sekretion in die Harnröhre, die der chronischen Urethritis ähnliche Symptome in Form eines morgendlichen Tropfens oder von Filamenten im Urin machen kann. Der palpierende Finger fühlt einerseits, in seltenen Fällen bei doppelseitigem Auftreten beiderseits des Bulbus ein kleines der Lage der Drüse und ihres Ausführungsganges entsprechendes hartes Knötchen, das eine glatte, in anderen Fällen mehr höckrige Oberfläche aufweist und deutliche Druckempfindlichkeit wahrnehmen läßt. Die Größe der Geschwulst entspricht ungefähr der einer Linse bis Erbse, allenfalls bis Kirschkerngröße.

Bei der nach den im vorigen Kapitel angegebenen Regeln vorgenommenen Expression des Drüseninhaltes findet man im ersten und dritten Teil des aus der Blase entleerten Spülwassers schleimige bis opalin aussehende Flocken, in denen sich reichlich Gonokokken nachweisen lassen.

In anderen Fällen, in denen es zu einem narbigen oder entzündlichen Verschluß des Ausführungsganges gekommen ist, kann es statt zu einer akuten Absceßbildung zu einer Sekretstauung kommen, die hier, wie auch später näher beschrieben werden wird, in anderen Adnexorganen zu einer Pseudoabsceßbildung führt, in denen sich die Gonokokken unter anaeroben Verhältnissen latent virulent erhalten können (BUSCHKE und LANGER), um plötzlich nach spontaner Eröffnung des Ausführungsganges oder nach starker Expression oder aber durch ein Trauma in die Urethra zu gelangen, wo sie eine anscheinend frische Infektion als Rezidiv hervorrufen können. So können nicht ausheilende Cowpersche Drüsen wie Prostata und Samenblasen stets von neuem eine Quelle rezidivierender Infektionen der Harnröhre sein oder können von hier aus immer wieder metastatische Herde zum Aufflackern bringen.

Nach Englisch, Fenwick und Wälsch können andererseits infolge Verschluß des Ausführungsganges Cystenbildungen in den Cowperschen Drüsen entstehen, die entweder ein- oder mehrkammerig sind und bis zu Pflaumengröße sich ausdehnen können. Die durch sie hervorgerufenen Beschwerden gleichen denen der chronischen Cowperitis, manchmal können sie ein leichtes Hindernis bei der Harnentleerung darstellen. Sie können mit einer Fistel sich in die Urethra entleeren und bilden dann Ursache einer langwierigen, schleimigen Sekretion.

Sowohl die nichteitrige Cowperitis, wie auch die Pseudoabscedierung und Cystenbildungen verlaufen ohne Fieber und ohne größere Störung des Allgemeinbefindens.

2. Differentialdiagnose.

In erster Linie kommt hier die tuberkulöse Cowperitis, auf die oben schon hingewiesen wurde, in Betracht.

Schwierig ist in vielen Fällen die Trennung von einer chronisch-gonorrhoischen Bulbitis resp. Urethritis, da sowohl hier wie dort die leichte schleimige bis opaline Sekretion sich vorfindet. In diesen Fällen kann nur die Rectalpalpation und die Drüsenexpression den Nachweis der Mitbeteiligung der Cowperschen Drüsen erbringen.

Handelt es sich um Cystenbildung, so sind von diesen die angeborenen Cysten — Atherome, Dermoid- und Schleimcysten — zu trennen, worauf Englisch und ebenso Wälsch und Johnson hinweisen.

3. Therapie.

Da die Behandlung der chronischen Cowperitis mit den übrigen Adnexerkrankungen an anderer Stelle besprochen wird, so sei hier nur bezüglich der Behandlung der Cysten hervorgehoben, daß diese entweder nach Fenwick im Endoskop punktiert und mit Argent. nitr. ausgespritzt werden, oder aber man spaltet sie vom Damm aus. Am besten ist es, sie durch Operation vom Damm aus herauszuschälen.

II. Prostatitis.

1. Häufigkeit.

Die Zahlenangaben der verschiedenen älteren und neueren Autoren über das Auftreten der Prostatitis im Verlaufe der akuten und chronischen Gonorrhöe schwanken ganz beträchtlich. Während einzelne kaum eine Beteiligung der Prostata an dem gonorrhoischen Krankheitsprozeß annehmen, stehen andere auf dem Standpunkte, daß es kaum eine Gonorrhöe der hinteren Harnwege gibt, bei der die Adnexorgane, in erster Linie auch die Prostata, nicht mitangegriffen sind. Mehrere Momente sind an dieser Divergenz der Meinungen schuld. Einmal ist es ja das Schicksal jeder statistischen Feststellung, daß mit ihr von verschiedenen Seiten ganz Verschiedenes bewiesen wird. Des weiteren spielt bei der vorliegenden Statistik auch ganz die Klientel des betreffenden Untersuchers eine Rolle, ob es sich um Kranke der Privatpraxis oder um Krankenhauspatienten handelt, ob es in der Hauptsache Patienten mit chronischen oder akuten Krankheitserscheinungen sind und anderes mehr. Aber auch die Auffassungen des einzelnen über das, was als krankhafter Prozeß zu bezeichnen ist, und was noch in das Gebiet des Gesunden gehört, trennen sich so weit voneinander, daß man kaum über diesen Punkt zu einheitlichen Ergebnissen kommen dürfte. Eine wesentliche und nicht zu unterschätzende Rolle spielt natürlich auch die Zahl der wegen Gonorrhöe beobachteten und bezüglich einer Prostatitis untersuchten Kranken, denn es dürfte nur gestattet sein, aus einem mehrere hundert Kranke umfassenden Material irgendwelche auch nur annähernd sicheren Schlüsse auf das Vorhandensein einer Komplikation und auf ihre Häufigkeit zu ziehen. Nicht außer acht lassen möchten wir, daß gerade hier auch die Bedeutung der Untersuchungstechnik hervorgehoben werden muß, und daß man nach unserer Überzeugung die einwandfreiesten und sichersten Schlüsse erhält, wenn man nach der Pickerschen Methode seine Kranken untersucht. Kommt noch hinzu, daß zu einer auf Vollständigkeit berechneten Statistik in leichten Fällen, in denen die Diagnose allein aus der Palpation nicht mit Sicherheit zu stellen ist, zur Expression des Drüsensekrets geschritten werden muß, wodurch wohl noch mancher vorher als zweifelhaft zu bezeichnende Fall mit unter die Prostatakranken zu rechnen sein wird. Denn es scheint uns nach unseren Erfahrungen, die wir ja an einem stark fluktuierenden und sehr großen Patientenmaterial gesammelt haben, so gut wie gesichert, daß der größte Teil der Gonorrhoiker, seien es solche mit akuter oder chronischer Gonorrhöe, an einer Miterkrankung der Prostata leidet. LANGER hat in nicht veröffentlichten Beobachtungen, die er gelegentlich statistischer Erhebungen über die Häufigkeit der Spermatocystitis gleichzeitig mitangestellt hat, feststellen können, daß unter unserm Krankenmaterial $86,9\%$ eine Miterkrankung der Prostata aufweisen. Ähnlich lauten die Zahlen von CASPER, WÄLSCH, HOFFMANN u. a., die Prostatitis in $81-94\%$ der Gonorrhöen gefunden haben. FRANK hält sogar fast bei jeder Urethritis post. eine Prostatitis für wahrscheinlich. WOSSIDLO nimmt eine etwas geringere Beteiligung an, indem er mit GOLDBERG schließt, daß die Prostata in $50-75\%$ erkrankt. Andererseits stehen eine Reihe namhafter Autoren, so GUYON, FÜRBRINGER, JADASSOHN u. a. auf dem Standpunkte, daß die Mitbeteiligung prozentual nicht so häufig sei, wie von den ersteren angegeben wird.

2. Ätiologie.

Auf Grund der zahlreichen Untersuchungen von Prostataexprimaten und von histologischen Präparaten, wie auch durch das Ergebnis der Eiteruntersuchung bei Prostataabscessen ist es sichergestellt, daß der Erreger der akuten und chronischen Prostatitis der Gonokokkus ist; dabei ist es aber auch bekannt, daß einmal in zahlreichen Fällen von Prostatitis besonders von chronischer im Exprimat keine Gonokokken gefunden werden, wie auch daß im Verlaufe einer länger währenden Erkrankung und besonders im Verlaufe von Absceßbildungen Mischinfektionen mit Staphylokokken, Streptokokken und Bacterium coli vorkommen. Der Infektionstermin der Prostata ist im allgemeinen die Zeit der Miterkrankung der hinteren Harnröhre, was in der Regel innerhalb der dritten Krankheitswoche zu erfolgen pflegt. Immerhin gibt es stürmisch verlaufende Fälle, bei denen die Prostatitis schon früher in Erscheinung tritt, wie auch solche, bei denen die Symptome so gering sind, daß sie zunächst dem Kranken nicht besonders auffallen, der dann erst spät in ärztliche Beratung und Behandlung kommt. Aber im großen und ganzen kann man für den normalen Verlauf die dritte Woche als Infektionszeit annehmen. Die meisten Autoren stehen auf dem Standpunkt, daß zum Zustandekommen der Prostatitis das Vorhandensein einer Urethritis posterior gewissermaßen Vorbedingung ist. Durch eine Beobachtung JADDASSOHNS, der eine akute Epididymitis bei einem Gonorrhoiker ohne Miterkrankung der hinteren Harnröhre beobachtet hat, wurde die Anschauung aller derer gestützt, die im Verlaufe des gonorrhoischen Krankheitsprozesses ein Überspringen der hinteren Harnröhre und ein sofortiges Befallensein der Adnexe für möglich halten. Wir möchten diese Anschauung nicht ohne weiteres verneinen, glauben aber, daß doch eine Miterkrankung der hinteren Harnröhre Vorbedingung sein dürfte, da sich die Krankheitserscheinungen in so leichter Form abspielen und so flüchtig sein können, daß sie dem Beobachter entgehen können. Ob aber eine Übertragung der Gonokokken von der vorderen Harnröhre auf die Prostata unter Umgehung der hinteren Harnröhre allein auf dem Wege der Lymphbahnen erfolgen kann, erscheint uns doch recht zweifelhaft.

Die Prostatitis schließt sich demnach an akute gonorrhoische, aber auch an chronische Prozesse der hinteren Harnröhre an. Bei ihrem Zustandekommen spielen aber auch noch vielfach traumatische Momente eine wesentliche Rolle. Hier kommen einerseits äußere Traumen in Frage, wie Radeln, Reiten, Turnen usw., die den Damm treffen, ferner forciertes Bougieren und Katheterisieren. Eine große Zahl der Prostatitiden schließt sich an Excesse in venere und in baccho oder an Pollutionen und geschlechtliche Erregungen an. Alle diese Momente sind geeignet sowohl bei einer akuten Gonorrhöe zum beschleunigten

Weiterschreiten des Krankheitsprozesses anzuregen, wie auch bei alten latenten Fällen den Prozeß neu anzufachen.

3. Untersuchungsgang.

Kommt der Patient zu uns mit Beschwerden, die auf eine Mitbeteiligung der hinteren Harnröhre resp. der Adnexe schließen lassen, so nehmen wir eine Untersuchung des Urins, eine Palpation der Prostata und Samenblase nach Picker und eine mikroskopische Untersuchung des Exprimats der einzelnen Adnexorgane gesondert vor. Und zwar stehen wir auf dem Standpunkte, daß man in jedem Fall von Erkrankung der hinteren Harnröhre die Prostata und Samenblasen des öfteren untersuchen soll, um rechtzeitig einen Entzündungsprozeß in denselben feststellen zu können. Bei sehr akutem Prozeß beschränken wir uns zunächst auf eine erstmalige vorsichtig auszuführende orientierende Untersuchung. Man warte ab, bis die stürmischen ersten Erscheinungen abgeklungen sind, ehe man zu einer eingehenden Untersuchung der Adnexorgane übergeht.

Ist der Patient so weit, daß wir eine genaue Untersuchung desselben vornehmen können, so bestelle man ihn, wenn irgend möglich am Morgen nach vorheriger gründlicher Stuhlentleerung und mit dem angehaltenen Nachturin, oder wenn dieses unmöglich ist, mit mehrere Stunden angehaltenem Urin und mache zunächst wie in dem früheren Kapitel, S. 135 geschildert ist, eine Drei- oder Vier-Gläser-Probe. Besonders sei hier zur Feststellung eines eitrig-entzündlichen Prozesses der Donnéschen Eiterprobe im Urin gedacht, die folgendermaßen vorgenommen wird: Man setze zu 5—6 ccm Urin in einem Reagensgläschen 8—10 Tropfen konzentrierte Kalilauge zu. Sind Eiterkörperchen vorhanden, so lösen sich diese auf, und es entsteht eine gallertige Flüssigkeit, in der die beim Umschütteln sich entwickelnden Luftblasen nicht oder nur schwer aufsteigen können. Auf diese Probe kann man sich jedoch nur bei einer erstmaligen Erkrankung verlassen, da sie bei wiederholten gonorrhoischen Erkrankungen dadurch an Bedeutung verliert, daß auch bei katarrhalischen Resten einer spezifischen Urethritis sich ein positiver Ausfall ergibt.

Hat der Patient allen Urin entleert, so wird er mit einer Janet-Spritze oder Irrigator gespült, um die vordere Harnröhre klar zu waschen, dann erfolgt eine Spülung der hinteren Harnröhre und der Blase bis zum Klarspülen derselben, wobei es nicht angebracht ist, etwa Katheterspülungen vorzunehmen, sondern man bediene sich am besten auch hier stets der Janet-Spritze oder mache Irrigatorspülungen. Ist das aus der Blase entleerte Spülwasser vollständig klar, so wird dieselbe genügend gefüllt und eine Palpation der Prostata vorgenommen, indem man sie am zweckmäßigsten von links nach rechts abtastet, und dabei aber auch auf die Umgebung der Prostata achtet, auf deren Bedeutung wir weiter unten ganz besonders hinweisen werden. Bei diesen Untersuchungen achte man auf Größenveränderungen der Drüse, ungleiche Größe der Lappen, auf ihre Konsistenz, Ungleichmäßigkeit der Oberfläche und besonders auch auf die Schmerzhaftigkeit. Von letzterer ist zu unterscheiden der Druck nach vorne, der bei der Palpation auch der gesunden Drüse entsteht.

Will man nunmehr ein Exprimat der Prostata gewinnen, so drücke man kräftig die einzelnen Drüsenabschnitte aus, indem man am besten von den lateralen Teilen nach der Mitte zu, von oben nach unten systematisch streicht. Bei einer Reihe von Patienten erscheint infolge der Expression ein Teil des Exprimats am Orificium externum, das man, wie auch seine Umgebung, vorher gründlich mit einer desinfizierenden Flüssigkeit gereinigt hat. Hier fängt man es in einem sterilen Uhrschälchen, das man den Patienten unter die Harnröhrenmündung halten läßt, auf. Der übrige Teil des Exprimats und zwar meistens der größere findet sich in der Blasenspülflüssigkeit. Nach vollendeter Expression läßt man den Urin in drei Portionen den Patienten entleeren, wobei man darauf achten muß, daß bei vielen Patienten infolge der Expression eine ganz kurze Zeit dauernde Unmöglichkeit zur Urinentleerung bestehen kann.

In der ersten Urinprobe befinden sich jene Sekretmengen, die auf der Harnröhrenschleimhaut nach der Expression liegen geblieben sind, die zweite Portion bleibt meistenteils klar, während die Hauptmasse des Exprimats, die sich in der Blasenflüssigkeit gesenkt hat, mit der dritten Portion in oft unerwartet großer Menge erscheint. Mit dem Schluß der dritten Portion werden auch noch alle jene Sekretmassen herausgebracht, die durch den Druck der Muskulatur am Ende der Miktion aus den Drüsenkanälchen und Ausführungsgängen in die Harnröhre entleert werden.

a) Akute Prostatitis.

1. Symptome.

Zur genauen Orientierung über das Vorhandensein eines pathologischen Prostatabefundes ist es unbedingt notwendig, über die Anatomie und Physiologie der normalen Drüse unterrichtet zu sein, wofür auf die diesbezüglichen vorhergehenden Kapitel verwiesen sei; desgleichen auch auf die Besprechung der pathologischen Anatomie der betreffenden Erkrankungsprozesse, die hier nicht mehr wiederholt werden.

Subjektive Symptome. Die Stärke der persönlichen Beschwerden des Patienten hängt ab von der Ausdehnung des Prozesses. Während eine beginnende oder nur leichte Prostatitis hinter den Erscheinungen, die durch die an und für sich schon bestehende Urethritis posterior ausgelöst werden, zurücktritt, zeigen sich mit der Zunahme der Schwere des eigentlichen Prostataprozesses auch steigende subjektive Beschwerden bei dem Patienten.

So finden wir in den leichteren Fällen der katarrhalischen und auch noch der follikulären Prostatitis in erster Linie einen stark getrübten Urin und daneben jene Symptome, die ebensogut auch von seiten der Urethritis posterior herrühren können, nämlich einen sehr stark gesteigerten Urindrang, der den Patienten zwingt, recht oft auszutreten, ohne daß er imstande ist, mehr als einige Tropfen unter Schmerzen zu entleeren. Am Ende der Miktion bei Kontraktion des Sphincter int. können sehr erhebliche Schmerzen sich einstellen; des weiteren kann es zu terminalen Blutungen kommen, die die Patienten sehr beunruhigen können. Schon in diesen Stadien, noch mehr aber bei einem weiteren Fortschreiten der Erkrankung zum parenchymatösen oder gar einem abscedierenden Prozesse steigern sich die Beschwerden. Es treten vielfach nächtliche sehr schmerzhafte Pollutionen auf, oft mit Blutbeimengungen zu der Samenflüssigkeit, schmerzhafte und häufige Erektionen besonders auch während der Nacht belästigen den Patienten, machen ihn durch die dauernde Störung der Nachtruhe nervös und bringen ihn in seinem Allgemeinbefinden recht erheblich herunter. Bei zunehmender Steigerung des Krankheitsprozesses kann der Harndrang unerträglich werden und sich plötzlich in eine komplette Harnverhaltung verwandeln. Zu diesen Beschwerden kommt noch das lokale Druckgefühl hinzu. Der Patient spürt eine ausgesprochene Völle im Leibe, die er besonders in den Mastdarm lokalisiert. Die Stuhlentleerung kann ihm einerseits durch den Druck der Kotsäule gegen die entzündliche Prostata Schmerzen verursachen, andererseits besteht schon infolge des prostatischen Prozesses gewissermaßen reflektorisch eine Obstipation. Aber es kommen auch nicht gerade selten Fälle in Beobachtung, bei denen trotz stark vergrößerter Prostata, von der man den Eindruck einer schweren entzündlichen Veränderung hat, keinerlei Schmerzen bei der Defäkation geäußert werden. Manche Patienten hinwiederum äußern geradezu die Empfindung des Gefühls einer Nuß im Mastdarm (FINGER). Von der Prostata strahlen des weiteren auch die Schmerzen nach allen Seiten aus und können den tabischen lanzinierenden Schmerzen zum Verwechseln ähnliche Symptome machen; denn auch bei der Prostatitis finden sich in die Oberschenkel ausstrahlende Schmerzen, die aber auch um das Becken herumziehen können und sich als ein ziehender und drückender Schmerz in den Weichen bemerkbar machen. Ebenso können sich die von der Prostata ausgehenden Beschwerden in der Kreuzbeingegend in Form einer Lumbago zeigen. Wie bei der Cowperitis ist auch bei ausgedehnterer Erkrankung der Prostata der Damm schmerzhaft und druckempfindlich, doch lokalisiert sich hier der Schmerz gegenüber dem bei der Cowperitis mehr in der Mittellinie. Auf ein besonderes Symptom machte neuerdings SCHWARZ aufmerksam. Er konnte feststellen, daß bei erheblicher Prostatitis als Fernsymptom kolikartige Darmbeschwerden sich einstellen können, die mit dem Rückgang des Prozesses auch nachlassen. Wie schon vorher erwähnt, kann gerade der Schluß der Miktion in diesem Stadium der Erkrankung besonders empfindlich sein — und zwar handelt es sich meistens um ganz akute und mittelschwere bis schwere Fälle —; diese Beschwerden kommen durch die Kontraktion des Blasenhalses bei der Entleerung der letzten Tropfen und das Heben des Dammes durch Kontraktion seiner Muskeln zustande (Finger, Wälsch). Hierbei wird der Schmerz ganz bestimmt an einer Stelle und zwar an einem „fixen Punkte der tiefsten Teile der Harnröhre" angegeben (Finger).

Solange die prostatischen Beschwerden einigermaßen erträglich sind, können die Patienten mit mehr oder weniger Störungen ihrer Beschäftigung nachgehen. Steigern sich aber die Schmerzen, kommt es insbesondere zu den lästigen ziehenden und kolikartigen Schmerzen im Becken und dem Völle- und Fremdkörpergefühl im Mastdarm, den stechenden Schmerzen am Damm, so können die Patienten meistens auch nicht mehr sitzen, da sie der Druck gegen den Damm stört und nehmen eine liegende Stellung mit angezogenen Beinen ein, um vor allem auch die Bauchdecken und die Psoasmuskulatur zu entspannen.

Objektive Symptome. Wie bei der Erkrankung der Cowperschen Drüsen ist es auch bei einer solchen der Prostata schwer, eine genaue schematische Einteilung ihrer verschiedenen Formen zu geben, und doch ist es notwendig, um einen Überblick für die einzuschlagende Therapie und die Prognose zu erhalten, da diese ganz von dem Stadium abhängen, in dem sich die Erkrankung befindet. Immerhin muß man sich bewußt sein, daß nur in den seltensten Fällen reine Formen eines bestimmten Stadiums der akuten Prostatitis vorkommen, daß es Übergangsformen gibt, und daß gerade bei der Erkrankung der Prostata mit ihren zahlreichen Lappen und Läppchen, die jeder einen eigenen Ausführungsgang haben, in den meisten Fällen dazu kommen wird, daß nebeneinander verschiedene Krankheitsstadien bestehen.

In der Einteilung wollen wir uns derjenigen anschließen, wie sie von Finger, Wälsch, Wossidlo u. a. eingeschlagen ist, die bei der akuten Prostatitis folgende Stadien annehmen:

1. Prostatitis catarrhalis.
2. Prostatitis follicularis.
3. Prostatitis parenchymatosa.
4. Periprostatitis.

Den Prostataabsceß haben wir nicht als besondere Form angegeben, da er sich ja aus den verschiedenen anderen Stadien entwickeln kann und mehr eine Komplikation oder eine Endform der unter 2 und 3, aber auch unter 4 angeführten Erkrankungsart darstellt.

Prostatitis catarrhalis: Diese dürfte, wenn sie auch zahlenmäßig am wenigsten zu erfassen ist, die wohl häufigste Form und die fast ständige Begleiterscheinung einer Urethritis posterior bilden. Sie kommt dadurch zustande, daß die Gonokokken, die in der hinteren Harnröhre sitzen, in die am Samenhügel in großer Zahl mündenden Ausführungsgänge, die Ductus prostatici, eindringen und in diesen zu den Drüsenläppchen hinauf verschleppt werden. Es läßt sich weder aus dem palpatorischen Befund noch aus der Sekretuntersuchung einwandsfrei feststellen, wie weit sich der Entzündungsprozeß nur auf die Ausführungsgänge, und wie weit er sich schon auf die einzelnen Drüsenläppchen erstreckt. Die hier befindlichen Gonokokken sind nunmehr die Ursache für einen desquamativen Entzündungsprozeß, der sich an der Schleimhautoberfläche abspielt. Nach Wossidlo erfolgt eine Erweiterung der Ausführungsgänge und der befallenen Drüsenläppchen; es dringen Leukocyten in das Epithel ein, und es folgt eine Desquamation des Epithels. Es finden sich dann in den Drüsenlumina abgestoßene Epithelien und Rundzellen. Bildet sich dieses Stadium nicht allein oder unter therapeutischer Einwirkung zurück, so kann es zu dem nächsten, der

Prostatitis follicularis kommen, die sich auf der vorhergehenden aufbaut, und ihren Charakter dadurch erhält, daß die Ausführungsgänge der Drüsenläppchen verstopft sind, und es so zu einer Sekretstauung kommen muß. Infolge der Sekretretention ist wiederum für die Gonokokken ein günstigerer Nährboden geschaffen, und dadurch folgt eine Steigerung des Krankheitsprozesses. Durch das gestaute Sekret erfolgt eine cystische Erweiterung der befallenen Drüsenläppchen, die jetzt in dieser präformierten Höhle die von JADASSOHN als „Pseudoabscesse" bezeichneten Gebilde darstellen. Aus ihnen werden aber allmählich richtige Abscesse, da unter dem Einfluß des fortschreitenden Erkrankungsprozesses die präformierte Wand einschmilzt und einem wahren Absceß Platz macht. Diese Abscesse können nun, wenn es nicht durch therapeutische Maßnahmen beschleunigt wird, sich langsam allein einen Ausweg verschaffen, indem sie entweder durch den ehemaligen Ausführungsgang durchbrechen oder sich neben demselben einen Weg zur Harnröhrenschleimhaut verschaffen. Andererseits ist es möglich, daß der Inhalt des Abscesses oder Pseudoabscesses resorbiert wird. Bei der Abheilung infolge Perforation, unter Umständen auch nach der Resorption des Inhaltes kann es dazu kommen, daß die vorherige Absceßhöhle von Binde- und Granulationsgewebe ausgefüllt wird, das in der Folge sich in Narbengewebe verwandelt. Hierbei besteht nach WÄLSCH und WOSSIDLO die Gefahr, daß es bei einem ungünstigen Sitz der Narbe, z. B. in der Nähe des Ausführungsgangs des Ductus ejaculatorius zu einem Verschluß desselben durch das benachbarte Narbengewebe kommen kann, und daß als Folge dieser Obliteration entweder Oligospermie oder bei beiderseitiger Obliteration Aspermatismus auftritt, wie es von FINGER beobachtet wurde.

Diese follikuläre resp. „pseudoabsceß"-artige Form der Prostatitis tritt meistenteils diffus und multipel über die einzelnen Lappen unregelmäßig verteilt auf, was darauf zurückzuführen ist, daß die einzelnen Läppchen mit ihren eigenen Ausführungsgängen in der hinteren Harnröhre selbständig münden.

Beschränkt sich der Erkrankungsprozeß nicht nur auf die Oberfläche der Ausführungsgänge und Drüsen, oder spielt er sich nicht nur im Innern der einzelnen Follikel ab, sondern überschreitet er die Drüsengänge und Läppchen, um in das Bindegewebe der Prostata diffus überzugehen, so hat die Krankheit das nächste Stadium erreicht:

Die parenchymatöse und interstitielle Prostatitis. Diese Form der Prostatitis zeichnet sich durch das sehr akute Auftreten aller Symptome aus. Sie kann sich entweder aus den beiden vorhergehenden Formen durch eine Steigerung der entzündlichen Prozesse entwickeln, oder aber von Anfang an als selbständige Form auftreten, oder schließlich im Verlaufe einer chronischen und latenten Prostatitis, verursacht durch irgendein äußeres oder inneres Trauma — Reiten, Radfahren, Exzesse in baccho und in venere, infolge Pollutionen, ferner nach unzweckmäßigen Behandlungsmethoden besonders nach Bougieren — sich entwickeln.

WÄLSCH teilt die „Prostatitis parenchymatosa" in drei Stadien ein:
1. Stadium der parenchymatösen Prostatitis.
2. Stadium der beginnenden Abscedierung.
3. Stadium der Absceßbildung.

In dem ersten Falle tritt plötzlich eine erhebliche Schwellung der Drüsenlappen auf, die Prostata vergrößert sich in ihrem Umfang um ein Vielfaches. Veranlaßt wird dieser Vorgang durch „Kongestion, Hyperämie und Ödem der Prostata". Man findet in diesem Stadium die Gefäße der Prostata erweitert und stark gefüllt, das Gewebe ist serös durchtränkt, und um und zwischen den Drüsenläppchen finden sich ausgedehnte kleinzellige Infiltrate. Der Prozeß spielt sich diffus über einen oder beide Drüsenlappen verteilt ab. Spontan oder unter geeigneter Behandlung kann es zur Resorption des Ödems und der

Infiltration kommen. Anderenfalls geht der Entzündungsvorgang weiter und allmählich tritt das zweite Stadium der beginnenden Abscedierung auf.

Die Infiltrate neben und um die einzelnen Drüsenläppchen nehmen an Ausdehnung und Größe zu, ebenso steigert sich der seröse Durchtränkungsprozeß und vergrößert das Volumen und die Konsistenz der Drüsenlappen.

Allmählich kommt es zu einer Einschmelzung der Infiltrate, die zunächst noch kleine Abscesse um die Drüsenläppchen bilden; aber die Wand zwischen den einzelnen Abscessen widersteht nicht mehr der Nekrose, und die Abscesse konfluieren miteinander, so daß nach und nach aus den vielen kleinen Abscedierungen eine große mit Eiter gefüllte Absceßhöhle in dem Drüsenlappen sich entwickeln kann, die es versucht, sich einen Ausgang zu verschaffen, wenn nicht therapeutisch eingegriffen und der Absceß eröffnet wird. Nach Wälsch kommt es in äußerst seltenen Fällen im Verlaufe der Prostatitis abscedens zu einem Mitergriffenwerden der Venen. Unter solchen Umständen erfolgt eine Thrombenbildung der Venen in und um die Drüse; unter dem Einfluß der Eitererreger tritt ein eitriger Zerfall der Thromben und eine Verschleppung auf dem Blutwege ein, die zu schweren pyämischen Allgemeinerscheinungen führen muß. Vielfach ist in diesem Stadium der Erkrankung aus der rein gonorrhoischen Infektion durch das Einwandern anderer Bakterien bereits eine Mischinfektion eingetreten. Daß aber auch die Gonokokken jetzt noch eine wesentliche Rolle spielen, beweisen die durch die Perforation der Abscesse auftretenden Komplikationen, bei denen es zu gonorrhoischen Neu- oder Reinfektionen kommen kann. Wird nämlich die Absceßhöhle nicht rechtzeitig gespalten, und läßt es der Patient oder der behandelnde Arzt durch Vernachlässigung des schweren Krankheitsbildes zu einer Spontanperforation kommen, so erfolgt dieselbe meistenteils entweder in die Harnröhre oder in das Rectum oder aber schließlich nach dem Damm, in seltenen Fällen in die Blase. In äußerst seltenen Fällen, die von Wälsch nach einer Statistik von Ségond aufgeführt werden, kann es zu einem Durchbruch des Prostataabscesses in das Cavum ischiorectale, in die Leistengegend, durch das Foramen obturatorium, durch den Nabel, durch das Foramen ischiadicum, am Rande der falschen Rippen, in die Bauchhöhle und endlich nach dem Cavum Retzii kommen. Die einzelnen Möglichkeiten sind in der Reihenfolge der beobachteten Häufigkeit aufgeführt. Am günstigsten ist im allgemeinen die Perforation nach der Harnröhre, während die Perforation in das Rectum durch das Hinzutreten einer Infektion der Rectalschleimhaut unangenehm kompliziert wird (Jadassohn, Karo, Cohn). Aber auch nach dem Durchbruch in die Harnröhre sind in einzelnen, glücklicherweise recht seltenen Fällen Komplikationen in Form einer Urininfiltration beobachtet worden. Doch ist nach Thompson und Wälsch diese Komplikation etwas sehr Ungewöhnliches und daher nicht allzu sehr zu fürchten.

In der Folge der vorhergehenden Formen der Prostatitis, besonders aber im Anschluß an die parenchymatöse und abscedierende Prostatitis kann es zu einem Befallenwerden des periprostatischen Gewebes kommen, zu der Periprostatitis und der periprostatischen Phlegmone: Der Ausgangspunkt derselben sind, wie soeben gesagt, meistens die oben besprochenen Formen der Prostatitis, und zwar vor allem die subkapsulären Abscesse, die nach Guyon als notwendiges Stadium der „Phlegmone durch Diffusion" angesehen werden. Nach Guyon und Legond treten die periprostatischen Prozesse auf entweder infolge Fortpflanzung des Entzündungsvorganges durch das Zellgewebe, durch die Venen oder die Lymphbahnen oder aber mittels Diffusion in das umgebende Gewebe.

Da sich über dieses Gebiet in den bisher dieses Thema behandelnden Büchern (Finger, Wälsch, Wossidlo) nur recht kurze und allgemein gefaßte

Angaben finden, sei hier etwas eingehender darauf eingegangen. Man hat zu unterscheiden solche Abscesse, die in den periprostatischen Räumen lokalisiert sind, von denen, die ihren Sitz in den extraprostatischen Räumen haben und schließlich die diffusen Phlegmonen, die nach Durchbruch aus den extraprostatischen Räumen entstehen (AVERSENQ et DIEULAFÉ). Nach diesen beiden Autoren kann es sich bei den periprostatischen Abscessen handeln, entweder um vordere periprostatische Abscesse, die aber sehr selten sind, oder um seitliche oder hintere. Unter den extraprostatischen Abscessen sind die häufigsten die prärectalen, während die vorderen, die zu einer Eiterung des Cavum Retzii führen, und die seitlichen, die sich im oberen pelveo-rectalen Raum abspielen, seltener sind. Bei weiterer Ausbreitung der hinteren peri- und extraprostatischen Abscesse kommt es günstigsten Falles zu einem Durchbruch ins Rectum. Andernfalls kann sich die Eiterung um die Rectalwand ringsherum ausbreiten und unter Umständen zu perinealen und ischiorectalen Phlegmonen führen. Ferner ist eine Fortsetzung nach oben und seitlich möglich, als deren Folge es zu einer peritonealen Entzündung, zu einer echten Pelveo-Peritonitis kommen kann. Außerdem kann von dem oberen pelveo-rectalen Raum aus eine Weiterverbreitung seitlich nach allen Richtungen erfolgen und zwar nach dem Leistenkanal, vorderen Bauchwand, Fossa iliaca, Regio lumbalis und sacralis und Fossa ischiorectalis. Von dem Cavum Retzii aus kann es zu einer subabdominalen Phlegmone kommen.

Von den soeben beschriebenen verschiedenen Formen, unter denen die akute Prostatitis verlaufen kann, zeigen die beiden ersteren nur selten oder keine objektiv wahrnehmbaren Allgemeinerscheinungen, um so mehr aber die parenchymatöse Prostatitis, die Periprostatitis und die Phlegmone. Im Beginn der meistens stürmisch auftretenden Erkrankungsformen beobachtet man Frösteln, Schüttelfrost und hohe Temperatursteigerungen, die aber auch vielfach trotz stark ausgeprägter Symptome vollständig fehlen können. Geht aber der Prozeß vorwärts, so daß es zur Abscedierung oder phlegmonösen Infiltration kommt, so findet man stets hohes Fieber, in vielen Fällen von intermittierendem Charakter verbunden mit abendlichem Schüttelfrost. Gleichzeitig treten auch andere schwere Allgemeinerscheinungen auf; der Patient leidet unter starken Kopfschmerzen, er hat eine trockene Zunge, kann nicht schlafen und leidet unter schweren drückenden Schmerzen im Mastdarm in der Prostatagegend. Charakteristisch sind auch die dysurischen Beschwerden, die sich fast nur in diesen beiden Prostatitis-Stadien vorfinden, während sie in den ersten nur in äußerst seltenen Fällen, wahrscheinlich nur reflektorisch veranlaßt, sich finden. Zum Teil reflektorisch infolge der starken Entzündung der Prostata, zum größten Teil wohl aber durch die Schwellung derselben veranlaßt, hat der Patient Beschwerden beim Urinieren. Es besteht ein starker Harndrang, aber der Kranke ist nur imstande geringe Mengen unter großen Schmerzen zu entleeren. In anderen Fällen wird der Harnstrahl durch die geschwollene oder abscedierende Prostata zu einem dünnen Strahl verändert, der mit zunehmender Schwellung der Drüse immer feinfädiger wird, schließlich nur noch tropfenweise entleert werden kann oder sogar ganz aufhört, so daß völlige Harnverhaltung eintreten kann. Ähnliche Erscheinungen können von seiten der Stuhlentleerung sich zeigen. Infolge der vergrößerten Prostata kommt es zu angehaltenem Stuhlgang oder zu Stuhlentleerungen, die nur unter sehr großen Schmerzen sich ermöglichen lassen. Unter diesen schweren Begleiterscheinungen der Prostatitis, die aber mit solcher Regelmäßigkeit auftreten, daß sie in das Symptombild der Erkrankung mithinein gehören, leiden die Patienten sehr, und man muß in der Behandlung zum großen Teil sein Augenmerk darauf richten, diese gewissermaßen sekundären Erscheinungen der

Krankheit in erster Linie zu beseitigen. Was in diesem Zusammenhang über die Eiterentleerung aus der Harnröhre während des Verlaufs der Prostatitis zu sagen wäre, desgleichen was die Beschaffenheit der verschiedenen Urinportionen betrifft, wird gelegentlich der Sekretuntersuchungen in einem der nächsten Abschnitte besprochen werden.

Kommen wir nunmehr, nachdem wir uns eingehend mit den verschiedenen Stadien der Prostatitis beschäftigt haben, was zu dem Verständnis der Erkrankung und ihrer Untersuchung unbedingt erforderlich gewesen ist, zu der Diagnosenstellung selbst, die sich außer den eben besprochenen Allgemeinsymptomen aus dem Palpationsbefund und der Untersuchung des durch Massage der Drüse gewonnenen Sekrets zusammensetzt.

2. Palpationsdiagnose.

Vorausgeschickt sei hier noch, daß die normale Prostata, wie ja bereits in einem früheren Kapitel erwähnt ist, ungefähr die Größe einer Kastanie einnimmt; die Größe ist aber bei verschiedenen Patienten auch normalerweise verschieden und differiert nach dem Alter; die beiden Lappen sind normal gut abtastbar, sie sind nicht immer gleich groß und von gleicher Form. Ihre Randpartien lassen sich deutlich von der Umgebung abgrenzen, die Oberfläche ist glatt, und die darüber liegende Rectumschleimhaut gut verschieblich; die Konsistenz ist derb elastisch, luftkissenartig, aber auch normalerweise oft hart. Die Palpation der normalen Drüse wird niemals als schmerzhaft empfunden, sondern nur als ein unangenehmes Druckgefühl, das bis in die Eichel ausstrahlen kann. Meistens entsteht infolge der Palpation ein verstärkter Harndrang, ab und zu infolge der Untersuchung eine kurze Zeit dauernde Harnverhaltung und eine nachfolgende Erektion.

Untersucht man nunmehr eine Drüse im Stadium der katarrhalischen Entzündung, so unterscheidet sich in vielen Fällen der Palpationsbefund nicht von dem normalen, denn selbst die Schmerzhaftigkeit, dieses hervortretendste von allen Symptomen, kann zunächst noch ausbleiben, und man ist in solchen Fällen ganz auf den Urin- und Sekretbefund angewiesen. Andererseits kann sich in diesem Stadium die Prostata infolge der vorherrschenden Hyperämie wärmer als die Umgebung und als eine normale Drüse anfühlen, und es kann ein Druckschmerz bestehen. Im großen und ganzen decken sich hier aber die Symptome lediglich mit den bei einer Urethritis posterior zur Beobachtung kommenden.

Gehen aber die Erscheinungen weiter, und kommt es infolge der Ausführungsgangverstopfung zur Sekretretention und zur follikulären Prostatitis, so nehmen auch die Palpationsbefunde an Eindeutigkeit zu; allerdings hängt hier das Ergebnis des Palpationsbefundes zum guten Teil davon ab, wo die follikulären Entzündungsherde, insbesondere die „Pseudoabscesse", ihren Sitz haben. An der vorderen Prostatawand gelegen, entgehen sie dem palpierenden Finger, und nur eine allenfalls bestehende Druckempfindlichkeit zeigt an, daß irgendein Erkrankungsherd in der Prostata vorzuliegen scheint. Befinden sich die Herde dagegen an der hinteren Wand, so sind dieselben als multiple, kleine, etwas das Niveau überragende, schmerzhafte und sehr empfindliche Knötchen innerhalb der sonst nicht vergrößerten Prostata zu fühlen. Sobald diese „Pseudoabscesse" spontan oder infolge der Therapie zur Harnröhre durchbrechen oder einen Abfluß gewinnen, kann der Palpationsbefund wieder ein ganz normaler werden. Hat man in diesem Stadium vor allem den Eindruck, daß es sich um eine Erkrankung handelt, die innerhalb der Drüse in kleinen, scharf abgegrenzten Knötchen auftritt, so ändert sich das Bild gänzlich, sobald es zur diffusen, parenchymatösen und interstitiellen Prostatitis kommt. Hier herrscht das

Befallensein eines Lappens oder sogar der ganzen Drüse vor. Bei der Rectaluntersuchung fühlt der palpierende Finger, dessen vorsichtige Einführung schon als sehr schmerzhaft empfunden wird, eine oft um das Doppelte bis vierfache Volumen vergrößerte, ungemein schmerzhafte Prostata. Ist nur ein Lappen erkrankt, so fühlt sich dieser dem gesunden gegenüber bedeutend vergrößert an. Der oder die erkrankten Teile der Prostata weisen im ersten Stadium eine harte, gespannte Schwellung auf, die wie ein bis etwa apfelgroßer Tumor in das Rectumlumen vorspringt. Die Oberfläche kann sich auch ödematös, aber glatt anfühlen, oder mehrere kleinere oder größere Knoten deuten darauf hin, daß zahlreiche einzelne Infiltrationsherde statt einer diffusen Ausbreitung über das gesamte Organ bestehen. Wesentlich ist, daß in diesem Stadium der Erkrankung die Mastdarmschleimhaut gut über der Oberfläche verschieblich ist, wie auch die Grenzen gegen die Umgebung der Prostata, solange die Entzündung auf die Drüsenlappen allein beschränkt ist, überall gut abtastbar bleiben. Die akute Entzündung der Prostata ruft, wie auch vorher schon beschrieben, hier ein ganz besonders deutlich wahrnehmbares Hitzegefühl in dem palpierenden Finger hervor. Dieser Zustand kann etwa eine Woche anhalten, und dann zu einem langsamen Rückgang der Erscheinungen führen, andererseits geht die diffuse Schwellung in ein Indurationsstadium über und führt zu einer chronischen Erkrankung der Drüse, worauf wir später zu sprechen kommen werden. Und schließlich geht die parenchymatöse Prostatitis in einem glücklicherweise kleinen Teil der Fälle in ein abscedierendes Stadium über. Selbst wir sehen unter unserem sehr großen, jährlich viele Hundert Patienten umfassenden Krankenmaterial solche nur ganz vereinzelt und selten. Auch hier kann man eindeutige Absceßsymptome nur wahrnehmen, wenn der Absceß nicht zu weit von der hinteren Fläche entfernt liegt, oder wenn er eine gewisse Größe erreicht. Liegt er nicht nahe der hinteren Wand, so fühlt man meistens nur eine schmerzhafte, prallelastische Schwellung in einem oder beiden Prostatalappen, aber keine Fluktuation, und nur die Begleiterscheinungen der Absceßperforation mit starker Eiterentleerung bestätigen die Diagnose. Liegt die Abscedierung aber palpabel, so fühlt man entweder über einem oder beiden Lappen oder an Stelle vorheriger Knoten eine beginnende Einschmelzung durch ein allmähliches Weicherwerden der betreffenden Stelle, die sich mehr teigig anfühlt. Die Palpation ist hier äußerst schmerzhaft und muß besonders vorsichtig und unter Schonung der schwerkrank erscheinenden Patienten vorgenommen werden. Die teigige Schwellung geht dann nach und nach in weitere Einschmelzung über, so daß man bei vollständiger Abscedierung eine deutliche Fluktuation der Geschwulst wahrnehmen kann. Sind beide Lappen in den Absceß miteinbegriffen, so kann man entweder zwei nebeneinander liegende fluktuierende Wülste oder einen großen fluktuierenden Sack palpieren. Nach der Perforation kann es entweder zur Vernarbung kommen, die je nach der Zahl und Größe der Abscesse als eine bis mehrere, deutlich voneinander abgrenzbare Vertiefungen zwischen normalem Gewebe wahrnehmbar ist, oder der ganze Drüsenlappen verwandelt sich in ein derbes Narbengewebe. In anderen Fällen füllt sich die Absceßhöhle wieder und gibt Veranlassung zu einer chronischen Eiterung, die später besprochen werden soll. Auch die Abscedierung der ganzen Prostata oder einzelner Herde ist solange von der Umgebung der Drüse scharf abgrenzbar, wie sich die Erkrankung nur auf das Drüsengewebe erstreckt und nicht auf das periprostatische Gewebe übergeht.

Handelt es sich dagegen um eine Periprostatitis oder eine periprostatische Phlegmone, so haben wir im großen und ganzen dieselben Symptome vor uns wie bei der parenchymatösen resp. der abscedierenden Prostatitis, nur stehen hier noch die Erscheinungen in der Umgebung der Drüse mit im Vordergrunde.

Während, wie wir immer betont haben, die Prostatitis jeder Art ohne Reaktion des umgebenden Gewebes erscheint, und sich dieses weich und nicht entzündlich infiltriert anfühlt, und vor allem auch die Rectalschleimhaut überall über der Prostata verschieblich ist, stehen im Vordergrund der Periprostatitis gerade die Entzündungserscheinungen der Umgebung. Die Prostatagrenzen sind nicht mehr scharf, sondern verwaschen und allmählich in die Umgebung über-gehend. Das Gewebe fühlt sich verdickt und infiltriert an und ist druckschmerz-haft. Die Mastdarmschleimhaut läßt sich nicht über dem periprostatischen Gewebe verschieben. Kommt es zur Abscedierung, so zeigen sich auch hier die typischen Symptome in Form von teigiger, schmerzhafter Schwellung und allmählichem Übergang in Fluktuation. Es sei noch hervorgehoben, daß hier wie bei der Prostata selbst für die Diagnosenstellung der Sitz der Veränderung wesentlich ist, da mittels der Palpation nur die hinteren und allenfalls die seit-lichen periprostatischen Veränderungen wahrnehmbar gemacht werden können.

Sehr wichtig erscheint es uns hier auf die Lymphangitis prostato-iliaca aufmerksam zu machen, über die Cronquist Eingehendes mitgeteilt hat, was Langer an Nachuntersuchungen, die allerdings nur zum Teil veröffentlicht sind, bestätigen konnte. Diese Lymphangitis prostato-iliaca repräsentiert sich als strangförmiger Wulst, der nicht wie die Spermatocystitis oder Deferentitis pelvinea von dem oberen Rande der Prostata seinen Ausgang nimmt, sondern — und dies ist sein Hauptcharakteristicum — von der Vereinigung des oberen und seitlichen Randes derselben, die Cronquist als rechte bzw. linke Ecke bezeichnet, entspringt. In manchen Fällen wird die betreffende Ecke der selbst auch erkrankten und vergrößerten Prostata „in Form eines in der Richtung nach auswärts und aufwärts aufschießenden konischen Zapfens ausgezogen, der ohne Grenze in einen zuweilen bis fingerdicken, an der Oberfläche völlig glatten, spulrunden, meist mehr oder weniger druckempfindlichen, zuweilen aber auch ganz unempfindlichen Strang übergeht, welcher in derselben Richtung nach dem Beckeneingang zu, soweit der Finger reicht, verfolgt werden kann.“ Vielfach beschränkt sich diese Lymphangitis nicht auf einen Lymphstrang, sondern von derselben Prostataseite ziehen fächerförmig nebeneinander mehrere Stränge nach auswärts und aufwärts, nur ist der charakteristische Strang, der von der oberen Ecke seinen Ausgang nimmt, auch stets dabei. Einzelne Wurzeln können weiterhin auch aus der Mitte der rectalen Oberfläche der Prostata ihren Ursprung nehmen, um sich dann außerhalb des seitlichen Prostatarandes mit den übrigen Strängen zu vereinigen. In vereinzelten Fällen kann man an der Oberfläche des sonst glatten Stranges frei auf diesem verschieblich einen kleinen erbsen- bis bohnengroßen Knoten, der als Lymphknoten aufzufassen ist, palpieren. Auch auf den Lappen der Prostata fühlt man gelegentlich einen oder mehrere verschiebliche Knoten, die wohl entzündlichen Lymphdrüsen entsprechen. Man kann bei der palpatorischen Untersuchung von oben nach unten vielfach feststellen, daß der Lymphstrang in ein periprostatisches Infiltrat übergeht (Cronquist), das sich entlang dem Seitenrande der Prostata hinzieht.

Es erschien uns wesentlich auf diese Affektion besonders hinzuweisen, einmal da sie erst jüngst von Cronquist beschrieben ist, und des weiteren weil sie doch häufiger aufzutreten scheint. Cronquist beschreibt 31 derartige Fälle; Langer konnte unter 183 Untersuchungen in 50,82% verdickte und deutlich tastbare Lymphstränge und in 9,83% Lymphknoten feststellen.

3. Sekretuntersuchung.

Bezüglich des Aussehens und des mikroskopischen Befundes des normalen Prostataexprimates verweisen wir hier auf das, was an anderer Stelle in dem physiologischen Teil darüber gesagt ist.

Wenn wir nach dem Abschluß der notwendigen Untersuchungen uns überzeugt haben, daß bei einem Patienten eine Urethritis posterior vorliegt, und haben wir uns durch die Palpation über den Zustand der Prostata unterrichtet, so schließen wir gegebenenfalls hieran eine Untersuchung des Prostataexprimats. Doch sei von vornherein bemerkt, daß es nicht in allen Fällen möglich ist, sofort eine Expressionsmassage vorzunehmen. Kontraindiziert ist es bei sehr stark entzündlicher und schmerzhafter Prostatitis, desgleichen bei abscedierender Prostatitis resp. bei vorhandener Periprostatitis zu exprimieren, da man durch den kräftigen Druck bei der Prostatamassage, wie sie zu dem beabsichtigten Zwecke notwendig ist, die Erkrankung verschlimmern und dem Patienten erheblich schaden kann. Daher muß man sich mit der Expression nur auf leichte, subakute und, wie später zu besprechen sein wird, auf chronische Fälle und auf solche, bei denen man zur Diagnose der Heilung einen genauen Befund erheben will, beschränken. Gerade die letzteren stellen die in dieser Beziehung diagnostisch wichtigsten Formen dar.

Vor Beginn der Expression hat man in derselben Weise, wie dies bei der Cowperitis beschrieben ist, die Harnröhre und Blase durch Spülung zu reinigen und zu füllen, dann erst geht man bei gefüllter Blase zu der mit etwas kräftigem Druck auszuführenden Massage über. In den meisten Fällen erscheint dann im Verlaufe der Massage ein Teil des Sekrets am Orificium der Harnröhre. Man läßt dasselbe in ein steriles Uhrschälchen abtropfen, um erstens hierin eine Inspektion der makroskopischen Beschaffenheit des Sekrets vorzunehmen, und zum zweiten um einen Teil zu Objektträgerpräparaten, einen anderen zur Anlegung von Kulturen zu verwenden. Das Objektträgerpräparat untersucht man einerseits als frisches Präparat, ein weiteres verstreicht man recht dünn und gleichmäßig, läßt es lufttrocken werden, um es dann nach den üblichen Färbungen zu betrachten. Ein Teil des exprimierten Sekrets, bei manchen Menschen das gesamte Sekret fließt in die Blase ab, aus der es beim Herauslassen der Füllflüssigkeit mit der dritten Portion entleert wird, während mit der ersten das auf der Harnröhrenschleimhaut angesammelte Sekret herausgespült wird, und die zweite Portion meist klar bleibt.

Während die Prostatitis catarrhalis palpatorisch keine oder so gut wie keine Erscheinungen macht, läßt sich aus der Expressionsuntersuchung doch mit gewisser Sicherheit ein Erkrankungsprozeß feststellen. Je nach der Erkrankungsstärke sind auch die Veränderungen des Exprimates verschieden stark. An Stelle des milchig-trüben Aussehens der letzten Portion, in der wie eine Emulsion das Prostatasekret verteilt ist, findet man bei entzündlicher Veränderung der Prostata „in dem leicht opal oder schmutzig getrübten dritten Urin, je nach dem Stadium und der Art der Entzündung, Eiterklümpchen oder dicke Brocken, kleine Bröckelchen, Plättchen oder häkchenförmige Gebilde, welch letztere aus zusammengebackenem Sekret der Ausführungsgänge bestehen". Wie auch bei der Cowperschen Drüse wird am Schlusse der Miktion aus den Ausführungsgängen unter dem Einfluß der Trigonummuskulatur das Sekret herausgepreßt. Das während der Expression aus dem Orificium abtropfende Sekret erscheint nicht wie das normale dünnflüssig und leicht milchig getrübt, sondern es ist dicker und rahmiger und von einem mehr oder weniger eitrigen Aussehen und Beschaffenheit.

Im frischen und im Ausstrichpräparat fällt in erster Linie auf, daß die Lecithinkörperchen und ebenso die Corpora amylacea die im normalen Prostatasekret in großer Menge vorhanden sind, ganz oder fast ganz fehlen. Nach Wälsch findet man die Lecithinkörper vielfach innerhalb der Leukocyten und auch in den Kernen der Eiterzellen. Von Leukocyten sind bei akuten prostatischen Prozessen vor allem die polynucleären beobachtet, außerdem kleine mononucleäre

Leukocyten und Eosinophile, über deren diagnostische Bedeutung die Meinungen noch geteilt sind. Daneben finden sich in großer Zahl einzeln und in Haufen Epithelien aus der Prostata selbst und aus den Ausführungsgängen.

In den meisten Fällen einer akuten katarrhalischen Prostatitis lassen sich in dem Exprimat teils intraleukocytär teils extraleukocytär Gonokokken nachweisen, wenn auch ihr Vorhandensein lange nicht so groß ist, wie bei den Sekretuntersuchungen einer Urethritis anterior. Aber auch ohne den Nachweis der Gonokokken spricht das Vorhandensein zahlreicher Leukocyten für einen gonorrhoischen Erkrankungsprozeß; einige wenige können sich auch im normalen Sekret finden.

Bei der follikulären Prostatitis können die Exprimatuntersuchungen ein ähnliches Resultat liefern, nur das hier entsprechend der Stärke des Erkrankungsprozesses auch der Sekretbefund ein massigerer sein kann. Andererseits ist es nicht ausgeschlossen, daß der Untersucher trotz eines palpatorischen Befundes bei der Expression kein einwandfreies Resultat erhält, und das Sekret eher einen normalen als pathologischen Eindruck macht. Das kommt dann zustande, wenn unter dem Einfluß der Sekretverhaltung eine Pseudoabsceßbildung sich bildet, und auch durch die Massage das Sekret nicht an die Oberfläche der Harnröhre befördert werden kann. Bricht jedoch ein solcher Pseudoabsceß nach dem Ausführungsgang oder der Harnröhre durch, so macht sich das dadurch kenntlich, daß plötzlich eine sehr starke eitrige Entleerung eintritt, die mit dem Abklingen des Herdes auch nachläßt. In dem Eiter sind Gonokokken vielfach nur wenig zu finden oder zusammen mit anderen Bakterien, manchmal trifft man auch letztere nur allein an. Mit dem Zurückgehen der abscedierenden Veränderungen und dem Übergang zum normalen verliert auch das exprimierte Sekret seine brockenartige und krümelige Beschaffenheit, und es finden sich in der dritten Urinportion, bei mehr gleichmäßiger milchiger Trübung feine und dünne Filamente, die Epithelien, Leukocyten und mehr oder weniger Gonokokken enthalten. Bei den anderen Formen der Prostatitis ist, wie oben auseinandergesetzt ist, die Vornahme einer Expressionsmassage wegen der Gefahr der Metastasierung der Krankheit streng kontraindiziert, und ihr Ergebnis steht in keinem Verhältnis zu der Gefährlichkeit einerseits und dem geringen diagnostischen Nutzen andererseits.

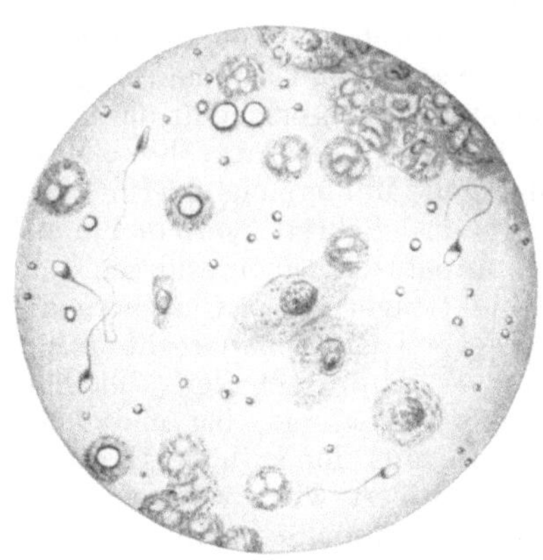

Abb. 85.   Exprimat bei akuter Prostatitis.   (Sammlung Buschke.)

4. Verlauf und Prognose.

Die katarrhalische Prostatitis, die wohl in fast jedem Falle von Urethritis posterior eine Begleiterscheinung derselben ist, kann lediglich unter den Posteriorsymptomen verlaufen und mit dieser langsam unter Nachlassen des Entzündungsprozesses zur Norm zurückkehren. Andererseits besteht die Möglichkeit, daß sich aus ihr infolge falschen Verhaltens des Patienten durch unvorsichtige Bewegungen wie Reiten, Radfahren, Laufen usw. oder infolge starken Alkoholgenusses oder im Anschluß an Pollutionen usw., des weiteren aber auch durch falsche besonders instrumentelle therapeutische Maßnahmen schwerere Stadien der Prostatitis entwickeln. Auch die follikuläre Prostatitis kann in ihren

Anfängen, solange sich der Prozeß noch endoglandulär abspielt, zur vollständigen
Resorption kommen, indem entweder eine Resorption des Follikelinhaltes eintritt, oder derselbe sich durch Ausstoßung des verschließenden Pfropfes in
die Harnröhre entleert, und nur der in der Drüse resp. im Ausführungsgang
enthaltene Rest resorbiert werden muß. Sind aber multiple Pseudoabsceßbildungen eingetreten, und ist nicht nur das endoglanduläre Gewebe, sondern
auch ein Teil der Umgebung des Follikels miteingeschmolzen, so ist eine völlige
Ausheilung bereits unwahrscheinlicher, wenn auch hier mit der Perforation
des Abscesses der Entzündungsprozeß sein Ende erreicht hat. Bei der Palpation ist nach der Perforation der vorher festzustellende Knoten nicht mehr
fühlbar, das Sekret, das gelegentlich der Perforation massenhaft Leukocyten
enthalten hatte, verliert langsam dieselben, und in der dritten Urinportion
sind statt der Krümel und Brocken nur dünne Fäden nachweisbar. Auch die
Erscheinungen der Urethritis posterior gehen zurück, und die dritte Urinportion
verliert an Trübung und wird allmählich klar. Der Ausfluß läßt nach. Andererseits kann nach geraumer Zeit, wenn der Follikel sich nicht vollständig entleert
hat, der Prozeß von neuem aufflackern, und kann unter Umständen eine Quelle
dauernder Rezidive werden.

Heilt der Pseudoabsceß mit Narbenbildung ab, so können die Narben, wie
oben bereits auseinandergesetzt, bei ungünstigem Sitz derselben, für den Träger
zu einer Obliteration wichtiger Ausführungsgänge insbesondere des Ductus
ejaculatorius führen.

Kommt es nicht zur Abheilung der Prostatitis follicularis, so geht aus dieser
entweder durch Ausbreitung über das periglanduläre Gewebe das nächste
Stadium, die parenchymatöse oder die abscedierende Prostatitis, hervor, andererseits führt das dauernde Neuaufflackern der Pseudoabscesse allmählich in einen
chronisch rezidivierenden Zustand über.

Die parenchymatöse Prostatitis stellt entschieden die schwierigste Komplikation im Verlaufe der prostatischen Erkrankung dar, da sie einerseits mit schweren
Allgemeinerscheinungen verläuft und in manchen Fällen ein geradezu lebens-
bedrohendes Krankheitsbild darbietet, andererseits da sie eine der hauptsächlichsten Ursachen für das Auftreten anderweitiger gonorrhoischer Komplikationen ist.

Der Beginn einer parenchymatösen Prostatitis zeigt sich vielfach durch
das Auftreten einer plötzlichen Fieberzacke an, während gleichzeitig wie in
allen Fällen schwerer gonorrhoischer Komplikationen der vorher selbst starke
eitrige Ausfluß vollständig versiegen kann, um erst wieder in Erscheinung zu
treten, wenn die stürmischen Allgemeinerscheinungen nachgelassen haben oder
ganz geschwunden sind. Im übrigen muß es sich jeder Untersucher zur festen
Regel machen, daß er, sobald im Verlaufe einer Gonorrhöe Fieber eintritt, sofort eine rectale Palpation vornimmt, da es sich unter solchen Umständen in vielen Fällen um eine Verschlimmerung einer Adnexkomplikation
handelt.

Die parenchymatöse Prostatitis kann nun innerhalb der ersten Zeit ihres
Auftretens eine Verstärkung ihrer klinischen Erscheinungen zeigen. Der Palpationsbefund erweist eine Zunahme der gleichmäßig teigigen Schwellung, die
Druckschmerzhaftigkeit ist besonders groß und macht dem Patienten unter
anderem bei der Defäkation erhebliche Schmerzen; desgleichen erscheinen die
oben besprochenen Symptome einer Dysurie, die sich bis zur Urinverhaltung
steigern kann. Nachdem die Symptome nunmehr eine gewisse Höhe erreicht
haben, kann sich die parenchymatöse Prostatitis langsam zurückbilden. Die
Prostata schwillt allmählich ab, die Druckschmerzhaftigkeit läßt nach, und
die Begleitsymptome wie auch die Allgemeinerscheinungen verschwinden. Als

einziges objektives Symptom stellt sich bald nach Verschwinden der akuten Symptome von neuem der gonokokkenhaltige Ausfluß aus der Harnröhre wieder ein.

In einem Teil der Fälle wird nunmehr von selbst oder unter geeigneter Behandlung eine vollständige Restitution eintreten. In anderen Fällen können zwar die akuten Erscheinungen zurückgehen, aber es bleibt ein entzündlicher Prozeß bestehen, der allmählich die Erkrankung in ein chronisches Stadium überführt.

Gehen die stürmischen Erscheinungen der Prostatitis nicht innerhalb einer gewissen Zeit zurück, so kann die Erkrankung zu einer Einschmelzung, dem Prostataabsceß, sich steigern, der zunächst multipel in Form zahlreicher, später miteinander konfluierender Abscesse oder von Anfang als an ein großer Absceß auftreten kann. Auch hier finden wir neben den schweren Allgemeinerscheinungen, wie oben bereits beschrieben, vor allem Störungen von seiten der Darmund Urinentleerung. Letztere können sich durch den sich gegen die Harnröhre vorwölbenden Absceß derartig steigern, daß Katheterisieren notwendig ist, oder daß sogar die Passage für den Katheter unmöglich wird, und eine Blasenpunktion vorgenommen werden muß. Die eitrige Einschmelzung als solche verläuft im allgemeinen ziemlich schnell, so daß schon nach 3—4 Tagen eine deutliche Fluktuation fühlbar ist. Wenn nun, nachdem der Absceß auf seiner Höhe angelangt ist, nicht seine operative Eröffnung vorgenommen wird, so bricht er innerhalb der nächsten Tage — nach Wälsch zwischen dem 5.—12. Tage — von selbst durch. Die häufigste Perforation geschieht nach der Harnröhre. In einem Teil der Fälle fühlt der Patient plötzlich bei der Defäkation unter heftigen Schmerzen eine blutig-eitrige Entleerung aus der Harnröhre. In anderen Fällen schließt sich die Perforation an einen forcierten Versuch des Patienten an Urin zu lassen, oder aber, was auch des öfteren vorkommt, der Patient wird wegen seiner Urinverhaltung katheterisiert, und es wird durch den Katheter der Absceß eröffnet. In jedem Falle entleert der Kranke eine große Menge eitrig-blutigen Urins, der von dicken fibrinösen Flocken durchsetzt ist. Bei völliger Entleerung der Absceßhöhle kann es sich unter Umständen um recht beträchtliche Mengen handeln. Es ist, wie oben schon hervorgehoben wurde, selten, daß sich an eine solche Spontanperforation in die Harnröhre eine Urininfiltration anschließt. Tritt dies ein, so kann sich durch ausgedehnte Abscedierungen und durch Weiterschreiten des Prozesses auf Blase und Niere ein langwieriges und schweres Krankheitsbild entwickeln, das in den meisten Fällen letal endet. Doch ist schon der Prostataabsceß selbst recht selten, so findet sich die an ihn anschließende Harninfiltration in noch viel seltenerem Maße. Statt in die Harnröhre kann der Absceß in das Rectum perforieren. Zuvor wölbt sich die Prostata sehr stark in das Rectum vor. Ihre anfänglich glatte Oberfläche wird höckrig, indem weiche eindrückbare Stellen mit härteren und infiltrierten abwechseln. Die Gefäße an der Oberfläche der Drüse sind strotzend gefüllt und pulsieren stark. Die Rectalschleimhaut sowie ihr submuköses Gewebe sind ödematös durchtränkt und fühlen sich sulzig an (v. Frisch). Durch den von dem Entzündungsprozeß ausgehenden Reiz kommt es zu den den Patienten sehr quälenden Tenesmen. Unter weiterem Fortschreiten der Einschmelzung kann es dann zu einer Perforation des Abscesses ins Rectum kommen, wobei die Patienten vielfach angeben, sie hätten plötzlich das Gefühl gehabt, als ob die „Drüse geplatzt wäre". An die Perforation ins Rectum kann sich nach den Fällen von Jadassohn, Caro und einem kürzlich publizierten Fall von Cohn eine hartnäckige Rectalgonorrhöe anschließen. Andererseits sahen wir selbst unter einer Reihe teils spontaner, teils operativer Absceßperforationen in den meisten Fällen die Rectalschleimhaut verschont bleiben. Es mag dies wohl dadurch ermöglicht sein, daß der Prostataabsceß stets entweder eine Mischinfektion aufweist, in der der Gonokokkus von anderen Bakterien überwuchert oder von diesen sogar gänzlich verdrängt ist. Immerhin beweisen die Fälle von Rectalgonorrhöe nach der Perforation, daß sich der Gonokokkus auch widerstandsfähig erhalten kann, und auf einen neuen Nährboden gebracht eine neue Entzündung veranlassen kann.

Und schließlich als weitere Perforationsmöglichkeit kann der Prostataabsceß sich gegen den Damm vorwölben, wo er zum Unterschied von der abscedierenden Cowperitis gewöhnlich genau in der Mittellinie seinen Sitz hat. Unter immer stärker werdender Vorwölbung gegen den Damm begleitet von sehr erheblichen Schmerzen und Fieber findet sich eine starke Rötung und Schwellung des ganzen Dammes mit heftiger Druckschmerzhaftigkeit: mehr als bei den anderweitigen Perforationsrichtungen des Prostataabscesses leiden die Patienten hier beim Sitzen oder Liegen auf dem Rücken.

Ist die Perforation gleichviel nach welcher Richtung erfolgt, so tritt im allgemeinen, wenn nicht schon durch die lange Krankheitsdauer allgemein septische Symptome verursacht sind, eine schlagartige Besserung ein. Das Fieber geht zur Norm zurück, das Allgemeinbefinden hebt sich, und vor allem die recht erheblichen dysurischen und Defäkationsbeschwerden verschwinden. Wenn mit dieser Eiterentleerung der ganze Absceß beseitigt ist, so fühlt man bei der folgenden Palpation, daß die Absceßhöhle in sich zusammengesunken ist. Sie vernarbt dann rasch, und es ist von dem Umfange des vorangegangenen Abscesses abhängig und von der dadurch geschaffenen Zerstörung des Prostatagewebes, wieviel vom Drüsengewebe zurückbleibt. Es kann in manchen Fällen die ganze Drüse oder eine ganze Hälfte narbig verändert werden. In anderen Fällen folgt der erstmaligen Entleerung eines Abscesses sehr bald wieder ein Anschwellen der Prostata unter den gleichen stürmischen Erscheinungen und neue Abscedierung mit ihren Folgeerscheinungen. Die Ursache hierfür liegt meistens in einer nicht vollständigen Entleerung des ganzen infektiösen Materials oder aber bei Perforationen nach dem Rectum in einer Sekundärinfektion von dem Rectum aus. In diesem Falle handelt es sich dann meistens um Koliinfektionen, die leicht nach der Blase und Niere fortschreiten und lebensbedrohende Krankheitssymptome veranlassen können. Überhaupt ist die Miterkrankung der Blase wegen der innigen Lymphbahnbeziehungen in jedem Falle zu beachten. Und schließlich kann neben dem ersten entleerten Absceß sich noch ein weiterer gebildet haben. Diese rezidivierenden Absceßbildungen können allmählich in ein chronisches Stadium mit einer Fistelbildung nach Harnröhre, Rectum oder Damm führen. Aber auch die kleineren und selbst größere Abscesse können unbemerkt weiterbestehen bleiben, um erst mit der Sektion zur Kenntnis zu kommen. Sie stellen, worauf später noch eingehend zurückzukommen sein wird, den Ausgangspunkt latenter Herde und immer wieder rezidivierender metastatischer Erscheinungen dar.

Ein kleiner Teil der Fälle bricht nicht in die soeben besprochenen Richtungen durch, sondern führt zu den schweren Erscheinungen der periprostatischen Phlegmone oder Abscedierung, auf die weiter oben verwiesen ist. Erwähnt seien noch die seltenen Fälle von Perforation in die Blase und diejenigen, die nach zwei Richtungen durchbrechen, so die von v. ZEISSL und v. DITTL beobachteten Perforationen nach Blase und Rectum gleichzeitig.

Und schließlich findet sich bei einem Prozentsatz der Erkrankung sei es vor, sei es nach der Perforation ein letaler Ausgang.

WÄLSCH führt eine Statistik von SÉGOND an, die hier wiedergegeben sei: Unter 114 Fällen von Prostatitis parenchymatosa fand SÉGOND in 70 Heilung, in 10 chronische Entzündung mit Fistelbildung und in 34 Exitus. Unter 35 Fällen, die in die Harnröhre perforierten, fanden sich 10 Todesfälle, bei

43 Perforationen ins Rectum 4 Todesfälle. Es erhellt aus dieser Statistik am deutlichsten, daß wir es bei der parenchymatösen Prostatitis mit einem schweren Krankheitsbild zu tun haben, das sorgfältigster Beobachtung und Behandlung bedarf.

Als Spätfolge der Prostataabscesse kann sich erstens eine Impotentia generandi einstellen, einmal durch Fehlen des Prostatasekrets infolge vollständiger Vernarbung der Drüse; doch dürfte im allgemeinen stets noch so viel Drüsenparenchym übrig bleiben, daß die Prostatasekretion aufrecht erhalten wird. Andererseits kann durch Narbenbildung, wie es bereits oben ausführlich geschildert wurde, ein Verschluß der Duct. efferentes einseitig oder beiderseitig eintreten. Doch sind diese Komplikationen verhältnismäßig sehr selten. Eine andere Art der Spätfolge ist eine an der Perforationsstelle ins Rectum sich ausbildende Narbenstriktur, wie sie von Desnos und Kirmisson beschrieben ist.

5. Differentialdiagnose.

Es kommen differentialdiagnostisch allerdings nur für einen kleinen Teil von Fällen Prostatitis anderer Ätiologie, so Tuberkulose, Syphilis, Prostatahypertrophie und Tumoren in Betracht; meistenteils dürfte die Diagnose durch den Befund der Harnröhrenuntersuchung und die Anamnese von Anfang an geklärt sein. Bezüglich der Tuberkulose ist zu sagen, daß sie fast niemals die Prostata isoliert befällt, sondern daß die tuberkulöse Prostatitis im allgemeinen vergesellschaftet mit übriger Urogenitaltuberkulose vorkommt. Nach Casper liegen die tuberkulösen Knötchen mehr in der Peripherie der Drüsenlappen als in der Nähe der Harnröhre. Außerdem sollen die Knoten bei der Tuberkulose nach Goldberg und Wossidlo eckiger, härter und druckempfindlicher sein als bei der Gonorrhöe. Meistens wird aber der Befund an den anderen Genitalorganen und die Cystoskopie zur Klärung führen.

Die Lues der Prostata gehört ebenfalls zu den seltensten Krankheitsbildern. Und zwar dürfte differentialdiagnostisch besonders die gummöse Prostatitis, wie sie von Warthin, Fernandez u. a. beschrieben ist, in Frage kommen, doch können auch hier in erster Linie die Anamnese und das Vorhandensein anderer luetischer Erscheinungen klärend wirken. Eine wesentlichere Rolle kommt den Prostatitiden anderer Ätiologie, die vielfach auf hämatogenem Wege entstehen zu. Im Anschluß an die verschiedensten Infektionskrankheiten, vor allem auch bei chronischen Erkrankungen wie Appendicitis, Cholecystitis, Tonsillitis, staphylogenen und streptogenen Eiterungen können metastatische Prostatitiden teils als katarrhalische, teils als acinöse oder gar abscedierende Formen entstehen, die nicht früher ausheilen als bis der Primärherd beseitigt ist.

Bei der Prostatahypertrophie und den Tumoren der Prostata dürfte in erster Linie die Anamnese klärend wirken. Wo differentialdiagnostische Schwierigkeiten bestehen, wird man fernerhin wohl in einem großen Teil der Fälle durch die Cystoskopie die Diagnose entscheiden können.

b) Chronische Prostatitis.

1. Häufigkeit.

Noch schwerer als in dem akuten Stadium der Prostatitis ist es bei der chronischen Erkrankung derselben möglich eingehende genaue Zahlenangaben über ihr Vorkommen zu machen, da zum Teil aus den schon oben angeführten Gründen, zum Teil aus der noch schwerer erkennbaren Veränderung bei der chronischen Prostatitis die Anschauungen der Autoren weit voneinander abweichen. Daher sind all die im vorigen Kapitel besprochenen Fehlerquellen hier noch stärker zu berücksichtigen. Auf der einen Seite gibt es eine Reihe namhafter Autoren, die eine besondere Häufigkeit der chronischen Prostatitis ohne weiteres ablehnen, so Guyon, Fürbringer u. a.; immerhin ist nach Wälsch auch Fürbringer nicht mehr so überzeugt von der Seltenheit der chronischen Erkrankung. Demgegenüber steht aber eine weit größere Zahl auf dem Standpunkte, daß wir es in einem beträchtlichen Verhältnis mit einer chronischen mehr oder weniger sicher nachweisbaren Prostatitis zu tun haben. So rechnet Wälsch mit einer Beteiligung der Prostata im Verlaufe der chronischen Gonorrhöe von $81^0/_0$, Casper sogar $85^0/_0$. V. Notthafft sah bei länger als $1^1/_2$ bis 1 Jahr bestehender Gonorrhöe $68^0/_0$ und bei über 1 Jahr bestehender $72^0/_0$ Prostatitis. Auch andere ältere und neuere Autoren stehen auf dem Standpunkte, daß in einem recht großen Prozentsatz der chronischen Gonorrhöe mit einer Mitbeteiligung der Prostata an dem Krankheitsbilde zu rechnen ist, so Neisser, Posner, Goldberg, Grossglik, Buschke und Langer,

Wossidlo u. a. Und es ist gerade in den letzten Jahren mehrfach von Buschke und Langer. Delbanco u. a. energisch darauf hingewiesen worden, daß wir es bei der Gonorrhöe, speziell bei den Adnexerkrankungen, mit Folgeerscheinungen der akuten Erkrankung zu tun haben, bei denen wir den größten therapeutischen Schwierigkeiten begegnen, da wir niemals mit einer gewissen Sicherheit die Heilung konstatieren können, da, wie zahlreiche von uns selbst und von anderen Autoren beobachtete Fälle zeigen. noch nach Jahren die Krankheitsherde aus ihrer Latenz erwachen können.

2. Ätiologie.

Das Krankheitsbild der chronischen Prostatitis entsteht in den meisten Fällen aus einer Weiterentwicklung des akuten Krankheitsprozesses. So kann, wie wir ja schon gelegentlich der Besprechung der verschiedenen Prostatitisstadien hervorgehoben haben, sich aus jedem derselben das chronische Krankheitsbild entwickeln. Von der leichten katarrhalischen Entzündung der Drüsen und der Ausführungsgänge bis zu der parenchymatösen und abscedierenden Prostatitis finden sich die Übergänge in die Chronizität des Leidens, wozu die Prostata wie auch die anderen Adnexe besonders deshalb so leicht neigen, weil nur ein Teil der Drüse dem palpierenden Finger zugänglich ist, und unter anderem z. B. der vorübergehende Verschluß der Ausführungsgänge bei „Pseudoabscessen" das Krankheitsbild verschleiern und dem Arzt eine Heilung vortäuschen kann, bis plötzlich aus irgend einem äußeren oder inneren Anlaß der Herd sich öffnet, und eine Reinfektion der Genitalorgane entstehen kann. Daher ist es schwer aus dem Palpations- und Sekretbefund eine sichere Diagnose zu stellen, wie sie unter anderem am häufigsten für die Ausstellung einer Eheerlaubnis verlangt wird.

Für einen Teil der Fälle wird von den Autoren (Güterbock) ein von Anfang an chronischer Verlauf des Leidens angenommen. Uns erscheint die Ansicht Grossgliks und Wossidlos wahrscheinlicher, die annehmen, daß es sich um symptomlos verlaufende akute Veränderungen handelt, die allmählich unbemerkt zur Chronizität übergegangen sind.

Nicht leicht ist es die Frage nach den bei der chronischen Prostatitis gefundenen Erregern zu beantworten, da von einzelnen Autoren wenig oder keine Gonokokken, von anderen wiederum in einem großen Prozentsatz selbst recht alter Fälle einwandsfreie Gonokokken festgestellt werden konnten. Moro hat ganz systematisch alte Gonorrhoiker, die wegen anderer Erkrankungen zu ihm kamen, auf das Vorkommen von Gonokokken in der Prostata untersucht und gefunden, daß nach Prostatamassage in $31\,^0/_0$ nach $1—42$ Jahren post infectionem, bei weiteren $7\,^0/_0$ nach provokatorischer Argentum nitricum-Instillation und Massage bei Patienten von $9—14$ Jahren post infectionem Gonokokken nachweisbar waren. Auch nach Neisser, Frank, Finger u. a. muß man annehmen, daß sich im Verlaufe der chronischen Prostatitis selbst bei recht alten Fällen Gonokokken finden lassen. Im Gegensatz dazu hat Porosz meistens Gonokokken vermißt. Jadassohn glaubt, daß es sich vielfach um eine Erkrankung handelt, die nicht durch den direkten Einfluß der Gonokokken hervorgerufen ist. Wossidlo konnte nur in einem kleinen Teil der Fälle einen positiven Gonokokkenbefund erheben, während er bei den meisten Staphylokokken fand. V. Notthaft stellte fest, daß unter 120 untersuchten Fällen im 2. halben Jahre post infectionem in $73\,^0/_0$, im 3. in $50\,^0/_0$, im 4. in $18\,^0/_0$, im 3. Jahre nur noch $6\,^0/_0$ einen positiven Gonokokkenbefund aufwiesen, während er nach dem 3. Jahre niemals mehr Gonokokken, sondern andere Bakterien nachweisen konnte. Culver hat an 34 Fällen mit klinisch nachweisbarer Prostatitis und Spermatocystitis, die seit Monaten oder Jahren, keinen Ausfluß mehr hatten, bei 24 Bakterienbefunde erhoben, von denen nur 3 Gonokokken hatten, während die anderen Staphylo-Streptokokken, Micrococcus tetragenus und andere Kokken aufwiesen. Auf Grund unserer Untersuchungen über die Anaerobiose des Gonokokkus müssen wir annehmen, daß selbst unter schlechten Lebensbedingungen die Gonokokken sich noch recht lange lebensfähig und vermehrungsfähig erhalten können, so daß wir eher der Meinung derjenigen zuneigen, die noch an ein langes Verweilen der Gonokokken in der Prostata glauben, die unter günstige Ernährungsverhältnisse gebracht wieder zu voller Virulenz erwachen können, wie es auch neuerdings in Bestätigung unserer Untersuchungen von Delbanco angenommen wird. Immerhin kann es sich in einem Teil der Fälle und besonders wohl bei den vorher in Abscedierung übergegangenen um Mischinfektionen handeln, so daß man im Exprimat aus einer solchen Prostata nebeneinander Gonokokken, Staphylo- und Streptokokken, Bacterium coli und andere Bakterien finden kann, während es andererseits auch sicher ist, daß in manchen Fällen die Gonokokken ganz durch die Begleitinfektion verdrängt werden, wie wir ja auch gelegentlich der Besprechung der abscedierenden Prostatitis schon auf das Vorkommen von Mischinfektionen und Sekundärinfektionen hingewiesen haben.

3. Symptome.

Subjektive Symptome. In einem Teil der chronischen Prostatitiden finden sich keinerlei Beschwerden von seiten der Patienten, und die Krankheit wird nur gelegentlich einer aus anderen Gründen vorgenommenen Untersuchung gewissermaßen als Zufallsbefund entdeckt. Es sind dies Verhältnisse, wie wir sie nicht nur bei der chronischen Prostatitis, sondern im Verlaufe der chronischen Gonorrhöe überhaupt kennen lernen, daß die Krankheitsformen ohne subjektive und mit allenfalls nur ganz geringen objektiven Symptomen, vielleicht nur einem morgendlichen Sekrettropfen, leichter Verklebung der Harnröhre oder wenigen Filamenten verlaufen. In anderen Fällen hinwiederum können gerade bei den chronischen Erkrankungen die subjektiven Beschwerden den Patienten ganz besonders stark belästigen und quälen. Im Vordergrunde stehen hier in dem so mannigfaltigen Krankheitsbild die nervösen Beschwerden, die teils eine direkte, vielfach aber auch eine indirekte Folge der prostatischen Erkrankung darstellen. Des ferneren muß darauf geachtet werden, daß die Symptome denen der chronischen Urethritis sehr ähneln oder in manchen Fällen von diesen ganz überlagert werden. Auch mit den Symptomen einer chronischen Spermatocystitis oder Ampullitis können leicht Verwechslungen wegen der Gleichheit der Erscheinungen vorkommen. Weiterhin ist, worauf noch näher hinzuweisen sein wird, auf die sog. Fernsymptome, vor allem auf scheinbare Sensationen von seiten des Darmkanals zu achten.

Im Vordergrunde des Krankheitsbildes bei der chronischen Prostatitis stehen die als „sexuelle Neurasthenie" von den verschiedensten Autoren eingehend gewürdigten Symptome, die gedeutet werden: teils durch eine mechanische Reizung der Pars prostatica reflektorisch auf das Ejaculationszentrum bedingt (Drobny), teils durch einen lähmenden Einfluß veranlaßt, den das Sekret der kranken Prostata auf den Nerventonus ausübt (Hirschberg), oder aber durch Reizungen hervorgerufen, die direkt die Plexus treffen, die das Gebiet der Genitalsphäre versorgen (Oberländer und Finger). Hier sei nur darauf verwiesen, da an anderer Stelle eingehend die verschiedenen diesbezüglichen Fragen besprochen werden. Im allgemeinen fällt unter den Symptomen dieser sexuellen Neurasthenie auf, daß die Kranken sehr stark unter ihrer Erkrankung zu leiden haben. Sie sind zu jeder Arbeit unlustig, sind verstimmt, vielfach ist ihr Zustand so bedenklich, daß sie Selbstmordabsichten haben. Sie leiden unter Zwangsvorstellungen, haben dauernd oder anfallsweise Kopfschmerzen,

Druck- und Schwindelgefühle im Kopf. Aber auch in der näheren und weiteren Umgebung des Genitale stellen sich schwere nervöse Beschwerden ein. Die betreffenden Kranken klagen, wie auch im akuten Stadium über ein unangenehmes Druckgefühl in der Prostatagegend, das sich bis zu der Empfindung steigern kann, als hätten sie in dem Darm einen Fremdkörper. Es treten alle möglichen lokalen Reizerscheinungen auf, indem die Patienten über ausstrahlende Schmerzen klagen, die in den Darm, um den Leib oder in die Oberschenkel ziehen, die aber auch gürtelförmig den Leib umgeben können oder Erscheinungen von dauerndem oder anfallsweise auftretendem Lumbago machen. Die ziehenden und lästigen Schmerzen können mit ihrem teils anfallsweisen, teils anhaltendem Auftreten sich ganz auf die Genital- und Analregion beschränken. Sie rufen unangenehme Sensationen im Penis, in der hinteren Harnröhre, im Samenstrang und im Hoden hervor. YOUNG, GERAGHTY und STEVENS beschreiben das Auftreten von Pruritus ani und die Heilung durch Prostatamassage. V. NOTTHAFT, OBERLÄNDER u. a. führen als Folgeerscheinungen einer Prostatitis Beschwerden in den verschiedenen Gelenken, im N. ischiadicus und als Schmerzen in den Darmbeinschaufeln geschilderte Beschwerden an. In anderen Fällen treten Symptome in den Vordergrund, die ganz das Bild kolikartiger Nieren- oder Darmerscheinungen hervorrufen. Dieses Bild der sexuellen Neurasthenie kann seine Steigerung erfahren, wenn irgendein normaler oder gesteigerter Reiz die Prostata trifft. So können die Ausübung des geschlechtlichen Verkehrs, Pollutionen oder nur starker geschlechtlicher Reiz das Krankheitsbild verschlimmern. Bei anderen findet sich nur unter gewissen Bedingungen eine Erhöhung des Reizzustandes, so beim Laufen oder beim Reiten, Radfahren und ähnlichen Bewegungen. Auch das Sitzen auf einem harten Stuhl, bei anderen wiederum besonders das Aufstehen von einem Sitz lösen einen Anfall von Schmerzen aus. Besonders bezeichnend ist für die in Kürze hier nur skizzierten Symptome, daß sie zum großen Teil, wenn auch vielfach nur vorübergehend, gebessert werden können, wenn der Patient sich behandeln läßt, und man nach Erkennung des Ausgangspunktes aller Beschwerden, eine regelmäßige Behandlung der erkrankten Drüse vornimmt. YOUNG weist daraufhin, daß die erkrankten Adnexorgane gewissermaßen die „Eitertuben des Mannes" darstellen und ähnliche Erscheinungen auslösen, wie die entsprechenden Veränderungen bei der Frau.

Nach WÄLSCH können auch die mannigfaltigsten Störungen in der Geschlechtsfunktion das Krankheitsbild begleiten, indem entweder eine funktionelle Impotenz einsetzt, das Wollustgefühl ganz fehlt, die Erektionen nur schwach oder gar nicht zustande kommen, sich eine Erschlaffung und Sensibilitätsstörungen in den Genitalien finden. Andererseits kann sich bei dem Patienten eine gesteigerte Libido zeigen, es kommt zu häufigen Pollutionen, der Kranke leidet an Ejaculatio praecox; es finden sich während oder nach dem Geschlechtsverkehr, der dem Patienten keinerlei Befriedigung bringt, zunehmende Schmerzen, die von der Prostata ausstrahlen. Auch kommt nach WÄLSCH das Bild ausgesprochen gesteigerter Libido bei völliger Impotenz vor, so daß sich ein „Mißverhältnis zwischen Wollen und Können" findet, unter dem die Kranken seelisch stark leiden.

Aus alledem erhellt, daß wir es schon bei den von den Kranken vorgebrachten Klagen mit einem äußerst bunten und mannigfaltigen Krankheitsbild zu tun haben, das die Patienten immer von neuem zum Arzt treibt, dem sich hier in vielen Fällen schon mit der Feststellung des Ausgangspunktes für die Beschwerden, dann aber auch zu ihrer Beseitigung ein dankbares Gebiet eröffnet.

Objektive Symptome. Man kann diese in zwei Gruppen, sichere und unsichere Symptome, einteilen; zu den ersteren gehören die Ergebnisse der Digitaluntersuchung und die Exprimatbefunde, denn nur aus ihnen kann einigermaßen einwandsfrei auf eine chronische Erkrankung der Prostata geschlossen werden. Und besonders die Exprimatdiagnose ist von erheblicher Bedeutung, da sie uns selbst in jenen Fällen helfen muß, in denen wir bei der Palpation einen normalen Befund erheben, und uns nur die Untersuchung des Exprimats auf den richtigen Weg führen kann. Daher ist gerade die Verwendung der Expression abgesehen von ihrer allgemein gültigen Wichtigkeit unbedingt in allen zweifelhaften, besonders allen gerichtlichen Entscheidungen, zu denen letzten Endes auch die Erteilung des Ehekonsenses gehört, zu fordern.

Zu den unsicheren, gewissermaßen den Begleitsymptomen der chronischen Prostatitis gehören: die Urinuntersuchung, die mehr oder weniger charakteristische Anhaltspunkte bieten kann, die sog. Prostatorrhöe und die Störungen bei der Urinentleerung.

Was gerade die letztere Erscheinung angeht, so können sich, wie bei der akuten Prostatitis, auch bei der chronischen recht unangenehme Störungen in der Urinentleerung bemerkbar machen, von denen es allerdings in vielen Fällen sehr schwer zu entscheiden ist, wie weit sie auf Rechnung der chronischen Prostataerkrankung und wieweit auf die Veränderungen der hinteren Harnröhre zurückzuführen sind. Daher kommt dieser Erscheinung zur Klärung der Diagnose nur ein bedingter Wert zu. Bei vielen Patienten finden sich diesbezügliche Beschwerden nur am Ende der Miktion, indem hier ein schmerzhafter Krampfzustand einsetzt, bei anderen hinwiederum finden sich Schmerzen während des Urinlassens und steigern sich nur mit dem Ende desselben. Andere dagegen sind von einem ständigen Urindrang geplagt und können nur jedesmal geringe Mengen entleeren; manchmal leiden die Patienten dauernd unter diesen Erscheinungen, bei anderen tritt der vermehrte Urindrang nur zu gewissen Zeiten, besonders des Nachts auf und wirkt auf diese Weise bei den Kranken, die durch die Schmerzen und den dauernden Urindrang an und für sich schon nervös sind, verschlimmernd auf das ganze Krankheitsbild. Es kann im Verlaufe der Erkrankung zu vorübergehender und kompletter Harnverhaltung kommen, bedingt durch einen Sphincterkrampf. Veranlaßt durch den Sphincterkrampf kann es zu der Ansammlung von Residualharn in der Blase kommen, der beträchtliche Mengen erreichen kann. In manchen Fällen ist die Folge der Harnstörungen eine Blasenschrumpfung (Young, Stevens u. a.). Goldberg und Guttmann führen als Ursache dieser Erscheinungen ein Krankheitsbild an, das sie als Prostatitis chronica cystoparetica näher beschreiben, und das mit häufiger und erschwerter schmerzhafter Harnentleerung und einem Residualharn einhergeht. Der Sphincterkrampf kann andererseits, wenn er die Erscheinungen nicht bis zu einer Verhaltung steigert, die Symptome einer Striktur vortäuschen, indem die Patienten den Urin unter Schmerzen nur in einem gewundenen mehr oder weniger dünnen Strahl entleeren. Gerade das außerordentliche Wechseln der Symptome weist darauf hin, daß es sich hier nicht um eine Striktur sondern um einen nervösen Krampfzustand der Sphinctermuskulatur handelt. Dabei können sich die Strikturerscheinungen so steigern, daß es zu einem regelrechten Harnträufeln kommt, das neben der Annahme eines Sphincterkrampfes (Ultzmann) von Peyer durch eine Muskelschwäche der die Urethra posterior umgebenden Muskulatur, von Porosz durch eine Atonie der Prostata und durch v. Frisch mit einer Prostatitis mit Kavernenbildung, die durch eine Cystitis kompliziert ist, erklärt wird.

Ein recht zweifelhaftes Symptom, dem früher großer Wert beigelegt wurde, ist die Prostatorrhöe, bei der man unterscheiden kann zwischen einer spontanen, einer Miktions- und einer Defäkationsprostatorrhöe. Es findet sich diese Erscheinung in Form eines kleinen Ergusses, der an der Harnröhrenmündung erscheint, und dessen Diagnose nur aus der mikroskopischen Untersuchung zu stellen ist. Diese kann auch nur darüber ein Urteil abgeben lassen, ob es sich um eine spontane Prostatorrhöe handelt, wie sie auch manchmal unter normalen Verhältnissen vorkommen kann, oder um das Produkt einer chronischen Prostatitis. In erster Linie kann der Zellgehalt des Sekrets diese Rückschlüsse erlauben. Die Defäkationsprostatorrhöe ist so zu erklären, daß durch den Druck der an der Prostata vorüberstreichenden Kotsäulen die Drüse gewissermaßen exprimiert wird, während für die Miktionsprostatorrhöe die Erklärung in einer Expression am Schlusse des Miktionsaktes durch die Kontraktion der Muskulatur zu suchen ist. Man muß wohl mit CASPER annehmen, daß es sich vor allem auch um eine Erschlaffung der Ductus prostatici handelt, die unter Umständen auf eine Gonorrhöe zurückgeführt werden kann, die sich in den Ductus abgespielt hat. Immerhin ist das Symptom der Prostatorrhöe vielfach früher bei weitem überschätzt worden. Von manchen wurde sie für ein fast klassisch zu nennendes Symptom der chronischen Prostatitis gehalten, so von GUYON, FÜRBRINGER u. a.; dagegen machen FELEKI, v. FRISCH, CASPER, WOSSIDLO, v. NOTTHAFFT u. a. darauf aufmerksam, daß es sich um Erscheinungen handele, die nur in einem recht geringen Prozentsatz der chronischen Prostatitis vorkommen. Immerhin ist gerade dieses Symptom der besonderen Beachtung wert, da es von den Patienten als eine Beängstigung erregende Erscheinung aufgefaßt wird, so daß sie meistens mit der Klage eines bei ihnen vorhandenen Samenflusses zum Arzt kommen. Dieser, die Spermatorrhöe, kann sich zwar auch im Verlaufe einer chronischen Prostatitis finden, doch stellt er ein Symptom einer Erkrankung der Samenbläschen dar, worauf an anderer Stelle noch näher eingegangen wird (s. S. 246).

Schließlich kann die Urinuntersuchung zu der Diagnosenstellung mit herangezogen werden; ist doch gerade die Urinveränderung häufig ein Symptom, auf das von den Patienten besonders geachtet wird. Am augenfälligsten ist hierbei der Befund von Filamenten, den man bei Anstellung der verschiedenen Gläserproben (s. S. 135) erheben kann. Allein aus der Tatsache, daß es sich makroskopisch um häkchenartige oder bröckelige oder kommaförmige Filamente handelt, kann nicht der Schluß auf ihre Abstammung aus der Prostata gezogen werden, sondern nur die mikroskopische Untersuchung mit ihrem typischen Befund kann ein genaues Urteil erlauben (s. S. 228).

Auch sonstige im Verlaufe der chronischen Prostatitis festgestellte Urinveränderungen, in erster Linie eine Trübung muß nicht unbedingt auf eine Prostatitis zurückzuführen sein, sondern kann das Resultat einer gleichzeitig vorhandenen Urethritis anterior oder posterior oder einer Cystitis sein. Immerhin muß ein dauernd trüber Urin aus den hinteren Portionen den Arzt veranlassen sich genau die Adnexorgane anzusehen, da hier vielfach der Grund für den vorhandenen Befund liegen kann. Und ehe nicht die chronische Prostatitis resp. die chronische Erkrankung der anderen Adnexe geheilt ist, wird auch der Prozeß in dem hinteren Harnröhrenschnitt nicht vollständig zur Ruhe kommen.

Von einzelnen Autoren wird als ein bei der chronischen Prostatitis oft anzutreffendes Symptom das Vorkommen von Eiweiß im Urin angeführt, das entweder nur zeitweilig oder auch dauernd während der Erkrankung nachweisbar sein soll. So ist von YOUNG, BALLENGER, OBERLÄNDER u. a. ein geradezu als „Prostata-Albuminurie" zu bezeichnender Prozeß beschrieben worden. Wahrscheinlich kommt diese Albuminurie durch Beimengung des Prostatasekrets zum Urin zustande und ist wohl, wie auch WÄLSCH hervorhebt, als nichts Besonderes zu betrachten. Immerhin ist sie beachtenswert zur differentialdiagnostischen Trennung von einer renalen Albuminurie. Die Ursache dieser Prostata-Albuminurie dürfte entweder eine reichliche Beimengung von Prostatasekret zum Urin sein, bei dauernder Albuminurie wohl infolge einer

Prostatorrhöe, bei zeitweilig auftretender im Anschluß an Massage der Prostata; Krüger hat die Albuminurie im Verlaufe der chronischen Prostatitis als „reflektorische" beschrieben.

Ein weiteres Begleitsymptom der chronischen Prostatitis ist die in einer Reihe von Fällen auftretende Phosphaturie, deren Ursache vielfach auch in einer reflektorischen Auslösung besonders bei sexueller Neurasthenie gesehen wird (Sépet, Campana). Gleichzeitig geht manchmal mit der Phosphaturie auch eine ausgesprochene Polyurie einher. Andere Autoren sehen in ihr das Ergebnis eines anormal reagierenden Stoffwechsels infolge einer reflektorischen Nierenreizung (Wossidlo). In vielen Fällen kann sie dagegen leicht mit der Diät des Tripperkranken erklärt werden, wenn sich feststellen läßt, daß er im großen und ganzen sich mit Vegetabilien, Milch und kohlensauren Wassern ernährt hat. Oppenheim sieht in der Phosphaturie die Einwirkung des alkalischen Prostatasekretes auf den Blasenurin, wodurch in demselben das Ausfallen der Phosphate bedingt würde. Bemerkenswert ist dabei, daß Oberländer bei der Sektion in der Prostata die erweiterten Drüsengänge mit Phosphaten ausgestopft fand. Die Phosphaturie macht sich durch eine starke Trübung aller Urinportionen bemerkbar, oder sie zeigt sich erst in dem beim Urinieren noch klaren Harn beim Stehen desselben, indem sich jetzt ein aus den phosphorsauren Salzen bestehendes Sediment absetzt. In anderen Fällen wird der Urin klar entleert, und erst am Schlusse der Miktion uriniert der Patient meist unter Schmerzen und Brennen krümelige und sandige Massen aus, die sich als phosphorsaurer und kohlensaurer Kalk und phosphorsaures Magnesia herausstellen. Die Reaktion des Urins ist, vor allem bei den Fällen, die von Anfang an den Urin trübe entleeren, alkalisch, im übrigen kann sie neutral und auch sauer sein. Zusatz von Essigsäure klärt den Urin auf und läßt auf diese Weise leicht eine differentialdiagnostische Klärung gegenüber einer Albuminurie erkennen. Im übrigen ist die Phosphaturie ein häufiges Symptom bei Nervösen. Ihre Ursache ist hier nicht geklärt.

Und schließlich ist als ein im Verlaufe der chronischen Prostatitis in Erscheinung tretendes Urinsymptom die Bakteriurie anzusehen, bei der sich eine Trübung, die sich lediglich aus Bakterien zusammensetzt, findet. Der Urin ist frei von Eiterbeimengungen, dagegen lassen sich in großen Mengen Staphylokokken, Streptokokken und vor allem Bacterium coli nachweisen. Je nach seiner Zusammensetzung reagiert der Urin in diesen Fällen sauer, neutral oder alkalisch bzw. ammoniakalisch, Bacterium coli kann einen fäkulenten Geruch bedingen. Zum Unterschied von der Phosphaturie verschwindet die Trübung durch Essigsäurezusatz nicht. Man kann den Urin klären, wenn man ihm kohlensaures Baryt — $^1/_3$ Baryt und $^2/_3$ Urin — zusetzt, schüttelt und dann filtriert. Wahrscheinlich kommt es zu der Bakteriurie durch ein Überwandern der Bakterien vom Mastdarm auf dem Wege über die chronisch entzündete Prostata zur Harnblase. Am leichtesten kommen diese Erscheinungen ja zustande in solchen Fällen, wo nach einem nach dem Rectum perforierten Prostataabsceß vorübergehend oder dauernd eine Prostata-Rectum-Fistel bestehen bleibt, die zu einer Mischinfektion in der Prostata führt; wir haben gelegentlich der Besprechung der parenchymatösen und abscedierenden Prostatitis schon darauf hingewiesen, daß es sich hier vielfach nicht mehr um reine Gonokokkeninfektionen, sondern meist um Mischinfektionen handelt. Möglich ist natürlich auch, daß die Infektion der Blase durch eine aufsteigende Erkrankung der Harnröhre veranlaßt wird.

Sichere Symptome der chronischen Prostatitis. Bezüglich der verschiedenen Formen, unter denen die chronische Prostatitis verläuft, ist hier keine so scharfe Abgrenzung wie bei der akuten möglich, da die verschiedenen Stadien nebeneinander vorkommen können. Immerhin kann man zur leichteren Übersicht des Krankheitsprozesses auch hier unterscheiden:

1. **Eine desquamative bis desquamativ-eitrige Prostatitis.** Es ist dieses Stadium im allgemeinen bei der gewöhnlichen chronischen Prostatitis vorherrschend, indem es aus den einfachen katarrhalischen Formen der Erkrankung der Ausführungsgänge und der Drüsenoberfläche der Prostata hervorgegangen ist. Durch die dauernde Anwesenheit der Erreger in diesen Abschnitten der Drüse, in denen sie auch kaum zu erreichen sind, da palpatorisch sich keinerlei Veränderungen feststellen lassen, und die Herde diffus über die Prostata verteilt sitzen, wird ein chronischer Reizzustand unterhalten. Diese Form macht so geringe Erscheinungen, daß sie in den seltensten Fällen zur Diagnose kommen wird, und doch nimmt CASPER an, daß in etwa $85^0/_0$ aller chronischen Erkrankungen der hinteren Harnröhre sich ein begleitender desquamativer oder desquamativ-eitriger Prozeß der Prostata findet, der auch Krankheitserscheinungen der hinteren Harnröhre nicht zur Ruhe kommen läßt. Zum großen Teil sind dies jene Fälle, bei denen sich täglich eine leichte Sekretion einstellt, morgendliche Tropfen und Verklebungen sich finden und im Urin wenige Filamente vorhanden sind.

2. **Glanduläre und periglanduläre Prostatitis.** Sie entspricht dem follikulären akuten Stadium. Auch hier findet sich der Prozeß in einer aus der ersten hervorgegangenen Form, und es spielen die schon bei der akuten Prostatitis näher besprochenen von JADASSOHN als „Pseudoabscesse" bezeichneten Veränderungen die Hauptrolle. Sind diese in dem akuten Stadium nicht restlos resorbiert oder von selbst resp. durch die Therapie entleert und abgeheilt, so können sie immer von neuem durch den weiteren Fortbestand der chronischen Entzündung sich füllen, um ab und zu, wenn sie eine genügende Größe erreicht haben, in einen Prostatagang oder direkt in die hintere Harnröhre zu perforieren. In diesen Pseudoabscessen können unter zum Teil anaeroben Verhältnissen (BUSCHKE und LANGER) sich die Gonokokken lange Zeit lebend und virulent erhalten, um, beim Durchbruch des Pseudoabscesses in die Harnröhre gelangt, hier einen frischen Prozeß anzufachen. Auf diese Weise kommen zahlreiche Rezidive zustande, bei denen die Patienten wochen- und monate-, evtl. jahrelang anscheinend geheilt zu sein glauben, um nach irgendeiner körperlichen Anstrengung oder nach einem Trauma oder vor allem auch nach einem Exzeß in venere und in baccho einen Rückfall zu erleiden.

3. **Parenchymatöse und abscedierende Prostatitis.** Auch hier haben wir es mit einer Fortsetzung des akuten Krankheitsbildes zu tun. Nachdem die ersten stürmischen Erscheinungen im akuten Stadium abgeklungen sind, kann der Prozeß in manchen Fällen spontan, in anderen infolge ungenügender oder falscher Behandlung allmählich in eine chronische Veränderung der Drüse übergehen, indem die Drüsenlappen überall im Gewebe verteilte Infiltrationsbezirke behalten können, die ähnlich den soeben besprochenen beiden Stadien zum Teil wegen ihrer oberflächlichen Lagerung dauernd, zum Teil infolge tiefer im Gewebe sitzender Herde nur zeitweise den Sekretionsprozeß unterhalten können. Andererseits spielen hier eine wichtige Rolle die sklerosierenden Prozesse, auf die wir schon im akuten Stadium hingewiesen haben. Sie können natürlich auch als eine Folge der glandulären und periglandulären Formen erscheinen, doch sind sie dann nicht in so ausgedehnten Herden vorhanden, wie infolge der parenchymatösen Prostatitis und zwar gerade derjenigen Formen derselben, bei denen es sich weniger um Einschmelzungsprozesse handelt, als um solche, die im akuten Stadium eine diffuse Infiltration der ganzen Prostata oder eines Lappens aufweisen. Und schließlich muß hier

besonders der chronischen abscedierenden Prostatitis gedacht werden, die einmal nicht zur Heilung gebracht, ebenso wie in kleinem Maßstabe die Pseudoabscesse, das Krankheitsbild dadurch beherrscht, daß anscheinend gesunde Intervalle mit Zeiten abwechseln, in denen die Patienten unter dem Bilde eines Prostataabscesses leiden, der teilweise leichter verlaufen, zum Teil aber auch jedesmalige stürmische Attacken hervorrufen kann. Aber auch jene Fälle seien hier erwähnt, bei denen der Prozeß nach der Spontanperforation des Abscesses oder nach ungenügender Eröffnung desselben dauernde Fistelbildung durch seine Perforationsöffnung unterhält.

4. **Para- und Periprostatitis.** Ist schon im akuten Stadium diese Form eine recht selten erscheinende, so begegnen wir ihr noch seltener unter den chronischen Erkrankungen. Immerhin muß man sie kennen, da sie unter Umständen trotz der meistens sehr stürmischen akuten Symptome, mit denen sie einsetzt und verläuft, unter Umständen nicht zur Abheilung kommen kann und dann um die Prostata einen Entzündungsherd bildet, der wohl weniger direkte Beschwerden der Prostata macht, als unangenehme Sensationen infolge der Verwachsungen mit den angrenzenden Organen, wie Blase und Rectum. Wohl mit Recht hat Reif die Paraprostatitis — und dasselbe gilt ja auch für die Periprostatitis — mit der Parametritis gonorrhoica verglichen, da sie auch in ihren akuten wie auch chronischen Symptomen sich äußerst ähnlich sehen.

Auf Grund der soeben besprochenen Veränderungen, deren anatomisches Aussehen in makroskopischer und mikroskopischer Natur ausführlich in dem pathologischen Teil dargelegt ist, kann man die palpatorische Diagnose der chronischen Prostatitis aufbauen. Dabei sei auch hier nochmals hervorgehoben, daß die rein schematische Darstellung in dem vorigen Abschnitt zwar eine gewisse Übersicht gibt, aber in der Praxis nicht durchführbar ist, da es wohl gar nicht oder nur recht selten vorkommen mag, daß sich eine reine Form der Prostatitis bei der Untersuchung findet, sondern wir werden stets Übergängen von der einen zur anderen Form begegnen resp. Mischformen der verschiedenen Arten finden.

4. Palpationsdiagnose.

In einem Teil der Fälle, in dem die chronische Prostatitis nur unter leichten Symptomen verläuft und nur geringe Erscheinungen vielleicht in Form eines morgendlichen Tropfens macht, werden wir palpatorisch — auf die Art der Palpation gehen wir hier nicht mehr näher ein und verweisen auf das in den vorigen Kapiteln Gesagte — keinerlei Befund erheben können, da es sich in diesen Fällen ja um leichte desquamative und oberflächliche glanduläre Veränderungen handelt. Unter Umständen wird uns eine Druckempfindlichkeit darauf hinweisen, daß an der betreffenden Stelle entzündliche Veränderungen vorhanden sind, die unter Umständen der Ausgangspunkt der chronischen Affektion sein können. Immerhin muß man gerade bei der alleinigen Verwertung des Drucksymptoms etwas vorsichtig sein und darf nicht jede unangenehme Empfindung, die ein Patient bei der rectalen Untersuchung äußert, als ein Zeichen einer pathologischen Veränderung auffassen, sondern hierfür nur diejenigen heranziehen, bei denen an bestimmter Lokalisation ein Schmerz angegeben wird.

Finden wir bei der Untersuchung eine fühlbare Veränderung eines oder beider Lappen, so kann diese recht mannigfaltiger Art sein, je nachdem, wo der Prozeß liegt, ob dicht unter der rectalen Oberfläche oder in der Tiefe, ob es sich um eine umgrenzte oder diffuse Infiltration oder aber eine herdförmige „Pseudoabsceß"-Bildung oder um einen resp. mehrere große Abscesse handelt.

Es kann eine gleichmäßige Vergrößerung beider Lappen vorhanden sein, während die Oberfläche glatt ist, die Rectalschleimhaut darüber verschieblich ist, als ein Zeichen, daß keinerlei peri- und paraprostatische Prozesse sich abspielen, und während gleichzeitig die Konsistenz entweder infolge eines Indurationsprozesses härter oder durch noch vorhandene ödematöse und infiltrative Veränderungen weicher als die normale Prostata sein kann. Andererseits finden sich auch genügend Fälle, in denen selbst eine schwer veränderte und vergrößerte Prostata völlig normale Konsistenz haben kann. Dabei läßt sich entweder nur leichte oder keine Druckschmerzhaftigkeit feststellen. In anderen Fällen, und diese sind besonders bei jungen Leuten recht suspekt, ist eine Ungleichmäßigkeit der beiden Lappen vorhanden, indem der eine entweder normale Größe, Oberfläche und Konsistenz aufweist oder nur wenig vergrößert resp. verkleinert ist, während der andere Lappen eine ausgesprochene Vergrößerung zeigt, sich stark in das Rectallumen vorwölbt, und recht schmerzhaft ist. Dabei kann er in seiner Konsistenz wechselnd sein. Neben indurierten Herden finden sich Stellen, und zwar sind dies meistens die zentralen Partien des Lappens, die sich weicher als normal bis teigig anfühlen und gar nicht oder kaum bei der Palpation empfindlich sind. Die indurierten Partien dagegen, die, wie wir in zahlreichen Untersuchungen beobachten konnten, mit großer Vorliebe an dem seitlichen und unteren Rande des Prostatalappens sitzen, können entweder gleichmäßig in ihrer Konsistenz oder Härte sein bei glatter Oberfläche, oder aber sie setzen sich aus mehreren erbsen- bis manchmal kirschgroßen Knoten, die sehr schmerzhaft sind und oft eine ausgesprochene Härte aufweisen, zusammen.

Handelt es sich um die indurativen Folgezustände einer diffusen parenchymatösen einseitigen resp. doppelseitigen Prostatitis, so können der oder die Lappen kleiner als normal sein und eine ausgesprochene Härte aufweisen. Jedoch finden sich auch hier selten ganz glatte Formen, sondern, da der Prozeß in den einzelnen Drüsenabschnitten mehr oder weniger stark entwickelt ist, findet sich auch zwischen der gleichmäßigen Induration bald hier eine weichere Stelle, bald eine knotenförmige Vorwölbung. Entwickelt sich dagegen zwischen den Indurationsherden noch eine Abscedierung oder als ihre Folge eine Narbenbildung, so findet man bei der ersteren in der indurativen Härte je nach der Größe des Herdes teigige oder fluktuierende Abschnitte, im zweiten Falle eine tiefgreifende den oder die Lappen einschnürende Narbe.

Und auch die chronischen abscedierenden Formen sind durch ein recht wechselndes Krankheitsbild ausgezeichnet, daß bald inmitten des Drüsengewebes eine fluktuierende Vorwölbung in das Rectum palpieren läßt, bald nach erneuter Entleerung der Absceßhöhle eine teigige Schwellung oder einen schlaffen Sack dem tastenden Finger darbietet, wobei die Befunde natürlich davon abhängig sind, inwieweit eine oder beide Drüsen von der Abscedierung ergriffen sind, und wie groß der einzelne Herd ist. Das gleiche gilt auch für die Folgezustände der Abscedierung, die narbige Schrumpfung des Organs. In ganz ausgedehnten Fällen kann man kaum noch etwas vom Drüsengewebe palpieren, sondern fühlt an seiner Stelle ein zusammengeschrumpftes und hartes Drüsengewebe einseitig oder doppelseitig; in anderen Fällen dagegen sind die narbigen Veränderungen zwischen normal sich anfühlendem oder weniger ausgesprochen verändertem Prostataparenchym eingestreut.

Aus dem Gesagten geht bisher hervor, daß es sich gerade bei der palpatorischen Prostatadiagnose um einen recht bunten und gar nicht schematisch einordenbaren Befund handelt, und daß bald trotz bestehender pathologischer Veränderungen sich an der Drüse bei der rectalen Untersuchung nichts feststellen läßt, bald mehr oder weniger typische Palpationsbefunde sich erheben lassen. Daher ist mehr noch als im akuten Stadium gerade hier unerläßlich, daß man neben den verschiedenen bisher angeführten Untersuchungsmethoden in jedem Falle nicht nur einmal, sondern wiederholt eine Untersuchung des exprimierten Prostatasekrets vornimmt. Ganz besonders gilt dies dann, wenn man vor die Frage gestellt ist, einen Patienten mit einer chronischen Prostatitis als geheilt zu entlassen, oder wenn ein solcher Patient um einen ärztlichen Ehekonsens nachsucht. Die Unterlassung einer Expression in einem solchen Falle ist entschieden als ein recht beträchtlicher Fehler anzusehen.

5. Sekretuntersuchung.

Doch selbst die Vornahme einer solchen schützt bei nicht genügend vorsichtiger Beurteilung nicht vor Fehldiagnosen. Denn es ist unter gewissen Bedingungen leicht möglich, daß der Untersucher kein oder normales Sekret erhält. Abgesehen von jenen Fällen, in denen auch die chronischen Veränderungen so klein sind und so weit von der rectalen Oberfläche entfernt ihren Sitz haben, daß sie durch den Expressionsdruck nicht erreicht werden, kommen hier in erster Linie diejenigen Krankheitserscheinungen in Betracht, bei denen es sich um abgekapselte Herde von kleinen „Pseudoabscessen“ oder von wahren Abscessen handelt, aus denen sich kein Inhalt exprimieren läßt, während unter der Massage aus den daneben gelegenen normalen Partien Sekret herausbefördert wird, das bei der Untersuchung ein normales Bild aufweist. Dagegen wird man reichlich Sekret finden, wenn diese Abscedierungen entweder sich nach der Harnröhre oder einem der Duct. prostatici eröffnet haben oder aber, wenn nach einer spontanen Perforation eine dauernde Fistelbildung bestehen bleibt. Im Gegensatz dazu ist die Sekretmenge aus selbstverständlichen Gründen sehr gering, wenn es sich um indurative oder narbige Schrumpfung eines oder beider Lappen handelt. Von der Ausdehnung dieser Schrumpfung und von ihrer Lage innerhalb des Lappens, ferner von den anderweitigen Veränderungen, die nebenher noch bestehen, wird es abhängen, ob man überhaupt Sekret erhält und wieviel.

Leidet der Patient, worauf wir ja schon ausführlich eingegangen sind, an einer Prostatorrhöe, so werden wir auch ohne Expression dauernd ein Abfließen von Sekret vorfinden.

Die Art der Sekretgewinnung und ihrer Verarbeitung ist in dem vorigen Kapitel besprochen worden; es sei daher hier auf S. 212 nur verwiesen.

Schon aus dem makroskopischen Befund kann man in einem Teil der Fälle Rückschlüsse auf eine noch bestehende krankhafte Veränderung ziehen, wenn auch hervorgehoben sei, daß in einem anderen Teil man ein vollständig normal aussehendes Sekret erhält. Aber auch das pathologische Exprimat kann je nach der Stärke und der Art der Veränderungen wechseln von ganz dünnflüssigem, schleimigem, schleimig-eitrigem bis dickflüssigem und rein eitrigem, und auch das Aussehen ändert sich von leicht trübem bis milchig aussehendem und blutigem Sekret. In diesem Sekret sind je nach der Stärke der Veränderungen mehr oder wenig bröckelige, häkchenartige oder kommaförmige corpusculäre Bestandteile suspendiert.

Die Alkalescenz des normalen Prostatasekrets ist auch hier in den allermeisten Fällen erhalten. Wossidlo und Schramm konnten in $99^0/_0$ alkalische Reaktion feststellen; das gleiche berichten Posner, Wälsch, Finger u. a.; allgemein werden die Angaben Lohnsteins, der in $70^0/_0$ saure Reaktion beobachtet haben will, als falsches Untersuchungsergebnis abgelehnt, da sich erwiesen hat, daß Phenolphthalein, mit dem er als Reagens gearbeitet hat, auch unter normalen Verhältnissen mit dem alkalischen Sekret der Prostata eine saure Reaktion gibt (Schultz).

Der Hauptwert der Diagnose des Prostataexprimats liegt naturgemäß in der mikroskopischen Untersuchung desselben. Und zwar ist hier nicht das größte Interesse darauf zu verwenden, ob und in welchen Mengen man hierin noch die Erreger, vor allem Gonokokken, nachweisen kann, sondern der Nachweis einer chronischen Erkrankung der Prostata liegt in dem Befund der Leukocyten, deren Vermehrung resp. Abnahme. Immerhin gehört zu einer richtigen Diagnose auch hier einige Erfahrung und vor allem Kenntnis des normalen Prostatasekretbildes (vgl. S. 85). Denn eine geringe Anzahl von Leukocyten kann auch, ohne daß ein entzündlicher Prozeß vorliegt, im normalen Exprimat gefunden werden. Für das pathologische Exprimat ist in erster Linie wichtig, daß man zahlreiche Leukocyten vergesellschaftet findet mit einer mehr oder weniger großen Zahl von Prostataepithelien, deren Vorkommen ganz von der Art des sich abspielenden Prozesses abhängig ist, so daß sie in einzelnen Exemplaren erscheinen können, andererseits aber auch geradezu in Zylinderform abgesondert werden. Des weiteren ist ganz besonders zu achten auf das gegenseitige Verhältnis von Eiterkörperchen und Lecithinkörpern. Es ist als Regel anzusehen und wird von GOLDBERG, WOSSIDLO u. a. bestätigt, daß je größer die Menge der Leukocyten im Sekret ist, um so kleiner die Zahl der Lecithinkörperchen gefunden wird. Geht der entzündliche Prozeß zurück, oder kommt es zur Ausheilung, so erscheinen die Lecithinkörper in demselben Verhältnis, in dem die Leukocyten verschwinden. Es ist von verschiedener Seite erwiesen worden (POSNER und RAPPAPORT, HEITZMANN u. a.), daß die Lecithinkörperchen von den Leukocyten phagocytiert werden. Es erscheinen dann in dem Prostatasekret große Zellen, die Leukocyten darstellen, die mit Lecithin vollgepfropft sind. Und zwar findet sich diese Lecithinphagocytose vor allem in Fällen, in denen es zur Sekretstauung in durch Verstopfung der Ausführungsgänge abgeschlossenen Höhlen — den „Pseudoabscessen" — kommt. In diesen findet dann eine rasch vor sich gehende Phagocytose der Lecithinkörper durch die Leukocyten statt.

Erst an zweiter Stelle bezüglich seiner Wichtigkeit ist der Nachweis der Erreger in dem Prostatasekret zu nennen. Schon bei der Besprechung der Ätiologie haben wir darauf hingewiesen, daß man nur in einem kleinen Prozentsatz der Fälle im allgemeinen Gonokokken nachweisen konnte. Doch beruht dies nach unserer Ansicht zum großen Zeil auch darauf, daß die Gonokokken in abgeschlossenen chronisch entzündlichen Hohlräumen sitzen — den Pseudoabscessen — oder in abgekapselten Infiltratherden im Parenchym, so daß sie auch durch die Expressionsmassage nicht an die Oberfläche befördert werden können. Immerhin müssen wir auch zugeben, daß man in dem gewöhnlichen Ausstrich oder einer Kultur bei einer chronischen Prostatitis nur spärlich oder in vielen Fällen garnicht durch die Expression die Gonokokken nachweisen kann; so daß der Schluß, der uns zu der Annahme zwingt, daß trotzdem noch Herde in der Prostata bestehen, nur aus dem Umstande erklärt werden kann, daß es viele Fälle gibt, bei denen trotz dauerndem negativen Gonokokkenbefund sich der betreffende Kranke ein- oder mehrmals aus· seinem alten Herde reinfiziert, resp. daß bei demselben von diesem Infektionsherd ausgehend regelmäßig Rezidive seiner Metastasen erscheinen, oder er plötzlich für andere infektiös ist.

Im übrigen muß man berücksichtigen, daß neben den typischen Gonokokken auch Degenerationsformen derselben vorkommen können, bei denen es auf den ersten Blick schwer ist, sie als echte Gonokokken zu verifizieren (COHN). Es ist fraglich, inwieweit man die zum Teil als grampositiv, zum Teil als gramnegativ beobachteten Diplokokken, die NOGUÈS und WASSERMANN, DELBANCO u. a. beobachtet haben wollen, und die sich von den echten nur durch ihre kleinere Form unterscheiden sollen, zu diesen Degenerationsformen zu rechnen hat.

Immerhin kommen im Prostatasekret gelegentlich auch einzelne Diplokokken vor, ohne daß sie ausgesprochen pathogenen Charakter tragen, und man kann nach Nelken annehmen, daß einzelne selbst gramnegative Diplokokken nichts besagen.

Daneben kommen als Mischinfektionserreger alle möglichen anderen Bakterien vor, worauf wir ebenfalls in der Ätiologie schon eingegangen sind. Dagegen können im Verlaufe anderweitiger akuter und chronischer Erkrankung Metastasen in der Prostata auftreten, die ganz unter dem Bilde einer Gonorrhöe verlaufen, und auch in ein chronisches Stadium übergehen können. So weist besonders Young auf chronische Infektionen hin, die nach Typhus entstehen können oder von Infektionen des Darmes oder von entzündeten Hämorrhoiden ihren Ausgang nehmen. Ein Nachweis der betreffenden Erreger im Prostatasekret kann naturgemäß den Charakter der Erkrankung rasch aufklären.

Neben diesen beiden wesentlichsten Befunden im Sekret der Prostata kommen noch einige gewissermaßen als sekundäre Symptome zu bezeichnende Gebilde vor. So kann dem Exprimat in mehr oder weniger großer Menge Blut beigemengt sein, das entweder während der Expression durch das Einreißen eines Gefäßes aufgetreten ist, oder aber aus Blutungen der oberflächlich liegenden Gefäße stammt, deren subepitheliale Capillaren infolge ihrer durch die Entzündung bedingten Erweiterung und starken Füllung leicht zu Blutungen neigen. Oder aber es kann sich nach Keersmäcker um eine hämorrhagische Prostatitis handeln. Schließlich können nach v. Frisch und Wälsch die erweiterten und gefüllten Capillaren infolge noch weiter hinzutretender Kongestionen (Coitus, Pollutionen usw.) einreißen.

Als weitere hin und wieder auftretende Begleiterscheinungen des Prostatasekrets wären noch zu nennen einmal zylindrische Körperchen, wie sie Goldberg in 4 Fällen angetroffen hat, und die entweder aus Lecithinkörpern bestehen können oder aber gewissermaßen Abgüsse der kleinsten Ausführungsgänge darstellen und hauptsächlich aus desquamierten Epithelien bestehen. Ferner finden sich ab und zu auch im pathologischen Exprimat Corpora amylacea. Und endlich sind in einzelnen Fällen Samenbeimengungen zum Prostataexprimat als Bestandteile desselben aufgefaßt und diskutiert worden. Die plausibelste Erklärung hierfür gibt wohl Wälsch, der einfach annimmt, daß sie durch eine gleichzeitig erfolgte Massage der Samenblasen dem Prostatasekret beigemengt sind.

Touton weist auf große vakuolisierte Zellen hin, wie sie auch in der Pyosalpinx vorkommen, und die man gewissermaßen als Schaumzellen auffassen kann. In ihnen sollen Trümmer oder Degenerationsformen von Gonokokken enthalten sein, doch ist nach Buschke ihre Beziehung zu Gonokokken keineswegs als gesichert anzusehen.

Bezüglich der Diagnosenstellung bei der chronischen Prostatitis durch Urethroskopie und Cystoskopie sei hier auf die entsprechenden Kapitel verwiesen.

6. Verlauf.

Durch die in vielen Fällen gleichzeitige Miterkrankung der hinteren oder auch vorderen Harnröhre wird das Krankheitsbild der leichteren Prostatitisformen oft überdeckt, und es ist schwer zu entscheiden, ob leichter morgendlicher Ausfluß, Filamente und kleine Bröckel im Urin nur aus der Harnröhre stammen oder eine Mitbeteiligung der Prostata anzeigen, und erst die Sekretuntersuchung wird in den meisten Fällen entscheiden, ob sich ein chronisch desquamativer Prozeß an den Vorgängen beteiligt oder nicht. Der Verlauf dieses Krankheitsbildes ist ein recht monotoner, indem trotz aller Therapieversuche man oft nicht imstande ist, die letzten Reste der überstandenen Erkrankung zu beseitigen, bis in manchen Fällen plötzlich von selbst die Symptome verschwunden sind, ohne daß es dem Untersucher allerdings mit unbedingter Sicherheit möglich ist zu entscheiden, ob auch in der Tat eine vollständige Ausheilung vorliegt, oder ob es sich nur um ein vorübergehendes Aufhören der Erscheinungen handelt, wie es vielfach bei den Formen der glandulären und parenchymatösen chronischen Prostatitis der Fall ist.

Bei diesen kann man im weiteren Verlauf der Erkrankung beobachten, daß Zeiten, in denen nur leichte Symptome, wie morgendlicher Tropfen, Verklebungen usw. bestehen, mit solchen abwechseln, in denen die Patienten von den heftigsten Sensationen geplagt werden, wie wir sie unter den subjektiven Erscheinungen geschildert haben; gleichzeitig kann dabei der in ruhigen Zeiten fast normale Prostatabefund sich verschlechtern und ganz das Bild einer akuten parenchymatösen Prostatitis darbieten. Mit diesen plötzlich einsetzenden Rezidiven, deren Ursache fast stets in irgendwelchen örtlichen oder allgemeinen Reizungen besteht, können dann aber auch wieder unter plötzlichem Verschwinden der Symptome Zeiten abwechseln, in denen der Patient ganz gesund erscheint. So kann sich zwischen einem dauernden Wechsel der Erscheinungen eine lange Zeit von Monaten und evtl. Jahren hinziehen, ohne daß es möglich ist das Krankheitsbild zu einem Abschluß zu bringen. Ganz besonders zu fürchten sind hier auch die im Gewebe liegenden Pseudoabscesse, die infolge ihrer Lage oder ihrer Kleinheit weder palpabel noch therapeutisch erreichbar sind. Gerade sie sind es, worauf von BUSCHKE und LANGER wiederholt hingewiesen wurde, die die dauernde Latenz der Gonokokken unterhalten und dann durch ihre Perforation in die Urethra plötzlich ein Rezidiv im ganzen Harnkanal hervorrufen können, um nach ihrer Entleerung langsam ohne Symptome zu machen von neuem sich anzusammeln, bis auch der neue Absceß wieder zur Perforation reif ist. Gerade bei jenen Patienten muß man an diese Erscheinung denken, die alle paar Wochen ihren Arzt wegen erneuten Ausflusses aufsuchen, einige Tage über Beschwerden klagen, die unter geeigneter Therapie rasch verschwinden, um einige Wochen später wieder in Erscheinung zu treten. Ähnlich nur noch in verstärktem Maße steht es mit dem Verlauf der wenn auch seltenen, chronisch abscedierenden Formen, die einen oder beide Lappen zum Teil oder ganz erfüllen können. Sie unterscheiden sich von den kleineren Pseudoabscessen in ihren Symptomen dadurch, daß sie mit jedem Rezidiv meist von neuem ein schweres, mit Temperatursteigerungen und schwerem Allgemeinverlauf einhergehendes Krankheitsbild darbieten. Als ungünstig weniger wegen ihrer Symptome als der Folgezustände sind die chronischen Fistelbildungen nach der Perforation eines Prostataabscesses anzusehen, die nach der Blase, Harnröhre, dem Rectum oder dem Damm bestehen können, und durch die der Patient stets in der Gefahr einer Sekundärinfektion schwebt, worauf wir auch schon hingewiesen haben.

Die Induration im Verlaufe einer parenchymatösen Prostatitis und ebenso auch die Narbenbildung nach einer überstandenen Abscedierung stellen Veränderungen dar, die insanabel sind, und bei denen es nur darauf ankommen kann, die lästigen vor allem subjektiven Folgeerscheinungen zu mildern, da man sie ja wegen des dauernden Fortbestandes des primären Prozesses nicht ganz beseitigen kann. Als wichtigste Folge kann durch den Narbenzug eine Verschließung der Duct. def. und damit partielle oder totale Azoospermie eintreten. Aber auch noch eine andere Folge muß erwogen werden, und zwar die Beeinflussung der normalen Sekretion durch die desquamativen bis eitrigen bis narbigindurierten Herde in der Prostata. Wenn auch wie bei allen drüsigen Organen ein kleiner Rest von normalem Parenchym, der ja zweifelos in den meisten auch stark veränderten Prostatae erhalten bleibt, genügt, um die Funktion aufrecht zu erhalten, so kann die Veränderung des Sekretes durch die pathologischen Beimengungen doch nicht ganz ohne Einfluß auf die Rolle sein, die das Prostatasekret bei der Weiterbeförderung der Spermatozoen spielt. Wieweit hier ein Einfluß auf die Sterilität des Mannes besteht, wird in dem diesbezüglichen Kapitel besprochen werden.

Die frühere Anschauung der Entstehung der Prostatahypertrophie aus den chronisch gonorrhoischen Veränderungen dürfte durch die Untersuchungen von Goldberg, Casper, Keyes, Thompson u. a. endgültig widerlegt sein.

7. Prognose.

Während es uns im allgemeinen binnen recht kurzer Zeit gelingen kann, bei einer bestehenden Prostatitis den Patienten einigermaßen beschwerdefrei zu machen, so daß er ohne größere Störungen seinem Berufe nachgehen kann, ist es nicht leicht zu sagen, wann eine chronische Prostatitis endgültig ausgeheilt ist. Eng verknüpft ist diese Frage mit derjenigen, ob man überhaupt mit unbedingter Sicherheit auf eine Ausheilung der chronischen Prostataerkrankung rechnen kann, wobei das Stadium, aus dem heraus sich die chronische Form entwickelt hat, im großen und ganzen höchst gleichgültig ist. Man kann sogar mit einer gewissen Vorsicht annehmen, daß ein Prozeß, der der Behandlung leicht zugänglich ist, noch rascher zu beseitigen sein wird, als z. B. eine Affektion, die sich nur lediglich als desquamativer Prozeß an der Oberfläche der Drüsen oder ihrer Ausführungsgänge abspielt, oder aber als „Pseudoabscesse", die fern von der rectalen Seite der Drüse mitten im Gewebe für die allgemeine Therapie und auch Diagnostik nicht erreichbar sitzen. Wenn auch auf der einen Seite ältere Autoren, wie z. B. Neisser, oder neuere wie Touton, Blaschko, Gennerich u. a. auf dem Standpunkte stehen, daß die Latenz der chronischen gonorrhoischen Infektion, mithin auch der Prostatitis, nicht besonders hoch zu veranschlagen ist, so gibt es auf der anderen Seite immerhin einen großen Kreis von Autoren, die die Prognose der chronischen Prostatitis wie auch anderer chronisch gonorrhoischer Affektionen für höchst zweifelhaft ansehen (Goldberg, v. Notthaft, Wälsch, Mc. Conell, Buschke und Langer, Delbanco u. a.). Wenn auch ohne weiteres zuzugeben ist, daß in einem Teil der Fälle die Gonokokken ganz aus dem Gewebe verschwinden und nur ein sog. postgonorrhoischer Katarrh zurückbleibt, so stehen dem hinwiederum zahlreiche Beobachtungen gegenüber, aus denen sich ergibt, daß trotz anscheinender klinischer Abheilung doch von neuem Rezidive und Reinfektionen des Genitaltractus sich eingestellt haben. Hierher gehören nicht nur die Fälle, in denen es zu einem Aufflackern des Prozesses in der Prostata oder zu einer Reinfektion der hinteren und vorderen Harnröhre, sondern auch diejenigen, in denen es zu einem Aufflackern resp. neuer Entwicklung von metastatischen Erkrankungen und von dauernden Rezidiven in den Nebenhoden gekommen ist.

Die Diagnose der Ausheilung des prostatitischen Prozesses darf nicht nur lediglich auf die Palpationsbefunde hin gestellt werden, sondern zu einer abschließenden Untersuchung gehört auch die wiederholte mikroskopische und kulturelle Untersuchung des Expressionssekrets. Aber selbst wenn diese negativ ausfällt, müssen wir unser Urteil bezüglich der völligen Sanation mit einer gewissen Reserviertheit abgeben, da wir selbst bei leichtem Verlauf und auch längere Zeit hindurch völligem Fehlen subjektiver und objektiver Symptome doch eines Tages ein sicheres Rezidiv in vielen Fällen erleben können.

8. Differentialdiagnose.

In erster Linie kommen hier alle diejenigen Affektionen in Frage, die ohne gonorrhoische Infektion zu einer Erkrankung der Prostata geführt haben, und auf die wir zum Teil schon anläßlich der akuten Erkrankung verwiesen haben. Dabei kann eine gleichzeitig bestehende Gonorrhöe das Krankheitsbild so verwischen, daß in der Hauptsache nur die letztere im Vordergrunde steht. Es kommen neben den schon erwähnten Prostatitiden durch Traumen, durch unzweckmäßiges Bougieren, Katheterisieren usw. unter anderem solche vor, die die Folge von unzweckmäßiger zu energisch ausgeführter Prophylaxe sind (BINGLER). Des weiteren kommen diejenigen Prostatitiden in Frage, die auf direktem Wege durch Überwanderung vom Darm aus als Koliinfektionen Erscheinungen veranlassen oder solche, die hämatogen entstehen nach Typhus oder anderen Darminfektionen (YOUNG), oder nach Cholecystitis, Tonsillitis, Appendicitis usw. (MC GOWAN, SMITS). Auch lange fortgesetzte Masturbationen können zu chronischen Entzündungen der Prostata führen (YOUNG), doch wird bei allen diesen Prozessen die Anamnese klärend wirken.

Schwieriger ist die differentialdiagnostische Trennung von einer chronischen Urethritis posterior, insofern diese überhaupt allein ohne Miterkrankung der Prostata verläuft. In solchen Fällen können neben der wenig beweisenden Urinuntersuchung den Ausschlag nur geben: der Palpationsbefund der Prostata und die Untersuchung des Prostataexprimats.

Öfter als bei der akuten Prostatitis wird bei der chronischen die differentialdiagnostische Trennung von der Prostatahypertrophie wegen der Ähnlichkeit mancher Symptome schwierig sein. Doch dürften hier neben dem Alter der Patienten besonders die Anamnese, der Palpations- und Sekretbefund und vor allem auch die cystoskopische Diagnose von Ausschlag gebender Bedeutung sein.

Bezüglich der Tuberkulose und Syphilis sei auf die Besprechung bei der akuten Prostatitis verwiesen.

III. Spermatocystitis.

1. Häufigkeit.

Es gilt für die Pathologie dieses Organs noch mehr das, was wir bereits bei der Besprechung der COWPERschen Drüsen gesagt haben, daß im allgemeinen im Verlaufe des gonorrhoischen Krankheitsprozesses zwar mehr oder weniger sorgfältig die Ärzte sich mit der Prostata beschäftigen, daß aber wie die COWPERschen Drüsen so ganz besonders auch die Samenblasen, die, wie wir im weiteren Verlauf dieses Kapitels werden dartun können, von eminenter Wichtigkeit für die Heilung einer Gonorrhöe sind, sehr vernachlässigt werden, da ihre anatomische Lage oberhalb der Prostata eine recht sorgfältige Untersuchung und besonders eine genaue Kenntnis ihrer Topik erfordert. Dementsprechend weichen auch die Anschauungen über die Häufigkeit ihrer Erkrankung selbst bei sehr gewissenhaften Untersuchern bedeutend voneinander ab, zumal es ganz von der Untersuchungstechnik abhängt, ob der Betreffende das Organ überhaupt palpieren kann, oder ob dem palpierenden Finger, falls dieser garnicht die Samenblasen erreichen kann, eine normale Samenblase resp. eine Spermatocystitis entgeht. Es kommt noch hinzu, daß schwere Veränderungen an der Prostata den Untersucher verhindern können über diese hinauf zu palpieren um die Samenblase abzutasten. Des ferneren muß man bei der Palpation daran denken, daß, wenn auch in einem nicht zu großen Prozentsatz, auch die normalen Samenblasen palpabel sind, allerdings nur, wie es GUELLIOT und FRANÇOIS hervorheben, bei starker Füllung des Organs, während z. B. nach einer Ejaculation die Samenblasen nicht mehr palpabel sind.

Eine Reihe älterer Autoren stimmen darin überein, daß die Spermatocystitis zu den ganz seltenen Komplikationen der Gonorrhöe gehört, so vor allem FINGER, FOURNIER, HOROVITZ u. a.; dagegen wird die Häufigkeit dieser Erkrankung auch schon von GUYON, NEISSER, FELEKI, COLLAN, THOMPSON u. a. hervorgehoben. Von einer ganzen Reihe von Autoren liegen auch statistische Angaben über die von ihnen erhobenen Befunde vor. So, um nur einige anzuführen, teilt PETERSEN mit, daß er unter 200 Fällen von Gonorrhöe in $4^0/_0$ einseitige Samenblasenentzündung gefunden habe, aber er meint selbst, daß dieser Prozentsatz, wenn man genauer darauf achte und exakt untersuche, noch größer sein müsse. MÖLLER berichtet über $15^0/_0$ Spermatocystitis unter dem von ihm untersuchten Material. CHUTE konnte bei 540 Patienten in 60 Fällen eine Samenblasenerkrankung konstatieren. $35^0/_0$ Spermatocystitis bei Gonorrhoikern konnten LEWIN und BOHM in Untersuchungen, die sie an 1000 Patienten vornahmen, feststellen, davon waren $29^0/_0$ mit einer Prostatitis kombiniert. Wir selbst haben ebenfalls Erhebungen hierüber angestellt und konnten ähnliche Zahlen wie diese beiden Autoren erhalten, indem wir eine einseitige Spermatocystitis in $30,65^0/_0$ und beiderseitige in $10,93^0/_0$, also beide zusammen in $41,58^0/_0$ beobachten konnten. Wegen der großen Bedeutung, die die Erkrankung der Samenblasen für anderweitige metastatische Komplikationen haben, bringen manche Autoren ihre statistischen Erhebungen vor allem in einen Vergleich mit den Erkrankungen der Nebenhoden; so konnte LUCAS feststellen, daß bei 285 Fällen von Epididymitis 111mal eine Miterkrankung der Samenblasen nachweisbar war. Auch WOSSIDLO, BELFIELD u. a. berichten über die Häufigkeit der spermatocystitischen Erkrankung im Laufe der Gonorrhöe.

Außer den zahlreichen amerikanischen Autoren, die sich in neuerer Zeit mit der Spermatocystitis und ihrer Therapie beschäftigt haben, so Zigler, Cunningham, White und Gradwohl, ist es vor allem Picker gewesen, der durch seine ausgedehnten Studien unsere Kenntnisse in der Pathologie der Samenblasenerkrankung gefördert und das Interesse auf dieses in der Bekämpfung der Gonorrhöe so besonders wichtige Gebiet gelenkt hat; denn erst durch seine topische Diagnostik und seine Untersuchungsmethodik ist ein genaues Verständnis und vor allem auch die therapeutische Angreifbarkeit dieses immerhin etwas versteckt liegenden Organs mehr als vorher ermöglicht.

2. Ätiologie.

Wir können ätiologisch zwei Arten von Spermatocystitis unterscheiden und zwar 1. die rein katarrhalische und 2. die bakterielle. Um hier nur kurz auf die erste Form einzugehen, so spielen nach Hyman und Sanders, Zigler u. a. Masturbationen, Exzesse in venere, Coitus interruptus und andere Ursachen unregelmäßiger Geschlechtstätigkeit die hauptsächlichste Rolle.

Bei den bakteriellen Spermatocystitiden steht ätiologisch an erster Stelle die Gonorrhöe. Es wird auch jetzt noch von mancher Seite die große Rolle, die die Gonorrhöe auch schon im akuten Stadium für die Ursache der Spermatocystitis spielt, unterschätzt, und es muß hervorgehoben werden, daß in einer großen Zahl von Fällen gleichzeitig mit anderen Affektionen der Genitalorgane, so mit der Prostatitis und Epididymitis eine ein- oder doppelseitige Spermatocystitis auftritt, ja es wird sogar, wobei wir nur auf den Abschnitt über die Nebenhodenerkrankung verweisen können, von den meisten angenommen, daß die Spermatocystitis der Epididymitis im allgemeinen vorausgeht und ihre auslösende Ursache bildet (Rehfisch, Lloyd, Collan, Luys) oder aber den Grund für die rezidivierende Epididymitis abgibt. Jedenfalls ist es erwiesen, daß die Gonokokken in der Mehrzahl der Fälle die Erreger der Spermatocystitis sind. White und Gradwohl haben hierüber Kulturversuche angestellt, und sie konnten finden, daß sich in $80^0/_0$ der Erkrankungen Gonokokken kulturell nachweisen ließen; davon fanden sich dieselben in Reinkultur in $60^0/_0$, während in $40^0/_0$ eine Vermischung mit anderen Bakterien stattgefunden hatte, unter denen sie allein den Micrococcus catarrhalis in $20^0/_0$ nachweisen konnten. Diese Kulturuntersuchungen haben sie durch gleichzeitig vorgenommene Komplementbindungsversuche bestätigen können. Außer dem Micrococcus catarrhalis kommen nach diesen Autoren ferner nach Picker, Hyman und Sanders, Zigler u. a. Staphylokokken, Streptokokken, Kolibacillen, Proteus, Pneumokokken, Tuberkelbacillen u. a. in Frage. In einzelnen Fällen erfolgt die Infektion auch durch Anaerobier.

Im allgemeinen kommt die Infektion der Samenblasen auf direktem Wege von der Urethra aus zustande, indem die Erreger von hier aus durch die Duct. ejaculator. in die Ampullae vas. deferent. und die Samenblasen verschleppt werden. Vereinzelt kann die Infektion dagegen auch transrectal oder auf dem Blutwege erfolgen, soweit dieser Weg überhaupt wesentlich in Frage kommen kann (François). Als ein Beispiel für die unter Umständen hämatogene Ätiologie sei ein Fall angeführt, den Pick beobachtet hat. Im Anschluß an eine Meningokokkenmeningitis trat eine Samenblasenmetastase auf, in der mikroskopisch und kulturell Meningokokken nachgewiesen werden konnten.

Als unterstützende Momente für die Infektion kommen natürlich, wie wir es auch schon bei der Prostatitis hervorgehoben haben, alle jenen Bedingungen hinzu, die eine direkt oder indirekt wirkende Schädigung der Genitalgegend ausmachen, so auf der einen Seite durch die Unvorsichtigkeit des Patienten selbst verschuldete Ursachen, wie Radfahren, Reiten, Laufen, forciertes Turnen, Exzesse in venere und in baccho. Andererseits müssen auch alle jenen Momente berücksichtigt werden, bei denen unzweckmäßige Behandlung oder vielfach aus Polypragmasie zu energische Spülungen vorgenommen werden, oder unnötigerweise und zu frühzeitig mit einer instrumentellen Behandlung begonnen wird, so daß hierdurch die Keime teils in die hintere Harnröhre verschleppt werden, teils schon aus dieser zum weiteren Vordringen in die Adnexe veranlaßt werden.

3. Untersuchungsmethode.

Für die Untersuchung der Samenblasen, bei deren Erkrankung es uns möglich sein muß einerseits durch die Palpation uns über ihre Größe, Konsistenz und ihre Druckschmerzhaftigkeit zu unterrichten, andererseits durch Expression das Sekret der Drüsen zu gewinnen, kommen daher naturgemäß nur jene Methoden in Frage, bei denen wir mit dem palpierenden Finger möglichst hoch hinauf ins Rectum gelangen können. Nach den Untersuchungen von FELEKI beträgt der Abstand des unteren Samenblasenrandes vom Anus an der Leiche 9,2 cm, dagegen ist er am Lebenden mit einer Fingerlänge von $7^{1}/_{2}-8$ cm bequem zu erreichen. Diese Differenz kommt dadurch zustande, daß der Untersucher den Damm und den Beckenboden um ein beträchtliches Stück am Lebenden hinaufdrücken kann, wobei das gute Auseinanderspreizen der Gesäßbacken beim Einführen des Zeigefingers durch die freie Hand die Palpation wesentlich erleichtert.

Wir haben zwar schon an anderer Stelle eingehend die Palpationsmethoden besprochen, doch sei hier bei der Wichtigkeit, die gerade bei der Spermatocystitis der richtigen Palpation zukommt, nochmals darauf verwiesen, daß wir hier nur mit einer Methode etwas erreichen können, bei der wir einerseits den palpierenden Finger möglichst hoch hineinführen können, bei der wir aber auch durch die richtige Haltung des Patienten die zu palpierenden Organe dem Finger entgegendrängen. Unter diesen Umständen kann eigentlich nur die PICKERsche Palpationsmethode, für die in Deutschland in den letzten Jahren ganz besonders BALOG eingetreten ist, in Frage kommen, da man bei ihr durch die Reitsitzhaltung des Patienten auf der Hand des palpierenden Fingers die Möglichkeit hat, den Damm so weit, wie es nur irgend möglich ist, heraufzudrängen, während infolge der Körperhaltung die Adnexorgane des kleinen Beckens durch ihr eigenes Gewicht und durch die vor der Palpation gefüllte Blase dem Finger genähert werden. Dagegen müssen diese Organe bei allen Methoden, bei denen entweder der Patient in Rückenlage sich befindet oder aber vorgebeugt dasteht, gerade sich von dem Finger fortentfernen. Will man, nachdem der Patient sich vor dem Untersucher stehend befindet, und der palpierende Finger in das Rectum in der eben beschriebenen Weise eingeführt ist, sich die Untersuchung noch besonders erleichtern, so lasse man den Patienten sich auf die untersuchende Hand setzen, wobei das Eigengewicht des Patienten den Damm stärker hochdrückt, als es sonst möglich ist. Die andere, freie Hand, mit der man bei der Einführung des Zeigefingers die Gesäßbacken auseinandergespreizt hat, nehme man dann auf den Unterbauch des Patienten, um sich die Beckenorgane möglichst entgegenzudrücken (s. Abbildung auf S. 194). Mit dieser bimanuellen Untersuchungsmethode muß man in allen Fällen zum Ziele gelangen, so daß es dem Untersucher möglich sein muß, damit alle notwendigen diagnostischen und therapeutischen Maßnahmen vornehmen zu können. Es wird hierbei auch gänzlich die Anwendung des FELEKIschen Prostatamasseurs überflüssig, dessen Benutzung uns in keiner Weise geeignet erscheint, da man damit nur Gefahr läuft unnötigerweise im Rectum Verletzungen zu machen.

Auf den Gang der Untersuchungsmethode werden wir im weiteren Verlaufe der Beschreibung bei Besprechung der Palpation der Samenblasen und der Sekretgewinnung aus ihnen näher eingehen.

a) Akute Spermatocystitis.
1. Symptome.

Die klinischen Erscheinungsformen der Samenblasenerkrankung sind abhängig von dem verschiedenen Bau dieses so vielgestaltigen Organs bei den verschiedenen Individuen. Hatten schon die pathologisch-anatomischen Untersuchungen, auf die wir nur verweisen, gezeigt, daß wir es hier mit einem Organ zu tun haben, daß durch seine zahlreichen Faltenbildungen, durch seine vielen Windungen und Divertikel, die schließlich alle in nur éinen Hauptausführungsgang münden, mehr als jedes andere der Adnexe dazu angetan ist, den Gonokokken reichlich Gelegenheit zur Ansiedelung auf der großen Schleimhautfläche zu geben und ihnen Schlupfwinkel zu bieten, in denen sie therapeutisch nicht angreifbar sind, so bekamen wir erst durch die ausgezeichneten Untersuchungen PICKERS einen tiefen Einblick in die Vielgestaltigkeit der Samenblasen und in die diagnostischen und therapeutischen Aufgaben, die hieraus erwachsen. Es dürfte daher erforderlich sein, auf die Pickerschen Beobachtungen näher einzugehen, da sie die eigentliche Grundlage für die richtige Einschätzung der Rolle der Samenblasen in der Pathologie der Gonorrhöe bilden, und ohne deren Kenntnis eine richtige Diagnostik und Therapie der Gonorrhöe heute nicht mehr möglich erscheint. Die Pickerschen Untersuchungen wurden in folgender Weise von ihm vorgenommen: Es wurden 150 Samenblasen mit der Beckschen Wismutpaste ausgegossen, davon Röntgenbilder angefertigt und dieses Material wurde getrennt nach Samenblasen und Ampulla vas. deferent., worauf wir bei der Besprechung der letzteren noch zurückkommen werden, tabellarisch in fünf verschiedene Typen geordnet.

Erster Typus: Eine sehr seltene Form, die nur in 4% der untersuchten Samenblasen gefunden wurde, und die die embryologisch einfachste Art demonstriert, da man hier die Samenblase gewissermaßen als einfaches Divertikel des Vas deferens zu betrachten hat. Es sind dies die „Geraden einfachen Samenblasen".

Zweiter Typus: „Dicke gewundene Kanälchen mit oder ohne Divertikel". Sie sind in 15% der Fälle festgestellt und zeigen regelmäßig dicke und lange Schläuche bis zu 23 cm Länge bei einem Volumen von 10—12 ccm.

Dritter Typus: Ebenfalls in 15% der Fälle gefunden. Hier handelt es sich um „dünne, lange und gewundene Röhren mit oder ohne Divertikel" und verhältnismäßig kleinem Lumen.

Vierter Typus: Diese und die folgende Form stellen den größten Prozentsatz des ganzen untersuchten Samenblasenmaterials dar und sind dabei die prognostisch ungünstigsten Formen infolge ihrer Ausdehnung und ihrer vielfachen Seitenäste. Der vierte Typ ist charakterisiert durch „einen geraden oder gewundenen Hauptgang mit linsen- bis bohnengroßen traubenähnlichen Divertikeln", 33% der Fälle.

Fünfter Typus: Kurzer Hauptgang mit mächtigen weit verzweigten Ästen und großem Volumen bis zu 10 ccm. Ebenfalls in 33% des Materials vorhanden.

Diese Untersuchungen Pickers sind bereits 1912 von Voelker anerkannt und vertreten und sind am Lebenden von François bestätigt worden. Nach der Technik von Young katheterisierte François die Duct. ejaculator. im Urethroskop und konnte dadurch Thoriumnitrat so injizieren, daß damit die Duct. ejaculator. selbst, die Samenblasen und das Vas deferens bis zum Inguinalkanal gefüllt wurden, so daß sie röntgenologisch demonstrierbar wurden. Auf diese Weise konnte François am Lebenden zeigen, daß die Pickerschen Leichenuntersuchungen stimmten. Auch er fand an den Samenblasen einen Hauptkanal mit mehr oder weniger zahlreichen Divertikeln und akzessorischen Gängen. Auch an den Samenblasen normaler Menschen konnten ungleichmäßige Formen konstatiert werden, während sich dieselben bei Erkrankungen dilatiert fanden, und François größere vom Hauptkanal abgetrennte Seitenkanäle oder Äste beobachten konnte. Es ergibt sich hier, wenn man noch die Befunde, die pathologisch-anatomisch erhoben werden konnten, zusammen mit den Röntgenfeststellungen nimmt, ein Bild, das mit vollem Recht im Vergleich mit den Tuben der Frau als die „Eitertuben des Mannes" bezeichnet werden kann.

Neben der Form der Samenblasen, die übrigens auch bei ein und demselben Individuum auf den beiden Seiten verschieden sein kann, spielt für den klinischen Verlauf der Erkrankung eine wichtige Rolle, in welchem Stadium der Entzündung sich die Spermatocystitis befindet. Die allgemeine Einteilung in akute,

subakute und chronische Form ist bereits von LEWIN und BOHM verworfen
worden, die an ihre Stelle eine Unterscheidung der Spermatocystitis in eine
superfizielle und profunde vorgenommen haben. Jedoch erscheint es uns berechtigt, diesen beiden Formen noch den Samenblasenabsceß, das sog. Empyem
der Samenblase, anzufügen; und schließlich gehört zu dem spermatocystitischen
Krankheitsbild auch noch die Perispermatocystitis, die ähnlich der Periprostatitis für den Ablauf der Erscheinungen von Bedeutung ist.

Die oberflächliche superfizielle oder einfach katarrhalische Form dürfte
auch hier die häufigste sein. Und gleich demselben Prozeß an der Prostata
ist es auch hier ebensowenig möglich, aus dem Palpationsbefund ihr Vorhandensein nachzuweisen, das sich nur durch die Sekretuntersuchung bestimmen läßt.
Dieser auf die Schleimhaut beschränkte Erkrankungstyp kann, wenn es nicht
zu einer Resorption und Ausheilung kommt, in die Tiefe weiter eindringen
und das submuköse Gewebe befallen, wo der Prozeß einerseits zu Infiltrations-
herden und kleinen Eiterungen führen, oder andererseits in eine Sklerosierung
des Bindegewebes übergehen kann.

Entweder direkt aus dem oberflächlichen Stadium heraus kann es in der
Folge zu einem Empyem der Samenblasen kommen, indem der Hauptkanal
durch die abgesonderten Sekrete verstopft, und dadurch eine Sekretstauung
und Vereiterung herbeigeführt wird. Oder aber es tritt dieses Krankheitsbild
erst in einzelnen kleinen Divertikeln ein, die gegen den Hauptausführungsgang
abgeschnürt werden und Pseudoabscesse bilden. So kann im Bereich einer
Samenblase eine große Anzahl solcher kleinerer Pseudoabscesse sich bilden,
zwischen denen die miteinander verklebten Zotten die Scheidewände bilden
können. Im weiteren Verlaufe kann der Prozeß zu einer Perforation der Scheidewände und zu einem Konfluieren der kleineren Abscesse zu einem allgemeinen
Empyem führen. Dasselbe Krankheitsbild kann sich fernerhin auch aus dem
profunden Stadium entwickeln, indem die tiefen kleinen Pseudoabscesse an
die Oberfläche der Samenblasenschleimhaut vordringen, so daß es zu einer Perforation des Eiters in die Samenblasenhöhle kommt, in der sich dann im Anschluß hieran durch einen noch hinzutretenden Verschluß des Ausführungsganges
das Bild des Empyems entwickeln kann.

Subjektive Symptome. Auch bei der Spermatocystitis sind die rein subjektiven Beschwerden nicht für die Erkrankung als solche als unbedingt typisch
anzusehen, da sie zum Teil auf gleichzeitigen Krankheitserscheinungen der Nachbarorgane beruhen oder beruhen können. Jedoch scheint uns eine Symptom-
gruppe nach den Schilderungen aller älteren und neueren Autoren besonders
im Vordergrunde zu stehen und zwar sind dies die nervös-sexuellen Symptome,
die auch im akuten Stadium schon eine hervorragende Rolle spielen (WÄLSCH,
FRANÇOIS, WHITE und GRADWOHL u. a.). Im übrigen kann man hier eine
Einordnung der subjektiven Erscheinungen in verschiedene Gruppen vornehmen:

1. Lokale Symptome: Die Patienten klagen über ein Völlegefühl im
Leib und über Schmerzen in der Samenblasengegend, die von hier aus in die
Umgebung ausstrahlen. Man findet unangenehme Sensationen am Damm
und After, einen stechenden und kitzelnden Schmerz, der in den Penis zieht;
das Druckgefühl und die Schmerzen können im Kreuz auftreten oder in die
Leistengegend und in die Hoden ziehen. Auch über Schmerzen und Druck
in der Blase und in den Nierengegenden wird nicht selten geklagt. Diese
Schmerzen können sich in einzelnen Fällen zu schweren Samenblasenkoliken
steigern (NELKEN, PULIDO), die in den Mastdarm, die hintere Harnröhre, Eichel
oder Hoden ausstrahlen, und die andererseits mancherlei abdominelle Erkrankungen, insbesondere Appendicitis, vortäuschen können. Der Druckschmerz in

der Samenblase kann erhöht werden beim Stuhlgang, durch dessen Vorbeistreichen an der entzündeten Samenblase ein erhöhter Reiz ausgelöst wird.
Es kann hier, wie es ähnlich bei der Prostatitis beschrieben ist, infolge der
Samenblasenerkrankung zu Stuhltenesmen kommen. Ähnlich verhalten sich
die Begleitsymptome von seiten der Harnblase, bei der allerdings oft das Krankheitsbild durch eine gleichzeitig vorhandene Urethritis post. verwischt werden
kann. Aber auch hier sind die Folgen der Spermatocystitis Urinbeschwerden
vom leichten Druckschmerz beim Urinlassen und einem Kitzelgefühl in der
Harnröhre bis zu Harntenesmen und vollständiger Urinverhaltung.

2. **Nervös-sexuelle Erscheinungen:** Sie stehen, wie oben bemerkt
ist, zum großen Teil im Vordergrunde der Erscheinungen. White und Gradwohl nehmen an, daß sie in mindestens 40% der Spermatocystitiden
Beschwerden verursachen. Die nervösen Erscheinungen können dabei zum Teil
nur in leichten Sensationen auftreten, zum Teil aber die Patienten auch so
quälen, daß sie die Ursache von Suiziden sein können (White und Gradwohl).
Im übrigen zeigen sie sich unter folgenden Beschwerden: Man findet bei diesen
Patienten Zeichen gesteigerter sexueller Reize, die geradezu zu einem schmerzhaften Orgasmus führen können. Es stellen sich häufige Pollutionen ein; gleichzeitig leiden die Kranken unter Erektionsstörungen. Die Erektionen treten
häufig und zwar fast jede Nacht auf und belästigen die Kranken durch die
gesteigerte Schmerzhaftigkeit. Die Kranken werden infolge des oft fehlenden
und gestörten Schlafes unruhig und nervös. Vielfach in leichteren Fällen sind
die Erektionen nur unvollständig, in anderen kommt es zu jedesmaligen Pollutionen, bei denen ein eitriges bis blutig-eitriges Ejaculat entleert wird. Von
älteren Autoren hat zuerst Rapin auf die blutigen Samenergüsse aufmerksam
gemacht, die er als johannisbeergeleefarbige Ejaculate beschreibt. Diese blutigen
Samenergüsse, die als Hämospermie bezeichnet werden, hinterlassen in der
Wäsche ganz charakteristische grau gefärbte Flecke, die von einem roten bis
braunroten Ring umgeben sind. Im Verlaufe der schmerzhaften Ejaculationen
kann es zu Samenblasenkrämpfen kommen. Versuchen die Patienten trotz ihres
Zustandes den Coitus, so finden sich einmal vorzeitige Samenentleerungen
und andererseits am Ende des Coitus kolikartige Schmerzen. Die Erektions-
beschwerden können sich zu einem Priapismus steigern. Auf der anderen Seite
kann eine vollständige sexuelle Apathie eintreten. Nicht nur daß Erektionen
sehr schwach ausfallen oder ganz fehlen können, sondern es findet sich gänzliche
Impotenz und unter Umständen infolge der Verlegung der Ausführungsgänge
der Samenblasen Oligo- oder Azoospermie. Dabei wirkt auch der Krankheitszustand psychisch auf die Patienten. Sie sind depressiv und in gedrückter
Stimmung; andererseits können sie, vor allem wohl durch die andauernde
Störung der Nachtruhe und die Erektions- und Ejaculationsanomalien beunruhigt, sehr leicht gereizt sein.

3. **Allgemeinerscheinungen:** Auch im Verlaufe der Spermatocystitis
findet sich eine allgemeine Abgeschlagenheit und Mattigkeit, die zum Teil auf
die soeben beschriebenen nervösen Erscheinungen zurückgeführt werden muß.
Leichtere Fälle pflegen aber trotzdem den Kranken an der Ausübung seiner
Tätigkeit nicht zu hindern. Schreitet dagegen der Krankheitsprozeß weiter
vor, kommt es insbesondere zur Ausbildung eines akuten Empyems, so tritt
Fieber in Erscheinung, das 39° und 40° erreichen kann und erst mit dem
Zurückgehen der Erscheinungen auch nachläßt.

Überblickt man die Symptome, so ergibt sich daraus, daß sich unter ihnen
keines findet, das unbedingt charakteristisch allein für eine Samenblasenaffektion
ist, denn selbst die Hämospermie kann im Verlaufe anderer Adnexerkrankungen
sich einstellen. Immerhin weisen aber die Beschwerden, die ja auch nicht alle

gleichzeitig vorhanden zu sein pflegen, auf eine Adnexerkrankung hin und nötigen zu einer objektiven Untersuchung, durch die man jederzeit imstande ist differentialdiagnostisch den Krankheitsfall zu klären.

Und gerade die schwereren Formen der Spermatocystitis sind vielfach der Ausgangspunkt von septischen und pyämischen Allgemeinerscheinungen, des ferneren sind sie in einem großen Teil der Fälle die Ursache für die metastatischen Erkrankungen, besonders die Arthritiden.

Objektive Symptome. Wie bei den übrigen Adnexerkrankungen steben hier im Vordergrunde: die digitale Palpation und die Gewinnung und Untersuchung des Exprimats resp. des spontan entleerten Ejaculats.

2. Palpationsdiagnose.

Wie schon eingangs von uns hervorgehoben wurde, ist es in einer Reihe von Fällen möglich die normale Samenblase palpatorisch wahrzunehmen. Da unter diesen Umständen nicht oder nur schwerlich eine Unterscheidung allein durch die digitale Abtastung möglich ist, muß unter solchen Umständen unbedingt eine Expression zur Erkennung des Prozesses vorgenommen werden.

Im übrigen geben uns bei der digitalen Untersuchung die Form, die Druckempfindlichkeit und die Feststellung der Konsistenz Anhaltspunkte für die Diagnose. Dabei muß man bei der Untersuchung des weiteren berücksichtigen, daß der palpierende Finger erst an den Prostatalappen vorübergleiten muß, ehe man die Samenblasen abtasten kann; daher hängt es naturgemäß in vielen Fällen von dem Erkrankungszustande der Prostata ab, ob man an die Samenblasen überhaupt heran kann, und wieweit sie der Palpation zugänglich sind.

Die Samenblasen liegen dicht oberhalb der Mitte der Prostata beiderseits, indem sie über dieser einen nach oben offenen stumpfen Winkel bilden, in dessen Inneren, neben die Samenblasen gelagert und von ihnen in manchen Fällen palpatorisch kaum zu trennen, die beiden Ampullen der Vas. deferent. liegen. Infolge der Anlagerung der Samenblasen an die hintere untere Wand der Harnblase empfiehlt es sich vor der Palpation derselben in jedem Falle die Harnblase, nachdem man sie vorher klargespült hat, mit Borlösung zu füllen, um auf diese Weise durch die gefüllte Blase die Samenblasen dem palpierenden Finger entgegenzuführen. Es ist bei der Palpation zweckmäßig, diese Aufgabe der gefüllten Blase durch einen Druck mit der freien Hand gegen den Unterbauch zu unterstützen. Zur Palpation, wie auch ganz besonders zur Expression eignet sich aus rein anatomischen Gründen am besten die PICKERsche Untersuchungsmethode, da man nach ihr den palpierenden Finger am weitesten im Rectum hochschieben kann.

Handelt es sich um die ersten Stadien einer Spermatocystitis, um eine katarrhalische Erkrankung, so kann man in der Regel keinen palpatorischen Befund erheben, da selbst das meistens vorhandene Symptom der Druckschmerzhaftigkeit hier auch fehlen kann oder nur so geringfügig ist, wie es auch bei der Untersuchung normaler Samenblasen meistens als unangenehme Sensation, die in die hintere Harnröhre ausstrahlt, vorkommen kann. Hier kann nur die Sekretuntersuchung des Exprimats entscheiden.

Ist dagegen der Prozeß in die Tiefe des Gewebes weitergegangen, so wird man auf der erkrankten Seite eine Anschwellung der Samenblase wahrnehmen, die im allgemeinen entsprechend ihrer anatomischen Form entweder gerade gestreckt und wurstförmig ist oder mehr infolge der Schwellung der einzelnen vorhandenen Divertikel eine Traubenform annehmen kann. Andere beschreiben die Gestalt der entzündeten Samenblasen als birnenförmig (FINGER) oder gar als ähnlich einer gefüllten Gallenblase (v. PETERSEN), doch dürfte gerade wohl die letztere Form sich insbesondere nur bei abscedierenden Erkrankungen finden lassen. Neben der Schwellung des einen oder beider Organe kann man bei einer profunden Spermatocystitis im allgemeinen eine ausgeprochene Schmerzhaftigkeit der Wand der Samenblase beobachten, während sich die entzündliche Verdickung der Wand durch eine erhöhte Konsistenz bemerkbar machen wird. Finden sich in der Wand Infiltrate oder kleinere Absceßbildungen, so palpiert diese der Finger entweder als kleine härtere oder aber als fluktuierende Vorwölbungen innerhalb der sonst glatten Oberfläche. Diese beiden Formen dürften im allgemeinen die häufigsten, wenn auch am schwersten feststellbaren Spermatocystitisarten sein, da sie infolge ihrer geringfügigen Erscheinungen leicht dem Untersucher entgehen können. Da in der Mehrzahl der Fälle nur eine Samenblase erkrankt ist, so kann man die Differenz im Verhalten der beiden Samenblasen insbesondere in ihrer Größe und eventuellen Druckschmerzhaftigkeit der erkrankten gegenüber der nicht schmerzhaften gesunden differential-diagnostisch verwerten.

Die am leichtesten feststellbare Spermatocystitisform ist das Empyem, das als weitere Folge der soeben beschriebenen Arten entstehen kann, indem es infolge Abflußverhinderung des Sekrets durch Verlegung der Ausführungsgänge zu einer Stauung des Eiters in den einzelnen Divertikeln resp. in der gesamten Samenblase kommt. Dementsprechend findet man auch bei der Palpation eine kleinere, einzelne Divertikel oder eine große, die ganze Samenblase umfassende Vorwölbung, die in ihrer vielgestaltigen Form dem Bau des Organs entspricht. Der palpierende Finger kann in diesem Stadium besonders deutlich die erkrankte Samenblase als birnen- oder wurstförmiges Organ fühlen oder kann die Form einer gefüllten Gallenblase oder gar Traubenform wahrnehmen. V. Petersen beschreibt eine Form, bei der er den Eindruck eines Konvoluts von dicken Regenwürmern hatte. Ist es noch nicht zu großen Eiteransammlungen gekommen, so fühlt sich die Samenblase zunächst deutlich heiß an, ist schmerzhaft und kann in ihrer Konsistenz weich oder teigig sein. Ist das Empyem auf seiner Höhe, so fühlt man deutliche Fluktuation der betreffenden Samenblase, die auf Berührung recht schmerzhaft zu sein pflegt.

Die Erkrankung der Samenblase kann ebenso, wie wir es bei der Prostatitis gesehen haben, nicht auf das Organ allein beschränkt bleiben, sondern kann auf seine bindegewebige Umgebung übergehen und hier zu einer Perispermatocystitis Veranlassung geben, die allerdings nur in seltenen Fällen auch primär auftreten kann (François). Palpatorisch zeichnet sich die Perispermatocystitis dadurch aus, daß man zunächst meistens eine harte Infiltration fühlen kann, in die kleinere und größere Abscesse eingestreut sind, die allmählich miteinander konfluieren können, so daß auch sie den Eindruck einer richtigen Absceßbildung hervorrufen. Wie bei der Periprostatitis findet sich auch hier zum Unterschied ähnlicher rein spermatocystitischer Erscheinungen bei den auf die Umgebung übergegangenen Erkrankungsformen eine Verklebung resp. Verwachsung der rectalen Schleimhaut mit der Unterlage, so daß sie auf derselben nicht mehr verschieblich ist. Veränderungen, die sich auf der der Blasenwand zugekehrten Fläche abspielen, sind, wie ja auch bei der Prostata, palpatorisch nicht wahrzunehmen, dagegen lassen sich diese Komplikationen vielfach durch cystoskopische Untersuchungen diagnostizieren (s. S. 242).

Sekretuntersuchung: Nachdem der Untersucher sich soweit über den makroskopischen Befund unterrichtet hat, muß zu einer genauen Diagnose eine mikroskopische Feststellung des Samenblaseninhaltes folgen, die entweder aus dem Ejaculat vorgenommen wird oder aber aus dem durch Expression gewonnenen Samenblasensekret, das man durch eine kräftige Massage der erkrankten Samenblase erhält. Infolge der leicht möglichen gleichzeitigen

Expression der Prostata ist es ratsam folgendermaßen vorzugehen: Nachdem man das Urethralsekret untersucht hat, läßt der Patient in mehrere Gläser Urin, aus denen man aus Flocken oder bröckligen Bestandteilen der letzten Portion auf eine Miterkrankung der Prostata resp. der COWPERschen Drüsen schließen kann. Es folgt dann eine Klarspülung der Harnröhre und eine Füllung der Blase und anschließend daran eine Expression der Prostata resp. der COWPERschen Drüsen. Ist dieses geschehen, so läßt man den Patienten die Füllungsflüssigkeit aus- urinieren, spült nochmals klar und füllt die Blase wiederum möglichst stark auf. Dann exprimiert man nach der von PICKER

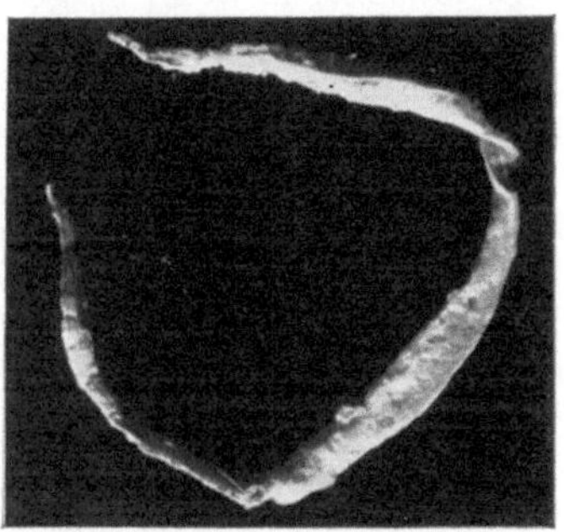

angegebenen Methode unter kräftigem Aus- streichen die Samenblasen, deren Inhalt zum Teil in die Harnröhre abfließt und von dem Patienten in einem sterilen Schälchen oder einem Glase aufgefangen wird; zum größeren Teil fließt es aber in die Blase und wird nun- mehr mit der Entleerung der Spülflüssigkeit aus derselben gewonnen. Schon makroskopisch ist das Samenblasensekret vielfach dadurch kennt- lich, daß es in langen dünneren und dicken, vielfach verästelten Strängen in der Spülflüssig- keit herumschwimmt und so gewissermaßen die Ausgüsse der Samenblasenkanäle und der Divertikel darstellt. Jedoch muß man daran denken, daß es bei Erkrankungen der Samen- blasen leicht möglich ist, daß der Untersucher überhaupt kein Sekret trotz stärkster Expression

Abb. 86. Sekretausguß der Samenblase: Ampulle und Samenblase
von schlauchigem Typus.
(Aus PICKER: „Studien zur
Pathologie der Samenblasen".)

gewinnen kann, da die Samenblase jederseits nur einen Ausführungsgang hat, so daß bei dessen Verlegung aus der erkrankten Seite kein Sekret erhalten wird, während unter Umständen das gleichzeitig von der gesunden Seite gewonnene Sekret ein Fehlen von Krankheitssymptomen vortäuschen kann.

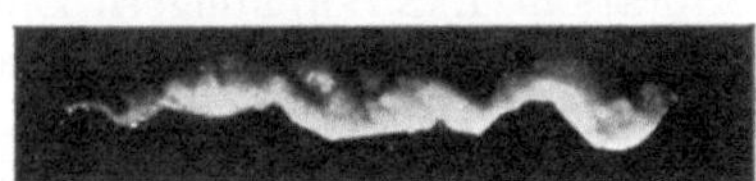

Während das normale Samenblasensekret, das eingehender auf S. 84 beschrieben ist, entweder gekochten Sago-
körnchen ähnlich aussieht oder aber in
Form von kleinen zylindrischen oder flachen
Würstchen die Abgüsse normaler Samen-
blasengänge darstellt und vor allem sich

Abb. 87. Sekretausguß der Samen-
blase: Samenblase von kolbigem
Typus. (Aus PICKER: „Studien zur
Pathologie der Samenblasen".)

dadurch auszeichnet, daß es ganz durchsichtig ist und keine Beimengungen von Eiterkörpern enthält, sieht man in pathologischen Fällen diese Gebilde von weißlich-grauer bis grau-gelblicher oder grau-rötlicher Farbe, je nach dem gleich- zeitig vorhandenen Gehalt an Eiter resp. an Blut. Schon kleine grau-weißliche Beimengungen zu dem Exprimat müssen den Verdacht auf eine Entzündung der Samenblasen lenken.

Bei der mikroskopischen Untersuchung findet man mehr oder weniger reichlich, je nach dem Stande der Entzündung Leukocyten und auch Erythro- cyten, zylindrische und polyedrische Epithelien, Schleim, Phosphate und je nach der Blutbeimengung mehr oder weniger Hämatoidinkrystalle. Das Vor- handensein lebender oder toter, unbeweglicher Spermatozoen ist wechselnd, doch wird von den meisten Autoren ein Fehlen von Spermatozoen im patho- logischen Samenblasensekret angegeben. Bezüglich des Bakterienbefundes kann

Anmerkung: Die Abbildungen sind uns in freundlicher Weise von Herrn Dr. PICKER überlassen worden.

man in frischen Fällen meistens leicht Gonokokken intra- und extracellulär beobachten, doch kommen daneben auch andere Bakterien, wie wir bereits oben erwähnt haben, vor, die zum Teil die gonorrhoische Infektion begleiten, teils den Gonokokkus verdrängt haben. Die Gonokokken selbst sind im Exprimat zuerst von v. Sehlen gefunden worden. Seine Beobachtung konnte seitdem vielfach bestätigt werden, doch schwanken auch hier die Zahlen über die Häufigkeit des Vorkommens der Gonokokken im Exprimat. So nennen Lewin und Bohm unter ihren Untersuchungen einen Gonokokkenbefund von $14^0/_0$, während z. B. Mayer sie in $21^0/_0$ gesehen haben will. Neben den Gonokokken haben Fuchs und Scudder Bacterium coli angetroffen.

Außer diesen Bestandteilen des Samenblasensekrets weist François noch auf rundliche Körperchen unbekannter Natur hin, die in Essigsäure löslich sein sollen.

Wie aus dem Exprimat kann man auch aus dem Ejaculat bis zu einem gewissen Grade Rückschlüsse auf die Samenblasenveränderung ziehen, indem man die oben bereits beschriebene Hämospermie oder aber auch eine Pyospermie beobachten kann. Doch sind diese Symptome allein ohne sonstige Anzeichen einer Spermatocystitis nicht als eindeutig zu verwerten, da sie auch bei Urethritis posterior, Prostatitis und vor allem auch bei einer Ampullitis erscheinen können.

Neben diesen Untersuchungsmethoden kann man gerade bei der Spermatocystitis — in geringerem Grade auch bei der Prostatitis — zur Unterstützung in diagnostisch zweifelhaften Fällen die Cystoskopie heranziehen, worüber besonders v. Saar eingehend berichtet hat. Die Ursache dafür, daß gerade die Erkrankungen der Samenblasen und der mit ihnen in derselben Bindegewebshülle liegenden Ampullen der Vasa deferentia so eindeutige Befunde und cystitische Begleitsymptome machen, liegt darin, daß diese Organe in eine Duplikatur der Lamina visceralis fasc. pelvis eingebettet sind, die die Blasenhinterwand überzieht. Es können sich die Symptome an der Blasenwand in Form einer leichten Entzündung zeigen, die sich aber je nach dem Verhalten der Samenblasenerkrankung bis zur nekrotisierenden Cystitis mit drohender oder vorhandener Perforation (Langer) steigern kann, worin sie auch wiederum ganz den Eitertuben der Frau gleichen, die bekanntlich dieselben Erscheinungen hervorrufen können. Die Blasenerscheinungen können dabei verschieden lokalisiert sein je nach der Lagerung der erkrankten Samenblasen und der Größe derselben. Außerdem zeigen sich die cystitischen Bilder ebenfalls verschieden, je nachdem ob eine einseitige oder doppelseitige Spermatocystitis vorliegt. Erstens kann die hintere Hälfte des Trigonum vesicale befallen sein anschließend mit den Plicae uretericae resp. der area interureterica. Zweitens kann sich die Entzündung erstrecken auf den sog. bas fond der Franzosen, die Fossa retroureterica und die daran nach oben und hinten sich anschließende Partie des Trigonums. Und drittens und wohl am häufigsten kann die Gegend um die Ureterenmündungen eine begleitende Entzündung aufweisen und zwar in einem Ausmaß, das sich um die Ureterenmündungen herum befindet und sich ebenso weit an der seitlichen Blasenwand nach außen wie auch nach innen erstreckt.

Verlauf und Prognose: Sowohl der Verlauf wie auch ganz besonders die Prognose sind abhängig einmal von dem vorhandenen Entzündungszustand der Samenblasen, vor allem aber von ihrem anatomischen Bau; denn gerade das Vorhandensein nur eines Ausführungsganges bedingt schon manchmal in zunächst nur leichten Erkrankungsfällen, daß der weitere Verlauf durch Verlegung dieses einen Ableitungsweges für die entzündlichen Absonderungen ein ungünstigerer wird. Hierin besteht gegenüber der Prostata, bei der jedes Läppchen seinen eigenen Ausführungsgang hat, gerade ein weitgehender Unterschied.

Der prognostisch leichteste Verlauf findet sich einmal bei den rein katarrhalischen Erkrankungsformen und denjenigen Samenblasen, die nur aus einfachen geraden Tuben bestehen oder solchen mit möglichst wenig Verzweigungen; denn je stärker die Windungen der Hauptgänge sind und je zahlreicher die Divertikel vorhanden sind, um so leichter wird es den Krankheitserregern sich in den durch die Schleimhautfalten und Zotten gebildeten Schlupfwinkeln festzusetzen. Immerhin kann man wohl von der Mehrzahl der einfach katarrhalischen Formen behaupten, daß sie in mehr oder weniger langer Zeit durch Resorption der Krankheitsprodukte oder Entfernung derselben durch den Ausführungsgang ad restitutionem zurückkehren. Es schwinden dann mit dem Abklingen der Entzündung die verschiedenen Symptome, vor allem bekommt auch das Exprimat allmählich wieder sein normales Aussehen und Inhalt.

Etwas schwerer liegen schon die Verhältnisse bei den tiefen Entzündungsarten, die sich hauptsächlich in dem Bindegewebe der Wandung abspielen. Auch hier kann es nach einer gewissen Zeit zur Resorption der entzündlichen Infiltrate und auch der eventuell vorhandenen Pseudoabscesse kommen, doch können letztere unter Umständen sowohl in die Samenblasen durchbrechen und hier zu einem Empyem der Samenblasen Veranlassung geben, oder aber sie brechen sich einen Weg in das perispermatocystische Bindegewebe und führen in diesem zu entzündlichen Veränderungen. Doch scheint auch in dieser Gruppe nach den vorliegenden klinischen Erfahrungen oft der Prozeß in Heilung überzugehen.

Die weniger günstigen Fälle stellen diejenigen Gruppen dar, in denen es durch eine Steigerung der entzündlichen Veränderungen und durch die Eiteransammlung in einem vielfach verzweigten Divertikelsystem zu einer Empyembildung kommt. Starkes Anschwellen der erkrankten Samenblasen, große Schmerzhaftigkeit und vor allem neben schwersten, zum Teil kolikartigen Attacken unregelmäßiges, bis über 38° und 39° sich steigerndes Fieber kennzeichnen den Verlauf des akuten Empyems. In günstigen Fällen gelingt es, dem Empyem durch seinen natürlichen Ausführungsgang wieder Abfluß zu verschaffen, so daß hierbei die Entleerung von großen Eitermassen in die Blase resp. in die Harnröhre beobachtet werden kann. PICKER berichtet, daß er bis 15 ccm Eiter exprimieren konnte, während KOCHER sogar aus einem Samenblasenabscesse 50 ccm entleert hat. Infolge des nur einen Ausführungsganges ist eine erneute Verlegung desselben naturgemäß leicht möglich, so daß es zu einer erneuten Ansammlung des Empyems kommen kann, das somit langsam in ein chronisches dauernd rezidivierendes Stadium übergehen kann, wenn nicht durch energische therapeutische Eingriffe Abhilfe getroffen wird. Es scheinen uns die Empyeme der Samenblasen nicht gar so selten zu sein, wie es z. B. auch noch WOSSIDLO behauptet, nur scheint uns, daß es bei ihnen eher zu einer Abkapselung des Abscesses innerhalb der Samenblasen kommt und nur selten zu einer Perforation in die Nachbarorgane, von denen in erster Linie Blase und Rectum in Frage kommen, wenn der Eiter nicht entlang dem Ausführungsgang sich seinen Weg in die hintere Harnröhre bahnt. Des weiteren bestehen, wenn auch seltene Perforationsmöglichkeiten ins perispermatocystische Bindegewebe, in die freie Bauchhöhle und in die Fossa ischiorectalis. In der Folge eines Durchbruches in das Rectum kann, wie beim Prostataabsceß, eine Rectalgonorrhöe entstehen. Dem Durchbruch in die Blase geht, worauf v. SAAR eingehend hingewiesen hat, eine nekrotisierende Entzündung voraus, an deren Stelle dann der Durchbruch erfolgt (WILDBOLZ, LANGER). Am gefährlichsten ist die glücklicherweise höchst seltene Perforation in die Bauchhöhle, die eine meistens tödliche Peritonitis zur Folge hat (VELPEAU, WOSSIDLO). Die aus einem der Stadien der Erkrankung fortgeleitete Perispermatocystitis oder der durch Perforation in das Bindegewebe entstandene perispermatocystische Absceß machen entsprechende Beschwerden und Erscheinungen, wie wir sie ähnlich bei der Periprostatitis kennen gelernt haben. Unter

Umständen kann es hier durch weitere Ausdehnung der Erkrankung zu einem Weiterschreiten des Prozesses um die Ureteren kommen, worauf Mark und Hoffmann hingewiesen haben, die als Folge von Spermatocystitis in 3 Fällen eine Stenosierung beider Ureteren und dadurch bedingte Harnverhaltung beobachten konnten.

Eine seltene Folge der Samenblasenerkrankung ist fernerhin eine Phlebothrombose des Plexus venosus Santorini.

So kann auf der einen Seite die akute Spermatocystitis einen gleichmäßigen Verlauf nehmen und, wenn die Entzündungserscheinungen nicht zu ausgedehnt sind, und der anatomische Bau ein möglichst einfacher ist, in mehr oder weniger langer Zeit abklingen. In anderen Fällen bedarf es zur Heilung auch der einfachen katarrhalischen Formen, besonders aber der schwereren tiefen oder mit Empyem einhergehenden vieler Wochen und Monate, und zwar zeigt sich hier nach Picker ein gewisses Abhängigkeitsverhältnis von der Zahl und der Gestalt der Divertikel, wobei die schlechteste Prognose jene Samenblasen mit den ausgedehnten traubenähnlichen Divertikeln haben, resp. diejenigen, bei denen von dem kurzen Haupttubus zahlreiche weitverzweigte Seitenäste abgehen. Besonders diese Formen geben die Ursache für den Übergang der betreffenden Spermatocystitisfälle in ein chronisches Stadium und zwar sowohl direkt aus der akuten katarrhalischen und profunden, wie auch der abscedierenden Spermatocystitis.

Bezüglich der Beeinflussung der Funktionsfähigkeit des Organs durch die in diesem sich abspielende Entzündung kann man sagen, daß eine leichtere Spermatocystitis oder eine solche, die nur einzelne kleine Teile befallen hat, keine dauernde Schädigung zur Folge haben dürfte. Dagegen kann es in jenen Fällen, in denen das ganze Organ ergriffen ist, und schwere Veränderungen durch tief eindringende Entzündungsprozesse oder durch ausgedehnte Abscedierungen erfolgt sind, zu einer Zerstörung des Organs und damit zu einer Unterbindung der Funktion kommen.

Differentialdiagnose: Gegenüber der akuten Spermatocystitis kommen in Betracht die Tuberkulose der Samenblasen, Tumoren und Cysten, insbesondere Retentionscysten. Im allgemeinen lassen sich alle drei Krankheitsformen schon allein durch die Anamnese, den Verlauf und die begleitenden Symptome der verschiedenen Krankheiten leicht von einer gonorrhoischen Spermatocystitis unterscheiden, bei der das gleichzeitige Vorhandensein anderer gonorrhoischer Stigmata insbesondere einer Urethritis den Untersucher auf den richtigen Weg führen dürfte. Andererseits ist die tuberkulöse Spermatocystitis ungemein selten und ist vielmehr meistens kombiniert mit Tuberkulose der anderen Genitalorgane. Die Cysten und Tumoren dagegen kann man besonders durch das vollständige Fehlen von entzündlichen Erscheinungen und durch den Palpationsbefund von der akuten Spermatocystitis abtrennen.

Besonders wichtig ist die Unterscheidung der gonorrhoischen Spermatocystitis von der Lymphangitis prostato-iliaca (Cronquist, Buschke und Langer), die man auf Grund ihrer auf S. 212 beschriebenen anatomischen Lagerung differenzieren kann.

b) Chronische Spermatocystitis.
1. Häufigkeit.

Wir haben schon bei der Besprechung der chronischen Prostatitis hervorgehoben, daß es im chronischen Stadium kaum möglich ist, genaue Zahlenangaben darüber zu machen, wie oft die chronische Erkrankung vorkommen mag, da vielfach die Fälle so geringgradige Erscheinungen machen, daß sie selbst dem sorgfältig Untersuchenden bei der Palpation entgehen. Darum müßte eine Statistik, die einwandsfrei über die chronische Spermatocystitis gemacht werden sollte, vor allem sich auf Expressionssekretuntersuchungen stützen. Demnach dürfte auch die Angabe von Swinburne, der bei chronischer Gonorrhöe in 35% eine Erkrankung der Samenblasen beobachtet haben will, zu niedrig sein, und wir möchten auch unsere eigenen Zahlen, die sich vor allem auf die akute Spermatocystitis bezogen haben, und die wir mit 41,58% angegeben haben, für die chronische Erkrankung dieses Organs als nicht ganz der Häufigkeit der chronischen Spermatocystitis entsprechend erachten. Denn alle jenen Fälle, in denen sich die chronische Erkrankung lediglich in einer katarrhalischen Form abspielt, entgehen dem Untersucher durch den fehlenden Palpationsbefund. So glauben wir entschieden, daß die Spermatocystitis im Verlaufe der chronischen Gonorrhöe eine besonders wichtige Rolle spielt, da die Samenblasen mit ihren großen Schleimhautflächen und den vielen Schlupfwinkeln infolge des Zottenreichtums des Organs den Bakterien überaus reichlich Gelegenheit zur Ansiedelung geben.

2. Ätiologie.

In einem Teil der Fälle entsteht das Krankheitsbild von Anfang an als eine chronische Komplikation der Harnröhrengonorrhöe, insbesondere der Erkrankung der hinteren Harnröhre, doch dürfte in der weitaus überwiegenden Mehrzahl der Fälle der Vorgang so sein, daß die chronische Spermatocystitis sich erst allmählich aus dem akuten Stadium entwickelt. Auch in dem chronischen Stadium läßt sich eine Trennung in eine rein katarrhalische Form, deren Ursache nach YOUNG und ZIGLER vor allem in lange fortgesetzten intensiven Masturbationen zu suchen ist, während auch Exzesse in venere, Coitus interruptus u. a. allerdings in geringerem Grade in Frage kommen, und in eine bakterielle vornehmen. Bei der letzteren spielt die Hauptrolle der Gonokokkus, wenngleich es im chronischen Stadium hier, wie wir es schon bei der chronischen Prostatitis hervorgehoben haben, meist nur schwer gelingt, denselben nachzuweisen. Daß die Gonokokken aber trotzdem in infektionstüchtigem Zustande vorhanden sind, beweisen einmal die vielfach zur Beobachtung kommenden Reinfektionen aus latenten Herden und zum anderen die Infektionen der Partner von chronischen Gonorrhoikern. BUSCHKE und LANGER haben darauf hingewiesen, daß in diesen chronischen meistens abgekapselten Herden die Gonokokken gewissermaßen in anaerober Form beherbergt werden, wie es ja auch gelingt, Wochen und Monate lang im Reagensglase lebend und virulent, wenn auch ohne wesentliche Vermehrung sie zu erhalten (UNGERMANN, BUSCHKE und LANGER). Auch WHITE und GRADWOHL dürften etwas Ähnliches meinen, wenn sie behaupten, daß bei der chronischen Spermatocystitis die pathogenen Organismen in den Schlupfwinkeln der Samenblasen in abgeschwächter Form lebend bleiben. Jedenfalls dürfte auf Grund der anatomischen Beschaffenheit die Samenblase ganz besonders gut geeignet sein die Bakterien lange Zeit in latenter Form zu beherbergen, bis durch einen Zufall sie wieder auf die freie Schleimhaut gelangen, auf der sie rasch ihre volle Virulenz und Infektionstüchtigkeit wiedererlangen. Nur so sind die vielen Fälle zu erklären, in denen Patienten angeben, daß ihre Erkrankung zwar vollständig ausgeheilt sei, daß sie aber alle paar Monate neue, meistens kurz vorübergehende Attacken hätten. Nur mit einer gründlichen, lang dauernden Behandlung in erster Linie der Adnexorgane und zwar besonders auch der Samenblasen sind solche Fälle zu heilen. Daneben kommen aber außer den Gonokokken noch die verschiedensten anderen Bakterien in Betracht, auf die wir bereits bei der akuten Spermatocystitis eingegangen sind (s. S. 234).

3. Symptome.

Subjektive Symptome. Die im Anschluß an eine chronische Spermatocystitis auftretenden subjektiven Beschwerden zeigen im allgemeinen keine nur für dieses Organ charakteristischen Erscheinungen, sondern sie gleichen einerseits ganz jenen Beschwerden, wie wir sie auch bei der chronischen Prostatitis und schließlich auch schon bei der chronischen Urethritis post. kennen gelernt haben; andererseits wiederholen sich die bereits im akuten Stadium geschilderten Symptome. Auch hier finden wir zunächst eine sicherlich nicht unbeträchtlich große Gruppe, bei der jegliche subjektiven Beschwerden fehlen, und wo nur der Palpations-, meistens auch erst der Sekretuntersuchungsbefund uns auf eine Miterkrankung der Samenbläschen stoßen. Um so dringlicher verdient die Mahnung Beachtung, bei jeder chronischen Gonorrhöe zur Erforschung des Ausgangsherdes der Erkrankung eine genaue topische Diagnose vorzunehmen.

Mehr noch als bei der akuten Spermatocystitis stehen bei der chronischen die nervösen und sexual-neurasthenischen Symptome im Vordergrunde des Krankheitsbildes. Wir finden in der ersten Zeit eher eine Vermehrung der sexuellen Reize, indem die Patienten über gehäuftes Auftreten von vielfach sehr schmerzhaften Erektionen klagen; es findet sich ein gesteigerter Erotismus; nächtliche, den Patienten in seiner Nachtruhe störende und beeinträchtigende Pollutionen stellen sich ein, die vielfach blutig sind und die schon beschriebenen charakteristischen johannisbeergeleeartigen Flecke in der Wäsche hinterlassen. Am Ende eines Coitus kommt es zu starken kolikartigen Schmerzen in der Samenblasengegend mit Ausstrahlung in die hintere Harnröhre und das kleine Becken. In älteren Fällen dagegen finden wir eine Herabsetzung der sexuellen Reizbarkeit. Es stellt sich eine mehr oder weniger ausgesprochene sexuelle Apathie und Impotenz ein. Die Erektionen sind nur unvollständig oder fehlen gänzlich, während in anderen Fällen es stets zu frühzeitigen Ejaculationen kommt. Als Folgeerscheinung kann noch eine Oligo- oder Azoospermie hinzutreten, die auf die meisten Patienten ganz besonders depressiv einwirken kann. So entwickelt sich in einer mehr oder weniger großen Zahl auch im Verlaufe der chronischen Spermatocystitis ganz das sexuell-neurasthenische Krankheitsbild, das wir bei Besprechung der chronischen Prostatitis schon gewürdigt haben (s. S. 221).

Aber auch wie bei dem akuten Krankheitsprozeß stellen sich im chronischen Stadium alle jenen Nebenerscheinungen von seiten der Nachbarorgane ein, die wir schon besprochen haben, so Schmerzen und Stechen im Rectum, in der Harnröhre und im Damm, ausstrahlende Schmerzen in die Beine und in den Rücken, Blasenreizerscheinungen, insbesondere Tenesmen, wie wir sie ja bei allen Prozessen im hinteren Harnröhrenabschnitt und seiner Nachbarorgane finden, und schließlich auch Abdominalsymptome, die manchmal besonders einer Appendicitis, aber auch den verschiedensten Nierenerkrankungen gegenüber differentialdiagnostisch große Schwierigkeiten machen können. Picker führt unter den besonders charakteristischen Symptomen am Blasengrund und im Rectum in regelmäßigen Intervallen auftretende, sehr heftige Krämpfe an, die von der Miktion und der Defäkation unabhängig sein sollen.

Immerhin finden sich nicht alle Symptome gleichzeitig und keines derselben ist so charakteristisch, daß man durch das Auftreten derselben unbedingt sofort auf eine Samenblasenerkrankung hingewiesen wird. Erst die weitere genaue objektive Untersuchung kann uns auf den richtigen Weg führen.

Objektive Symptome. Auch hier können wir, wie bei der Prostatitis, zwischen sicheren und unsicheren objektiven Symptomen scheiden. Wenn wir mit den letzteren beginnen, so gehören hierzu die Urinveränderungen, die im allgemeinen aber nur einen Hinweis darauf bieten können, daß im Verlaufe des hinteren Harnröhrenabschnittes sich irgendeine pathologische Veränderung abspielt, und auf die wir an dieser Stelle daher nicht mehr näher einzugehen brauchen. Es sei auf das bei der chronischen Urethritis post. und der chronischen Prostatitis Gesagte verwiesen.

Ein näher zu besprechendes Symptom ist dagegen die die chronische Spermatocystitis häufig begleitende Spermatorrhöe, wenn auch ihr nichts unbedingt Beweisendes zukommt, da sie sich auch bei den übrigen Erkrankungen im hinteren Harnröhrenabschnitt ebenfalls ab und zu einstellen kann. Es liegen hier dieselben Verhältnisse vor wie bei der Erscheinung der Prostatorrhöe im Verlaufe der chronischen Prostatitis, bei der sie vorkommen kann, aber auch keinen unbedingten Beweis für eine Erkrankung der Prostata erbringen muß.

Wie WÄLSCH ausdrücklich hervorhebt, muß man von der Spermatorrhöe scheiden das Vorkommen von lebenden Spermatozoen in frisch entleertem Urin. Es hängt dieser Vorgang ganz mit dem Füllungszustand der normalen Samenblasen zusammen. Die Samenfäden fehlen mehrere Tage nach einem Coitus im Urin, und ihr Auftreten steht in Zusammenhang mit der Zeit, während der Abstinenz geübt worden ist.

Die Spermatorrhöe dagegen kann entweder bedingt sein durch die die chronische Erkrankung begleitenden nervös-neurasthenischen Symptome, oder aber ihre Ursache ist in der Entzündung der Samenblase besonders der abführenden Wege zu suchen. Hier spielt eine wesentliche Rolle in erster Linie die Insuffizienz der Ductus ejaculatorii, wodurch es im Anschlusse an die Defäkation resp. die Miktion zu einer Spermatorrhöe kommen kann. Hierbei wird der Samenblaseninhalt durch die gleichzeitig mit der Darm- oder Blasenentleerung einsetzende Kontraktion der Samenblasen selbst oder aber durch die Kontraktion der Urogenitalmuskulatur (PICKER, KRÖSING) entleert. Man findet dann am Harnröhrenausgang resp. im Urin die schon oben beschriebenen sagokörnerähnlichen Gebilde, die grauweißlich bis durchscheinend aussehen können. Wie WÄLSCH hervorhebt, kann nach PEYER bei starkem Zusatz von Samenblaseninhalt der Urin einen ganz chylösen Eindruck machen. Bezüglich der Zusammensetzung des Spermatorrhöesekrets vgl. den nächsten Abschnitt.

Andererseits kann als Zeichen eines Verschlusses oder einer Verengerung resp. Abknickung eines oder beider Ductus ejaculatorii Oligospermie oder Azoospermie sich einstellen, wenn auch dieses Symptom ebenfalls nicht unbedingt dafür spricht, daß eine Spermatocystitis vorhanden ist, da es gegebenenfalls durch eine chronische Prostatitis — s. S. 231 — bedingt sein kann.

Zu den sicheren Symptomen der chronischen Spermatocystitis gehört in erster Linie der Palpationsbefund, wenngleich wir allerdings schon mehrmals hervorgehoben haben, daß eine gewisse Zahl von Erkrankungsfällen, die nur in einer chronischen, oberflächlich-katarrhalischen Entzündung sich äußern, keinerlei Palapationsbefunde liefert.

Bei der profunden Form dagegen handelt es sich um den Übergang des entzündlichen Prozesses in der Wand der Samenbläschen in ein chronisches Stadium. Unter diesen Umständen kann der entzündliche Prozeß zu einer fibrösen Verdichtung der Wand führen, ja es kann sogar schließlich eine Sklerosierung des Gewebes eintreten. Dabei können multiple kleine oder aber konfluierende Abscesse die Samenblasenwand durchsetzen. Unter diesen Umständen läßt sich im allgemeinen ein Palpationsbefund erheben. Man fühlt in der Samenblasengegend diese als ein hartes und derbes, meist strangartiges, gänsekiel- bis kleinfingerdickes Gebilde von mehr oder weniger großer Schmerzhaftigkeit. Es ist dies die Spermatocystitis fibrosa (MAYER, LEWIN und BOHM). Sind in das fibröse Gewebe kleine Abscesse eingestreut, so kann man dieselben unter Umständen als kleine teigige bis fluktuierende Stellen wahrnehmen, doch hängt dies von ihrer Größe und ihrer eventuellen oberflächlichen oder tieferen Lagerung ab.

Und schließlich findet sich als dritte Form die chronische Eiterung, das chronische Empyem. Dieses entwickelt sich meistenteils aus der gleichen akuten Form, indem hier der Eiter keinen genügenden Abfluß gefunden hat und sich nunmehr immer von neuem ansammelt, so daß nach vorübergehender spontaner oder ungenügender therapeutischer Entleerung ein dauerndes Rezidivieren stattfindet, bis diese Form durch gründliche eingreifende Behandlung beseitigt wird. In solchen Fällen fühlt man bei der Palpation, wie im akuten Stadium, einen wurst- oder birnen- oder gallenblasenförmigen Körper, der vielfach nicht glatt ist, sondern traubenartige Vorwölbungen besitzt. Durch vorübergehende Entleerung kann das Empyem zeitweise der Palpation entgehen, um nach kurzer Zeit, wenn sich wieder genügend Eiter angesammelt hat, seine alte Gestalt anzunehmen. Wenn diese chronischen Formen im allgemeinen auch ohne Fiebersteigerungen verlaufen, so kann doch besonders beim Empyem gleichzeitig mit erneuter Eiteransammlung ein Temperaturanstieg wie in akuten Fällen eintreten.

Auch die Perispermatocystitis kann in ein chronisches Stadium übergehen, wobei man nach François meistens ein hartes Infiltrat mit eingestreuten Abscessen palpieren kann.

4. Sekretuntersuchung.

Die Sekretgewinnung ist nicht nur von der richtig durchgeführten Massage abhängig, sondern vor allem auch davon, ob der Ausführungsgang der erkrankten Samenblase für das Sekret gut durchgängig ist.

Unter diesen Umständen können wir entweder in dem in einem Uhrschälchen am Orificium aufgefangenen oder im Blasenspülwasser befindlichen Sekret ganze Ausgüsse von kleinen Samenbläschen oder von ihren Ausgängen feststellen. Wir finden nach Picker vielfach mehrere Zentimeter lange und oft verzweigte Gebilde, die ganz den Ausgüssen von Nierenbecken gleichen (s. Abb. 86 und 87). Sie stellen die „wahren Ausgüsse der sie enthaltenden Hohlräume" dar. Und wir können aus der Form dieser Ausgüsse vielfach darauf schließen, um welche Art des oben genau beschriebenen Baues der Samenblasen es sich in dem einzelnen Falle handelt. Daneben finden sich aber auch zahlreiche Bröckel, Kugeln, Klümpchen und anders geformte Gebilde. Ebenso kommen die schon bei der Spermatorrhöe erwähnten gallertartigen und sagoähnlichen Kügelchen vor. Der Zusatz der letzteren weist bei gleichzeitiger Gewinnung des Prostatasekretes, das nicht immer zu vermeiden ist, schon mit einer ziemlichen Bestimmtheit auf das Sekret der Samenblasen hin.

Untersucht man zunächst einmal das durch eine Spermatorrhöe entleerte Produkt, so können in diesem unbewegliche Samenfäden und Eiterzellen vorhanden sein, es können aber auch die Samenzellen ganz fehlen. Es wird von Fürbringer angenommen, daß es sich um ein Samenblasensekret handelt, wenn die Samenfäden unbeweglich sind; falls diese sich aber bewegen, so lasse dieses auf einen Zusatz von Prostatasekret schließen, da nur durch dessen Beimengung die Beweglichkeit der Spermatozoen erzielt werde.

In dem manuell gewonnenen Samenblasenexprimat können ebenfalls unbewegliche Spermatozoen vorhanden sein und zwar in ganz verschiedener Zahl, oder aber sie können auch ganz fehlen. Wichtig ist dagegen der Befund von Leukocyten, da man aus deren mehr oder weniger zahlreichem Vorhandensein auf die Stärke des eitrigen oder katarrhalischen Prozesses schließen kann. Bei wenigen Leukocyten in einem katarrhalischen Stadium können sie beim Empyem so massenhaft sein, daß das Exprimat einen vollständig eitrigen Eindruck auch schon makroskopisch macht. Bei blutigem Exprimat oder Ejaculat sind in entsprechender Menge rote Blutkörperchen und evtl. Hämatoidinkrystalle nachweisbar. Der Zusatz von einer größeren Anzahl von Epithelien weist ebenfalls auf ein pathologisches Sekret hin. Über die Häufigkeit des Vorkommens von Gonokokken im Sekret der chronischen Spermatocystitis herrschen noch große Meinungsverschiedenheiten. Wir haben schon gelegentlich der Ätiologiebesprechung darauf hingewiesen, daß der negative Befund von Gonokokken im Exprimat kein Beweis für das Fehlen von Gonokokken ist, während andererseits die Reinfektionen aus einem alten Herde hier, wie bei der chronischen Prostatitis und besonders auch der chronisch rezidivierenden Epididymitis, auf die wir im nächsten Kapitel zu sprechen kommen werden, vielmehr im Sinne einer noch bestehenden latenten Infektion bei der chronischen Spermatocystitis sprechen.

5. Verlauf und Prognose.

Es ist schwer, sichere Angaben über die Prognose der chronischen Samenblasenerkrankung zu machen, jedenfalls ist es noch viel schwieriger als bei der gleichen Veränderung der Prostata, da die anatomischen Verhältnisse bei den Samenblasen besonders ungünstig liegen, und es somit vor allem auch von den entzündlichen Veränderungen am Ductus ejaculatorius abhängig ist, bis zu welchem Grade eine Restitution sich ermöglichen läßt. Die katarrhalische Form dürfte, wenn sie erkannt wird, noch am leichtesten bei genügend langer Behandlung einer Besserung und Heilung zugänglich sein, da es sich hier ja nur um leicht oberflächlich gelegene Veränderungen handelt. Schwieriger ist es schon, wenn auch bei dieser Form der Ausführungsgang der Drüse verlegt ist, und sie allmählich in eine tiefe oder gar abscedierende Spermatocystitis übergeht. Bei der profunden Form kann es ebenfalls bei genügend lang fortgesetzter Therapie zu einem Rückgang der Wandinfiltration kommen, der aber um so aussichtsloser erscheint, wenn es sich um eine Sklerosierung der Wand handelt. In solchen Fällen kann durch eine fortschreitende bindegewebige Umwandlung der Drüse unter weitergehender entzündlicher Veränderung eine vollständige Verödung der ganzen oder eines Teils der Drüse stattfinden, und somit können große Teile derselben funktionsunfähig werden. Andererseits können die kleinen Wandabscesse zum Teil sich unter der Behandlung resorbieren, jedoch können auch sie untereinander verschmelzen und entweder in das Drüsenlumen oder ins perispermatocystische Gewebe oder wie ein Empyem in die Nachbarschaft perforieren.

Ebenso ist es schwer, irgendwelche Angaben über den Verlauf des chronischen Empyems der Samenblase zu machen. Mit den gewöhnlichen therapeutischen Maßnahmen dürfte es nur in den seltensten Fällen gelingen, hier vollständig zum Ziele einer Heilung desselben zu kommen, denn der Grund des rezidivierenden Empyems liegt schließlich in dem verwickelten anatomischen Charakter der betreffenden Samenblasen. Hier finden die Erreger die geeignetsten Schlupfwinkel, aus denen heraus sie immer neue Attacken hervorrufen können. Die Folgen des chronischen Empyems entsprechen denen, die bereits beim akuten geschildert sind, und es sei daher darauf verwiesen. Die gefürchtetste Folge ist die Perforation der Eiterung in die Bauchhöhle, die unter Umständen den Tod des Kranken verursachen kann.

Einen ähnlichen Verlauf wie die tiefe Erkrankung der Samenblasenwand und die Absceßbildung nimmt auch die Perispermatocystitis, die besonders bedrohlich durch ein Übergreifen des Entzündungsprozesses auf die Ureteren sein kann, worauf PICKER und auch MARK und HOFFMANN hingewiesen haben. Letztere konnten drei hierdurch bedingte Fälle von Stenosierung beider Ureteren mit renaler Harnverhaltung beobachten.

Hervorgehoben seien hier nur nochmals kurz die Folgen der Verlegung oder Verengerung der Ductus ejaculatorii, die sich in Oligo- resp. Azoospermie äußern können.

Somit läßt sich bezüglich der Prognose sagen, daß es auf der einen Seite zahlreiche Fälle gibt, bei denen die Samenblasenerkrankung monate- oder jahrelang bestehen kann ohne zunächst irgendwelche Erscheinungen zu machen. In diesen Fällen dürften die Erreger in anaerober latenter Form (BUSCHKE und LANGER) oder aber mit abgeschwächter Virulenz (WHITE und GRADWOHL) in ihren Schlupfwinkeln liegen, bis sie durch irgendein externes oder internes Trauma an die Oberfläche gebracht werden, um hier von neuem akute Erscheinungen zu machen. Auf der anderen Seite stellen die verschiedenen chronischen Formen der Samenblasenerkrankung dauernd infektiöse Herde dar, von denen aus sich die Gonorrhöe wieder in die nähere Umgebung oder über den Körper ausbreiten kann. Es dürfte die chronische Spermatocystitis mehr noch als die Prostatitis die Ursache sein für die schwer oder nicht beeinflußbaren gonorrhoischen oder postgonorrhoischen Urethritiden (Cunningham). Sie trägt weiterhin gemeinsam mit der chronischen Ampullitis die Hauptschuld an den rezidivierenden Nebenhodenentzündungen (Picker, White und Gradwohl). Vor allem aber scheint es, daß gerade die latenten Infektionsherde in den Samenblasen die Ursache für die dauernden Rezidive sind, die sich in Form allgemeiner Toxämien einhergehend mit Herz-, Gelenk- oder anderen Organerkrankungen evtl. auch Hauterscheinungen abspielen (Buschke und Langer, Cunningham, Young u. a.).

Bei der Beurteilung des Heilerfolges der chronischen Samenblasenerkrankung ist daher stets größte Vorsicht angebracht, da es sich um eine Organerkrankung handelt, deren Behandlung von Arzt und Patient sehr viel Geduld verlangt, deren Ausgang aber trotzdem recht zweifelhaft bleibt, zumal noch hinzukommt, daß in einer gewissen Zahl von Fällen eine wirkliche Heilung resp. eine Scheinheilung nur mit schweren Funktionsstörungen erzielt werden kann.

Differentialdiagnostisch kommen alle jene Umstände in Betracht, die wir bereits genauer bei der akuten Spermatocystitis besprochen haben.

IV. Epididymitis, Orchitis, Deferentitis und Ampullitis.

1. Häufigkeit.

Leichter der Untersuchung zugänglich als die Veränderungen an den in der Bauchhöhle gelegenen Adnexorganen sind diejenigen, die sich im Anschlusse an eine gonorrhoische Erkrankung an den Nebenhoden und ihrer Umgebung resp. an ihren Zuleitungswegen abspielen, da sie bequem der Palpation erreichbar sind. Dementsprechend sind auch von den verschiedensten Seiten ausgiebige Statistiken unter den verschiedensten Gesichtspunkten aufgestellt worden, die zum Teil wenigstens einer wichtigen an eine Statistik zu stellenden Forderung entsprechen, das ist das Umfassen großer Zahlenreihen. Und dennoch müssen je nach dem Krankenmaterial, das dem betreffenden Autor zur Verfügung stand, die gefundenen Zahlen gewertet werden, die zwischen $6^0/_0$ und über $50^0/_0$ schwanken. Es ist selbstverständlich, daß in der freien Praxis resp. in einer poliklinischen Behandlung der Prozentsatz gemessen an der Gesamtzahl der behandelten Gonorrhoiker kleiner sein muß als in einer Krankenhausstatistik, da gerade bei der Epididymitis, die wie kaum eine andere Komplikation durch ihr heftiges Auftreten den Patienten zur Bettruhe und einem eventuellen Krankenhausaufenthalt zwingt, die im stationären Betriebe gewonnenen Zahlen weit größere sein müssen.

Um nur einige Zahlen zu nennen, so fanden unter der Privat- resp. Poliklinikklientel Joseph $6-12^0/_0$, Gebert $7^0/_0$ Epididymitis, Bergh $7,5^0/_0$, Tarnowsky $12,2^0/_0$, Horwitz $17^0/_0$, dagegen in der Krankenhausbehandlung Simonis $27,5^0/_0$, Finger $29,9^0/_0$, Wiedemann $45^0/_0$ und Augagneur $58^0/_0$. Auch wir haben an unserem Krankenhausmaterial den Eindruck, daß ungefähr $25-30^0/_0$ der Gonorrhoiker an einer Epididymitis leiden. Immerhin mag wohl Bruck Recht haben, wenn er behauptet, daß die Komplikation von seiten der Nebenhoden im allgemeinen bezüglich ihrer Häufigkeit eher unter- als überschätzt wird.

Eine wesentliche Frage besonders unter Berücksichtigung der Prognose quoad Wiederherstellung oder Erhaltung der Zeugungsfähigkeit ist die Feststellung über die Häufigkeit des Befallenseins beider Nebenhoden im Verhältnis zu der nur einseitigen Erkrankung. Hier läßt sich ohne weiteres behaupten, daß die doppelseitige Epididymitis viel seltener ist als die einseitige. Es bewegen sich hier die Zahlen zwischen 2,2 und $9,2^0/_0$, Horwitz $2,2^0/_0$, Hardy $3,3^0/_0$, Neisser $7^0/_0$, Fournier $7,7^0/_0$, Wiedemann $6,4^0/_0$, Berdal $8,3^0/_0$ und Zeissl $9,2^0/_0$.

Es sind des ferneren genaue Aufstellungen darüber gemacht worden, welche von beiden Seiten häufiger erkrankt, wobei es sich gezeigt hat, daß wohl beide Seiten unter Bezugnahme auf etwa 5600 Fälle nahezu gleichmäßig oft befallen werden (Wiedemann).

Dieser Autor hat auch fernerhin aus seinen ausgiebigen Erhebungen an der Leipziger Hautklinik feststellen können, daß bei etwa $^2/_3$ aller Epididymitiden sich eine nachweisbare Veränderung am Ductus deferens beobachten läßt, und daß hiervon wiederum etwa 40% eine Funikulitis aufweisen.

2. Ätiologie.

Die Ursache zur Entstehung der Epididymitis findet sich in den meisten Fällen in einer Ansiedlung der Gonokokken im Nebenhoden. Ihre Einwanderung geschieht, wie heute wohl allgemein anerkannt wird, in der Hauptsache auf dem Wege über das Vas deferens, worauf wir weiter unten noch eingehend zurückkommen werden, während in seltenen Fällen auch der Lymphweg in Frage kommen mag (LAVENANT). Aus dem Eiter einer Epididymitis haben unabhängig voneinander aber im gleichen Jahre (1899) COLOMBINI, HARTUNG, GROSZ, ROUTIER und WITTE Gonokokken im Abstrich feststellen können. COLLAN hat aus dem Eiter Gonokokken kulturell gezüchtet, während dieses in größerem Umfange erst BÄRMANN bei seinen eingehenden Untersuchungen gelungen ist, wodurch die nunmehr als gesichert anzusehende Tatsache begründet wurde, daß der Epididymitis bei Gonorrhöe eine spezifische Ursache zugrunde liegt, und daß der alleinige Erreger der Gonokokkus ist. Vor der Feststellung der Spezifität der gonorrhoischen Nebenhodenentzündung wurde für diese als ein besonderer Erreger der Orchiokokkus angenommen, der auch in der gesunden Harnröhre sich finden sollte (ERAUD und HUGOUNENQ), andere glaubten an die Auslösung der Erkrankung durch Toxine (SOWINSKI), andere hielten sie für bedingt durch die Retention von Sperma infolge der durch Blennorrhöe erzwungenen Abstinenz (DESPRÈS).

Abgesehen von den an erster Stelle stehenden Gonokokken als Erreger der Epididymitis kommen natürlich auch alle anderen bakteriellen Infektionen in Frage, die eine nicht gonorrhoische Erkrankung der hinteren Harnwege zur Folge haben, von wo aus auch die nichtspezifische Infektion auf dem gleichen Wege über das Vas deferens übertragen wird (SCHÄFFER). LAVENANT hebt hervor, daß sich jedesmal eine volle Übereinstimmung zwischen den in der Urethra zu findenden Keimen und denjenigen in den Nebenhoden konstatieren läßt, so Staph. aureus, Bact. coli, Micrococcus flavus, Streptokokkus und andere. Des weiteren seien hier jene Fälle erwähnt, die sich abgesehen von Lues und Tuberkulose an Infektionskrankheiten anschließen, und bei denen es vielfach zu einer metastatischen Epididymitis auf hämatogenem Wege kommt, so bei Grippe, Typhus, Septicämie und anderen Erkrankungen, während die vielfach auftretenden Epididymitiden nach Operationen der Prostata besonders bei einer hinzutretenden Infektion des Wundbettes im allgemeinen wohl auf dem direkten Wege über das Vas deferens fortgeleitet werden. Das gleiche gilt von all jenen Epididymitiden, die nach instrumenteller Behandlung der hinteren Harnröhre entstehen und zum Teil durch eine Infektion infolge nicht genügend steriler Instrumente, zum Teil auf rein mechanischer Grundlage beruhen. Zu letzteren gehören auch Fälle, wie sie von BINGLER erwähnt werden, der bei Patienten kurz nach der Vornahme prophylaktischer Injektionen Nebenhodenentzündungen auftreten sah, ohne daß diese Kranken vorher urethrale Beschwerden gehabt hatten. Und schließlich gehört ätiologisch noch eine Gruppe von Nebenhodenentzündungen hierher, die von WÄLSCH und OPPENHEIM als Epididymitis erotica, von POROSZ als sympathica beschrieben wird.

Auf welchem Wege kommt nunmehr die Miterkrankung des Nebenhodens im Verlaufe einer gonorrhoischen Urethritis zustande? Die einfachste Erklärung, die zunächst BÄRMANN hierfür gegeben hat, ist die Annahme einer rasenartigen Ausbreitung von der hinteren Harnröhre durch das Vas deferens bis in den Nebenhoden. Hiergegen wendet sich vor allem SCHINDLER, indem er behauptet, daß bei der Länge des Weges und andererseits der Schnelligkeit der Ausbreitung und des Auftretens der Nebenhodenerscheinungen, z. B. nur wenige Zeit nach einer forcierten Prostatamassage, dieser Fortpflanzungsmodus unwahrscheinlich sei. Andere ältere und auch neuere Autoren, so v. ZEISSL, HOROWITZ, AUDRY, LAVENANT u. a. halten immer oder in manchen Fällen eine Übertragung auf dem Lymphwege für möglich, doch stehen dieser Theorie eine Reihe von Bedenken entgegen, zumal dann auch gleichzeitig, wie WOSSIDLO richtig behauptet, neben der Epididymitis andere gonorrhoische Metastasen auftreten müßten. Für einige Fälle mag auch eine rein mechanische Erklärung genügen, wie sie von Winckler angenommen wird, der bei einem Manne mit einer Striktur und unterbundenen, aber nach außen fistelnden Vasa deferentia feststellen konnte, daß bei starkem Pressen sich in einem dünnen Strahl aus den Fistelöffnungen der frei im Gewebe mündenden Stümpfe der resezierten Vasa deferentia Urin entleerte. So glaubt er aus diesem gewissermaßen klinischen Experimente schließen zu können, daß in ähnlichen Fällen auf dem nämlichen Wege auch eine gonorrhoische Infektion der Nebenhoden entstehen könne. Von den meisten Autoren jedoch wird heute auf Grund der Untersuchungen und Experimente von Loeb, Akutsu, Oppenheim und Loew, Nobl, Schindler, Perutz u. a. angenommen, daß die Infektion der Nebenhoden durch Übertragung der Gonokokken mittels retroperistaltischer Wellen von der hinteren Harnröhre und den an sie angrenzenden Adnexorganen aus geschehe, unter denen eine hervorragende Rolle die Ampullae vas. deferent. spielen. Die Schnelligkeit der Fortbewegung des Virus auf diesem Wege könne auch erklären, warum manchmal die Nebenhoden scheinbar ohne eine gleichzeitige Deferentitis erkranken können. Ausgelöst wird nach den experimentellen Feststellungen, die neuerdings von Tzulukidze und Simkow an der v. Lichtenbergschen Klinik bestätigt worden sind, die Antiperistaltik durch alle brüsken Reize, die die hintere Harnröhre, besonders die Colliculusgegend und die angrenzenden Adnexe, Prostata, Samenblasen und Ampullen, treffen.

Hieraus erklärt sich auch leicht die Tatsache, daß einmal sehr häufig eine gleichseitige Erkrankung aller Adnexe angetroffen wird, zum anderen aber vor allem die Tatsache, daß die Nebenhodenerkrankung auch zeitlich mit dem Befallenwerden der hinteren Harnröhre und der Adnexe übereinstimmt. Durch zahlreiche Statistiken ist erwiesen, daß die häufigste Entstehungszeit dieser gonorrhoischen Komplikation in die 2.—3. Erkrankungswoche fällt, also einer Zeit, in der auch am häufigsten die Urethritis posterior und die übrigen Adnexitiden auftreten. Selbstverständlich kann auch in manchen Fällen vorher die Epididymitis erscheinen oder gar nachher, selbst noch viele Jahre nach einer anscheinenden Ausheilung bei einer Latenz des gonorrhoischen Prozesses (Buschke und Langer).

Für das Auftreten auf einer bestimmten Seite resp. überhaupt für das Erscheinen einer Epididymitis können wir eine Reihe direkter und indirekter Schädlichkeiten verantwortlich machen. Zu den ersteren sind alle jene Momente zu rechnen, die den einen Nebenhoden gewissermaßen für die Ansiedelung schädigender Keime prädisponieren. Es sind hierzu zu rechnen: die Varicocele und noch mehr die Leistenhernie. Wiedemann hat zahlenmäßig die hierdurch bedingte Prädisposition, die wahrscheinlich in Zirkulationsstörungen zu suchen ist, nachweisen können. Bei den indirekten Ursachen kommen alle jenen Momente in Frage, die wir auch schon bei den anderen gonorrhoischen Komplikationen kennen gelernt haben, so in erster Reihe Exzesse in baccho und in venere, übermäßige körperliche Anstrengungen, wie Reiten, Radfahren, Laufen usw.; aber auch schon das unvorsichtige Aufspringen auf elektrische Bahnen, jede langanhaltende Erschütterung in Eisenbahn, Straßenbahn, Automobil od. dgl. kann die Verschleppung von Keimen in die Nebenhoden zur Folge haben, besonders wenn die Kranken keine Ruhigstellung der Hoden durch ein gut sitzendes Suspensorium vorgenommen haben. Aber auch überflüssige resp. forcierte instrumentelle oder Spülbehandlung der hinteren Harnröhre kann eine Übertragung der Gonokokken auf die Nebenhoden nach sich ziehen. Und schließlich reihen sich viele Fälle an Pollutionen, Coitus, Massage der Prostata und Samenblasen und an Entleerung sehr harten Stuhlgangs an, zumal gerade unter allen diesen Umständen gonokokkenreiches Material aus Prostata und Samenblasen entleert und leicht in das Vas deferens gebracht werden kann.

3. Symptome.

Zur leichteren Übersicht über das darzustellende Gebiet sei hier bemerkt, daß wir im folgenden zunächst nur die Epididymitis besprechen wollen, und daß die Deferentitis, Ampullitis und Orchitis bei Besprechung der Komplikationen dargestellt werden.

Als **Subjektive Symptome** lassen sich eine Reihe lokaler und allgemeiner prämonitorischer Zeichen beobachten. Patienten, denen bisher ihre Gonorrhöe so gut wie keinerlei Beschwerden gemacht hat, klagen plötzlich über starke Mattigkeit; es findet sich ein allgemeines Unwohlsein; Appetitlosigkeit stellt sich plötzlich ein. Daneben haben sie, ohne daß sich objektiv irgend etwas erweisen läßt, Sensationen in der Leistengegend, die teils in die Hoden, teils aber auch, wie bei den anderen Adnexerkrankungen, in die Beine ausstrahlen; es stellen sich ziehende Leistenschmerzen ein, dazu kann ein dumpfes und schweres Gefühl in den Leisten und Hoden kommen, die Beschwerden strahlen nach dem Kreuz aus, es kommt ein Hitzegefühl in den Hoden hinzu, und es kann sogar schon zu leichten Temperatursteigerungen kommen. Diese unbestimmten Beschwerden können sich langsam innerhalb von einigen Tagen oder Stunden einschleichen, sie können aber auch mit besonderer Heftigkeit in ganz kurzer Zeit den Patienten befallen. Vielfach wachen die Patienten am Morgen mit heftigen, den eben beschriebenen Beschwerden ähnlichen Symptomen auf, und schon kurz danach zeigen deutliche objektive Erscheinungen an, daß eine Nebenhodenentzündung eingetreten ist.

Diese kann sich nunmehr in verschiedenen Stadien abspielen. In leichten Fällen kommt es nur zu einer oberflächlichen katarrhalischen Entzündung mit einer mehr oder weniger starken Desquamation des Epithels, das sich dann in Kürze wieder restituieren kann. Bleibt es aber nicht bei der oberflächlichen Erkrankung, und dringen die Gonokokken meist nach einer ausgiebigen Abstoßung der oberflächlichen Schleimhautschichten in die Tiefe ein, so kommt es zu ausgedehnten Entzündungsprozessen im perikanalikulären Bindegewebe. Bei den zahlreichen Windungen der abführenden Samenwege kann es leicht infolge der Epitheldesquamation und der Rundzellenanhäufung zu einer Verstopfung der Nebenhodenkanälchen kommen, als deren Folge nunmehr eine multiple kleine Absceßbildung eintreten kann. Die Abscesse können nach Nekrotisierung der Wand konfluieren und so einen großen Nebenhodenabsceß bilden. Es scheint uns nach eigenen Feststellungen und nach der Literatur die Bildung zahlreicher kleiner Abscedierungen im Nebenhoden häufiger zu sein, als allgemein angenommen wird, während wir die foudroyante Abscedierung, wie sie sich in schweren und hochgradigen Fällen einstellen kann, und die mit der gänzlichen Zerstörung des Nebenhodens oder eines beträchtlichen Teils desselben einhergeht, für ein recht seltenes Vorkommnis halten möchten. Die hauptsächlichsten pathologischen Veränderungen sitzen zunächst in der Cauda epididymitis, während der Körper oft nur geringe oder keine Krankheitserscheinungen aufweist und eine Mitbeteiligung des Nebenhodenkopfes nur höchst selten erfolgt.

Objektive Symptome. Den oben geschilderten Prodromalien folgen recht schnell die ersten objektiv wahrnehmbaren Erscheinungen der eingetretenen Nebenhodenentzündung, die sich zunächst in einem bei Berührung auftretenden Druckschmerz äußert. Unter mehr oder weniger stürmischen Allgemeinerscheinungen, unter denen das Fieber besonders hervortritt, folgen in den ersten

1—2 Tagen auch andere Symptome. Die betreffende Nebenhodenseite schwillt an, und es kann die erkrankte Seite innerhalb weniger Stunden in foudroyanten Fällen bis Mannsfaustgröße anwachsen, während bei weniger stürmischen Erkrankungen die Vergrößerung des Krankheitsherdes 1—3 Tage in Anspruch zu nehmen pflegt. Auch bei Ruhigstellung bleibt die Hodenseite dauernd schmerzhaft, so daß der Patient Furcht vor jeder Bewegung und Berührung hat, wodurch er gezwungen ist, das Bett zu hüten, in dem er in Rückenlage meist mit angezogenem Bein auf der erkrankten Seite liegt. Neben der Anschwellung des Nebenhodens kann sich ein kollaterales Ödem der Scrotalhaut einstellen, die prall gespannt, verdickt und entzündlich gerötet gefunden wird. Unter starker Fiebersteigerung verschwindet bei Eintritt der Epididymitis — ein recht charakteristisches Symptom — meist der Urethralausfluß, um erst beim Nachlassen der Erscheinungen erneut hervorzutreten.

Je nach der Schwere des Prozesses kann dieser in 4—5 Tagen seinen Höhepunkt erreichen. Die Nebenhodenentzündung, die anfangs wie auch in leichten Fällen nur auf die Cauda beschränkt ist, kann auf das Corpus und das Caput übergehen, so daß der Nebenhoden in seiner ganzen Ausdehnung ein anfangs ödematös bis teigiges, später hartes und äußerst druckschmerzhaftes Gebilde darstellt, das wie „die Raupe am Helm" dem nicht erkrankten Hoden aufsitzt. Dabei ist, solange kein erheblicher Erguß in die Tunica vaginalis die Entzündung begleitet, der Nebenhoden gut in einer scharfen Kante oder durch eine Furche von dem Hoden abgrenzbar, den er meist von oben, hinten und unten umgibt. Im Laufe der Erkrankung steigt der entzündete Nebenhoden im allgemeinen tiefer, indem der Hoden um seine Querachse eine Drehung macht, so daß der Nebenhoden hinter und an die Unterseite des gesunden Hodens gelangt. Aber es kommen auch Lageveränderungen an die verschiedenen anderen Seiten des Hodens vor, die man bei dem Unterschied zwischen dem harten, vielfach von Knoten und Knötchen durchsetzten, schmerzhaften Nebenhoden und dem weichen, nicht vergrößerten Hoden leicht feststellen kann. Die Größe des erkrankten Nebenhodens schwankt je nach dem Entzündungszustand und Grad zwischen Kirsch- bis gut über Walnußgröße und darüber. Dabei läßt sich, wenn nicht große Abscedierungen eingetreten sind, die Form der Epididymitis allein aus der Palpation nicht feststellen. Jedoch haben fortlaufende Punktionsuntersuchungen erkrankter Nebenhoden ergeben, daß in 50% (CHARRIER) bis 60% (Mc Kay) Absceßbildungen und zwar vorwiegend im Schwanzteil zu finden sind. Es handelt sich auch hier in der Hauptsache um kleine durch Verlegung der Abflußwege entstandene Pseudoabsceßbildungen, wie sie ähnlich in den anderen Adnexorganen zur Beobachtung gelangen, und auf deren besondere Wichtigkeit für die Latenz der Gonorrhöe von uns verschiedentlich hingewiesen wurde. Ist unter dauernden Fiebererscheinungen und starken subjektiven Beschwerden bei gleichzeitig erheblicher Schwellung und Schmerzhaftigkeit des Organs in 4—5 Tagen der Höhepunkt der Erkrankung erreicht, so dauert es nach GROSZ noch unter normalem Krankheitsverlauf 8—12 Tage, ehe der Kranke so weit gebessert ist, daß er allmählich entfiebert ist, die Schmerzen und die Schwellung nachgelassen haben, so daß der Patient außer Bett sein kann. Die Abschwellung und damit die Resorption des Entzündungsherdes geht sehr langsam und allmählich vor sich, so daß noch nach Wochen und Monaten die als Knoten fühlbaren Infiltrationen und Pseudoabscesse als kleinere erbsen- bis kirschkerngroße Verhärtungen wahrnehmbar sind, ohne daß sie allerdings jetzt einen Druckschmerz hervorrufen. Unter Umständen kann man, wenn keine vollständige Resorption erfolgt ist, noch nach Jahren aus solchen infiltrierten und indurierten Stellen im Nebenhodengewebe auf eine alte Epididymitis schließen.

Während im Anfangsstadium und in leichteren Fällen die Erkrankung lediglich auf den Nebenhoden beschränkt bleibt, und sich allenfalls, wie wir schon gezeigt haben, eine kollaterale Entzündung der Scrotalhaut einstellen kann, ist jedoch ein verhältnismäßig großer Prozentsatz von einer Miterkrankung der Tunica vaginalis begleitet, die den Nebenhoden mit Ausnahme des oberen Randes, wo sie sich in ihr parietales Blatt umschlägt, umgibt. Dabei steht die Ausdehnung der Vaginalitis in keiner sicheren Beziehung zu der Stärke des eigentlichen Entzündungsprozesses, da leichte Erkrankung von einem ausgedehnten Erguß und schwere von einem geringen begleitet sein können. Ebenso ist das Auftreten der gonorrhoischen Hydrocele nicht nur an die ersten akuten Stadien gebunden, sondern kann in allen, selbst bei alten latenten Formen vorkommen. Die Ursache der Hydrocele, die sich in Form eines serösen bis serös-hämorrhagischen und auch eitrigen Ergusses zwischen die Blätter der Tunica abspielt, ist eine durch die Gonokokken direkt hervorgerufene Erkrankung, was durch die Untersuchungen BÄRMANNS eingehend nachgewiesen wurde. Ein gut wahrnehmbarer Erguß umfaßt wenigstens 25—30 g Flüssigkeit (WIEDEMANN), bei leichten Formen kann man Hoden und Nebenhoden gut hindurch palpieren, während bei starkem Erguß, der Faustgröße und darüber erreichen kann, die darunter liegenden Organe überdeckt werden. Man fühlt dann nur die erkrankte Seite als eine prall elastische, fluktuierende Schwellung. Noch stärker als bei der lediglich auf den Nebenhoden allein beschränkten Erkrankung treten beim Erscheinen der Vaginalitis die Beschwerden hervor, insbesondere sei hier den schon früher beschriebenen noch hinzugefügt, daß den Patienten das Gehen sehr erschwert wird, und daß sie dabei, worauf LESSER aufmerksam machte, die erkrankte Hodenseite in großem Bogen mit dem Bein umkreisen, wobei sie gern den Hoden selbst mit der Hand unterstützen.

Neben der Mitbeteiligung der Tunica vaginalis an dem Entzündungsprozeß des Nebenhodens in seinen verschiedenen Abschnitten ist es noch eine wichtige und vielfach strittige Frage, inwieweit der Hoden selbst von dem gonorrhoischen Krankheitsprozeß ergriffen werden kann. Während verschiedene Autoren, so GUIARD, RILLE, FINGER u. a. an einer Häufigkeit einer gonorrhoischen Orchitis zweifeln, stehen RICORD, KOCHER, GROSZ u. a. auf dem Standpunkte, daß jedenfalls leichte parenchymatöse Erkrankungen häufiger, als allgemein angenommen, seien, während die schweren, meistenteils abscedierenden Orchitiden, wie sie unter anderem ausgiebig von BUSCHKE und von MULZER beschrieben sind, eine große Seltenheit darstellen. Beide Autoren konnten in ihren Fällen in den Hoden weder im Abstrich noch im Kulturverfahren Gonokokken nachweisen, so daß sie die Hodenerkrankung für eine sekundäre Erscheinung im Anschluß an eine akute oder chronische Gonorrhöe oder eine postgonorrhoische Entzündung halten, während allerdings neuerdings in einem Falle METARASSO bei einer Abszeßbildung in dem Hoden eines 14jährigen Knaben Gonokokken nachgewiesen haben will. Diese Hodenabscedierung kann bei einer gleichzeitigen Epididymitis unter den gleichen Symptomen verlaufen, andererseits gibt es einzelne Fälle, in denen man den Eindruck hat, als wenn eine Nebenhodenentzündung fehlt, und es direkt zu einer Abscedierung des Hodens gekommen ist, die unter schweren Fiebererscheinungen, Kollaps und Erbrechen zur Entwicklung kommt. Dagegen kann eine weitere Reihe von Fällen von Hodenabscedierung auftreten, ohne daß irgendwelche stärkeren Allgemeinerscheinungen diese Komplikation begleiten, bis den Patienten die Veränderungen am Hoden selbst auf sein Leiden aufmerksam machen. Es kann hierbei langsam zu einer Einschmelzung der Hodensubstanz kommen, wobei der Absceß, falls er nicht therapeutisch chirurgisch angegangen wird, spontan durch die Scrotalhaut perforieren kann. In einem solchen Falle kann die ganze Hodensubstanz bis auf die Albuginea, die unter Schrumpfung sich zu einem kleinen harten Knoten bildet, ausgestoßen werden.

Eine die Epididymitis ebenfalls in seltenen Fällen begleitende Komplikation ist das gonorrhoische Scrotalödem, das aber nichts mit jenem kollateralen entzündlichen Ödem zu tun hat, das im allgemeinen schwere Epididymitiden begleitet. Wie Buschke, Tanago und Garzia zeigen konnten, handelt es sich hierbei wahrscheinlich um eine gonorrhoische Erkrankung der Lymphbahnen, die man zwischen Scrotum und Nebenhoden unter Umständen als harte und schmerzhafte Stränge durchfühlen kann. Tanago und Garzia beschreiben in einem solchen Falle einen lymphatischen Strang, der in der Haut des Scrotums in einem kleinen Absceß geendet haben soll, aus dem sie gonokokkenhaltige Flüssigkeit entleeren konnten.

Die wichtigste Begleiterscheinung der gonorrhoischen Nebenhodenentzündung ist die Erkrankung des Vas deferens und seiner Hüllen. Bei der derzeitigen Anschauung, daß die Epididymitis auf dem Wege durch das Vas deferens übertragen wird, muß man wohl annehmen, daß die Samenleiter häufiger erkranken, als es zur Beobachtung kommt, da es ja auch an anderen Organen vorkommen kann, daß eine bestehende leichte Entzündung wegen des Mangels von Symptomen nicht konstatiert und beachtet wird. Andererseits sind ein Teil der oben geschilderten subjektiven Symptome, so der von den Leisten ausgehende ziehende und stechende Schmerz oder ein Druckgefühl im Bereich des Samenstrangs, Erscheinungen, die durch einen entzündlichen Reiz der Samengänge erzeugt werden. Es braucht bei der Deferentitis keineswegs die ganze Länge des Samenstrangs gleichmäßig erkrankt zu sein. Besonders beachtet wird im allgemeinen der extraabdominale Teil zwischen Leistenring und Nebenhoden, der ohne weiteres der äußeren Palpation zugänglich ist. Größter Beachtung ist aber auch der intraabdominale Teil, besonders aber die Ampulla vas. deferent., wert, auf deren Bedeutung für den Ablauf der ganzen Erkrankung wir noch zurückkommen.

An dem extraabdominalen Teil läßt sich die Erkrankung durch die Anschwellung und Schmerzhaftigkeit auf Berührung und Druck leicht konstatieren. Man findet in solchen Fällen den Samenstrang als einen glatten, nicht von Knoten durchsetzten, erheblich angeschwollenen und zwar gänsekiel- bis in manchen Fällen daumendicken Strang wieder, der seine Elastizität gänzlich eingebüßt hat und sich fest bis bretthart anfühlt. Verwachsungen mit der darüber gelegenen Haut kommen so gut wie nie zur Beobachtung, sie bleibt in allen Fällen leicht über dem Samenstrang verschieblich. Manchmal gewinnt man den Eindruck, daß durch den harten und unelastischen Samenstrang der Hoden der betreffenden Seite etwas dem Leistenring genähert sei. Die Erkrankung als solche spielt sich meistenteils als eine rein desquamativ-katarrhalische ab, eitrige Einschmelzungen des Samenstrangs sind selten beobachtet (Lang). Es kann in solchen Fällen der Absceß aus dem Samenstrang nach außen durchbrechen.

Im großen und ganzen treten die klinischen Symptome einer Deferentitis erst bei, oft sogar erst nach dem Entstehen einer Epididymitis auf; es gibt aber auch Beobachtungen, wo anscheinend ohne Epididymitis die Gonokokken im Vas deferens zur Erkrankung führen, so daß auf diesen Abschnitt die gonorrhoische Komplikation beschränkt bleibt.

Geht die Entzündung auf die Umgebung des Vas deferens über, so führt sie zur Perideferentitis resp. Funikulitis. Es bedarf dabei der Beachtung, daß eine fibröse Hülle das ganze perideferentitische Gewebe umgibt: es spielt sich die Erkrankung innerhalb derselben ab. Es kommt in solchen Fällen zu einer bedeutend stärkeren Anschwellung des betreffenden Samenstrangabschnittes. Unter Umständen kann es bei nicht genügender Verklebung der Blätter der

Tunica vaginalis des Samenstrangs auch hier zu einer gonorrhoischen Hydrocele funiculi spermatici kommen.

Wichtiger noch als der extraperitoneal gelegene Abschnitt des Vas deferens ist sein urethrales Ende, das von der Ampulla vas. deferent. gebildet wird, deren Miterkrankung, wie die PICKERschen und anderer Autoren Untersuchungen gezeigt haben, bezüglich des Rezidivierens des Nebenhodenprozesses und der Latenz der gonorrhoischen Erkrankung von weittragender Bedeutung ist.

Nach den Untersuchungen von PICKER, BALOG u. a. zeigen die Ampullen in ihrem Aufbau ähnliche Verhältnisse wie die Samenblasen, indem sie entweder glatte oder nur wenig gewundene Röhren darstellen oder aber zahlreiche kleinere, knospenartig aus ihrer Innenfläche herausspringende Divertikel enthalten oder schließlich große Divertikel und in ihrem Gang zahlreiche Windungen aufweisen. Bei ihrer anatomischen Lagerung ist anzunehmen, daß sie zumindest in palpatorisch nicht wahrnehmbarer Form katarrhalische Entzündungen ebenso häufig darbieten, wie die ihnen benachbarten Samenblasen, mit denen sie in jeder Beziehung viel Ähnlichkeit besitzen. Stärkere Entzündungen der Ampullen wie parenchymatöse Formen oder gar Abszeßbildungen sind palpatorisch leicht festzustellen. Wie bereits auf S. 194 näher beschrieben ist, kann man die Ampullen zwischen den Samenblasen von der Mitte des oberen Prostatarandes aus palpieren; nur muß man dabei beachten, daß die Ampullen und Samenblasen in einer gemeinsamen bindegewebigen Hülle eingeschlossen liegen, so daß man sie in manchen besonders vorgeschrittenen Fällen nicht scharf voneinander scheiden kann. Die Beschwerden, die von einer Erkrankung der

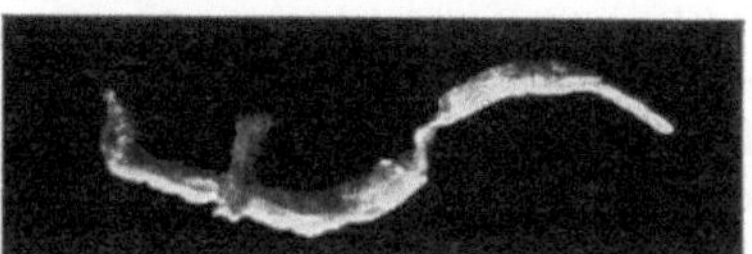

Abb. 88. Sekretausguß der Ampulle. Ampulle mit zwei Divertikeln. (Aus PICKER: „Studien zur Pathologie der Samenblasen".)

Ampullen ausgehen, gleichen ganz denen der Spermatocystitis und Prostatitis, so daß es sich erübrigt, sie hier nochmals aufzuzählen; der palpatorische Befund dagegen kann uns, falls wir das Organ von der Samenblase getrennt palpieren können, Aufschluß darüber geben, ob wir es mit einer leichten katarrhalischen Entzündung zu tun haben, die sich unter Umständen nur in einer ausgesprochenen Druckschmerzhaftigkeit äußert, oder ob eine parenchymatöse Wanderkrankung vorliegt, oder ob gar ein Abszeß der Ampullen vorhanden ist. Nach NOBL, der auch schon auf das gehäufte Vorkommen der katarrhalischen Form aufmerksam gemacht hat, kann man die Ampullen und die weitere Fortsetzung des Vas deferens entweder als einen glatten, dicken, harten und schmerzempfindlichen Strang tasten, wie es einer Wanderkrankung entspricht, oder aber bei Abszeßbildung als ein wurstartiges, gut fingerdickes, höckriges, teigiges, manchmal fluktuierendes Organ mit zahlreichen Einziehungen. Es finden sich, wie schon betont, alle Übergänge von dem leichten desquamativen Katarrh bis zu der abscedierenden und auf die Umgebung übergehenden Form. Die Sekretexpression der Ampullen wird in derselben Weise vorgenommen, wie diejenige der Samenblasen, und wir können dabei, wie es besonders PICKER an zahlreichen Abgüssen gezeigt hat, vollständige Ausgüsse der Ampullen mit allen ihren Seitenästen und Divertikeln erhalten. Dabei zeigt sich auch, daß sie ebenso, wie wir es schon bei den Samenblasen sahen, durch die ausgedehnte Divertikelbildung eine sehr große Schleimhautoberfläche besitzen, die den Gonokokken leicht ein gutes Ansiedelungsgebiet liefert. Ebenso ist es leicht verständlich, daß sich infolge der schlechten Abflußverhältnisse auf der einen Seite, der Falten- und Divertikelbildung andererseits leicht Retentionsherde in Form von

Pseudoabscessen bilden können, die die immerwährende Ursache von Erkrankungsnachschüben bilden, und von denen aus auch dauernde Reinfektionen der Nebenhoden unterhalten werden können. Darum verdienen gerade diese Gebilde, die im allgemeinen bei der Diagnose der Gonorrhöe und ihrer Behandlung recht stiefmütterlich berücksichtigt zu werden pflegen, die größte Beachtung.

4. Verlauf und Prognose.

Die Erkrankung des Nebenhodens kann in der geschilderten akuten Form unter dauernder Temperaturerhöhung etwa 5—8 Tage unvermindert bestehen bleiben, wobei es je nach der Schwere des Falles und auch individuell verschieden ist, wieweit sie sich steigert, ob nur der eine oder in manchen Fällen beide Nebenhoden erkrankt sind, und welche der geschilderten Komplikationen hinzutreten. Nachdem der Höhepunkt überschritten ist, pflegt es noch 8—12 Tage im allgemeinen zu dauern, ehe eine therapeutisch unbeeinflußt gelassene Entzündung von selbst zurückgeht. Im allgemeinen pflegt das Infiltrat sich zurückzubilden, und es bleibt nur an der Stelle der Erkrankung entweder nur in der Cauda oder, wenn der ganze Nebenhoden befallen war, in seinem ganzen Verlauf eine bindegewebige Verdickung bestehen, die Monate oder auch Jahre braucht, um zu verschwinden; in vielen Fällen sogar kann man durch das ganze Leben des Patienten eine narbige Induration in dem erkrankt gewesenen Nebenhoden feststellen. Die anatomischen Untersuchungen haben gezeigt, daß es in einem großen Teil der Epididymitiden durch Verklebung der Ausführungsgänge zu multiplen, kleinen Pseudoabscessen innerhalb des Nebenhodens kommen kann, doch sind die Fälle von Übergang in eine eigentliche Absceßbildung unter Umständen mit folgender Perforation, wie sie von Buschke, Mulzer u. a. beschrieben sind, selten. Der Erguß in die Tunica vaginalis des Nebenhodens kann sich, wenn er nicht aus therapeutischen Gründen punktiert wird, allmählich zurückbilden, so daß äußerlich die erkrankte Hodenseite wieder ihre normale Gestalt erhält; äußerst selten ereignet es sich, daß eine gonorrhoische Hydrocele, meist durch Sekundärinfektion, vereitert. Auch für die entzündlichen Veränderungen am Samenstrang gilt im großen und ganzen das, was soeben über den Nebenhoden gesagt wurde. Nur von dem intraperitonealen Teile des Samenstranges, insbesondere von der Ampulle aus kann es zu einer mehr oder weniger ausgedehnten lokalen peritonealen Reizung kommen, wie sie zum ersten Male von Hunter (1786) beschrieben worden ist. Selbst unter einem sehr großen Material findet sich so gut wie niemals das Auftreten einer allgemeinen Peritonitis, dagegen beobachten wir selbst, wie es auch von allen Autoren hervorgehoben wird, öfters lokale Pelveo-Peritonitiden, die mit einer starken, aber umschriebenen Schmerzhaftigkeit in der betreffenden Unterbauchseite, mit Muskelspannung, Meteorismus und anderen allgemein peritonealen Reizerscheinungen einhergehen können, und die besonders unangenehm bei rechtsseitigem Auftreten wegen der differentialdiagnostischen Trennung von Appendicitiden, eingeklemmten Hernien, unter Umständen auch Lebererkrankungen sind. Im Verlaufe derselben kann es durch Weiterschreiten auf den Ureter zu Nierenbeschwerden, vor allem zu kolikartigen Erscheinungen bis zu einer völligen Anurie kommen. Diese verhältnismäßig nicht seltene Komplikation einer intraabdominalen Funiculitis hat aber einen ausgesprochen gutartigen Charakter und pflegt nach wenigen Tagen mit den übrigen Erscheinungen auch abzuklingen. Ähnliche Erscheinungen können auch durch die gonorrhoische Erkrankung eines Leisten- oder Bauchhodens zustande kommen, so daß von vornherein bei jedem Gonorrhoiker darauf zu achten ist, ob die Hodenlage normal ist. Denn gerade bei einem Kranken mit Kryptorchismus treten sehr leicht unangenehme Komplikationen ein.

Einer besonderen Berücksichtigung bedarf aber hier noch die chronische oder besser die rezidivierende Epididymitis. Ihren Ausgangspunkt nimmt sie entweder von den im Nebenhoden gebildeten Pseudoabscessen oder aber aus den Schlupfwinkeln in der Ampulle. Es können sich hier liegengebliebene Gonokokkenherde, wie wir selbst, aber auch wie andere Autoren (BÄRMANN, LÖWENHEIM, PICKER) gezeigt haben, monate- und jahrelang latent erhalten, um bei irgendeiner Exazerbation von neuem virulent zu werden. Auf diese Weise können einerseits Gonokokken aus einer alten Epididymisnarbe durch forcierte Bewegungen, nach einem Trauma oder aber auch nach Exzessen in baccho et in venere aus einem abgekapselten Herde auf die gesunde Nebenhodenschleimhaut gelangen und hier zu neuen Erscheinungen führen. Andererseits ist gerade von PICKER nachgewiesen worden, daß die Ampullen für die rezidivierende Epididymitis infolge ihrer anatomisch bedingten Neigung zur Pseudoabsceßbildung und ihrer schlechten Abflußmöglichkeiten ganz besonders in Frage kommen. Durch irgendeine Veranlassung werden aus einem solchen Herde die Gonokokken auf die Schleimhaut des Vas deferens gebracht und von hier durch die Antiperistaltik desselben in den Nebenhoden befördert. Die Ursache hierfür kann einmal in allen instrumentellen Eingriffen in die hintere Harnröhre liegen, kann aber auch schon durch einfache Spülbehandlung der hinteren Harnröhre bei besonders empfindlichen Patienten ausgelöst werden. Fernerhin spielen Coitus, Pollutionen, aber z. B. auch die Massage der Adnexorgane eine wichtige Rolle, da gerade hierbei der Inhalt der Ampullen auf die Schleimhaut des Vas deferens reichlich entleert wird, und außerdem durch die Expression bei der Massage oder die Kontraktion des Organs beim Coitus und infolge Pollutionen genügend Gelegenheit gegeben ist nur leicht abgeschlossene Pseudoabscesse zu eröffnen. Daher bedarf es auch aus den eben erörterten Momenten einer besonders vorsichtigen Behandlung des Kranken kurz nach dem Abflauen der Nebenhodenerkrankung, da in dieser Zeit naturgemäß am leichtesten ein Neuaufflackern der Erkrankung zustande kommen kann. Aber, wie schon hervorgehoben, kann noch nach Monaten und Jahren aus einem alten, gonokokkentragenden Herde heraus die Reinfektion erfolgen.

Bezüglich der Prognose der Epididymitis müssen wir eine solche mit Rücksicht auf die klinische Wiederherstellung und eine der Funktion des Organs unterscheiden. Was die erstere angeht, so kann man wohl im allgemeinen sagen, daß es in den meisten Fällen zu einer klinischen Ausheilung insofern kommt, als der Erkrankungsprozeß mit einer Narbenbildung zu einem vorläufigen Abschluß kommt. Wieweit diese nunmehr eine vollständige ist, resp. in welchem Prozentsatz ein Vorhandensein von bestehen gebliebenen Pseudoabscessen dauernd eine Gefahr für den Patienten bildet, ließe sich nur bei einer ausgedehnten pathologisch-anatomischen Untersuchung an einem diesbezüglichen Material nachweisen. Immerhin kann man aus der praktischen Erfahrung der Praxis und der Klinik sagen, daß der größte Teil der Kranken nach Abschluß der Behandlung weiterhin frei von klinischen Erscheinungen und Beschwerden bleibt. In einem kleinen Prozentsatz schließen sich an die chronische Erkrankung des Nebenhodens, besonders an die Vaginalitis intermittierende neuralgische Schmerzen an (PIOLA). Ebenso schwer, wenn nicht noch schwieriger, ist die Beantwortung der Frage nach der Wiederherstellung der Funktion, worauf hier nur kurz eingegangen sei, da dies an anderer Stelle ausführlicher behandelt wird. Es heilt die Epididymitis, wie auch die Funiculitis, wenn es sich nicht um eine nur oberflächliche desquamative Entzündung gehandelt hat, mit einer Narbenbildung ab, die ihrerseits leicht zum Verschluß der Samenausführungsgänge führen kann. Daher ist es ganz von der Lokalisation der Erkrankung abhängig, ob eine Stenose der Ausführungsgänge

hervorgerufen wird oder nicht. Während bei dem Hoden schon eine sehr ausgedehnte Erkrankung dazu gehören würde, um hier einen ins Gewicht
fallenden Verschluß herbeizuführen, ist dies um so leichter möglich, je näher
die Erkrankung dem Ductus deferens liegt. Innerhalb des Nebenhodens besteht
somit in der Cauda, in der sich die größte Anzahl der Epididymitiden ja
abspielt, auch die größte Gefahr eines Verschlusses der Abflußwege des Samens.
Somit kann eine Folge der Nebenhodenentzündung eine Oligo- oder Azoospermie sein. So stehen auch die meisten Autoren, wie Bärmann, Finger,
Fürbringer, Mulzer u. a. auf dem Standpunkt, daß in $90-96^0/_0$ bei doppelseitiger Epididymitis eine Azoospermie die Folge ist, während für die einseitige
Epididymitis Benzler in $23,4^0/_0$ der Fälle eine Sterilität als Folge feststellen
konnte.

5. Differentialdiagnose.

Hier kommen zunächst diejenigen Epididymitiden in Betracht, die sich an äußere
und innere Traumen jeglicher Art ohne Hinzutritt von Bakterien anschließen. Es spielen
dabei eine besonders große Rolle alle die Erkrankungen, die nach unzweckmäßigem instru-
mentellem Behandeln, wie Einführung von Sonden, Kathetern u. dgl., entstehen, die
sich andererseits, wie es z. B. von Bingler beschrieben ist, auch an unzweckmäßig ausgeführte prophylaktische Injektionen post coitum anschließen können. Hierher zu rechnen
sind mehr oder weniger auch jene Formen, die im Anschluß an Cystitis. Prostatahypertrophie,
Strikturen usw. entstehen, und manchmal durch die hierbei zur Anwendung kommende
Therapie ausgelöst werden, wenngleich sie zum Teil wohl auch schon in die Gruppe der nicht
gonorrhoischen und durch andere Erreger hervorgerufenen Epididymitiden gehören dürften.
Der Gang der Entstehung dürfte auch bei diesen Nebenhodenentzündungen der sein, daß
sie durch retroperistaltische Wellen im Vas deferens zustandekommen. Mit Oppenheim
nehmen die meisten Autoren an, daß jeglicher thermischer, elektrischer, chemischer und
mechanischer Reiz, der die Gegend des Colliculus seminalis trifft, durch antiperistaltische
Kontraktion des Vas deferens einen Reflex im Nebenhoden auslösen kann. Ähnliches gilt
wohl auch für die Gruppe der Epididymitis erotica (Wälsch) und sympathica (Porosz).
Es handelt sich hierbei um Epididymitiden, die meistens bei nervösen und sexuell leicht
erregbaren Menschen sich ausbilden, vielfach auch bei Leuten mit lange dauernder sexueller
Enthaltsamkeit, die sog. „Bräutigamsepididymitis“. Wälsch grenzt die Epididymitis
erotica als nur auf Grund einer Kongestion infolge sexueller Erregung entstanden scharf
von den anderen Formen ab, während Porosz die Erkrankung als umfassender auffaßt
und alle diejenigen einbezieht, die infolge Störung der sympathischen Erregung entstanden
sind, so solche nach chokartigen Gemütserregungen, nach Erschrecken, aber auch nach
mühseligen Stuhlentleerungen usw. Er nimmt an, daß die Erkrankung auf dem Wege
über die sympathische Innervation der Gefäßwände der Hodenarterien zustande kommt.
Oppenheim verwirft diese Ursachen und erklärt die erotische resp. sympathische Nebenhodenentzündung so, daß in den Vasa seminal. und deferent. eine Hypersekretion statt-
finde, und daß ihr Produkt infolge der antiperistaltischen Muskelkontraktionen in die
Cauda des Nebenhodens geschleudert werde. Wenngleich der Verlauf dieser Epididymitiden
ein leichterer ist, so neigen sie andererseits sehr zum Rezidivieren und zur chronischen
Infiltratbildung im Nebenhoden und können nach beiderseitiger Erkrankung unter Umständen zur Azoospermie führen.

Eine weitere Gruppe kann auf jene Erkrankungen des Urethraltractus und seiner
Adnexe zurückgeführt werden, die in die Zahl der nongonorrhoischen bakteriellen Erkrankungen gehören. Man findet dabei alle möglichen Bakterien meistens aber den
Staphylococcus aureus und jene grampositiven Diplokokken, die morphologisch den Gonokokken gleichen und sich von ihnen nur durch die Gramfärbung unterscheiden und in
vielen chronischen und sog. postgonorrhoischen Krankheitsbildern als alleinige Ursache
angetroffen werden, ohne daß man bisher über ihre Pathogenität ein sicheres Urteil
gewinnen konnte.

Im Gegensatz zu diesen Epididymitiden gibt es solche im Anschluß an eine Reihe von
Infektionskrankheiten, deren Entstehung wahrscheinlich hämatogen anzunehmen ist.
Es seien hier nur jene Epididymitiden nach und bei Typhus, Pneumonie, Grippe, Mumps.
streptogenen Allgemeininfektionen usw. erwähnt. Grosz beschreibt noch besonders eine
in Ceylon endemische Funiculitis und Epididymitis, deren Ursache eine Septicämie mit
einem Streptokokkus als Erreger sein soll.

Wichtig ist die Abgrenzung der gonorrhoischen Nebenhodenentzündung von der tuberkulösen und der seltenen luetischen. Bei der ersteren handelt sich gegenüber der gonor-

rhoischen Erkrankung, die doch meist akut mit starken Entzündungserscheinungen auftritt, um eine schleichende, fast immer ohne Schmerzen einhergehende Erkrankung, die im Gegensatz zur Gonorrhöe höckrige und knotige Veränderungen am Nebenhoden und Samenstrang hervorruft. Anamnese und Untersuchungsbefund des übrigen Körpers, meistens die Entdeckung eines primären Herdes der Tuberkulose dürften unschwer auf den richtigen Weg weisen. Wichtig ist, daß auf dem Hoden einer vorhergegangenen gonorrhoischen Epididymitis in nicht zu seltenen Fällen sich eine Tuberkulose entwickeln kann.

Die luetische Erkrankung spielt sich in den meisten Fällen am Hoden in Form der Sarkocele ab. Es gibt aber auch im sekundären Stadium eine ebenfalls schleichend ohne irgendwelche oder mit ganz geringen Beschwerden auftretende luetische Epididymitis, die dann gern beide Nebenhoden befällt, und zwar meistens den Kopf. Im tertiären Stadium kann es sowohl am Nebenhoden — entweder am Kopf oder auch am ganzen Organ — wie auch am Samenstrang zu einer gummösen Infiltration kommen. Neben dem Untersuchungsbefund sind auch hier die Anamnese, Allgemeinuntersuchung und schließlich auch die serologische Untersuchung ausschlaggebend.

Tumoren kommen fast ausschließlich nur am Hoden, nicht am Nebenhoden vor. Dagegen finden sich am Nebenhoden verschiedentlich Cysten, die entweder intravaginal liegen können und dann vom Nebenhodenkopf ihren Ausgang nehmen oder, wenn sie vom Körper des Nebenhodens aus entstehen meistens extravaginal wachsen. Nach LUSCHKA nehmen die ersteren öfters ihren Ausgang von der ungestielten MORGAGNIschen Lacune.

V. Therapie der Adnexerkrankungen.

a) Allgemeines.

Abweichend von der bisher in Lehrbüchern geübten Methode, bei jedem klinischen Kapitel auch sogleich die therapeutischen Maßnahmen folgen zu lassen, wollen wir hier den Versuch unternehmen die Therapie für sämtliche Adnexorgane gemeinsam zu besprechen, und wir wollen dabei aus Zweckmäßigkeitsgründen die intra- und extrapelvicalen trennen, nur bei der Allgemeinbehandlung können auch sie wegen der gleichen Art unseres therapeutischen Vorgehens zusammen besprochen werden.

Unsere eigentliche Therapie diesen Komplikationen gegenüber ist zu trennen in 1. eine Prophylaxe und 2. die eigentliche Behandlung, die aus einer mechanischen, chemischen, thermischen, elektrischen und schließlich einer spezifischen oder unspezifischen Reiztherapie besteht.

In jedem Falle einer urethralen Gonorrhöe werden wir zunächst versuchen das Fortschreiten auf den hinteren Harnröhrenabschnitt durch eine möglichst zweckmäßige Behandlung nach den oben angeführten Grundsätzen durchzuführen; gelingt dieses nicht, und wandert die Gonorrhöe weiter, so ist die Gefahr des Auftretens von Komplikationen schon wesentlich näher gerückt. Die beste Prophylaxe ist hier eine recht schonende Behandlung der Urethritis posterior, ohne daß es uns aber möglich sein wird, ein Befallen der Adnexe zu verhindern. Es sind im akuten Stadium alle instrumentellen Einführungen und Untersuchungen der hinteren Harnröhre zu vermeiden, da sie in erster Linie den Anreiz zur Progredienz liefern.

JANET hat vorgeschlagen aus prophylaktischen Gründen gleichzeitig mit der Vornahme der Spülungen der hinteren Harnröhre auch die Prostata zu massieren, doch scheint uns ebenso wie WÄLSCH diese Methode nicht geeignet, den Prozeß vor den Adnexen zum Stillstand zu bringen.

SCHINDLER und neuerdings PERUTZ und seine Mitarbeiter haben versucht eine medikamentöse Prophylaxe zu treiben und zwar besonders mit Berücksichtigung der Verhütung einer Nebenhodenerkrankung. SCHINDLER ging von dem Gedanken aus, daß Atropin geeignet sei, die Autokontraktionen der Drüsenmuskulatur und die Retroperistaltik des Vas deferens zu schwächen resp. still

zu legen. Er verordnet daher entweder Zäpfchen, die 2—3 mal täglich eingeführt werden, und Atropin sulf. 0,00075—0,001 enthalten, oder er setzt der
Instillationsflüssigkeit für die hintere Harnröhre 1 ccm einer 1°/$_{00}$ Atropin-
lösung zu. Demgegenüber behaupten Perutz und Taigner, daß Atropin kein
muskuläres Lähmungsmittel sei und in kleinen Dosen durch Reizung autonomer
Ganglienzellen geradezu erregend wirke, während sie durch ihre Versuche
eine lähmende Wirkung des Papaverins erweisen konnten, das 4 mal täglich
in Dosen von 0,05—0,08 gegeben werden soll. Nach Perutz kann es auch kombiniert mit Natrium sal. oder Urotropin resp. Salol verabfolgt werden; man
verordne dann:

Natr. sal. 0,5 (resp. Salol, Urotropin)
Papaverin. muriat. 0,05
4 mal tägl. ein Pulver.

Damit kommen wir zu der internen medikamentösen Allgemeinbehandlung
als solcher, die ja schon eingehend auf S. 143 beschrieben ist. Wenn auch
die ätherischen Öle und Balsamica keine gonokokkentötende Wirkung ausüben können, so haben sie doch sonst eine Reihe von Eigenschaften, die für
den günstigen Verlauf der Adnexitiden von Wert sind und die daher ihre
Anordnung als indiziert erscheinen lassen; insbesondere dürfte es angebracht
sein, in allen jenen Stadien, in denen eine direkte Organbehandlung kontraindiziert ist, intern-medikamentös vorzugehen. Man kann sie nach Perutz
auf Grund experimenteller Prüfungen überall dort heranziehen, wo es sich
darum handelt, 1. eine übermäßige Sekretion zu hemmen, 2. schmerzstillend
zu wirken, 3. Krampfzustände zu lösen und 4. durch Lähmung des vegetativen Nervensystems eine Ruhigstellung der oder des erkrankten Organs
vorzunehmen.

Was nunmehr die sonstige allgemeine Behandlung angeht, so muß man als
obersten Grundsatz verlangen, daß beim Auftreten schwerer akuter Komplikationen die lokale Behandlung der hinteren Harnröhre ausgesetzt wird,
bis die stürmischen Erscheinungen abgeklungen sind, in leichteren und in
chronischen Fällen dagegen pflegen wir mit der Lokalbehandlung fortzufahren,
ausgenommen bei der Epididymitis, wo wir auch in leichten Fällen bis zum
Schwinden der akuten Symptome sofort jegliche lokale Harnröhrentherapie
abbrechen. Daneben aber verlangen die Komplikationen auch eine je nach
der Schwere der Erkrankung individuell abzustufende diätetische und hygienische
Therapie. Wenn es auch unmöglich ist bei einem Patienten bei einer leichten
Prostatitis oder Spermatocystitis durchzusetzen, daß er sich bis zum Schwinden
der Erscheinungen ins Bett legt, so muß man doch jedenfalls verlangen, daß
sich die Kranken möglichste Schonung in ihrem Berufe auferlegen und so viel,
wie es sich ermöglichen läßt, ruhen. Dazu gehört auch, daß der Patient alle
sportliche Betätigung, wie Laufen, Radfahren, Reiten, Schwimmen usw. zu
unterlassen hat. Bei schweren Erscheinungen sehen sich die Kranken von selbst
gezwungen das Bett zu hüten, ebenso verlangen wir bei jeder Epididymitis
von vornherein, daß bis zum Schwinden der akuten Symptome der Patient
im Bett bleibt und sich nach dem Aufstehen jeglicher Schädlichkeit fernhält.
Selbstverständlich ist während der ganzen Zeit, ganz abgesehen von der Infektiosität des Betreffenden, auch im Interesse des Leidens selbst jeder Geschlechtsverkehr zu verbieten. Zur Beseitigung resp. Verhinderung der lästigen und
schädlichen Erektionen und Pollutionen verordne man Anaphrodisiaca entweder 1. Sedativa wie Brom, dieses besonders in Kombination mit Antipyrin,
Adalin oder das neuerdings von Simon empfohlene Dicodid, oder 2. Präparate
der Camphergruppe in erster Linie Monobromcampher. Man kann ihn auch
mit dem ebenfalls als Anaphrodisiacum wirksamen Lupulin kombinieren.

Rp. Kal. bromat. 10,0
Antipyrin   7,0
Aqu. dest. ad 200,0

Rp. Camph. monobrom. 0,1—0,15
(Lupalin 0,1—0,15)
Natr. bromat. 0,5
Sal. dos. Nr. XII ad chart. verat. 2 mal tägl. 1 Pulver.

Bei starken Schmerzen wird man ohne stärkere Schlafmittel, manchmal — bei abscedierender Prostatitis, Cowperitis oder Spermatocystitis oder aber bei Epididymitis — ohne Morphium innerlich oder subcutan nicht auskommen; man kann es auch den Stuhlzäpfchen, auf die wir noch zu sprechen kommen, zusetzen, resp. Klysmata mit Zusatz von Morphium verabfolgen. Bei allen Adnexerkrankungen, ausgenommen die akuten Erscheinungen der Nebenhodenentzündung, halten wir die Vornahme recht häufiger Sitzbäder, 28° steigend bis 32°, für indiziert, wobei es sich bei manchen Patienten empfiehlt gleichzeitig auf den Kopf eine kalte Kompresse legen zu lassen.

Eine wichtige Rolle spielt die Diät des Kranken. Es ist schon bei der Urethritis hervorgehoben worden, daß der Kranke angehalten werden muß, Schädlichkeiten, wie Alkohol, starke Gewürze usw. zu vermeiden, und daß das Geeignetste für ihn, besonders wenn er noch bettlägerig sein muß, eine leicht verdauliche, reizlose Kost ist. Gleichzeitig ist aber auch darauf zu achten, daß der Patient regelmäßig Stuhlentleerungen hat, und daß sein Stuhlgang weich ist, da harte Kotballen, wenn sie an den pelvicalen Adnexen vorbeistreichen, dem Patienten starke Schmerzen verursachen können. Auch alle Speisen, die zu starker Flatulescenz führen, sind vor allem während der akuten Erscheinungen zu verbieten.

Finden sich Harnbeschwerden, so daß der Kranke nur wenig Urin häufig unter starken Schmerzen entleert oder sogar eine vollständige Harnverhaltung auftritt, wie man sie nicht nur in der Folge abscedierender Adnexitiden mechanisch bedingt, sondern sonst auch auf reflektorischem Wege antreffen kann, so ist, bevor man sich zu einem instrumentellen Eingriff entschließt, der Patient in ein warmes Sitzbad zu setzen, wo es meistens unter der Einwirkung der Wärme evtl. unter gleichzeitiger Verordnung von Narkotica zur Urinentleerung kommt.

In allen Fällen ist das Tragen eines Suspensoriums notwendig.

b) Spezielle Therapie der Prostatitis, Cowperitis, Spermatocystitis und Ampullitis.

Im Mittelpunkte der Behandlung steht hier die mechanische Therapie, d. h. die Massage vom Rectum aus. So einfach es auch klingt einem Kranken diese Behandlung anzuraten, so wohl abgewogen muß ihre Indikation und besonders ihre Ausführung sein, denn auch hier gilt als oberster Grundsatz „Nil nocere", da man durch unvorsichtige Anwendung oder durch die Vornahme durch nicht geschulte Ärzte mit der sonst so nützlichen und unbedingt notwendigen Methode mehr schaden als nützen kann. Daher ist es selbstverständlich, mag aber nochmals ausdrücklich hervorgehoben werden, daß man niemals die Vornahme der Massage dem Pflegepersonal überlassen darf, da die Art der Ausführung sich ja nicht überwachen läßt.

Eine Kontraindikation für die Massage besteht in allen Fällen, in denen es sich um eine akute Erkrankung der betreffenden Organe handelt, wobei man zweckmäßig erst ein paar Tage abwartet, um die schwersten Symptome abklingen zu lassen, ehe man mit der Massage beginnt. Ferner vermeide man die Massage auch bei sehr heftiger Urethritis post., da hier die Gefahr der Provokation einer Epididymitis zu groß ist. Eine solche selbst bedingt natürlich auch Unterlassen der Massage, wie auch alle sonstigen im Verlaufe der Behandlung erscheinenden akuten Komplikationen, so Fieber, Arthritis, Blutungen aus der Harnröhre usw. Die Behandlung ist auszusetzen, sobald sich an einem der Adnexorgane eine erhebliche Abszeßbildung bemerkbar macht. Auch schmerzhafte und entzündliche Rectalerkrankungen zwingen zum Unterlassen oder zum Abbruch der Massage, wobei besonders Entzündungen an Hämorrhoidalknoten wie auch vor allem gonorrhoische Rectalerkrankungen in Frage kommen. Im Verlaufe der chronischen Erkrankungen der Adnexorgane sich einstellende neurasthenische Beschwerden müssen den behandelnden Arzt von Fall zu Fall abwägen lassen, ob die Massage angebracht oder zu unterlassen ist. In manchen Fällen wird sie als willkommen und heilend erscheinen, in anderen jedoch den Verlauf nur verschlimmern. Das gleiche gilt von schwächlichen und asthenischen Personen, ebenso von tuberkulösen, in denen man auch nur an Hand der Beobachtung und des Verlaufs entscheiden kann, inwieweit eine Massage angebracht oder mit Rücksicht auf den Allgemeinzustand zu unterlassen ist.. Überhaupt gilt auch hier die Forderung: nicht schematisch behandeln, sondern von Fall zu Fall entscheiden, wie weit man mit seiner Therapie gehen, und was man dem Kranken zumuten kann. So bleibt als unbedingtes Indikationsgebiet die leichte katarrhalische Form, die akuten und subakuten Erkrankungen nach Abklingen der schwersten Symptome und das große Gebiet der chronischen Adnexitiden unter Berücksichtigung des oben Gesagten.

Die Massage selbst ist anfangs nur ganz leicht und vorsichtig vorzunehmen und darf erst bei guter Verträglichkeit unter Vermeidung aller Komplikationen stärker angewendet werden. Man nimmt sie am besten jeden zweiten bis dritten Tag vor, indem man anfangs mit nur leichtem Streichen über das Organ einsetzt, um den Kranken daran zu gewöhnen und erst im Laufe der Behandlung diese verstärkt, insbesondere auch einzelne Stellen kräftiger massiert. Wir empfehlen anfänglich nur wenige Streichungen des betreffenden Organs vorzunehmen und langsam bis zu einer eine höchstens zwei Minuten dauernden Massage zu steigern. Es empfiehlt sich die Massage in der von PICKER vorgeschriebenen Haltung vornehmen zu lassen und bei gefüllter Blase zu massieren. Man führt dabei die Massage am besten mit dem in den Darm eingeführten Zeigefinger aus und drückt sich, wie wir es auch für die Untersuchung der Adnexorgane vorgeschrieben haben, mit der freien Hand, die man auf das Abdomen auflegt, die Adnexe entgegen. So streicht man leicht über die erkrankten Organe möglichst in der Richtung ihrer Ausführungsgänge, d. h. nach der Mittellinie zu. Besonders bei der Prostata ist darauf zu achten, daß man auch die Randpartien gut mit der Massage erfaßt, da gerade hier oft hartnäckige Prozesse sitzen. Hat sich der Patient an die Massage gewöhnt und macht sie ihm keine Schmerzen, so geht man dazu über einzelne Stellen, die durch ihre Vorwölbung oder Härte dem Arzt besonders suspekt erscheinen, kräftiger zu massieren. Wie wir schon bei der Untersuchung hervorgehoben haben, geben uns circumscripte druckempfindliche Punkte oft allein den Anhalt für das Vorhandensein einer erkrankten Stelle innerhalb des Organs. Es kann nur die Beobachtung jedes einzelnen Falles entscheiden, wie stark der Druck, den man auf das erkrankte Organ ausüben will, sein darf; jedenfalls ist stets ein zu langes und rohes Massieren zu vermeiden, und man darf weniger ein Drücken auf einzelne Stellen, als ein gleichmäßiges Streichen vornehmen. Mehr denn je spielt hier Erfahrung und Übung eine wichtige Rolle. Da man auch nur mit dem tastenden Finger feststellen kann, ob die Art der Ausführung der Massage richtig ist, vermeiden wir und warnen vor allen zu diesen Zwecken vorhandenen Massageinstrumenten, denn ein richtiger Untersucher oder Therapeut wird überall, wo er zur

Vornahme der Massage hingelangen muß, auch dies mit seinem Finger ausführen können.

Man fange so frühzeitig, wie es der Zustand des Kranken gestattet, mit dem Massieren an und setze es regelmäßig fort, bis man eine Heilung erzielt hat.

Was wollen wir nun mit dem Massieren erreichen? Es soll auf mechanischem Wege eine Entleerung des Inhalts der betreffenden Drüsen und ihrer Ausführungsgänge vorgenommen werden, um dem pathologischen Sekret Abfluß zu verschaffen, das vielfach die Ausführungsgänge verlegt. Auf diese Weise wird auch gleichzeitig der Druck, den die gefüllten Drüsen und Ausführungsgänge auf das umgebende Gewebe, besonders auf Gefäße und Lymphgefäße ausüben, herabgesetzt und eine bessere Zirkulation ermöglicht. Gleichzeitig wirkt aber auch die Massage als solche auf die Organe anregend und hyperämisierend und trägt auch auf diese Weise zur Heilung bei. Dies gilt besonders für die chronischen Erkrankungen, bei denen die Hyperämisierung und Anregung der Resorption vielfach wichtiger ist, als die mechanische Entleerung der Drüsentubuli. Sind alle Adnexitiden erkrankt, so beginnen wir bei der Massage mit der der Samenblasen und Ampullen, dann folgen die Prostata und schließlich die COWPERschen Drüsen. Durch die Ausdehnung der Massage darf aber weder die Stärke derselben, noch die Zeit, die man auf das einzelne Organ verwendet, größer werden resp. länger dauern. Bei der Erkrankung nur eines einzelnen Organs massieren wir dieses gründlich und begnügen uns für die anderen damit ihren Zustand jedesmal zu revidieren.

In manchen Fällen schließt sich an die Massage eine vorübergehende Bakteriurie an, die man am besten neben evtl. vorübergehendem Aussetzen der Massage mit Adstringentien — s. S. 142 —, wie auch sonst die Bakteriurie behandelt. Oft verschwindet sie aber auch ohne weitere Behandlung bei fortgesetzter Massage allein.

Die übrigen therapeutischen Maßnahmen dienen zur Unterstützung der Massage. Dies gilt insbesondere auch von der chemisch - medikamentösen Therapie, die man von dem Rectum aus als Suppositorien oder Einläufe oder von der Urethra aus als Instillationen vornehmen kann. Die rectale Einführung besteht vor allem in der Anwendung von Resorbentien, wie Jod, Hg und in erster Linie Ichthyol, die man je nach dem Verlaufe der Erkrankung zweckmäßig mit Sedativen, resp. wo es notwendig ist mit Narkoticis kombiniert. Hierbei spielen die erste Rolle: Extract. Belladonna, Bromsalze, Morphium, Opium usw.

Unter den Resorbentien benutzen wir in erster Linie das Ichthyol, das resorbierend, gefäßverengernd und erweichend wirken soll. Man verordne:

        Ammon. sulfo-ichthyolic. 0,2
        Extract. Belladonn. 0,02
        Butyr. Cacao qu. s. ut f. suppos. d. tal. dos. Nr. X
oder   Ammon. sulfo-ichthyolic. 5,0—20,0
        Extract. Opii 0,25—0,75 resp. dafür oder gleichzeitig
        Extract. Belladonn. 0,5—1,0
        Aqua dest. 100,0
        3 mal tägl. eine Oidtmannspritze von 5—6 g Inhalt (SCHARFF).
Quecksilber gebe man als Resorbens folgendermaßen:
        Ungt. cin. 0,35
        Extract. Belladonn. 0,02
        Butyr. Cacao 3,0
        Fiant suppos. tria (GUYON)
oder   Olei ciner. 30,0
        Olei Olivar. 70,0
        2—3 mal tägl. mit der Oidtmannspritze 3—5 ccm ins Rectum (SCHARFF).

Jod verordne man besonders bei starker Induration und Infiltration der Adnexe, da es resorbierend und sekretionseinschränkend wirkt, setze aber stets

Sedativa oder Narkotica zu, um die reizende Wirkung des Jods auf die Rectal-schleimhaut auszuschalten. Man verordne:

> Kalii jod. 5,0
> Jodi puri 0,1
> Adip. lan. neutr. 10,0
> Ol. Lini 20,0
> Aqua dest. ad 100,0
> 3 mal tägl. 5—10 ccm ins Rectum (Scharff)

oder
> Kalii jod.
> Kalii bromat. āā 0,2—0,5
> Butyr. Cacao 2.0
> Fiant suppos. (Wossidlo)

oder
> Kalii jod. 1,0
> Jod. puri 0,05—0,1 evtl. dazu
> Opii 0,01 resp. Extract. Belladonn. 0,02
> Butyr. Cacao qu. sat. ut f. suppos. Nr. X (Wälsch)

oder
> Kalii jod. 2,0—5,0
> Jod. puri 0,025—0,1
> Aqua dest. ad 100,0
> mehrmals tägl. 5—10 ccm mit der Oidtmannspritze ins Rectum (Goldberg)

oder
> Kalii jod.
> Kalii bromat. āā 3,0—10,0
> Extract. Belladonn. 0,03
> Aqua dest. ad 300,0
> 1 Eßlöffel mit der 4 fachen Menge Wasser zum Klistier (Goldberg).

Oberländer empfiehlt das Jod als Jodoformsuppositorien, die besser als diejenigen mit Kal. jod. sein sollen:

> Jodoformii 0,05—0,1
> Solve in Oleo amygal. dulc. qu. sat.
> Butyr. Cacao qu. sat. ut f. supp. Nr. X.

Von Richter ist angegeben das Jod als Jodipin zu verabfolgen, indem man 10% Jodipin anfangs mit Ol. Olivar. āā in der Oidtmannschen Spritze dar-reicht, später als reines 10% Jodipin. Man beginne 2 mal tägl. mit einer halben Spritze und steige an bis 2 mal tägl. eine ganze Spritze.

Wir verabfolgen diese medikamentöse Rectaltherapie einmal bei allen Fällen, in denen wir noch nicht die Massagebehandlung beginnen können, ferner aber als Unterstützung derselben in allen akuten und chronischen Fällen.

Von verschiedenen Seiten ist früher, hauptsächlich für die Behandlung der Prostatitis, medikamentöse Therapie vom Damm aus empfohlen worden, die in Einreibungen mit grauer Salbe, Einpinselungen mit Jodtinktur, Setzen von Blutegeln, Canthariden usw. bestand. Sie ist heute zum größten Teil ver-lassen worden und hat allenfalls Bedeutung bei Cowperitis und manchen Formen von Prostatitis, doch kann man hier vielfach mit mehr Erfolg die Wärme-behandlung, auf die wir gleich zu sprechen kommen, anwenden.

Die chemisch-medikamentöse Behandlung von der Urethra aus deckt sich mit derjenigen, wie sie bei der Urethritis post. beschrieben worden ist. Mit Wälsch und Goldberg möchten auch wir kaum annehmen, daß es sich sowohl bei den Instillationen wie auch bei den Spülungen der hinteren Harnröhre um ein Verfahren handelt, das direkt den Adnexherd anzugreifen imstande ist, vielmehr glauben wir, daß diese Therapie nur insofern auch auf die Adnexe einen Einfluß ausüben kann, als sie den Entzündungsprozeß in der hinteren Harnröhre bessert. Bezüglich der Einzelheiten über die Ausführung dieser Be-handlung sei auf frühere Kapitel verwiesen.

Eine sehr wertvolle und von uns sehr viel benutzte Unterstützung der Massagebehandlung stellt bei allen Adnexkomplikationen die Wärmetherapie dar, die wir seltener in Form von warmen Einläufen verwenden — und zwar diese nur wenn die Anwendung des Arzbergerschen Spülapparates infolge

Absceßbildung an einem der Adnexorgane unmöglich ist, — sondern in der Hauptsache mit Hilfe des ARZBERGERschen Apparates oder seiner für den Patienten bequemeren Modifikation nach LEWIN. Wir benutzen ihn vor allem zur Darreichung von heißen Spülungen so warm, wie sie der Patient verträgt, indem man 1—3 l Wasser durch den mit einem Rücklaufrohr versehenen Spüler langsam durchlaufen läßt. Man kann diese Applikation mehrmals am Tage vornehmen lassen, und kann die Prozedur auch, wenn sie von den Patienten gut vertragen wird, länger bis zu 10—15 Minuten ausdehnen. Bei allen Adnexprozessen haben wir hiervon in allen Stadien — ausgenommen Abscedierungen, bei denen die Einführung des Apparates ins Rectum sich nicht empfiehlt — sehr gute Erfolge gesehen. In seltenen Fällen wird anfangs oder überhaupt nicht Wärme von den Patienten vertragen, dann beginnen wir mit Kaltwasserspülungen, um aber sobald wie möglich zu Warmwasserspülungen überzugehen.

Gleichzeitig empfiehlt es sich, den Patienten auch, worauf wir schon hingewiesen haben, warme Sitzbäder — täglich ein- bis mehrmals — vornehmen zu lassen. Außerdem kann man, was in der Hauptsache nur bei abscedierender Cowperitis und Prostatitis in Frage kommt, warme Umschläge oder Fango- resp. Moorpackungen auf den Damm machen lassen.

SCHARFF hat empfohlen, mit Hilfe des ARZBERGERschen Apparates wechsel-thermische Behandlung vorzunehmen, und auch WOSSIDLO kann bei chronischer Prostatitis zu diesen raten. Wir selbst haben sie nie verwendet.

Die Anwendung der WINTERNITZschen Kühlsonde für die Harnröhre dürfte für den Verlauf der Adnexerkrankungen nicht von großer Bedeutung sein, sie empfiehlt sich dagegen bei den lästigen Erektionen und Pollutionen, wo sie nach WOSSIDLO gute Dienste leisten soll. Ihre Anwendung ist jedoch immer dort kontraindiziert, wo überhaupt die Verwendung von Metallinstrumenten für die hintere Harnröhre verboten ist.

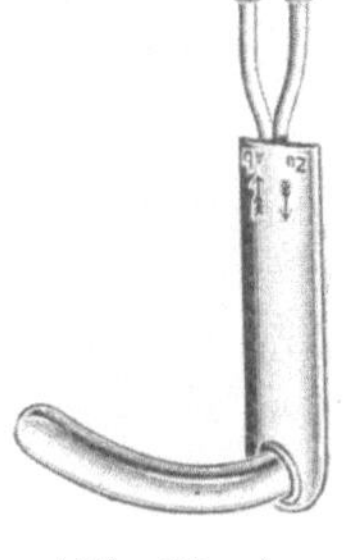

Abb. 89. ARZ-BERGERscher Spülapparat.

Statt der Warm- oder Kaltwasserspülungen kann man diese Spülapparate auch mit einer elektrischen Behandlung kombinieren, indem man entweder faradischen oder konstanten Strom hindurchschickt. Die Diathermie der Adnexorgane kommt nur bei chronischen Erkrankungen derselben in Frage und leistet hierbei im allgemeinen recht gute Dienste. Man wendet sie nach KOWARSCHIK am besten gleichzeitig mit nachfolgender Massage an. Auch wir haben von dieser Behandlung selbst bei hartnäckigen Fällen von chronischen Adnexitiden vielfach sehr gute Resultate gesehen. Zum Zwecke der Diathermie wird eine Elektrode ins Rectum eingeführt und die zweite Elektrode auf den Bauch gelegt. Die notwendige Stromstärke beträgt 0,3—0,5 Ampère.

Von mancher Seite wird für die Behandlung der chronischen Adnexerkrankungen die Röntgentherapie sehr warm empfohlen (ROSTI, TANSARD und FLEIG, WETTERER). Die Autoren wollen rasche Verkleinerung und Resorption der Infiltrate in den Adnexen beobachtet haben. Sehr günstig sollen dabei auch die subjektiven Symptome, wie Tenesmen, Schmerzen usw. beeinflußt werden.

Auf die Behandlung der Eiterungen und Abscedierungen, die im allgemeinen nur unter chirurgischer Behandlung zu einer Ausheilung zu bringen sind, gehen wir hier nicht ein und verweisen auf das diesbezügliche Kapitel auf S. 448.

Die Vaccine- und unspezifische Reizkörpertherapie, auf die an anderer Stelle — S. 409 — näher eingegangen ist, haben wir bei den Adnexerkrankungen in großem Umfange versucht, haben aber im allgemeinen keinen besonders großen Einfluß auf die Erkrankungen der Adnexe feststellen können, jedenfalls

keineswegs so, wie wir es bei der Epididymitis im folgenden besprechen werden.
Sie erscheint uns geeignet einmal bei allen zur Abscedierung neigenden Prozessen
und zweitens zur Provokation. Wir verwenden in erster Linie frische Auto-
resp. Heterovaccins, und von den unspezifischen Reizkörpern vor allem die
sterilisierte Milch.

Die vielfach als Begleitsymptome der chronischen Adnexerkrankungen auftretende Bakteriurie und Phosphaturie behandelt man einerseits durch medikamentöse Verabfolgung von Harndesinfizientien und Balsamicis, wie Neohexal,
Urotropin, Salol usw., durch hydrotherapeutische Maßnahmen und schließlich —
besonders die Phosphaturie — durch diätetische Verordnungen — kohlensaure
Mineralwasser, Milch, Sahne, Entziehung der Alkalibildner aus der Nahrung.

Spermatorrhöe und Prostatorrhöe müssen symptomatisch von den betreffenden Organen aus mit der soeben beschriebenen Therapie in Angriff genommen
werden.

c) Spezielle Therapie der Epididymitis und Deferentitis.

Tritt im Verlaufe einer Gonorrhöe eine Miterkrankung des Nebenhodens
und Samenstrangs auf, so sind die zwei wichtigsten Gebote, die nach unserer
Erfahrung der Arzt zu beachten hat: Aussetzen jeder lokalen Harnröhrentherapie und vollständige Ruhigstellung der Nebenhoden. Stimmen wir
in dem zweiten Punkte mit allen älteren und neueren Autoren überein,
so nicht mit allen in dem ersten, denn es gibt eine mehr aktivistische
Richtung, die auch während des Bestehens einer Epididymitis die lokale
Harnröhrentherapie fortführt. Wir können dem keineswegs beistimmen
und beschränken uns während des akuten Stadiums der Epididymitis
darauf, die Harnröhre mit den oben

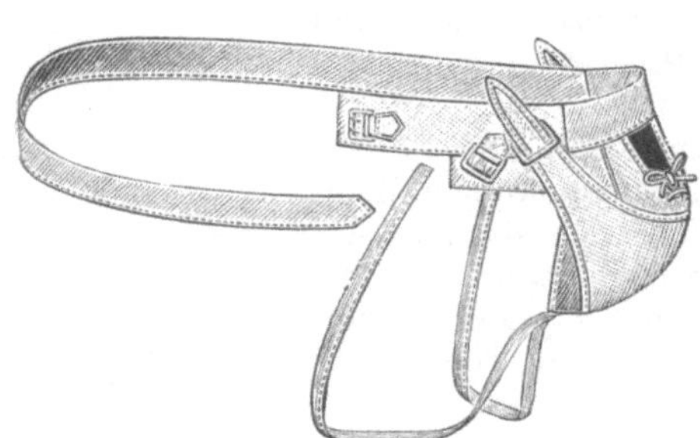

Abb. 90. Suspensorium.

aufgeführten Balsamicis und Antisepticis intern zu traktieren. Denn unsere
Anschauung über den Mechanismus des Zustandekommens einer Nebenhodenentzündung zwingt uns zu einer völligen Ruhigstellung des Genitalsystems,
die wir noch dadurch unterstützen, daß wir dem Patienten die im Allgemein-
teil erwähnten Anaphrodisiaca und Sedativa verabreichen und dort, wo es wegen
der Schmerzen notwendig ist, auch nicht mit innerlicher oder subcutaner Darreichung von Narkoticis wenigstens während der stürmischsten Erscheinungen
sparen. Daß wir auch für Erleichterung beim Stuhlgang und beim evtl. er-
schwerten Urinlassen zu sorgen haben, wurde bereits oben erwähnt. Handelt
es sich um schwerere Erscheinungen der Epididymitis, hat der Patient starke
Schmerzen oder fiebert er, so ist für die erste Zeit Bettruhe unbedingt geboten.
Um die Hoden selbst ruhig zu stellen, legen wir dem Patienten ein Wattepolster
unter dieselben; empfehlenswerter ist ein Hodenbrett, das aus einem 30—50 cm
langen und 15—20 cm breiten leichten Holzbrettchen oder aus Zinkblech besteht,
und in der Mitte einen halbkreisförmigen Ausschnitt hat. Es wird gut gepolstert
auf die Oberschenkel gelegt, und in dem Ausschnitt ruhen die Hoden bequem
auf dem Brettchen. Handelt es sich nur um eine leichtere Erkrankung oder
ist dieselbe im Abklingen, so kann der Patient unter Anlegung eines der gebräuchlichen Suspensorien — nach Neisser, Horand - Langlebert oder

TEUFEL — aufstehen, s. Abb. 90; nur dringen wir stets darauf, daß auch jetzt der Patient sich möglichst schont, anstrengendes Gehen und Stehen vermeidet und selbstverständlich vor allem alle schon oben erwähnten Schädlichkeiten — Sport, Coitus, Alkoholgenuß usw. — unterläßt.

Bezüglich der lokalen Behandlung der Epididymitis — und das gleiche gilt stets auch für die Deferentitis — ist unsere wichtigste Maßnahme die thermische Behandlung. Eine Reihe von Autoren, UNNA, LEDERMANN, MULZER, empfehlen während der ersten Zeit auf den Nebenhoden kalte Umschläge resp. den Eisbeutel. Wir selbst pflegen nur dann, wenn die Wärme nicht vertragen wird, zunächst einen Versuch mit kalten Kompressen resp. mit dem Eisbeutel zu machen, allerdings letzteren nur für kurze Zeit und unter vorsichtiger Lagerung wegen der Gefahr einer Gangrän der Scrotalhaut und des Hodens. Um dies zu verhindern, muß man den Eisbeutel in ein Tuch einschlagen und am besten über dem Hoden des Patienten so aufhängen, daß er nur ein wenig, ohne zu drücken, den Hoden berührt. Zweckmäßig legt man außerdem noch zwischen Eisbeutel und Hodensack ein Tuch. Im übrigen bevorzugen wir ausschließlich die Wärme und gehen auch dort, wo wir erst Kälte angewendet haben, möglichst schnell zur Wärme über. Wir verabreichen dem Patienten entweder warme feuchte Packungen von essigsauren Tonerdeumschlägen oder empfehlen warme Breiumschläge, Moor- resp. Fangopackungen, heiße Sandsäcke usw. Gut bewährt hat sich uns die Kombination von feuchten Umschlägen und Thermophor. Nur muß man auch bei den Wärmeapplikationen darauf achten, daß die Hoden genügend durch das Bedecken mit Mull oder einem Tuch gegen Verbrennung geschützt sind. Deshalb sei ausdrücklich vermerkt, daß wir niemals dem Patienten gestatten, während des Schlafens den Thermophor zu benutzen, da wir hierbei schon unangenehme Verbrennungen gesehen haben und dann gezwungen sind die lokale Nebenhodentherapie ganz zu unterbrechen. In Fällen mit besonders großer Schmerzhaftigkeit, vor allem auch bei peritonitischen Beschwerden, die von dem entzündeten Samenstrang ausgehen, hat sich uns sehr gut die Verabfolgung eines Lichtbügels für $^1/_2$ bis 1 Stunde 1—2 mal am Tage bewährt. Die Patienten rühmen hierbei die große rasch einsetzende Schmerzlinderung. Da wir nach dem Gesagten während der Nachtstunden die thermische Behandlung fortlassen, so verordnen wir für diese Zeit Pinselungen mit Jod- oder Ichthyolvasogen oder legen dem Kranken Salbenverbände mit 10—25 $^0/_0$ Ichthyolvaseline auf, von der wir so gut wie niemals bisher Reizerscheinungen gesehen haben. Über die Salbe kommt ein fester Watteverband. Statt der Umschläge mit essigsaurer Tonerde empfiehlt SCHAEFFER 50 $^0/_0$ Spiritus mit einem Zusatz von 2 $^0/_0$ Resorcin.

Kann der Patient aufstehen, so muß er, wie schon gesagt, ständig ein Suspensorium tragen, wobei darauf zu achten ist, daß dasselbe fest anliegt und um die Hoden gut mit Watte gepolstert ist. Manche Autoren empfehlen den Kranken auch während des Aufseins feuchte Umschläge in dem Suspensorium zu machen. Wir sind hiervon gänzlich abgekommen, da wir es nicht für ratsam halten, Patienten, die herumgehen, vor allem auch ins Freie kommen und somit dauerndem Temperaturwechsel ausgesetzt sind, feuchte Verbände machen zu lassen. Lieber legen wir dem Patienten während seines Aufseins einen Salbenverband mit einer resorbierenden Salbe in das Suspensorium.

Mit dieser Behandlung bezwecken wir ein Nachlassen der entzündlichen Erscheinungen, eine Resorption der Infiltrate resp. eines vorhandenen entzündlichen Ergusses und eine Beseitigung der Schmerzen. Im allgemeinen kommen wir dabei auch mit der Wärmebehandlung zu einem gewissen Ziele, während allgemein bei der Kältebehandlung betont wird, daß sich danach sehr harte Infiltrate auszubilden pflegen. Was wir sonst noch therapeutisch unternehmen,

bezweckt entweder eine Beschleunigung oder Unterstützung der thermischen
Therapie. So verordne man zur Beseitigung der Allgemeinsymptome besonders
des Fiebers Antipyretica, wie Aspirin, Natr. salicyl., Salol, Chinin. Sehr gut
bewährt hat sich uns das intravenös zu verabfolgende Atophanyl, das rasch
die Schmerzen herabsetzt, wie auch das Tachalgan. ISACSON empfiehlt eine
Kombination von Salicylsäure und Jod, indem er verordnet:

> Natr. salicyl.
> Natr. jodat. āā 10.0
> Aqua dest. ad 200.0
> 3—4 mal tägl. 1 Eßlöffel.

Angeblich soll hierbei eine besonders ideale Abheilung ohne Narbenbildung
erzielt werden, jedoch muß die Therapie wenigstens 2—3 Wochen fortgesetzt
werden.

Für die lokale medikamentöse Therapie haben wir schon den Wert der Verbände mit Vasogenen resp. mit Salben hervorgehoben. Doch auch nach dem
Abklingen der akuten Erscheinungen und bei der chronischen Nebenhodenentzündung empfiehlt es sich noch lange eine lokale Therapie fortzusetzen,
indem man den Patienten in seinem Suspensorium die Salbenverbände tragen
läßt. Auch hier ist die $10—25\%$ Ichthyolvaseline, das Jod- resp. Ichthyolvasogen hervorzuheben. SCHÄFFER empfiehlt folgende Rezepte:

> Jod. pur. 0.3
> Kal. jodat. 3,0
> Lanolin. 10.0
> Vasel. flav. ad 30.0
> oder eine nicht färbende Salbe:
> Acid. salic. 3.0
> Ol. Ricin. 5.0
> Unguent. diachyl. ad 30.0.

LEDERMANN rät besonders bei Maceration der Scrotalhaut zu folgender Salbe:

> Extract. Belladonn. 0.5
> Unguent. diachylon. recent. parat. ad 50.0.

Im allgemeinen wird vorgeschlagen über die feuchten oder Salbenverbände
Billrotbattist oder Guttaperchapapier zum luftdichten Abschluß zu legen.
Zum Teil sind wir davon ganz abgekommen, da danach bei empfindlichen
Patienten zu starke und unangenehme Macerationen auftreten. Zur Verhütung
und Beseitigung von harten Infiltraten und Narben werden vielfach Fibrolysin
oder auch Pepsininjektionen empfohlen.

> Pepsin 10.0
> Acid. hydrochlor. Phenol āā 1,0
> Aqu. dest. ad 100,0
> Alle 3—4 Tage in das indurierte Gewebe.

Zur Fixation des Hodens wurde früher sehr viel, heute weniger der
FRICKEsche Heftpflasterverband angelegt: Während man mit der einen Hand
die Scrotalhaut über der erkrankten Seite nach oben zu zurückzieht und an-
spannt, legt man mit der anderen einen Heftpflasterstreifen dicht über dem
kranken Nebenhoden zirkulär um den Samenstrang; von hier aus folgen
nun dachziegelartig longitudinale Heftpflasterstreifen bis über den Pol des
Hodens. Diese befestigt man noch durch einige quer dazu angelegte Zirkeltouren.
Der Nachteil des Verbandes ist, daß er beim Abschwellen des erkrankten Organs
bald nicht mehr fest genug anliegt und nicht mehr genügend den Hoden fixiert.
Daher ist man heute auch im großen und ganzen von diesem Verband
abgekommen und benutzt, wo man eine Stauung erzielen will, die BIERsche
Stauung, mit der man auch bei akuten Fällen recht günstige Resultate erzielen
kann. WILSON empfiehlt die Stauungsbinde in akuten Fällen $\frac{1}{2}$ Stunde liegen
zu lassen, in chronischen 2—8 Stunden. KÖNIG rät die Stauung 20—30 Stunden

liegen zu lassen, während andere Autoren zu einer 2—3 maligen Stauung je eine Stunde täglich raten.

Scharff, Hasencamp und Winkler raten bei akuten Fällen sofort nach der Entstehung der Epididymitis zu einer galvanischen Behandlung des Nebenhodens beginnend mit $^1/_2$ Milliampère und täglich um $^1/_2$—1 Milliampère steigend bis zu 3 Milliampère. Dabei soll die positive Elektrode des konstanten Stroms auf den kranken Nebenhoden, die negative auf das Abdomen aufgelegt werden. Wir selbst haben über diese Verwendung des konstanten Stroms keine Erfahrung. Dagegen benutzen wir gern und oft bei abgeklungenen und chronischen Fällen von Nebenhodenentzündung die Diathermie, von der wir gute Resultate bezüglich der Beschleunigung der Resorption gesehen haben. Über die hierbei anzuwendende Technik unterrichten die Spezialbücher, z. B. das von Nagel-Schmidt oder Kowarschik. Im allgemeinen verwenden wir eine Stromstärke von 0,3—0,6 Ampère. Oft haben uns 8—10 Sitzungen genügt um eine wesentliche Besserung in dem Zustand des Patienten und eine Resorption des Infiltrates herbeizuführen. Nach Wetterer haben sich in frischen Fällen Röntgenbestrahlungen des erkrankten Nebenhodens sehr bewährt, da durch sie die Schmerzen rasch gelindert werden, und die Arbeitsfähigkeit erhalten bleibt. Er gibt je $75^0/_0$ der H. E. D. in einer Sitzung auf Vorder- und Rückseite des erkrankten Hodens bei einer Filterung von 0,5 Zink + 1 Al.

Über die Indikation und die Erfolge eines chirurgischen Vorgehens wollen wir hier nur so viel sagen, daß wir selbst bei der gewöhnlichen Epididymitis nur in seltenen Fällen, in denen es sich um sehr ausgedehnte begleitende Hydrocelen handelt, von der Punktion der Hydrocele Gebrauch machen, von einer Punktion des Nebenhodens selbst aber Abstand nehmen, da auch wir, wie Nobl, die Befürchtung haben, daß wir beim Punktieren der Nebenhodenkanälchen eher einen Schaden als einen Nutzen erreichen, weil wir die Gefahr der Verödung der Samenkanälchen durch das Punktionstrauma nur noch erhöhen. Abscedierungen des N.-Hodens oder Hodens resp. eine Vereiterung der Hydrocelenflüssigkeit verlangen einen gründlichen chirurgischen Eingriff.

Was nunmehr die spezifische und unspezifische Reiztherapie angeht, so haben wir im allgemeinen bei der akuten Epididymitis im Gegensatz zu der Prostatitis und Spermatocystitis, wo wir kaum etwas Erfolgreiches sehen, recht gute Resultate erzielt. Über das Wesen und auch die allgemeine Technik dieser Therapie wird auf S. 409 berichtet. Hier sei nur hervorgehoben, daß wir in der Hauptsache mit frischen Auto- und Heterovaccinen bei der spezifischen Reiztherapie arbeiten. Buschke und Langer konnten zeigen, daß die im Handel käuflichen Vaccinen mehr oder weniger einem Altern unterliegen und mit der Zeit gänzlich unwirksam werden; Versuche, die auch von anderer Seite mehrfach bestätigt worden sind. Daraufhin haben wir uns entschlossen, in erster Linie mit frisch hergestellten Vaccinen zu arbeiten, die wir intramuskulär meistens beginnend mit 50—100 Millionen Keimen injizieren. Dem Praktiker, der auf käufliche Vaccins angewiesen ist, muß empfohlen werden, darauf zu achten, daß die Packungen möglichst nicht lange gelagert haben. Bruck hat auf Grund unserer Versuche sein Arthigon verbessert und durch einen Urotropinzusatz haltbarer gemacht. Im übrigen haben wir unter den üblichen Vaccins gute Resultate mit dem „Gono-Yatren" gesehen, das entweder intramuskulär — 2,0—4,0 ccm — oder intravenös — 0,3—2,0 ccm — verabfolgt wird, ebenso soll auch das „Resantin" sehr brauchbar sein.

Unter den unspezifischen Reizkörpern hat sich uns am besten die frische, zur jedesmaligen Verwendung sterilisierte Kuhmilch, wie sie im Haushalt zur Benutzung kommt, bewährt, die wir in steigenden Dosen jeden 2.—3. Tag 3, 5, 7 und 10 ccm geben. Alle Ersatzpräparate wie Aolan, Caseosan usw. reichen, obwohl sie auch in vielen Fällen ganz brauchbar sind, an die frische Milch selbst nicht heran.

Die Behandlung mit Terpentinöl und den daraus hergestellten Präparaten — Novoterpen, Terpichin — zeigt vielfach auch befriedigende und die Heilung beschleunigende Ergebnisse, desgleichen auch mit Omnadin. Neben dieser allgemeinen Reiztherapie ist von verschiedener Seite eine intrascrotale Injektionsbehandlung teils als chemotherapeutische Maßnahme, teils mit Hilfe von Eigenserum oder Hydrocelenflüssigkeit empfohlen worden. Aus der großen Zahl der Mitteilungen hierüber seien erwähnt die Einspritzung von Elektrargol und Elektrokollargol (Luys) in Dosen von 1 ccm in das erkrankte Nebenhodengewebe direkt. Andere injizieren intrascrotal physiologische Kochsalzlösung in Mengen von 5 höchstens 20 ccm, so daß der erkrankte Nebenhoden und auch der Hoden förmlich in die Injektionsflüssigkeit eingebettet sind (Richter, Eisel u. a.), Büsing empfiehlt die Umspritzung des erkrankten Nebenhodens mit einer Rivanollösung 1:4000; Saudeck, Joseph, Pirola u. a. geben als schmerzstillend und resorptionsfördernd die subscrotale Injektion von Eigenserum in Mengen von 5—8 ccm an. Daneben erscheint diesem Autor die subscrotale Injektion von $1,2—5\%$ Jodkali besonders resorptionsfördernd. Dieser Ausschnitt aus der großen Zahl von Versuchen auf diesem Gebiet zeigt am besten das noch unsichere Tasten, mit dem wir teils auf biologischem teils auf chemotherapeutischem Wege der Erkrankung beizukommen versuchen. Überblicken wir aber schließlich unsere Erfolge, so kann man zwar sagen, daß wir in der Reiztherapie eine gute Unterstützung unserer übrigen, hauptsächlich der thermischen Behandlung der akuten Epididymitis haben, aber mehr auch nicht; denn es gelingt uns niemals allein mit dieser Therapie die gonorrhoische Komplikation zu heilen. Das, was wir damit erreichen, ist eine Beschleunigung in der Beseitigung der akuten Entzündungserscheinungen, in erster Linie des Schmerzes, vielfach auch eine Beschleunigung der Resorption, die aber restlos damit auch nicht erzielt werden kann.

d) Feststellung der Heilung der Adnexerkrankungen. Latenz der Gonorrhöe, Ehekonsens.

Auf S. 189 hat Oelze auseinandergesetzt, welche Bedingungen erfüllt sein müssen, wenn man von einer gonorrhoischen Urethritis behaupten soll, daß sie ausgeheilt sei: noch schwerer als dort liegen die Verhältnisse bei der Sicherung der Heilung in den Adnexorganen, ohne deren Feststellung kein Arzt die Verantwortung für den Abschluß einer Behandlung übernehmen sollte. Denn ein zu rasch abgegebenes oder zu leichtfertiges Urteil kann hier nicht nur dem Kranken selbst Schaden zufügen, indem nach mehr oder weniger langer Zeit seine Gonorrhöe erneut aufflackert, sondern die schwere Verantwortung, die der Arzt bei der Abgabe der Heilungserklärung zu tragen hat, wird dadurch bedingt, daß es sich um ein allgemeines Interesse handelt, und daß außerdem in vielen Fällen von den Kranken mit der Frage, ob sie gesund sind, an den Arzt auch die schwierige Frage nach der Heiratserlaubnis gestellt wird. Hier gilt es aber sehr gewissenhaft alle Untersuchungsmomente gegeneinander abzuwägen, denn verbieten wir in zu großer Ängstlichkeit einem wahrscheinlich nicht mehr Infektionstüchtigen die Ehe, so können wir durch unser Urteil den Kranken, der schon durch die lange Dauer der Erkrankung an und für sich nervös und neurasthenisch geworden ist, psychisch geradezu vernichten. Andererseits gefährden wir bei einem zu rasch abgegebenen Heilungsresultat, auf das gestützt der Kranke unter Umständen eine Ehe eingegangen ist, die Ehefrau und verhindern unter Umständen jede Aussicht auf Nachkommenschaft. So ersieht man schon lediglich aus diesen wenigen Bemerkungen, daß der Arzt mit seinem Endurteil, um das er wohl nur in den wenigsten Fällen von gonorrhoischer Erkrankungen herumkommt, nicht nur das Schicksal des Kranken, sondern auch das seiner Familie in der Hand hat, und daß ihm daher die Aufgabe zukommt, jeden Fall am Schlusse der Behandlung einer gründlichen, oft zu wiederholenden Untersuchung zu unterziehen, die sich nicht nur nach den auf S. 189 aufgestellten Regeln auf die Harnröhre zu beziehen hat, sondern die auch die sämtlichen Adnexe mit umfassen muß. Von entscheidender Bedeutung ist hierbei schon die Wahl der Zeit für die Untersuchung. Denn wir müssen uns darüber klar sein, daß es sich am Ende einer ausgiebigen Spül- und Massagebehandlung vielfach nur um vereinzelte, kleine, zum Teil wohl auch abgekapselte Herde von Gonokokken handeln mag, die vielfach unter anaeroben Verhältnissen in den Pseudoabscessen lagern und hier bei nur geringer Fortpflanzung und herabgesetzter Lebenstätigkeit geradezu, wie in einer anaeroben Kultur, vegetieren. Daher ist es möglich, daß man bei einer sofort nach Abschluß der Behandlung vorgenommenen Untersuchung nichts finden mag, während man, wenn die Untersuchung erst 10—14 Tage nach Abschluß der Behandlung einsetzt, unter Umständen leichter zu einem noch positiven Ergebnis kommen kann. Bei der abschließenden Untersuchung beginnt man mit einer genauen Kontrolle der Harnröhre, die in einer Prüfung des Orificiums nach Verklebungen, paraurethralen Gängen usw. besteht, versucht dann aus der Harnröhre ein Sekret zu gewinnen, das auf Leukocyten und Gonokokken mikroskopisch und kulturell zu untersuchen ist, und prüft den Morgenurin auf das Vorkommen von Filamenten, in denen ebenfalls nach Gonokokken und Leukocyten zu suchen ist. Alle Untersuchungen sind mehrmals mit und ohne Vaccineprovokation resp. chemischer und mechanischer Provokation vorzunehmen. Anschließend ist sowohl die vordere, wie auch die hintere Harnröhre genau auf das Vorhandensein von Infiltraten usw. im Urethroskop zu besichtigen.

Mit dieser Prüfung der Harnröhre hat einherzugehen oder ihr zu folgen eine genaue Untersuchung sämtlicher Adnexorgane, wobei nicht nur, wie es leider nur zu oft zu geschehen pflegt, der Arzt sich auf die Untersuchung der Prostata beschränken darf, sondern von gleich großer Wichtigkeit auch die Feststellung ist, ob in den Samenblasen, den Ampullen und in den COWPERschen Drüsen Reste der gonorrhoischen Erkrankung sich finden. Auch die Palpation der Nebenhoden und Samenstränge hat gleichzeitig zu geschehen, um festzustellen, ob hier Residuen einer Erkrankung derselben vorhanden sind. Doch beginnen hier schon gewisse Schwierigkeiten, da es uns durch den Palpationsbefund allein nicht möglich ist, mit Sicherheit zu sagen, ob eine Epididymitis geheilt ist, oder ob durch eine Verklebung der Samenkanälchen Pseudoabscesse geschaffen sind, in denen Gonokokken weiter latent vorhanden sein können. Wir müssen uns hier damit begnügen, durch eine Vaccineprovokation festzustellen, ob ein Aufflackern einer Entzündung erfolgt oder nicht, und müssen im übrigen eine geringe, wenn auch nicht mehr diagnostizierbare gonorrhoische Affektion der Selbstheilung überlassen. Bei den übrigen, vom Rectum aus erreichbaren Adnexorganen müssen wir mehrfach eine Palpations- und Sekretuntersuchung vornehmen. Dabei ist es von großer Wichtigkeit, daß wir nicht alle Organe auf einmal exprimieren, sondern, nachdem wir uns durch die Palpation von der normalen, resp. noch pathologischen Form der Adnexe überzeugt haben, geht die Sekretuntersuchung so vor sich, wie wir es für die topische Untersuchung der Adnexe nach PICKER geschildert haben, indem jedes einzelne Organ nach vorherigem Klarspülen und Auffüllen der Blase exprimiert wird. Ergibt die Palpation, daß die Adnexe von normaler Größe und Konsistenz sind, zeigen sie nirgends Induration oder Fluktuation, ist keine ausgesprochene Schmerzhaftigkeit mehr vorhanden, und ergibt dann die Expression jedes einzelnen Organs, daß das Sekret vollständig normal und frei von Gonokokken und Leukocyten ist, so können wir unbedenklich die Heilung aussprechen. Die Gonokokkenuntersuchung muß sowohl mikroskopisch wie auch kulturell wiederholt vorgenommen werden. Dabei ist es selbstverständlich, wie wir schon einmal betont haben, daß die Untersuchung nicht nur einmal, sondern mehrmals zu erfolgen hat, und daß außer der gewöhnlichen Untersuchung auch eine solche nach einer Vaccine- oder Proteinkörperprovokation vorgenommen werden muß. Liegt ein Fall so klar, wie wir es eben geschildert haben, so ergeben sich keine großen Schwierigkeiten. Auf der anderen Seite haben wir klare Verhältnisse vor uns, wenn uns der Palpationsbefund im Verein mit der Sekretuntersuchung zeigt, daß ein gonorrhoischer Prozeß vorliegt, da wir im Exprimat mikroskopisch und evtl. auch kulturell Gonokokken und reichlich Leukocyten finden. Doch wie sollen wir uns den vielen Fällen gegenüber verhalten, in denen wir ein chronisches Stadium der Adnexitis vor uns haben, in denen das Exprimat zwar selbst bei immer von neuem vorgenommener Untersuchung anzeigt, daß noch ein Entzündungsprozeß vorliegt, in denen die Palpation noch eine Induration oder durch Fluktuation das Vorhandensein einer, wenn auch kleinen Abscedierung anzeigt, aber im Exprimat nie der Nachweis der Gonokokken selbst gelingt? Oder jene Fälle, in denen wir stets zwar keine Gonokokken, jedoch grampositive, morphologisch den Gonokokken sehr ähnliche, zum Teil auch intracellulär gelagerte Diplokokken finden (Delbanco, Cohn)? Können wir hier auch unbedenklich, auch bei immer wiederholtem einwandsfreiem Fehlen der Gonokokken den Patienten für gesund erklären und ihm unter Umständen die Erlaubnis zur Ehe geben? Hier trennen sich die Ansichten der Venerologen. Die praktische Erfahrung hat einerseits zwar gezeigt, daß in einem großen Teil solcher Fälle die Patienten den Geschlechtsverkehr ausüben, daß sie heiraten, ohne ihren Partner resp. ihre Ehefrau zu infizieren, ja daß sie auch mehrere gesunde Kinder bekommen, ohne daß der Krankheitsprozeß sich verschlimmert und schwerere Erscheinungen macht, als den Morgentropfen und einige Filamente im morgendlichen Urin. Auf der anderen Seite haben wir es selbst, wie wohl jeder Praktiker erleben müssen, daß solche Patienten noch nach Jahren plötzlich eine Aggravierung ihres Krankheitsprozesses bekamen, daß plötzlich wieder Gonokokken auftraten und sie ihre Frauen infizierten, wobei natürlich mit Sicherheit ausgeschlossen werden muß, daß sie sich eine neue Infektion zugezogen haben. Mulzer versucht unsere Anschauung über die Latenz der Gonorrhöe, auf die wir gleich zu sprechen kommen, dadurch zu widerlegen, daß er in solchen Fällen meistens eine Neuinfektion annimmt. Diese Erklärung ist zwar sehr bequem, aber nicht zutreffend, denn unsere Erfahrungen über das Aufflackern alter latenter Gonorrhöeherde sind auch von anderer Seite vor uns (Leven) und nach unseren Mitteilungen auf dem Hamburger Dermatologenkongreß 1921 vielfach bestätigt worden (Wälsch, Delbanco, Bjoerling, Schindler u. a.). Gerade diese Fälle sind es, die uns zu der Überzeugung geführt haben, daß es bei der Gonorrhöe genau so wie bei anderen Infektionskrankheiten eine ruhende latente Infektion gibt, bei der die „Gonokokken anaerob weiter vegetieren und, wie im Reagensglas, so auch hier eine herabgesetzte Lebenstätigkeit und nur ein geringes Fortpflanzungsvermögen entwickeln, wobei sie aber völlig ihre Virulenz behalten können und dieses beweisen, sobald sie auf einen frischen geeigneten Nährboden treffen." Und dieses geschieht, trotzdem wir zu wiederholten Malen bei der Expression Gonokokken-negative Resultate erhalten. Wie können wir uns aber dieses widersprechende Verhalten erklären? Nur dadurch, daß wir annehmen, daß in den in den drüsigen Organen durch entzündlichen Verschluß der Ausführungsgänge entstandenen Pseudoabscessen die Gonokokken latent lebend erhalten bleiben, bis sie durch irgend eine Exazerbation einen Weg in die Harnröhre finden, auf der sie eine Reinfektion herbeiführen. Daß dieses andererseits vielfach seltener erfolgt, als man annehmen müßte, bedarf nicht einer Erklärung durch die lokale Immunität der Harnröhre, sondern ergibt sich aus den rein mechanischen Momenten. Wie unter prophylaktischen Verhältnissen oft der beste Schutz dadurch herbeigeführt wird, daß ein Patient möglichst rasch nach einem verdächtigen Coitus uriniert und auf diese Weise die Schleimhaut der Harnröhre, ehe die Gonokokken Gelegenheit hatten sich fester in ihr einzunisten, von den Erregern befreit, so gelingt es auch die plötzlich aus den Adnexen in die Harnröhre gelangten Gonokokken, ehe sie ihre volle Virulenz wiedererlangen, durch den Urinstrom zu beseitigen. Andererseits beweisen die Fälle latenter Gonorrhoiker, die plötzlich nach anscheinend jahrelanger Gesundheit ihre Partnerin infizieren, daß die Gonokokken, die evtl. durch die durch den Coitus erfolgte Exazerbation auf die Frau übertragen worden sind, daß diese Gonokokken noch voll infektionsfähig sind. Daß diese Annahme nicht nur auf theoretischen Erwägungen aufgebaut ist, sondern auch praktisch erwiesen ist, beweisen die Untersuchungen Moros, der an früheren Gonorrhoikern systematisch Expressionen vorgenommen hat. Dabei fand er nach einfacher Prostatamassage bei $31\,^0/_0$ seiner Patienten 1—42 Jahre post infectionem und bei weiteren $7\,^0/_0$ nach Instillation von Argentum nitricum und Massage bei Patienten 9—44 Jahre post infectionem im Prostatasekret Gonokokken. Aber auch andere Autoren, so Posner, Oberländer, Veit, Wälsch u. a., heben die Gefährlichkeit der chronischen Gonorrhöe der Adnexe hervor und betonen ihre Bedeutung für Infektionen in der Ehe, weil „erfahrungsgemäß von Resten einer gonorrhoischen Entzündung in der Prostata Rezidive der urethralen Gonorrhöe oder Reinfektionen der geheilten Harnröhre sich entwickeln können" (Wälsch). Und was Wälsch hier für die Prostata hervorhebt, gilt auch in der gleichen Weise für die Samenblasen, Ampullen und Cowperschen Drüsen. So stehen wir auf dem Standpunkt, den wir bei unserem Hamburger Vortrag dahin präzisiert haben, daß „die Latenz der Gonorrhöe — beim Manne ebenso wie bei der Frau — wohl bedeutend häufiger ist, als allgemein angenommen wird". Wir nehmen an, daß es sich hierbei um ein Stadium handelt „ohne nachweisbare Entzündungs- und Krankheitserscheinungen, während die Gonokokken unter anaeroben Bedingungen in einem Organ abgeschlossen bei herabgesetzten Vermehrungsverhältnissen, aber erhaltener Virulenz, weiterleben. Beim Manne wie bei der Frau finden sich die anaeroben Herde wahrscheinlich zum großen Teil in den sog. Pseudoabscessen der Urethraldrüsen oder in den Adnexen unter ähnlichen anaeroben Lebensbedingungen wie in den anaeroben Kulturen, wenn auch die Möglichkeit besteht, daß ein großer Teil durch die Gewebsreaktion und durch schlechter werdende Ernährungsverhältnisse zugrunde geht". Diesen Gedankengängen hat seinerzeit in Hamburg aufs heftigste Blaschko widersprochen, doch sagt er nicht Ähnliches, wenn er behauptet?: „Und da ja eigentlich bei jedem Fall von akuter Gonorrhöe zum Schluß der geschilderte Zustand sich einstellt, so weiß man in keinem Falle mit völliger Sicherheit, ob das Verschwinden der Gonokokken nun ein definitives ist, oder ob wir mit einer Wiederkehr derselben rechnen müssen. Es ist also auch in jedem gewöhnlichen Falle von Gonorrhöe die Frage der eingetretenen Heilung nicht leicht zu entscheiden". Wir wollen, wenn wir gerade die Latenz bei der Heilung der Gonorrhöe in den Vordergrund stellen, nicht wie Mulzer glaubt, die „Irrlehre von der Unheilbarkeit des Trippers" predigen, wir wollen auch nicht durch einen übertriebenen Pessimismus den behandelnden Arzt in seiner Tätigkeit schwankend machen, sondern nur den übertriebenen, durch nichts begründeten Optimismus durch einige berechtigte Zweifel eindämmen. Wir können uns nicht auf den Standpunkt Neissers stellen, daß der Arzt bei oft wiederholtem sorgfältig erhobenem negativem Gonokokkenbefund berechtigt ist, trotz Bestehens leichter katarrhalischer Erscheinungen einen Patienten für nicht infektiös zu erklären. Die Gegenwart von Filamenten oder von Leukocyten zeigt uns auch bei stets negativem Gonokokkenbefund doch an, daß irgendwo ein Entzündungsherd sitzen muß (Leven), dessen Beseitigung allerdings in manchen Fällen restlos nicht gelingt. Meistens wird die topische Diagnose nach Picker uns die Möglichkeit geben sicherzustellen, wo der Herd sitzt; wir sind aber nicht so optimistisch anzunehmen, daß es uns dann auch immer gelingen wird, den Erkrankungsherd restlos zu beseitigen. Aus diesem Grunde können wir in solchen Fällen dem Kranken das gewünschte Gesundheitszeugnis auch nicht ohne weiteres geben, sondern müssen ihn darüber aufklären, daß er wohl noch einen chronisch-latenten Herd beherbergt, der nach der allgemeinen Erfahrung zwar latent bleiben, der aber andererseits durch irgendeine Exazerbation zu neuer Virulenz erweckt werden kann. Auf diese Weise wird der Arzt der Schwierigkeit behoben, eine Garantie durch das Ehezeugnis zu übernehmen, die er zu tragen nicht imstande ist, und die er nur geben kann, wenn eine Heilung als absolut sicher anzusehen ist und aus der Untersuchung sich auch ergeben hat.

Literatur.

Aversenq und Dieulafé: Periprostatische Aponeurosen und Räume. Periprostatische Eiterungen. Ann. des malad. des organ. genito-urinaires 1911. — Bärmann: Über die Pathologie der gonorrhoischen Epididymitis. Dtsch. med. Wochenschr. 1893. Verhandl. d. 8. Kongr. d. dtsch. dermat. Ges. Arch. f. Dermatol. u. Syphilis. Bd. 77. 1905. — Ballog: Die chronische Gonorrhöe des Mannes im Lichte der Adnexpathologie. Arch. f. Dermatol. u. Syphilis. Bd. 138. 1922. — Bjoerling: Wann kann man die Gonorrhöe eines Mannes für geheilt erklären? Acta dermato-venereol. 1923. — Blaschko: Zur Theorie und Praxis der Gonorrhöebehandlung. Dtsch. med. Wochenschr. 1918. Arch. f. Dermatol. u. Syphilis. Bd. 138, S. 279. 1922. — Buschke und Langer: Zur Biologie des gonorrhoischen Krankheitsprozesses, unter Berücksichtigung der Anaerobiose des Gonokokkus und der Frage der experimentellen gonorrhoischen Amyloiderzeugung. Arch. f. Dermatol. u. Syphilis. Bd. 138, S. 258. 1922. Med. Klinik 1922, Nr. 3. — Buschke: Über gonorrhoisches Scrotalödem. Arch. f. Dermatol. u. Syphilis Bd. 100. 1910. — Caro: Zwei Fälle von Rectalgonorrhöe infolge von Entleerung gonorrhoischer Eiteransammlung ins Rectum. Berlin. klin. Wochenschr. 1901. Nr. 4. — Casper: Lehrbuch der Urologie mit Einschluß der männlichen Sexualerkrankungen. — Cohn: Ein Fall von Rectalgonorrhöe beim Manne infolge Perforation eines gonorrhoischen Prostataabscesses. Med. Klinik. 1924. Nr. 10. — Cohn: Über die Bedeutung der grampositiven Diplokokken bei chronischer Urethritis und deren Adnexorgane. Zeitschr. f. Urol. Bd. 18, S. 626. 1924. — Cronquist: Über Lymphangitis prostato-iliaca. Arch. f. Dermatol. u. Syphilis. Bd. 134, S. 374. 1921. — Finger: Die Blennorrhöe der Sexualorgane. Wien 1891. — Culver: Bakteriologie der chronischen Prostatitis und Spermatocystitis mit Berücksichtigung des Zusammenhangs mit der Arthritis. Journ. of the Americ. med. assoc. 1916. — Cunningham: Lokale und allgemeine Symptome der Spermatocystitis. Internat. journ. of surg. 1921. Nr. 2. — Delbanco und Lorenz: Zur Biologie des Gonokokkus und zur Prognose der männlichen Gonorrhöe. Verhandl. d. Hundertjahrfeier dtsch. Naturforscher u. Ärzte in Leipzig 1923. — Englisch: Über Fisteln der Cowperschen Drüsen. Wien. med. Wochenschr. 1886. — Englisch: Über angeborene Cysten in der Raphe der äußeren Geschlechtsorgane. Zentralbl. f. d. Krankheiten d. Harn- u. Sexualorgane. Bd. 13. — Finger: Die Blennorrhöe der Sexualorgane. Wien 1891. — François: Beitrag zum röntgenologischen Studium der Samenblasen. Scalpel 1922. 1091. — François: Chronische nicht tuberkulöse Samenblasenentzündung. Scalpel 1921. Nr. 30/34. — Grosz: Deferentitis und Epididymitis gonorrhoica. Handb. d. Geschlechtskrankh. Bd. 2. 1910. — Guyon und Legond: zit. nach Aversenq und Dieulafé. — Hyman und Sanders: Über chronische Entzündung der Samenbläschen. New York med. journ. 1913. — Jadassohn: Mastdarmblennorrhöe infolge von Incision eines blennorrhoischen Pseudoabscesses. Festschrift f. Neumann. Wien 1900. — Johnson: Divertikel und Cysten der Harnröhre. Journ. of urol. Bd. 10, S. 295. 1923. — Langer: Samenblasenempyem mit Perforation in die Blase. Arch. f. Dermatol. u. Syphilis. Bd. 149. 1925. — Leszczinski: Chronische latente Cowperitis. Ann.

des maladies vénér. 1922. S. 416. — Lewin und Bohm: Zur Pathologie der Spermatocystitis gonorrhoica. Zeitschr. f. Urol. 1909. — Mc Gowan: Herdinfektionen der Prostata unter dem klinischen Bilde des Pseudoprostatismus. Urol. a. cut. Review. 1922. — Moro: Über die Beständigkeit des Gonokokkus in der Prostata und die klinischen Folgen der Blennorrhagien. Beitr. z. klin. Chirurg. Bd. 71, H. 2. 1911. — Mühlpfordt: Über die Häufigkeit der Cowperitis gonorrhoica. Zeitschr. f. Urol. 1923. H. 10. — Mulzer: Über Gangrän bzw. Abscedierung des Hodens und deren Beziehungen zur Gonorrhöe. Arch. f. Dermatol. u. Syphilis. Bd. 94. 1909. — Mulzer: Diagnose und Therapie der gonorrhoischen Erkrankungen. München: J. F. Bergmann 1924. — Nelken: Das Problem der chronischen Infektion der Prostata. Southern. med. journ. 1922. Nr. 9. — Nobl: Zur Klinik und Ätiologie der Deferentitis pelvica. Wien. klin. Rundschau 1906. Nr. 10/11. — v. Notthafft: Über scheinbar mit der Prostata nicht zusammenhängende, aber dennoch durch Prostatitis bedingte Schmerzen, nebst einigen Bemerkungen über chronische Prostatitis. Arch. f. Dermatol. u. Syphilis Bd. 70. 1904. — Oberländer und Kollmann: Die chronische Gonorrhöe der männlichen Harnröhre und ihre Komplikationen. Leipzig 1905. — Oppenheim und Loew: Klinische und experimentelle Studien zur Pathologie der gonorrhoischen Epididymitis. Virchows Arch. f. pathol. Anat. u. Physiol. Bd. 182. 1905. — Perutz: Die medikamentöse Behandlung der Harnröhrengonorrhöe des Mannes. Urban und Schwarzenberg 1925. — Picker: Beziehungen zwischen der anatomischen Gestaltung der menschlichen Samenbläschen und den klinischen Formen der Spermatocystitis. The urol. a. cutan. Rev. 1913. — Picker: Die topische Diagnose der chronischen Gonorrhöe. Berlin: Coblentz 1909. — Porosz: Epididymitis sympathica. Ref. Monatshefte f. prakt. Dermatol. 1910. S. 372. — Posner und Rappaport: Prostatasekret und Prostatitis. Ein Beitrag zur Entzündungsfrage. Dtsch. med. Wochenschr. 1905. Nr. 13. — v. Saar: Chirurgische Beiträge zur Kenntnis der Erkrankungen der Samenblasen. Zeitschr. f. Urol. Bd. 13. 1919. — Schindler: Dürfen Geschlechtskranke mit negativem Laboratoriumbefund heiraten? Berlin. Klinik 1925. H. 344. — Schindler: Die Pathogenese und Therapie der gonorrhoischen Epididymitis. Dermatol. Zentralbl. Bd. 16. 1913. — Voelker: Chirurgie der Samenblasen. Stuttgart 1912. — Wälsch: Epididymitis erotica. Berlin. klin. Wochenschr. 1909. Nr. 27. — Wälsch: Handb. d. Geschlechtskrankh. Prostatitis, Spermatocystitis, Cowperitis gonorrhoic. Wien u. Leipzig: Hölder 1910. — Wiedemann: Beitrag zur Statistik der Epididymitis gonorrhoica. Inaug.-Diss. Leipzig 1920. — White und Gradwohl: 1000 Fälle von Samenblasenentzündung. Journ. of urol. 1921, S. 303 und Southern med. journ. 1921. — Wossidlo: Die Gonorrhöe des Mannes und ihre Komplikationen. Leipzig 1923. — Young: Die Rolle der Prostata und Samenblasen bei allgemeinen Toxämien. Journ. of the Americ. med. assoc. 1913. — Zigler: Samenblasenentzündung. New York med. journ. 1921.

Die Gonorrhöe des Weibes.

Von

MAX STICKEL - Berlin.

Mit 8 Abbildungen.

Einleitung.

In jeder klinischen Unterrichtsstunde, ja fast bei jedem einzelnen, den Studierenden vorgestellten Falle erwächst dem akademischen Lehrer der Gynäkologie die Notwendigkeit bei Besprechung der Ätiologie auf den möglichen, wahrscheinlichen oder sicheren Zusammenhang mit der Gonorrhöe hinzuweisen, gleichviel ob es sich um Patientinnen der Klinik, Poliklinik oder Privatpraxis handelt. Wenn so der Hörer inne wird, wie ungemein weit verbreitet die Gonorrhöe in Groß-, Mittel- und Kleinstadt, ja sogar auf dem Lande ist, und wie tiefgreifende Veränderungen der Gonokokkus so häufig im Bereich der weiblichen Genitalien setzt, dann wird er erstaunt sein, aus einem geschichtlichen Rückblick zu erfahren, daß erst vor rund 50 Jahren NOEGGERATH der damaligen Ärztegeneration klarere Einblicke in das Wesen dieser Erkrankungsform gab.

Während noch in der ersten Hälfte des 19. Jahrhunderts die Gonorrhöe von der Lues nicht scharf geschieden wurde, hat NOEGGERATH lediglich auf Grund sorgfältiger klinischer Beobachtungen Anfang der 70er Jahre — also in der vorbakteriologischen Zeit — das Krankheitsbild der weiblichen Gonorrhöe scharf umrissen, indem er insbesondere den Zusammenhang zwischen dem ansteckenden Cervicalkatarrh und den Adnexerkrankungen und die untergeordnete Beteiligung des Bindegewebes gegenüber der Schleimhaut beim Tripper der Frau nachzuweisen suchte. Sein Verdienst wurde gewiß nicht geschmälert dadurch, daß er in seiner Monographie bezüglich der Häufigkeit der Gonorrhöe über das Ziel hinausschoß. Doch trug gerade dieser Punkt mit dazu bei, daß seine von Anfang an stark befehdete Lehre sich erst später durchsetzte.

Die Entdeckung des Erregers der Gonorrhöe, des nach ihm benannten Gonokokkus, durch NEISSER im Jahre 1879 bildet den wichtigsten Markstein in der Entwicklung der Lehre von der Gonorrhöe. Doch gelang erst Anfang der 80er Jahre BUMM der exakte experimentelle Nachweis, daß dieser Schleimhautparasit wirklich der Erreger der Gonorrhöe ist, dessen genauere Erforschung ermöglicht wurde durch die von BUMM auf künstlichen Nährböden durchgeführte Züchtung außerhalb des menschlichen Körpers.

Auf dem von BUMM gelegten Fundament haben dann WERTHEIM und MENGE die Lehre von der Gonorrhöe des Weibes weiter ausgebaut, ohne freilich untereinander in Einzelfragen völlig übereinzustimmen. Wenn man die Gesamtentwicklung dieses Lehrgebäudes überblickt, so kann man wohl sagen, daß die Forschungsergebnisse dieser drei Autoren auch heute noch seine gesicherte Grundlage bilden, ohne daß man damit späteren Forschern auf diesem Gebiete zu nahe tritt. Bezüglich mancher Punkte von nicht grundsätzlicher Bedeutung ist freilich auch heute noch keine Klärung gewonnen. Daß aber die Grundfragen nicht mehr zur Diskussion stehen, lehrt ein Blick in die neuere und neueste Literatur; sie beschäftigt sich fast ausschließlich mit Fragen der Therapie und den damit eng zusammenhängenden der Diagnostik, wogegen Fragen der pathologischen Anatomie oder der Bakteriologie durchaus zurücktreten.

Der Gonokokkus.

Da der Gonokokkus Neisser im Rahmen dieses Buches an anderer Stelle (s. S. 92) eine ausführliche Darstellung findet, erübrigt es sich, hier auf seine tinktoriellen und kulturellen Eigenschaften einzugehen. Immerhin läßt es sich nicht umgehen gewisser biologischer Eigenschaften dieses nur für den Menschen so gefährlichen Spaltpilzes Erwähnung zu tun, weil anders manche Eigentümlichkeiten seiner Ausbreitungsweise und ihre Folgezustände gerade bei der Frau unverständlich wären.

Nach Bumm ist der Gonokokkus der Schleimhautparasit kat'exochen, d. h. er vermag sich auf und in der gesunden, unverletzten menschlichen Schleimhaut anzusiedeln im Gegensatz zu fast allen anderen bekannten pathogenen Mikroorganismen. Doch hält er sich nach Durchbrechung der Deckepithellagen, ohne jemals in eine Epithelzelle selbst einzudringen, in bzw. unmittelbar unter der oberflächlichen Schicht, in der er sich vorwiegend flächenhaft ausbreitet. Während Wertheim der Nachweis gelang, daß der Gonokokkus hin und wieder auch in die tieferen Schleimhautschichten, in die Submucosa, ja bis in die Bindegewebs- und Muskellagen vorzudringen vermag, stimmen doch die meisten Autoren darin überein, daß eben die Schleimhaut, und zwar besonders die mit Cylinderepithel ausgestattete, die Prädilektionsstelle des Trippererregers ist. Auch Menge steht in diesem Punkt wohl der Bummschen Auffassung näher.

Eigenbewegung besitzt der Gonokokkus nicht. Er kann sich also nur ausbreiten durch sein rasenartiges Weiterwachsen in der Fläche und durch passiven Transport, wozu die Vorbedingungen oft gegeben sind.

In seiner von Bumm besonders hervorgehobenen, einzig dastehenden parasitären Anpassung an den Menschen und der dadurch bedingten Unmöglichkeit diesen Erreger auf Tiere zu übertragen, lag für Bumm die größte Schwierigkeit einen geeigneten Nährboden zur Züchtung außerhalb des menschlichen Körpers zu finden. Erst nachdem diese Klippe umschifft war, und nachdem Wertheim und andere brauchbarere Kulturverfahren gefunden hatten, konnte der kulturelle Nachweis des Keimes eine praktische Bedeutung für die Diagnose und Beurteilung der Ausheilung einer Gonorrhöe gewinnen.

Körpertemperatur sagt dem Gonokokkus am meisten zu; doch schaden ihm Temperaturschwankungen nach oben und unten innerhalb gewisser enger Grenzen nicht allzuviel; um so empfindlicher ist er gegen Austrocknung, die innerhalb 24 Stunden die Fortzüchtung unmöglich macht. Sein Nährboden darf weder hochgradig alkalisch noch hochgradig sauer sein; schwache Alkalescenz stellt das Optimum für ihn dar; doch verträgt er auch Milchsäure in der in der Scheide vorkommenden Konzentration.

Das von ihm gebildete Toxin ist, wie Wassermann gezeigt hat, ein Endotoxin, also an den Kokkenleib gebunden; es wird anderen Keimen rasch verderblich, aber auch ihm selbst in abgeschlossenen Höhlen wahrscheinlich infolge Erschöpfung des Nährbodens an Eiweißstoffen, deren er zu seiner Erhaltung bedarf. Eine allgemeine Immunität gegen den Gonokokkus gibt es nach Wassermann nicht.

Der Nachweis spezifischer Antigenbildung im menschlichen Körper ist nach den Untersuchungen von Bruck und anderen als geglückt zu betrachten. Da aber offenbar nur ganz minimale Mengen produziert werden, dürfte infolge der großen Schwierigkeit des Verfahrens der Nachweis praktische Bedeutung zur Zeit nicht gewinnen.

Virulenzwechsel im Verlaufe kultureller Fortzüchtung ist sicher erwiesen; aber auch die Kokken in der lebenden Schleimhaut unterliegen ganz offensichtlich Virulenzschwankungen, wenn auch die Bedingungen dafür noch nicht klar zutage liegen. Eigene Beobachtungen in bezug auf den Einfluß des konstitutionellen Momentes geben bisher nur bescheidene Ansätze zur Beurteilung dieser Frage und reichen bei weitem noch nicht aus in dieser Richtung ein Urteil auszusprechen. Sicher ist die klinisch wichtige Tatsache, daß bei einer viele Jahre alten Gonorrhöe bei geringen oder fehlenden klinischen Erscheinungen in verborgenen Schleimhautfältchen Gonokokken sich ebensoviele Jahre virulent halten können (sog. latente Gonorrhöe, s. später).

WERTHEIM sah nach Überimpfung einer einer chronischen Gonorrhöe entstammenden Reinkultur eine akute Harnröhrengonorrhöe entstehen. Eine von dieser frischen Gonorrhöe gewonnene Reinkultur löste wiederum akute Erscheinungen aus bei dem chronisch gonorrhoisch Kranken, von dem die Keime ursprünglich stammten. Damit ist freilich die ältere Anschauung widerlegt, daß aus einer chronischen Gonorrhöe durch Übertragung immer nur eine milde, chronisch verlaufende Erkrankung entstehen könne. Doch muß man DÖDERLEIN, der diese Auffassung vertritt, insoweit beistimmen, als die chronische Gonorrhöe wohl nur ausnahmsweise durch Übertragung die Quelle einer stürmischen akuten Entzündung sein wird, während in der Mehrzahl der Fälle eine Virulenzabschwächung beobachtet wird, wodurch die Erscheinungen bei dem neu Erkrankten viel milder auftreten. DÖDERLEIN unterscheidet danach virulente und mitigierte Infektion. Die klinische Erfahrung zeigt also eindeutig, daß sowohl Virulenzsteigerung als auch -abschwächung unter bestimmten Bedingungen vorkommt.

Das andere für den Verlauf einer gonorrhoischen Infektion maßgebende Moment ist das biologische Verhalten des befallenen Individuums nach seiner allgemeinen Konstitution und nach seinem jeweiligen körperlichen Zustand. Wieweit dieses Moment heute schon exakt verwertet werden kann, darüber wird bei der Besprechung der gonorrhoischen Organveränderungen noch ein Wort zu sagen sein.

Was nun die Immunität gegen Gonorrhöe anlangt, so gibt es, wie auch WASSERMANN gezeigt hat, eine erworbene nicht. Höchstens könnte man von einer gewissen örtlich, aber zugleich auch zeitlich begrenzten Immunität in den Fällen sprechen, in denen trotz günstiger Gelegenheitsursache ein Aufsteigen der Keime in höhere Genitalabschnitte entgegen der landläufigen Erfahrung nicht erfolgt bzw. erst nach vielen Jahren. Allerdings lassen diese Fälle auch eine andere Deutung zu, insofern als eine Neuinfektion bisweilen nur schwer mit Sicherheit auszuschließen ist.

Fälle, die eine angeborene Immunität gegen Gonorrhöe beweisen sollen, gehören jedenfalls zu den ganz seltenen Ausnahmen. Die überwiegende Mehrzahl der in der Literatur niedergelegten kasuistischen Beiträge halten einer strengen Kritik nicht stand.

BUCURA beschreibt einen Fall von einer Frau, die trotz Gonorrhöe ihres Mannes immer nur kurze Zeit Gonokokkenträgerin war, ohne aber klinische Erscheinungen des Trippers aufzuweisen. Ich selbst beobachtete folgenden Fall: Eine Frau hatte als junges Mädchen an inzwischen angeblich ausgeheilter Gonorrhöe gelitten. In der ersten Schwangerschaft bestand sehr starker eitriger Fluor; das Kind erkrankte an Ophthalmoblennorrhöe und nun, d. h. im Wochenbett und lange nachher waren trotz Behandlung Gonokokken im Cervixsekret nachweisbar. Der Ehemann war gesund und blieb gesund trotz bestehender Übertragungsmöglichkeit. Hier war also anscheinend der Mann immun. Jedenfalls stehen derartige Beobachtungen in einem gewissen Widerspruch zu der von WASSERMANN auf Grund experimenteller Beobachtungen bestrittenen Möglichkeit einer allgemeinen Immunität gegen den Gonokokkus.

I. Häufigkeit der weiblichen Gonorrhöe.

Dem Versuche, die Gonorrhöeerkrankungsfälle zahlenmäßig zu erfassen, müssen sich naturgemäß erhebliche, zum Teil unüberwindliche Schwierigkeiten entgegenstellen. Nicht selten macht die frische gonorrhoische Infektion bei der Frau nur ganz geringe subjektive und objektive Symptome. Wird sich die Frau ihrer Erkrankung gar nicht bewußt, so sucht sie selbstverständlich auch keinen Arzt auf. Eine andere Frau wieder scheut sich mit Rücksicht auf die Natur ihres Leidens zum Arzt zu gehen. Alle diese Fälle gehen für die Statistik verloren, und es ist fraglich, ob die geplante Anzeigepflicht darin Wandel schaffen wird.

NOEGGERATH war überzeugt, daß jede Frau, die einmal mit einem Manne in sexuelle Berührung gekommen war, der irgendwann eine Gonorrhöe akquiriert hatte, ihrerseits an diesem Leiden erkranken müsse, und daß überdies die Gonorrhöe unheilbar sei. Wenn er also damals in New York 80% aller Männer als gonorrhoisch infiziert wähnte, so war es bei seiner Auffassung nur logisch, die gleiche Prozentzahl auch für das weibliche Geschlecht anzunehmen.

Daß dem nicht so ist, hat MENGE sehr überzeugend nachgewiesen. Zunächst ist die Voraussetzung falsch, daß jeder Tripper unheilbar sei. Weiter stützt sich MENGE auf die Statistiken großer geburtshilflicher und gynäkologischer Kliniken, in denen die Zahl der Gonorrhoischen zwischen 25 und 30% schwankt. Diese Zahl bleibt erheblich unter der NOEGGERATHs, obwohl doch gerade in den Spezialabteilungen der Krankenhäuser die Kranken jeder Art zusammenströmen. Endlich besteht noch ein sehr beachtlicher Unterschied zwischen den Geschlechtern: Der junge Mann, sobald er selbständig wird, gibt seinem Trieb sich auszuleben nach. Er wendet sich dabei der Puella publica zu oder anderen Mädchen, die sich nicht selten mehreren Männern hingeben. So muß ein und dasselbe weibliche Wesen die Infektionsquelle für mehrere Männer werden, die ihrerseits wieder die Gonorrhöe in dem gleichen Kreis von Frauen und Mädchen auszubreiten vermögen, die noch frei von Ansteckung waren. — Im Gegensatz dazu ist das junge Mädchen durch engeren Anschluß an das Elternhaus, oder falls sie berufstätig ist, infolge geringerer sexueller Bedürfnisse oder durch Furcht vor Konzeption der Gefahr außerehelich infiziert zu werden weniger ausgesetzt als der junge Mann. Wenn so die Mehrzahl der jungen Mädchen gesund in die Ehe tritt, so ist damit die Möglichkeit für sie tripperkrank zu werden zwar nicht ausgeschaltet, aber doch sehr erheblich gemindert, vorausgesetzt, daß der Mann gesund in die Ehe trat oder seine Gonorrhöe ausgeheilt hatte. Unter Berücksichtigung dieser Umstände rechnet MENGE auf 5—6 einmal gonorrhoisch infizierter Männer eine tripperkranke Frau und glaubt, daß diese Zahl in der Großstadt vielleicht überschritten, ebenso sicher aber in der Kleinstadt und auf dem Lande unterschritten wird. Die MENGEschen Ausführungen sind sicher zutreffend für die Zeit, in der sie niedergeschrieben wurden, d. h. vor dem Kriege. Auf Grund meiner Erfahrungen im Felde und nach dieser Zeit zunächst an der Charité-Poliklinik, dann aber auch am Virchow-Krankenhause und in der Privatpraxis hat sich mir die Überzeugung gebildet, daß man diese Friedenszahlen etwa verdoppeln muß. Daß die Zahl der Gonorrhöeerkrankungen durch den Krieg bei Mann und Frau eine erhebliche Steigerung erfahren hat, ist offenkundig; sie ist dabei in die Kleinstadt und auf das Land weiter vorgedrungen und, wenn man hoffen darf, daß es sich dabei um eine Erscheinung handelt, die in absehbarer Zeit wieder überwunden werden kann, so wird ein anderes Moment wahrscheinlich für einen längeren Zeitraum wirksam sein: die prozentual erhöhte Beteiligung des weiblichen Geschlechtes, die darauf beruht, daß infolge der wirtschaftlichen Verhältnisse ein im Vergleich zur

Vorkriegszeit größerer Teil des weiblichen Geschlechts frühzeitig durch Berufs-
tätigkeit selbständig und so dem Schutze des Elternhauses entzogen wird, also
unter ähnlichen Bedingungen lebt wie früher der gleichaltrige männliche Teil
der Bevölkerung.

Wenn also Friedensstatistiken den gonorrhoisch erkrankten Anteil des in
ambulanter oder stationärer ärztlicher Behandlung überhaupt befindlichen
Volksteiles auf 10—30% angeben, so würde jetzt in der Nachkriegszeit diese
Zahl 40% nahekommen.

Rein schätzungsweise dürfte der prozentuale Anteil der weiblichen
Bevölkerung insgesamt aber erheblich niedriger sein und 30% wohl kaum
erreichen.

II. Art der Übertragung.

Wie wir sahen, geht der Gonokokkus außerhalb des menschlichen Körpers,
da er die ihm gemäßen Lebensbedingungen kaum finden wird, meist rasch zugrunde. Darin liegt es begründet, daß unter den Übertragungsmöglichkeiten
die von Mensch zu Mensch an erster Stelle steht, und zwar durch den Sexual-
verkehr. Ist doch auch die Gonorrhöe weitaus am häufigsten an den Urogenital-
organen lokalisiert.

Die Ophthalmoblennorrhöe bildet den Übergang vom genitalen zum extra-
genitalen Infektionsmodus. Intra partum während des Durchtrittes des kindlichen Kopfes durch den Genitalschlauch der Mutter werden die Keime aus den
Scheidenschleimhautfalten auf die kindliche Conjunctiva überimpft, wenn es
sich nicht um eine durch die Mutter oder Pflegerin post partum bewirkte sog.
Spätinfektion handelt. Selbstverständlich kann die Augenerkrankung ihrerseits wieder extragenitale Infektionsquelle werden.

Bei der Vulvovaginitis gonorrhoica kleiner Mädchen dürften sich genitaler
und extragenitaler Übertragungsmodus in bezug auf die Häufigkeit wohl die
Wage halten. Gewiß kommt auch Stuprum in Betracht, aber nicht minder die
in manchen Gegenden heimische abergläubische Vorstellung, daß die Berührung
des erkrankten Membrum virile mit einem sicher virginellen weiblichen Genitale
die Gonorrhöe zu heilen vermöge. Diese Vorbedingung der Virginität ist eben
am kindlichen Genitale am ehesten gewährleistet. Aber auch die außergenitale
Ansteckungsmöglichkeit durch Schwämme, Badewasser und ähnliches darf
besonders in Anstalten nicht außer acht gelassen werden (vgl. S. 328).

Auch Übertragungen durch die untersuchende Hand und ärztliche Instrumente sind sicher festgestellt. Ohne grobe Verstöße gegen die einfachsten
Regeln der Asepsis sind sie freilich nicht denkbar.

Der aus naheliegenden Gründen recht häufigen Angabe, daß eine Übertragung durch Benutzung eines mit gonorrhoischem Eiter verunreinigten Klosetts
zustande gekommen sein müsse, wird der Arzt zweifellos mit Recht mit der
größten Skepsis begegnen. Denn, wenn wirklich einmal Eiter mit noch lebens-
frischen, d. h. nicht eingetrockneten und nicht zu stark abgekühlten Gonokokken
an einem derartigen Ort deponiert ist, so ist bei dem Bau der weiblichen Genitalien die Wahrscheinlichkeit unmittelbarer Berührung mit Schleimhautpartien
recht gering, ohne daß deshalb diese Möglichkeit völlig in Abrede gestellt zu werden braucht.

Eine eigentliche Inkubationszeit gibt es für den Gonokokkus nicht;
unmittelbar nach der Übertragung, innerhalb weniger Stunden, können die
ersten Symptome auftreten. Spätestens innerhalb drei Tagen sind die klinischen
Erscheinungen voll ausgebildet.

III. Art und Verbreitung des Gonokokkus im Bereich des weiblichen Urogenitalapparates.

Die angeführten biologischen Eigenschaften des Gonokokkus allein vermögen noch nicht alle Besonderheiten des bei der Frau so bunten Krankheitsbildes zu erklären.

So ist beispielsweise die Scheide der erwachsenen, nicht schwangeren Frau nur ganz ausnahmsweise einmal der Sitz der Erreger; selbst dann nicht, wenn die in die Scheide hineinragende und in sie ihr Sekret entleerende Cervix befallen ist. Die Ursache für diese eigentümliche Erscheinung liegt darin, daß die Gonokokken zwar zartes, feuchtes, also succulentes Deckepithel, nach Bumms Untersuchungen vor allem das Cylinderepithel sowie das sog. Übergangsepithel der Drüsenausführungsgänge zu besiedeln und zu durchdringen vermögen, nicht dagegen oder nur unter besonderen Umständen die Scheidenschleimhaut, die mit ihrer mehrfachen Schicht verhornter Deckepithelien und ihrem Mangel an Schleimdrüsen von einer Schleimhaut ja nur den Namen hat. Noch viel weniger können die Gonokokken der äußeren Haut Schaden zufügen.

Anders aber, wenn in der Schwangerschaft infolge stärkerer seröser Durchtränkung und vermehrter Sekretion die Scheidenepithelien gequollen und zum Teil abgestoßen sind; dann ist eine Gonokokkenbesiedelung eher möglich. Dasselbe gilt von der Scheidenschleimhaut, wenn aus anderer Ursache, meist bakterieller Natur, ein pathologischer Fluor besteht. Nur unter dieser Voraussetzung kann bei einer nichtgraviden Erwachsenen eine gonorrhoische Kolpitis entstehen. Endlich kann bei sehr alten Frauen die atrophisch gewordene Vaginalschleimhaut einer Gonokokkeninvasion ungenügenden Widerstand bieten.

Beim Kinde sind die Scheidenepithelien offenbar infolge ihrer Weichheit und Succulenz weniger resistent. Denn die Vulvovaginitis gonorrhoica infantum ist ebenso häufig, wie anderseits das Aufsteigen der Gonorrhöe bei Kindern selten ist (s. S. 333).

Die Lokalisation der Gonorrhöe ist demnach abhängig von der Art des Epithels und dem Bau der Schleimhaut, auf der der Erreger deponiert wird. Die gleiche Zellart ist je nach dem Alter und der Gestationsphase der Trägerin verschieden widerstandsfähig. Endlich kann die in der Scheide vorhandene Bakterienflora ausschlaggebend sein, ob eine gonorrhoische Infektion zustande kommt oder nicht. Dabei spielt eine wichtige Rolle die unter anderem von der Art der Keimbesiedlung abhängige Reaktion des Scheidensekretes. Ihres Einflusses auf das Gedeihen des Gonokokkus wurde bereits Erwähnung getan.

In engem Zusammenhang damit steht die Frage, ob der Gonokokkus genügend Nährstoffe findet; ist diese Bedingung erfüllt, dann gelingt es ihm die Ansiedelung anderer Keime zu verhindern, um allein das Feld zu behaupten. In geschlossenen Höhlen, wie z. B. in einer Pyosalpinx, ist der Nährboden durch ihn bald abgegrast. Dann geht er zugrunde und räumt andern Keimen das Feld, die von außen oder vom Darm her den Weg in die abgeschlossene Höhle zu finden vermögen.

Die gewaltigsten Veränderungen im Bereiche des weiblichen Genitales bewirken Schwangerschaft, Geburt und Wochenbett, ähnliche, aber weniger tiefgreifende die Menstruation. Es liegt auf der Hand, daß ein derartiger Blutzustrom, die Entstehung großer flächenhafter Höhlenwunden und alle andern damit zusammenhängenden Erscheinungen in der überwiegenden Mehrzahl der Fälle von nachhaltigem Einfluß auf eine bestehende gonorrhoische

Infektion sein müssen. Und in der Tat pflegt die sog. Aszension, d. h. das Emporwandern der Gonokokken von den äußeren Genitalien und der Cervix auf den Uterus und seine Anhänge, sich meist an eine der genannten Erscheinungen anzuschließen, indem die der Eigenbewegung ermangelnden Keime entlang den Blutstraßen wachsen oder durch rückläufige Saugbewegungen, sog. Regurgitieren, nach oben gesogen werden. In gleichem Sinne vermögen starke körperliche Anstrengung, schwere Arbeit und vor allem Exzesse in Venere und in Baccho zu wirken.

Eine bestehende Schwangerschaft bildet andererseits, sobald sie das Uteruslumen abschließt, wenigstens einen gewissen Schutz gegen die Aszension. Nur bis etwa zum dritten Monat ist ein Aufsteigen neben dem Ei noch möglich.

Auch die wechselnde Weite des Lumens der weiblichen Genitalien ist, wie schon BUMM und MENGE betont haben, von Einfluß auf das Vordringen der nicht mit Eigenbewegung ausgestatteten Gonokokken. Das gilt vor allem für den inneren Muttermund der Erwachsenen, der, wie die Erfahrung lehrt, in sehr vielen Fällen ein unübersteigliches Hindernis für die Gonokokken bildet; ähnlich verhalten sich uterines und abdominales Tubenostium.

Bei Kindern ist auch der äußere Muttermund anscheinend schwer zu passieren; doch liegt bei ihnen in dem Fehlen von Kohabitation, Menstruation und Fortpflanzung der Hauptgrund für die große Seltenheit des Emporsteigens der Gonorrhöe.

Man wird den Dermatologen beipflichten, wenn sie annehmen, daß der Mann im akuten Stadium der Gonorrhöe nur ausnahmsweise sexuellen Verkehr ausüben wird, weil ihm seine Beschwerden hinderlich sind. Doch ist auch noch im subakuten Stadium der vordere Teil seiner Harnröhre reichlich mit Keimen besiedelt. Ist die Partnerin Virgo, ihr Introitus also noch eng, so werden die Keime, besonders wenn die Immissio penis nicht völlig gelingt, hauptsächlich in die Harnröhrenmündung deponiert. Hier und in den umgebenden Grübchen sowie in den Ausführungsgängen der paraurethralen und der BARTHOLINIschen Drüsen lokalisiert sich zunächst die Infektion und kann längere oder kürzere Zeit auf diese Region beschränkt bleiben. Wir haben damit das typische Bild der gonorrhoischen Urethritis vor uns. Von hier aus kann dann sekundär die Cervix befallen werden, oder, wenn die Immissio gelang oder bei weitem Introitus, kann auch bei dem infizierenden Coitus unmittelbar die Cervix mitinfiziert werden.

Anders dagegen, wenn der Mann einen chronischen Tripper hat, der ihn kaum hindert sich sexuell zu betätigen. Dabei ist nicht mehr die vordere Harnröhre der Sitz der Erreger; diese kommen vielmehr erst zusammen mit dem Ejaculat zum Vorschein, dem sie spärlich beigemischt sind. In der Scheide gehen sie zugrunde, aber werden sie bis an die Portio geschleudert, so vermögen sie sich sehr wohl in der Cervix anzusiedeln. Von diesem Cervicalkatarrh aus kann unter Umständen später sekundär die Harnröhre inffiziert werden, ein allerdings nicht allzu häufiges Vorkommnis. Daß die Spermien übrigens die Gonokokken auch weiter hinauf im weiblichen Genitale transportieren können und so dazu beitragen, die obenerwähnten Barrieren zu übersteigen, darauf hat MENGE hingewiesen, wenn auch, wie BUMM betont, andere mechanische Momente wie Sekretrückstauung und Saugwirkung häufiger ätiologisch in Betracht kommen. Auf die Lokalisation der Infektion sind demnach sowohl das Alter der Erkrankung bei dem Spender der Keime als auch die räumlichen Verhältnisse am Introitus bei der Frau von Einfluß.

Über die Häufigkeit der einzelnen Lokalisationsarten hat MENGE auf Grund fremder und eigener statistischer Erhebungen folgende Verteilung festgestellt:

Bei der akuten Gonorrhöe der Frau war

die Urethra in etwa 95 % der Fälle,
die Cervix in etwa 80 % der Fälle,
das Corpus ut. in etwa 60 % der Fälle,
Tuben, Ovarien und Pelviperitoneum in etwa 25 % der Fälle

beteiligt; die entsprechenden Zahlen bei der chronischen Gonorrhöe der Frau sind:

für die Urethra etwa 30 %,
für die Cervix etwa 95 %,
für das Corpus uteri etwa 80 %,
für Tuben, Ovarien und Pelviperitoneum etwa 50 %,
für die Vestibulardrüsen etwa 20 %.

MENGE selbst weist darauf hin, daß diese Zahlen bei den einzelnen Autoren recht erheblich differieren, also nur einen relativen Wert haben; bezgl. der Mitbeteiligung des Corpus uteri bestehen bei manchen Autoren ganz andere Vorstellungen, die zu wesentlich niedrigeren Zahlen führen. Das Material ist eben ganz verschieden in den verschiedenen Gegenden. Meine eigenen Beobachtungen stützen sich auf eine 15jährige, allerdings durch den Krieg unterbrochene Tätigkeit in Berlin an dem stationären Material der Charité und des Rudolf-Virchow-Krankenhauses und dem poliklinischen der Charité, das ergänzt wird durch die Privatpraxis. Dabei habe ich niemals so große Adnextumoren gesehen wie in einem Sommersemester in Kiel, das damals ja noch mehr Hafenstadt war als jetzt. In der Hafenstadt drängen sich offenbar mehr noch als selbst in der Großstadt die als Infektionsquelle in Frage kommenden Personen auf engem Raum zusammen. Dieses Material hat ja auch WERTH die Grundlage gegeben zu seinen Untersuchungen über die so häufig auf dem Boden teilweise ausgeheilter Tubengonorrhöe sich entwickelnden Extrauteringraviditäten. Daß im Anschluß an den Krieg die Erkrankungen an Gonorrhöe nicht nur zahlenmäßig zugenommen haben, sondern daß der Verlauf auch häufig ein progredienterer geworden ist, steht für mich außer Zweifel; die gleiche Beobachtung wird auch unter anderem aus der WAGNERschen Klinik in Prag mitgeteilt.

Für die besondere Größe der in Kiel beobachteten Adnextumoren könnten nun freilich noch andere ursächliche Faktoren in Frage kommen, und diese Fragestellung führt uns zu dem stark umstrittenen Kapitel der Mischinfektion, das in der Literatur einen recht breiten Raum einnimmt, und über das auch heute noch keine Übereinstimmung erzielt worden ist.

Früher war die Auffassung vorherrschend, daß die im Verlaufe einer Gonorrhöe so ungemein häufigen entzündlichen Veränderungen an den Gebärmutteranhängen und am Beckenbauchfell so zu deuten seien, daß die durch den Gonokokkus gesetzten Schleimhautschädigungen es echten Eitererregern ermöglichen, sich einzunisten; man sah also, wie auch der Name „Pyosalpinx" sagt, die Eitererreger als die Ursache der Adnexveränderungen an. Andere Autoren glaubten, daß die Anwesenheit der Eitererreger erst dem Gonokokkus die Aszension ermögliche, daß also derartige Erkrankungen oft das Produkt einer Mischinfektion seien. Wieder war es BUMM, der nachwies, daß fast immer der Gonokokkus allein für die Aszension verantwortlich zu machen ist. MENGE schuf zunächst eine klare Nomenklatur, wobei sich ergab, daß ein Teil der Widersprüche darauf beruhte, daß gleiche oder ähnliche Namen für ganz verschiedene Begriffe gebraucht wurden. MENGE nennt das Eindringen einer einzigen Art krankmachender Mikroben in das lebende Gewebe einfache Infektion. Dringen gleichzeitig zwei oder mehr Arten ein, so liegt eine gemischte Infektion vor, und zwar eine primäre, wenn die Invasion gleichzeitig erfolgt, und eine sekundäre, wenn die verschiedenen Keimesarten nacheinander einwandern.

Vegetieren fakultativ saprophytisch irgendwelche Keimesarten auf einer gonorrhoisch erkrankten Scheidenschleimhaut, so finden wir im Abstrich natürlich diese Keime gemischt mit Gonokokken. Das ist ebensowenig eine Mischinfektion wie es die gleichzeitige Besiedlung zweier räumlich getrennter Organe mit verschiedenen Mikroorganismen sein muß. BUMM hält es für möglich, daß sich auf dem Boden einer gonorrhoischen Gewebsschädigung Streptokokken und Staphylokokken ansiedeln können, so in der BARTHOLINIschen Drüse und in den paraurethralen Gängen. Das Gleiche gilt nach ihm von den Tuberkelbacillen und dem Bacterium coli in bezug auf die Adnexe und das Bauchfell. DÖDERLEIN und KRÖNIG und manche Dermatologen wie JADASSOHN sahen ebenfalls Mischinfektionen, ohne sie allerdings für eine häufige Erscheinung anzusehen. Zu einer entgegengesetzten Auffassung ist dagegen MENGE gelangt. Ist ein ursprünglich sicher gonorrhoischer Eiterherd z. B. eine Pyosalpinx gonokokkenfrei geworden, und siedeln sich darin später andere Keime an, so ist das keine Mischinfektion, sondern MENGE bezeichnet dies als sekundäre einfache Infektion. Er gibt auch die Möglichkeit zu, daß sich vorübergehend im gleichen Herd Gonokokken und andere Keimesarten finden können; aber eine echte Symbiose wäre es nur dann, wenn die anderen Keime nicht nur Saprophyten wären, eine Entscheidung, die oft kaum zu treffen sein dürfte. Denn wie es ohne Gonokokken, so schwer sie auch zu finden sein mögen, keine Gonorrhöe gibt, so gibt es ohne Gonorrhöe keine Gonokokken, da diese eben nicht saprophytär leben. Für seine Auffassung führt MENGE an, daß der Gonokokkus zweifellos sehr empfindlich ist gegen die Beimischung von Stoffwechselprodukten anderer Keime zu seinem Nährsubstrat, daß seine eigenen Toxine, in geschlossenen Höhlen besonders, nicht nur ihm selbst, sondern auch andern Keimen wiederum höchst schädlich sind. Die Bedingungen werden also für eine Symbiose meist recht ungünstig sein. Findet man beispielsweise ein Scheidensekret reich an Keimen aller Art, so ist der Schluß erlaubt, daß zur Zeit wenigstens eine Gonorrhöeinfektion sehr unwahrscheinlich ist. MENGE spricht von einer Kampfzone in der Urethra und der Cervix bei der akuten Gonorrhöe. Durch wiederholte mikroskopische Untersuchung läßt sich hier beobachten, wie in dem Ringen zwischen Gonokokken und anderen Keimen erstere allmählich die Oberhand gewinnen. Allenfalls im Puerperium, wenn das Endometrium gleichzeitig mit Gonokokken und Streptokokken besiedelt wird, hält MENGE eine echte Mischinfektion für möglich; doch neigt er auch hier der Ansicht zu, daß meist die Eitererreger das Feld behaupten, während die Gonokokken zugrunde gehen. Die Symbiose ist also auch hier nur eine kurzdauernde. Die neben anderen von SCHRIDDE behauptete Möglichkeit, daß eine gonorrhoische Pyosalpinx sekundär vom Uterus her mit anderen Keimen infiziert werden könne, läßt MENGE nicht gelten. Findet man in abgeschlossenen Höhlen Gonokokken mit anderen Keimen zusammen, so kann das auch so erklärt werden, daß bei einer Pyosalpinx eine feine direkte Verbindung mit dem flächenhaft verwachsenen Darm besteht. Wenn er also auch eine Mischinfektion im oben definierten Sinne nicht völlig ablehnt, so geht seine Überzeugung doch dahin, daß sie bisher ebensowenig bewiesen sei wie eine echte Symbiose zwischen Gonokokken und anderen Mikroben. Und darin muß man MENGE beipflichten. Die Punktion ist nicht beweisend; der Eiter kann steril sein, gleichwohl kann, wie wir feststellen konnten, die Wand der Pyosalpinx noch Gonokokken enthalten. Wirklich beweisend sind eigentlich nur die Fälle verhältnismäßig frischer Erkrankung, bei denen wir die exstirpierten Teile einwandfrei bakteriologisch und histologisch untersuchen können. Geeignete Fälle sind aber deshalb selten, weil die Periode, in der man solche Fälle grundsätzlich operierte, man muß sagen, glücklicherweise hinter uns liegt.

Es ist bekannt, daß recht häufig gonorrhoische Adnextumoren, die schon lange Zeit bestehen, immer wieder exazerbieren; man spricht dann von der „rezidivierenden" Form. Es ist gewiß denkbar, daß sich vorübergehend die entzündlich verschlossene uterine Tubenmündung so weit öffnet, daß erneut Gonokokken emporwandern und eindringen können. Beobachtet man doch auch gelegentlich, daß sich eine Pyosalpinx durch den Uterus nach außen entleert, womit diese Möglichkeit ja bewiesen ist. Ich habe aber die Überzeugung gewonnen, daß eine sehr große Zahl der Rezidive auf einer sekundären Infektion mit anderen Keimen, meist wohl mit Bacterium coli beruht. Ich muß MENGE zugeben, daß meist wohl die Gonokokken vorher in der Pyosalpinx zugrunde gegangen sind. Ich verfüge nur über eine Beobachtung eines Falles, in dem im Tubeneiter Bacterium coli mikroskopisch im Ausstrich und Gonokokken kulturell nachgewiesen wurden. Am Präparat fanden sich nach der Exstirpation in der Wand keine Gonokokken: da aber nicht der ganze Tumor in Serienschnitte zerlegt wurde, ist es nicht völlig ausgeschlossen, daß das Bact. coli durch irgendeinen feinen Spalt vom Darm aus eingedrungen sein könnte. Makroskopisch fand sich dafür allerdings kein Anhaltspunkt; eine flächenhafte Verwachsung der Tube mit der Flexur von Markstückgröße bestand. Für die Behandlung ist praktisch wichtig, daß, wie gesagt, recht häufig rezidivierende Adnextumoren gonorrhoischer Abkunft aufflackern, weil andere Keime von den Entzündungsherden Besitz ergreifen, wobei es dahingestellt bleiben kann, ob es meist sekundäre einfache Infektionen sind, oder ob nicht doch auch einmal eine Mischinfektion darunter ist. Nicht unerwähnt darf bleiben, daß bei extragenitaler Ansiedelung des Gonokokkus am Endokard, in der Gelenkauskleidung und bei Ophthalmoblennorrhöe von zuverlässigen Forschern echte Mischinfektionen nachgewiesen sind; doch können derartige Metastasen auch ebenso sicher vom Gonokokkus allein ausgelöst werden. Wenn somit die Frage der Mischinfektion noch keine endgültige Lösung bisher gefunden hat, so wird man doch eine temporäre, d. h. kurze Zeit dauernde als erwiesen gelten lassen, aber andererseits eine längere Zeit hindurch bestehende als zum mindesten sehr seltene Erscheinung ansehen müssen, wenn man sie nicht mit MENGE überhaupt ablehnt.

IV. Die der weiblichen Gonorrhöe eigentümlichen Organ- und Gewebsveränderungen.

(Pathologie und Histologie.)

Während meiner Assistentenzeit am Pathologischen Institut zu Greifswald und später während meiner gynäkologischen Lern- und Lehrzeit habe ich jede sich mir bietende Gelegenheit benutzt gonorrhoisch erkrankte Organe mikroskopisch zu studieren. Mir ist dabei, von minder wichtigen Einzelheiten abgesehen, nichts vor Augen gekommen, was nicht BUMM schon in seiner grundlegenden Untersuchung als pathognomonisch für die Gonorrhöe hingestellt hätte.

In der Großstadt hat sich die Arbeitsteilung zwischen Dermatologen und Gynäkologen in der Weise vollzogen, daß der erstere vorwiegend die frischen Fälle von Gonorrhöe der unteren Genitalabschnitte behandelt, die infolgedessen der Gynäkologe auch bei großem ambulanten und klinischen Material sehr viel seltener zu sehen bekommt.

BUMMs Untersuchungen kam es ganz besonders zustatten, daß er von der Dermatologie kam und so das ganze Gebiet überblicken konnte.

Das pathologisch anatomische Bild der verschiedenen von der Gonorrhöe befallenen Organe des Urogenitaltractus zeigt erklärlicherweise gewisse den einzelnen Organen angepaßte Besonderheiten; doch hat gerade das mikroskopische Bild an den verschiedenen Organen die Hauptzüge gemeinsam. Je nach dem Alter des Krankheitsprozesses finden sich alle Stadien der Entzündung, also die verschiedenen Grade der Hyperämie, die stärkere seröse Durchtränkung des Gewebes, d. h. das entzündliche Ödem und die Rundzellenanhäufung im Gewebe.

Exzidiert man, wie es Bumm getan hat, ein kleines Stückchen mit einer feinen spitzen Schere beispielsweise aus einer frisch mit Gonorrhöe infizierten Urethralschleimhaut, oder gewinnt man mit einem kleinen scharfen Löffel ein kleines Partikelchen aus der Cervicalschleimhaut, so ergibt sich mikroskopisch etwa folgendes Bild: Die Gonokokken bedecken stellenweise in schmalen Zügen die Deckepithelien; an anderen Stellen dringen sie im Verlauf der Kittsubstanz zwischen den Deckepithelien in die tieferen Zellagen und sogar hie und da bis in das subepitheliale Bindegewebe vor, in dessen obersten Schichten sie zunächst meist Halt machen. In die Epithelzellen selbst dringen sie nicht ein. Die Capillargefäße sind deutlich erweitert. In den Maschen des Bindegewebes setzt eine starke Rundzellenanhäufung ein, die allmählich bis unter die Epithelschicht vordringen und bald die Epithelien, deren Verband schon durch die eindringenden Gonokokken gelockert ist, gewissermaßen a tergo und viel heftiger auseinandersprengen. Dadurch werden kleine Epithelfetzchen abgehoben, und es kommt zur Bildung oberflächlicher Ulcerationen. Auf diese Weise gelangen die Rundzellen an die Oberfläche und wandeln das anfangs seröse aufliegende Exsudat in ein eitriges um. Mit den Rundzellen, in die sie aber im Gewebe nicht eindringen, kommt ein großer Teil der eingedrungenen Gonokokken wieder aus dem Gewebe heraus. Es wird damit also ein Heilungsvorgang eingeleitet, der nur leider meist nicht restlos vom Gewebe durchgeführt wird. Durch neuere Untersuchungen (Oelze-Reinboldt u. a.) ist der Anteil der verschiedenen Rundzellenformen an diesem Vorgang klargestellt. Danach sind die Leukocyten der Zahl nach am stärksten beteiligt, daraufhin die Lymphocyten und die sog. Plasmazellen (Unna).

Außerhalb des Gewebes sind es die Leukocyten, und zwar vor allem die neutrophilen, in die die Gonokokken eindringen. Daß es sich dabei nicht um eine die Gonokokken schädigende Phagocytose handelt, daß vielmehr die Zellen von den Gonokokken gefressen werden, hat schon Bumm erkannt, der alle diese Veränderungen beschrieb und in klassischer Form abbildete mit alleiniger Ausnahme der Unterscheidung der einzelnen zelligen Elemente des Blutes, deren systematische Differenzierung ja jüngeren Datums ist als Bumms Arbeiten. Mit dem Abklingen des akuten Stadiums sieht man Heilungsvorgänge sich abspielen: von den gesunden Epithelresten her überziehen sich die vom Epithel entblößten Partien wieder mit nunmehr mehrschichtigem Plattenepithel, auch wenn ursprünglich die betr. Schleimhaut Cylinderepithel trägt. Es handelt sich also um eine echte Metaplasie. Diese mit bloßem Auge sichtbaren blaßgrauen Inseln sind nach Bumm zunächst, also temporär, immun. Auf diese Weise kann, indem später im Bereiche der mit Plattenepithel bedeckten Partien sich das ursprüngliche Epithel regeneriert, eine völlige Restitutio ad integrum eintreten. Doch bleiben einzelne, ganz kleine, derartig metaplastische Inseln an verborgenen Stellen bisweilen sehr lange Zeit zurück, und unter ihnen lauern im Verborgenen die Gonokokken, die nach Jahren noch ihre verderbliche Wirksamkeit entfalten können (Typus der latenten Gonorrhöe). Dieser für alle Schleimhäute mutatis mutandis charakteristische Verlauf zeigt besonders deutlich die dem Gonokokkus eigentümliche Neigung an der Oberfläche zu vegetieren.

Nicht unerwähnt mag bleiben, daß Bumm z. B. an der Urethralschleimhaut bei mehr chronisch verlaufenden Fällen stellenweise auch das subepitheliale Bindegewebe an der Entzündung beteiligt fand, wodurch papilläre Wucherungen entstehen können. Wie überhaupt der Nachweis der Gonokokken im Schnitt viel Erfahrung und eine subtile Technik erfordert, so gelang gerade in diesen kleinen papillären Wucherungen BUMM die Färbung nur schwierig.

A. Gonorrhöe der unteren Genitalabschnitte.

1. Urethra.

Ist die weibliche Harnröhre frisch gonorrhoisch infiziert, so ist die Schleimhaut intensiv gerötet und drängt sich in Falten oder als Wulst aus der Mündung hervor. Das hier austretende Sekret ist anfangs dünnflüssig gelblich. Wie schon BUMM zeigte, enthält es zunächst außer Gonokokken hauptsächlich Epithelien und wenig Rundzellen. Erst durch die immer stärker werdende Beimischung von Leukocyten erhält es eitrige, dickflüssige Beschaffenheit und sieht dann oft gelbgrünlich aus. Im allgemeinen läßt nach 4 Wochen die Absonderung nach, so daß dann meist nur durch Ausstreichen mit dem Finger vom Blasenhals her sich spärliches, mehr schleimiges Sekret gewinnen läßt. Man kann oft die ganze Harnröhre als starres Rohr fühlen, ein Zeichen dafür, daß auch das Bindegewebe und die Muskelschicht entzündlich infiltriert sind, womit aber nicht gesagt sein soll, daß die Gonokokken bis in diese Tiefe vorgedrungen sein müßten. Subjektiv empfinden die Frauen im akuten Stadium einen leichten brennenden Schmerz in der Harnröhre, der sich meist beim Urinlassen verstärkt. Bisweilen ist aber auch nur ein leichtes Jucken zu fühlen, während im chronischen Stadium Beschwerden gar nicht zu bestehen brauchen. Jedenfalls können die subjektiven Symptome so gering sein, daß sie selbst einer Frau, die sich gut beobachtet, entgehen können. Das mikroskopische Bild gleicht ganz dem oben beschriebenen. BUMMs klassische Untersuchungen beziehen sich gerade auch auf die Urethra, nachdem er vorher die Veränderungen an der Augenbindehaut studiert hatte. — In etwa zwei Monaten, bisweilen auch rascher kann eine Urethralgonorrhöe bei der Frau, selbst ohne Behandlung, völlig ausheilen. Doch können sich in der bereits beschriebenen Art und Weise unter kleinen, von metaplastischen Plattenepithel bedeckten Bezirken in Schleimhautfalten viele Jahre lang Gonokokken lebend erhalten und zum Aufflackern der Erkrankung und ebenso auch zur Übertragung führen. BUMM beobachtete gerade auch an der Urethra papillomatöse kleine Wucherungen, die sich endoskopisch feststellen lassen.

In den Lacunen der Harnröhrenschleimhaut gelegentlich unter dem Einfluß von gonorrhoischer Infektion sich bildende Pseudoabscesse können bis Kirschgröße erreichen und in das Lumen selbst oder auch scheidenwärts durchbrechen. Strikturen sind sicher sehr selten und praktisch nahezu bedeutungslos. Ein Punkt sei schließlich noch erwähnt. Von anatomischer Seite wird das Vorkommen von geschichtetem Plattenepithel sowohl als auch von Cylinderepithel in der weiblichen Harnröhre als normal angesehen, wenn auch kaum in der inselförmigen Anordnung wie es BUMM als erster als Heilungsvorgang beschrieben hat. Immerhin wäre es interessant und wertvoll durch systematische Durchforschung festzustellen, ob wirklich die Frauen, deren Urethra mit Cylinderepithel ausgestattet ist, leichter gerade eine Harnröhrengonorrhöe akquirieren als die, deren Harnröhre geschichtetes Plattenepithel aufweist. Daß Plattenepithel im allgemeinen resistenter gegen Gonokokken ist als Cylinderepithel, steht ja fest. Nach MENGE liegt der Grund dafür darin, daß die Gonokokken leichter in die nach der Oberfläche frei liegende Kittsubstanz der Cylinderzellen eindringen können als zwischen die sich deckenden Plattenepithelien.

In der Wand können sich Pseudo- aber auch echte Abscesse bilden, die gelegentlich nach Durchbruch in die Vagina zur Bildung kleiner Fistelgänge führen können.

Kleine wulstartige Erhebungen an der Harnröhrenmündung, die bisweilen polypöse Formen annehmen, und auch von erweiterten Gefäßchen durchsetzt sein können, wodurch sie dunkelrot erscheinen, sind im chronischen Stadium oft das einzige Zeichen dafür, daß die Gonorrhöe noch nicht ausgeheilt ist.

2. Blase.

Auf dem 6. Gynäkologenkongreß berichtete Wertheim über einen Fall von Blasengonorrhöe bei einem jungen Mädchen, in dem das Blasenepithel in ganzer Tiefe von Gonokokkenzügen durchsetzt war, die stellenweise ins Bindegewebe vorgedrungen und hier sogar in ein Blutgefäß eingebrochen waren. Damit ist das bis dahin vielfach bestrittene Vorkommen der gonorrhoischen Cystitis wie übrigens auch durch Beobachtungen von anderer Seite bewiesen. Aber häufig ist sie nicht. Ähnlich wie bei der Vaginalschleimhaut wird die Blasenschleimhaut offenbar nur dann befallen, wenn irgendwelche besonderen begünstigenden Vorbedingungen erfüllt sind, wozu neben schlechter Ernährung des Gewebes Anämischer auch die Gravidität zu gehören scheint. Im Cystoskop sieht der Blasenhals oft aus, als ob Blut darüber ausgegossen wäre, d. h. die Begrenzung des entzündeten Bezirkes ist kreisbogen- oder girlandenförmig.

Die auf den Blasenhals beschränkte sog. Cystitis colli wird nicht gerade selten bei bestehender Urethralgonorrhöe gefunden; sie darf aber nicht als für gonorrhoische Cystitis charakteristisch angesehen werden, da sie auch bei sicher nicht gonorrhoischen Frauen vorkommt.

Eine gonorrhoische Cystitis kann auch ascendieren, Gonokokken sind in einer ganzen Reihe von Fällen im Nierenbeckenurin sicher nachgewiesen. Aber diese Aszension ist noch seltener wie die gonorrhoische Cystitis selbst. Im übrigen verweise ich auf Seite 184, wo die Ureteren- und Nierenbeckenerkrankungen bei Gonorrhöe ausführlicher behandelt sind.

Ein ganz eigenartiges Bild im Cystoskop gibt der später zu besprechende Durchbruch einer gonorrhoischen Pyosalpinx in die Blase, eine Beobachtung, die dem Gynäkologen nicht allzu selten vorkommt. Inmitten intensiv entzündlich geröteter und oft stark gewulsteter Schleimhautfalten, häufig in der Nähe des Vertex sieht man ein gelbliches Gebilde in Form einer kleinen Wurst aus der Durchbruchsöffnung in das Blasenlumen hineinragen. Bei Druck von außen auf den Adnextumor dringt die zähe Eitermasse genau so in die Blase ein, als wenn man eine mit Vaselin gefüllte Tube ausdrückt.

3. Vulva und Drüsen am Introitus.

In ähnlicher Weise wie die paraurethralen Gänge können auch die kleineren Vestibulardrüsen gonorrhoisch infiziert werden, um so mehr als sie Cylinderepithelauskleidung haben. Sie bilden dann bis sagokorngroße, entzündlich gerötete Erhebungen, aus denen sich durch Druck eine winzige Menge gonokokkenhaltigen Eiters entleeren läßt. Mancher Mißerfolg der Therapie ist auf derartige Lokalisationen, die auch im chronischen Stadium noch vorkommen, zurückzuführen. Am ausgesprochensten zeigt diese Veränderungen die Beteiligung der Bartholinischen Drüsen. Ihr ebenfalls mit Cylinderepithel ausgekleideter Ausführungsgang ist, wie schon Bumm zeigte, sehr häufig vom Gonokokkus besiedelt. Durch Verstopfung desselben kommt es zu Sekretstauung in der Drüse und zu einer Pseudoabsceßbildung, wobei die Drüsengegend als walzenförmige, recht schmerzhafte Anschwellung durch das ödematöse Gewebe des Labium majus hindurch zu palpieren ist. Daß der Gonokokkus auch echten Eitererregern der Wegbereiter sein kann, und daß auf dem Boden einer spezifischen Infektion des Ganges in der Drüse selbst beispielsweise der Staphylo-

coccus pyogenes aureus seine Wirksamkeit entfaltet — also eine echte Absceßbildung — ist nach meiner Beobachtung sehr viel häufiger als das Befallensein
der Drüse selbst vom Gonokokkus. Besonders bei reiner Stauung kann sich das
Sekret durch Überdruck spontan durch die Stenose des Ausführungsganges
nach außen entleeren. Bei echter Abscedierung kommt es bei nicht rechtzeitiger
Behandlung zum Spontandurchbruch, meist an der Innenseite der großen
Schamlippe. Befallen sind im akuten Stadium meist beide Seiten, wenn es auch
oft nur auf einer Seite zu stärkeren entzündlichen Erscheinungen kommt. Das
Leiden ist äußerst schmerzhaft und das entzündliche Ödem behindert die Patien-
tin stark beim Sitzen und Gehen. Auch an diesem Ort halten sich die Gonokokken
oft jahrelang im chronischen Stadium und trotzen jeder Therapie. Bei einfachem
Verschluß der Mündung ist das Endresultat eine Cyste der BARTHOLINIschen
Drüse, deren Inhalt, da es sich um eine geschlossene Höhle handelt, bald steril
zu sein pflegt. Der „flohstichartigen Rötung" des Ausführungsganges der
BARTHOLINIschen Drüsen hat SÄNGER den Namen „macula gonorrhoica" gegeben. Wenn dieses Phänomen auch nicht absolut pathognomonisch für Gonorrhöe ist, so ist es, vor allem wenn es doppelseitig sich findet, doch gerade beim
Tripper weitaus am häufigsten und so immerhin diagnostisch mit zu verwerten.

Die äußere Haut der Vulva besitzt, vermöge ihrer Bauart, eine erhebliche
Widerstandsfähigkeit gegen gonorrhoische Invasion. Doch kann sich in den
zahlreichen Falten um die Klitoris, zwischen großen und kleinen Labien usw.,
besonders bei wenig sauberen Patientinnen, gonokokkenhaltiges Sekret ansammeln und macerierend auf die Haut wirken, so daß nun kleine oberflächliche
Substanzverluste entstehen, die sich durch Ansiedlung anderer Keime in echte
Geschwürchen umwandeln können. Sie heilen unter Umwandlung in mehr
oder weniger stark pigmentierte Narben. Derartige Veränderungen können
auch die Innenseite der Oberschenkel, die Leistenbeugen und den Damm befallen
und der Trägerin auch subjektiv recht beschwerlich werden.

Bei Schwangeren sind diese Erscheinungen oft besonders ausgeprägt infolge
der viel stärkeren Sekretion. Daß sich bei Graviden, besonders aber wohl auch
bei Kindern und sehr alten oder marantischen Individuen sekundär in solchen
Hautexcoriationen Gonokokken ansiedeln können, läßt sich nicht bestreiten.
Während aber auch dann im allgemeinen nur ganz oberflächliche Schichten
wirklich spezifisch erkranken, hat REMENOWSKY einen sehr interessanten Fall
beschrieben, der zeigt, daß ganz ausnahmsweise die Lokalisation auch eine andere
atypische sein kann. Er fand bei einer Frau, deren Urethra und Cervix von ihrem
Manne gonorrhoisch frisch infiziert worden waren, die Lymphgefäße in der
Umgebung der Klitoris und der Urethralmündung befallen und ein Strang
erstreckte sich bis zur ebenfalls mitbetroffenen Lymphdrüse der rechten Leisten-
beuge. Bemerkenswert war, daß beim Manne ebenfalls im Bereich des Penis
eine Lymphadenitis bestanden hatte. Bei der Frau stellt ein derartig lokali-
siertes Vordringen in die Lymphgefäße unbedingt ein höchst seltenes Vorkommnis dar.

Als Reaktion auf den Reiz des überfließenden gonokokkenhaltigen Sekretes
treten nicht selten, vereinzelt oder in mehreren Gruppen, papilläre Wucherungen
der Haut auf unter Umständen in der ganzen Zirkumferenz der Vulva, die
höchst zierliche histologische Bilder ergeben, die „spitzen Kondylome" (C.
accuminata). Durch Konfluieren der benachbarten Gruppen können sehr ausgedehnte geschwulstartige Gebilde entstehen, die so groß werden können, daß
sie den Introitus einengen und, abgesehen von der Infektionsgefahr, durch ihre
Ausdehnung ein Geburtshindernis darstellen können. Auch von ihnen nahm
man früher an, daß sie ausschließlich bei Gonorrhöe vorkämen. Aber es ist
jetzt sichergestellt, daß die Gonorrhöe zwar ihr häufigstes auslösendes Moment

ist, daß aber auch Sekrete anderer Natur ihre Bildung auslösen können (s. S. 444).

4. Vagina.

Die ersten grundlegenden Untersuchungen BUMMs haben zum Gegenstand die Conjunctiva des Neugeborenen. Da die gonorrhoischen Augenerkrankungen andernorts behandelt werden, gehe ich auf diese Befunde nicht näher ein. Hier nur soviel: BUMM konnte Bilder zeigen, ganz analog denen, die oben von der Urethra beschrieben werden, aus denen vor allem hervorging, daß überall da. wo Cylinderepithel die oberste Schicht bildete, also an der Conjunctiva selbst. die Gonokokken sich angesiedelt hatten und eingedrungen waren, daß aber allenthalben, wo, wie am Lid und an der Cornea geschichtetes Pflasterepithel vorhanden ist, keine Gonokokken nachzuweisen waren.

Genau die gleiche erhöhte Invasionskraft der Gonokokken gegenüber dem Cylinderepithel erklärt es, daß die viel weiter von der Außenwelt entfernte Cervix sehr viel häufiger befallen ist als die unmittelbar dem Introitus sich anschließende Vagina der Erwachsenen. Bei diesen wird die Vaginalschleimhaut nur unter besonderen Bedingungen und auch dann nur stellenweise von den Gonokokken okkupiert.

Als weniger widerstandsfähig erweist sich dagegen die atrophische Schleimhaut der dem Klimakterium nahen oder schon nicht mehr menstruierten Frauen. Das Oberflächenepithel ist bei ihnen mikroskopisch stark reduziert und in den Spalten zwischen den aufgefaserten Plattenepithelien, aber auch im subepithelialen Bindegewebe sieht man die Kokken vordringen. Nicht selten sind kleinere, flache Ulcerationen, in deren Bereich das Epithel völlig fehlt. — Eine Rundzellenanhäufung ist zwar auch unterhalb der erkrankten Bezirke zu finden, aber sie ist lange nicht so reichlich in der atrophischen Mucosa alter Frauen. wie bei Frauen im geschlechtsreifen Alter. Besonders nahe dem Introitus sind die kleinen Epithelverluste als stark gerötete, mattglänzende Inseln mit bloßem Auge erkennbar. In ähnlicher Weise können die Hymenalreste und ihre Umgebung fleckig gerötet sein, so daß sie sich fast hahnenkammartig abheben von der blassen Schleimhaut älterer Frauen.

Sehr wenig resistent gegen Gonokokken sind die zarten und protoplasmareichen Vaginalepithelien der Kinder, so daß bei ihnen die oft recht hartnäckige Vulvovaginitis sogar die häufigste Lokalisation darstellt. Die an die äußeren Genitalien gelangten Gonokokken bewirken einen anfangs rein eitrigen, später eitrigschleimigen Ausfluß. Im akuten Stadium sind die Vulva und die Vaginalschleimhaut intensiv gerötet, die kleinen Labien, bisweilen auch die großen, ödematös geschwollen und der Introitus unter Umständen durch das Sekret leicht verklebt. Starkes Jucken und Brennen belästigt die kleinen Patientinnen sehr und macht sie nicht selten schlaflos. Darmparasiten, andere dem Darm oder der äußeren Haut entstammende Keime, Anwendung von Ätzmitteln zu therapeutischen Zwecken, weil schon ein Katarrh bestand, können die gleichen klinischen Erscheinungen auslösen. Nur der Gonokokkennachweis sichert auch hier die Diagnose. Besonders gonorrhöeverdächtig sind die Katarrhe, die lange Zeit jeder Behandlung trotzen. — Die geringe Neigung zur Aszension beruht auf dem Fehlen sexueller Betätigung, der Menstruation und Gestation.

Mikroskopisch ist die Rundzellenanhäufung im Papillarkörper der Kinder, aber auch bis in die Deckepithelschicht besonders ausgesprochen. Über den Papillen ist das Epithel oft stark verdünnt. In den Eiterauflagerungen und in den oberflächlichen Epithellagen sind die Gonokokken massenhaft in Reihen und Häufchen zu finden, aber nicht im Papillarkörper. Im Verlauf der Abheilung findet man nur noch inselweise Gonokokken im Deckepithel. Restitutio ad integrum, wenn auch erst nach Monaten, tritt meist ein. Narben und Adhäsionsbildungen zwischen den gegenüberliegenden Wandpartien sind recht selten und meines Erachtens meist die Folge der Anwendung zu konzentrierter ätzender Medikamente.

Das typische Bild der Kolpitis granularis beobachtet man fast ausschließlich bei Schwangeren, die an einer Gonorrhöe bereits vor der Konzeption litten. Die ganze Scheidenschleimhaut fühlt sich eigentümlich rauh an, am stärksten im unteren Drittel. Diese samtartige Beschaffenheit beruht darauf, daß die kleinzellig infiltrierten Papillen als kleine, feine, warzenartige Erhebungen von noch nicht Stecknadelkopfgröße dem untersuchenden Finger fühlbar sind. Die Eiterabsonderung ist dabei sehr stark; in manchen Fällen kann man wirklich sagen: der Eiter fließt in Strömen von der intensiv roten Schleimhaut nach außen ab. Während Bumm den ursächlichen Zusammenhang dieses Krankheitsbildes mit Gonorrhöe ablehnt, bezeichnet es Menge als eine paragonorrhoische Erscheinung, und dieser Auffassung kann man wohl zustimmen, insofern als die Kolpitis granularis gravidarum am häufigsten bei gonorrhoischen Schwangeren gefunden wird, aber auch die Folge eines andersartigen, entzündungserregenden Reizes sein kann. Nach 4—5 Wochen pflegt Heilung einzutreten, selbst wenn die Cervix noch nicht spezifische Keime enthält. Eine chronische Kolpitis granularis habe ich in Übereinstimmung mit der Mehrzahl der Autoren nicht beobachtet.

Auch spitze Kondylome kommen an der Vaginalschleimhaut, wenn auch nicht gerade häufig, vor. In einem Falle war ich gezwungen, weil die insgesamt einen über faustgroßen Tumor bildenden Kondylome des obersten Scheidenabschnittes und der Portio ein Geburtshindernis darstellten, den abdominalen Kaiserschnitt auszuführen. Da Heilung erst nach vierwöchigem, zeitweise fieberhaftem Wochenbett erfolgte und ich gleichzeitig von einem gleichartigen, ebenfalls mit Kaiserschnitt in einer anderen Klinik behandelten Falle hörte, der ad exitum gekommen war, bestrahlte ich in einem zweiten Falle, der kurz danach in meine Behandlung kam, die etwas kleineren Kondylomkonglomerate mit Radium mit so gutem Erfolg, daß sie in etwa vier Wochen völlig verschwanden und die Entbindung ohne Wochenbettstörung per vias naturales vor sich gehen konnte (s. auch S. 446).

5. Cervix uteri.

Wenn man akute und chronische Fälle weiblicher Gonorrhöe zusammenfaßt, so ist die Lokalisation an der Cervix uteri weitaus die häufigste, und gleichzeitig ist damit die Möglichkeit der Aszension, die uns im nächsten Kapitel beschäftigen soll, beträchtlich gewachsen gegenüber der Urethralgonorrhöe. Ganz ähnlich wie bei dieser quillt, wenn auch in geringerem Grade infolge der festeren Anheftung der Mucosa, die Schleimhaut hochrot verfärbt aus dem Orific. externum hervor. Der den Muttermund sonst verschließende glasig klare Schleimpfropf ist gelblichgrünlicher Eiterabsonderung gewichen, die anfangs so reichlich sein kann, daß der Eiter abtropft. Schon bei leiser Berührung blutet die frisch entzündete Schleimhaut. Beim Übergang ins chronische Stadium, nach vier bis sechs Wochen, blaßt die Rötung der Schleimhaut allmählich ab und das Sekret wird mehr schleimig; ja schließlich kann der Schleimpfropf nur ganz leicht getrübt oder sogar tageweise ganz klar erscheinen, ohne deshalb gonokokkenfrei zu sein. Man darf sich also in bezug auf Heilung nicht auf das Aussehen des Cervixsekretes verlassen.

Auch aus dem Bereiche der Cervix stammen die ersten mikroskopischen Bilder von Bumm, die in allen charakteristischen Punkten den von der Urethra gewonnenen gleichen. Tiefer als bis zur Bindegewebsschicht der Mucosa dringen die Gonokokken nicht vor. Bumm fand die Gonokokkenansiedlung auf der dem Cervicalkanal zugekehrten Oberfläche, nicht dagegen in der Tiefe der Drüsenlumina. An den gleichen Stellen war auch das Epithel abgehoben durch die Ansammlungen der an die Oberfläche auswandernden Rundzellen. In den chronischen Fällen sind es dieselben Bezirke, die die Metaplasie des einfachen Cylinderepithels in geschichtetes kubisches und Plattenepithel aufweisen, während alle übrigen Partien in allen Schichten normales Aussehen zeigen. Unter dem metaplastischen Epithel halten sich die Kokkenrasen, die die

Ausheilung solange hintanhalten können. Damit würde übereinstimmen die Tatsache, daß man in besonders hartnäckigen Fällen von Cervixgonorrhöe zwar bei Abstrichen mit der üblichen Platinöse ein negatives Ergebnis erhält; gewinnt man dagegen den Abstrich aus der Cervix mit einem ganz feinen scharfen Löffel, so findet man Gonokokken im Präparat.

Ich fand in einem wegen Myom exstirpierten Uterus Gonokokken auch in der Basis der Drüsenlumina; Bumm selbst beschreibt eine Gonokokkeninvasion in ein Ovulum Nabothi. Doch sind derartige Beobachtungen sicher als Ausnahmen zu werten. Auch in der Cervix ist der Gonokokkus Oberflächenparasit. Im chronischen Stadium besteht eine sog. typische Erosion, die infolge der Sekretbenetzung meist stärker ausgebildet ist an der hinteren als an der vorderen Muttermundslippe.

6. Rectalgonorrhöe.

Durch die aus den Genitalien abfließenden gonokokkenhaltigen Sekrete kann die Analschleimhaut benetzt und infiziert werden. Daß durch eine Immissio penis das Rectum gonorrhoisch infiziert werden kann, ist ebenso möglich, aber wohl seltener, als man früher glaubte. Mir ist ein Fall bekannt geworden von Übertragung auf eine Frau durch einen Irrigatoransatz aus Hartgummi, den ein an frischer Gonorrhöe leidendes Mädchen heimlich zu Scheidenspülungen benutzt hatte. Die Angaben über die Häufigkeit schwanken zwischen $35\,^0/_0$ und $10\,^0/_0$ der gonorrhoisch erkrankten Frauen. Unter dem Charité-Material, das allerdings verhältnismäßig wenig frische Fälle enthält, fand ich $15\,^0/_0$. Daß mancher Heilungsmißerfolg auf eine übersehene Rectalgonorrhöe zurückzuführen ist, sei hier schon betont (vgl. S. 380).

B. Gonorrhöe der oberen Genitalabschnitte.
(Ascendierte Gonorrhöe.)

1. Corpus uteri.

Die klinische Beobachtung lehrt ebenso wie die mikroskopische Untersuchung — in den von Bumm genauer untersuchten Fällen war die Corpusschleimhaut ebenso gesund wie die tieferen Wandschichten — daß die Gonokokken oft lange Zeit auf die Cervix beschränkt bleiben können, selbst dann, wenn alle die Aszension ermöglichenden Ereignisse wiederholt wirksam geworden sind, wie Exzesse in Venere, Menstruation und Wochenbett nach Abort oder Partus. Andererseits muß die Corpusschleimhaut, und sei es auch noch so kurze Zeit, Gonokokken beherbergt haben in allen den zahlreichen Fällen, in denen es sofort im Anschluß an die akute Infektion oder erst nach Monaten oder Jahren zu einem Übergreifen des Prozesses auf die Tuben gekommen ist. Umstritten ist also nur die Frage, ob eine Corpusgonorrhöe von längerer Dauer die Regel, häufig oder selten ist.

Während unter anderen Menge ein länger dauerndes Befallensein des Corpus als relativ häufig hinstellt, ist, besonders nach den Arbeiten von R. Schroeder, eine solche Erkrankung mit schweren Allgemeinerscheinungen und Geschwürsbildung an der Schleimhaut recht selten, während das Durchpassieren der Gonokokken durch das Corpus uteri auf ihrer Wanderung tubenwärts kaum länger als 4—8 Wochen währt und nur in dieser Zeit von einer Corpusgonorrhöe gesprochen werden kann. Schroeders Untersuchungen sind überdies insofern von Interesse, als er die zyklischen Veränderungen an der Mucosa berücksichtigt. In Übereinstimmung mit Bumm konnte er zeigen, daß auch im Corpus die Gonokokken vorzugsweise die Schleimhautoberfläche okkupieren. Bei der Menstruation werden mit der abgestoßenen oberen Schleimhautschicht, der sog. Funktionalis zwar sehr viele Gonokokken ausgeschwemmt, aber die zurückbleibenden Keime haften auf der wunden Basalisschicht. Hier regen sie eine abnorm starke Schleimhautwucherung an. Infolgedessen wird bei der nächsten Menstruation die Mucosa nicht regulär abgeworfen und so entsteht die Störung der Menstruation. Erst bei der nächsten oder übernächsten Menstruation ist die Entzündung in den tieferen Schichten so weit abgeheilt, daß die Funktionalisabhebung normal erfolgt. Rundzellenanhäufung und Plasmazellen auch in den tieferen Schleimhautschichten sind noch zu finden, selbst wenn der Ovarialzyklus wieder regelrecht geworden ist. Nach SCHROEDER ist also im Gegensatz zur Cervixgonorrhöe in der Mehrzahl der Fälle zu einer Zeit, in der in der Tiefe noch Gonokokken hausen, die Oberfläche der Corpusmucosa längst nicht mehr infektiös.

MENGE sah einen im Eiter Gonokokken enthaltenden Absceß der Uteruswand und auch WERTHEIM beobachtete gerade im Uterus das Vordringen der Gonokokken bis in die Muskularis. BUMM dagegen führt auch die Rundzelleninfiltrationen in der Muskelschicht, da sie sich hauptsächlich entlang der Gefäße finden, auf Fernwirkung der Toxine der Erreger zurück. Ich selbst habe in den von mir untersuchten Uteri, die diese Erscheinung aufwiesen, niemals Gonokokken in den tieferen Schleimhautschichten oder gar in der Muskularis finden können; aber die Schwierigkeiten der färberischen Technik an dem spröden Material eines gehärteten Uterus müssen dabei berücksichtigt werden. Auf Grund meiner Beobachtungen glaube ich nicht, daß die Gonokokken im Corpus uteri eine besondere Neigung zum Tiefenwachstum haben, ebensowenig wie ich eine langdauernde Corpusgonorrhöe als häufig vorkommend bezeichnen kann.

Die klinischen Erscheinungen sind zweifellos sofort sehr viel schwerere als bei der Cervixgonorrhöe. Die Sekretstauung innerhalb des Corpus uteri mag die Hauptursache sein, daß besonders bei Nulliparen, bei denen der Eiter schlechten Abfluß hat, die spontanen Schmerzen recht erhebliche sind, oft an Wehen erinnernd, die sich bei leisester Palpation steigern. Die Temperatur beträgt zwischen 38° und 39°. Beschwerden bei der Defäkation und Blasenentleerung sind auf die Reizung des Perimetriums zurückzuführen. Die Sekretion aus der Cervix kann reichlicher sein als beim Cervicalkatarrh, auch mit Blut untermischt; sonst aber unterscheidet sie sich im Aussehen nicht. Verstärkung der Menses, häufigeres Auftreten, mit starken Schmerzen verbunden, hält in der Mehrzahl der Fälle nur kurze Zeit an. Nur in Ausnahmefällen bestehen die Störungen ein halbes Jahr und noch länger.

Daß der ganze Fragenkomplex noch nicht geklärt ist, liegt hauptsächlich an der großen Schwierigkeit entsprechendes Material zu gewinnen, seitdem die frischen Erkrankungen der Gebärmutter und ihre Anhänge höchstens auf Grund einer Fehldiagnose und die chronischen Fälle auch sehr viel seltener operiert werden, als in einer früheren Periode. Auch die Abrasio ist mit Recht als gefährlich verpönt, die bisweilen allein Klarheit geben könnte, ob die Corpusschleimhaut wirklich auch in den tieferen Schichten gonokokkenfrei ist oder nicht.

Mit stürmischeren klinischen Erscheinungen pflegt das Übergreifen der Gonorrhöe auf das Corpus im Wochenbett einherzugehen: meist zu Beginn der zweiten Woche ist die Corpushöhle, die dann ja noch eine Wundhöhle ist, mit den Spaltpilzen besiedelt. Temperaturen zwischen 38° und 39° sind häufig, aber auch Steigerung bis 40° mit kleinem, schnellen Puls ist nicht selten. Peritoneale Reizerscheinungen mit schwerer Störung des Allgemeinbefindens vervollständigen das Bild. Die Tuben bleiben kaum jemals frei. Die akuten Erscheinungen klingen meist in 3—4 Wochen ab und es besteht nun der Befund, den wir bei der Besprechung der Tubenerkrankungen im einzelnen kennen lernen werden. Die Aszension kann auch erst im Anschluß an die erste Menstruation post partum erfolgen; es ist nicht immer leicht, dabei eine Neuinfektion auszuschließen durch den Gatten, dem die Zeit der Abstinenz zu lange geworden ist.

2. Tuben.

Die Gonokokken können gewissermaßen in einem Zuge im Anschluß an die Infektion der Cervix durch das Cavum uteri hindurch bis in die Tuben vordringen; am häufigsten wird aber der Verlauf so sein, daß die Tuben erst befallen werden, nachdem eine kurze Zeit die Corpusschleimhaut spezifisch erkrankt war; dabei ist zu bedenken, daß auch die gonorrhoischen entzündlichen Veränderungen

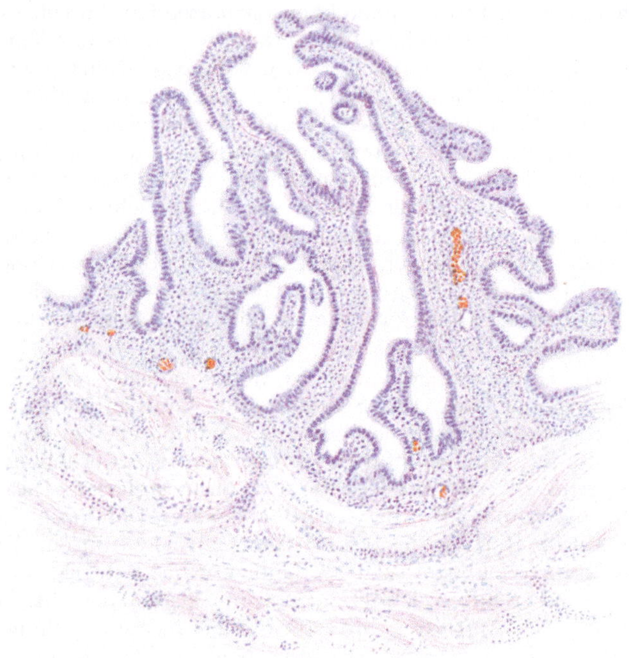

Abb. 91. Salpingitis gonorrhoica acuta.
Schnitt durch die Wand und einzelne Zotten, deren Stroma ödematös geschwellt und ebenso wie die Wandschicht kleinzellig infiltriert ist. In der Wand sieht man einige Querschnitte, in einer Zotte den Längsschnitt eines erweiterten Capillargefäßes als Ausdruck der entzündlichen Hyperämie. Zeiß-Objektiv AA, Okular 3. Hämatoxylin-Eosin. (Aus der Sammlung des Pathologischen Institutes des Rudolf Virchow-Krankenhauses Berlin.)

an der Corpusmucosa einen gewissen Abschluß des uterinen Tubenlumens bewirken können, so daß erst bei Überdruck infolge Sekretstauung oder infolge muskulärer Zusammenziehung und durch sie bedingte Saugwirkung den Gonokokken der Eintritt in das Tubenlumen ermöglicht wird.

Die schon bei der Aszension auf den Gebärmutterkörper aufgezählten klinischen Symptome sind in verstärktem Maße vorhanden, an erster Stelle die viel stürmischere Bauchfellreizung. In dem akuten Anfangsstadium ist die Tube nur wenig verdickt und gerötet und aus ihrem abdominalen Ostium quillt, wenn sie bei einer Laparotomie sichtbar wird, ein Tröpfchen getrübter Flüssigkeit oder gelblichen Eiters. Schmerzhaft ist die Palpation der Adnexgegenden;

die Tube als solche ist jedoch, solange ihr Ostium noch offen, kaum jemals zu tasten. In diesem Zeitpunkt ist das mikroskopische Bild auch wieder ganz ähnlich dem wiederholt beschriebenen. Die Tubenfalten sind nur wenig ödematös verdickt, erscheinen also noch schlank, die Blutfüllung der Capillaren ist vermehrt, Rundzellen findet man im Stroma der Falten, am zahlreichsten aber nahe den Spitzen der Falten, wo sich auch die Mehrzahl der Gonokokken findet, und zwar zwischen den Deckepithelien sowohl als auch auf dem Epithel in dem aufgelagerten Sekret. Die Gonokokken dringen nur hier und da zwischen die Falten, ohne aber die Basis zu erreichen. Die entzündlichen Veränderungen

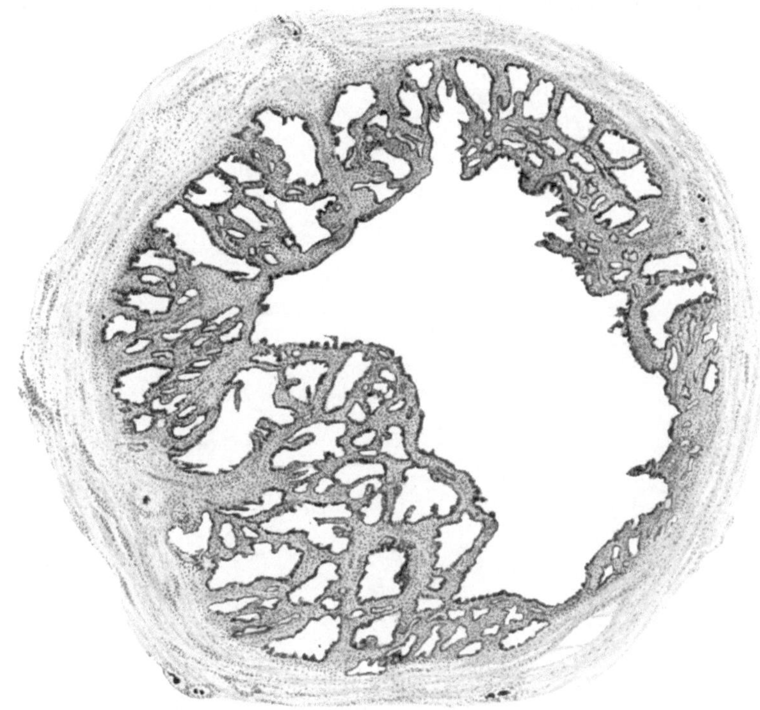

Abb. 92. Salpingitis und Perisalpingitis gonorrhoica acuta.
Tubenquerschnitt. Man sieht die Muskelschicht kleinzellig infiltriert ebenso wie die zum Teil ödematös geschwellten Stromata der Zotten. Charakteristisch für dieses Stadium frischer Entzündung ist die Faltenverschmelzung der Zotten, die stellenweise bereits netzartige Bildungen entstehen läßt. Zeiß-Lupenobjektiv a 2, Okular 3.
(Aus der Sammlung des Pathologischen Institutes des Rudolf Virchow-Krankenhauses Berlin.)

am Bauchfell pflegen auf die Stellen beschränkt zu sein, die direkt vom gonorrhoischen Eiter benetzt wurden, also: die unmittelbare Umgebung des abdominalen Ostiums und die unterhalb desselben gelegenen Partien, auf die der Eiter rinnen konnte. Aus diesem Stadium ist eine völlige Ausheilung sehr wohl möglich und Restitutio ad integrum sicher beobachtet.

Bei stärkerem Befallensein ändert sich das Bild: die Temperatursteigerung, die sonst nur wenige Tage dauert und 39° kaum übersteigt, hält länger an; 40° kann an mehreren Abenden überschritten werden, begleitet von starken peritonealen Reizerscheinungen, und es schließt sich eine Reihe von mehreren Wochen an, in denen die Temperatur mit morgendlichen Remissionen zwischen

38⁰ und 39⁰ pendelt. Das abdominale Tubenende ist nun verschlossen durch
Verklebung der Fimbrien mit Organen der Umgebung wie Ovarium, Lig. latum
oder untereinander, wobei sie durch den ihre Basis umschnürenden Ring infolge
des dahinter entstandenen entzündlichen Ödems in das Lumen hineingezogen
werden. Das Bauchfell ist jetzt in größerem Umfang entzündlich gereizt, stellenweise Fibrinauflagerungen aufweisend. In dem Stroma der Tubenfalten hat die
Rundzellenanhäufung stark zugenommen; neben ihnen treten jetzt in größerer
Zahl die sog. Plasmazellen auf, auf deren Bedeutung SCHRIDDE hingewiesen hat;
die schlanke Form der Falten weicht kolbiger Auftreibung und Verdickung.
An den Spitzen kommt es im Anschluß an Epithelabhebungen zu Verklebung
der sich berührenden benachbarten Falten (Faltenverschmelzung). Hierdurch

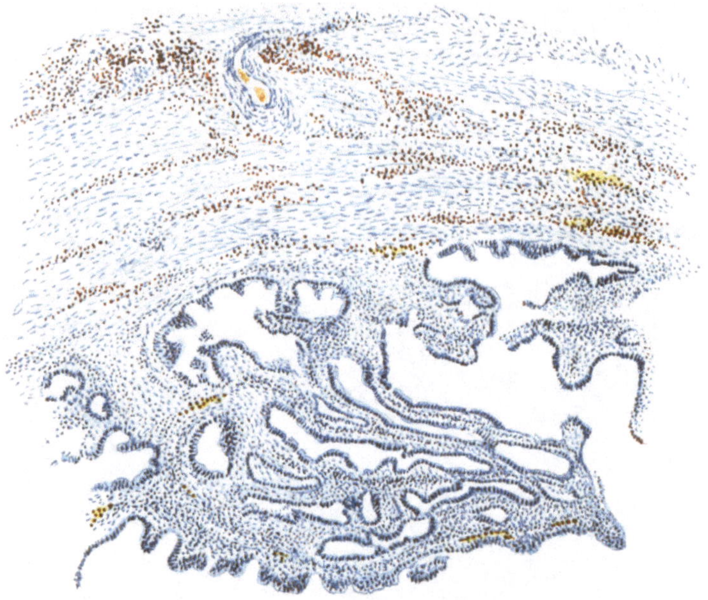

Abb. 93. Salpingitis und Perisalpingitis gonorrhoica subacuta.
Stück aus der Tubenwand im Stadium subakuter Entzündung. In der Muskelwand über-
wiegen die in Streifen und Nestern angeordneten elektiv braun gefärbten Leukocyten,
während sich im Zottenstroma die blauschwarz gefärbten Lymphocyten reichlicher finden.
Auch hier ist die Zottenverschmelzung deutlich erkennbar. Zeiß-Objektiv AA, Okular 3.
Hämatoxylin, Peroxydasereaktion.
(Aus der Sammlung des Pathologischen Institutes des Rudolf Virchow-Krankenhauses Berlin.)

wird an der Basis der Lumina die Bildung abgeschlossener kleiner Hohlräume
eingeleitet, die durch die noch nicht veränderte muskuläre Tubenwand hindurch
als kleine knötchenförmige Verdickungen sichtbar werden (Salpingitis nodosa).
Das Bild kann jetzt auf einem Querschnitt ein sehr verschiedenes sein: kommt
es nur in einzelnen Bezirken zur Faltenverschmelzung benachbarter oder nahe
beieinander liegender Falten, so ist es auch jetzt noch denkbar, daß durch die
ganze Länge der Tube hindurch Straßen führen, in deren Bereich das nur an der
Oberfläche geschädigt gewesene Epithel wieder völlig sich regeneriert hat. In
diesen Fällen kann, meist erst nach 3—5 Jahren oder noch später, wenn auch die
das Fimbrienende verschließenden Verwachsungen sich gelöst haben, doch wenigstens eine funktionelle Heilung zustande kommen, während da, wo es zur

Faltenverschmelzung kam, eine solche Wiederherstellung nicht zu erwarten ist. In anderen Fällen ist aber die Faltenverschmelzung eine sehr viel ausgedehntere und sie umfaßt nahezu alle Falten im ganzen Verlauf der Tube und bringt auch die gegenüberliegenden und entfernter voneinander gelegene zur Verwachsung; dann bietet der Querschnitt das Bild eines Netzes, dessen Maschen ebenso verschieden weit durch Eiter- bzw. seröse Flüssigkeitsansammlung klaffen können, wie die Netzstränge, also das bindegewebige Stroma der Falten, verschieden dick sind. Dabei ist eine Epithelregeneration auf größere Strecken unmöglich und eine Durchgängigkeit der Tuben für ein Ovulum für immer ausgeschlossen.

Sobald die Tube verschlossen ist, bezeichnet man sie nach dem eitrigen Inhalt, der ihr die prall gespannte Beschaffenheit und oft die typische Post-

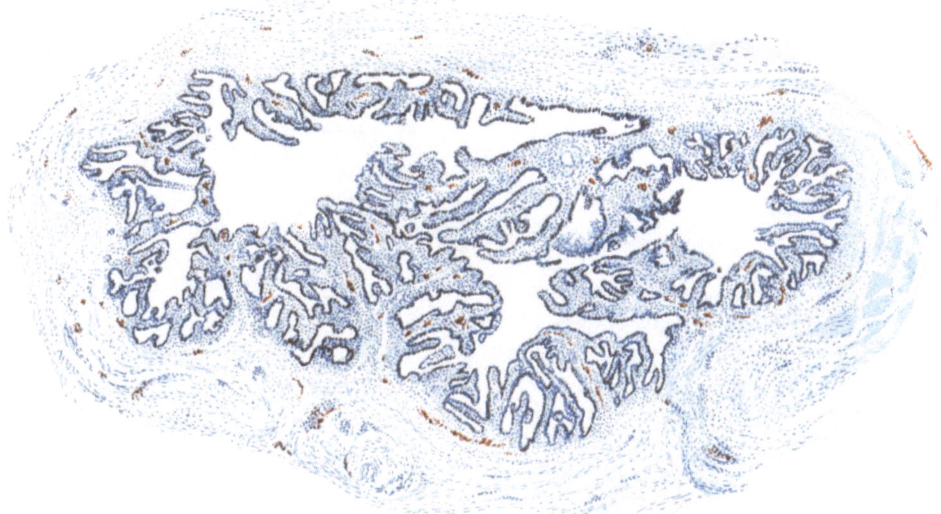

Abb. 94. Salpingitis und Perisalpingitis gonorrhoica acuta.
Tubenquerschnitt. Die elektiv braun gefärbten Leukocyten sind in Häufchen und Streifen spärlich in der Muskelschicht verteilt, noch spärlicher dagegen im Zottenstroma. Die eitrige Infiltration der deutlich ödematös geschwellten Zotteninterstitien ist stärker, als die der Muskelschicht. Die blauschwarz gefärbten Lymphocyten sind in beiden Schichten deutlich erkennbar. Die stellenweise sichtbaren erweiterten Gefäßlumina bezeugen die Hyperämie. Auch hier Verschmelzung nicht nur der benachbarten, sondern auch schon der gegenüberliegenden Zottenfalten. Zottenepithel im ganzen intakt. Zeiß-Lupenobjektiv a 2, Okular 3. Hämatoxylin, Peroxydasereaktion.
(Aus der Sammlung des Pathologischen Institutes des Rudolf Virchow-Krankenhauses Berlin.)

hornform verleiht, als Pyosalpinx. Schon nach einigen Wochen gehen die Gonokokken, wohl aus Mangel an Nährstoffen, weil es sich um einen abgeschlossenen Raum handelt, bzw. an ihren eigenen Toxinen zugrunde. MENGE glaubt nicht, daß nach Resorption des Eiters eine seröse Ausscheidung an ihre Stelle treten könne. In Übereinstimmung mit v. FRANQUÉ möchte ich diese Möglichkeit, auch auf Grund eigener Beobachtungen, doch nicht von der Hand weisen. Sehr unwahrscheinlich ist freilich die Entstehung sehr großer dünnwandiger Hydrosalpingen aus ehemaligen Pyosalpingen; finden sich aber alte entzündliche Wandverdickungen an einer Hydrosalpinx, so läßt sich ihre Entstehung

aus einer Pyosalpinx wohl denken. In einer nicht kleinen Zahl von Fällen ist
nämlich die Weiterentwicklung des Krankheitsprozesses anders als bisher
geschildert. Sobald die Pyosalpinx eine gewisse Größe erreicht hat, muß sie
bei den Raumverhältnissen im kleinen Becken sowohl mit der Beckenwand
als auch mit dem ebenfalls erkrankten Ovarium, dem Ligamentum latum,
dem Netz und der Flexura sigmoidea, benachbarten Dünndarmschlingen
und dem Colon ascendens in innige Berührung kommen. Durch die als Reaktion
auf das Gonokokkentoxin seitens des Peritoneums erfolgende Fibrinausscheidung
wird aus der Berührung eine innige Verwachsung, aus der Pyosalpinx unter
Einbeziehung des Ovariums der fast immer doppelseitige, gonorrhoische
Adnextumor. -- Inzwischen ist die Tubenwand selbst durch entzündliche
Veränderungen verdickt und starr geworden. WERTHEIM fand selbst in den

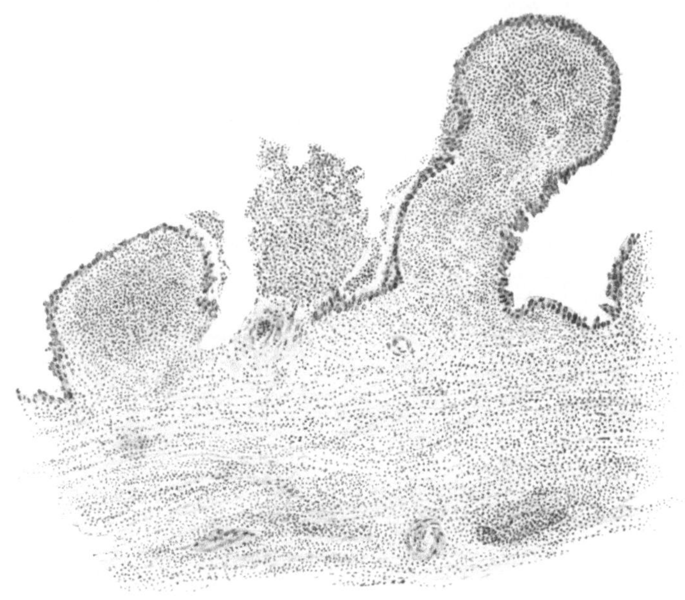

Abb. 95.   Salpingitis gonorrhoica subacuta.
Knollige Auftreibung zweier Zotten. Starke kleinzellige Infiltration des Zottenstromas
und der Wandschicht. Zwischen beiden Zotten ein Epitheldefekt, auf dem eitrige Exsudat-
bröckel, aus dem Tubenlumen stammend, lagern. Zeiß-Objektiv AA, Okular 2. (Aus
der Sammlung des Pathologischen Institutes des Rudolf Virchow-Krankenhauses Berlin.)

tieferen Muskelschichten bis an das Peritoneum Gonokokken im Gewebe
und auch, nachdem der Eiter in der Pyosalpinx selbst frei von Gonokokken
geworden ist, können sie sich in der Tubenwand, wo anscheinend dann die
Lebensbedingungen bessere sind, doch noch längere Zeit finden. Die Punktions-
ergebnisse sind deshalb nur bei gleichzeitiger mikroskopischer Untersuchung
der exstirpierten Tube zu Beurteilung der hier noch strittigen Fragen zu verwerten.
   Bei derartig schweren Veränderungen auch in der Wand der Tube gehen
im Laufe der Zeit in einer Pyosalpinx, deren Inhalt schließlich völlig steril
werden und immer mehr eindicken kann, Falten in großer Zahl völlig zugrunde;
man sieht dann nur noch niedrige Wülste an einigen Punkten der Zirkumferenz
der Tubenschleimhaut; die Epithellage ist auf weite Strecken zugrunde gegangen.

Granulationsgewebe hat sich in Bindegewebe verwandelt, das in unregelmäßigen Strängen das Lumen durchzieht. Auch in der Wand ist es durch Absceßbildung zu Einschmelzungen gekommen, so daß auch hier sich narbige Partien finden, die eine unregelmäßige Auftreibung der im ganzen verdickten muskulären Wand bedingen.

SCHRIDDE hat die schon erwähnten in allen Stadien zahlreich vorkommenden Plasmazellen als pathognomonisch für die gonorrhoischen Tubenerkrankungen bezeichnet. Im strengsten Wortsinn ist diese Auffassung nicht zutreffend;

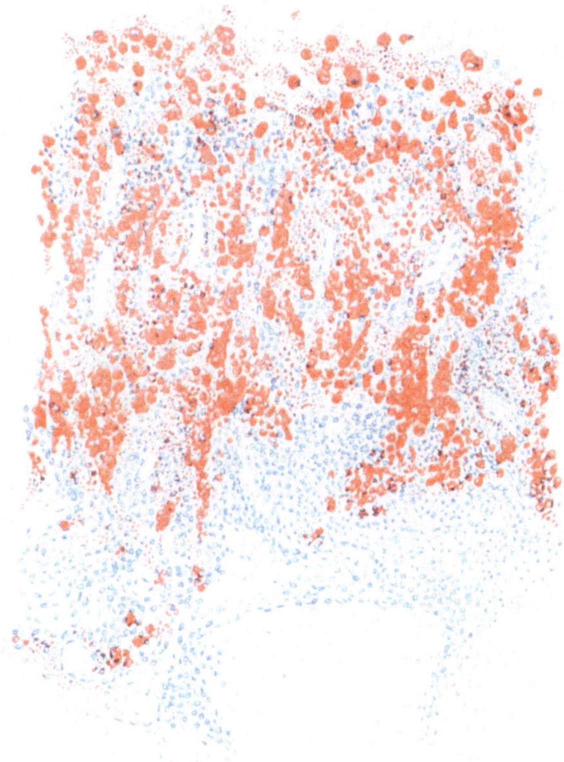

Abb. 96. Pyosalpinx gonorrhoica chronica.
Unten Muskelschicht, oben Tubenlumen. Nach dem Tubenlumen zu ist eine breite Granulationsgewebsschicht zu sehen, in der reichlich leuchtend rot gefärbte, doppeltlichtbrechende Lipoide (PICK) abgelagert sind, und zwar teils freiliegend, teils phagocytiert.
Zeiß-Objektiv AA, Okular 4. Hämatoxylin-Sudan III.
(Aus der Sammlung des Pathologischen Institutes des Rudolf Virchow-Krankenhauses Berlin.)

sie kommen auch bei Entzündungen der Tube anderer Ätiologie vor wie z. B. nach puerperalen Erkrankungen. Aber praktisch ist es doch für die überwiegende Mehrzahl der Fälle zutreffend, daß man, sobald man Plasmazellen in größerer Zahl sieht, gut tut zunächst an Gonorrhöe zu denken.

Neben den Plasmazellen fand PICK zuerst bei besonders stark veränderter Wand der Pyosalpinx in einigen Fällen eigentümlich große Zellen im Faltenstroma, die eine doppeltlichtbrechende Substanz enthielten. Nach ASCHOFF dienen sie dem Lipoidtransport.

Recht umstritten ist auch heute noch die Frage der sog. Mischinfektion gerade bei den Tubenerkrankungen, deren Vorkommen von Bumm nicht als etwas Außergewöhnliches gehalten, von Menge dagegen strikte geleugnet wird. Meist handelt es sich wohl um Sekundärinfektionen mit Keimen, die aus dem Darm bei der innigen Verwachsung auf dem Wege der Lymphbahnen oder auch nach feinem Durchbruch in die ursprünglich gonorrhoische Pyosalpinx hinein gelangen. Aber auch auf dem Wege der Blutbahn ist eine solche Sekundärinfektion möglich. Ich habe besonders auf Grund klinischer Beobachtungen die Überzeugung gewonnen, daß die sog. rezidivierenden Pyosalpingen nur sehr selten einem erneuten Eindringen von Gonokokken ihre Entstehung verdanken, daß es sich vielmehr recht häufig um wiederholt erfolgendes Überwandern, besonders des Bact. coli, aber auch anderer Keime wie echter Eitererreger handelt. Immerhin ist in dieser Frage das letzte Wort noch nicht gesprochen, und möglichst zahlreiche Untersuchungen an verschiedenartigem Material sind sehr erwünscht. Bisher gibt es keine Möglichkeit entzündlich veränderte Tuben histologisch als auf gonorrhoischer Basis entstanden zu erkennen, es sei denn, daß man Gonokokken im Eiter oder im Gewebe nachweist. Gelingt dieser Nachweis jedoch nicht, so kann der Gonokokkus gleichwohl der auslösende Faktor sein.

3. Ovarien.

Die Trennung der Erkrankungen der Ovarien von den Tuben ist eine künstliche, wie schon die Bezeichnung Tuboovarialtumor für das Endergebnis des gonorrhoischen Befallenseins beider Organe zeigt. Im frischen Stadium füllen Exsudatmassen die Lücken zwischen den verschiedenen Organen aus, die sich im Heilungsverlauf aus flächenhaften Verwachsungen allmählich in bandartige oder sogar spinnwebfeine bindegewebige Stränge umwandeln.

Am Ovarium selbst, wenn gonorrhoischer Eiter es benetzt, ist oft nur die Oberfläche in der wiederholt beschriebenen Art und Weise in Mitleidenschaft gezogen. An der Oberfläche geht das zarte, empfindliche Keimepithel unter der Einwirkung der Gonokokken rasch zugrunde, hält sich aber in den Einbuchtungen dafür oft lange intakt. Eine Schädigung erfahren derartige Ovarien nur sekundär dadurch, daß die sie völlig einhüllenden Exsudatmassen sich in fibröse derbe Schwielen umwandeln, aus denen man in manchen Fällen nahezu unveränderte Eierstöcke ausschälen kann, deren Funktion auch ungestört ist. Mitunter führen diese schwieligen Massen aber doch zu einer Ernährungsstörung des Organes, das unter Follikelschwund und Bildung kleiner Follikelcysten mehr weniger atrophisch wird und damit auch vorzeitig seine Tätigkeit einstellt.

In anderen Fällen gelingt den Gonokokken die Invasion in das Ovarium selbst. Es wird ein Graafscher Follikel befallen, wozu wohl nur solange die Möglichkeit besteht, als die Sprungstelle eine Wunde darstellt, also nur kurze Zeit. Wir sehen dann die Entstehung eines kleinen Pseudoabscesses, mit gonorrhoischem Eiter gefüllt, in dem Granulosazellen und Ei, wenn es noch nicht ausgestoßen war, zugrunde gehen. In der Umgebung, also in der Thecaschicht, sind Rundzellen, sowohl Leuko- als Lymphocyten wie auch sonst in der Umgebung gonorrhoische Entzündungsherde und Plasmazellen zu finden.

Häufiger wird ein Corpus luteum infiziert. Die daraus entstehenden Pseudoabscesse sind größer; in ihrer Außenschicht sind die schon erwähnten doppeltlichtbrechende Stoffe enthaltenden, von Pick beschriebenen Zellen anzutreffen als Folge der Zerstörung der Luteinzellen. Auch kann es durch Übergreifen der Infektion auf die Umgebung zu einer Umwandlung in echte Abscesse von beträchtlicher Größe und unregelmäßiger Form kommen. Besonders beim Vorhandensein mehrerer Abscesse kann das Ovarium dadurch erheblich vergrößert sein, wie ja auch die Größe des Gesamtadnextumors eine recht beträchtliche werden kann. MENGE und WERTHEIM haben gezeigt, daß auch vom Hilus her das Ovarium infiziert werden kann, daß die Gonokokken also auch vom Ligamentum latum her unter Umständen nach Durchtritt durch die Tubenwand ihre zerstörende Wirksamkeit entfalten können, wenn auch kein Zweifel sein kann, daß der Weg von der Oberfläche her der weitaus häufigere ist. Die kleineren Abscesse können unter Narbenbildung ausheilen, die größeren nach außen, in die Scheide oder in den Darm durchbrechen.

Daß die Funktion bei derartigen Veränderungen mindestens für längere Zeit schwer geschädigt sein muß, liegt auf der Hand. Die Eireifung kann beschleunigt, also überstürzt, aber auch gehemmt oder gar, wie schon erwähnt, unterbunden sein, ganz abgesehen davon, daß die Ovula rein mechanisch nicht in die Tube gelangen können. Entsprechend sind die Menstruationsblutungen häufiger und stärker oder seltener und schwächer.

Die sog. Tuboovarialcysten bilden sich zwischen schrumpfenden Schwielen, die Tuben und Ovarien verbinden, durch Ansammlung seröser Flüssigkeit in diesen allmählich sich vergrößernden Hohlräumen aus, wobei Stauungserscheinungen in den Blutgefäßen den Flüssigkeitsaustritt begünstigen mögen.

Nach Verschwinden aller akuten Entzündungserscheinungen ist das dann weiterer Rückbildung nicht mehr fähige Endergebnis ein durch Adhäsionen verschiedenster Breite und Festigkeit nach rückwärts fixierter Uterus, zu dessen Seiten die etwa daumendicken Hydrosalpingen, gleichfalls in verschieden feste Stränge eingebettet, ruhen. Die Beschwerden sind dann die der fixierten Retroflexio eigentümlichen.

4. Bauchfell und Beckenbindegewebe.

Ist einmal die Tube gonorrhoisch affiziert, so kann es nicht ausbleiben, daß geringere oder größere Peritonealflächen mit gonorrhoischem Eiter in Berührung kommen, entweder vor Verschluß des abdominalen Tubenendes oder dadurch, daß das verklebt gewesene Ostium vorübergehend durch mechanische Einwirkung einer Bewegung des Körpers, durch die Darmperistaltik oder ein Trauma wieder eröffnet worden ist, oder endlich dadurch, daß die Gonokokken durch die Tubenwand hindurch bis zum Bauchfell vordringen. Auch hier das schon oft geschilderte mikroskopische Bild: Gonokokkenrasen vorwiegend an der Oberfläche des Peritoneums, im allgemeinen nur minimales Vordringen in die Tiefe, Rundzellenanhäufung und starke Fibrinbildung auf der Oberfläche. Diese reichliche Fibrinausscheidung in dem entzündlichen Exsudat macht die starken und frühzeitigen flächenhaften Verklebungen der befallenen Organe mit den ihnen räumlich nächstgelegenen verständlich, wie wir es bei der Bildung der Adnextumoren kennen gelernt haben. So ist es auch zu erklären, daß es in der Mehrzahl der Fälle rasch zu einem Abschluß der Beckenhöhle gegen die freie Bauchhöhle kommt dadurch, daß sich Darmschlingen und Netz als schützendes Dach über das kleine Becken legen, während die Zwischenräume lückenlos durch Fibrinmassen ausgefüllt werden. Zwischen den erkrankten Beckenorganen finden sich also meist zahlreiche kleinere, aber voneinander getrennte Eiteransammlungen; seltener sammeln sich am tiefsten Punkt größere Exsudatmassen an in Gestalt eines Douglasabscesses, der wie jeder derartige Absceß anderer Provenienz in Rectum, Blase, Scheide, ja auch in die freie Bauchhöhle durchbrechen kann, wenn er nicht allmählich resorbiert oder durch Incision nach außen entleert wird. Nur ganz ausnahmsweise wird, besonders wohl bei unzweckmäßigem Verhalten der Patientin durch körperliche Anstrengung, sexuelle Exzesse oder bei besonders anfälligen Individuen, z. B. sehr jungen oder stark anämischen Personen, eine größere Eitermenge gebildet,

die, bevor es zur Abkapselung kommt, durch die Darmperistaltik in der ganzen
freien Bauchhöhle verteilt wird. Die diffuse gonorrhoische Peritonitis
ist eine sehr seltene Krankheitsform. Nach Ansicht mancher Autoren ist sie
meist die Folge einer Mischinfektion. Dieser Anschauung kann ich, allerdings
nur auf Grund von etwa 20 Fällen, die ich gesehen habe, nicht beipflichten.
Wir fanden stets nur Gonokokken im Eiter, der eigentümlich hell bis grünlich-
gelb aussah und meist besonders fibrinreich war. Charakteristisch für diese
Form ist die günstige Prognose, gleichviel ob man dem Eiter durch Laparotomie
Abfluß verschafft, oder ob man die Bauchhöhle uneröffnet läßt.

Bisweilen sahen wir bei sicher gonorrhoisch infizierten Frauen auch diffuse
Peritonitiden, in deren Eiter sich Bact. coli oder Staphylo- bzw. Streptokokken,
aber keine Gonokokken fanden. Diese Fälle sind sehr viel schwerer verlaufen

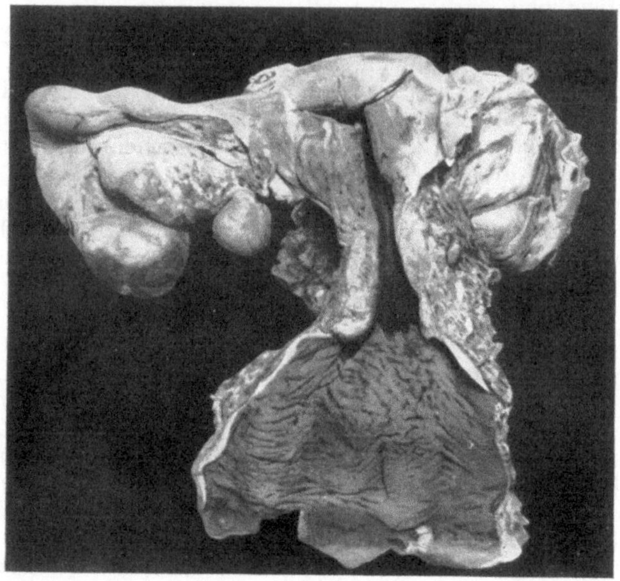

Abb. 97. Photogramm eines Uterus mit doppelseitigen gonorrhoischen Adnextumoren.
Uterus und Scheide sind vorn in der Mittellinie aufgeschnitten. Die rechte Tube zeigt die
typische Posthornform; das Ovarium ist durch Abscesse und entzündliche Schwellung
verdickt. Die linken Anhänge bilden einen zusammenhängenden entzündlichen Tumor.
Tube und Ovarium sind durch narbige Schwielen so innig miteinander verschmolzen, daß
makroskopisch Einzelheiten nicht zu unterscheiden sind.
(Aus der Sammlung des Pathologischen Institutes des Rudolf Virchow-Krankenhauses Berlin.)

bzw. ad exitum gekommen. Eine echte Mischinfektion in der Bauchhöhle
habe ich bakteriologisch nicht nachweisen können.

Die das ganze kleine Becken ausfüllenden Adnextumoren verdanken ihre Größe
zum Teil den Fibrinausscheidungen in ihren Lücken, ihre Größenschwankungen
dem im Zusammenhang mit der Menstruation schwankenden Blut- und Lymph-
gehalt der Beckenorgane. Besonders im subakuten Stadium ist ein Aufflackern
der Erscheinungen, oft mit Fieber, in den ersten Monaten der Erkrankung die
Regel. Echte Rezidive, die solche Erscheinungen auslösen, sind freilich auch
möglich, aber ein Neuaufsteigen von Keimen von außen kommt dabei wohl
nur ganz ausnahmsweise in Betracht, da ja gewöhnlich der uterine Tubenverschluß ein recht fester zu sein pflegt. Häufiger werden gewiß infolge der

Ovulation abgeschlossene Eiterherde am Ovarium selbst oder in der Umgebung wieder frei und so das Rezidiv ausgelöst, wenn es sich nicht überhaupt, wie schon erwähnt, um das Eindringen von Darmkeimen in eine ursprünglich von Gonokokken besiedelt gewesene Eiterhöhle handelt, in der diese Keime schon zugrunde gegangen waren.

Daß auch in späterer Zeit, wenn die flächigen Adhäsionen sich in ein feines Spinnwebnetz von zarten, alle Organe einhüllenden und verbindenden Häutchen umgewandelt haben, noch Größenschwankungen im Zusammenhang mit der Menstruation beobachtet werden, beruht auf der stärkeren oder geringeren Flüssigkeitsansammlung in den Zwischenräumen zwischen den Membranen und den von ihnen umsponnenen Beckenorganen (sog. Peritonealcysten). Die Gonokokkenansiedelung im Beckenbindegewebe ist durch WERTHEIM und vielleicht noch KROENIG nachgewiesen worden. Mit BUMM muß aber doch darauf hingewiesen werden, daß auch hier die Tiefenwanderung zu den recht seltenen Ausnahmen gehört, mit andern Worten: eine klinisch als Parametritis zu wertende entzündliche Ausschwitzung neben dem Uterus ist selbst bei einer gonorrhoisch erkrankten Frau erst dann als auf der gleichen Basis entstanden zu betrachten, wenn der Nachweis der Keime im Gewebe selbst in irgend einer Weise gelungen ist.

V. Symptome und Verlauf.

Läßt man die verschiedenartigen pathologischen Veränderungen, die der Gonokokkus je nach seiner Lokalisation zu schaffen vermag, Revue passieren, so wird einem ohne weiteres klar, daß auch das klinische Bild nach der subjektiven wie nach der objektiven Seite ein gleich wechselvolles und mannigfaltiges sein muß. Eine völlig erschöpfende Darstellung aller überhaupt möglichen Kombinationen

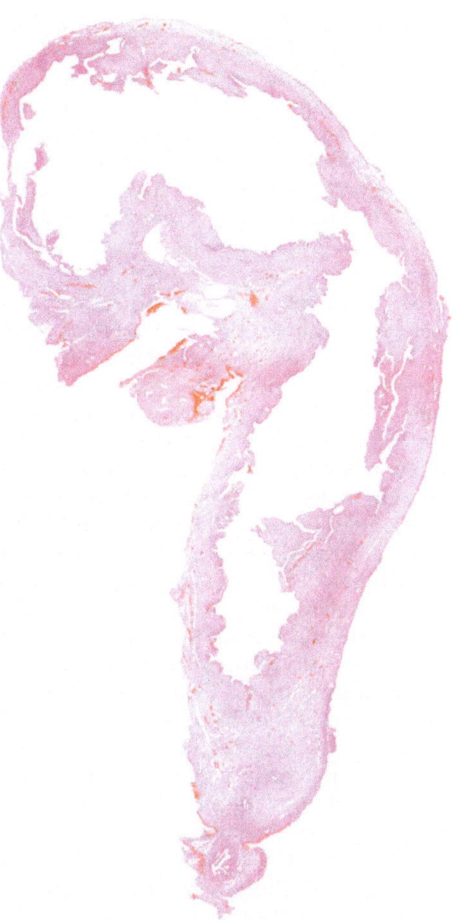

Abb. 98. Chronische gonorrhoische Pyosalpinx, durch Operation gewonnen. Gesamtlängsschnitt, Hämatoxylin - Eosin, Vergrößerung 1,5:1. (Aus dem Pathologischen Institut des Rudolf Virchow-Krankenhauses Berlin.) Retortenform. Starke Verdickung der Wand durch Bindegewebsbildung. An der Innenfläche an Stelle des zerstörten Epithels Granulationsgewebe. Am zugespitzten Ende der uterine, fast unveränderte Tubenabschnitt quer getroffen. Am konkaven Teil der Außenfläche das entzündlich infiltrierte Gewebe der Mesosalpinx.

ist danach kaum möglich, aber es liegt dafür auch kein praktisches Bedürfnis vor. Denn es lassen sich doch gewisse Verlaufstypen herausschälen, die immer wieder zur Beobachtung kommen, während andere Formen und Komplikationen nur gewissermaßen Seltenheitswert haben.

Den verhältnismäßig geringsten Einfluß auf den Verlauf hat die Virulenz der Gonokokken. Die von SÄNGER und DOEDERLEIN aufgestellte Form der primären chronischen Gonorrhöe, deren schleichender Verlauf auf der Übertragung abgeschwächter Keime beruhen soll, steht im Widerspruch mit den Experimenten von WERTHEIM und JADASSOHN, die aus alten chronischen Herden immer wieder eine akute Gonorrhöe erzeugen konnten, und mit eigenen klinischen Erfahrungen. Immerhin soll nicht in Abrede gestellt werden, daß Virulenzschwankungen der Gonokokken sich auch klinisch auswirken können.

Eher schon könnte die Virulenz der Keime eine Rolle spielen in den nicht häufigen Fällen, in denen sofort im Anschluß an die Infektion in einem Zuge die Gonorrhöe über den inneren Muttermund hinaus auf Tuben, Ovarien und Bauchfell ascendiert, ohne daß eins der uns bekannten die Aszension begünstigenden Momente wie Menstruation, Partus oder Puerperium wirksam geworden ist.

In manchen Fällen mag dabei besonders unzweckmäßiges Verhalten oder auch ungeeignete Behandlung die Schuld tragen.

Von erheblicher Bedeutung ist nicht selten die, man muß sagen „leider", beträchtliche Unerheblichkeit der subjektiven Beschwerden. Ist die Urethra einer Frau allein infiziert worden, so spült aus der kurzen und wenig buchtigen Schleimhaut der Harnstrahl das eitrige Sekret oft bald wieder heraus; es kann so zu einer Spontanheilung kommen; in anderen Fällen aber wird dadurch nur sehr rasch das leichte Brennen beim Urinieren wieder beseitigt, ohne daß die Gonokokken nach außen befördert werden. Die Frau hält sich darum gar nicht für krank. Oder aber der infizierende Coitus war zugleich der deflorierende. Dann führt die Frau, die weiß, daß die erste Beiwohnung örtliche Unbehaglichkeiten im Gefolge zu haben pflegt, ihre Beschwerden fälschlich darauf zurück anstatt auf die Gonorrhöe, von der sie nichts ahnt. Die Folge ist in allen Fällen die gleiche; die Frau geht nicht zum Arzt; die Gonorrhöe kommt nicht frisch zur Behandlung. Damit sind die besten Aussichten auf eine rasche Heilung zerstört. Auch bei Frauen, die sorgfältig auf sich achten, beobachtet man dieses Verhalten. Aber auch, wenn die Harnröhre ohne Behandlung keimfrei geworden ist, so kann doch vorher schon sekundär die Cervix befallen sein, wenn sie nicht überhaupt gleichzeitig zu Anfang infiziert wurde. Auch dann ist die relative Symptomlosigkeit, eitriger Ausfluß im wesentlichen von wechselnder Stärke, verhängnisvoll dadurch, daß sie die Frau nicht zum Arzt treibt.

Manche Heilung scheitert daran, daß der von MENGE als paragonorrhoisch bezeichneten Erkrankung der Drüsen und Krypten am Introitus therapeutisch nicht genügend Rechnung getragen wurde, vielleicht, weil sie übersehen wurde.

Bei lange Zeit bestehender Cervixgonorrhöe kann das Klarwerden des durch die Gonorrhöe getrübten Schleimpfropfes dem weniger Erfahrenen sehr zum Schaden der Patientin und ihres Partners eine Heilung vortäuschen, zumal da man in solchen Fällen oft monatelang keine Gonokokken im Mikroskop findet, solange man nicht eine sog. Provokation zur Hilfe nimmt. Im Gegensatz zur jederzeit mikroskopisch nachweisbaren, manifesten Gonorrhöe hat man diese Form wohl auch als latente bezeichnet. Dabei kommt es vor, daß man gelegentlich in langen Zwischenräumen abwechselnd einmal in der Cervix, dann wieder in der Urethra vereinzelte Gonokokken findet. Ja eine Frau kann jahrelang scheinbar frei von Gonokokken sein; sie verkehrt ohne zu infizieren, und eines Tages nach Jahren wird doch ein Mann durch diese Frau infiziert. An irgend einer verborgenen Stelle unter metaplastischem Plattenepithel oder in der Tiefe einer Schleimhautfalte haben sich eben doch noch Gonokokken lebendig erhalten, die durch besondere Umstände wieder an die Oberfläche emporgekommen sind. Dazu gehört z. B. sexuelle Überanstrengung bei Neuverheiratung usw.

Diese Fälle klinisch abzugrenzen gegen jene, bei denen zwar noch ein leichter Cervicalkatarrh besteht, aber keine Gonokokken mehr im Organismus vorhanden sind, kann recht schwer, bisweilen sogar unmöglich sein.

Im Gegensatz zu den Frauen, bei denen es sofort zur Aszension kommt, stehen nun jene, bei denen trotz schwerer Arbeit, uneingeschränkter Sexualtätigkeit, trotz Menses, Partus und Wochenbett ein Aufsteigen der Gonorrhöe nicht zustande kommt. Bei anderen wieder bleibt jahrelang ebenfalls trotz Einwirkung aller dieser Momente die Gonorrhöe auf die unteren Abschnitte beschränkt, und dann nach Jahren genügt auf einmal ein geringer äußerer Anlaß, die Gonokokken aufwärts zu verbreiten. Dabei ist der Gedanke an eine Virulenzsteigerung durch Zufuhr frischen Nährmaterials ebensowenig von der Hand zu weisen wie bei der Beobachtung, daß, wenn mit einem chronisch gonorrhoischen Ehepaar ein gesunder Dritter oder eine Dritte in intime Berührung kommt, dann bei allen dreien ein ganz akuter Tripper in die Erscheinung tritt, während bei dem Ehepaar vorher eine gewisse Gewöhnung der Gonokokken an ihren Nährboden nur ganz geringfügige Symptome hatte bestehen lassen (Go. à trois der Franzosen).

Konstitutionelle und individuelle Momente spielen dabei allerdings wohl auch eine größere Rolle, als man früher annahm. So sieht man zweifellos die schwersten Fälle bei hypoplastischen, anämischen oder sonst konstitutionell minderwertigen Frauen. Auch ist, abgesehen von der allgemeinen Zunahme der Gonorrhöe nach dem Kriege, der Prozentsatz an ascendierenden Gonorrhöen an dem Material der Charité ein höherer geworden. G. A. WAGNER berichtet aus der Prager Klinik eine Zunahme der ascendierten Gonorrhöe seit dem Kriege um $352^0/_0$ gegenüber eine Zunahme der Gonorrhöe überhaupt um $266^0/_0$.

Als Superinfektion bezeichnet man das Auftreten akuter Erscheinungen an einer chronisch gonorrhoischen Schleimhaut, nachdem von einem anderen gonorrhoischen Individuum Gonokokken auf diese Schleimhaut übertragen worden sind.

Praktisch eine große Rolle spielt auch die Tatsache, daß bei gonorrhoischen Eheleuten immer wieder der eine sich am anderen infiziert. Diese Reinfektion ist die Quelle manches therapeutischen Mißerfolges.

MENGE weist dem Gonokokkus eine Mittelstellung zwischen den Erregern akutester Eiterungen einerseits und chronisch entzündlicher Erkrankungen andererseits zu, insofern, als er ja tatsächlich die Fähigkeit besitzt, „entweder die von ihm erzeugte akute lokale Infektionskrankheit direkt in Heilung übergehen oder ihr einen monate- oder jahrelang bestehenden Infektionszustand nachfolgen zu lassen."

Die Erscheinungsformen der weiblichen Gonorrhöe lassen sich zwanglos in zwei große Hauptgruppen verteilen:

In die der unteren Abschnitte, die man auch als offene Gonorrhöe bezeichnet, weil in den nach außen abfließenden Sekreten die Gonokokken austreten können und im allgemeinen auch nachweisbar sind, und der ascendierten Gonorrhöe, die man auch die geschlossene Form nennt. Das Os internum bildet die Grenze zwischen beiden.

Beide Formen haben ein akutes Stadium, das durch ein zeitlich meist nicht scharf abzugrenzendes subakutes in das chronische übergeht, wenn es nicht vorher zur Ausheilung kommt.

Bei der Urethral- und Cervixgonorrhöe können die örtlichen Beschwerden stärker oder geringer sein; das Allgemeinbefinden ist nur ausnahmsweise nennenswert ungünstig beeinflußt. In vier bis sechs Wochen kann die Heilung erfolgen oder der Zustand geht allmählich in das chronische Stadium über, bei dem die subjektiven Erscheinungen noch geringer, ja zeitweise ganz verschwunden sein können.

G. A. Wagner spricht von einer primären latenten Gonorrhöe in den wohl selten vorkommenden Fällen, in denen trotz Fehlens jeglicher Symptome Gonokokken in der Cervix jederzeit nachweisbar sind (temporäre Gonokokkenträgerinnen).

Während im allgemeinen die Fälle. in denen es zum Ansteigen der Gonokokken gekommen ist, noch längere Zeit in den unteren Abschnitten diese Keime beherbergen, kann in anderen Fällen im Anschluß an die Aszension die Cervix- und die Urethralgonorrhöe ausheilen.

Die Gonorrhöe der oberen Abschnitte ist stets eine schwere Erkrankung, besonders wenn die Gonokokken über das Corpus uteri hinaus vorgedrungen sind. Unter hohem Fieber werden die Frauen von sehr heftigen Schmerzen im Unterleib gequält, die jede Untersuchung und Berührung unmöglich machen. Die Schmerzen werden oft als wehenartig empfunden. Zusammenziehungen der Uterus- und Tubenmuskulatur lösen diese Schmerzen aus. Solange das Fieber hoch ist, 3—4 Tage, aber bisweilen auch mehrere Wochen lang, beherrscht die Bauchfellreizung das Krankheitsbild. Der aufgetriebene Leib ist nur in seinen unteren Partien schmerzhaft und die peritonealen Reizerscheinungen gehen sehr bald unter Wiedereinsetzen der Darmtätigkeit zurück. Eine Ausnahme macht nur die schon erwähnte seltene diffuse gonorrhoische Peritonitis. Charakteristisch für die gonorrhoische Natur des Leidens ist die enorme Schmerzhaftigkeit bei doch nicht so schwerem Allgemeinzustand im Vergleich mit der septischen Peritonitis, bei der vor allem der Puls sofort sehr schnell und fadenförmig zu sein pflegt. — In den ersten Tagen ist nur in Narkose die dem Verlauf keineswegs förderliche innere Untersuchung möglich, die eine diffuse Verdickung der Adnexgegenden, meist zunächst auf der einen Seite stärker als auf der anderen, ergeben würde. Wenn die akuten Erscheinungen unter allmählichem Absinken der Temperatur zurückgehen, dann ist auch eine Palpation möglich, und dann sind nach erfolgtem Tubenverschluß diese oft in Posthornform seitlich zu tasten, oft aber auch nur der Gesamttumor, aus Tuben, Ovarien, Uterus und Darm und dazwischen ergossenem Exsudat bestehend. Daher die oft überraschende Größe eines doppelseitigen Adnextumors. Das völlige Abklingen der frisch entzündlichen Erscheinungen erfolgt in etwa zwei Monaten, selten rascher. Sind nunmehr auch die Gonokokken in den Pyosalpingen abgestorben, so halten sie sich oft noch länger in den Ovarialabscessen und können die Ursache des jeweiligen Aufflackerns des Prozesses während der Regel bilden. Als weiteres schädigendes Moment kommen hinzu die durch die Störung der Ovarialfunktion nicht selten ausgelösten, langdauernden und starken, unregelmäßigen Uterusblutungen. Die sog. rezidivierende Form, bei der es immer wieder alle vier Wochen oder auch in größeren Zwischenräumen zum Aufflackern des Prozesses kommt, kann durch die Eiterung und die Blutverluste die Frauen in eine unmittelbar lebensbedrohliche Verfassung bringen (Cachexia gonorrhoica nach Veit). Heftige Dysmenorrhöen setzen überdies oft diesen Frauen erheblich zu. Spontane Durchbrüche an Pyosalpingen gonorrhoischer Natur sind seltener als bei solchen durch Eitererreger entstandenen, kommen aber doch vor. Der Durchbruch kann nach außen, in den Douglasschen Raum, in das Rectum oder, wie oben schon erwähnt, in die Blase erfolgen. Gerade bei der rezidivierenden Form beobachtet man diese Komplikation noch am ehesten.

Gewiß gibt es andererseits auch Frauen, die mit recht großen chronischen Adnextumoren schwere körperliche Arbeit leisten, ohne erheblich darunter zu leiden. Aber die Mehrzahl der Frauen fühlt sich doch dauernd mehr oder weniger schwer krank und wenig leistungsfähig besonders auch in bezug auf die

Sexualfunktion. Körperliche und seelische Störungen gehen dabei Hand in Hand.

Während gerade die hartnäckigsten Blutungen nicht ausschließlich ovariell bedingt sind, sondern auch auf die früher als chronische Metritis bezeichnete mangelhafte Fähigkeit zur Kontraktion der mit Bindegewebe reichlich durchsetzten Muskellagen des Uterus zurückzuführen sind, gibt es andere Fälle, in denen die von Bindegewebe umwucherten Ovarien keine Follikel mehr reifen lassen, so daß diese Patientinnen für eine gewisse Zeit oder für dauernd amenorrhoisch werden.

Gestation.

Die Folgen für die Gestation sind in erster Linie abhängig von der Art der Lokalisation.

Im akuten Stadium der Gonorrhöe der unteren Abschnitte kommt es überhaupt nur selten zur Kohabitation und damit zur Empfängnis, weil die Beiwohnung für die Frau zu schmerzhaft sein würde. Auch ist die abnorm starke Sekretion noch beim Abklingen der akuten, lokal schmerzhaften Erscheinungen dem Empordringen der Spermien sicher eher hinderlich. Dagegen kann besonders nach dem Geringerwerden der Absonderung in Scheide und Cervix eine Schwangerschaft sehr wohl zustande kommen. Inwiefern eine chronische Erkrankung der Uterusschleimhaut prädisponierend zum Abort wirkt, darüber sind die Meinungen geteilt; daß sie vorübergehend, d. h. für einige Monate die Eieinnistung hintanhalten kann, ist wahrscheinlich.

Die Gonorrhöe nach ihrer Aszension ist wohl unbestritten eine der häufigsten Ursachen der Sterilität. NOEGGERATH hat die Bezeichnung „Einkindersterilität" für die Ehen geprägt, in denen zu Beginn die unteren Abschnitte gonorrhoisch infiziert, und gleichzeitig die Frau geschwängert wird. Durch die Aszension im Wochenbett wird sie steril, und das erste Kind bleibt das einzige. Abgesehen davon, daß eine solche Einkindersterilität auch ganz andere Ursachen haben kann, ist es doch sicher, daß auch recht schwere gonorrhoische Adnexveränderungen insoweit heilen können, daß wenigstens eine Tube wieder wegsam wird, wenn auch nur auf einem mikroskopisch schmalen Streifen. Erst kürzlich konnte ich einen graviden myomatösen Uterus exstirpieren mit alten Adnexveränderungen gonorrhoischer Natur auf beiden Seiten, in dem beide Tuben jedenfalls makroskopisch undurchgängig erschienen. Dabei waren die entzündlichen Veränderungen recht alt, bestimmt älter als die Gravidität. Derartige Fälle sind ja wiederholt beschrieben. Die erstaunliche Regenerationsfähigkeit des Tubenepithels ist uns ja bekannt aus mißglückten operativen Sterilisierungsversuchen. Häufiger beobachtet man eine solche funktionelle Ausheilung allerdings erst nach Jahren, kaum vor dem fünften Jahr, mit Ausnahme der Fälle, in denen es sich nur um einen leichten und ganz vorübergehenden Abschluß des abdominalen Tubenendes gehandelt hat. Die völlige Umwachsung der Ovarien kann bei durchgängigen Tuben natürlich auch die Ursache einer Sterilität sein.

Die gonorrhoische Erkrankung der Tuben mit ihrer stellenweisen Unterbrechung des Tubenepithels und damit des Flimmerstromes hat vor allem WERTH als ätiologisches Moment für die Arretierung des Eies in der Tube, also für die Tubargravidität, in den Vordergrund gestellt und nach ihm HOEHNE.

Daß schließlich Fixationen des Uterus nach hinten infolge einer überstandenen Gonorrhöe zur vorzeitigen Unterbrechung einer Gravidität Anlaß geben können, weil sie die Entfaltung des Uterus verhindern, sei der Vollständigkeit halber erwähnt.

Auf die Tatsache, daß die gonorrhoischen Veränderungen bei bestehender Gravidität sehr viel stärkere sind, wurde schon hingewiesen. Die Ansiedlung

in der Vagina der Erwachsenen ist überhaupt fast ausschließlich in der Gravidität möglich; die Kondylome werden besonders groß. Das Ei hindert aber
meist zunächst die Aszension, die erst durch Besiedlung der Korpusschleimhautreste, meist gegen Ende der ersten Woche im Wochenbett erfolgt. Die Deciduareste und das Lochialsekret bilden offenbar einen den Gonokokken hervorragend günstigen Nährboden; denn allenthalben im Uterus wimmelt es von
ihnen. Leukocyten überwiegen an Zahl gegenüber den spärlichen Lymphocyten
und Plasmazellen. Die Rückbildung des Uterus ist gehemmt und er ist bei Berührung empfindlich; die Temperaturerhöhung, die bei freiem Sekretabfluß
gering ist, wird erst beträchtlich, wenn im Laufe der zweiten Woche die Tuben
und Ovarien befallen sind. Damit erst wird das Krankheitsbild ein schweres.
Bisweilen erkranken die Tuben sogar erst im Anschluß an die erste Menstruation
post partum.

An anderer Stelle wird die kindliche Ophthalmoblennorrhöe behandelt, die ja meist intra partum während des Kopfdurchtrittes, aber bisweilen auch erst im Verlaufe des Wochenbettes als Übertragung durch die
Mutter oder die Pflegerin zustande kommt und zu deren Verhütung die prophylaktische Einträufelung von Argentum nitricum-Lösung in Deutschland jetzt
gesetzlich eingeführt worden ist (s. S. 351).

VI. Diagnose der Gonorrhöe und ihre Ausheilung: Ehekonsens.

Mit Recht sagt MENGE von der Erkennung der weiblichen Gonorrhöe, daß
sie sehr leicht, aber auch sehr schwer sein kann.

Die klinischen Erscheinungen haben wir kennen gelernt. Wir sahen dabei
aber auch, daß die Mehrzahl von ihnen ganz besonders ausgesprochen und wohl
am häufigsten bei Gonorrhöe vorkommt, daß sie aber hin und wieder auch bei
Erkrankungen anderer Ätiologie beobachtet werden. Daraus, daß sie also
nicht für den Tripper pathognomonisch sind, folgt daher, daß aus diesen klinischen
Symptomen höchstens eine Wahrscheinlichkeitsdiagnose gestellt werden kann.
Diese Wahrscheinlichkeit wird oft noch erhöht durch die Berücksichtigung
der Anamnese: Die Erkrankung schloß sich beispielsweise unmittelbar an die
Kohabitation mit einem Gonorrhoiker an, da eine Inkubationszeit nicht besteht.

Handelt es sich um eine frische Gonorrhöe der Vulva, Urethra oder Cervix,
so wird ja fast in jedem einzelnen Falle der Gonokokkennachweis gelingen
und damit ist die Diagnose mit Sicherheit gestellt. Dabei ist der Nachweis
einer solchen offenen Gonorrhöe der unteren Abschnitte gleichbedeutend mit
der Infektiosität der Frau. Auch im chronischen Stadium kann uns der Fluor
in seinem Aussehen, der Cervixschleimpfropf, die Macula gonorrhoica u. a.
darauf hinführen, wo wir die Gonokokken zu suchen haben. Schwieriger ist
unsere Aufgabe dagegen, wenn die klinischen Erscheinungen sehr gering sind
oder sogar ganz fehlen oder aber, wenn wir bei vorhandenen oder fehlenden
Symptomen zunächst keine Erreger finden. Es bleibt dann nichts anderes übrig,
als immer wieder und immer wieder von allen Prädilektionsstellen an der Vulva,
aus der Harnröhre und aus der Cervix zahlreiche Abstriche zu entnehmen
und sie mikroskopisch nach vorheriger Färbung zu durchmustern. Je größere
Übung man sich aneignet, um so häufiger findet man schließlich doch Gonokokken.
Auch das Rectum darf dabei nicht vergessen werden. Zur Sekretentnahme
dient die nicht zu weiche Platinöse, ein ganz feiner stumpfer Löffel und besonders
für kulturelle Zwecke ein feines watteumwickeltes gerieftes Stäbchen. Urethra
und Drüsenmündungen werden außerdem mechanisch ausgedrückt.

Sind bei vorhandener Gonorrhöe der unteren Abschnitte die Adnexe sicher frei, bestehen aber Menstruationsstörungen und Druckschmerzhaftigkeit des Uterus, so denke man an Corpusgonorrhöe. Neben dem Lochienröhrchen, das beim graviden puerperalen Uterus brauchbar ist, hat BUCURA zur Sekretentnahme den Ureterkatheter empfohlen. Ich selbst übe große Zurückhaltung in der Sekretentnahme aus dem Corpus uteri, weil man dadurch natürlich auch erst die Aszension bewirken kann.

Der Nachweis der Gonokokken erfolgt, wie an anderer Stelle beschrieben ist, tinktoriell oder kulturell (s. S. 92). Bei chronischer Gonorrhöe besonders der Cervix ist die Provokation am Platze. Durch eine örtliche oder allgemeine Schädigung des Wirtsorganismus werden die Gonokokken zur Vermehrung gebracht und an die Oberfläche getrieben, so daß sie nunmehr nachweisbar werden.

Mechanische und vor allem chemische Reizung durch verdünnte LUGOLsche Lösung oder durch $10^0/_0$ige Argentum nitricum-Lösung sind am gebräuchlichsten und an der Urethra und den BARTHOLINIschen Drüsen ungefährlich. An der Cervix raten wir von örtlicher Provokation ab, weil sie hier durch Auslösung von Uteruskontraktionen schaden kann. Als thermischen Reiz hat GAUSS eine in die Cervix einzuführende Leuchtsonde angegeben. Für die allgemeine Provokation stehen uns zur Verfügung spezifische Reizstoffe in Form der Vaccinen. Das von FROMME besonders empfohlene Arthigon gab uns intravenös recht gute Ergebnisse: ohne makroskopisch sichtbare Änderung des Sekretes wurden in einem hohen Prozentsatz der Fälle Gonokokken wieder nachweisbar. Doch steht nach unseren Erfahrungen das unspezifische Aolan in seiner Wirksamkeit dem Arthigon wohl nicht nach ($^1/_2$ ccm intramuskulär oder auch intracutan) (vgl. auch S. 409). Gerade nach Aolaninjektionen gelang uns in einer Reihe von Fällen noch der Gonokokkennachweis, in denen die am meisten von uns berücksichtigte natürliche Provokation die Untersuchung unmittelbar post menstruationem ergebnislos gewesen war. Das Verschwinden der Gonokokken unmittelbar nach den Menses, wie es BUMM einige Male beobachtete, ist sicher eine Ausnahmeerscheinung. — Gleichzeitig muß selbstverständlich auch der Ehemann oder sonstige Partner in fachärztlicher Beobachtung stehen.

Findet man also Gonokokken, so ist, und zwar nur dann, die Diagnose gesichert; der Fall ist infektiös. Bei negativem Ergebnis hängt alles von der Gewissenhaftigkeit und der Ausdauer des Arztes ab und von dem Maße des Vertrauens, das er seiner Patientin einflößt, so daß sie die unangenehmen und zeitraubenden Prozeduren über sich ergehen läßt. Mindestens ebenso wichtig ist es ja, daß wir nicht nur die Gonorrhöe erkennen, sondern sie auch ausschließen, mit anderen Worten, ihre Heilung feststellen können; auch dazu dienen die eben geschilderten Maßnahmen. — Wieviel hängt oft von einem zutreffenden Urteil des Arztes ab, wenn es sich um gerichtliche Fragen oder um die Wiederverheiratung mit einem gesunden Manne handelt. Ich gehöre nicht zu den extremen Pessimisten quoad sanationem der weiblichen Gonorrhöe. Wohl in der Mehrzahl der Fälle gelingt es die Frau gonokokkenfrei zu machen, wenn auch erst nach längerer, mühseliger Behandlung, wenn nicht überhaupt spontane Heilung erfolgt. Aber es gibt eben auch Fälle, in denen gerade der gewissenhafte Arzt sich bedenken wird, eine Heilung und damit die Unmöglichkeit einer Übertragung zu bescheinigen. Übereinstimmung herrscht darüber, daß nur eine große Zahl von negativen Abstrichen aus den befallenen Organen, darunter solche nach ein oder zwei oder noch mehr Provokationen chemischer, örtlicher oder allgemeiner Natur bzw. nach der Menstruation die größtmögliche Sicherheit bezüglich eingetretener Heilung gibt. 12 bis 30 derartige Abstriche werden meist verlangt. Bedenkt man aber, daß sogar nach 100 Abstrichen doch wieder

Gonokokken gefunden wurden, so liegt es auf der Hand, daß in seltenen Fällen der Freispruch auf Heilung überhaupt nicht gefällt werden kann. Man beachte dabei auch den Gehalt des Präparates an Leukocyten; sind sie reichlich vorhanden, so ist eine Heilung unwahrscheinlich: werden sie spärlich, so können gleichwohl noch Gonokokken anwesend sein.

Die Frage der Übertragbarkeit scheidet häufig aus bei der Erkennung der ascendierten Gonorrhöe; sind die unteren Abschnitte noch an der Gonorrhöe beteiligt, so sichert der Nachweis der Erreger auch hier die Diagnose; ist sie aber ausgeheilt, so ist eine sichere Erkennung recht schwierig. Nur die Gewinnung von Material zur mikroskopischen Untersuchung durch einen operativen Eingriff ermöglicht eine sichere Diagnose. Eine Ausschabung ist schon bei Verdacht auf Gonorrhöe kontraindiziert.

Auch gegen die Sekretentnahme aus der Cervix bestehen Bedenken, die sich allerdings verringern, nachdem die Adnexe erkrankt sind. Doch wird sie bisweilen den Fall klären können.

Punktion einer Pyosalpinx, wenn sie negativ ausfällt, spricht nicht gegen Gonorrhöe; in der Wand können noch Gonokokken vorhanden sein, während sie im Eiter schon zugrunde gegangen sind. Gerade frische Adnextumoren operiert man heutzutage nur ausnahmsweise, z. B. bei Mitbeteiligung der Appendix an der Entzündung.

Differentialdiagnostisch kommen in Betracht: Appendicitis und rechtsseitige Pyelitis und schließlich tuberkulöse Adnexerkrankungen. Diese sind an sich selten, meist mit Tuberkulose anderer Organe besonders des Bauchfelles verbunden und oft lange einseitig im Gegensatz zu den gonorrhoischen, die fast immer doppelseitig sind, ohne daß deshalb die Adnextumoren auf beiden Seiten gleich groß sein müßten. Eine Vermehrung der Leukocyten fehlt nur bei sehr lange bestehenden Pyo- oder Hydrosalpingen. Besteht bei Hyperleukocytose langdauerndes Fieber, so liegt der Verdacht auf Tuberkulose nahe. Das Hämogramm nach SCHILLING ergab uns keine differentialdiagnostisch verwertbaren Ergebnisse. Über die Bedeutung der Blutkörperchensenkungsgeschwindigkeit für die Diagnose gehen die Ansichten noch auseinander.

FROMME empfahl bei frischeren und älteren Tumoren der Adnexe die Injektion von Vaccine, Artigon oder Gonargin, ein halber Kubikzentimeter intramuskulär. Tritt danach eine erhöhte Schmerzhaftigkeit der Adnextumoren und Fiebersteigerung um 1,5 Grad ein, so spricht diese Reaktion mit großer Wahrscheinlichkeit für Gonorrhöe. Strittig ist, ob die Reaktion dabei unspezifisch oder spezifisch ist. G. A. WAGNER vertritt den Standpunkt, daß es sich sowohl um eine spezifische als auch eine gleichzeitig unspezifische Wirkung handele.

Ältere doppelseitige gonorrhoische Adnextumoren von solchen tuberkulöser Natur zu unterscheiden, kann völlig unmöglich sein.

Man beachte, daß bei puerperalen Infektionen häufiger nur eine Seite befallen ist, und dabei das parametrane Gewebe kaum jemals unbeteiligt bleibt.

Gegenüber der Extrauteringravidität und besonders ihren Folgezuständen wie innerem Kapselaufbruch und retrouteriner Hämatocele spielt differentialdiagnostisch die Anamnese eine wichtige Rolle; doch kann sie auch im Stiche lassen. Blutungen kommen bei der Gonorrhöe ja auch vor. G. A. WAGNER fand, daß durch Injektion von Pituitrin die Uterusblutungen bei Extrauteringravidität nicht beeinflußt werden, daß ihr Weitergehen zwar nicht sicher für Extrauteringravidität spreche, daß aber ihr Aufhören mit Sicherheit eine Bauchhöhlenschwangerschaft ausschließe. Unsere Nachprüfungen ergaben für die überwiegende Mehrzahl, aber leider nicht für alle Fälle eine Bestätigung von WAGNERS Beobachtung.

Differentialdiagnostische Schwierigkeiten können auch Myome und Ovarialtumoren bedingen, so daß dann nur die Probelaparotomie Klarheit schafft. Je frischer ein dabei gefundener sicher oder wahrscheinlich gonorrhoischer Adnextumor ist, um so konservativer verfahre man bei der Operation.

VII. Prognose.

Im allgemeinen sind diejenigen Fälle prognostisch am günstigsten, bei denen die Gonokokken nur die Harnröhre und außerdem noch die äußeren Genitalien besiedelt haben. Die meisten Spontanheilungen entfallen auf diese Lokalisation. Gewiß kann auch einmal eine Gonorrhöe der Cervix von selbst ausheilen. Aber hier ist im ganzen die Prognose schon sehr viel schlechter. Im chronischen Stadium sind die Beschwerden oft sehr gering; um so weniger bringen viele Frauen die Energie auf, sich viele Monate lang behandeln und danach noch ebenso lange immer wieder untersuchen zu lassen. Auch fehlt dem Gynäkologen nicht selten die Möglichkeit der Einwirkung auf den Partner, der immer wieder die Gelegenheit zur Reinfektion bietet und so alle therapeutischen Bemühungen zunichte macht. Ich bin überzeugt, daß weitaus die meisten auch dieser Fälle völlig geheilt werden, d. h. gonokokkenfrei gemacht werden könnten, wenn sie lange und sorgfältig genug behandelt werden könnten. Aber indem man diesen Satz ausspricht, verneint man auch gleichzeitig seine praktische Durchführbarkeit. Wenn also ein nicht geringer Prozentsatz der Cervixgonorrhöen de facto nicht geheilt wird, so liegt es nicht daran, daß uns die Mittel dazu fehlen, sondern daran, daß die Langwierigkeit der Behandlung die Patientinnen sich der Behandlung entziehen läßt.

Viel ernsterer Natur ist auch prognostisch die ascendierte Gonorrhöe. Daß die Tuben wieder wegsam werden können, wurde schon betont. Aber nur bei einem sehr kleinen Prozentsatz der so häufigen Adnextumoren kann man nach Jahren diese Beobachtung bestätigen. Auch die operative Wegsammachung und die Tubendurchblasung haben nicht allzuviel praktischen Erfolg bisher gezeitigt. Und wenn auch manche Frauen trotz alter Adnextumoren voll arbeitsfähig sind, so gibt es doch auch recht viele, die jahrelang oder sogar dauernd seelisch und körperlich unter ihrem Zustand so schwer zu leiden haben, daß man von Heilung nicht entfernt sprechen kann, selbst wenn nie mehr frische Entzündungserscheinungen auftreten.

Daß chronische Eiterungen auf gonorrhoischer Basis in glücklicher Weise nur vereinzelten Fällen unter Amyloidentartung zum Tode führen können, dafür fehlt es nicht an Beweisen. Die gute Prognose der diffusen gonorrhoischen Peritonitis, gleichviel ob man sie operiert oder nicht, wurde bereits oben erwähnt.

VIII. Behandlung.

Vergleicht man die von verschiedenen Autoren gegebenen Vorschriften über die Behandlung der Gonorrhöe, so findet man zwar viel Gemeinsames, andererseits aber doch auch so starke Abweichungen in der Wahl einzelner Medikamente und es tauchen, man könnte sagen täglich, neue therapeutische Vorschläge auf, daß daraus allein schon so viel klar wird: Ein spezifisches Heilmittel, das den Gonokokkus sicher im Gewebe abtötet und an alle Gewebe ohne Gewebsschädigung herangebracht werden und in sie eindringen kann, gibt es nicht. Es werden im folgenden Abschnitt nur die Medikamente kurz aufgeführt, deren wir uns laufend bedienen. Bezüglich der zahlreichen anderen vielfach gebrauchten Heilmitteln sei auf den Abschnitt S. 138 verwiesen.

Als leitenden Gesichtspunkt der Therapie überhaupt kann man aufstellen, daß man die akute offene Gonorrhöe, also die der unteren Abschnitte nicht wenig genug, die chronische derselben Regionen nicht intensiv und lange genug behandeln kann.

•A. Gonorrhöe der unteren Abschnitte.

Im akuten Stadium ist oberster Grundsatz: Ruhe in jeder Beziehung. Wird dem entsprochen, so kann ein nicht geringer Prozentsatz völlig ausheilen, und man könnte dann, da eine eigentliche Behandlung dabei nicht stattfindet, von einer Spontanausheilung sprechen, unterstützt durch die Fernhaltung aller neuen Reize. Wie schwer, ja unmöglich es ist, diese Forderung in praxi durchzusetzen, bedarf keiner weiteren Begründung.

Zur Ruhigstellung des Genitales und des Körpers gehört: Bettruhe durch 3—4 Wochen, Fernhaltung jeden sexuellen Reizes, vor allem also des Coitus. Wenn Bettruhe nicht innegehalten werden kann, so sind wenigstens alle erschütternden und anstrengenden Körperbewegungen wie schweres Heben, langes Wandern, Sport, langdauernde Reisen, Auto-, Motorrad- und Radfahren zu unterlassen. Unter strikter Innehaltung dieser Vorschriften sah ich vor kurzem bei zwei jungen Kolleginnen eine Urethralgonorrhöe und eine Urethral- und Cervixgonorrhöe in 5—6 Wochen vollständig ausheilen. Aber Vorbedingung dazu ist einmal, daß die Gonorrhöe so frisch als möglich in Behandlung kommt; das scheitert nicht selten daran, daß die Patientin sich ihrer Erkrankung infolge der geringen subjektiven Beschwerden gar nicht bewußt wird. Und dann, wie selten ist bei der großen Zahl von Gonorrhöen den Frauen aus äußeren Gründen die Möglichkeit gegeben, selbst wenn sie die Notwendigkeit einsehen, sich wegen eines das Gesamtbefinden so wenig beeinträchtigenden Leidens wochenlang zu Bett zu legen. Sie sind dazu teils aus wirtschaftlichen Gründen nicht imstande, teils nicht, weil sie nach außen nicht merken lassen wollen, daß sie krank sind. Wenn also viele Fälle aus dem akuten Stadium anstatt zur Heilung ins chronische kommen, so liegt es nicht an der Unheilbarkeit, sondern an diesen eben geschilderten äußeren Umständen, die abzustellen der Arzt keine Möglichkeit hat.

Auch die Regelung des Stuhlganges, besonders bei Frauen, die an sich zur Obstipation neigen, zumal während der Bettruhe, durch milde, aber gelegentlich auch kräftigere Abführmittel ist notwendig, ebenso wie die Diurese durch Trinken von Mineralwässern (bes. Wildunger Helenenquelle) und Blasentees (das Uvajun) angeregt werden sollte. Die Kost soll reizlos sein, Alkohol ist zu verbieten.

Wenn der Arzt eindringlich der Patientin die Gefahren der Aszension schildert, so hat er doch recht häufig die Genugtuung, daß sie sich tatsächlich ruhiger hält. Während der Menses muß die Forderung auf Ruhe besonders dringlich gestellt werden. Es ist vielfach üblich, gleichzeitig Styptica zu geben. Man will durch Erhöhung des Uterustonus für flotten Blutablauf sorgen und so die Azsensionsgefahr vermindern, womöglich auch gleichzeitig die Blutung vermindern und abkürzen.

Eine Säuberung unter Zusatz milder Adstringentien der äußeren Genitalien mehrmals am Tage bei reichlicher Sekretion aus der Scheide wird man der Patientin ohne Schaden erlauben können, besonders wenn auch die Vulva entzündliche Reizerscheinungen zeigt.

Über Abortivkuren fehlen mir eigene Erfahrungen. Nach JADASSOHN ist bei der Frau nur selten dazu Gelegenheit, weil sie meist nicht früh genug den Arzt aufsucht um eine solche Behandlungsart in Betracht ziehen zu können.

Fromme gibt folgende Vorschrift für die Abortivkur, die er mehrere Tage lang morgens und abends vorzunehmen empfiehlt, und zwar besonders in Fällen, in denen wahrscheinlich nur die äußeren Teile infiziert worden sind. Unter gleichzeitiger Behandlung der Urethra mit Argent. nitric.-Lösung höherer Konzentration und der Blase mit Kollargol (siehe später) wird auf dem Untersuchungsstuhl nach Desinfektion der äußeren Genitalien mit Wasser und Seife, Alkohol und Sublimat die Scheide durch breite Specula gut entfaltet und ihre Schleimhaut gründlich ausgerieben mit einem Stieltupfer, der mit $1^0/_{00}$ige Sublimatlösung oder mit $10^0/_0$iger Argent. nitric.-Lösung getränkt ist. Danach wird ein mit $10^0/_0$iger Ichthyol-Lösung getränkter Tampon vor den äußeren Muttermund gelegt.

1. Urethra.

Bei der akuten Urethritis ist die Ruhigstellung des Körpers das Wichtigste. Als Harndesinfizientien verordnet man Urotropin (2—3 mal täglich 0,5 g) oder Helmithol oder auch Sandelölkapseln. Die Patientin soll diese Präparate 2 Tage lang unter geringer Flüssigkeitszugabe nehmen und am dritten Tag dann sehr reichlich die alkalischen Wässer oder Tee (Folia uvae ursi oder Uvajun) trinken. Gerade bei der sehr schmerzhaften Beteiligung des Blasenhalses ist das ständige Durchspülen der Nieren mit großen Flüssigkeitsmengen subjektiv sehr lästig. Opiumzäpfchen evtl. mit Belladonna geben wir ungern wegen der ungünstigen Wirkung auf die Darmtätigkeit, doch sind sie ebenso wie Schlafmittel und Brompräparate nicht immer zu umgehen.

Im übrigen kommt eine örtliche Behandlung erst im chronischen Stadium in Anwendung, wenn also eine Spontanausheilung nicht erfolgt ist. Die Injektionsbehandlung wird am häufigsten mit der Neisserschen Spritze ausgeführt: dreimal täglich werden 3—5 ccm der betr. Flüssigkeit nach dem Urinlassen in die Harnröhre gebracht und hier durch Verlegung der Harnröhrenmündung durch den Konus der Spritze 2—3 Minuten belassen. Wir bevorzugen die Spritze nach Fritsch mit olivenförmigem Ansatz, bei deren Anwendung die Flüssigkeit die Harnröhre von hinten nach vorn durchfließt. Auch kann man Wattestäbchen als Träger des Medikamentes anwenden oder Schmelzstäbchen, um eine langdauernde Einwirkung zu erzielen. Als Medikament wird Argentum nitricum von $1/_4^0/_0$iger Konzentration bei Behandlungsbeginn aufsteigend bis $2^0/_0$ig oder das etwas weniger reizende Protargol $5—10^0/_0$ am meisten von uns angewendet; auch von Cholevalstäbchen sahen wir gute Wirkung.

Heilt eine Urethritis trotz monatelang täglich mehrmals durchgeführter Behandlung nicht aus, so empfiehlt es sich nach Bumm die einzelnen Herde im Endoskop mit hochkonzentrierter Argentum nitricum-Lösung zu betupfen oder sie mit dem Paquélin zu zerstören. Ein Rausch bzw. kurzdauernde Narkose ist dabei unerläßlich.

Außer den genannten Mitteln gibt es eine große Zahl von Silberpräparaten z. B. in kolloidaler Lösung, aber auch Jodpräparate, die von anderer Seite bei der Behandlung bevorzugt werden. Wir selbst pflegen neu auftauchende Präparate ebenfalls systematisch auszuprobieren, haben aber bisher kein Medikament gefunden, das für die Mehrzahl der Fälle dem Argentum nitricum und dem weniger reizenden Protargol überlegen wäre. Selbstverständlich sind andere Präparate in den Fällen anzuwenden, die auf Silberverbindungen ungünstig reagieren. (Siehe Abschnitt: Medikamente, S. 138.)

2. Blase.

Bei Mitbeteiligung des Blasenhalses an der Entzündung werden in die entleerte Blase 100 ccm einer $1^0/_0$igen warmen Kollargollösung injiziert, die die Patientin so lange halten muß, als es ihr ohne allzu große Anstrengung möglich ist. Die Behandlung wird täglich oder wenigstens jeden zweiten Tag ausgeführt.

Die Tenesmen lassen rasch nach und bald vermag die Patientin die Lösung zwei Stunden zu halten. Diese von Fromme an großem Material erprobte Methode hat sich uns recht gut bewährt.

Die Behandlung der gonorrhoischen Pyelitis wird von anderer Seite besprochen (s. S. 187).

3. Äußere Genitalien und Vagina.

Die akute Vulvitis belästigt durch Brennen an den Genitalien, aber auch durch den in der Umgebung rasch sich bildenden Intertrigo die Frauen sehr. Der brennende Schmerz wird am raschesten beseitigt durch Betupfen mit einem Wattebäuschchen oder -stäbchen, das mit $2-5\%$ Argentum nitricum-Lösung getränkt ist. Kühle Bäder, unter Umständen mit geringem Zusatz von übermangansaurem Kali, so daß eine nur schwachrosarote Färbung entsteht, danach vorsichtiges Trockentupfen mehrmals am Tage und nachträgliches Bestreichen mit einem reizlosen, d. h. säurefreien Fett oder Bestreuen mit einem Trockenpuder sind von guter Wirkung. Nur ausnahmsweise, besonders bei Kindern verordne man Umschläge mit essigsaurer Tonerde, die bei längerem Auflegen macerierend wirkt.

Alle kleinen und kleinsten Pseudcabscesse an und zwischen den zahlreichen Falten der Vulva müssen unter Umständen in Narkose mit einem ganz feinen spitzen Mikrobrenner verödet werden. Das gleiche gilt von den Mündungsgängen der Bartholinischen Drüsen, wenn es nicht gelingt, mit einer feinen Argent. nitricum-Perle den Gang gonokokkenfrei zu machen. Alle diese Maßnahmen müssen im chronischen Stadium häufig wiederholt werden, bis alle Keime verschwunden sind.

Echte und Pseudoabscesse der Bartholinischen Drüsen müssen incidiert und danach mit Sitzbädern bis zur Heilung behandelt werden. Alte Cysten dieser Drüsen sind zu exstirpieren. Injektion von Jodtinktur führt nur selten zur erwünschten Verödung.

Spitze Kondylome sind abzutragen; danach ist die Wunde mit dem Paquélin zu verschorfen. Sind sie sehr umfangreich, so muß man die Stiele umstechen. Ganz große Kondylome, die durch ihre Größe ein Geburtshindernis bildeten, und zwar besonders in der Scheide, und die überdies durch die Infektionsgefahr die Frau bedrohten, konnten wir in mehreren Fällen durch Radiumbestrahlung rasch und völlig zum Verschwinden bringen.

Bei der akuten Vaginitis, die außer bei Kindern vorzugsweise bei Schwangeren vorkommt, wird man trotz aller berechtigten theoretischen Bedenken, und obgleich unzweckmäßig ausgeführte Spülungen gewiß schaden können, doch solcher Spülungen bei massenhafter Sekretion nicht immer entraten können. Wir bevorzugen auch hier schwache Lösung von übermangansaurem Kali und legen Wert darauf, daß die körperwarmen Spülungen etwa früh und abends mit sehr geringem Druck ausgeführt werden. Wenn die Behandlung in der Klinik geübtem Personal anvertraut ist, so haben wir davon keine Schädigung gesehen. Auch bildet ja das Ei einen gewissen Schutz gegen die Aszension. In den letzten Wochen der Gravidität lassen wir aber nicht mehr spülen.

4. Kindliche Gonorrhöe.

Die kindliche gonorrhoische Vaginitis wird Seite 331 behandelt.

Aszension ist bei kleinen Mädchen beobachtet worden, aber häufig ist sie nicht.

Da auch Neugeborene befallen werden können, so ist in Anstalten streng darauf zu achten, daß nicht von einem erkrankten Kinde aus die anderen Kinder infiziert werden. Bei der Langwierigkeit der Behandlung ist die Verhütung besonders wichtig.

Als Ort, an dem sich die Gonokokken oft besonders hartnäckig bei Kindern halten, ist das Rectum zu nennen, von dessen Mitbehandlung der Heilerfolg oft entscheidend beeinflußt wird.

5. Cervix.

Auch für die akute Gonorrhöe der Cervix gilt die allgemeine Regel, jegliche örtliche Behandlung zu unterlassen. Bettruhe und Ruhigstellung der Genitalien in jeder Hinsicht genau wie bei der akuten Urethritis ist oberstes Gebot. Nicht zu entbehren sind bei sehr starker von der Cervix her ausgelöster Sekretion Scheidenspülungen unter geringem Druck, wie sie bei der Behandlung der Vaginitis beschrieben wurden. Wir bevorzugen nichtreizende, also verhältnismäßig indifferente Spülmittel in Körpertemperatur, und lassen höchstens täglich zweimal je einen Liter spülen. Neben der schon erwähnten roten Lösung kommt in Betracht: ein Eßlöffel Holzessig oder ein bis zwei Teelöffel Alaun oder Acid. tannicum auf ein Liter Wasser oder eine einpromillige Argent. nitricum-Lösung. Bei sehr empfindlichen Schleimhäuten ist Borlösung $3-5^0/_0$ig angebracht.

Ist die akute Cervixgonorrhöe abgeklungen, dann ist im chronischen Stadium eine gründliche und langdauernde Lokalbehandlung am Platz.

Eine Spontanheilung wird an der Cervix erheblich viel seltener beobachtet, als an der Urethra, selbst bei vernünftigem Verhalten der Patientin. Auch die Behandlung muß meist länger fortgesetzt werden, weil der histologisch kompliziertere Bau der Cervixschleimhaut der Tiefenwirkung der aufgetragenen Medikamente hinderlich ist. Keinesfalls genügt es, mit dem Heilmittel getränkte Tampons vor den Muttermund zu legen. Vielmehr muß durch Anwendung von mit Watte umwickelten Ätzstäbchen oder mit Schmelzstäbchen das Medikament in innige und möglichst längere Zeit während Berührung mit der Schleimhaut des Cervicalkanals selbst gebracht werden. Gelangt dabei das mit dem Ätzmittel durchtränkte Wattestäbchen wirklich einmal über das Os internum hinaus, so ist damit die Gefahr der Übertragung auf die Corpusschleimhaut nicht allzu groß. Mehr zu fürchten sind besonders im frischen Stadium die durch derartige örtliche Maßnahmen ausgelösten Uteruskontraktionen, durch die eine Saugwirkung in der Richtung zum Corpus zu ausgeübt werden kann.

Im allgemeinen kann eine etwas höhere Konzentration der Mittel gewählt werden, als bei der zarteren Harnröhre.

Argentum nitricum und Protargol stehen auch hier an erster Stelle. Besonders gute Erfolge sahen wir auch vom Choleval in bacillis und vom Hegonon. Viel gerühmt wird das Caviblen (BRUCKSCH). Nicht zu vergessen ist ferner die bewährte Jodtinktur, auf die manche Fälle viel besser reagieren, als auf Silberpräparate und endlich das von MENGE empfohlene Formalin, das in $40^0/_0$iger Lösung durch mit Watte armierte Fischbeinstäbchen in die Cervix eingebracht wird. Eine tägliche Behandlung wird sich nur ausnahmsweise durchführen lassen, vermag aber die Behandlung zeitlich erheblich entsprechend abzukürzen gegenüber einer zwei oder dreimal wöchentlich durchgeführten Applikation.

Die vorherige Absaugung des Sekretes ist nicht von ausschlaggebendem Einfluß auf den Erfolg. Durch die Anwendung schaumbildender oder austrocknender Präparate wird wohl die Absonderung, soweit sie aus der Scheide stammt, vorübergehend vermindert, die Heilung der erkrankten Cervix aber nicht beeinflußt.

GAUSS berichtet über gute Erfolge mit seiner Leuchtsonde bei intracervicaler Applikation. Mit Heizsonden lassen sich Temperaturen bis um 50 Grad erzielen. Da die Gonokokken sehr thermolabil sind, ist ihre Anwendung hauptsächlich in gegen andere Mittel sich als refraktär erweisenden Fällen angezeigt. Über die Röntgenbehandlung der Cervicalgonorrhöe fehlt uns eigene Erfahrung.

Über den Einfluß einer Allgemeinbehandlung der offenen Schleimhautgonorrhöe gehen die Meinungen noch weit auseinander.

Injiziert werden unspezifische Stoffe wie Milchpräparate (Aolan). kolloidale Silber- und Kupferverbindungen, Traubenzucker- und hypertonische Kochsalzlösung. G. A. Wagner hält auch bei der offenen Schleimhautgonorrhöe alle diese Präparate für weniger wirksam als die Vaccine, also ein spezifisches Mittel. Wir sahen, so oft wir auch bei resistenten Fällen von unspezifischen Stoffen Gebrauch machten, keine nennenswerten Erfolge. Bezüglich der Vaccinetherapie sind wir zur Zeit damit beschäftigt, sie regelmäßig anzuwenden. An der Charité sah ich bei Fromme fast nur Mißerfolge. Ausführlicheres s. S. 409.

6. Rectum. (Siehe auch S. 380.)

Die Schwierigkeit liegt darin, daß das Rectum ja einerseits viel falten- und buchtenreicher ist als die enge und kurze Harnröhre der Frau und sich andererseits nicht so entfalten läßt wie die Scheide. Darum lassen die dort angewandten Methoden hier nicht selten im Stich. Es läßt sich bei Spülungen mit Argent. nitricum-Lösungen von 1 pro Mille oder entsprechend stärkeren Protargollösungen gar nicht übersehen, ob wirklich alle infizierten Schleimhautpartien mit der Flüssigkeit in Berührung kommen, selbst wenn man die Patientinnen die Spülflüssigkeit längere Zeit in der Ampulle zurückhalten läßt. Darum ist es vielfach ratsamer, das desinfizierende Medikament mit dem mit Watte umwickelten Ätzstäbchen auf die Schleimhaut zu bringen, obwohl auch hierbei der enge Sphincter die völlige Entfaltung der Schleimhaut verhindert. Daran, daß etwa die Infektion zu weit aufwärts vorgedrungen sein könnte, wird die Heilung kaum jemals scheitern. Diese Beobachtung haben wir nur ganz ausnahmsweise einmal gemacht. Daß die Behandlung der Rectalgonorrhöe aber langwierig und mühsam ist, sei nochmals nachdrücklich hervorgehoben. Bei Kindern bringen wir die Protargollösung, 5 bis höchstens $10^0/_0$ mit der Fritzschschen Spritze ein, und zwar am besten täglich bei klinischer Behandlung.

B. Gonorrhöe der oberen Abschnitte.
1. Corpus uteri.

Gegen die örtliche Behandlung der Corpusgonorrhöe lassen sich mit Recht grundsätzliche Einwendungen machen. Spülungen, mit zu starkem Druck ausgeführt, können infektiöses Material in die Tuben befördern; jedes eingebrachte Medikament wirkt als Fremdkörper Kontraktionen auslösend, auch wenn es in Körpertemperatur injiziert wird, und diese Kontraktionen können ebenso wie die Spülungen eine Aszension bewirken oder eine vorhandene zum Aufflackern anregen; das gleiche gilt von dem Anhaken und Dilatieren der Portio, Maßnahmen, die doch andererseits wieder notwendig sind, um den Abfluß des überschüssigen Heilmittels zu gewährleisten. Und Heizsonden und rückläufige Katheter sind gleichfalls nicht ungefährlich.

Daraus erklärt sich zur Genüge die Verschiedenartigkeit der Behandlung bei dieser Gonorrhöeform von der gänzlichen Ablehnung jeder Behandlung bis zur aktivsten Therapie. Bei akut entzündlichen Erscheinungen am Uterus selbst, falls es dabei überhaupt gelingt, die Infektion des Corpus nachzuweisen, und bei akuten oder zur Rezidivierung neigenden gleichzeitigen Adnexerkrankungen lehnen wir jede Behandlung der Corpusschleimhaut prinzipiell ab. Wir behandeln also nur bei **chronischer Erkrankung der Corpusschleimhaut allein,** wobei das Augenmerk in erster Linie darauf zu richten ist, eine Aszension zu vermeiden, und bei den mit ganz chronisch gewordenen Adnexerkrankungen kombinierten Fällen. Zwei Verfahren haben sich uns besonders bewährt: Die von BUMM angegebene Spülung des Uterus bei geringem Druck (!) mit anfangs 1:1000 Argent. nitricum-Lösung, die bis zu 1:500 bis 1:300 gesteigert werden kann. Die Portio wird vorher zwar angehakt, aber ohne Zug mit Hegarstiften bis höchstens Nr. 8 erweitert. Man läßt dann durch den gerade einpassenden rückläufigen Uteruskatheter etwa 1 Liter körperwarmer Lösung hindurchlaufen. Von konzentrierteren Lösungen habe ich nur Schädigungen gesehen. Die andere Methode ist die von MENGE angegebene der Einbringung von 40 $^0/_0$ Formollösung auf mit Watte armierten Fischbeinstäbchen. Vor Schmelzstäbchen möchte ich warnen, da sie viel eher kontraktionserregend wirken. Unter allen Umständen erfordern die geschilderten Maßnahmen eine äußerst vorsichtige, zarte Hand

2. Adnexe und Bauchfell.

In der Behandlung der akuten und chronischen gonorrhoischen Adnextumoren hatte zu Anfang dieses Jahrhunderts die sog. aktive, d. h. operative Therapie die Oberhand gewonnen gegenüber der konservativen. Und wenn auch in der allerletzten Zeit sich wieder einige Autoren für die erstere eingesetzt haben, so muß doch festgestellt werden, daß jetzt die Anhänger einer möglichst abwartenden, also konservativen Behandlung in der sehr großen Überzahl sind, und eine operative Behandlung nur für eine relativ kleine Zahl von Fällen reserviert bleibt, die sich verhältnismäßig scharf umschreiben läßt. Das gilt ganz besonders vom akuten Stadium.

Akutes Stadium.

Im akuten Stadium ist strengste, oft wochenlange Bettruhe angezeigt und völlige Enthaltung von der Kohabitation. Der Stuhlgang muß durch Ricinusöl oder salinische Abführmittel, nötigenfalls mit nachfolgenden Einläufen, dauernd weich gehalten werden. Manche Frauen empfinden eine mehrmals täglich stundenweise durchgeführte Eisapplikation unter gutem Abdecken der beim Weib sehr empfindlichen Blase als sehr angenehm. Aber nicht wenige Frauen fühlen sich von vornherein unter feuchten Umschlägen oder sogar kurzdauernder Thermophoranwendung wohler als bei der Kältetherapie. Damit ist die ganze Therapie des akuten Stadiums im wesentlichen umrissen. Heftige Schmerzen zwingen zuweilen zur Darreichung von Opiaten und ähnlichen Mitteln, die aber meist den Nachteil haben, hemmend auf die Darmtätigkeit zu wirken, und die darum nur solange, als es unbedingt erforderlich ist, gegeben werden sollten. Von der Vaccine und unspezifischen Reizkörpertherapie sind wir im Beginn des akuten Stadiums ganz abgekommen: doch werden diese noch zu besprechenden Medikationen von manchen Autoren auch schon in diesem Zeitpunkt angewendet. Nur ganz ausnahmsweise, nämlich bei den Zeichen einer allgemeinen diffusen Peritonitis entschließen wir uns zur Operation, eröffnen die Bauchhöhle durch einen Mittelschnitt, lassen den Eiter ab, bringen 50 ccm einer Rivanollösung 5,0:300,0 ein und legen eine Mikulieztamponade. Sind in solchem Falle außer dem Gonokokkus in der Bauchhöhle noch andere Keime im Spiel, z. B. Bact. coli, so glauben wir allerdings der Eröffnung der Bauchhöhle einen entscheidenden Einfluß auf den Ausgang in Heilung beimessen zu müssen, während wir bezüglich der rein gonorrhoischen diffusen Peritonitis der Überzeugung sind, daß sie ausheilt, gleichviel ob man die Bauchhöhle eröffnet oder nicht. Die Adnexe bleiben unberührt, wenn es sich nicht um besondere Komplikationen handelt. — Eine weitere Indikation, im akuten Stadium zu operieren, bildet die sichere oder zum mindesten sehr wahrscheinliche Mitbeteiligung der Appendix. Dabei ist man gelegentlich aus technischen Gründen gezwungen, mit der Appendix zusammen die rechten Adnexe zu entfernen.

Im allgemeinen fiebern die Frauen allmählich im Verlauf von 4 bis 8 Wochen völlig ab und gelangen so durch ein nicht scharf abgrenzbares subakutes in das chronische Stadium. Ob der Fall zu den rezidivierenden gehört, zeigt natürlich erst der weitere Verlauf. Nach Abklingen der stürmischen Erscheinungen pflegen wir die Frauen aufstehen zu lassen und etwa 2 bis 4 Wochen abgesehen von Schonung und Regelung des Stuhlganges von jeder Behandlung abzusehen, bis wir dann im chronischen Stadium zur sog. Resorptionsbehandlung übergehen. Jedes Rezidiv ist wieder wie ein frischer Erkrankungsfall gewissermaßen im Kleinen zu behandeln.

Die Rezidive schließen sich meist an die Menstruation an, wenn nicht unzweckmäßiges körperliches Verhalten der Patientinnen das auslösende Moment bildet.

Chronisches Stadium.

In diesem Stadium kommt die Vaccine und auch unspezifische Reizkörperanwendung in Betracht, über deren Wert und Erfolge die Ansichten sehr weit auseinander gehen.

Die Beobachtungen FROMMES mit Vaccine, und zwar dem Gonovaccin und dem Arthigon kenne ich aus eigener Beobachtung. An einem sehr großen Material wurden intramuskulär alle 3 bis 5 Tage je 0,2 bis 0,3 ccm injiziert und allmählich bis auf 2 ccm um je 0,1 ccm gestiegen, solange nicht Temperatursteigerungen eintraten. Die Ergebnisse waren so, daß wir bald die Vaccinetherapie fast ganz verlassen haben; am wirksamsten erschien sie noch bei ganz alten chronischen Fällen mit verhältnismäßig großen Hydrosalpingen bzw. Adnextumoren, bei denen jahrelang alle resorptive Therapie sich als machtlos erwiesen hatte. In letzter Zeit berichtet WAGNER über recht gute Ergebnisse einer spezifischen Vaccination auch schon im akuten Stadium. Nach seiner Erfahrung an dem Material der Prager Klinik (WEINZIERL) ist sie bei intravenöser Einverleibung den nicht spezifischen Mitteln überlegen. Wir haben erneut die Anwendung eines spezifischen Mittels, des Gonoyatren, systematisch in Angriff genommen, allerdings bei subakuten und chronischen Adnextumoren, nicht bei offenen Schleimhautgonorrhöen.

Von den nicht spezifischen Reizkörpern sahen wir die beste Wirkung vom Aolan und vom Terpichin. Gerade im subakuten Stadium und bei Rezidiven lassen die Schmerzen in einem verhältnismäßig großen Prozentsatz der Fälle rasch nach. In etwa $40^0/_0$ der Fälle sahen wir eine deutliche Verkleinerung der Tumoren, wobei die Größenschwankungen des Prämenstruum selbstverständlich berücksichtigt wurden. Ein Teil der Fälle reagiert besser auf das eine, der andere auf das andere Präparat, ohne daß wir dafür einen besonderen Grund angeben können. Die Zahl der gänzlich unbeeinflußt gebliebenen Fälle ist allerdings auch nicht klein. Wie schon erwähnt, möchten wir aber keinesfalls das Aolan als Provokationsmittel entbehren.

Die Reizkörpertherapie stellt sonach nach unseren Erfahrungen eine wertvolle, aber im ganzen nur unterstützende Maßnahme bei der resorptiven Behandlung dar. (S. auch S. 409.)

Das Kernstück jeder Resorptionsbehandlung bildet die Anwendung von Wärme in jeder Form. Dabei ist besonders anfangs die Körpertemperatur genau zu registrieren und intra menses die Behandlung zu unterbrechen.

Eine tägliche Behandlung wird nicht immer vertragen. Jeden zweiten Tag wird man die Behandlung, mit einer Viertelstunde beginnend, je nach der

Konstitution der Patientin bis auf eine halbe oder eine ganze Stunde steigern können.

Die Wärme kann appliziert werden, falls nicht eine Kontraindikation besteht, von der Scheide aus in Form von 35—45⁰ Spülungen mit mehreren Litern ganz schwacher Lösung von übermangansaurem Kali oder Kochsalzlösung unter geringem Druck. Dazu kann die HASSEsche Birne gute Dienste tun, die eine Schädigung des empfindlichen Introitus gegen Wärmewirkung verhindert. Besondere elektrische Heizbirnen sind für die vaginale Anwendung konstruiert worden.

Wirksamer ist die Anwendung von heißen Umschlägen auf den Unterleib, einer sog. Karlsbader Wärmflasche, des BIERschen Heizkastens oder, wo elektrische Leitung vorhanden ist, eines Thermophors bzw. des elektrischen Lichtkastens mit Kohlenfadenlampen. Subjektiv angenehmer ist die Diathermiebehandlung, weil dabei die Patientin nicht in Schweiß gerät; doch gibt es sicher Fälle, die besser auf die Lichtkastenbehandlung reagieren, als auf die Diathermieanwendung. Die eine Elektrode (größere) wird auf das Abdomen gelegt, die andere entsprechend geformte kommt ins hintere Scheidengewölbe oder auch in das Rectum. Man sieht dabei Tumoren, die Nabelhöhe erreicht haben, bisweilen in 2—3 monatlicher Behandlung bis auf Faustgröße zurückgehen. Völlige Versager kommen vor. Meist ist aber eine im Verlauf von 2—3 Jahren mehrmals monatelang wiederholte Behandlung erforderlich, um ein subjektiv oft besseres als objektiv nachweisbares Resultat zu erzielen.

Jedes Rezidiv zwingt immer wieder, die Behandlung wie im akuten Stadium von vorn anzufangen.

Recht gute Erfolge ergeben in anderen Fällen am besten in zwei aufeinander folgenden Jahren wiederholte Moorkuren in Elster, Pyrmont, Polzin, Aibling und anderen Moorbädern. Aber auch dabei ist zu berücksichtigen, daß man es keinem Falle ansehen kann, ob und wie er auf eine solche für manche Patientin sehr kostspielige Kur reagieren wird.

Sind durch immer wiederholte konservative Behandlung die Adnextumoren bis auf daumendicke Narbenstränge zurückgegangen, die auf keine Reize mehr mit Entzündungserscheinungen antworten, so kann nunmehr die durch anfangs mehr flächenhafte Verwachsungen, jetzt meist bandartige Stränge bewirkte fixierte Retroflexio uteri allein noch Beschwerden machen. Ganz erstaunliche Erfolge ergibt dabei die nicht zu früh angewendete Belastungsbehandlung. Anfangs noch mit der Wärmetherapie kombiniert später allein wird, mit etwa einer halben Stunde beginnend, bis zu vier Stunden jeden zweiten Tag ein mit 2—4—6 Pfund Quecksilber gefüllter Gummiballon in die Scheide eingelegt, und die Patientin in Knieellenbogenlage oder besser in die bequemere Beckenhochlagerung gebracht. Man kann bei gut erhaltenem Damm auch einen mit Luft gefüllten Ballon anwenden und die Patientin während der Applikation umhergehen lassen (Vibrationswirkung der Atmung und Gehbewegung). Der Uterus kann dadurch so weit beweglich werden, daß er sich bis zur Mittelstellung aufrichten läßt, so daß die Patientin nahezu beschwerdefrei und voll arbeitsfähig wird. Ähnliche Ergebnisse kann man in anderen Fällen durch die Thure-Brand-Massage erreichen, durch die schonend die Adhäsionen gedehnt, aber nicht zerrissen werden sollen. Sie erfordert viel Erfahrung und eine zarte Hand, wenn sie nicht Schaden stiften soll. Die Vibrationsmassage kommt vorwiegend dann in Betracht, wenn einzelne noch vorhandene Stränge gedehnt werden sollen. Von Fibrolysininjektionen haben wir niemals einen Erfolg gesehen.

Eine in therapeutischer Hinsicht recht unangenehme Komplikation stellen die oben schon erwähnten, durch die entzündlichen Veränderungen an den Ovarien vorzugsweise ausgelösten Uterusblutungen dar, mögen sie nun in Form von verstärkten oder verlängerten Regelblutungen oder ganz unregelmäßig auftreten. Sie können die Durchführung der konservativen Therapie sehr erschweren oder gar unmöglich machen, insofern alle diese hyperämisierenden Behandlungsmethoden naturgemäß eine bestehende Blutung eher verstärken werden. Die Zahl dieser durch hartnäckige Blutungen komplizierten Fälle dürfte etwa ein Fünftel der Fälle von chronischen Adnexentzündungen ausmachen. Daß die Blutung unmittelbar lebensbedrohliche Stärke erreicht, wird nur ganz ausnahmsweise vorkommen; häufiger ist es dagegen, daß das Allgemeinbefinden durch die sekundäre Anämie für längere Zeit erheblich beeinträchtigt wird.

Sowohl die Secalepräparate als auch die Hypophysenpräparate kann man versuchen; doch wird man kaum jemals einen Erfolg buchen können. Wir haben in letzter Zeit eine größere Zahl von Fällen mit dem von STICKEL und ZONDECK in die Therapie der ovariellen Blutungen eingeführten Calcophysin (Calcium mit Testis- und Hypophysenextrakt) behandelt. Wenn Versager auch häufiger sind als bei den ovariellen Blutungen von Frauen mit intakten Adnexen, so erwiesen sich die Injektionen (zu Beginn oder vor Beginn der Blutung an jedem zweiten Tage intravenös je eine Spritze, bis zu sechs Injektionen; diese Serie kann bei der zweiten und dritten Blutung nochmals wiederholt werden) in einer ganzen Reihe von Fällen, in denen alles andere versagt hatte, als recht prompt in der Wirkung. Oft genügten ein bis zwei Injektionen. Manche Fälle verhielten sich aber auch völlig refraktär, besonders im subakuten Stadium, während im chronischen Stadium die Ergebnisse besser waren.

Daß sich durch Röntgenkastration derartige Blutungen mit Sicherheit stillen lassen, unterliegt keinem Zweifel. Manche Gynäkologen erstreben mit Rücksicht auf das meist jugendliche Alter der Patientinnen nur eine temporäre Ausschaltung der Ovarialfunktion, ein Ziel, das infolge der individuellen Unterschiede in der Röntgenempfindlichkeit freilich nicht immer mit genügender Sicherheit erreicht werden kann. Über recht gute Erfolge nicht nur hinsichtlich der Blutungen, sondern auch in bezug auf die anderen Beschwerden und den objektiven Befund berichtet G. A. WAGNER aus der Prager Klinik bei Bestrahlung unter vorsichtiger Dosierung sowohl im subakuten als auch im chronischen Stadium ($30\,^0/_0$ HED bei einem Fernfeld). Insbesondere wurden die subakuten Fälle rasch fieberfrei (Blutbild). Auch WAGNER reserviert die Dauerkastration für die schwersten Fälle. Wir stehen in diesem Punkt auf dem gleichen Standpunkt, sind im übrigen aber nur zögernd an die Röntgenbehandlung mittelschwerer Fälle herangegangen, eben wegen der Unsicherheit in der Wirkung bezüglich der individuellen Disposition. Natürlich wird man sich bei schwer ausgebluteten Frauen trotz jugendlichen Alters häufig leichter zur Bestrahlung als zur Operation entschließen, wenn nicht die Beseitigung von Eiterherden zugleich mit der Ausschaltung der Blutung eine Operation aussichtsreicher erscheinen läßt.

C. Operative Therapie.

Bei aller grundsätzlichen Neigung, erst alle Möglichkeiten konservativer Behandlung auszuschöpfen, stößt man doch auf Beobachtungen, die dazu zwingen, sei es bald, sei es später, von diesem Prinzip abzugehen.

Im akuten Stadium ist es das Übergreifen der entzündlichen Veränderungen vom Beckenbauchfell auf die mittleren und oberen Abschnitte der Bauchhöhle, also das Auftreten einer diffusen Bauchfellentzündung, die ein operatives Eingreifen rätlich erscheinen läßt. Wie schon gesagt, ist die Prognose einer solchen, wenn die Erreger allein die Gonokokken sind, immer günstig, ob man einen kleinen Mittelschnitt macht, den Eiter abläßt und nach MIKULICZ drainiert, oder ob man von der Laparotomie absieht. Da es sich aber klinisch nicht mit Sicherheit feststellen läßt, ob nicht andere Keime mit im Spiele sind, so empfehlen wir in derartigen Fällen grundsätzlich die Laparotomie. Die frisch entzündeten Adnexe lassen wir aber unberührt.

Auch kann im akuten Stadium die Mitbeteiligung der Appendix das operative Vorgehen indizieren. Ob dann die Adnexe zurückzulassen oder mit hinwegzunehmen sind, ist von Fall zu Fall zu entscheiden. Im allgemeinen wird man auch hier um so konservativer vorgehen, je frischer der Fall noch ist, es sei denn, daß z. B. die rechten Adnexe so innig mit der Appendix verwachsen sind, daß aus technischen Gründen eine Trennung der beiden Organe voneinander sich als unmöglich erweist.

Stark umstritten ist auch die Frage, wie man sich gegenüber den noch Eiter enthaltenden Adnextumoren gegen Ende des akuten Stadiums verhalten soll insbesondere, wenn immer wieder nach einigen fieberfreien Tagen Temperaturerhöhungen in Form typischen Eiterfiebers auftreten. Nach unseren Erfahrungen in der Charité lehnten wir die Punktion ab, weil wir des öfteren danach sehr langwierige und weder durch Jodinjektionen noch durch andere Methoden zum Schwinden zu bringende Fisteln gesehen hatten. Es ist ja klar, daß die mit, wenn auch erkrankter, Schleimhaut ausgekleidete Höhle einer Pyosalpinx infolge der Starre ihrer infiltrierten Wand nur schwer ausheilen kann. In den letzten Jahren im Virchow-Krankenhaus haben wir aber recht oft doch eine günstige Einwirkung der Punktion insofern beobachtet, als danach das Fieber oft kritisch, bisweilen auch lytisch abfiel und bei sich hebendem Allgemeinzustand der Heilungsverlauf erheblich abgekürzt wurde. Voraussetzung für die Punktion ist natürlich, daß es gelingt, ohne durch die freie Bauchhöhle hindurchzugehen, in die abgeschlossene Eiterhöhle in der Tube oder am Ovarium zu gelangen. Die Punktion sollte also nicht in einem zu frühen Stadium ausgeführt werden. Auch muß die Nadel besonders scharf sein, damit nicht durch den Ruck des Einstechens Adhäsionen gelöst werden können. Ein Aufflackern der Bauchfellentzündung würde die Folge sein. Mittels der Punktionskanüle aspiriere man soviel Eiter als möglich. Eine breite Eröffnung ist im Gegensatz zu dem beim Douglasabsceß üblichen Verfahren nicht anzuschließen.

Die Auswahl der für die Punktion geeigneten Fälle ist nicht leicht, und es muß zugegeben werden, daß auch dem Erfahrenen dabei Mißgriffe zu unterlaufen pflegen.

Operative Behandlung chronischer Adnextumoren.

Da ein gewisser Bruchteil dieser Erkrankungen sich gegen die beschriebenen konservativen Methoden völlig refraktär verhält, oder die immer wieder auftretenden Rezidive die Arbeitsfähigkeit der Patientin auf so lange Zeit lahmlegen, daß schließlich ihre wirtschaftliche Schädigung eine andere Behandlung indiziert erscheinen läßt, wird der behandelnde Gynäkologe bei diesen meist jugendlichen Frauen immer wieder vor die Frage gestellt, welche operativen Methoden im einzelnen Falle Heilung bringen können, eine Frage, die auch heute noch recht verschieden beantwortet wird.

Eine absolute Indikation zu radikalem operativen Vorgehen ist dann gegeben, wenn eine Frau durch das über Monate sich hinziehende Eiterfieber schwer geschädigt wird, und schließlich die Gefahr der Amyloiddegeneration in bedrohliche Nähe rückt, wie man es, glücklicherweise recht selten, besonders bei infantilen Individuen findet. Zu langes Zuwarten kann bei derartigen Frauen zum Tode führen.

Von dieser vitalen Indikation abgesehen, wobei man am besten das ganze innere Genitale, d. h. Uterus samt Adnexen durch Laparotomie entfernt, kann man bei den anderen Fällen weniger radikal vorgehen. Eins ist freilich Krönig, der, wenn überhaupt operiert werden mußte, für die Entfernung des Uterus mit den Adnexen zusammen eintrat, ohne weiteres zuzugeben: die rein örtlichen Ergebnisse sind am besten, wenn man durchgreifend operiert. Man wird dann weder neue Darmadhäsionen noch auch Stumpfexsudate erleben, und die durch sie bedingten postoperativen Beschwerden fallen dauernd weg. Aber: die doch meist noch jüngeren Frauen müssen diese örtliche Gesundung mit den schweren somatischen und häufig noch schwereren psychischen, durch die Ausfallserscheinungen bedingten Leiden erkaufen. Ist die Corpusschleimhaut miterkrankt, so muß das Corpus mitentfernt werden. Dazu wird häufig eine supravaginale Amputation ausreichend sein, da die Cervix allein, selbst wenn sie noch Gonokokken beherbergt, dann doch leicht von ihnen frei zu machen ist. Und gerade für jüngere Frauen hat das Erhaltensein der Portio eine große Bedeutung: die Scheide schrumpft viel weniger und behält besser ihren normalen Turgor. Ist die Cervix freilich besonders beteiligt, so kann es nötig sein, sie mit hinwegzunehmen.

Ist dagegen der Uterus nicht mehr Sitz der Erkrankung, so läßt man ihn zurück und erhält damit der Frau die Menstruation.

Restlos zu entfernen sind stets beide Tuben; immer wieder beobachtet man Fälle, in denen bei einer früheren Operation die eine damals scheinbar gesunde oder weniger erkrankte Tube zur Erhaltung der Konzeptionsfähigkeit zurückgelassen wurde. Durch den Eingriff wurde nicht das Geringste für die Kranke erreicht außer, daß sie ein zweites Mal operiert werden mußte. Um eben die Konzeptionsfähigkeit möglichst vielen Frauen zu erhalten, wird man die Indikation zur Operation so eng als möglich ziehen. Hält man die Operation aber für angezeigt, so ist an eine Erhaltung der Konzeptionsfähigkeit nur ganz ausnahmsweise zu denken.

Was die Ovarien betrifft, so müssen, wenn beide Ovarien nahezu völlig zerstört bzw. durch Abscesse ersetzt sind, notgedrungen beide Ovarien entfernt werden. Unter Umständen ist dann später ein Ovarium einer anderen Frau zu überpflanzen, das man bei der Operation von Extrauteringraviditäten ja häufig gewinnen kann. Wenn irgend angängig, wird man versuchen einen Ovarialrest zurückzulassen, selbst auf die Gefahr hin, an dieser Stelle ein kleines Stumpfexsudat entstehen zu sehen. Ein solcher noch so kleiner an Ort und Stelle zurückgelassener Ovarialrest hält jedenfalls sicherer und für einen längeren Zeitraum Ausfallserscheinungen zurück, als derselbe Rest, wenn man ihn aus technischen Gründen von seinem Ort entfernen muß und ihn unter die Fascie des Bauchschnittes oder anders wohin transplantiert. Nach unseren Erfahrungen muß man, vorausgesetzt, daß ein transplantiertes Ovarialstück von derselben oder einer anderen Frau überhaupt reaktionslos einheilt, recht zufrieden sein, wenn die Wirkung ein bis allerhöchstens zwei Jahre überdauert.

In der Mehrzahl der Fälle gestaltet sich also unter Berücksichtigung dieser unserer Grundsätze unser operatives Vorgehen folgendermaßen:

Leibschnitt, und zwar im Gegensatz zu dem von uns sonst bevorzugten Pfannenstielschen Querschnitt, mit Rücksicht auf die etwaige Notwendigkeit drainieren zu müssen, Längsschnitt in der Mittellinie. Entfernung der beiden Tuben unter tiefer Excision aus dem Uterus und des stärker erkrankten Ovariums. Der Uterus und das weniger erkrankte Ovarium oder ein Teil desselben bleiben zurück, falls nicht besondere Gründe, wie eben ausgeführt, ein radikaleres Vorgehen erfordern. Sorgfältige Peritonealisierung ist besonders wichtig; gelingt sie nicht, so wird nach Mikulicz durch die Bauchwunde oder durch eine Incision im hinteren Douglasschen Raum vaginalwärts drainiert.

Gewiß sind bei diesem Vorgehen die Ergebnisse auch nicht immer glänzende, da bisweilen ein kleines Stumpfexsudat sich auf der Seite bildet, auf der das Ovarium zurückblieb, das weiterhin Resorptionsbehandlung erforderlich macht; aber die Frauen sind noch menstruiert und frei von Ausfallserscheinungen.

Betont sei noch, daß wir wegen der besseren Übersicht und des dadurch ermöglichten rein chirurgischen Vorgehens, d. h. nur mit Instrumenten, niemals mit den Händen werden die Organe berührt, grundsätzlich den abdominalen Weg dem vaginalen vorziehen.

Die operative Behandlung der nach alten abgelaufenen gonorrhoischen Adnexerkrankungen resultierenden Retroflexio fixata besteht bei uns in dem von FRANZ als Laparotomie-Alexander-Adams bezeichneten Eingriff. Vom Fascienquerschnitt aus werden die Adhäsionen an Uterus und Adnexen möglichst scharf durchtrennt und dann wird vom Querschnitt aus, also unter der Haut und Fettschicht, durch die typische Verkürzung der Ligamenta rotunda der Uterus nach vorn fixiert, wobei er in absolut physiologischer Lage bleibt. Vor Schluß der Bauchhöhle kann man sich von seiner richtigen Lagerung überzeugen.

In Verbindung mit diesem Eingriff läßt sich unter Umständen noch etwas tun zur Wiederherstellung der Konzeptionsfähigkeit, ein Eingriff, der bei geeigneten Vorbedingungen natürlich auch für sich allein ausgeführt werden kann.

Wenn nur zarte schleierartige Adhäsionen die Tubenostien verlegen, so genügt bisweilen ein leichter Druck, um die Tuben wegsam zu machen. Freilich muß die akute entzündliche Periode jahrelang zurückliegen.

In anderen Fällen wird man unter sorgfältiger Blutstillung durch Umsäumung ein neues Tubenostium bilden müssen entweder, indem man nahe dem abdominalen verklebten Ostium eine neue Öffnung bildet oder durch Wegschneiden des Fimbrienendes. Das neue Ostium fixiert man in der Nähe des Ovarium. Eine Schwängerung wird nicht allzu häufig danach zustande kommen; es sind auf diese Weise erfolgreich operierte Fälle beschrieben; wir selbst sahen drei derartige Beobachtungen.

Über die in letzter Zeit von A. MAYER ausgeführte Einpflanzung des Ovarium in das Cavum uteri haben wir keine Erfahrung.

An Stelle der Operation kann neuerdings die Tubendurchblasung treten, um zarte Verklebungen an den Tubenostien zu zersprengen.

IX. Prophylaxe.

Es mag auffallen, wenn die Prophylaxe entgegen der üblichen Reihenfolge an den Schluß gestellt wird. Aber ihre überragende Bedeutung erhellt ja gerade aus einem Rückblick auf das, was wir von der weiblichen Gonorrhöe erfahren haben. Die weibliche Gonorrhöe ist heilbar vor allem dann, wenn sie rechtzeitig, d. h. frühzeitig in klinische Behandlung kommt.

Diesen nicht nur theoretisch gültigen Satz in praxi durchzuführen, ist aus den verschiedensten, im einzelnen dargelegten Gründen ein Ding der Unmöglichkeit.

Daraus folgt, daß die Verhütung der Gonorrhöe vielleicht die wichtigste Aufgabe des Arztes überhaupt ist nicht nur gegenüber dem Individuum, sondern auch gegenüber dem Staat hinsichtlich der Zerstörung der Fortpflanzungsfähigkeit und der oft langjährigen Beeinträchtigung der Arbeitsfähigkeit beim Weibe.

Der Schutz der Frau gegen gonorrhoische Infektion fällt zu einem überwiegenden Teil zusammen mit der Prophylaxe beim Manne, die hier nur gestreift werden kann.

Erziehung durch Haus und Schule zur völligen Abstinenz vor der Ehe ist in Verbindung mit frühzeitiger Eheschließung das beste Schutzmittel für beide

Geschlechter, aber ein Ziel, zwar aufs innigste zu wünschen, aber praktisch unerreichbar. Die Anwendung persönlicher Schutzmittel beim Manne hat sich im Kriege in großem Umfang bewährt.

Beiden Geschlechtern gleichmäßig zugute kommen sollen gesetzgeberische Bestrebungen, die wissentliche oder fahrlässige Übertragung von Geschlechtskrankheiten, also auch der Gonorrhöe, unter Strafe stellen, und die mit einer ärztlichen Meldepflicht verbunden sind. Es bleibt abzuwarten, wie sich diese Maßnahmen in praxi bewähren werden.

Von einer taktvollen und geschickten Aufklärung im Haus und in der Schule darf man sich beim weiblichen Geschlecht einen vergleichsweise größeren Erfolg als beim jungen Manne versprechen, um so mehr als bei der Frau die Furcht vor außerehelicher Schwangerschaft als unterstützendes Moment hinzukommt.

Eine wirksame persönliche Prophylaxe bei der Frau gibt es nicht. Schutzmaßnahmen allgemeiner Natur liegen in den schon erwähnten gesetzgeberischen Maßnahmen, unter denen der Behandlungszwang durch approbierte Ärzte noch besonders hervorzuheben wäre. Einen Teil dieser Maßnahmen bildet die Frage der weiblichen Prostitution und ihre Kontrolle.

Sicher ist so viel, daß mehr noch als durch sorgfältigste und möglichst früh einsetzende Behandlung, so wichtig sie auch ist, doch noch unendlich viel mehr zur Eindämmung der Gonorrhöe beim Manne wie auch bei der Frau dadurch getan werden kann, daß durch alle irgendwie Erfolg versprechenden Schutzmaßnahmen Neuinfektionen verhütet werden. Alle darauf gerichteten Bestrebungen verdienen daher das lebhafteste Interesse aller Ärzte, insbesondere aber des Gynäkologen nicht nur zum Wohle der einzelnen, unserer Fürsorge anvertrauten Frau, sondern auch zum Besten unseres Volkes, dessen Gesundheitszustand zu heben angesichts der schwierigen wirtschaftlichen Lage von allergrößter Wichtigkeit ist.

Literatur.

BUMM, E.: Die gonorrhoischen Erkrankungen der weiblichen Harn- und Geschlechtsorgane. In VEIT, J.: Handbuch der Gynäkologie. Bd. 2. Wiesbaden: Bergmann 1907. — FROMME, F.: Die Gonorrhöe des Weibes. Berlin: S. Karger 1914. — MENGE, K.: Die Gonorrhöe des Weibes. In: FINGER, E.; JADASSOHN, J.; EHRMANN, S.; GROSS, S. Handbuch der Geschlechtskrankheiten. Bd. 2. Wien und Leipzig: Alfred Hölder 1912. — SCHRÖDER, H.: Die Gonorrhöe. In: SCHRÖDER, ROBERT, Lehrbuch der Gynäkologie. S. 187ff. Leipzig: F. C. W. Vogel 1922. — WAGNER, G. A.: Gonorrhöe des weiblichen Geschlechtsapparates. In: Biologie und Pathologie des Weibes, HALBAN, J. und L. SEITZ, Bd. 5, S. 391ff. Berlin und Wien: Urban und Schwarzenberg 1925.

Ausführliche Literaturverzeichnisse enthalten die Werke von BUMM, MENGE und WAGNER, das letztgenannte insbesondere auch die neueste Literatur.

Die Gonorrhöe der Kinder.

Von

ERICH LANGER - Berlin.

1. Allgemeines.

Die verschiedentlichen Abweichungen im Krankheitsverlaufe bei einer Gonokokkeninfektion der Kinder von ähnlichen beim Erwachsenen rechtfertigen,
daß diesen Krankheitsbildern eine besondere Beschreibung gewidmet wird.
Auch die Gonorrhöe der Knaben, wenn sie auch viel seltener in Erscheinung
tritt als diejenige der kleinen Mädchen, soll hier kurz besprochen werden.

1. Häufigkeit.

Es ist sehr schwer, über die Häufigkeit des Auftretens der Gonorrhöe bei den Kindern
einwandsfreie Zahlenangaben zu machen, da die fast ausschließlich aus Krankenanstalten
stammenden Statistiken sehr stark davon beeinflußt sind, ob es sich um eine Station für
geschlechtskranke Kinder auf einer dermatologischen, einer pädiatrischen oder gar gynäkologischen Abteilung handelt. Auch die aus Polikliniken stammenden Zahlen sind nur relativ
zu verwerten. Jedoch geht aus allen einschlägigen Publikationen hervor, daß sowohl die
Kriegszeit, besonders aber in Deutschland auch die Nachkriegsperiode mit ihren schweren
Erscheinungen des wirtschaftlichen Zusammenbruchs und der sozialen Auflösung eine
bedeutende Zunahme der Geschlechtskrankheiten unter den Kindern zur Folge gehabt
haben. So konnte GUMPERT in einer Zusammenstellung, die er aus der BUSCHKEschen
Klinik über einen Zeitraum von 3 Monaten machte, 15 Fälle mitteilen. DEYLL berechnet
die gonorrhoische Infektion der Mädchen in den Amsterdamer Schulen auf $1^0/_0$, die einzige
Statistik, die die Häufigkeit der gonorrhoischen Erkrankung der Kinder in Prozenten
angibt. Es wäre auch in anderen Ländern wünschenswert, wenn genaue diesbezügliche
Erhebungen in den Schulen gemacht werden könnten, da wir erst auf diese Weise einen
Überblick bekommen können, ob und in welchem Maße die gonorrhoische Infektion der
Kinder in einer für das Volkswohl gefährlichen Weise zunimmt. Die übrigen Statistiken
beschränken sich darauf, die in einem gewissen Zeitabschnitt behandelten Kinder anzuführen. Es seien nur einige hervorgehoben. WOLBARST berichtet von 37 Gonorrhöeinfek-
tionen bei Knaben; er glaubt, daß die Knabengonorrhöe, wenn auch nicht so häufig wie
die der kleinen Mädchen, so doch nicht allzu selten sei. VALENTIN teilt aus dem Kinder-
genesungsheim der Stadt Berlin mit, daß sie in der Zeit vom 15. 7. 1919 bis zum 1. 12. 1920
161 Mädchen wegen Gonorrhöe beobachtet hat. Innerhalb von 7 Jahren (1911—1918)
sah STÜMPKE in Hannover 179 derartige Erkrankungen, wobei er als besonders wesentlich
hervorhebt, daß in der ersten Zeit des Bestehens der Kinderabteilung bis zum Kriegs-
ausbruch die tägliche durchschnittliche Belegzahl zwischen 5 und 6 Kindern, im letzten
Kriegsjahr (1918) über 40 Kinder betrug. Ich selbst konnte vergleichsweise in unserer
Poliklinik 1924 67 Fälle mit Gonorrhöe und 101 mit Gonorrhöeverdacht feststellen bei
26 resp. 27 entsprechenden Fällen 1921. Von älteren Statistiken seien hervorgehoben,
eine Mitteilung von MATTISOHN aus unserer Abteilung über 172 Mädchen mit Vulvovaginitis
in den Jahren 1907—1913, von PONTOPPIDAN aus einem Zeitraum von 1896—1914 über
779 Fälle in Kopenhagen und schließlich von SCHIPERSKAJA, der über jährlich bis 120 Zugänge an einem größeren russischen Krankenhause berichtet hat.

2. Infektionsquelle.

Sowohl bei den Knaben wie bei den Mädchen handelt es sich um alle Altersstufen von den ersten Säuglingsmonaten ab bis zum 13.—14. Lebensjahre. Wenn wir den Ursachen nachgehen, die zu der Infektion geführt haben, so sind hier die verschiedensten Momente ausschlaggebend. Auf der einen Seite handelt es sich bei Säuglingen schon um Infektionen, die bereits bei der Geburt beim Durchtritt des Kindes durch die infektiösen Genitalien der Mutter zustande gekommen sind, und die nach den Beobachtungen Buschkes und Langers nicht gar so selten zu sein scheinen, wenngleich auch hier schon die Möglichkeit besteht, daß die Infektion auf andere Weise, z. B. durch infizierte Bettwäsche, Schwämme usw. zustande gekommen ist. Einwandsfrei scheint der von Reinhardt beobachtete Fall der Infektion eines neugeborenen Knaben im Verlaufe der Geburt zu sein, ähnliche Beobachtungen konnten auch Buschke und Langer neuerdings mitteilen. Die Ansicht Eppsteins, über die Infektion während des Partus bei gonorrhoischen Müttern und darauffolgender langer Latenz erscheint dagegen recht zweifelhaft.

Eine der wichtigsten Infektionsquellen dürfte nach unseren Beobachtungen in dem Zusammenschlafen der kleinen Kinder mit den Eltern resp. mit erwachsenen weiblichen und auch männlichen Angehörigen liegen. Gumpert, ebenso Langer haben eindeutig darauf hingewiesen, welch' bedeutenden Faktor wir in der Wohnungsnot und den schlechten sozialen Verhältnissen sehen müssen, durch die große Familien in ein bis zwei Räume zusammengepfercht werden. Vielfach haben wir bei unserem Berliner Material die Erfahrung machen müssen, daß für 3—4 Kinder nur ein Bett zur Verfügung steht. Es ist auf diese Weise erklärlich, daß ein Geschlechtskranker in einer solchen Familie die Krankheit auf sämtliche anderen Mitglieder nur zu leicht ausbreiten kann. Dabei ist gar nicht einmal eine Berührung der Genitalien des infektiösen mit denen der gesunden notwendig, sondern allein durch die infizierte Bettwäsche, durch gemeinsam benutzte Handtücher, Waschschwämme oder durch ein gemeinsam von mehreren Kindern benutztes Nachtgeschirr oder durch gemeinsames Badewasser kann Gelegenheit zur Weiterverbreitung einer eingeschleppten gonorrhoischen Infektion gegeben sein. Hier sei an eine Mitteilung Bendigs erinnert, der 15 Kinder im Alter von 7—13 Jahren beobachtet hat, bei denen die Infektion in einem Solbade durch Baden zu 2 und 3 und durch gemeinsames Benützen der Badetücher zustande kam. Auch Sheffield berichtet über eine Endemie in einem Waisenhaus, wo 65 Infektionen durch gemeinsame Badewannen hervorgerufen wurden. Auch hier spielt bei Infektionen in Heimen ähnlich wie in Familien die ungenügende Sauberkeit, die übermäßige Belegung usw. eine wesentliche Rolle. Dazu kommt hier wie auch besonders in Schulen, Ferienkolonien usw. die Möglichkeit der Infektion durch gemeinsame Benutzung eines Abortes. So konnte Stümpke eine Infektion von 6—7 jährigen Mädchen beobachten, die sich wahrscheinlich auf dem Abort einer Schule infizierten, in der gleichzeitig Soldaten einquartiert waren. Auch die gemeinsame Benutzung von Nachtgeschirren spielt für die Ätiologie der kindlichen Gonorrhöe eine wesentliche Rolle. Nicht gar selten finden sich Berichte über Erkrankungen in Krankenanstalten, bei denen die Ursache entweder in einem der bisher angeführten Momente zu suchen ist, oder aber durch die Unachtsamkeit des Wartepersonals mit dem Thermometer von einem infizierten Kinde beim Messen die Gonorrhöe auf die übrigen überimpft wird (Byfield und Floyd) oder aber, wie wir es auch vielfach in Häuslichkeiten, in denen Pflege- oder Dienstpersonal beschäftigt wird, sehen können, es kommt zur Infektion durch erkranktes Personal, wobei im Haushalt noch eine wesentliche Rolle die Angewohnheit der Kinderwärterinnen spielt, die Kinder ins Bett zu nehmen. Neben diesen gewissermaßen indirekten Infektionsmöglichkeiten kommen auch eine Reihe direkter in Frage. Seltener hören wir von Sittlichkeitsvergehen Erwachsener an Kindern in einer Form, wie sie aus England in den letzten Jahren vielfach berichtet ist, die auf dem Aberglauben beruht, daß ein Geschlechtskranker Heilung findet, wenn er mit seinem kranken Geschlechtsteil das Genitale eines Kindes berührt. Dagegen hat in unserer Beobachtung die Zahl der Vergewaltigungen von Kindern erheblich zugenommen. Und zwar konnten wir nicht nur Vergewaltigungen durch irgendwelche Unbekannten feststellen, sondern verschiedentlich durch den Vater oder einen Verwandten, durch den Pflegevater oder durch den Dienstherren. Dabei muß jedoch von dem Arzt, da diese Vergewaltigungen den behandelnden Arzt meistens als Sachverständigen vor Gericht führen, darauf geachtet werden, daß in manchen Fällen die Kinder, zumal wenn es sich auch noch um geistig nicht vollwertige handelt, die unglaublichsten Lügen und Beschuldigungen gegen Erwachsene ersinnen, um den Untersucher von der eigentlichen Ursache der Erkrankung abzulenken. Denn in einem nicht zu kleinen Prozentsatz, worauf unter anderem auch GUMPERT, LANGER und SCHÖNFELD hingewiesen haben, ist die Ursache für die Gonorrhöe ein frühzeitiger Geschlechtsverkehr unter Kindern. Gelegentlich der Infektion eines 11jährigen Knaben haben wir feststellen können, daß in einem kleinen Landstädtchen die 14jährige Tante dieses Knaben gewissermaßen als Prostituierte der Knaben gegen Bezahlung den Verkehr ausüben ließ. In anderen Fällen handelt es sich um Erwachsene — kranke Mädchen oder Frauen —, die Kinder zum Geschlechtsverkehr anlocken. Beachtenswert und von SCHÖNFELD betont, ist die Tatsache, daß es sich nicht etwa nur um Erkrankungen handelt, die in dieser Weise in den Großstädten vorkommen, sondern auch gerade in kleinen Städten und auf dem Lande. Wesentlich ist auch fernerhin, daß ein Teil der Infektionen durch gegenseitiges Spielen der Kinder an den Genitalien und durch Onanie zustandekommen kann.

II. Spezieller Teil.

A. Gonorrhöe der Mädchen.

Wenn wir hier und im folgenden nicht, wie allgemein üblich von der Vulvovaginitis infantum sprechen, so tun wir es in der Absicht, um, wie KAHN es auch kürzlich vertrat, mit der alten noch von BEHREND aus dem Jahre 1848 stammenden falschen Bezeichnung zu brechen, da es sich nach den modernen Untersuchungen nicht nur um eine lokale Erkrankung von Vulva und Vagina handelt, sondern um eine Infektion, die sich auf die Urethra, das Rectum und an den Genitalorganen auch auf die Cervix und die übrigen Adnexorgane erstrecken und, wie bei der Gonorrhöe der Erwachsenen, auch zu schweren Allgemeinerkrankungen führen kann.

1. Ätiologie.

Seitdem FRÄNKEL 1885 in dem Eiter bei der kindlichen Vulvovaginitis Gonokokken gefunden hat, ist an dem gonorrhoischen Charakter der meisten eitrigen Entzündungen des kindlichen Urogenitale nicht mehr gezweifelt worden. Die meisten Autoren haben zwischen 75 und 90% Beteiligung der Gonokokken als ätiologischen Faktor angenommen, so MICHALOWITSCH 75%, ebenso BERKENHEIM, DUKELSKI 80%, MATTISOHN 81% und CAHEN-BRACH 90%, BUSCHKE kam zu der Überzeugung, daß der Prozentsatz der Gonokokken noch größer sein müßte, da wahrscheinlich ein Teil der sog. „blanden Katarrhe" entweder Rezidive oder postgonorrhoische Erkrankungen darstelle. Die Abhängigkeit von der Art der Untersuchung der Kinder wird durch die Ergebnisse VALENTINS z. B. demonstriert, die in ihren Fällen 100% Gonokokken gefunden hat, ein Befund, der bei der Gründlichkeit der Untersucherin sicher richtig ist, während die von ANDERSON, SCHULTZ und STEIN gefundenen Werte von 35,7% positiver Gonokokkenfunde sicherlich als zu niedrig erscheinen. Es sei darum auch an dieser Stelle auf die Schwierigkeit der Gonokokkenuntersuchung gerade bei Kinder hingewiesen, die vielfach die Untersuchung der Urethra auf Gonokokken dadurch illusorisch machen, daß sie entweder kurz vorher uriniert haben oder aus Angst vor der Untersuchung oder im Moment derselben urinieren. Außerdem erschweren sie durch unruhiges Verhalten, Zappeln, Zusammenkneifen der Beine usw. die Herstellung von guten Vulva-, Vagina- und Rectumabstrichen. Bezüglich der Färbung der Präparate auf Gonokokken kann ich auf Seite 93 verweisen, nur möchte ich hier ausdrücklich hervorheben, daß es im allgemeinen empfehlenswert ist, von jedem Kinde wenigstens bei der ersten positiven Untersuchung ein Präparat nach GRAM zu färben und dieses mit Rücksicht auf spätere Gerichtsverhandlungen aufzuheben. Das Anlegen von Kulturen zur Diagnosestellung erübrigt sich in den meisten Fällen.

Neben der sicher gonorrhoischen Ätiologie ist von TSOUMARAS eine „paragonokokkische" und von KAHN eine „gonokokkoide" Vulvovaginitis beschrieben worden, deren Ursache ebenfalls ein Diplokokkus sein soll, der sich nur biologisch vom Gonokokkus unterscheidet, und der nur eine Erkrankung von Vulva und Vagina, niemals jedoch bei eingehenden Untersuchungen von Urethra und Rectum hervorrufen soll. ANDERSON, SCHULTZ und STEIN erwähnen als Erreger der nicht gonorrhoischen Erkrankungen meist Strepto- und Staphylokokken, einmal Pneumokokken, gelegentlich gramnegative Kokken wie den Mikrokokkuskatarrh. Von diesen und anderen Autoren (STÜMPKE, DUKELSKY) sind häufige, chronische, durch Diphtheriebacillen ausgelöste Erkrankungen erwähnt; des ferneren findet sich als Erreger der nicht gonorrhoischen Vulvovaginitis eine Infektion mit Kolibacillen. Besonders die letzteren, aber auch manche streptogenen Infektionen sind durch Übertragungen vom Darm aus infolge Unsauberkeit der Kinder bedingt. Daneben kommen noch Katarrhe von Vulva und Vagina verschiedenartiger Natur in Frage, so bei Säuglingen ein von den meisten Seiten für physiologisch gehaltener Katarrh, der von EPSTEIN als „Vulvovaginitis desquamativa" beschrieben ist, und bei dem es zu einer geringgradigen schnell verschwindenden gelatinösen Schleimabsonderung kommt. Weiterhin kommen bei Kindern mit exsudativer Diathese, nach und bei schweren Infektionskrankheiten — Scharlach, Masern usw. — katarrhalische bis eitrige Ausflüsse vor. Auch thermische und medikamentöse Reize (KAHN), spielen eine Rolle, daneben aber besonders auch Masturbationen und Traumen durch Einbringen von Fremdkörpern in die Scheide. Und schließlich muß auch der Oxyuren als eines recht wichtigen ätiologischen Momentes gedacht werden.

2. Untersuchungsgang.

In jedem frischen Fall ist es von Anfang an notwendig, sich nicht nur damit zu begnügen nur die Scheide zu untersuchen und aus ihr einen Abstrich zu machen, sondern es müssen nebeneinander Abstriche aus der Urethra, der Vulva, Vagina und dem Rectum gemacht werden, während wir zur Diagnosenstellung im allgemeinen die Untersuchung der Cervix unterlassen. Wesentlich ist es darauf zu achten, daß die Kinder nicht vorher Waschungen gemacht oder gebadet haben, da dadurch das Bild der Urogenitalgonorrhöe abgeschwächt oder verwischt wird; ebenso müssen die Abstriche aus der Urethra morgens. bevor die Kinder den ersten Urin gelassen haben, gemacht werden, oder aber man muß sie vor der Untersuchung möglichst mehrere Stunden den Urin anhalten lassen, was bei größeren und verständigeren Kindern leicht gelingt, bei jüngeren meistens unmöglich ist. Handelt es sich nicht um Krankenhauspatienten, sondern um solche in der Privatpraxis. so ist das Gelingen der Untersuchung zum großen Teil von dem Verständnis, das die Eltern der Erkrankten der Untersuchung entgegenbringen, abhängig. Mit einem einmaligen negativen Resultat darf man sich niemals, auch in zunächst unverdächtig erscheinenden Fällen begnügen, sondern man muß die Untersuchung mindestens 3—4 mal wiederholen. ehe man eine Gonorrhöe ausschließen kann, und auch dann ist es ratsam noch mehrmals in größeren Abständen Kontrolluntersuchungen vorzunehmen, um mit möglichster Sicherheit Fehldiagnosen zu vermeiden. Es empfiehlt sich, bei der Bedeutung, die eine eventuelle Verletzung des Hymens vor allem in gerichtlichen Untersuchungen spielen kann, in jedem Falle regelmäßig gleichzeitig mit der Vornahme der Sekretabnahme auch auf die Intaktheit resp. vorhandene Verletzungen des Hymens zu achten. Bezüglich der Rectaluntersuchung beschränken wir uns nicht mehr darauf, nur mit einer Öse aus dem Rectum das Sekret zu entnehmen, sondern haben nach dem Vorschlage KAHNS die Erfahrung gemacht, daß man am besten mit leichten Rectalspülungen mit einem doppelläufigen Rohr das Sekret herausspült und die darin enthaltenen Flocken auf Gonokokken untersucht. Auf diese Weise hat sich ein weit höherer Prozentsatz von Mitbeteiligung des Rectums an dem gonorrhoischen Krankheitsprozeß ergeben als es sonst bei Ösenuntersuchungen festzustellen gelingt, wie es auch mit der gleichen Methode von BUSCHKE und KLOPSTOCK und von GLINGAR mitgeteilt wurde.

3. Symptome.

Subjektive Symptome. Die akute Urogenitalgonorrhöe der kleinen Mädchen macht in ihren ersten stürmischen Erscheinungen mit starker eitriger Sekretion aus Harnröhre und Scheide auch vielfach lebhafte Beschwerden, und es sind oft mehr die sekundären Merkmale, die die Kinder zu Klagen veranlassen als der eitrige Ausfluß selbst. Von seiten der Urethra kommt es zu Schmerzen beim Urinieren, es findet sich ein brennender und stechender Schmerz; die Kinder müssen sehr oft Urin lassen. Der eitrige Scheidenausfluß, der dadurch zu Verklebungen an den Labien und zu ekzematösen Reizungen an den Genitalien und an der Innenseite der Oberschenkel führt, ruft vielfach starkes Jucken und Brennen, besonders auch bei Bewegungen hervor. Es kann so weit führen, daß die Kinder im Bett mit gespreizten Beinen liegen und auch beim Gehen breitbeinig gehen, da die Berührung der Hautflächen gegeneinander oder gegen die Kleidung starke Schmerzen auslöst. In anderen Fällen allerdings, besonders auch bei Kindern, die an und für sich oft baden, und bei denen dadurch bis zur Feststellung der Eiter oft entfernt wird, finden sich keinerlei Beschwerden; die Eltern werden erst durch die eitrigen Flecke in der Wäsche der Kinder stutzig gemacht und veranlaßt einen Arzt zur Untersuchung aufzusuchen. Auch das Allgemeinbefinden der Kinder kann sehr leiden: sie sind unlustig zum Spielen, sind mißmutig, sehen blaß aus, magern ab. In manchen Fällen kann es mit den ersten stürmischen Erscheinungen zu Temperatursteigerungen kommen, besonders wenn es sich um einen starken Eiterfluß und ekzematöse Sekundärerkrankungen handelt. Das Fieber hält dann ein paar Tage, meistens bis zum Einsetzen einer zweckmäßigen Behandlung an, es bewegt sich dabei im allgemeinen zwischen 37,5° und 38,5°.

Objektive Erscheinungen.

a) Erkrankungen von Urethra, Vulva und Vagina.

In akuten Fällen von Urogenitalgonorrhöe der Mädchen finden wir ein typisches, sich in allen Fällen mehr oder weniger gleichendes Krankheitsbild. Die äußere Besichtigung des Genitale zeigt eine erhebliche Rötung und Schwellung der Labien, die mit eingetrocknetem eitrigem Sekret bedeckt sind, das besonders auch die Falten zwischen den Labien und deren Innenfläche ausfüllt. In vielen Fällen erstreckt sich auch die Bedeckung mit dem eitrigborkigen Sekret auf die Genito-Krural-Falten und auf die Innenseite der Oberschenkel und kann hier, wie auch am Genitale selbst zu starken ekzematösen Veränderungen führen, die allerdings meistens leicht mit dem Einsetzen der Therapie und dem Nachlassen der eitrigen Sekretion zurückgehen. Unter dem borkigen Sekret zeigen die geschwollenen und geröteten Labien vielfach Erosions- und Rhagadenbildung. In jedem Falle von Auftreten von Erosionen ist es notwendig, da auch vielfach die Leistendrüsen eine Anschwellung aufweisen, zur Differentialdiagnose Spirochätenuntersuchungen vorzunehmen. In seltenen Fällen haben wir das Vorkommen von spitzen Kondylomen bei gonorrhoischer Genitalerkrankung beobachten können. Breitet man die Labien vorsichtig auseinander, was bei den vielfach schweren sekundären Veränderungen oft nur unter Schmerzen des Kindes geschehen kann, so sieht man die stark gerötete und geschwollene Klitoris und den entzündlich veränderten Introitus urethrae. Oft kann man bei starker Eitersekretion jetzt schon aus der Urethra und der Vagina Eiter hervorquellen sehen; ist dieses nicht der Fall, so genügt oft ein leichter Druck vom Rectum aus, um Eiter zur Untersuchung zu erlangen. Es scheint nach den vorliegenden Untersuchungen gesichert, daß der Prozeß seinen Anfang in der Vulva und Vagina nimmt, und daß erst sekundär die Beteiligung der Urethra erfolgt, doch scheint diese nach den Beobachtungen von MATTISOHN, STÜMPKE, SCOMAZZONI u. a. stets zu erfolgen. MATTISOHN konnte nur in 2 Fällen ein dauerndes Freibleiben der Urethra von Gonokokken feststellen. Dagegen konnte niemals bisher ein isoliertes Auftreten einer Urethritis beobachtet werden. Wieweit mit dem Harnröhrenprozeß auch gleichzeitig eine Erkrankung der Blase erfolgt, ist zweifelhaft. Immerhin ist ihr Vorkommen durch die Befunde WERTHEIMS von Gonokokken in einem excidierten Blasenstückchen im Epithel und dem Bindegewebe gesichert. VALENTIN konnte bei Abnahme des Blasenurins in frischen Fällen unter allen Kautelen (Vulvawaschung, Protargolausspritzung der Harnröhre, Katheterismus) ohne Rücksicht auf die klinischen Erscheinungen bei 30 unter 44 untersuchten Kindern Gonokokken und Leukocyten im Sediment feststellen. Doch läßt sie es dahingestellt, ob es sich um eine echte Cystitis handelte oder aber um ein Zurückfließen des Harnröhrensekrets ohne Infektion der Blase. Jedesmal ist bei einem neu zur Untersuchung gelangenden Kinde auf paraurethrale Gänge zu achten, da sie, wenn auch selten, der Ausgangspunkt von Rezidiven sein können.

Wichtig ist es in jedem Falle bei der Besichtigung der äußeren Genitalien auch sogleich auf ein evtl. Mitbefallensein der BARTHOLINIschen Drüsen zu achten. Ich selbst habe in keinem Falle eine Entzündung der BARTHOLINIschen Drüsen mit ihrem charakteristischen roten Hof um den Ausführungsgang beobachten können. STÜMPKE und MATTISOHN sahen es selten — zwei-, resp. sechsmal; — dagegen berichten FISCHER, PONTOPPIDAN, DUKELSKI u. a. über häufigeres Auftreten einer Bartholinitis. Im allgemeinen scheint die Infektion der BARTHOLINIschen Drüsen, wo sie einmal erfolgt, nur einseitig aufzutreten und sich in leicht entzündlicher Form abzuspielen. Nur in seltenen Fällen tritt eine Abscedierung ein; FISCHER und MATTISOHN haben über je einen solchen Fall berichtet. Zur Entzündung der Drüsen kommt es nach STÜMPKE durch eine Infektion und Sekretstauung in der Drüse und ihrem Ausführungsgang, so daß ein sog. Pseudoabsceß die Folge ist.

Neben der Vulvitis und Urethritis steht bei der kindlichen Gonorrhöe im Mittelpunkte des Krankheitsprozesses die Vaginitis. Die Ursache für das stete Befallensein der Vagina liegt darin, daß sie zum Unterschiede von der der Erwachsenen ein sehr zartes Epithel aufweist, und daß eine zusammenhängende verhornte Epitheldecke noch fehlt, so daß die Gonokokken ins Epithel eindringen können (BUMM). Bei der einfachen Inspektion, bei der die Besichtigung der Vagina durch das Hymen in den meisten Fällen verdeckt ist, muß nur darauf geachtet werden, einmal in welchem Zustand — ob intakt oder eingerissen — sich das Hymen befindet, zweitens ist es wichtig zu wissen, daß es dicht hinter dem Hymen leicht zu einer Eiterretention kommt, was für die Diagnosenstellung, besonders aber auch für das therapeutische Vorgehen von Bedeutung ist. Mittels des Vaginoskopes oder auch Urethroskopes, kann man die Vaginalschleimhaut der Untersuchung zugänglich machen. Man findet dann eine Fortsetzung der entzündlichen Veränderungen der Vulva auf die Vagina. Nach den Beobachtungen von TOMMASI und BARBIERI, die eine Reihe von Vulvo-Vaginitiden fortlaufend vaginoskopisch kontrolliert haben, erkrankt die Scheidenschleimhaut diffus bis ins Gewölbe. Die Schleimhaut ist ödematös durchtränkt und aufgelockert und zeigt eine samtartige Schwellung. In akuten Fällen ist sie stark gerötet und auch leicht erodierbar. Sie ist zum Teil mit eitrigen Belägen bedeckt; die Nischen und Falten der Schleimhaut sind mit Eiter erfüllt. An einzelnen Stellen kann es zur Ausbildung weißlicher, pseudomembranartiger Herde kommen, die von einem entzündlich-roten Hof umgeben sind. Unter dem nicht immer leicht ablösbaren Belag treten bei der Abhebung oft Blutungen infolge der leichten Erodierbarkeit auf. Nach SCOMAZZONI finden sich bei mehr subakuten und chronischen Vaginitiden auf der Vaginalwand circumscripte Rötungen mit Infiltrationen, die sogar zu granulomatösen Wucherungen mit erodierbarer Oberfläche und einer Neigung zu Ekchymosen werden können. Von hier aus kann ein Übergang auf die Cervix erfolgen, über deren Beteiligung an dem Krankheitsprozeß bezüglich der Häufigkeit die Autoren noch strittig sind. Aus dem Material unserer Klinik kann ich darüber keinerlei Angaben machen, da wir, wie es schon seinerzeit von MATTISOHN betont wurde, nur in seltenen Fällen eine Besichtigung der Cervix im Urethroskop und eine Untersuchung in diesem vornehmen.

b) Uterus- und Adnexerkrankungen.

Bei der seltenen Möglichkeit Sektionsmaterial von frischen kindlichen Gonorrhöefällen zu erhalten und bei der bisherigen Schwierigkeit der Untersuchung der Adnexe ist es selbstverständlich, daß die Anschauungen der verschiedenen Autoren weitgehend voneinander abweichen. ASCH, BUSCHKE, STÜMPKE, MATTISOHN u. a. stehen auf dem Standpunkte, daß nur in seltenen Fällen eine Beteiligung des Uterus und der Adnexe an dem gonorrhoischen Krankheitsprozeß stattfindet; immerhin zeigen schon die Untersuchungen VALENTINS, die die Sekretentnahme aus der Cervix im SIMONschen Harnröhrenspeculum mit einer rechtwinklig abgebogenen Platinöse vorgenommen hat, daß in einem gewissen Prozentsatz — von 17 akuten Gonorrhöen in 7 Fällen — eine Miterkrankung der Cervix stattfindet. Andere Autoren, wie GROODT, SCOMAZZONI, SCHLASBERG und TOMMASI und BARBIERI kommen auf Grund ihrer vaginoskopischen Untersuchungen und zum Teil auch ihrer Sektionsbefunde zu der Ansicht, daß es in den meisten Fällen von Vulvovaginitis gonorrhoica auch zu einer Miterkrankung der Cervix, manchmal auch des Uterus, der Adnexe und Reizerscheinungen am Peritoneum komme. Wegen ihrer Wichtigkeit seien die Sektionsmitteilungen, die mir in der Literatur zugänglich waren, aufgeführt. MUCHA untersuchte histologisch die Genitalorgane eines 19 Monate alten Säuglings, der an Masern und Scharlach, die er zur Gonorrhöe hinzu akquiriert hatte, gestorben war. Vagina und ebenso die Vaginalpartien des Uterus wiesen ein aus einkernigen Rundzellen bestehendes Infiltrat auf, das aber am äußeren Muttermund scharf aufhörte. Dagegen zeigte aber die Cervicalschleimhaut und das Drüsenepithel auffällige Veränderungen, die in mächtigen Epithelwucherungen bestanden. GROODT hat bei Autopsien Endometritis, Pyosalpinx mit lokaler Peritonitis und in einem Falle eine Ruptur einer Pyosalpinx mit diffuser Peritonitis beobachten können. TOMMASI und BARBIERI konnten durch eine Sektion eines 2jährigen Mädchens mit Urogenitalgonorrhöe ihre Annahme von dem Vorkommen der Beteiligung der Cervix bestätigen. Sie fanden zwar im Gewebe keine Gonokokken, dagegen konnten sie aber neben oberflächlichen entzündlichen Infiltrationen tief in die Submucosa reichende Infiltrationsherde feststellen. KENESSEY hat durch Sektionsbefunde an je einem 10- und 14 monatigen Mädchen nicht nur im Uterus, sondern auch an den Ovarien und am Peritoneum entzündliche Veränderungen gesehen. Er kommt zu der Ansicht, daß neben der direkten Ausdehnung des Krankheitsprozesses auch die Weiterverbreitung durch die Lymphbahnen eine wesentliche Rolle spiele.

Neben diesen Sektionsbefunden sind die vaginoskopischen Untersuchungen von Wichtigkeit, die von einer Reihe von Autoren teils mit dem Vaginoskop, teils mit den verschiedenen Urethroskopen vorgenommen worden sind. Dabei ist darauf zu achten, daß der Tubus des Instrumentes nur so stark ist, daß er bequem durch das Hymen hindurchgeht, ohne dieses zu verletzen. Die Befunde Valentins habe ich schon erwähnt. Auf Grund ihrer Untersuchungen kommen in erster Linie Scomazzoni und Tommasi und Barbieri zu der Überzeugung der Mitbeteiligung der Cervix in den meisten Fällen. Sie konnten feststellen, daß das Orificium externum des Cervicalkanals breit offen ist, und daß in akuten Fällen sich neben den schon oben beschriebenen Vaginalwandveränderungen, die sich auch auf den vaginalen Anteil des Uterus ausdehnen, ganz besonders an der Portio vielfach Erosionen und auch Rhagaden finden, und daß daneben auch kleinere und größere submuköse Blutungen entstehen können. In subakuten Fällen kann es, wie auf der Vaginalwand, auch hier zu granulomatösen Wucherungen mit sekundären Erosionen und Ekchymosen kommen. Die Erosionen können rasch abheilen, sind sie tiefer, so ist die Folge manchmal eine Leukoplakie oder sogar auch eine Narbenbildung. In akuten Fällen ist das aus der Cervix entnommene Sekret eitrig, in subakuten und chronischen serös-eitrig. Nach Scomazzoni soll es stets Gonokokken enthalten, jedoch hat Valentin in chronischen Gonorrhöefällen bei ihren Untersuchungen im Cervixsekret niemals Gonokokken gefunden. Über die Häufigkeit des Aufsteigens in den Uterus und die Adnexe kann man, obwohl es nach den mitgeteilten Sektionsbefunden vorkommen muß, nichts aussagen, immerhin scheint es nicht häufig zu sein; denn selbst die einzigen hierfür verwertbaren Symptome, peritoneale Reizerscheinungen in Form von Bauchschmerzen der Kinder und einer Druckempfindlichkeit, sind wenigstens in unserer Beobachtung selten. Andere Autoren teilen mit uns diese Ansicht, so Asch, Valentin, Mattisohn, und auch Scomazzoni hält die Weiterausdehnung der Gonorrhöe über die Cervix hinaus für nicht häufig. Dazu kommt, daß natürlich das Symptom des Bauchschmerzes, auch wenn es auf den Unterleib lokalisiert ist, durch Reizerscheinungen von seiten der Blase oder des Uterus allein ohne Befallensein der Adnexe zustandekommen kann. Immerhin haben auch wir in wenigen Fällen, wie auch Tridon, Broca u. a., peritoneale akute Reizerscheinungen beobachten können, die recht stürmisch einsetzen, allerdings meistens eine Fiebersteigerung nicht über 39^0 zeigen, manchmal mit einer leichten Auftreibung des Leibes verlaufen, meistens allerdings ohne diese. Nach 2—3 Tagen pflegt die Reizung abgeklungen zu sein. Wichtig ist es nur an das Vorkommen der gonorrhoischen Peritonitiden auch beim Kinde wegen der Differentialdiagnose gegenüber einer akuten Appendicitis zu denken.

Die Ursache für die seltene Aszension könnte darin liegen, daß es sich noch um unentwickelte Kinder handelt, bei denen, wie Späth sagt, ,,die Virginität ein Schutz gegen die Infektion des Uterus'' ist. Vielleicht handelt es sich auch um grob anatomische Verhältnisse, unter denen das Orificium int. die Uterushöhle gegen die zweifellos öfter erkrankte Cervix abschließt.

<h3 style="text-align:center">c) Rectalgonorrhöe.</h3>

Die Bedeutung, die die Miterkrankung des Rectums bei dem gonorrhoischen Krankheitsprozeß der kleinen Mädchen ausmacht, ist erst in letzter Zeit, besonders durch die Arbeiten Stümpkes, Valentins und Lauters genügend gewürdigt worden. Bis dahin hatten die meisten Autoren die Beteiligung des

Rectums für recht gering gehalten (MATTISOHN, BUSCHKE, SCHEUER — 3, 8, resp. 5 % —) und nur BIRGER hatte die Rectalgonorrhöe bei Kindern auf 73,1 % berechnet. STÜMPKE fand dann bei regelmäßigen Untersuchungen 55,9 %, womit er die Befunde WOLFFENSTEINS mit 54 % noch übertraf, und VALENTIN konnte sogar unter 94 Mädchen bei 92 Gonokokken im Rectalabstrich feststellen; ein Befund, der von LAUTER aus derselben Anstalt bestätigt werden konnte. Wie erklären sich nun die großen auffälligen Gegensätze? Erstens muß man annehmen, daß ein großer Teil früherer und auch jetziger Untersucher sich damit begnügt, wenn überhaupt, so nur ein einziges Mal bei einem Mädchen einen Rectalabstrich vorzunehmen. Und zum zweiten dürfte die Hauptschuld an ungenügenden Befunden in einer mangelhaften Technik liegen. Wie aus den auf S. 331 gemachten Mitteilungen über die zur Zeit an der BUSCHKEschen Klinik üblichen Technik nach KAHN hervorgeht, sind wir dazu übergegangen statt Abstriche zu machen das Rectum mit einem doppelläufigen Rohr auszuspülen. Durch die Anfertigung von mikroskopischen Präparaten aus der Spülflüssigkeit ist es gelungen einen weit höheren Prozentsatz von positiven Fällen zu finden als früher, so daß danach BUSCHKE seine früher gemachten Mitteilungen über das nur in 8 % vorhandene Vorkommen von Gonokokken im Rectum weiterhin nicht aufrecht erhält. Es hat sich gezeigt, daß wir in etwa 30 % Gonokokken und reichlich Leukocyten finden. Das so gehäufte Auftreten von Rectalgonorrhöe erklärt sich aus den anatomischen Verhältnissen, die es dem aus der Vulva massig entströmenden Eiter leicht machen die Rectalschleimhaut zu berühren und auf ihr die Gonokokken abzulagern. Im Gegensatz zu STÜMPKE und KAUHEIMER und im Einvernehmen mit VALENTIN glaube ich keineswegs, daß es sich bei dem Vorkommen von Gonokokken auf der Rectalschleimhaut um einen lediglich saprophytären Vorgang handele, sondern daß eine echte Entzündung auf gonorrhoischer Basis besteht, deren Vorhandensein auch durch den Befund massenhafter Leukocyten bestätigt wird. Die Besichtigung der Rectalschleimhaut, die man am besten ebenfalls im Endoskop vornimmt, zeigt, daß sich deutliche makroskopische Veränderungen abspielen, die LAUTER eingehend beschrieben hat. Im Gegensatz zu der klaren und blassen normalen Schleimhaut zeigt diese bei Gonorrhöe eine samtartige Schwellung, sie ist stark gerötet und meistens besonders bei stark entzündlichen akuten Fällen leicht zu Blutungen geneigt. Auf der Schleimhaut liegt Sekret, manchmal in Form eitriger Tropfen, manchmal als Belag in eitrigen Fetzen und Bändern oder in diphtheroiden Membranen. Geschwürige Veränderungen kommen hier beim Kinde nach den Beobachtungen von MUCHA und EICHHORN höchst selten vor. Wir selbst haben sie, wie auch Rectalfisteln auf gonorrhoischer Grundlage oder Strikturen bei Kindern niemals gesehen.

Klinisch fällt auf, daß die Rectalgonorrhöe den Kindern nur in den seltensten Fällen Beschwerden macht, und daß es lediglich der Initiative des Arztes bedarf hierauf zu fahnden und zwar jedesmal, wenn er eine mikroskopische Urogenitaluntersuchung vornimmt. In manchen Fällen klagen die Kinder über leichtes Brennen und Jucken am und im After. Es ist daher auch wichtig die Pflegerinnen oder die Mutter darauf hinzuweisen auf den Stuhlgang zu achten, da man manchmal hier die ersten Symptome durch Eiter und Schleimbeimengungen zu den Faeces feststellen kann.

Wichtig ist es in zweifelhaften Fällen das Vorhandensein von Oxyuren auszuschließen, da diese auch zu einer Ansammlung von Eiterkörperchen auf der Schleimhaut Veranlassung geben können.

Die übrigen im Verlaufe der Erkrankung möglichen Komplikationen, wie Arthritis, Endokarditis, Dermatitis, Sepsis usw. treten zwar seltener als bei den Erwachsenen in Erscheinung, aber, wo sie vorkommen, unterscheiden sie

sich nicht von den Symptomen der Erwachsenen und werden daher in den einschlägigen Kapiteln abgehandelt.

4. Verlauf und Prognose.

Mit dem Verlauf der Erkrankung haben wir uns zum Teil schon beschäftigt,
insofern bereits die möglichen Komplikationen beschrieben worden sind, auf
die somit hier nur verwiesen sei. Im übrigen ist der Verlauf der Erkrankung
im allgemeinen sehr typisch und gleichförmig, sowohl was das rasche Verschwinden
der ersten stürmischen Erscheinungen, wie auch den hartnäckigen und chronischen Verlauf und das Auftreten von Rezidiven anbelangt. Keineswegs können
wir uns der Ansicht älterer Autoren anschließen, die die Ansicht von der Heilung
der Urogenitalgonorrhoe innerhalb ganz kurzer Zeit aussprachen, denn die sämtlichen neueren Untersuchungen haben gezeigt, daß wir es mit einer äußerst lange
dauernden und immer zu Rezidiven neigenden Erkrankung zu tun haben,
so daß der Ausspruch JADASSOHNS wohl ganz zu recht besteht, daß „er der
Vulvovaginitis infantum sehr skeptisch und pessimistisch gegenüberstehe. Sie
bringe den behandelnden Arzt durch die vielen Rezidive fast zur Verzweiflung“.
Aber nicht nur der Arzt, sondern auch vor allem die Eltern und die Kranken selbst
müssen sich von Anfang an darüber klar sein, daß die Behandlung Wochen,
Monate und oft sogar Jahre lang dauern kann. Darin stimmen wir mit unserer
Auffassung mit LANGSTEIN, STÜMPKE und fast allen anderen Autoren überein.
Es ist wichtig für den behandelnden Arzt, daß er von Beginn der Behandlung
an die Eltern auf die Hartnäckigkeit des Leidens aufmerksam macht, um sich
weiterhin Vorwürfe von dieser Seite zu ersparen.

Abgesehen von schweren Komplikationen im Verlaufe verschwindet innerhalb
von 2—3 Wochen das akute Bild der Urogenitalgonorrhöe. Die entzündlichen
und vielfach ekzematösen Veränderungen an den äußeren Genitalien gehen unter
der Behandlung zurück, auch die evtl. vorhandenen Harnbeschwerden lassen
nach, so daß innerhalb dieser Zeit das Kind frei von allen subjektiven Erscheinungen sein kann. Auch die objektiven Symptome vermißt der Untersucher
jetzt meistens, indem die Organe reizlos aussehen, und nur ein seröses bis serös-
eitriges Sekret und der positive Gonokokkenbefund zeigen das Fortbestehen
der Erkrankung an. Aus der Vulva pflegen die Gonokokken rasch zu verschwinden, dagegen halten sie sich in der Urethra und Vagina länger. Doch auch
hier können sie allmählich verschwinden, so daß man den Eindruck gewinnt,
daß die Erkrankung geheilt sei. Leider muß sich aber der Arzt, wenn er nicht
oft die Untersuchung wiederholt, davon überzeugen, daß es sich in einem großen
Teil der Fälle nur um eine Pseudoheilung, die trotzdem wochen- und monatelang
anhalten kann, handelt; denn plötzlich erscheint das Kind, ohne daß eine Neuinfektion stattgehabt hat, wieder mit ganz akuten Erscheinungen und weist
einen ausgiebigen positiven Gonokokkenbefund auf. Woher stammen nun
diese Rezidive, die die Prognose der kindlichen Gonorrhöe so zweifelhaft gestalten
und Arzt und Patienten verzweifeln lassen? Denn wir begegnen immer wieder
Fällen, die übereinstimmend dieselbe Anamnese aufweisen, daß sie schon soundso
oft „geheilt“ gewesen sind, und daß der Ausfluß immer wieder von neuem auftritt. Eine eingehende Untersuchung des Kindes weist uns bald den Weg für
die weitere Behandlung. In einzelnen Fällen handelt es sich sicherlich um Rezidive, die von der Umgebung der Urethra ihren Ausgang nehmen, indem bei
früheren Untersuchungen dem Arzt eine Miterkrankung eines paraurethralen
Ganges entgangen ist, deren Erscheinungen unter der allgemeinen Genitalbehandlung sich ebenfalls gebessert haben, die aber nach dem Aufhören der
Therapie früher oder später von neuem aufflackert. Ein zweiter ebenfalls
seltener Ausgangspunkt für Rezidive dürfte in einer übersehenen Bartholinitis

liegen, wofür FISCHER besonders eintritt, der annimmt, daß diese Drüse etwa in einem Drittel aller Fälle miterkrankt sei, was weder wir noch andere Autoren in diesem Umfange, worauf wir schon hingewiesen haben, bestätigen können. Nach unserer Ansicht spielt die Bartholinitis beim Kinde bezüglich der Reinfektion eine verschwindend kleine Rolle.

Auf die Bedeutung, die eine Miterkrankung der Cervix innerhalb des ganzen Krankheitsbildes besitzt, habe ich bereits hingewiesen. SCHLASBERG, GROODT, TOMMASI und BARBIERI, SCOMAZZONI stehen auf dem Standpunkte, daß bei dem häufigen Befallensein der Cervix diese auch für die Rezidive eine wichtige Rolle spiele; dem widersprechen allerdings die Befunde, die VALENTIN gemacht hat. Sie hat zwar bei akuter Gonorrhöe häufig, bei chronischer niemals im Cervicalsekret Gonokokken finden können, während ja auch eine Reihe von Autoren (ASCH, MENGE, MATTISOHN, SPÄTH) gerade in der Virginität der kindlichen Genitalien und ihrer Funktionslosigkeit das Hindernis für das Vordringen der Gonokokken sehen. Immerhin ist die Erfahrung gerade auf diesem Gebiete noch nicht abgeschlossen, und es wird weiterer großer Serienuntersuchungen bedürfen, um zu einem zweifelsfreien Urteil zu gelangen.

Dagegen ist von VALENTIN und LAUTER das Rectum für das Auftreten von Rezidiven als schuldig erklärt worden, nachdem früher auch schon KAUHEIMER, WOLFENSTEIN, STÜMPKE u. a. auf die Wichtigkeit der Rectalgonorrhöe für die Prognose der kindlichen Gonorrhöe aufmerksam gemacht hatten. Und auch die jüngsten Mitteilungen BUSCHKES und KLOPSTOCKS, ebenso GLINGARS geben ein einwandfreies Bild von der Bedeutung der Rectalgonorrhöe. Dabei liegt, worauf ich schon hingewiesen habe, die Gefährlichkeit derselben nicht einmal so sehr in ihren Erscheinungen, sondern gerade meistens in dem Fehlen derselben. Wie schon gesagt, pflegt die Rectalgonorrhöe vielfach oder sogar in den meisten Fällen so symptomlos zu verlaufen, daß STÜMPKE auf den Gedanken kam, daß es sich nur um ein saprophytäres Vorkommen von Gonokokken handeln könne, jedoch haben die Untersuchungen VALENTINS, LAUTERS, BUSCHKES und KLOPSTOCKS und GLINGARS gezeigt, daß es sich, wenn auch meistens nur um leichte, so doch um entzündliche Veränderungen handele. Hier also liegt sicher eine der hauptsächlichsten Ursachen für die Rezidive der Gonorrhöe, da die Kinder nach der Defäkation beim Reinigen der Analgegend leicht gonokokkenhaltiges Material in die Genitalregion wischen, während beim Säugling noch leichter die Möglichkeit einer gegenseitigen Infektion von Rectum, Vulva und Urethra gegeben ist. Und es ist klar, daß bei dem anatomischen Bau der kindlichen Genitoanalgegend, und noch mehr beim Säugling, das Aufflackern eines Herdes an einer der erwähnten Stellen meistens eine Neuinfektion sämtlicher im Bereich der Infektion liegenden Organe bedeutet. Daher erscheint zur möglichst weitgehenden Verhütung von Rezidiven die Forderung berechtigt, in jedem Falle nach den oben angegebenen Vorschriften wiederholte Untersuchung von Urethra, Vulva, Vagina und Rectum, wenn notwendig auch von Cervix, und Behandlung dieser Organe bis zur Heilung vorzunehmen.

Wann können wir von einer wahrscheinlichen Heilung sprechen? Nach den auf S. 339 zu besprechenden Grundsätzen behandeln wir die Kinder fortlaufend. Dabei wird jede Woche ein- bis zweimal eine Untersuchung sämtlicher in Betracht kommenden Organe auf Gonokokken vorgenommen. Fällt diese überall negativ aus, so wiederholen wir sie in Abständen von einer Woche, ohne dabei allerdings die Therapie wesentlich zu unterbrechen, bis wir etwa 10—15 negative Präparate erreicht haben. Im allgemeinen pflegt dies in 4—5 Monaten der Fall zu sein. Dann lassen wir die Kinder 10—14 Tage die Behandlung aussetzen und machen erneut Präparate, die wir 3—4mal in Abständen von 2 bis 4 Wochen wiederholen. Sind auch diese negativ, so nehmen wir an, daß der

Prozeß zur Ausheilung gekommen ist, bestellen aber die Kinder noch alle Viertel-
bis Halbjahr zur Nachuntersuchung, ehe wir mit der Diagnose einer Dauerheilung das Kind gänzlich aus der Beobachtung entlassen. Dabei sei aber hervorgehoben, daß wir Wert darauf legen, daß das Kind, bis es keinen positiven
Gonokokkenbefund mehr aufweist, der Schule fern bleibt und am besten in
dieser ersten Zeit in stationäre Behandlung kommt, während es, sobald keine
Gonokokken mehr gefunden werden, ambulant weiter behandelt werden kann.
Auch ohne Behandlung ist es in einzelnen Fällen möglich, daß eine Gonorrhöe
zumal bei Komplikation mit einer fieberhaften Erkrankung durch Selbstheilung
verschwindet (DRESEL).

Bezüglich der Prognose ist es von Wert zu wissen, was später aus diesen
Kindern wird, worüber uns die Untersuchungen von PONTOPPIDAN, besonders
aber von KJELLBERG Aufschluß geben, deren Mitteilungen sich mit der späteren
Funktionstüchtigkeit der Genitalorgane beschäftigen. Andere Autoren wie
MATTISOHN, WOLFFENSTEIN u. a., die eingehende Nachuntersuchungen bald
nach Abschluß der Behandlung vorgenommen haben, stehen auf dem Standpunkte, daß nach Abschluß der Behandlung bei den meisten Kindern keinerlei
Folgeerscheinungen für die spätere Funktionstüchtigkeit der Genitalorgane besonders bezüglich der Gebärfähigkeit zu befürchten seien. Als erster hat nun
PONTOPPIDAN Nachuntersuchungen von früher erkrankten Kindern gemacht,
und zwar konnte er 79 Fälle aus den letzten 7 Jahren der Behandlung erreichen;
von diesen verweigerten allerdings 62 Mütter eine nochmalige Untersuchung,
da sie von der vollständigen Heilung ihrer Kinder überzeugt waren. In den
übrigen 17 Fällen konnte er in keinem mehr Gonokokken nachweisen. Er kommt
zu dem Resultate, daß die Behandlung in der Regel zwar mehrere Monate
bis Jahre, bisweilen mit mehreren Exazerbationen und Remissionen, andauern
könne; „das Resultat scheint aber in allen Fällen Genesung zu sein, und es ist
nicht anzunehmen, daß die Krankheit sich bis ins erwachsene Alter fortsetzt.“
Allerdings kommt zu einem anderen und nicht ganz so günstigen Resultat
bezüglich der Fortsetzung der kindlichen gonorrhoischen Genitalerkrankung
KJELLBERG, die über das weitere Schicksal von 49 früher an Vulvovaginitis
erkrankt gewesenen Frauen berichtet. Es ist zum ersten Male mit dieser Arbeit
der Versuch einer Nachuntersuchung der Patienten im geschlechtsreifen Alter gemacht worden und zwar 18—27 Jahre post infectionem, die im 2.—12. Lebensjahre
bestanden hat. In keinem Falle konnten Gonokokken noch nachgewiesen werden.
27 Patientinnen zeigten keinerlei Anhaltspunkte für irgendwelche Spätfolgen
der überstandenen Gonorrhöe. Bei den übrigen fanden sich in 18 Fällen = $37\,^0/_0$
schwere Menstruationsanomalien und bei allen Uterushypoplasien, 9 davon waren
mit Adnexveränderungen verbunden; in 4 Fällen konnte eine Vaginalschrumpfung
festgestellt werden. Unter 14 Ehen sind $8=57\,^0/_0$ steril geblieben. Bei den
5 virginellen Patientinnen konnte vollständige Ausheilung in 1 Falle, ein nicht
ganz sicheres Ausheilungsergebnis bei 4 Fällen festgestellt werden, von denen
sich bei 2 eine Hypoplasie des Uterus nachweisen ließ. KJELLBERG glaubt,
daß nach ihren Resultaten die kindliche Gonorrhöe doch einen gewissen Einfluß
auf die spätere Funktionstüchtigkeit der Genitalorgane auszuüben imstande
ist; vor allem kann durch die kindliche Erkrankung die spätere Gebärfähigkeit
entscheidend beeinflußt werden. So wichtig auch diese erste, wenn auch kleine
Nachuntersuchungsstatistik mit ihren Resultaten ist, so sind die Zahlen doch noch
zu klein und die Beweise zu gering, daß die späteren Veränderungen auch sicher
mit der kindlichen Genitalgonorrhöe in Zusammenhang stehen. Immerhin zwingt
sie den behandelnden Arzt in jeder Weise zur Vorsicht bei der Prognosestellung.

Was die Prognose der Rectalgonorrhöe anlangt, so möchte ich diese für
die meisten Fälle bei rechtzeitiger Diagnostizierung und gründlicher und lang-

dauernder Behandlung im allgemeinen, wie auch WOLFFENSTEIN, für recht günstig halten. Bei neun nach $1^1/_2$—3 Jahren nachuntersuchten Fällen konnte WOLFFENSTEIN keinerlei Veränderungen an der Schleimhaut, vor allem auch keine Strikturen feststellen. Auf die Bedeutung einer nicht erkannten Rectalgonorrhöe bezüglich der dadurch möglichen Rezidive in Vulva, Vagina und Urethra habe ich bereits hingewiesen.

5. Therapie.

Da sich diese zum größten Teil mit den bei der Behandlung der Erwachsenen empfohlenen Maßnahmen deckt, soll hier nur in Kürze das abweichende und das Grundschema der an der BUSCHKEschen Abteilung üblichen Therapie mitgeteilt werden, die naturgemäß bei den einzelnen Fällen mehr oder weniger der Modifizierung bedarf, denn es ist gerade bei der Behandlung der Gonorrhöe, wie schon in verschiedenen anderen Kapiteln betont worden ist, nichts verderblicher als eine rein schematische Behandlung.

· Wir können auch hier zwischen allgemeinen Maßnahmen und der speziellen Lokaltherapie unterscheiden. Unter den ersteren ist in erster Linie zu verlangen, daß die Kinder zum mindesten in der ersten Zeit ihrer Erkrankung das Bett hüten. Wegen des meistens sehr ausgedehnten Genitalekzems beginne man mit Umschlägen mit $1^0/_0$iger Resorcinlösung, $^1/_2$—$2^0/_0$iger Borlösung oder $3^0/_0$ Liqu. Alum. acet. und lasse die Kinder ein- bis zweimal täglich ein warmes Sitzbad machen, dem Kal. hypermanganic. $^1/_{4000}$ oder Zinc. sulf. — 1 Messerspitze auf 1 Liter Wasser — oder nach Abheilung der ekzematösen Erscheinungen Staßfurter Salz zugesetzt wird. Eine interne Medikation mit den auf Seite 143 aufgeführten Mitteln kann man anwenden, im allgemeinen halte ich sie aber für überflüssig, da sie nicht viel hilft, andererseits den Kindern den Appetit verlegt, während es doch wichtig ist den Ernährungszustand eher zu bessern. Leidet ein Kind an besonders heftigen Blasenbeschwerden, so ist es angebracht während der akuten Erscheinungen Harndesinficientia — siehe Seite 144 — anzuwenden. Für leichten und täglichen Stuhlgang ist bei den bettlägerigen Kleinen zu sorgen, besonders auch wenn der Verdacht auf eine Rectalerkrankung besteht. Wichtig ist es auf ganz besondere Sauberkeit der Kinder und ihres Pflegepersonals zu achten, um Übertragungen auf andere Kinder zu verhüten und auch Übertragungen der Genitalgonorrhöe auf die eigenen Augen; aus diesem Grunde ist es zweckmäßig, auch im Bett die Kinder geschlossene Höschen tragen zu lassen. Um eine Weiterausbreitung auf gesunde Kinder zu verhüten, muß man darauf bedacht sein, daß ein erkranktes Kind — sei es zu Hause oder in einem Heim oder Krankenhaus — sein eigenes Nachtgeschirr hat, das nach jeder Benutzung gut desinfiziert und gereinigt wird. Für den täglichen Bedarf des Kindes notwendige Gegenstände, wie Thermometer, Handtücher, Badetücher usw. sind für jedes Kind gesondert zu halten.

Eine entscheidende Frage ist auch, wo die Durchführung der Behandlung am besten geschieht. Es ist entschieden am zweckmäßigsten das Kind während der ersten infektiösen Zeit und so lange, bis es sich an die Behandlung, gegen die es vielfach anfangs großen Widerstand leistet, gewöhnt hat, auf einer Spezialstation zu behandeln, da es im allgemeinen nur einem durchaus hierfür geschulten Pflegepersonal gelingt, sich das volle Zutrauen des Kindes zu verschaffen, so daß es willig und ohne Angst zur Behandlung geht. Ich glaube auch mit einem gewissen Recht den Standpunkt vertreten zu können, daß es zumal bei etwas älteren Kindern vorteilhafter ist, von einer geübten Schwester aus psychisch-pädagogischen Gründen die Behandlung vornehmen zu lassen. Ist der Erkrankungszustand besser, das Kind sogar schon einige Male frei von Gonokokken gefunden worden, und hat es sich an die Behandlung gewöhnt, so kann man diese entweder ambulant ausführen oder der Mutter, die vorher genau unterrichtet werden muß und am besten einige Male der Behandlung durch die Schwester beiwohnt, überlassen. Mit dieser Methode haben wir im großen und ganzen recht gute Erfahrungen gemacht. Nur muß man sich die genügende Zeit und Mühe nehmen, um die Mütter anzuleiten.

Was nunmehr die spezielle Behandlung angeht, so setzen wir mit dieser ein, nachdem wir einige Tage die äußeren Reizerscheinungen in der angegebenen Weise behandelt haben. Im großen und ganzen dürfte sich nach unseren und anderer Autoren Erfahrungen die Spülbehandlung in erster Linie empfehlen. Die Urethra wird durch Einspritzungen von Silberlösungen mit der üblichen Tripperspritze behandelt, Vulva und Vagina traktieren wir durch Irrigator- oder Janetsche Spülungen, mit Chlorzink oder Kal. hypermanganic. — die Dosierung siehe unten —. denen wir nach der Spülung noch eine Injektion einer der üblichen Silberlösungen in die Vagina folgen lassen. Zur Behandlung des Rectums benutzen wir Ausspülungen und nachfolgende Injektionen von flüssig gemachten Salben mit Zusatz der Silberpräparate. Wir pflegen im allgemeinen, bis eine Besserung und ein Negativwerden der Erkrankten eintritt, die Behandlung dreimal täglich vorzunehmen, später gehen wir auf eine zweimalige oder, wenn es der Befund gestattet, einmalige Behandlung am Tage zurück. Unter den Silberpräparaten benutzen wir die auch sonst in der Gonorrhöetherapie gebräuchlichen, ohne eines von denselben als besonders geeignet hervorheben zu können. Wichtig ist nur, daß man auch hier öfters mit dem Präparat und auch mit der Dosierung wechselt. Letztere nehmen wir in den Stärken, wie sie für die Behandlung der weiblichen Gonorrhöe angegeben sind, ohne daß wir dadurch bei den Kindern jemals Reizerscheinungen gesehen haben, wie sich auch hier die so oft gemachte Beobachtung bestätigt, daß Kinder Medikamente besser und reizloser vertragen als Erwachsene. Zu den Spülungen nehmen wir Chlorzink 1 Teelöffel einer 50%igen Lösung auf 1 Liter Wasser, resp. Kal. hypermang. 1 : 3—4000. Handelt es sich um besonders hartnäckige Urethralgonorrhöen, ohne daß das Vorhandensein paraurethraler Gänge daran Schuld trägt, so empfiehlt es sich die Silberpräparate etwas konzentrierter zu verabfolgen, besonders wirksam scheint in solchen Fällen Arg. nitric. $\frac{1}{2}$—1% zu sein. Nach Ausführung der Behandlung kann man die äußeren Genitalien nach Scholz mit einer dünnen Schicht einer 1%igen Protargol- oder Ichthyolsalbe bedecken. Von verschiedener Seite wird empfohlen nach der Spülbehandlung in Urethra und Scheide medikamentöse Salbenstäbchen, wie sie in Form der Gonostyli oder Gonoballi hergestellt werden, einzuführen, oder aber der Spülbehandlung eine Trockenbehandlung anzuschließen, wie wir sie auch von der Gonorrhöebehandlung der Erwachsenen kennen. Vor allem behauptet Geber mit der Trockenbehandlung durch Einblasung von Tierkohle gute Erfolge gehabt zu haben, andere benutzen Hefepräparate (Bruhns), oder Bolus alba, dem Argentumpräparate, wie 3%iges Choleval oder Protargol zugesetzt werden, um sie mit einem Pulverbläser in die Vulva und Vagina einzublasen. Wir selbst haben uns von den Vorzügen der Trockenbehandlung bisher nicht im allgemeinen überzeugen können, halten sie aber für geeignet für solche Fälle, in denen das Spülen überhaupt nicht oder nicht so oft, wie üblich, vertragen wird. Bei besonders hartnäckigem Verbleiben von Gonokokken in der Vagina ist zwar eine Untersuchung der Cervix angebracht, jedoch pflegen wir niemals eine Behandlung der Cervix vorzunehmen, wie sie z. B. Tommasi im Vaginoskop durch Ätzen der Cervix mit einem Silbermandrin mit angeschmolzenem Arg. nitr. oder mit 1% Arg. nitr. Tupfer ausführt. Dagegen empfiehlt es sich, wie bei den Erwachsenen, Tampons mit 10%igem Ichthyolglycerin, Tannin- oder Borsäureglycerin (Stümpke) einzulegen, nur nehme man besser statt eigentlicher Tampons Gazestreifen, um das Hymen nicht zu verletzen. Incisionen in das Hymen zur besseren Vornahme der Behandlung halten wir in allen Fällen für unangebracht und überflüssig. Ist auf diese Behandlung hin innerhalb einer gewissen Zeit die Gonorrhöe so weit abgeklungen, daß nur noch ein seröses, nicht gonokokkenhaltiges Sekret vorhanden ist, so schreiten wir unter dauernder mikroskopischer Kontrolle dazu die Silbertherapie zunächst mit einer adstringierenden abzuwechseln, um sie schließlich ganz durch diese zu ersetzen, wozu man zu Instillationen wie auch Spülungen sich der oben angegebenen Präparate bedient, eventuell noch des Zinc. sulf. 0,2—0,5% oder der essigsauren Tonerde 2 Eßlöffel auf 1 Liter Wasser, oder Alaun 1 Eßlöffel auf 1 Liter Wasser. Auf diese Weise versuchen wir unter einer regelmäßigen Gonokokkenkontrolle, das Kind der Heilung zuzuführen, was, wie schon verschiedentlich betont, mehrere Wochen bis Monate, evtl. Jahre zu dauern pflegt, während deren das Kind unter Beobachtung und Nachuntersuchung bleiben muß. Stellen sich Rezidive ein, so muß die alte eben geschilderte Therapie von Anfang an nochmals einsetzen.

Von der Behandlung der Komplikationen, die sich mit der bei der Erwachsenen-Gonorrhöe geschilderten vollkommen deckt, sei hier nur noch diejenige der Rectalgonorrhöe herausgehoben, da ihr nach den Untersuchungen VALENTINs eine ganz besondere Bedeutung zukommen dürfte. Ist eine solche festgestellt, so empfiehlt es sich gleichzeitig mit der Genitalbehandlung und im Anschluß an diese eine Spülung des Rectums vorzunehmen. Man bediene sich dabei am besten abwechselnd der Silberlösungen und Adstringentien. Unter den ersteren bevorzugen wir zur Rectalbehandlung in erster Reihe das Argent. nitric. 1:4—5000. Daneben empfehlen sich Spülungen mit Chlorzink, Kal. hypermangan., Alaun, essigsaurer Tonerde usw. in den oben für die Vaginalspülungen angegebenen Dosierungen.

Nach der Spülung injiziert man in das Rectum 5% Protargol-, Choleval-, Albargin- oder 20% Targesin- oder Ichthyolsalbe oder eine mit einem der anderen Silberpräparate in entsprechender Konzentration zusammengesetzte Salbe, die man vor der Injektion bis zum Flüssigwerden erwärmt, in eine gewöhnliche Tripperspritze aufzieht und rasch injiziert.

Auch hier muß die Behandlung noch mehrere Wochen nach wiederholt negativ erhobenen Befunden fortgesetzt und darf dann erst allmählich abgesetzt werden, um Rezidive zu verhindern.

Bezüglich der Vaccinetherapie bei den Kindern kann ebenfalls auf das an anderer Stelle bereits Gesagte verwiesen werden (s. S. 409). Wir selbst haben auch verschiedentlich die Vaccine- oder die unspezifische Reiztherapie zur Unterstützung der Behandlung besonders in hartnäckigen Fällen herangezogen, ohne daß wir allerdings hier etwas besonders Wirksames gesehen haben. Jedenfalls übt sie auf den Ablauf der Erkrankung keinen entscheidenden Einfluß aus. Die Verträglichkeit sowohl der Vaccine wie auch der unspezifischen Reizmittel, unter denen wir an erster Stelle die Milch nennen möchten, ist gut. Empfehlenswert ist die Heranziehung dieser Mittel, wie bei den Erwachsenen, zur Provokation bei Abschluß der Behandlung.

Die von WEISS inaugurierte und auch von anderer Seite empfohlene „heiße Bäder"-Behandlung können wir wegen der den Kindern für ihr Allgemeinbefinden daraus erwachsenden Gefahren als allgemein benutzbare Therapie nicht empfehlen. Auch ASCH warnt eindringlich vor den schweren und beängstigenden Zuständen, die den Kindern aus der wiederholten Anwendung der heißen Bäder erwachsen können.

Bezüglich elektrotherapeutischer Maßnahmen empfiehlt STÜMPKE besonders bei älteren Kindern die Diathermiebehandlung, indem er eine Elektrode auf die Unterbauchgegend, die andere auf die Kreuzbeingegend appliziert und die Kinder etwa $^1/_4$ Stunde der Thermopenetration aussetzt. Er will dabei in frischen Fällen manchmal schnelles Versiegen, in chronischen ein dauerndes Schwinden der Gonokokken gesehen haben. TOMMASI glaubt mit einer iontophoretischen Behandlung von Vagina und Urethra mit elektrolytischem Strom von 20 Milliampere durch eine 2%ige Protargollösung eine Abkürzung der Behandlungsdauer zu erzielen.

B. Gonorrhöe bei Knaben.

Wenn auch viel seltener als bei kleinen Mädchen, so ist doch in einer Reihe von Fällen eine Tripperinfektion bei Knaben beschrieben worden (SMITH und MAC KEE, WOLBARST, VILLAR, STÜMPKE u. a.), die hier nur kurz erwähnt sei, da sie sich im übrigen bezüglich ihres Verlaufes nicht wesentlich von den gleichen Erkrankungen Erwachsener unterscheidet.

Die Infektion erfolgt in wenigen Fällen durch nicht geschlechtliche Übertragung, wie bei den kleinen Mädchen, durch gemeinsame Benutzung von Nachtgeschirren, Wäsche, Handtücher oder andere Toilettengegenstände, die weitaus meisten Fälle aber kommen zustande entweder, wie wir es auch in eigenen Fällen gesehen haben, durch einen frühzeitigen Geschlechtsverkehr mit gleichaltrigen Mädchen oder aber infolge Mißbrauchs durch ältere Personen.

Nach VILLAR ist die Inkubation länger, da es bei dem meist verhältnismäßig langen Praeputium zu einer entzündlichen Phimose kommt, wodurch die eigentliche Ursache, die Gonorrhöe erst später entdeckt wird. Erst die erfolglose Behandlung der die Gonorrhöe komplizierenden Balanitis und Phimose veranlaßt zur Untersuchung des Eiters, in dem man dann das übliche Bild der gonorrhoischen Infektion findet. Gleichzeitig zeigen sich als erste urethrale Symptome Schmerzen und Brennen beim Urinieren. Die Erscheinungen der Urethritis sind die gleichen, wie beim Erwachsenen, ebenso können alle Komplikationen vorkommen, allerdings behauptet WOLBARST, daß der Verlauf beim Knaben prognostisch günstiger sei, auch FRAMAN will seltener als beim Erwachsenen eine Aszension des Prozesses gesehen haben. Doch zeigen auch einzelne Fälle, wie der von REINHARDT beschriebene mit den Komplikationen einer doppelseitigen Epididymitis und einer Kniegelenksentzündung oder die Beobachtung MATARASSOs von dem Auftreten einer abscedierenden gonorrhoischen Hoden-Nebenhodenentzündung bei einem Knaben, daß auch hier schwere Komplikationen nicht auszubleiben brauchen. Ehe man an die Behandlung der Knabengonorrhöe herangehen kann, muß in den meisten Fällen erst die Balanitis beseitigt werden. Zunächst empfiehlt es sich einen Versuch mit Umschlägen mit essigsaurer Tonerde und eine Ausspülung des Vorhautsackes mit 3%iger Borlösung zu machen unter gleichzeitiger Verabfolgung von Penisbädern 2—3 malig am Tage in einer Kal.hypermanganic.-Lösung 1:3—4000. Gelingt es nicht auf diese Weise zum Ziele zu gelangen, so muß eine Circumcision vorgenommen werden, nach deren Erledigung man die wenig geschwollene Glans mit der geröteten Urethralmündung vorfindet, aus der sich rahmig-eitriges oder schleimig-eitriges Sekret entleert, in dem massenhaft Gonokokken gefunden werden. Der Nachweis der Gonokokken ist in allen Fällen sehr wichtig, weil nach VILLAR leicht Katarrhe der Harnröhre infolge Einführung von Fremdkörpern zu masturbatorischen Zwecken entstehen können, die aber bezüglich der Ausheilung eine viel bessere Prognose haben.

Bezüglich der Untersuchungsmethodik und der Behandlung sei auf das in früheren Kapiteln für die Erwachsenen Gesagte verwiesen.

Literatur.

Asch: Die Tripperansteckung kleiner Mädchen. Zeitschr. f. Geburtsh. u. Gynäkol. Bd. 82. — Buschke und Langer: Zur Kasuistik seltener Fälle von Gonorrhöe, Ulcus molle und Ulcus pseudovenereum (Ulcus simplex Buschke) beim Neugeborenen und Kinde. Dermatol. Zeitschr. Bd. 45. 1925. — A. de Groodt: Vulvovaginitis gonorrhoica. Vlaamsch geneesk. tijdschr. 1923. Ref. Zentralbl. f. Haut usw. Bd. 8, S. 428. 1923. — Gumpert: Die Zunahme erworbener Geschlechtskrankheiten bei Kindern. Dtsch. med. Wochenschr. 1924. — Kjellberg: Nachuntersuchungen bei Vulvovaginitis gonorrhoica. Dermatol. Wochenschr. 1917. Nr. 10. — Kjellberg: Examens ultérieurs de la vulvovaginite blennorrhagique. Acta dermato-venereol. 1922. Fasc. 3/4. — Langer: Geschlechtskrankheiten bei Kindern. Ärztl. Sachverständigen-Ztg. 1925. Nr. 6. — Lauter: Rectalbefunde bei kindlicher Gonorrhöe. Dtsch. med. Wochenschr. 1922. S. 1285. — Schlasberg: Zur Kenntnis der Rezidive der Gonorrhöe bei kleinen Mädchen. Acta dermato-venereol. 1922. Fasc. 3. S. 387. — Scomazzoni: Die Gonorrhöe des weiblichen Genitales bei Kindern. Klinisch-histologische Studie. Giorn. ital. d. malatt. vener. e d. pelle 1922. p. 3. — Stümpke: Prognose und Therapie der Geschlechtskrankheiten im Kindesalter. Berlin: Meusser 1919. — Stümpke: Beobachtungen über Rectalgonorrhöe bei Kindern. Münch. med. Wochenschr. 1916. S. 1720. — Tommasi und Barbieri: Beitrag zur Kenntnis der pathologischen Anatomie der blennorrhoischen Vulvovaginitiden. Zentralbl. f. Haut usw. Bd. 5, S. 414. 1922. — Tommasi: Experimentelle Studien zur Heilung der kindlichen Gonorrhöe. Giorn. ital. d. malatt. vener. e d. pelle. 1923. S. 679. — Valentin: Untersuchungen bei kindlicher Gonorrhöe. Dtsch. med. Wochenschrift 1921. S. 594 u. 628. — Villar: Der Tripper bei Kindern. Rev. méd. de Sevilla. 1922. Ref. Zentralbl. f. Haut usw. Bd. 8, S. 83. 1923.

Gonorrhoische Augenkrankheiten.

Von

E. KRÜCKMANN - Berlin.

Eine ausführliche und gründliche Beschreibung der gonorrhoischen Erkrankungen des Auges stammt aus der Feder von ELSCHNIG. Sie ist niedergelegt im zweiten Bande des Handbuches der Geschlechtskrankheiten und sei allen denjenigen Lesern, denen die nachfolgende, auf den Lehrbuchcharakter angewiesene Arbeit nicht genügt, warm empfohlen.

Einleitung.

Von allen gonorrhoischen Augenerkrankungen haben nur zwei Formen eine praktische Bedeutung, diese allerdings in hervorragendem Maße: die Entzündung der Bindehaut (Conjunctivitis gonorrhoica sive blennorrhoica) und die der Regenbogenhaut (Iritis gonorrhoica). Der Vollständigkeit halber sei erwähnt, daß auch Entzündungen des ganzen Uvealtractus, des Sehnerven und der Tränendrüse auf einen gonorrhoischen Ursprung zurückgeführt werden konnten, doch spielen derartige Fälle wegen ihrer außerordentlichen Seltenheit klinisch nur eine nebensächliche Rolle.

Nach der Art der Entstehung läßt die Gonorrhöe der Augen drei Gruppen erkennen:

1. Die Übertragung der Gonorrhöe erfolgt von einer Person auf die andere: Blennorrhöe der Neugeborenen und seltene Fälle von Erwachsenenblennorrhöe, z. B. Ansteckung des Arztes und des Pflegepersonals.

2. Weiterimpfung der Gonorrhöe eines und desselben Individuums von einer Schleimhaut auf eine andere, z. B. von der Harnröhre auf die Bindehaut. (Mehrzahl der Blennorrhöe bei Erwachsenen sowie auch bei Kindern.)

Biologisch sind diese beiden Gruppen nicht unterschieden. Die zeitlich vorhergehende Erkrankung bei der zweiten Gruppe erzeugt an dem befallenen Individuum keine nachweisbare allgemeine Immunität, so daß eine klinische Trennung der Conjunctivalgonorrhöe ad modum 1 und ad modum 2 nicht vorhanden ist; beide sind als ektogene Infektionen anzusehen.

3. Die Verbreitung des Trippergiftes kann auf dem Blutwege erfolgen (Conjunctivitis gonorrhoica metastatica, Iritis gonorrhoica metastatica usw.)

A. Conjunctivitis gonorrhoica, blennorrhoica, gonoblennorrhoica, Blennorrhöe, Gonorrhöe.

Diese Erkrankung entsteht durch Überimpfung des Gonokokkus auf die Bindehaut des gleichen oder eines anderen Individuums.

Klinische Gründe lassen es zweckmäßig erscheinen, die Bindehautentzündung der Erwachsenen (Conjunctivitis gonorrhoica adultorum) von der der

Neugeborenen (Conjunctivitis gonorrhoica neonatorum) zu trennen. Eine Mittelstellung nimmt die Erkrankung der Kinder ein (Conjunctivitis gonorrhoica infantum). Von ihr werden meistens Mädchen befallen.

I. Bindehautgonorrhöe der Erwachsenen. (Conjunctivitis gonorrhoica adultorum.)

1. Klinisches Bild.

Erstes Stadium. Die ersten klinischen Zeichen dieser ektogenen Erkrankung beginnen nach einer Inkubationszeit von wenigen Stunden bis zu drei Tagen mit Hyperämie der gesamten Bindehaut sowie mit der Schwellung der Übergangsfalten und mit der Absonderung eines zunächst serösen, dann leicht blutig gefärbten, anfangs nur wenig Fibrinflocken enthaltenden, fleischwasserähnlichen Sekretes. Die Erkrankung ist — wenigstens im Beginn — fast regelmäßig einseitig. Die ödematöse Durchtränkung der benachbarten Teile, die Schwellung der Lider und der Augapfelbindehaut (Chemosis) lassen nicht lange auf sich warten. Alle Erscheinungen steigern sich rasch und heftig. Die Farbe der Bindehaut geht vom blassen Rot rasch in ein tiefes Blaurot über. Die Übergangsfalten wölben sich zu einer Reihe von dicken Wülsten. Die Bindehautschwellung des Augapfels umfaßt die Hornhaut ringförmig: wallartige Chemosis. Am schnellsten und stärksten steigert sich in den ersten Tagen die Schwellung der Lider, die in praller Gespanntheit eine Halbkugel zu bilden pflegen, deren Grenzen mit dem knöchernen Augenhöhlenrande zusammenfallen und ihn gelegentlich völlig zu verwischen vermögen. Alle Falten sind verstrichen. Die Haut ist gespannt, hochrot und heiß. Das Oberlid überragt das Unterlid. Die Öffnung der Lidspalte ist auf willkürlichem Wege nicht mehr zu erzielen und passiv selbst bei fachlich korrekter Ausführung mitunter recht schwierig; das Umdrehen der Lider ist vielfach völlig unmöglich. Die Präauriculardrüse ist vergrößert. Es bestehen örtliche Schmerzen und bisweilen leichtes Fieber.

Zweites Stadium. Nach 2—3 Tagen der Höchstentwicklung nimmt die Lidschwellung ab, die normale Runzelung der Haut kehrt allmählich wieder zurück. Die Lidspalte läßt sich öffnen. In der Regel können die Lider wieder umgedreht und die Schleimhautoberfläche der Betrachtung zugänglich gemacht werden. Es zeigt sich, daß die Oberfläche der tarsalen Bindehaut infolge einer Infiltration ihres Papillarkörpers ihre Glätte verloren hat; sie ist rauh geworden.

Das Charakteristicum des ganzen zweiten Stadiums besteht in der starken Vermehrung der Absonderung. Diese nimmt die Beschaffenheit eines gelblichen bis gelbgrünlichen rahmigen Eiters an, der bei vielen Fällen in ständigem Abfluß aus der Lidspalte über die Backe rinnt. Auf der Lidbindehaut lagern nicht selten Membranen. Derartige membranöse Krankheitsformen sind im allgemeinen günstiger zu beurteilen als die mit eitriger Sekretion einhergehenden.

Ein solcher Eiterungszustand kann — unbehandelt — wochenlang anhalten. Die Rauhigkeit der Bindehaut nimmt späterhin zu, es treten richtige Papillenbildungen auf, die zuweilen leistenartig und hahnenkammförmig angeordnet sind. Dieses Bild ist klinisch durchaus charakteristisch.

Drittes Stadium. Allmählich verringert sich die Absonderung. Auch die Farbe ändert sich; das Sekret wird milchig, schleimig, weißlich. Mit der Abnahme der Eiterung nimmt auch die Bindehaut in langsamem gleichmäßigen Tempo ihre ursprüngliche Beschaffenheit wieder an. Die Heilung der Bindehaut

vollzieht sich ohne Narbenbildung und wird im allgemeinen eine vollständige.

Die Schwere der Erkrankung bei Erwachsenen ist nur geringen Schwankungen
unterworfen: einen gewissen prognostischen Anhaltspunkt bietet die Inkubationszeit. Je kürzer diese ausfällt, desto gefährlicher ist die Infektion. Auch der allgemeine Kräftezustand des Organismus ist von Bedeutung, indem ceteris paribus
elende oder decrepide Individuen eher Gefahr laufen, durch eine Hornhauteinschmelzung das Augenlicht zu verlieren. Im großen und ganzen treten
aber diese Auswirkungen des Gesamtorganismus unter den Erwachsenen bei
weitem nicht so deutlich und so häufig zutage, wie bei den Neugeborenen,
wo der Allgemeinzustand einen größeren Einfluß auf den Krankheitsverlauf
auszuüben vermag.

Es darf nicht unerwähnt bleiben, daß auch leicht verlaufende Fälle für ihre
Umgebung eine ernste Gefahr bedeuten, da die Bindehauterkrankung bei einer
zweiten, von der ersten nachträglich infizierten Person wesentlich heftiger auftreten kann als bei der ersten.

2. Komplikationen lokaler Natur.

Wie soeben bemerkt, bildet eine Miterkrankung der Hornhaut die Haupt-
gefahr. Als erstes Anzeichen erscheint die Abnahme bzw. der Verlust des Ober-
flächenglanzes. In manchen Fällen schließt sich eine diffuse Trübung der gesamten Hornhaut an. Diese pflegt in der Mitte dichter zu werden und kann
verhältnismäßig rasch zu einer lokalen Einschmelzung oder auch zu einem
Durchbruch in großem Umfange führen.

Wesentlich günstiger ist das Auftreten von einem oder mehreren umschriebenen, rundlichen oder gestreckten, grauen, graugelben, gelben Infiltraten in
ihren Randteilen. Solche Infiltrate treten hauptsächlich dort auf, wo eine
chemotische Bulbusconjunctiva die peripheren Hornhautteile drückt. Hier entstehen zunächst circumscripte zarte Trübungen infolge von lokalen Ernährungsstörungen und Gewebsschädigungen. Eine sekundäre Exsudation tritt hinzu.
Die Infiltrate können sich entweder zurückbilden oder sich zu Geschwüren
mit und ohne Durchbruch umformen. Nach Öffnung der Lidspalte und nach
sorgsamer Lüftung des chemotischen Ringwulstes findet man mitunter zwischen
diesem und der Hornhaut zusammengeballte Eiterpartikelchen oder Fibrin-
fetzen. Entsprechend diesen eingepreßten und eingeklemmten Zwischen-
lagerungen erscheint dann das Hornhautepithel stellenweise maceriert oder
bereits abgestoßen. Die BOWMANsche Membran erweist sich zunächst als intakt.
Nach einiger Zeit und namentlich bei einem starken conjunctivalen Ringwulst
entwickelt sich daselbst — oft schon recht schnell — ein Geschwür mit gelblichem
Grunde und Rande.

Dem Kliniker, der die Gonokokkenerkrankung in erster Linie als eine Oberflächeneiterung auffaßt, bereitet es Schwierigkeiten, den Gonokokkus als Geschwürsbildner anzusprechen. Nimmt und hat man Gelegenheit, bei männlichen Gonorrhoikern an der Eichel,
an der Vorhaut oder am Bändchen eitrig belegte Erosionen oder Geschwüre zu sehen, so
muß diesseits folgendes bemerkt werden. Die meisten von den beobachteten Genitalgeschwüren heilten sehr schnell ab. Auch wurden sie seitens der Dermatologen wegen des
Fehlens von Gonokokken an den Wundflächen als nicht spezifisch gonorrhoisch angesprochen.
Ebenso wurde eine sekundäre Infektion mit Gonokokken von den Fachleuten als unerwiesen
betrachtet. Bei diesen mitgesehenen Genitalgeschwüren war nun fast ausnahmslos eine
starke Schwellung der erosionentragenden Gewebsteile und besonders auch der ihnen gegenüberliegenden Nachbarschaft vorhanden, wodurch ein gegenseitiger starker Druck ausgelöst werden konnte oder mußte. Dieser Druck durfte nun gemeinsam mit der serösen
Gewebsdurchtränkung unbedenklich für eine Maceration sowie für die Einleitung einer
Oberflächengeschwürsphase verantwortlich gemacht werden.

Weibliche Kranke sind diesseits bedeutend weniger angesehen worden. Es fehlt daher
die eigene Erfahrung über die sog. Gonokokkengeschwüre beim Weibe. Dagegen wurden

Erosionen an der Portio und an der Vagina namentlich bei akuten Gonorrhöen häufig mitbeobachtet. Sie wurden von den Fachleuten — Dermatologen und Gynäkologen — in der Regel als unabhängig von einem direkten Gonokokkeneinfluß angesehen und mehr als eine durch das Sekret bedingte mechanische (Druck) oder als eine chemische (Ätzung) Wirkung erklärt.

Bringt man den Erosionsbefund an den Genitalien des Mannes und des Weibes und das mikroskopische Bild einer gonorrhoisch erkrankten Urethra in Analogie und Parallele zu den peripheren Hornhauterkrankungen, so läßt sich nach eigenen klinischen Kenntnissen am Auge sowie histologischen Beobachtungen an der Harnröhre ungefähr folgendes annehmen:

In der Hornhaut entspricht das Anfangsinfiltrat augenscheinlich zunächst einem Gonokokkenherd mit anschließender zelliger Exsudation. Ein solcher klinischer Vorgang erinnert an die histologischen Bilder, wie sie nach periurethralen Gonokokkeninvasionen in der Nachbarschaft der LITTRÉschen Drüsen und der MORGAGNIschen Lacunen mit konsekutiven zelligen Infiltraten und peripherem Ödem auftreten. Bemerkenswert bleibt aber, daß sowohl die periurethralen als auch die meisten kleinen peripheren Hornhautinfiltrationen nur eine mäßige Strecke von der benachbarten Schleimhautgrenze einerseits von der Urethra und andererseits vom Limbus der Bindehaut entfernt liegen. Dagegen wird am Rande der Hornhautinfiltrate, die mitunter sogar ein typisch gelbliches Aussehen haben, ein konzentrisch und peripheriewärts zum Herd gelegenes, intracorneales Ödem klinisch vermißt. Dies erklärt sich aus dem geformten Bau der Hornhaut. Immerhin wurde eine gleichgelagerte bläschenförmige Epithelabhebung, die auf ein kollaterales Ödem hätte zurückgeführt werden können, diesseits gelegentlich beobachtet. Die Auflockerung und der Untergang des den Hornhautinfiltraten zugehörigen Epithels und die anschließende Bloßlegung der BOWMANschen Membran scheint auf Grund früherer Untersuchungen und eigener Beobachtungen vorwiegend, wenn nicht ausschließlich, die Folge einer Maceration zu sein, denn nach dem Aufhören des chemotischen Druckes pflegt durchaus nicht selten eine völlige und sogar baldige Regeneration der oberhalb des Infiltrates zerstörten Epitheldecke zu erfolgen. Dasselbe gilt in noch höherem Maße von Epithelerosionen, die sich an Hornhautpartien befinden, deren interstitielles Gewebe von jeder Infiltration verschont bleibt. In beiden Fällen kann im klinischen Sinne die Geschwürsbildung fehlen. Da das geschichtete Pflasterepithel der Hornhaut einer Schleimhaut nicht angehört, und da es augenscheinlich durch intra- und intercellulare Fasern gestützt wird (FRIBOES), so ist es bei der Eigenart der Gonokokken von vornherein sehr unwahrscheinlich, daß sie zwischen sowie neben diesem Epithel Eindringungs- und an ihm Schädigungs-Eigenschaften entfalten, wenn nicht vorher eine von der direkten Gonokokkenwirkung unabhängige Schädigung und Gefügelosigkeit an diesem Epithel stattgefunden hat.

Dagegen ist eine Niederlassungsfähigkeit der Gonokokken in der typischen Rasenform auf der Hornhautoberfläche bei der Säuglingsblennorrhöe mehrfach nachgewiesen worden (LINDNER, HOWARD).

Weiter ist es klar, daß der subepitheliale Gewebssaft von unten her zwischen die Epithelien vordringen kann, und daß ein solches intraepitheliales Transsudat die epithelialen Außenflächen zu befeuchten, bei stärkerer Ansammlung die Epithelien voneinander zu trennen und somit auch den epithelialen Zusammenhang aufzulockern vermag. Jedes Transsudat und jeder Gewebssaft stammt aus den Gefäßen. Da nun die Hornhaut im Gegensatz zu anderen Organen Gefäße nicht besitzt, so ist eine safttreibende Wirkung auf ihren Randteil beschränkt. Es ist daher verständlich, daß vom Grenzgebiet der gefäßhaltigen und safttreibenden Bindehaut auch die Gonokokken eine kleine Strecke

weit in die Hornhaut vorgetrieben, und daß in diesem dem Limbus benachbarten Bezirk durch die Safttriebskraft auch die zugehörigen Hornhautepithelien aufgelockert werden können.

Natürlich kann sich auch vom Bindehautsack aus an einer epithelfrei gewordenen Hornhautpartie von außen her eine gonorrhoische Infektion der
Hornhaut entwickeln.

Bei der richtigen Geschwürsbildung entwickelt und erhält sich die durch
Maceration entstandene Epithelerosion; die subepithelialen Hornhautschichten
werden von Infiltraten durchsetzt und sie zerfallen. Das Epithel wird durch
die Maceration und die subepithelialen Gewebspartien durch das Gonokokken
beherbergende Infiltrat zerstört. Es hat sich durch zwei ineinander greifende
Faktoren ein Hornhautgeschwür herausgebildet.

Jede eitrige und nichteitrige Einschmelzung der Hornhaut hinterläßt eine
Narbe. Bei ausgedehntem Durchbruch der Hornhautmitte kann die Linse
heraustreten und der Glaskörper vereitern. Zum mindesten entstehen ausgedehnte
Hornhauttrübungen, vordere Synechien, bzw. spätere Staphylome, die das
Sehvermögen völlig aufheben können.

3. Komplikationen an entfernten Organen.

Derartige Komplikationen können bei der Gonokokkenconjunctivitis die
gleichen sein wie bei der urethralen Gonorrhöe. Die Bindehaut scheint als
Eintrittspforte von Gonokokken in den Kreislauf augenscheinlich in ähnlicher,
vielleicht sogar in gleicher, wenn auch nicht in so häufiger Weise geeignet
zu sein wie die Schleimhaut der Harnröhre. Metastatische Abscesse, z. B. in
Sehnenscheiden und Lymphdrüsen, insbesondere auch Entzündungen in und
neben den Gelenken, finden sich in übereinstimmender Form sowohl bei einer
Gonokokkenconjunctivitis wie bei der urethralen Gonorrhöe. Erstere Erfahrungen lassen sich vorwiegend nur an Neugeborenen machen, die nicht an
Genitalgonorrhöe leiden, da es sonst zweifelhaft sein könnte, wo der Ausgangspunkt für die Metastasen zu suchen ist. Im Exsudat der Neugeborenen-
metastasen wurden schon vor 20 Jahren Gonokokken mit Sicherheit nachgewiesen (BREHMER, HOCHEISEN u. a.).

Bei der Metastasenbildung der Neugeborenenblennorrhöe wird hierüber noch
Näheres mitgeteilt und die ausführliche Literatur angegeben werden.

4. Ätiologie und Differentialdiagnose.

Die Ätiologie der conjunctivalen Gonoblennorrhöe ist eine einheitliche: die
Infektion mit dem Gonokokkus. Der Gonokokkeninfektion der Bindehaut ist
unter den verschiedenen Conjunctivitisformen eine Sonderstellung einzuräumen.
Es liegt das sehr charakteristische klinische Bild einer profusen Oberflächeneiterung vor. In der Mehrzahl der Fälle und namentlich beim Erwachsenen kann allein schon aus dem Krankheitsbilde mit allergrößter Wahrscheinlichkeit die Ätiologie erkannt werden.

Selbstverständlich vermögen auch andere Mikroorganismen eine eitrige Conjunctivitis nebst Hornhautgeschwüren hervorzurufen. Beim Erwachsenen kommt
aber fast nur der KOCH-WEEKS Bacillus — ein der Influenzagruppe sehr
nahestehendes gramnegatives Stäbchen — in Frage. Der Verlauf einer durch
KOCH-WEEKS-Bacillen verursachten Bindehautentzündung ist jedoch ein durchaus andersartiger als der einer Gonokokkenblennorrhöe. Wenn die KOCH-
WEEKS-Bacillen auch ein eitriges Sekret und bisweilen sogar Hornhautgeschwüre
zu erzeugen vermögen, so unterscheidet sich die typische Gonokokkenconjunctivitis von der KOCH-WEEKS-Erkrankung klinisch doch ohne weiteres durch

den hohen Grad der Lidschwellung, durch den ständigen Abfluß großer Mengen blennorrhoischen Eiters und im weiteren Verlauf auch durch die Rauhigkeit des Papillarkörpers der Bindehaut. Verwechselt werden könnte höchstens eine besonders schwere Form der KOCH-WEEKS-Conjunctivitis mit einem Abortivfall von Gonokokkenblennorrhöe.

Die Diphtherie der Conjunctiva hat mit der Gonokokkenblennorrhöe die Lidschwellung und die Häufigkeit der Miterkrankung der Hornhaut gemeinsam. Zu Verwechslung Anlaß geben könnten hier leichte Fälle von Diphtherie mit solchen Gonokokkeninfektionen, bei denen hartnäckige und ausgedehnte Membranbildungen zu finden sind. Leider läßt der Sekretbefund, der bei den eitrigen gonorrhoischen Formen spätestens am dritten Tage nicht mehr zu versagen pflegt und vielfach sogar schon am ersten Tage positiv ausfallen kann, bei den membranbildenden Conjunctivalgonorrhöen oft einige Zeit auf sich warten, so daß gelegentlich mehrere Tage der Unsicherheit vergehen können; doch läßt der Gonokokkenbefund auch hier so gut wie niemals im Stich. Dementsprechend entscheidet ein negativer Sekretbefund von längerer Dauer stets gegen die Annahme der Gonokokkeninfektion, während das Fehlen der KLEBS-LÖFFLERschen Bacillen das Bestehen einer Diphtherie nicht unbedingt ausschließt.

Mit einem Wort muß noch auf die Unterscheidung des Trachoms von der Conjunctivitis gonorrhoica in ihrem chronischen Stadium eingegangen werden. Für dieses Stadium ist geradezu charakteristisch: ein sehr starkes Hervortreten einer hartnäckigen papillären Hypertrophie. Ähnliche Bilder finden sich auch beim Trachom. Es ist ja auch bekannt, daß bis in die erste Hälfte des vorigen Jahrhunderts hinein beide Erkrankungen zusammengeworfen wurden. Die ansteckende Augenseuche, an der die Heere Napoleons und der Engländer in Ägypten litten, die „Ophthalmia militaris", war sicherlich nicht allein bzw. in jedem Falle eine Granulose, sondern stellte recht häufig eine Mischinfektion beider Erkrankungen dar. Diese Kombination ist auch noch heute in Ägypten nicht selten. Immerhin besteht an der Selbständigkeit beider Erkrankungen kein Zweifel trotz der Bemühungen von HERZOG, das Trachom als durch abgeschwächte Gonokokkenformen entstanden darzustellen und den Gonokokken intraepitheliale Involutionsformen zuzuerkennen, die morphologisch den als Trachomeinschlüssen bekannten Gebilden, den sog. PROWAZEKschen Körperchen, gleichen sollen. Hieraus wurde ferner der Schluß gezogen, daß ausschließlich oder absolut vorherrschend der Gonokokkus NEISSER die Veranlassung zur Bildung der in Rede stehenden Zelleinschlüsse (scil. Trachomeinschlüsse) abgibt. Vergleichsweise sei an das Zusammenvorkommen von hartem und weichem Schanker erinnert.

Differentialdiagnostisch ist vor allem bei der Gonokokkenerkrankung wichtig ein völliges Fehlen von trachomatösen Körnern und von deutlichen Bindehautnarben. Ebenso werden bei ihr die typischen Lidverkrümmungen und der charakteristische Pannus trachomatosus vermißt. Im Zweifelsfalle touchiere man einige Tage (siehe Abschnitt: Therapie). Handelt es sich um Trachom, so werden in kurzer Zeit eine ödematöse Schwellung und die starke Sekretion beseitigt sein. Andererseits treten die unverkennbaren Granulosefollikel nebst einer eventuellen sulzigen Infiltration sowie eine beginnende oder eine bereits vorhandene Narbenbildung deutlich hervor.

Der bakteriologische Sekretbefund ist in allen Fällen anzustreben, zumal er an der Bindehaut einfach und zuverlässig ist; oft kann er bereits am ersten Tage erhoben werden.

Mit Methylenblau gefärbte Präparate zeigen folgende Merkmale. Es handelt sich um:

1. Diplokokken mit abgerundeten Enden in Semmelform.

2. Sie sind intracellulär und nur intraprotoplasmatisch gelegen, und zwar in polymorphkernigen Leukocyten. Diesseits sind innerhalb von unverändert erscheinenden Epithelzellen niemals Gonokokken gefunden worden.

Dagegen wurde das Behaftetsein der Epithelzellen mit einzelnen Diplokokkenpaaren bis zur Ansammlung von großen Kokkenrasen häufig beobachtet. Aber auch dieser Befund tritt hauptsächlich unter bestimmten Voraussetzungen ein; dieselben werden noch näher erörtert werden. Bei scheinbar intraepithelialer

Lagerung gibt die Mikrometerschraube und das stereoskopische Doppelokular einen genauen Aufschluß über das extracelluläre periepitheliale Verhalten der Gonokokken.

3. Die Diplokokken sind intensiver gefärbt als die Kernsubstanzen, was durch das helle Protoplasma besonders deutlich hervortritt.

4. Die Gonokokken dulden bei der gonorrhoischen Conjunctivitis und namentlich bei der akuten Form keine anderen Bakterien neben sich, sie erscheinen uniseptisch und pflegen die Bindehauterkrankung zu monopolisieren.

5. Die Gonokokken sind gramnegativ.

Treffen diese Momente zusammen, so kann jeder praktische Arzt die zuverlässige Diagnose eines Bindehauttrippers stellen. Das stereoskopische Okular ist hierbei überflüssig. Das Vorhandensein von einzelnen frei neben den Zellen gelagerten Diplokokkenpaaren ohne einen gleichzeitigen intraleukocytären Gonokokkenbefund oder einen periepithelialen Randbesatz von Gonokokken genügt nicht für die Diagnose einer Gonorrhöe, auch wenn die Kokkenenden abgerundet sind und die Gramfärbung negativ ausfällt. Die sog. Gonokokkenrasen an den Epithelrändern sind schon wesentlich zuverlässiger zu beurteilen, aber als alleiniger Befund auch nur dann ausschlaggebend, wenn ein begründeter Verdacht einer gonorrhoischen Infektion vorhanden ist und wenn eine Eiterung fehlt.

LINDNER macht beim Verdacht auf Gonorrhöe der Erwachsenen den Vorschlag, bereits am ersten Infektionstage von verschiedenen Stellen der Lid- und Augapfelbindehaut Abschabsel zu nehmen und bei einem unsicheren Färbeergebnis diese Untersuchungen in mehrstündigen Pausen zu wiederholen. Den Befund von periepithelialen semmelförmigen Diplokokken erklärt er unter solchen Umständen für ausschlaggebend als Gonokokkenrasen. Dieser Ansicht kann unbedenklich beigestimmt werden.

Beim Neugeborenen ist dies Abschabeverfahren technisch schwieriger und klinisch gefährlicher wegen der Möglichkeit einer septischen Pneumokokkeninfektion infolge von bestehender Pneumokokkenconjunctivitis. Außerdem ist es aber auch bedenklicher wegen der leichteren Verletzbarkeit der Hornhaut infolge der Unruhe der Kinder. Das Intaktbleiben der Hornhaut muß als oberstes Gesetz gelten. Es ist daher auch niemals in der Berliner Klinik ein Abschabsel von der Hornhaut genommen worden.

Die Pneumokokken liegen meist extracellulär, sie zeigen sehr oft die charakteristische Spitze (Lanceolatus) und sind grampositiv.

Es muß noch hinzugefügt werden, daß die Gonokokken ganz besonders am ersten, aber auch am zweiten und gelegentlich noch am dritten Tage vorwiegend extracellulär gefunden werden können. Dies erscheint bis zum Einsetzen einer stärkeren Eiterkörperchenbildung durchaus begreiflich. Eine extracelluläre Lagerung findet sich fernerhin bei eintretender Verringerung der eitrigen Absonderung. Weiterhin muß auch mit der Möglichkeit gerechnet werden, daß durch einen gewaltsamen Akt des Sekretausstreichens auf dem Objektträger die Zellen zum Platzen gebracht und die Gonokokken aus ihnen herausgedrückt werden können. Anscheinend findet die Aufnahme der Gonokokken durch die Leukocyten hauptsächlich statt, wenn letztere die Bindehaut durchwandern, und besonders wenn sie dieselbe durchwandert haben; denn es macht den Eindruck, und diese Anschauung wird auch vielfach mit Nachdruck ausgesprochen, daß die weißen Blutzellen ihre phagocytischen Eigenschaften vorwiegend an der Bindehautoberfläche entwickeln.

Die Aufnahme von freiliegenden Gonokokken durch Leukocyten läßt sich übrigens in einfacher Weise am hängenden Tropfen und am erwärmten Objekttisch nachweisen, wenn fortlaufend oder in Abständen beobachtet wird. Eine kontrollierende Färbung ist angebracht.

Stehen genügend Mikroskope zur Verfügung, so erscheint es praktisch, eine Anzahl von Deckgläsern mit Sekret zu beschicken, die intraleukocytären Vorgänge im Thermostaten reifen zu lassen und in Etappen ungefärbte und gefärbte Präparate zu untersuchen.

Es soll aber ausdrücklich bemerkt werden, daß es diesseits trotz zahlreicher Untersuchungen niemals gelungen ist, einen intraepithelialen Gonokokkenbefund an färberisch gut erhaltenen und lückenfreien Epithelzellen nachzuweisen.

Zum wissenschaftlich einwandfreien Nachweis von Gonokokken in klinisch zweifelhaften, also namentlich in leichteren Fällen, bei denen auch im Abstrich die gramnegativen, semmelförmigen Doppelkokken weder intra- noch extracellular in zuverlässiger Anzahl anzutreffen sind, gehört das Kulturverfahren; denn es werden sowohl der Meningokokkus wie der Diplococcus catarrhalis gelegentlich als Erreger einer leichten Conjunctivitis angeschuldigt. Beide Kokkenarten sind nur durch ein abweichendes Verhalten auf Spezialnährboden voneinander und vom Gonokokkus abzugrenzen.

5. Art der Infektion.

Als Ansteckungsquelle ist beim Erwachsenen, wenigstens bei uns zulande, mit sehr wenigen Ausnahmen die tripperkranke eigene Harnröhre anzusprechen. Gelegentlich wird auch das Auge des Arztes, der Hebamme oder des Pflegepersonals betroffen, falls aus der kranken Harnröhre oder Bindehaut Trippereiter in den Bindehautsack anderer Personen hineinspritzt oder durch Finger, Verbandstoffe, Instrumente usw. übertragen wird.

Die Bindehauterkrankung der Erwachsenen ist im Vergleich zur Häufigkeit der Harnröhrenerkrankung außerordentlich selten. Man kann sogar sagen, daß sie zu denjenigen Augenaffektionen gehört, die den meisten praktischen Ärzten nur ausnahmsweise begegnet, und daß selbst Ophthalmologen und Dermatologen jahrelang keinen Fall zu sehen bekommen. Das seltene Auftreten erklärt sich ohne weiteres aus der Empfindlichkeit der Gonokokken, und es entspricht durchaus der Tatsache, daß die Ansteckung der Harnröhre fast ausschließlich auf eine unmittelbare Berührung mit dem Trippereiter beim Geschlechtsverkehr erfolgt. Der Gonokokkus verträgt keine weiten Wege durch die Außenwelt.

Das männliche Geschlecht erkrankt häufiger als das weibliche, entsprechend dem verschiedenen Verhalten der Geschlechter beim Urinieren.

Bei Völkern tieferen Kulturstandes und in warmen Ländern pflegt der Augentripper des Erwachsenen häufiger vorzukommen als bei uns. Bekannt ist dies vor allem von Ägypten. Ob dort die Übertragung von Auge zu Auge erfolgt, oder ob auch beispielsweise die Vermittlung von Fliegen eine nennenswerte Rolle spielt, ist noch nicht erwiesen.

II. Bindehautgonorrhöe der Neugeborenen. (Conjunctivitis gonorrhoica neonatorum.)

1. Klinisches Bild.

Die Bindehauteiterung des Neugeborenen unterscheidet sich von der des Erwachsenen lediglich durch eine geringere Heftigkeit ihrer Erscheinungen. Insbesondere treten die chemotischen Zustände der Conjunctiva bulbi sowie die Trübungen und die Geschwüre der Hornhaut im allgemeinen nicht so schwer auf wie beim Erwachsenen. Dagegen erkranken beim Neugeborenen sehr häufig beide Augen, weil sie bei der Art der Infektion meistens gleichzeitig infiziert werden, oder weil sich bei ihnen das Überlaufen des Eiters in das noch nicht erkrankte Auge nur sehr schwer verhindern läßt. Beim Erwachsenen dagegen pflegt nur besondere Unvorsichtigkeit entsprechend der Verschiedenheit der erstmaligen Übertragungsart zu einer doppelseitigen Erkrankung zu führen.

Das Sekret ist nicht immer rein eitrig. Manche Fälle zeigen eine ausgesprochene Neigung zur Fibrinausscheidung und zur Bildung von Pseudomembranen. Der Verlauf vollzieht sich dann häufig in milderen Formen.

Frühgonorrhöe. In seltenen Fällen werden die Kinder bereits mit eitriger Bindehautentzündung, ja sogar mit vereiterter Hornhaut geboren. In der Regel ist hierfür ein vorzeitiger Blasensprung oder eine verlangsamte Geburt verantwortlich zu machen. Ob die Gonokokkeninfektion auch durch die unverletzten Eihäute erfolgen kann, ist sehr fraglich. In einem von Nieden mitgeteilten Fall von Conjunctivitis blennorrhoica bei einem in den Eihäuten geborenen Kinde fehlt der bakteriologische Befund und außerdem spricht der sehr leichte Verlauf zum mindesten nicht für eine Gonokokkeninfektion.

Spätgonorrhöe. Wesentlich häufiger als die Frühinfektionen sind die Spätinfektionen. Wir sind gewohnt alle gonorrhoischen Bindehautentzündungen, die später als am 4. oder 5. Tage nach der Geburt auftreten, als solche zu bezeichnen, denn es hat sich die allgemeine Meinung festgesetzt, daß diese Infektionen vom eigentlichen Geburtsakt unabhängig sind, da die häufige Erfahrung vorliegt, daß auch nach der Geburt durch die Hand der tripperkranken Mutter oder der Pflegerin Trippereiter auf die Bindehaut des Kindes übertragen werden kann.

2. Komplikationen.

Die größte Gefahr bildet auch hier wiederum eine Mitbeteiligung der Hornhaut und zwar in der gleichen Weise, wie bei der Erwachsenengonorrhöe, doch ist diese Gefahr wesentlich geringer bei der Neugeborenenentzündung, und es gelingt bei sorgsamer Pflege, vorsichtiger Behandlung und namentlich auch bei geeigneter Ernährung in einer außerordentlich hohen Prozentzahl, die Hornhaut und somit das Sehvermögen zu erhalten, wenn diese beim Eintritt in die Behandlung noch intakt war. Pädatrophische Säuglinge und namentlich Frühgeburten bleiben aber trotz alledem stark gefährdet.

Metastasen in anderen Organen treten gelegentlich auf und zwar in derselben Form, wie dies bei der Erwachsenengonorrhöe besprochen wurde. Meistens haben sie eine gute Prognose. Ebenso wie bei der Urethralgonorrhöe handelt es sich hier hauptsächlich um die großen Gelenke: Knie, Hüfte, Ellenbogen, weiterhin um Hand-, Fuß- und schließlich, wenn auch wesentlich seltener um die Zehen- und Fingergelenke. Beim Auftreten von Kau- und Saugbeschwerden braucht nicht nur an eine Schwellung der Präauriculardrüse gedacht zu werden, sie können auch durch eine Entzündung des Kiefergelenkes bedingt sein, wenngleich dies letztere bei weitem nicht so häufig vorkommt, wie beim Erwachsenen.

Es gibt Fälle, bei denen die Metastasen in den Gelenken erst einsetzen, nachdem die Conjunctivalblennorrhöe klinisch abgeheilt war. Auffallenderweise können sich beim Neugeborenen die Gonokokkenmetastasen des Unterhautzellgewebes und in den Sehnenscheiden besonders häufig in Abscesse umwandeln, aus denen Gonokokken in ausgesprochenster Reinkultur zu züchten sind. Diese Abscesse vermögen sehr oft nur einen recht geringen Schaden anzurichten. Der Nachweis der Gonokokken in Reinkultur ist meistens sehr einfach, er lohnt sich aber in der Regel nicht, weil die Selbstheilung dieser Abscesse beim Neugeborenen oft eine erstaunliche ist. Eine allgemeine Sepsis mit Endocarditis ulcerosa gehört zu den größten Ausnahmen.

3. Ätiologie, Differentialdiagnose.

Ätiologisch begegnet die Conjunctivalblennorrhöe der Neugeborenen größeren Schwierigkeiten als die der Erwachsenen. Bei den Neugeborenen können eitrige Bindehautentzündungen durch verschiedene Mikroorganismen, besonders durch Pneumokokken, Bacterium coli und andere Keime hervorgerufen werden. Bei einer großen Reihe von Neugeborenenblennorrhöen ist überhaupt keine der bekannten Bakterienarten als Erreger anzuschuldigen. Hier finden sich außerordentlich häufig — man kann wohl sagen fast immer — im Abschabsel des Epithels die gleichen Gebilde wie beim frischen Trachom. Diese Zelleinschlüsse sind mit der Giemsafärbung nachweisbar. Sie stellen blaugefärbte, kleingekörnte Massen dar, die innerhalb der Epithelzellen liegen und den Kern oft haubenartig umfassen.

Morphologisch identische Einschlußkörperchen werden gefunden bei unbehandelten Fällen von Trachom, bei der nichtgonorrhoischen Neugeborenenblennorrhöe und bei einer in Hallenschwimmbädern auftretenden Bindehautentzündung, ferner in der Vaginalschleimhaut (LINDNER). Von einigen Autoren werden sie als spezifische Reaktionsprodukte der Zellen auf bestimmte Reize, von anderen als Lebewesen „Chlamydozoen" betrachtet. Ein abschließendes Urteil läßt sich noch nicht gewinnen, da bisher alle Kulturversuche mißglückten.

Man hat diese — der Gonoblennorrhöe klinisch sehr ähnliche — eitrige Bindehautentzündung der Neugeborenen gemeinhin mit dem Namen „Einschlußblennorrhöe" bezeichnet. Als klinisches Unterschiedsmerkmal ist gelegentlich zu verwenden: ihr später Beginn (etwa 7 Tage nach der Geburt) und ihr milder Verlauf. Sie kommt überall und somit auch in trachomfreien Gegenden vor. Trotzdem keine Trachomgranula auftreten und sie ohne Narben, Lidverkrümmung und Pannus ausheilt, wollen einige Forscher (LINDNER, WOLFRUM) sie als Trachom ansprechen.

Im übrigen gilt von der ätiologischen Einheit der gonorrhoischen Neugeborenenblennorrhöe annähernd das Gleiche wie beim Erwachsenen. Der Gonokokkeninfektion entspricht ein charakteristisches klinisches Bild. Insbesondere treten die schweren Formen der eitrigen Conjunctivitis mit Hornhautkomplikationen ausschließlich bei der Gonokokkenblennorrhöe in Erscheinung. Immerhin darf man sich nicht verhehlen, daß beim Neugeborenen das Erkennen der Ätiologie allein aus dem klinischen Bilde mitunter große Aufmerksamkeit erfordert. Auch handelt der Arzt vorsichtig und psychologisch richtig, wenn er seine Diagnose der Gonorrhöe nur dann und dort bekannt gibt, wo dies unbedingt nötig ist, ganz abgesehen davon, daß sich eine Conjunctivalgonorrhöe auch ohne Bekanntgabe der Diagnose korrekt behandeln und ihre Weiterverschleppung vermeiden läßt. Falsche Diagnosen und unnötige Bemerkungen haben schon manches Eheglück zerstört. Neben dem ärztlichen Können sind hier Überlegung und großzügiger Takt am Platze. Selbstverständlich liegt dem Arzt die Pflicht ob, sowohl für die Heilung der Mutter als auch für den Schutz später geborener Kinder Sorge zu tragen.

Eine falsche Diagnose kann mitunter sogar durch eine primär wesentlich anders lokalisierte Erkrankung zustandekommen, und beispielsweise das äußere klinische Bild einer Blennorrhöe gelegentlich durch eine Dakryocystitis neonatorum vorgetäuscht werden.

Bekanntlich entstehen die Tränenwege als solide von der Hautoberfläche aus eingestülpte Epithelstränge. Ihre Kanalisierung erfolgt am spätesten in dem nasalen Endstück, ist aber normalerweise auch dort schon vor der Geburt vollendet. Gelegentlich unterbleibt diese Aushöhlung an diesem nasalen Ostium. Durch Stauung der Conjunctivalflüssigkeit und durch nachträgliche Infektion entsteht dann genau wie bei späteren Stenosen im unteren Ende des Tränenganges eine eitrige Dakryocystitis, die weiterhin zu einer meist einseitigen Conjunctivitis führt (vorwiegend Pneumokokken). Der Unerfahrene hält diese — ebenfalls in den ersten Lebenstagen entstandene — Eiterung häufig für gonorrhoisch. Die Diagnose läßt sich durch Druck auf den Tränensack stellen. In den meisten Fällen genügt ein mehrmaliges tägliches Ausdrücken und eine anschließende Säuberung. Dies trifft immer dort zu, wo die Wegsamkeit verspätet eintritt. Anderenfalls muß sondiert werden.

4. Infektionsmodus.

Die Übertragung der Gonokokken auf die Bindehaut der Neugeborenen erfolgt selbstverständlich in der überwiegenden Mehrzahl der Fälle beim Durchtreten des Kopfes durch den mütterlichen Geburtsschlauch.

Offen bleibt dabei die Frage, ob die Gonokokken während des Kopfdurchtrittes unmittelbar auf die Bindehaut überimpft werden, oder ob sie zunächst an den geschlossenen Lidern festhaften, von denen aus sie erst nach erfolgter Geburt und nach dem Öffnen der Augen auf die Bindehaut gelangen. Diese zweite Möglichkeit bietet viel Wahrscheinliches; denn die Kinder werden mit geschlossenen Augen geboren, und die Berichte von zuverlässigen Autoren lassen es verständlich erscheinen, daß sachgemäßes Reinigen der Lider unmittelbar nach der Geburt für sich allein genügen kann, um die Zahl der Erkrankungen erheblich herabzusetzen. Es sei aber ausdrücklich davor gewarnt, die letzten Zeilen so aufzufassen, als ob die angegebenen Formen der Reinigung als eine absolut zuverlässige Sicherheitsmaßnahme angesehen werden sollen.

III. Bindehautgonorrhöe der Kinder (Conjunctivitis gonorrhoica infantum).

Eine Mittelstellung zwischen der Erwachsenen- und Neugeborenengonorrhöe nimmt hinsichtlich der Schwere der Erkrankung die Gonokokkenconjunctivitis der Kinder ein, deren Alter zwischen einigen Lebensmonaten bis zur Pubertät schwankt ($^1/_2$—14 jährig ungefähr). Vorwiegend handelt es sich um Mädchen. Die Conjunctivalübertragung erfolgt entweder direkt durch die Umgebung, beispielsweise durch die tripperkranke Mutter, ältere Schwester, Pflegerin usw., die unter Umständen mit dem Kinde auch die Wäsche und das Bett teilen, oder auf dem Umwege durch die eigene, vorher infizierte Vulva. Ein Infektionsmodus durch Stuprum ist selten und diesseits nur ein einziges Mal beobachtet worden.

Bei der Bindehautgonorrhöe der kleinen Mädchen findet sich durchaus nicht selten ein Ausfluß aus den Genitalien, der nicht gonorrhoisch zu sein braucht, aber auch gonorrhoisch sein kann. Ist letzteres der Fall, so kann trotz positivem Gonokokkenbefund aus der Bindehaut dennoch das aufgefangene Genitalsekret selbst bei wiederholten Untersuchungen längere Zeit hindurch gonokokkenfrei gefunden werden, bis gelegentlich das Vorkommen von typischen Gonokokken entdeckt und somit echte Genitalgonorrhöe nachgewiesen wird. Es sei auf Grund eigener Erfahrungen ausdrücklich darauf hingewiesen, daß man sich nach dieser Richtung hin die Mühe nicht verdrießen lassen soll. Nur genügt im Genitalsekret die mikroskopische Diagnose nicht in dem Ausmaße, wie an der Bindehaut. Das Kulturverfahren ist vielfach nicht zu entbehren, zumal bei diesen Formen im Ausfluß des Geschlechtsapparates nicht nur während der ersten Tage, sondern auch späterhin sehr oft nur extracellulär gelegene Gonokokken auffindbar sind.

Dem praktischen Arzte und dem Augenarzte erwachsen bei diesen Fällen vielfach recht schwierige Aufgaben, deren Lösung große Umsicht und Konsequenz erfordert.

1. Prognose.

Die Bindehautentzündung als solche hinterläßt niemals schädliche Dauerfolgen. Weiter besteht zwischen der urethralen und der conjunctivalen Gonorrhöe insofern der grundsätzliche Unterschied, daß an der Bindehaut die Gonorrhöe niemals chronisch wird, trotzdem sich die Gonokokken unter bis jetzt unaufgeklärten Umständen gelegentlich auch nach dem Erlöschen der Eiterung noch einige Zeit hindurch im Bindehautsack aufhalten können. Dagegen kann diesseits in Übereinstimmung mit Lindner behauptet werden, daß bei genügender Behandlung niemals Gonokokkenträger angetroffen wurden.

Auf ein solches Vorkommnis wurde diesseits sehr geachtet, weil bei chronischer Urethralgonorrhöe selbst im sekretarmen Zustand gelegentlich gut erhaltene Zellen angetroffen werden, die das Aussehen von Epithelien haben und die mit Diplokokken besetzt sein können, auch wenn gleichzeitig Leukocyten nur spärlich vorhanden sind und wenn die vorhandenen überdies noch kokkenfrei gefunden werden. Diese Diplokokken sind sowohl grampositiv wie gramnegativ. Von den befragten Dermatologen wurden auch die gramnegativen fast ausnahmlos als nicht zu den Gonokokken gehörig angesprochen.

Im Sekret der gonorrhoisch erkrankten, bzw. erkrankt gewesenen Bindehaut wurden ähnliche Befunde diesseits stets vermißt. Ein peri- und besonders intraepithelialer Diplokokkenbefund an einer gonorrhoisch erkrankten, aber klinisch bereits heilenden bzw. geheilten Bindehaut hätte insofern eine große Bedeutung, als unter derartigen Umständen die Bindehaut auch beim Mangel eines Sekretes als gonorrhoisch infektiös verdächtigt und zugleich betrachtet werden müßte. Es würde dann auch nur eine solche Therapie in Frage kommen, deren Wirkung neben der Vernichtung der Keime auch den Untergang der kokkentragenden Epithelien bezweckt.

Selbst in den Nischen des Bindehautsackes (obere Übergangsfalte, halbmondförmige Falte, äußerer Lidwinkel) wird man vergeblich nach Gonokokken suchen. Zwar ist bei unterbliebener oder nachlässiger Behandlung in Ausnahmefällen ein mehrwöchentlicher Aufenthalt der Gonokokken beschrieben worden (LINDNER S. 749). Weiterhin hat MEYERHOF bei einem typischen follikulären und halbnarbigen Trachom im Abstrich Gonokokken gesehen. Etwas Ähnliches beschreiben L. MÜLLER und MORAX, doch fehlt der kulturelle Beweis (AXENFELD, ELSCHNIG).

Werden einige Wochen nach dem Auftreten Kokken entdeckt, die an die Gonokokken erinnern, so muß man mit der Möglichkeit von Meningokokken rechnen, die bekanntlich im Halse und seiner Nachbarschaft lange auszuharren vermögen.

Postgonorrhoische Katarrhe, wie sie an der empfindlich gewordenen Urethra als gonokokkenfreie bakterielle und abakterielle Nachkrankheiten vorkommen, wurden an der Bindehaut diesseits nur recht selten beobachtet. Man soll sich im allgemeinen davor hüten, durch eine überflüssige Weiterbehandlung die Bindehaut zu reizen. Ein medikamentös unterstützter oder provozierter Bindehautkatarrh gehört in die Rubrik des Unnötigen.

Wegen der Gefahr der Hornhauteinschmelzung und Hornhauteiterung ist die Prognose stets ernst zu stellen. Die Gefahr ist beim Erwachsenen erheblich stärker als beim Neugeborenen. Beim Neugeborenen wird diese Gefahr hauptsächlich durch allgemeine Ernährungsstörungen vergrößert (Avitaminosen).

Daß sich im Anschluß an Hornhautgeschwüre Perforationen mit Irisvorfall, Linsenaustritt und Vereiterung bzw. Schrumpfung des Augapfels einstellen, ist allgemein bekannt, und soll der Vollständigkeit halber auch hier nochmals erwähnt und dahin ergänzt werden, daß nach eigenen Beobachtungen — ganz allgemein ausgedrückt — ein geschrumpfter und äußerlich reizlos gebliebener Bulbus durchaus nicht als ein endgültiges Krankheitsresultat aufgefaßt werden darf.

Beispielsweise wurden diesseits nach mehrmonatlicher Latenz Gonokokkendepots im Innern eines enukleierten atrophischen Bulbus gefunden, die eine Erklärung für eine langandauernde metastatische Iritis des anderen Auges bei einem Erwachsenen abgaben und ferner wurden unter gleichen Umständen von verschiedenen Seiten schwere Orbitalentzündungen bei einem Kinde gesehen, die einen lebensbedrohlichen Zustand herbeiführten.

2. Prophylaxe.

Zur Verhütung der Bindehautinfektion beim Erwachsenen genügt einfache Sauberkeit. Die Aufgabe des Arztes beschränkt sich darauf, die an Harnröhrentripper Leidenden auf die Gefahr der Augenerkrankung aufmerksam zu machen.

Die den Arzt und die Pflegepersonen bedrohende Infektion wird durch das Tragen von Schutzbrillen bei örtlichen Manipulationen vermieden.

Von der größten Bedeutung ist die Verhütung des Augentrippers der Neugeborenen. Es genüge die Angabe, daß ein Viertel bis ein Drittel der in den ersten Lebensjahren erblindeten Kinder diesem Schicksal durch Trippererkrankung verfallen sind. Die Vorbeugung dieser Erkrankung durch Desinfektion der mütterlichen Geburtswege hat zu nachweisbaren Resultaten nicht geführt. Einen Erfolg brachte erst die allbekannte Empfehlung Credés, dem Säugling unmittelbar nach der Geburt eine Höllensteinlösung in den Bindehautsack einzuträufeln. Credés Vorschrift sei wörtlich hier angeführt:

Die Kinder werden nach der Abnabelung zunächst von der Hautschmiere und dem an ihnen haftenden Blute, Schleime usw. in der bekannten Weise befreit, dann in das Bad gebracht und dabei die Augen mittels eines reinen Läppchens oder besser mittels reiner Brunsscher Verbandwatte, nicht mit dem Badewasser, sondern mit anderem reinen gewöhnlichen Wasser äußerlich gereinigt, namentlich von den Lidern alle anhaftende Hautschmiere beseitigt. Dann wird auf dem Wickeltische, vor dem Ankleiden des Kindes jedes Auge mittels zweier Finger ein wenig geöffnet, ein einziges, am Glasstäbchen hängendes Tröpfchen einer 2%igen Lösung von salpetersaurem Silber der Hornhaut bis zur Berührung genähert und mitten auf sie fallen gelassen. Jede weitere Berücksichtigung der Augen unterbleibt. Namentlich darf in den nächsten 24—36 Stunden, falls eine leichte Rötung und Schwellung der Lider mit Schleimabsonderung folgen sollte, die Einträufelung nicht wiederholt werden."

Als Ergebnis der Einführung dieser Vorbeugungsmaßnahme sank in der von Credé geleiteten Leipziger Frauenklinik die Erkrankungszahl unter den dort geborenen Kindern von 10% auf 0,2%. Ähnliche Zahlen wurden bald von verschiedenen Seiten veröffentlicht. Die später einsetzende Kritik stützte sich hauptsächlich darauf, daß durch die Einträufelung der Höllensteinlösung häufig heftige Reizzustände hervorgerufen werden. Es wurde von manchen Seiten empfohlen, die Stärke der Lösung zu verringern (1,5%, 1%, 0,5%, 0,25%). Von anderen Seiten wurden Ersatzmittel wie 10%iges Protargol, 1%iges Argentum aceticum und 5%iges Sophol angewendet. Es ist hier nicht der Ort auf den endlosen Streit der Meinungen, der sich über diese Frage erhoben, (sein Niederschlag findet sich hauptsächlich in der geburtshilflichen Literatur) des näheren einzugehen.

Der eigene ophthalmologische Standpunkt wird folgendermaßen zusammengefaßt. Das wirksamste Mittel gegen diese Form der Gonokokkeninfektion ist das Credésche Verfahren: die Einträufelung von 2%iger Höllensteinlösung. Dabei muß zugegeben werden, daß diese recht häufig einen beträchtlichen Reizzustand hervorruft. Aus diesem Grunde erscheint es praktisch, nur eine einmalige Einträufelung vorzunehmen und bei einem eingetretenen Reizzustand sofort einen Abstrich bakteriologisch zu untersuchen. Bei den vereinzelt bekanntgegebenen Fällen von Dauerschädigungen ist es nach diesseitigem Wissen nicht mit Sicherheit erwiesen, ob sie dem Credéschen Verfahren oder Fehlern in der Ausführung (falsche Konzentration usw.) zur Last fallen. Über das sicherlich wirksame Mindestmaß der Konzentration sind die wissenschaftlichen Akten noch nicht geschlossen. Dieser Beweis läßt sich, wenn überhaupt nur an einem Riesenmaterial d. h. in Gebäranstalten ausführen. Aber auch bei einer großen Statistik wird die Möglichkeit der mittelbaren Übertragung, die nicht immer mit Sicherheit nach Tag und Stunde als Spätinfektion (siehe Spätgonorrhöe) abgegrenzt werden kann, eine kaum zu überwindende Fehlerquelle bleiben. Unter diesen Umständen ist es bis heute Gewohnheits- und Erfahrungssache geblieben, ob man die 2%ige Lösung durch eine 1,5%ige oder 1%ige ersetzen will. Empfehlenswert ist es, den Tropfen nicht gerade direkt auf die Hornhautmitte fallen zu lassen. In den Gebäranstalten Deutschlands ist heute das Credésche Verfahren oder ein diesem ähnliches wohl allgemein durchgeführt. Zu seiner obligatorischen Einführung in der Außenpraxis konnte man sich nicht entschließen. Diesseits wird es für durchaus notwendig gehalten, daß das CREDÉsche Verfahren oder ein ähnliches vom Geburtshelfer in jedem Falle angewendet wird, in dem auch nur die Möglichkeit eines Verdachtes auf gonorrhoische Erkrankung der Mutter vorliegt. Ob und wann er diesen Verdacht ausschließen will, kann nur seinem eigenen Ermessen vorbehalten bleiben.

3. Therapie.

Die Behandlung der gonorrhoischen Infektion der Bindehaut ist in Anbetracht der überaus großen Gefahr für die Hornhaut und damit für das Sehvermögen in erster Linie die Sache des Augenarztes. Sie erfordert Erfahrung und besondere technische Fertigkeiten, stellt aber auch hohe Anforderungen an das Pflegepersonal und wird am besten im Krankenhause ausgeführt.

Beim Erwachsenen und bei Kindern besteht die erste Aufgabe im Schutze des nichterkrankten Auges. Da das erkrankte Auge während längerer Zeit dauernd geschlossen gehalten wird, muß gleichzeitig Sorge getragen werden, daß das andere Auge trotz eines Schutzverbandes sehen kann. Man befestigt mit einem Heftpflasterstreifen ein Uhrglas derart vor dem gesunden Auge, daß ein zuverlässiger Abschluß erreicht wird. Man tut gut, das Uhrglas vorher über Dampf zu halten, damit es nach dem Anheften nicht sofort beschlägt. Beim Säugling ist ein derartiger Abschluß meistens unmöglich.

Die zweite Aufgabe gilt der Bekämpfung einer übergroßen Lidschwellung. Dies geschah früher durch Anwendung von Eisaufschlägen. Die Eiskälte kann jedoch die Gewebe schädigen und die Heilvorgänge hindern. Ihre Anwendung in dieser extremen Form ist daher von den meisten Augenärzten aufgegeben. Man begnügt sich mit Umschlägen, die nur kurze Zeit auf Eis gelegen haben. Dieselben müssen des öfteren gewechselt werden, in der ersten Zeit durchschnittlich von Viertelstunde zu Viertelstunde· Es erscheint gelegentlich praktisch, nach einer einstündigen Anwendung eine ebensolange Pause eintreten zu lassen.

Die dritte Aufgabe betrifft die Vorsorge für die ständige Fortschaffung des Eiters, denn der zurückgehaltene Eiter kann das Hornhautepithel schädigen und auch sonst die Heilvorgänge stören. Dies geschieht am einfachsten durch ein häufiges Abwaschen und Abtupfen der Lidränder. Man verhindert auf diese Weise ein Eintrocknen der herausquellenden Eitermassen, eine Verborkung des Sekretes und eine Verklebung der Lidspalte. So notwendig es einerseits ist, den Eiter aus dem Bindehautsack herauszuspülen, so sind doch alle Versuche abwegig, welche darauf hinzielen, die Gonokokken durch die Spülflüssigkeit abzutöten, da die aus dem Gewebe bereits ausgetretenen und dem Eiter beigefügten Gonokokken für den weiteren Verlauf der Infektion eine ausschlaggebende Rolle nicht mehr spielen. Auszunehmen sind hier die inkarzerierten Flocken zwischen Hornhaut und chemotischem Wall, aber diese lassen sich durch eine Spülung nur wenig beeinflussen. Außerdem würde aber auch eine Spülflüssigkeit, die in ausreichendem Maße die Gonokokken vernichtet, sicherlich ebenso das Hornhautepithel schädigen. Wenn also der Spülflüssigkeit keimtötende Stoffe zugesetzt werden sollen, so kann dies nur deswegen geschehen, um die Flüssigkeit selbst keimfrei zu erhalten. Man kann sich daher mit einer sehr dünnen Lösung von Kalium hypermanganicum von der ungefähren Farbe einer hellen Weinröte, einer $3^0/_0$igen Borlösung oder allerhöchstens einer Lösung von Hydrargyrum oxycyanatum 1:5000 begnügen. Die Häufigkeit der Reinigung richtet sich ausschließlich nach der Menge der Eiterabsonderung. Es kann notwendig werden, das Abwaschen der Lider und die oberflächliche Ausspülung Tag und Nacht halbstündlich vorzunehmen. Die gründliche Ausspülung des ganzen Bindehautsackes muß vom Arzt oder einer sehr erfahrenen Person ausgeführt werden, da technische Fehler schweren Schaden stiften können.

In der Regel werden die Lider vorsichtig geöffnet und die Reinigung mit einer Undine oder mit flüssigkeitsgetränkter Watte vorgenommen. Man hat vielfach die Kaltschen Massenspülungen angewendet, aber diese bedürfen einer Apparatur, die sehr vorsichtig und genau zu bedienen ist und recht oft versagt.

Die Versuche, die conjunctivale gonorrhoische Infektion zu bekämpfen und zu zerstören, müssen an der Bindehaut d. h. an der Schleimhaut ansetzen, denn dort haben die Gonokokken ihren Sitz. Das klassische Behandlungsmittel bildete bis vor kurzem die 1—2%ige Lösung von salpetersaurem Silber. Mit ihr wird die ganze Schleimhaut bestrichen, indem man ein an einem Holz- oder Glasstab befestigtes Wattebäuschchen als Flüssigkeitsträger verwendet. Ein Einträufeln der Höllensteinlösung ist nach ausgebrochener Infektion als ein Kunstfehler zu betrachten. Die Lider müssen umgedreht werden, ihre gesamte Bindehautfläche nach außen gekehrt und letztere so eng gegeneinander gedrückt werden, daß das Ätzmittel von der Hornhaut abgehalten, aber völlig auf die Schleimhaut appliziert werden kann. Der Überschuß wird sofort mit physiologischer Kochsalzlösung neutralisiert und gleichzeitig weggespült. Bei richtiger Anwendung werden ausgedehnte Teile der mit Gonokokken besetzten oberflächlichsten Epithellage zur Gerinnung gebracht und im Verlauf weniger Stunden abgestoßen. Es bildet sich eine feste Silber-Eiweißschicht, welche die freien Gonokokken, ferner die dem Untergange geweihten, oberflächlichen Epithelzellen gemeinschaftlich mit ihren angelagerten Gonokokkenrasen sowie die intraleukocytären Gonokokken in sich zusammenfaßt. Ein solcher Adstringierungsvorgang beschleunigt die Vernichtung der Gonokokken und befördert ihre Ausstoßung von der lebenskräftigen Unterlage, denn die tieferliegenden Epithelien werden nur zur Proliferation und die zugehörigen Gefäße zur Hyperämie angeregt. Die in der Tiefe liegenden Gonokokken dürfen unter keinen Umständen mit einer Silbersalzlösung behandelt werden, weil durch diese auch der Untergang der benachbarten lebenskräftigen Epithelien bedingt sein würde.

Notwendig ist es weiterhin, daß die Schorfe sich bald abstoßen; denn sonst wird der wünschenswerte intraleukocytäre Gonokokkentransport gehindert und außerdem den Gonokokken in den durch den Schorf abgesperrten tieferen Epithelschichten Gelegenheit zu einer überflüssigen und schädlichen Wucherung gegeben. Hält sich der Schorf trotz exakt ausgeführter sofortiger Neutralisierung des Silbersalzes durch die physiologische Kochsalzlösung länger wie 24 Stunden, so ist eine andere Silberverbindung vorzuziehen. Ganz allgemein und grundsätzlich kommt hier nur eine Silberverbindung in Betracht, die zum Einträufeln benutzt werden kann und bereits technisch mit Abbauprodukten von Eiweiß verbunden ist. Man bedient sich wohl am meisten des Protargol in einer 3—10%igen Lösung. Selbstverständlich kommen auch andere Silberpräparate zur Anwendung. Das Protargol soll hier nur als Paradigma dienen. In diesem Mittel spielen die Eiweißabbauprodukte mehr die Rolle eines Schutzkolloides, denn das Silber ist in ihm zum größten Teil als kolloidales Metall enthalten und sein Einfluß auch als solcher zu beurteilen. Es schädigt das Gewebe und somit die Epithelien kaum, trotzdem vermag es in die Tiefe zu dringen. Es zerstört die Gonokokken hauptsächlich wegen seiner desinfizierenden Eigenschaften, wirkt aber wesentlich langsamer als bei der Adstringierung.

Einen Umschwung in der Therapie der Gonoblennorrhöe der Bindehaut brachte die Behandlung mit artfremdem Eiweiß. Zunächst wurden grob empirisch Milcheinspritzungen bei den verschiedensten Augenerkrankungen mit wechselndem Erfolge erprobt. Sehr bald zeigte sich jedoch eine Übereinstimmung in dem Urteil, daß bei Gonokokkenconjunctivitis die Milcheinspritzung ausgezeichnete Erfolge haben kann. Die genauesten Untersuchungen über die Art der Milchwirkung bei Gonoblennorrhöe finden sich bei Pillat.

Man verwendet am besten frische, einwandfreie, filtrierte Kuhmilch, die man 3 Minuten lang kocht, dann abkühlt und nun sofort unter den üblichen Kautelen intragluteal einspritzt und zwar bei Erwachsenen 10 ccm, bei Schwächlichen und Kindern entsprechend weniger. Bei Neugeborenen kommt man mit 1,0 ccm aus. Nach 24 Stunden eine zweite Einspritzung, auch wenn zu dieser Zeit noch Fieber besteht, das allerdings 39° nicht übersteigen darf.

Falls noch nötig können in einem Abstand von 2 zu 3 Tagen noch eine dritte und vierte Einspritzung nachgeschickt werden. Weitere Einspritzungen bleiben meistens erfolglos. Immerhin kann später noch eine fünfte Injektion verabreicht werden.

Die Wirkung ist in der Regel folgende: Fieber von 2—3 tägiger Dauer und verhältnismäßig rasches Schwinden der Lidschwellung. Dieser letztere Erfolg ist bedeutungsvoll. Die eitrige Absonderung nimmt zunächst an Menge zu, wird aber dünnflüssiger. Nach der zweiten Einspritzung verringert sie sich oft in auffallender Weise. Sehr wichtig ist die häufig zu beobachtende Abschwellung der Bindehaut an der Übergangsfalte und am Augapfel, weil hierdurch die Ernährungsbedingungen für die Hornhaut wesentlich gebessert und die Macerationsvorgänge an ihrem Epithel verhütet werden. Auch die Anzahl der färbbaren Gonokokken nimmt ab. Ihre Beseitigung vollzieht sich hauptsächlich durch eine Abschilferung der mit Gonokokkenrasen bedeckten Epithelzellen, die man gerade zu dieser Zeit am häufigsten und reichlichsten im Conjunctival-sekret vorfinden und in ihrer gegenseitigen Anordnung studieren kann.

Es ist aber sehr zweifelhaft, ob durch die Eiweißkörpertherapie und im besonderen durch die Milch die Gonokokken direkt geschädigt oder zerstört werden können; denn eine Heilwirkung ist nur dann zu erzielen, wenn bereits eine Gewebsreaktion und namentlich wenn eine Exsudation und im Anschluß hieran eine Lockerung und Abstoßung der Epithelien eingesetzt hat. Es ist daher ein therapeutischer Erfolg, selbst bei vorher festgestellter Infektion, überhaupt erst dann zu erwarten, wenn die Gonokokken schon zwischen die tieferen Epithel-schichten vorgedrungen sind. Eine Prophylaxe ist durch die Milchtherapie nicht erreichbar. Auch ein Stillstand oder ein Koupieren des Prozesses wurde vor Ausbruch der Gewebsreaktion nicht bemerkt.

Beginnende Hornhauttrübungen werden durch die Milcheinspritzung vielfach dann am günstigsten beeinflußt, wenn die Bindehaut gleichzeitig abschwillt. Es ist mitunter davor gewarnt worden, bei ausgedehnten Hornhauttrübungen die Proteinkörperinjektionen anzuwenden, weil man annahm, daß ein bevorstehender Durchbruch und eine drohende Vernichtung des Augapfels hierdurch begünstigt oder beschleunigt werden könne. Ein solcher Einwurf ist durchaus berechtigt. Dies ist daran zu erkennen, daß bereits nach der ersten, spätestens nach der zweiten Injektion eine Chemosis auftritt, oder eine bereits vorhandene an Ausdehnung gewinnt, denn Hand in Hand mit diesem Ödem pflegt auch eine Hornhauttrübung aufzutreten, oder eine bereits bestehende verschlimmert zu werden. Eine gefährdete oder bereits erkrankte Hornhaut reagiert als gefäß-loser Körperteil in dieser Beziehung ganz besonders stark und rasch. Der Eiweiß- und somit der Gewebszerfall und die latenten Nekroseerscheinungen werden schnell mobilisiert. In solchen Fällen müssen die Dosen herabgesetzt oder jede Reizkörpertherapie überhaupt unterlassen werden, da der Nutzen der Reizkörper-therapie in solchen Fällen durch ihre Schädlichkeit überwogen wird. Ein gewisses Kriterium bietet hier auch die Fieberkurve; je höher die Temperatur steigt, desto mehr kann in solchen Fällen die Hornhaut gefährdet werden. Wir sind an unserer Klinik bei Hornhautveränderungen im allgemeinen mit der Milchtherapie sehr zurückhaltend.

Man darf bei der Reizkörpertherapie der Gonoblennorrhöe nicht vergessen, daß es sich um eine Behandlung in einem akuten Stadium handelt. Die akute gonorrhoische Conjunctivitis stellt überhaupt die einzigste bakterielle Schleimhautentzündung dar, die im akuten Stadium durch eine Reizkörpertherapie und speziell durch eine Proteinkörperbehandlung günstig beeinflußt werden kann. Selbst bei der akuten Urethralgonorrhöe fällt eine günstige Wirkung fort und es kommt gar nicht selten vor, daß die Bindehautgonorrhöe in wenigen Tagen ihre Gonokokken verliert, während die erkrankte Harnröhre unbeeinflußt bleibt. Ebenso erweisen sich auch manche andere Entzündungen chronischer Natur, aber nichtgonorrhoischer Art, die sonst oft auf Reizbehandlung zu reagieren pflegen, im akuten Stadium resistent. Man kann daher bei der akuten Bindehaut-Gonorrhöe eine organ- bzw. gewebsspezifische Einwirkung der Milch und ihrer Ersatzmittel wegen der ausgesprochenen örtlichen Herdreaktion und der ausschließenden Heilungsvorgänge kaum in Abrede stellen. Gerade an der gonorrhoischen Conjunctivitis kann man sehen, wie die Protein- bzw. Reizkörpertherapie resorbierend, abbauend und aufbauend zu wirken vermag. Unter ihrem Einfluß gewinnen die Lebens- und Abstoßungsvorgänge eine stärkere Intensität und ein schnelleres Tempo. Allerdings haben derartig überstürzte Prozesse mitunter auch große Bedenken.

Weiterhin ist es auffallend, daß die Injektionen bereits am 7.—8. Tage nach dem Ausbruch der Conjunctivalgonorrhöe vielfach nicht mehr die günstige Wirkung zu haben scheinen wie in früherer Zeit.

Es soll hier nicht verschwiegen werden, daß gerade bei Säuglingen mit der Proteinkörpertherapie vielfach ein grober Mißbrauch getrieben worden ist, der sogar so weit ging, daß alle möglichen Schäden mit ihr geheilt werden sollten.

Anderwärts und auch diesseits sind noch mit verschiedenen Proteinkörpern tierischer und pflanzlicher Abstammung Versuche gemacht worden; doch ergeben bis jetzt weder die eigenen Befunde noch die Literaturangaben etwas Besseres als die Milch.

Als Ersatzpräparat scheint Vistosan gute Aussichten zu haben, soweit dies von unserer Klinik aus beurteilt werden kann; doch ist die Anzahl der mit ihm behandelten Gonorrhöefälle noch zu gering.

Speziell von den pflanzlichen Proteinkörperpräparaten wurden diesseits mit Phlogetan (Kahlbaum) in der Regel beachtenswerte Resultate erzielt. Allerdings ist das Fieber häufig höher als nach der Milch. Auch treten deutliche Herdreaktionen auf. Nicht zu verschweigen ist auch eine gewisse Cyanose des Gesichtes unmittelbar nach der Injektion, aber der Erfolg ist als ein evidenter zu bezeichnen. Die Einspritzungen erfolgen in der gleichen Weise und in den gleichen Zeitabständen wie bei den Milchinjektionen. Es macht den Eindruck, daß bald noch weitere brauchbare und zugleich handliche Präparate hergestellt und in den Handel gebracht werden.

Zu erwähnen ist noch das Yatren. Hier handelt es sich vorwiegend um eine Jodwirkung. Dies Mittel wird mit und ohne Kasein verwandt; man kann es bei längerem Bestande der Gonorrhöe benutzen.

Die Behandlung einer Gonoblennorrhöe stellt sich demnach in großen Zügen folgendermaßen dar. Beim Erwachsenen Schutzverband des gesunden Auges. Einspritzungen mit Protein- bzw. Reizkörpern, ganz besonders mit Milch. Spülen mit indifferenten oder schwach antiseptischen Lösungen, so oft als diese zum Fortschaffen des Eiters nötig erscheinen. Beim Nachlassen des Lidödems und bei der Möglichkeit des Umkrempelns der Lider mit gleichzeitiger Abdeckung der Hornhaut: Bestreichen der Bindehaut mit $1\,^0/_0$iger Höllensteinlösung und nachheriger Neutralisierung mit physiologischer Kochsalzlösung; oder Einträufelung mit einer $3—10\,^0/_0$igen Protargollösung. Die Höllensteinlösung verdient dann den Vorzug, wenn die Eiterung stark und der Papillarkörper gewuchert ist, und ferner dann, wenn periepitheliale Kokkenrasen noch deutlich sichtbar sind. Bei schwer zu öffnender Liaspalte, mithin in den ersten Tagen und wiederum bei abnehmender Eiterung, sowie beim Fortbleiben der Kokkenrasen, d. h. in der späteren Zeit ist das Protargol unbedingt vorzuziehen. Das Wesentliche ist und bleibt bei beiden Präparaten die Wirkung des Silbers.

Nach dem Verschwinden der Gonokokken und dem Aufhören der Eiterung genügt beim Zurückbleiben einer schleimigen Absonderung in der Regel eine schwache Lösung von Zinc. sulf. (0,02 %), um die letzten Erscheinungen in kurzer Zeit zu beseitigen.

Die Höllensteinbehandlung, das Protargol und die Zinklösung werden täglich 1—2 mal angewendet.

Es soll nicht unerwähnt bleiben, daß von verschiedenen Seiten und namentlich von der ELSCHNIGschen [1] Schule die Proteinkörpertherapie eine gewisse Mißbilligung erfahren hat, weil mit den früher üblichen lokalen Behandlungsmethoden ein gleiches Ziel und zwar ohne eine therapeutische Hornhautschädigung erreicht wird.

Die Hauptsache für den behandelten Arzt ist die Schonung und das Reinhalten der Hornhaut. Dieses wird erreicht durch Spülungen, durch Verhütung, bzw. Beseitigung einer Chemosis, sowie durch Ausschalten von direkten Wirkungen seitens der Adstringentien und Ätzmittel.

Das Vorgehen bei Hornhautgeschwüren ist eine rein ophthalmologische Angelegenheit.

Und es sei nochmals daran erinnert, daß selbst erfahrene Dermatologen und Gynäkologen am Genitalapparat nur recht selten ein gonorrhoisches Geschwür zu sehen bekommen.

Sehr wichtig ist neben der Lokalbehandlung die gesamte Pflege und die Ernährung; denn der Augentripperkranke ist nicht nur ein Augenkranker, sondern ein allgemein gefährdeter Kranker. Ganz besonders gilt dies für die Säuglinge. Beispielsweise verbietet ein Absetzen von der Mutterbrust fast ausnahmslos die weitere Anwendung einer Reizkörpertherapie, auch wenn bis dahin gute Resultate hiermit erzielt wurden. Es ist daher nicht angängig beim Bevorstehen oder nach dem Eintreten eines Ernährungswechsels Einspritzungen mit Milch oder einem der vorhin erwähnten Präparate vorzunehmen bzw. fortzusetzen. Die Hornhaut erweist sich unter diesen Umständen als außerordentlich empfindlich.

In Frankreich wird vielfach die Vaccinebehandlung geübt und zwar bedient man sich sehr oft des Antigonokokkenvaccins von NICOLLE und BLAIZOT. In Deutschland hat man hiermit wenig Erfahrung. Durch die zum Teil ausgezeichneten Erfolge der unspezifischen Proteinkörpertherapie hat die Vaccinebehandlung, die naturgemäß viel kostspieliger ist, an praktischer Bedeutung verloren.

Außerordentlich wichtig ist beim Erwachsenen und bei Kindern eine gründliche und sorgsame Behandlung der ektogenen Infektionsquelle. Wird die Heilung einer gleichzeitigen Genitalgonorrhöe vernachlässigt, so macht sich die mangelhafte Fürsorge oder Indolenz auch am erkrankten Auge bemerkbar. Selbstverständlich sind auch die Metastasen fachlich gewissenhaft zu versorgen. Bei diesen wirkt die Reizkörpertherapie oft ebenso rasch wie bei der Conjunctivitis.

4. Pathologische Anatomie.

Histologische Befunde an Schnittpräparaten der an Gonoblennorrhöe erkrankten Conjunctiva sind nur von einer geringen Anzahl von Untersuchern erhoben worden, da aus naheliegenden Gründen ein geeignetes Material selten zu haben ist. Eigene Befunde an Conjunctivalschnitten liegen nicht vor. Dagegen konnte diesseits eine größere Anzahl von mikroskopischen Präparaten durchgesehen werden, die von tripperkranken, bzw. tripperkrank gewesenen männlichen und weiblichen Harnröhren stammten. Dieselben besitzen selbstverständlich nur Vergleichswerte.

---

[1] ERBEN, W., Der Einfluß der Milchinjektionen bei der Bindehautgonorrhöe. Klin. Monatsbl. f. Augenheilkde. 1922. Bd. 69. S. 471.

Die ersten bakteriologischen Untersuchungen an mikroskopischen Conjunctivalschnitten stammen von einem Gynäkologen. Die Augenheilkunde verdankt sie E. Bumm. Sie wurden vor 40 Jahren angestellt und haben noch heute eine prinzipielle Bedeutung.

Horner und Saemisch haben gleichfalls vor mehreren Jahrzehnten genaue histologische Untersuchungen vorgenommen. Auch enthält die Hornersche Arbeit die erste Beschreibung der Epithelerkrankung und der Eiterzellenbildung in der Bindehaut, aber es fehlt der bakteriologische Nachweis der Gonokokken im Schnitt. Ferner haben Waldstein, Schridde und Lindner sowie sein Schüler Howard hierüber gearbeitet. Wegen der Wichtigkeit der Arbeiten und ihrer Ergebnisse erscheint es im klinischen Interesse angebracht eine kurze Übersicht zu geben.

Bumm untersuchte 26 von Neugeborenengonorrhöe befallene Bindehäute, deren Erkrankung zwischen 36 Stunden und 32 Tagen schwankte. Die beiden ersten Wochen sind in lückenloser Tagesserie durchstudiert.

Die Bummschen Ergebnisse bilden noch heute die Grundlage unserer anatomisch-bakteriologischen Kenntnisse. Die neueren Untersuchungen haben mit verfeinerter Methodik manches ergänzt, doch ist an der Bummschen Lehre im wesentlichen nicht viel geändert worden.

Waldstein hat in 15 Fällen von Conjunctivalgonorrhöe (2.—60. Tag: Säuglinge, Kinder, Erwachsene) Gewebspartikelchen aus der Grenze der oberen und unteren Übergangsfalte und des Tarsalteiles herausgeschnitten. Er hat das Verdienst, in einer außerordentlich sorgfältigen Arbeit die feinsten cellular-pathologischen Vorgänge studiert zu haben. Neben dem wichtigen Gonokokkennachweis, den Epithelveränderungen und den leukocytären Vorgängen hat er sein Augenmerk hauptsächlich auf die eosinophilen, Plasma- und Mastzellen, auf das subepitheliale und besonders auf das adenoide Gewebe, auf die Blutgefäße und die elastischen Fasern gerichtet. Das Verhalten von Gewebsbestandteilen aus einer topographisch engbegrenzten Gegend läßt nun aber bindende Schlüsse über das Verhalten der gesamten Schleimhaut ohne weiteres nicht zu, da die Conjunctivitis gonorrhoica, wie noch des weiteren erörtert wird, wenigstens in ihren Anfangsstadien, nicht als eine diffuse, sondern als eine herdförmige Erkrankung ohne besondere Prädilektionsstellen anzusehen ist.

Schridde hat bei einem sechstägigen Kinde verschiedene Stellen des Bindehautsackes eingehend untersucht und vermochte bei der Kürze der Krankheitsdauer auch verschiedene Stadien des Krankheitsverlaufes festzustellen.

Lindner entnahm in jedem Falle ein Epithelabschabsel von den verschiedenen Stellen der Bindehaut und ergänzte diese Untersuchungen in dem ihm notwendig erscheinenden Fällen durch Schnittpräparate kleinster excidierter Stücke. Auf diese Weise wurde eine Übersicht über die ganze Bindehautfläche gewonnen, allerdings mit der Einschränkung, daß vorwiegend die oberflächlichen d. h. die epithelialen Schichten kontrolliert wurden. Da jedoch heute von fast allen Untersuchern die Gonoblennorrhöe der Conjunctiva im wesentlichen als eine Epithelerkrankung aufgefaßt wird, und da Lindner seine histologisch-bakteriologischen Studien hauptsächlich unter Berücksichtigung der klinisch-diagnostischen Erscheinungen ausführte, hat diese Arbeit für den behandelnden Arzt eine besondere Bedeutung gewonnen.

Howard bestätigt in jeder Hinsicht die Lindnerschen Befunde.

Auch diesseits sei nochmals betont, daß die Gonoblennorrhöe der Bindehaut klinisch und pathologisch geradezu als der Typus einer Oberflächeneiterung angesehen wird. Es handelt sich in der Hauptsache um einen eitrigen Schleimhautkatarrh.

Die erste Ansiedelung der Gonokokken findet nach Ansicht der genannten fünf Untersucher in Form von Rasen auf der Oberfläche der Conjunctiva statt. Eine eigentliche näher lokalisierbare, regionär bevorzugte Infektionspforte existiert nicht.

Nach Lindner tritt diese Rasenbildung zunächst herdförmig auf, wobei durch die Augenbewegungen und den Lidschlag die Verschleppung der Ersteindringlinge stattfindet. Hauptsächlich wird zunächst die Bindehaut des Augapfels betroffen. Es dürften aber wohl hier nur die mit Becherzellen versehenen Partien bzw. Inseln in Frage kommen. Später wird die gesamte Bindehaut ergriffen mit Ausnahme der Limbus- und Lidrandgrenze (Bumm). Die

Epithelzellen werden im raschen Tempo und großen Ausmaße von den Gonokokken belegt, überzogen und punktförmig umgürtet. Howard hat am Ende der ersten Woche auch auf der Hornhautoberfläche Kokkenrasen gefunden, die aber nicht in die Tiefe dringen.

Die erste Antwort des Gewebes auf den epithelialen Gonokokken-Angriff bzw. Ansturm besteht in einer hochgradigen Erweiterung der subepithelial gelegenen Gefäße und in einem Austritt von Flüssigkeit aus diesen Gefäßen. Infolge der serösen Gewebsdurchtränkung weichen die Epithelzellen von einander.

Die Epithelien können schon am ersten Tage Absterbeerscheinungen zeigen. Die Zerstörung der obersten Epithellagen nimmt ständig zu. Sie äußert sich durchaus nicht selten in einer Bildung und Abstoßung von größeren Lamellen, die sich namentlich von der Augapfelbindehaut loslösen können. Schridde sah an tiefer zerstörten Stellen sogar eine totale Vernichtung des Epithels und mikroskopisch kleine Geschwüre. Gleichzeitig wachsen die Gonokokken durch die erweiterten interepithelialen Räume in die Tiefe. Einige liegen frei, andere ordnen sich, entsprechend den epithelialen Zellgrenzen zu gitterförmigen Figuren; sie halten sich dabei unmittelbar an die Grenzfläche der Epithelzellen, wobei nach Ansicht der Untersucher der Phagocytose eine Rolle nicht zugeschrieben werden kann.

Andere freigelagerte Gonokokken schieben sich in Zügen und Reihen vor, wobei sie straßenartig die erweiterten Epithelspalten benutzen. Dieses Vordringen in die Tiefe ist als ein auffälliger Vorgang zu betrachten, da er dem exsudativen Flüssigkeitsstrom entgegenarbeitet, dessen Hauptkräfte als nach außen gerichtet anzusehen sind. Dies läßt sich wohl in der Weise verstehen, daß eine Neubildung der Gonokokken in einem sehr schnellen Tempo am Protoplasmarande der Epithelien und zwischen den einzelnen Epithelien erfolgt, wodurch ein Vorgeschobenwerden in die Tiefe ermöglicht wird. Die hartnäckige Bodenständigkeit der Gonokokken auf der epithelialen Zellaußenschicht ist wohl nur dadurch zu erklären, daß diese den Gonokokken geradezu nährbodenartig ein günstiges Weiterwuchern gestattet (Lindner).

Gleichzeitig mit dem Flüssigkeitsstrom steigert sich ein schon am ersten Tage einsetzender Austritt von Blutzellen aus den erweiterten subepithelialen und subconjunctivalen Gefäßen. Es kommt zu einer massenhaften Durchwanderung des Bindegewebes und namentlich des Epithels. In überwiegender Mehrheit sind neutrophile Leukocyten anzutreffen. Neben ihnen findet auch eine Diapedese von Erythrocyten statt, die besonders am ersten und zweiten Tage zu kleinen Blutungen führen können und klinisch die fleischwasserartige Färbung des Sekretes bedingen.

Die Bewegung und Auswanderung der Leukocyten entspricht dem anatomischen Stadium der Pyorrhöe, und damit setzt auch klinisch die massive Oberflächeneiterung der Schleimhaut ein. Im Sekret zeigt sich jetzt das bekannte Bild der ausgesprochenen Phagocytose. Innerhalb des Gewebes haben die Beobachter niemals Phagocytose durch Leukocyten gesehen.

Allmählich melden sich nun auch am epithelialen Gewebe die Abwehrmaßnahmen und Regenerationsvorgänge. In den tieferen Lagen des Epithels oder an den Grenzen der Epitheldefekte tritt Kernteilung und Zellproliferation der Epithelzellen ein. Die epithelialen Defekte werden verhältnismäßig rasch ausgeglichen.

Ein weiteres entscheidendes Moment der reparatorischen Vorgänge beginnt mit dem Einsetzen der Phagocytose der Gonokokken durch die Epithelzellen, wie sie von den Untersuchern übereinstimmend geschildert wird.

Diesseits wird eine solche intraepitheliale Phagocytose als ein Ereignis angesehen, das vom cytopathologischen Standpunkte aus begreiflich erscheinen kann, weil es sich um junge und daher auch mit phagocytischen Eigenschaften ausgestattete Zellen handelt. Auf Grund von urethralen und periurethralen

Präparaten konnte jedoch diesseits eine Analogie zu den beschriebenen Vorgängen nicht aufgefunden werden. Aber die Ursache des negativen Befundes einer Phagocytose durch Epithelzellen in der Harnröhrenschleimhaut kann darin liegen, daß Präparate von akuten Fällen nicht zur Verfügung standen, und daß die überlassenen Harnröhrenpräparate nicht in lückenloser Serie, d. h. nicht in stadiengestufter Weise untersucht werden konnten. Diese Notiz muß noch dahin ergänzt werden, daß bei den diesseitigen Untersuchungen von gonorrhoischen Bindehautsekreten die Gonokokken innerhalb der Epithelien nur dann gefunden wurden, wenn diese Epithelzellen gleichzeitig degenerative Erscheinungen am Protoplasma oder am Kern oder an beiden aufwiesen. Hieraus kann aber auf eine Phagocytose nicht geschlossen werden. Im Gegenteil, durch eine solche Erscheinung wird nur bewiesen: ein Schmarotzertum der Gonokokken im Protoplasma einer dem Untergange geweihten Epithelzelle. Es pflegen ja auch im Ausstrichpräparate vielfach Epithelzellen vorzuherrschen, die Absterbeerscheinungen zeigen. Allerdings ist beschrieben worden, daß die neugebildeten und mit phagocytischen Eigenschaften ausgestatteten Epithelien zunächst weniger den Charakter von Cylinderzellen und mehr den eines geschichteten Pflasterepithels zeigen; doch kann diesseits vom klinischen Standpunkte aus auf die Möglichkeit hingewiesen werden, daß eine intraepitheliale Phagocytose von Gonokokken im festgefügten Epithelverbande durch ein Ausstrichpräparat nicht nachgewiesen zu werden braucht und daß selbst bei einer geringen Absonderung und bei einem negativen Gonokokkenbefund im Ausstrichpräparat die conjunctivale Gonorrhöe unter diesen Umständen dennoch infektiös zu sein vermag.

Mit dem Abstoßen der kokkenumsäumten Epithelien und dem Nachrücken von neugebildeten, gesunden, sowie auch als abwehrkräftig zu bezeichnenden Epithelzellen geht die Heilung Hand in Hand. Die hier in zeitlicher Aufeinanderfolge geschilderten Vorgänge können sich in der ersten Zeit an den verschiedenen Teilen der Bindehaut, d. h. örtlich getrennt und abgegrenzt — entsprechend der anfangs herdförmig auftretenden Erkrankung — in einem abwechslungsreichen Nebeneinander abspielen. Später gleichen sich die Unterschiede aus.

Wenn ich kurz meine eigene Ansicht über den Infektionsmodus sagen darf, so erfolgt die Erstlingsinfektion in das Gewebe hinein nach meinem Dafürhalten dadurch, daß die Schlußleisten der Epithelien durchbrochen und im Anschluß daran die Kittsubstanzen als Vordringungsstraßen benutzt werden.

Ähnlich wird es sich wohl bei der Urethra verhalten. Alle anderen Epithelien und namentlich auch die Epithelien der Hornhaut scheinen über Schlußleisten, Kittsubstanzen und Protoplasmahüllen zu verfügen, die den Gonokokken den Durchtritt verwehren, oder doch zum mindesten sehr erschweren.

Die allgemeine Anschauung geht ja nun ferner dahin, daß eine Exsudation aus den Gefäßen dann eintritt und gleichzeitig auch eine Eiterung nebst Erweiterung der interepithelialen Räume dann zustandekommt, wenn die Gonokokken den basalen Teil der Epithelien erreicht und das subepitheliale Bindegewebe berührt haben.

Es gibt augenscheinlich eine Periode, in der das Vordringen der Gonokokken auf den Epithelaußenseiten und innerhalb der Kittsubstanzen in entgegengesetzter Richtung arbeitet wie der Flüssigkeitsstrom aus den Gefäßen.

Die phagocytische Tätigkeit der Leukocyten scheint sich fast ausschließlich auf die Oberfläche der Bindehaut zu beschränken.

5. Allgemeine Pathologie.

Die Parallele zwischen dem klinischen Bilde und dem pathologisch-anatomischen Befunde ist unschwer herzustellen. Die hochgradige Schwellung der Lider in den ersten Tagen beruht ausschließlich auf einer ödematösen

Durchtränkung. Nur auf diese Weise ist ihre rasche Rückbildung, die vielfach noch vor dem Höhepunkt der Erkrankung, d. h. vor dem Einsetzen der Pyorrhöe eintritt, zu verstehen. Das Ödem bedingt auch die frühzeitige Schwellung der Conjunctiva des Bulbus und der Übergangsfalten. Die tarsale Bindehaut beteiligt sich an der ödematösen Durchtränkung so gut wie gar nicht; sie ist zu kompakt mit dem Tarsus verfestigt, um einen nennenswerten Serumeintritt zu gestatten. Die nach dem Abflauen des Ödems einsetzende massive Verdickung der Lidbindehaut einschließlich ihres tarsalen Anteiles vollzieht sich durch eine Infiltration der adenoiden Schicht und durch die Vergrößerung des Papillarkörpers. Letzterer kommt klinisch durch die Rauhigkeit der Oberfläche zum Ausdruck und man kann auch hier wiederum sagen, daß die Haupterkrankung sich im wesentlichen an der Oberfläche abspielt.

Diesseits wird klinisch und pathologisch die Conjunctivalgonorrhöe als der Typus der Oberflächeneiterung angesprochen, wobei die Eiterung zwar einen sehr wesentlichen, aber doch nur einen Teil der Erkrankung ausmacht. Andererseits beweisen die histologischen Befunde, daß die Gonokokken auch in die Tiefe zu dringen vermögen, daß das subepitheliale Gewebe mit verschiedenen Zellen infiltriert sein kann und daß bei stärkerer Zerstörung des Epithels (SCHRIDDE) mikroskopisch sogar Geschwürchen sichtbar werden. Doch handelt es sich bei diesen tiefer gelegenen conjunctivalen und subconjunctivalen Veränderungen augenscheinlich nur um spärlich verteilte mikroskopisch nachweisbare Befunde von kurzem Bestande. Bei der Conjunctivalgonorrhöe fehlt der chronische Zustand mit seiner Infiltration von Plasmazellen und mit der Neubildung von Bindegewebe.

Zum Unterschied von der Urethralgonorrhöe ist die Submucosa der Bindehaut nur schwach und kurzdauernd mitbeteiligt. Diese geringgradige und kurzfristige Mitbeteiligung des subconjunctivalen Gewebes bildet einen Unterschied und bis zu einem gewissen Grade auch einen Gegensatz zu den Befunden beim Harnröhrentripper. Das Ausbleiben eines solchen Stadiums erklärt in einfacher Weise die klinisch bekannte Tatsache, daß die Gonorrhöe der Conjunctiva selbst nach dem schwersten Krankheitsverlauf fast stets ohne sichtbare Narbenbildungen ausheilt. Für das Ausbleiben der Narben werden diesseits noch zwei weitere Gründe angenommen.

In der Urethra finden sich zahlreiche Vertiefungen und Recessus: LITTRÉsche Drüsen und MORGAGNIsche Lacunen usw. Es ist bekannt, daß besonders in diesen gebuchteten Schlupfwinkeln die Gonokokken für einen therapeutischen Eingriff schwer zugänglich sind, weil sie dort einen starken Schutz genießen. Von hier aus dringen sie nach Auffassung von Pathologen und Dermatologen in das subepitheliale und benachbarte Bindegewebe ein und führen daselbst zu bakteriellen Ansammlungen, zu zelligen Infiltrationen und zum Ödem, sowie späterhin zu Narbenbildungen, den bekannten Strikturen. Derartige Schlupfwinkel fehlen in der Conjunctiva vollständig, denn die Nischenwirkung der HENLEschen und KRAUSEschen Drüsen, der Plicakante, des äußeren Augenwinkels, des oberen Fornix reichen als dauernde Versteckplätze nicht aus. Weiterhin läßt sich die Bindehaut zum Unterschied von der Harnröhre mit einfacher Technik glätten und wie eine gespannte Haut flächenhaft ausgleichen sowie überall sichtbar machen.

Ferner befindet sich die Conjunctiva in rascher und zugänglicher Nachbarschaft mit der Außenluft, so daß die luft- und temperaturempfindlichen Gonokokken schon aus diesem Grunde der Vernichtung verhältnismäßig leicht anheimfallen können.

An der Bindehaut zeigt sich in hohem Maße der vorwiegend epitheliale Charakter der gonorrhoischen Erkrankung und zugleich die bedeutsame Fähigkeit des Epithels, sich rasch und vollständig zu regenerieren.

Wesentlich unklarer ist die Pathogenese der Hornhauterkrankungen. Histologische Untersuchungen sind hier nur in sehr bedingter Form anzutreffen. Als sicher kann wohl angenommen werden, daß bei schwerer Erkrankung der Bulbusconjunctiva die vom conjunctivalen und subconjunctivalen Gefäßsystem abhängige Ernährung der Cornea leiden muß. Der Beginn einer diffusen Trübung der ganzen Hornhaut läßt sich durch eine gestörte Ernährung zwanglos erklären.

Schon seit Jahrzehnten nimmt man an, daß das sog. zentrale Geschwür, welches in einer diffus-getrübten Hornhaut auftritt, vorwiegend bzw. ausschließlich als eine Nekrose aufzufassen ist, für die in erster Linie eine am Hornhautrande lokalisierte Zirkulationsstörung verantwortlich gemacht wurde. Im speziellen hat ADAM auch thrombotische Zustände an diesem Orte vermutet.

Außer der lokalbedingten Ernährungsstörung vermag auch eine allgemeine Schwäche oder Unterernährung, beispielsweise eine Avitaminose schädlich zu wirken und sogar ein völliges Hinschwinden der Hornhaut zu verursachen. Gewißheit können aber erst weitere histologische Befunde und biologische Ergebnisse bringen.

Wesentlich anders liegen die Verhältnisse bei den peripheren kleinen Infiltraten und Geschwüren.

Es ist durchaus verständlich, daß infolge der Bindehauterkrankung Schädigungen der Hornhaut entstehen, die geeignet sind, Vorbedingungen für die Einwanderung von Infektionserregern in die Hornhaut zu schaffen.

Durch genaue anatomische Untersuchungen DINKLERS ist festgestellt, daß die Gonokokken in das Hornhautgewebe eindringen und sich dort vermehren können. Allerdings handelte es sich hier um ganz besondere Verhältnisse. DINKLER konnte von einem 2 jährigen Kinde und von einem 22 jährigen Mann den Augeninhalt untersuchen, der wegen einer zentralen Hornhautperforation exenteriert worden war. Die Gonokokken waren in das Augeninnere eingedrungen und hatten daselbst zu Eiterungen und Zerstörungen geführt. An den Rändern des zentralen Defektes, der einen geschwürigen Charakter angenommen hatte, waren die Gonokokken auch in die Hornhaut eingetreten, doch hatten sie sich auf die Grenzpartien des Geschwürs beschränkt; daselbst waren sie intraleukocytär und auch freiliegend anzutreffen.

Weiter fand sich nun auf der Hornhautoberfläche ein dichtes, festsitzendes Exsudat, das ebenfalls von freien und intraleukocytären Gonokokken durchsetzt war. Unterhalb dieses Exsudates waren die Hornhautepithelien stark verändert und ihre Zwischenräume erweitert. Von diesem Exsudat aus gingen nun Gonokokkenrasen in die erweiterten interepithelialen Saftspalten hinein, und zwar um so ausgiebiger und freier, je größer der Querschnitt der Spalten war. An der BOWMANNschen Membran machten sie Halt.

Aus diesem Befunde geht zweierlei hervor: 1. daß von einem Geschwür seitlich die Gonokokken in die Hornhautsubstanz vorgeschoben werden bzw. in sie eindringen können, daß sie sich hier aber auf die nächste Nachbarschaft beschränken, und 2., daß sie auch von vorne her sich in gelockerte und in ihrem Zusammenhalt geschwächte Hornhautepithelien einzuschieben vermögen, wenn diese Zellen durch ein aufliegendes Exsudat verändert und geschädigt sind.

Vergleicht man diese Befunde mit den früher erwähnten Infiltraten bei der chronischen Urethralgonorrhöe, so findet man insofern eine Übereinstimmung mit dem ad 1 genannten Vorgange, als auch hier nur die nächste Nachbarschaft der Harnröhre mit Gonokokken sowie mit zelligen Infiltraten durchsetzt ist.

Die peripheren Hornhautinfiltrate sind allerdings bis jetzt nur klinisch nachweisbar gewesen. Sie zeigen aber wegen ihres geringen seitlichen Abstandes von dem blutreichen Hornhautrande und somit auch von der Grenze der entzündeten Bindehaut eine große topographische Ähnlichkeit mit dem DINKLERschen Befunde. In beiden Fällen muß man ein Haltmachen der Gonokokken annehmen, nachdem diese in seitlicher Richtung nur eine kurze Strecke zurückgelegt haben.

Diese peripheren, in einem geringen Abstand vom Limbus gelegenen Trübungen, denen allem Anscheine nach eine Nekrose voraufgeht, haben in ihrer Lagerung, Anordnung und Größe eine gewisse Ähnlichkeit mit den sog. katarrhalischen Infiltraten und späteren Geschwüren. Es ist nun durchaus nicht selten, daß sie nach eingetretener Ulceration miteinander konfluieren und wegen ihrer konzentrischen Richtung einen partiellen und gelegentlich sogar einen totalen Ring bilden. Ein solches Ereignis kann beispielsweise eintreten, wenn nach einer parenteralen Injektion die Chemosis zunimmt, und es kann selbst dann zur Beobachtung gelangen, wenn im Conjunctivalsekret Gonokokken vermißt werden. Eine derartige Geschwürsbildung sperrt nun die vorderen Hornhautabschnitte von den conjunctivalen Gefäßen ab. Als Folge ergibt sich nun mitunter ein langsames, kontinuierliches, aber stetig fortkriechendes Abgegrast- und Eingeschmolzenwerden der oberflächlichen Hornhautabschnitte. Da die Gonokokken im Sekret fehlen, kann es sich bei der flächenhaften Vernichtung der vorderen Hornhautschichten nicht um eine direkte Gonokokkenwirkung handeln, sondern hauptsächlich um eine Nekrose, die durch den Geschwürsgraben zustandekommt, indem dieser Defekt die ernährenden Bindehautgefäße in ihren Leistungen stört, weil durch ihn die pericorneale Saftbewegung und somit die Ernährung von den zentral gelegenen vorderen Hornhautlamellen abgepreßt wird.

Weiter haben nun die vorhin genannten fünf histologischen Untersucher — was hier ausdrücklich nachgeholt werden soll — bei ihren Augenbefunden konstatiert, daß die Gonokokken auf kleine Entfernungen in dem subconjunctivalen Gewebe angetroffen werden, woselbst sie in geringer Anzahl sowie in Gruppen angesammelt sind und bald darauf auch von Zellen begleitet bzw. umhüllt werden. Die Befunde von BUMM, DINKLER, LINDNER, SCHRIDDE und WALDSTEIN lassen nun ungezwungen darauf schließen, daß die Gonokokken vom subconjunctivalen und episcleralen Gewebe d. h. von der Cornea-Scleralgrenze aus zwischen die Hornhautlamellen eindringen und daselbst mit zugewanderten oder örtlich neugebildeten Zellen die bekannten kleinen grauen und gelben Herde bilden.

Sodann beweist ad 2 nun aber der DINKLERsche Befund am supraepithelialen Exsudat, daß eine Maceration des Epithels stattgefunden hat, wie sie von vielen klinischen Beobachtern und auch diesseits auf eine Chemosis zurückgeführt wird. Es müssen die Hornhautepithelien erst gedrückt, geschädigt und erweicht sowie in ihrem Zusammenhang gelockert sein, bevor sie von außen her mit Gonokokken durchsetzt werden. Das intakte geschichtete Plattenepithel der Hornhaut ist gegen die Gonokokken ein starker, kaum bezwingbarer Verteidiger.

Beispielsweise kommen bei eitrigen Katarrhen der Luftwege trotz massenhaften Verschluckens von infektiösem Material keine katarrhalischen Geschwüre im Oesophagus vor. Dabei ist zu bemerken, daß der Oesophagus bis zum sechsten Embryonalmonat mit Flimmerepithelien ausgestattet ist, die sich erst allmählich in ein geschichtetes Plattenepithel umändern. Auch hier wird es sich wohl ähnlich wie bei der Hornhaut um die Resistenz der Protoplasmahüllen, Schlußleisten und Kittlinien gegen manche Bakteriengruppen handeln.

Mit einem gewissen Vorbehalt kann die Hornhaut wegen ihres Mangels an Gefäßen, Papillen, Follikeln und Drüsen, sowie wegen ihres inselförmigen Eingeschlossenseins innerhalb der Bindehaut als eine modifizierte Schleimhaut aufgefaßt werden. Weiterhin kann die Substantia propria des gesamten mesodermalen Anteils der Hornhaut einer Tunica propria des Epithels gleichgestellt werden, wobei die vorne verdickte Basalmembran der sog. BOWMANNschen Schicht entspricht.

Zum Unterschied vom conjunctivalen Epithel scheinen die cornealen Epithelzellen mit einer für die Gonokokken widerstandsfähigen Protoplasmahülle bzw. Außenschicht überzogen und durch eine so feste Schlußleiste abgegrenzt zu sein, daß den Gonokokken ein längerer Aufenthalt auf der epithelialen Oberfläche, bzw. ein Eindringen in die Intercellularräume unmöglich gemacht wird. Dabei muß ausdrücklich bemerkt werden, daß die Hornhautepithelien selbst in ihrer obersten Lage verhältnismäßig wenig verstärkt sind, während sie in den tieferen Lagen durch Fasern verfestigt werden (FRIBOES). Die Hauptfähigkeit der Gonokokken, gegenüber den conjunctivalen Epithelzellen scheint doch darin zu bestehen, daß sie imstande sind, an der Bindehaut die Schlußleisten aufzulösen und in die Intercellularräume einzudringen, deren Flüssigkeit durch

Diffusion mit der subepithelialen mesodermalen Unterlage in Verbindung steht und ein Vordringen der Gonokokken und ihrer Gifte in die Tiefe gestattet, bzw. erleichtert und begünstigt. Nach dem Einsetzen der Gonokokkenwirkung auf das subepitheliale Gefäßnetz setzt nun die Exsudation und auch die Erweiterung der Intercellularräume im größeren Umfange von hinten her ein. Das Haftenbleiben der Gonokokken auf der Zelloberfläche spricht doch wohl dafür, daß der Nährboden für die Gonokokken nicht im oder vom lebenden Protoplasma, sondern von der Außenschicht der conjunctivalen Epithelien (Lindner) geliefert wird. Die anschließende Nekrose der Bindehautepithelien wird zunächst durch die Giftwirkung des marginalen und pericellulären Gonokokkenbesatzes herbeigeführt und erst nach Schädigung der Zellhüllen ein Eindringen der Gonokokken in die Zellkörper gestattet. Dies gilt für die präformierten Epithelzellen mit voller Sicherheit. Bei den während der Erkrankung neugebildeten und somit phagocytisch kräftiger veranlagten Epithelien mag die Sache anders liegen.

Neben den Außenschichten der Epithelien (Lindner) wird meines Erachtens der Nährboden für die Gonokokken zunächst von den Schlußleisten und Kittsubstanzen der Epithelien geliefert. Augenscheinlich haben die Eiweißkörper dieser drei Gebilde eine besondere Fähigkeit, die Gonokokken auf sich bzw. in sich wachsen zu lassen.

Für die bevorzugte Durchdringung und Auflösung der Kittlinien und der Schlußleiste spricht nach diesseitiger Auffassung ganz besonders die Tatsache von metastatisch endogenen Conjunctivitisfällen, die sich bei äußerlich fast intakter Oberfläche nur durch eine Auflockerung bzw. Auflösung der Kittsubstanzen von hinten und unten her erklären läßt, da es sonst schwer verständlich sein würde, daß die aus den Blutgefäßen ausgetretenen Gonokokken vom Bindegewebe her auf die Epitheldecke gelangen könnten. Hierher gehört ein Fall von Davids, bei dem sich infolge einer endogenen Infektion das Bild einer ektogenen Gonoblennorrhöe entwickelte.

Beachtenswert ist es allerdings bei der endogenen Conjunctivitis, daß die Gonokokken und der Exsudationsstrom von Anfang an den gleichen Weg von unten nach oben bzw. von hinten nach vorne einschlagen, indem sie parallel nebeneinander von den basalen Epithelien aus die Kittsubstanzen auflösen und die Intercellularräume erweitern und sprengen.

Zum Schluß soll noch hervorgehoben werden, daß in den gonokokkenhaltigen Sekreten andere Mikroorganismen nur äußerst selten angetroffen werden. Finden sich derartige Bakterien, so kann man hieraus in der Regel schon die Diagnose einer längeren Erkrankung machen, und weiterhin muß man genau auf den Tränensack achten. Es handelt sich dann vielfach um ein dakryocystisches Beiwerk, wie ja auch dem gonorrhoischen Sekret bei subakuten und chronischen Formen des Harnröhrentrippers, beispielsweise Smegmabacillen, Staphylokokken, Bacterium coli und andere Keime beigemischt sein können.

IV. Endogene Conjunctivitis bei Gonorrhöe.

Die Erkenntnis, daß es neben der ektogenen Gonokokken-Bindehautentzündung auch noch eine endogene gibt, hat viele zum Teil recht merkwürdige Wandlungen durchgemacht.

In Jüngkens 1832 erschienenem Buch „Die Lehre von den Augenkrankheiten", findet sich als etwas Selbstverständliches die Meinung, daß die Mehrzahl der Fälle von Blennorrhöe der Conjunctiva und insbesondere die schweren auf metastatischem Wege zustande kämen. Das plötzliche Verschwinden des Tripperflusses aus der Harnröhre wurde als Ursache betrachtet. Dem entsprechend wurde ein sofortiges Wiedererwecken des Ausflusses als Heilmittel empfohlen.

Sobald erkannt war, daß die Blennorrhöe der Conjunctiva meistens durch eine direkte Infektion mit Trippereiter zustande kommt, geriet die alte Metastasenlehre gänzlich in Vergessenheit. FOURNIER machte 1866 wieder eine bemerkenswerte Andeutung. Von den Ophthalmologen hat HAAB als erster 1881 von neuem die Erinnerung wachgerufen, doch war es erst HALTENHOFF kurz nach der NEISSERschen Entdeckung des Gonokokkus — auf Grund einer Reihe von gut beobachteten Fällen — vorbehalten, ein brauchbares Krankheitsbild der metastatischen Conjunctivitis aufzustellen.

Das klinische Bild der metastatischen Conjunctivitis ist nicht einheitlich beschrieben. Ziemlich übereinstimmend wird die starke Beteiligung der Bulbusconjunctiva und der Episclera betont. Vom allgemeinen medizinischen Standpunkte aus ist folgendes zu sagen:

Die erste Voraussetzung für eine metastatische gonorrhoische Conjunctivitis ist das Bestehen einer infektionstüchtigen Urethralgonorrhöe. Mitunter macht es aber auch einmal den Eindruck, als wenn von einer ektogen erkrankten Bindehaut des einen Auges die Bindehaut des anderen Auges metastatisch in Mitleidenschaft gezogen werden kann; nur treten dann an diesem zweiten Auge die conjunctivalen Erscheinungen bedeutend milder auf. Natürlich kann man eine solche Vermutung nur beim Fehlen einer Urethralgonorrhöe haben. Wesentlich unterstützt wird die Annahme einer Bindehautmetastase durch das Bestehen oder Hinzutreten von anderen Metastasen, insbesondere von solchen in und neben den Gelenken. Man spricht dann auch wohl kurzweg von einer arthritischen Conjunctivitis. Die ektogene Infektion muß durch den wiederholt erhobenen negativen Gonokokkenbefund im Conjunctivalsekret ausgeschlossen werden. In diesem und ähnlichem Sinne haben sich schon seit Jahren mehrere Beobachter ausgesprochen und in besonders scharfer Weise PINCUS. Andererseits erscheint beim Befunde von vereinzelten gramnegativen Diplokokken eine gewisse Zurückhaltung angezeigt, besonders wenn man geneigt ist, diese als Gonokokken anzusprechen.

Hier ist dann das klinische Bild entscheidend. Das doppelseitige Auftreten einer Bindehautentzündung, die in keiner Weise der klinischen Blennorrhöe ähnlich ist, kann selbst bei Anwesenheit von vereinzelten Gonokokken mit Sicherheit nicht gegen die metastatische Natur ins Feld geführt werden. Bei der Besprechung der Gonokokkenbefunde wird hierauf noch näher eingegangen werden. Gegenüber anderweitigen interkurrenten Bindehautentzündungen wird die Unterscheidung nicht immer mit voller Sicherheit möglich sein. Unterstützend wird hier die Kenntnis wirken, welche Bindehautentzündungen in der betreffenden Gegend und Jahreszeit häufig beobachtet werden. Bei der metastatischen Conjunctivitis können auch gelegentlich Hornhauterkrankungen gesehen werden. Es handelt sich dann meistens um kleine Herde, welche sich in der Regel ohne Dauerschädigung rasch zurückbilden. Es genüge die einstweilige Notiz, daß die gefürchtete Hornhautvereiterung der ektogenen Conjunctivitis bei der endogenen Form nicht in Erscheinung tritt.

Im einzelnen bietet die Begrenzung des Begriffes der metastatischen Gonokokkenconjunctivitis mitunter recht große Schwierigkeiten. Sie wäre einfach, wenn man in jedem Falle die Gonokokken nicht nur in der Harnröhre als Eintrittspforte, sondern auch noch im Blute und am Orte der Metastase nachweisen könnte. Findet man aber auf der Bindehaut Gonokokken, so muß auch mit der Möglichkeit einer ektogenen Infektion gerechnet werden, doch ist die eigentliche metastatische Conjunctivitis fast ausnahmslos bedeutend milder als die ektogene blennorrhoische Form, d. h. die endogene tritt nur sehr selten (DAVIDS) als gonorrhoische Oberflächeneiterung in Erscheinung.

Nun hat Sidler-Huguenin in einem Falle mit Urethralgonorrhöe und Gelenkaffektionen, sowie einer Bindehautentzündung, deren Sekret frei von Gonokokken war, die Gonokokken im Blute nachgewiesen. Demnach ist wohl anzunehmen, daß eine echte metastatische Conjunctivitis bei Personen, die an Urethralgonorrhöe leiden, vorkommt. Wenn man diese Tatsache berücksichtigt, so wird man bei einer nach Urethralgonorrhöe auftretenden Bindehautentzündung, in deren Sekret gelegentlich vereinzelte Gonokokken gefunden werden, den ektogenen Ursprung nicht für unbedingt bewiesen halten, denn die Möglichkeit, daß Gonokokken aus dem submukösen Gewebe an die Oberfläche gelangen können, ist nicht mehr von der Hand zu weisen.

Abgesehen von dem Sidlerschen Befunde und von vielen empirischen Beobachtungen geben hierüber die soeben angedeuteten Untersuchungen von Davids eine brauchbare Auskunft. Dieser Fall von Urethralgonorrhöe zeigte allerdings das Eigenartige einer ernsten pleuritischen Gonokokkenmetastase, mit der sich eine doppelseitige metastatische Conjunctivitis kombinierte. Bei dem einen Auge (links) durchbrachen die Erreger von hinten her die Bindehaut und es entwickelte sich eine echte Gonoblennorrhöe. Am anderen Auge (rechts) beschränkte sich die metastatische Wirkung auf eine milde vorzugsweise epibulbäre Entzündung.

Trotz der Voraussetzung der Entstehung einer beiderseitigen echten endogenen Blennorrhöe ist hier wohl die Annahme berechtigt, daß die Gonokokken nach ihrem Durchbruch bis zur Bindehautoberfläche wenigstens am linken Auge nur von vorne her infolge des Lidschlages und mit Hilfe der Tränenflüssigkeit sekundär zu einer ektogenen Blennorrhöe führten, so daß hier endogene und ektogene Infektion sich miteinander verflochten.

Die weitverbreitete Ansicht, daß vor allen Fällen mit positivem Bindehautsekretbefund die Diagnose einer metastatischen-gonorrhoischen Conjunctivitis auszuschließen ist, bedarf daher einer Revision. Andererseits muß betont werden, daß die meisten Erkrankungen von metastatischer Gonokokkenconjunctivitis mit den Erscheinungen der ektogenen Infektion klinisch kaum etwas Charakteristisches gemeinsam haben. Auch kann man Elschnig beipflichten, wenn er auf die naheliegende Möglichkeit hinweist, daß bei Urethralgonorrhöe zufällig auch eine harmlose Bindehautentzündung unbekannter Ursache aufzutreten vermag.

Nimmt und hat der Ophthalmologe Gelegenheit, die Unterlagen für seine Betrachtungen und Schlüsse nicht nur auf die Augenkrankheiten zu beschränken, sondern auch andere Kliniken und Polikliniken aufzusuchen, so ergeben sich für ihn allerlei Möglichkeiten, um auf dem Analogie- und Bestätigungswege die metastatischen Conjunctivitisformen etwas genauer abgrenzen zu können. Am meisten geeignet ist das Studium der metastatischen Erkrankungen des Bewegungsapparates auf den dermatologischen, chirurgischen und orthopädischen Stationen.

Auf Grund derartiger Besuche und Betrachtungen werden diesseits unter Berücksichtigung früherer Angaben zwei Formen unterschieden, bzw. zu unterscheiden versucht: eine palpebrale und eine epibulbäre.

Die palpebrale Form entspricht in der Regel einer milden Entzündung, hauptsächlich des palpebralen Anteiles. Meistens ist sie doppelseitig. Die Absonderung von Sekret ist nur gering und gonokokkenfrei. Es handelt sich in der Regel um einen milden schleimig-eitrigen Katarrh. Die wenigen anatomischen Veränderungen sind im tarsalen Teile fast nur auf eine Rötung beschränkt. Die gleiche Rötung findet sich an der Carunkel und an der Plica semilunaris. Die Übergangsfalte ist meistens etwas geschwollen. Vielfach besteht auch eine geringe Chemosis, die aber die Nachbarschaft des Fornix nicht weit zu überschreiten pflegt. Auffallend ist gelegentlich eine starke Lichtscheu und ein lästiges Tränenträufeln. In anderen Fällen greift die palpebrale Rötung auf die Bulbusconjunctiva über, die dann ein zartes rosenrotes Aderwerk aufweist. Gelegentlich findet sich auch eine geringgradige pericorneale Injektion ein.

Diese Form der metastatischen Conjunctivitis hat klinisch vielfach eine große Ähnlichkeit mit der nur wenig Sekret bildenden Meningokokkenconjunctivitis, wie sie mitunter bei Meningitis und namentlich bei ihren längeren fieberhaften Zuständen angetroffen werden kann, auch diesseits mehrfach beobachtet wurde. Es erscheint diese Ähnlichkeit auch durchaus verständlich, da auch sonst die Gonokokken und Meningokokken mancherlei Übereinstimmungen zeigen. Diese metastatische Erkrankungsform tritt vielfach bei der akuten Urethralgonorrhöe auf und kann sich verhältnismäßig lang halten, wenn der Harnröhrentripper chronisch wird. Sie verschwindet später bei der Besserung des Grundleidens. Im Anfang dieser Conjunctivitis pflegen Gelenkaffektionen nicht zu bestehen, sie können aber mal vorkommen. Die Diagnose einer solchen Conjunctivitis ist eine rein empirische. Sie kann nur unter Ausschluß anderer Möglichkeiten aufgestellt, aber niemals bewiesen werden.

Bei dieser Form wurden diesseits Hornhauterkrankungen nicht bemerkt. In den bakteriologischen Präparaten wurden unter anderem mitunter einzelne — ausschließlich extracellulär gelegene — Diplokokken gefunden, die auch grampositiv sein können. Sind gleichzeitig andere Bakterien im Abstrich vorhanden, so spricht schon die Symbiose gegen eine Gonokokkenentzündung. Aber auch beim alleinigen Vorkommen von Diplokokken wird man nicht allzuviel damit anfangen können.

Bei der chronischen Urethralgonorrhöe ist das erstmalige Auftreten einer solchen milden metastatischen Conjunctivitis diesseits niemals gesehen worden und theoretisch wohl nur dann zu vermuten, wenn gleichzeitig Erkrankungen an den Gelenken oder Sehnenscheiden vorhanden sind. Beachtenswert ist hier mitunter ein nachweisbares Steigen und Fallen der Bindehauterkrankung in Bezug auf die Schwankungen der Urethralgonorrhöe. Ein solches Moment ist diagnostisch mitverwendbar.

Die zweite — epibulbäre — Form umfaßt augenscheinlich manche Fälle, die in der Literatur als Mitbeteiligung der Bulbusconjunctiva und der Episclera beschrieben wurden. Sie kann ebenso wie die palpebrale Conjunctivitis einseitig und doppelseitig auftreten. Während aber bei der beschriebenen palpebralen Erkrankung die entzündlichen Erscheinungen an beiden Augen sehr oft gleichzeitig bemerkbar werden und nur schwach an Intensität sowie gleichartig an Ausdehnung zu sein pflegen, sind bei diesen — vorwiegend die Augenoberfläche befallenden Entzündungen — insofern Abweichungen bemerkbar, als sich die Symptome vielfach zu verschiedenen Zeiten und in verschiedener Stärke und Verteilung melden können und durchaus nicht selten dauernd einseitig bleiben. Die auffälligsten Symptome sind die Chemosis und neben ihr die pericorneale sowie tiefblaue ciliare Injektion. In den meisten Fällen war auch die Bulbusconjunctiva stark gerötet. Die episclerale Schwellung nimmt zuweilen einen bedrohlichen Charakter an, wenn sie in ähnlicher Weise wie bei der ektogenen Gonorrhöe die Hornhaut überdeckt. Sie vermag derartig an Umfang zu gewinnen, daß sie nach hinten übergreift und den Äquator überschreitet. Letzterer Vorgang ist an dem Auftreten eines Exophthalmus zu erkennen, der sich allerdings häufig nur in geringen Grenzen hält und daher leicht übersehen werden kann.

Bei den diesseitig beobachteten hochgradigen Chemosisformen wurde stets auf die Untersuchung der Nase und ihrer pneumatischen Nebenkammern gedrungen, aber es ergab sich daselbst niemals eine brauchbare Erklärung für die Entwicklung der peribulbären Schwellung.

24*

In den meisten Literaturangaben findet sich bei den chemotischen Zuständen die Notiz von gleichzeitigen Metastasen in bzw. neben den Gelenken. Bei den eigenen gleichartigen Beobachtungen wurden die gleichzeitig vorgefundenen arthritischen, bzw. periartikulären Veränderungen auch von fachlicher Seite als gonorrhoische Erscheinungen angesprochen.

Es dürfte sich hier vorwiegend um unkomplizierte Fälle von entzündlicher Chemosis, d. h. um eine Entzündung der Tenonschen Kapsel, bzw. um eine isoliert auftretende diffuse Tenonitis handeln.

Der Begriff der Tenonitis und besonders der serösen Form ist bereits von Birch-Hirsch-feld in der zweiten Auflage des Handbuches genau präzisiert und in die Gemeinsamkeit der drei klinischen Momente analysiert worden: 1. mäßiger Exophthalmus, 2. Chemosis, 3. Beeinträchtigung der Bulbusbewegungen und Schmerzen bei denselben. Das Wesentliche bleibt stets die Chemosis. Der Exophthalmus sowie die objektiven und subjektiven Störungen bei Augenbewegungen sind konsekutiver Natur, aber klinisch von Bedeutung. Besonders als metastatische Erkrankung ist diese Tenonitis recht häufig im Anschluß an Rheumatismus beschrieben.

Wegen häufiger Koinzidenz von hochgradiger Chemosis und Gelenkerkrankungen bei metastatischer Gonorrhöe erscheint es diesseits praktisch und sowohl im anatomischen, wie auch im klinischen Sinne durchaus berechtigt, den Tenonschen Raum, in dem sich die Schwellungserscheinungen doch augenscheinlich am stärksten abspielen, mit den Sehnenscheiden in Einklang zu bringen.

Der Tenonsche Raum wird von den Augenmuskeln an ihrem Ansatz, d. h. von ihren Sehnen durchbohrt. Es sind richtige Sehnenschlitze vorhanden, die den Vergleich mit den Sehnenscheiden durchaus aushalten. Auch die Oberflächenbekleidung durch schmale und vielgestaltige Zellen, die von Stomata unterbrochen sind, stimmt hiermit überein. Bei den geraden Augenmuskeln erstreckt sich diese Einscheidung noch auf die Muskelbahn selber und der obere Schräge wird sogar bis zur Trochlea überzogen. Weiter findet sich zwischen der Lederhaut und der Sehneninsertion durchaus nicht selten ein mehr oder weniger abgesetztes lockeres Gewebe, das besonders bei sorgsam ausgeführter Tenotomie leicht präparierbar ist und einen Vergleich mit einem Schleimbeutel zuläßt.

Nun sind diesseits nur 3 Fälle gesehen worden, bei denen gemeinsam mit einer solchen metastatischen Tenonitis eine abgrenzbare Tendovaginitis und zwar an der Achillessehne nachweisbar war. Andererseits wurden im Bereich der Sehnenscheiden der Peroneus- bzw. Tibialis-Muskelgruppe sowie an den Flexoren und Extensoren der Hände mehrfach und gleichzeitig diffuse Entzündungen angetroffen, doch war bei der Schmerzhaftigkeit und Schwellung dieser Gegenden der Nachweis einer Tendovaginitis zuweilen recht schwer, weil die funktionelle Prüfung dieser Muskelgruppen bei dem Mitergriffensein der benachbarten Gelenke und ihrer Kapseln ein Reiben innerhalb der Sehnenscheiden vermissen und somit eine Tendovaginitis nicht deutlich hervortreten ließ. Übrigens ist die Bezeichnung einer gonorrhoischen Tenonitis alten Datums. Sie findet sich hauptsächlich im Zusammenhang mit einer nebenher bestehenden Iritis. In der großen Arbeit von Elschnig, sowie in Mitteilungen von van Moll und Morax wird dieser Ausdruck mehrfach in Verbindung mit einer gonorrhoischen Iritis gebraucht. (IX. Internationaler Ophthalmologenkongreß Utrecht 1899.)

Nun kommen aber neben und unabhängig von solchen diffusen Schwellungen auch noch lokalisierte Erkrankungen vor, die sich häufig in hochgradig hyperämischen flachen, bzw. rundlichen Verdickungen des episcleralen und scleralen Gewebes äußern. Aus Gründen der besseren Übersicht und wegen der häufigen Verschiedenheit im klinischen Verhalten ist aber eine gewisse Trennung zwischen diesen beiden Zuständen empfehlenswert.

Unter solchen an diffuser Tenonitis leidenden Patienten gibt es nun, und dies ist sehr beachtenswert, eine bestimmte Gruppe von Trippermetastasenkranken — man kann sie schlechtweg als Professionisten bezeichnen — deren Augen bei dem Neuauftreten eines alten oder nach Erwerbung eines neuen Trippers von einer starken Chemosis befallen werden. Manche von ihnen rechnen sogar von Anfang an mit einer einseitigen oder doppelseitigen Chemosis, wenn gleichzeitig an bereits früher erkrankten Gelenken Nachschübe auftreten, weil sie wissen, daß dann auch Augenschwellungen zu erwarten sind. Gelegentlich kann die Chemosis den arthritischen, periartikulären und tendovaginitischen Erscheinungen auch einmal vorangehen. Weiter ist es solchen Kranken auch bekannt, daß diese Augenschwellungen trotz ihres äußerlich gefährlichen Aussehens und ihrer lästigen subjektiven Erscheinungen ohne jede lokale Behandlung wieder abklingen und völlig verschwinden können, wenn sie nicht gerade von einem lästigen Katarrh begleitet sind. Alle diese Momente sprechen außerordentlich für eine, den Tendovaginitiden ähnliche, peribulbäre Tenonitis.

Die abgrenzbaren episcleritischen Herde sind mitunter den gichtischen nicht unähnlich und namentlich auch recht hartnäckig; sie imponieren vielfach als richtige Scleraknoten. Einige bilden sich spontan zurück, sobald die Urethralgonorrhöe ausheilt, andere neigen zu Rezidiven und liefern zuweilen die einzigen klinisch brauchbaren Hinweise dafür, daß die Gonorrhöe noch nicht als endgültig ausgeheilt betrachtet werden kann.

Selbstverständlich fällt der Erkrankung des subconjunctivalen, d. h. zwischen der Bindehaut und der Tenonschen Kapsel gelegenen Gewebes bei allen diesen Entzündungen eine nicht unerhebliche Bedeutung zu, da auf metastatischem Wege von dieser sog. Subconjunctiva aus sogar eine echte Conjunctivalgonorrhöe entstehen kann. Von Heerfordt wurde daher auch eine Subconjunctivitis epibulbaris gonorrhoica beschrieben.

Nach diesseitiger Anschauung finden die Gonokokken ihren Weg aus der Subconjunctiva das eine Mal zwischen die Kittlinien der Bindehautepithelien (katarrhalische und katarrhalisch-eitrige Formen) und das andere Mal durch die Stomata der Endothelien des Tenonschen Raumes in die Episclera (Chemosis mit und ohne Herdbildungen, Tenonitis). Beide Formen — Conjunctivitis und Tenonitis — können sich miteinander vereinigen und unter dieser Kombination ist noch eines klinischen Bildes zu gedenken, das eine gewisse Sonderstellung beanspruchen kann. Bei starker Chemosis und gleichzeitiger Rötung der Bindehaut stellen sich in der Conjunctiva oder auch in der Subconjunctiva gelegentlich kleine graue bis graugelbe Herde ein, die den sog. Phlyktänen nicht unähnlich und auch vielfach mit solchen verglichen worden sind (Heerfordt).

Hier handelt es sich nach eigener Auffassung um Gonokokkenansammlungen mit sekundären Infiltratbildungen. Auch kann die Angabe von Heerfordt durchaus bestätigt werden, daß sie meistens eine gute Prognose haben, da sie oft in kurzer Zeit spontan abheilen. Finden sich die gleichen Erscheinungen auch bei einer mit Tenonitis verknüpften Iritis, so muß man sich hüten derartige Herde als Perforationsöffnungen aus dem Augeninnern anzusprechen. Derartige episclerale und conjunctivale Herdchen erinnern in ihrer Entstehung und in ihrem Verhalten an die harmlosen kleinen gonokokkenhaltigen metastatischen Abscesse im subcutanen Gewebe und in den Sehnenscheiden der Neugeborenen.

Bei allen solchen Kombinationsformen spielen die direkten Blutträger der Episclera und Conjunctiva sicherlich eine große Rolle (Heerfordt).

Ist bei ausgeprägter Chemosis die Lidbindehaut nur wenig in Mitleidenschaft gezogen, so pflegt die Absonderung geringgradig auszufallen. Der bakteriologische Befund ergibt dann entweder nur die Anwesenheit von Xerosebacillen oder ein buntes Bakteriengemisch, vielfach versagt er vollkommen.

Zwar lassen die palpebralen und epibulbären Formen mancherlei Verbindungen und Übergänge erkennen, aber dennoch treten ihre reinen Formen mitunter so augenfällig auf, daß diesseits der Versuch einer klinischen Trennung als erlaubt erschien. Pathogenetisch scheint es sich bei den palpebralen Formen um die große Affinität der Intercellularsubstanzen der Bindehautepithelien zu den Gonokokken zu handeln, da auf dem Blutwege zugeführte Gonokokken anscheinend im gesamten Körper nur hier eine metastatische epitheliale Reaktion auszulösen vermögen. Bei den epibulbären und besonders bei den chemotischen Formen, die diesseits aber fast nur bei gleichzeitigem

Vorhandensein von Arthritiden bzw. periartikulären Veränderungen sowie bei Tendovaginitiden beobachtet wurden, ist die Analogie der Tenonitis mit einer Tendovaginitis leicht verständlich.

An sekundären Komplikationen kommen bei der Episcleritis und Tenonitis fast nur Infiltrate und Geschwüre der Hornhaut in Betracht, wie sie bei endogenen Conjunctivalgonorrhöen gefunden werden und auch bereits beschrieben sind. Die Voraussetzung scheint auch hier eine Randchemosis zu sein. Die größere Anzahl dieser Hornhautveränderungen wird am häufigsten durch kleine der Oberfläche nahegelegene Nekrosen und Infiltrate dargestellt, die oft mit Epitheldefekten einhergehen und die in der Regel rasch entstehen und abheilen.

Weiter finden sich aber auch noch andere Formen von Infiltraten. HEERFORDT hat sich der Mühe unterzogen, diese Arten von Hornhautinfiltraten genauer zu analysieren. Er beschreibt phlyktänuläre, herpetiforme und parenchymatöse Keratitiden. Letztere entziehen sich wegen Mangel an eigenen Beobachtungen dem diesseitigen Urteil.

Andererseits bestätigen die eigenen Beobachtungen durchaus die HEERFORDTschen Befunde, daß phlyktänen- und herpesartige Erscheinungen vorkommen und vorwiegend oberflächlich gelegen sind, daß sie einen launischen, schnell wechselnden, gutartigen und aus einer Reihe kleinerer Attacken zusammengesetzten Verlauf, wie die endogenen Conjunctivalaffektionen zeigen und daß sie spätestens mit dem Aufhören der Urethritis definitiv abheilen (S. 155). Auch Klagen über ausgesprochene Zeichen von Irritation der Nerven in Form von nagenden, stechenden, bohrenden, ziehenden Schmerzen (S. 185) wurden diesseits gehört. Sie weisen zuweilen direkt auf die frischentstandene Hornhauterkrankung hin. HEERFORDT ist nun der Ansicht, daß diese Affektionen ihren Weg in die Hornhaut hinein entlang den Nerven finden. Er erbringt hierfür sehr einleuchtende Hinweise durch den histologisch festgestellten Nervenverlauf (S. 163). Eine solche Möglichkeit ist jedenfalls nicht ohne weiteres von der Hand zu weisen. Beachtenswert erscheint nun ferner in den HEERFORDTschen Mitteilungen, daß das Epithel über dem Infiltrat verdickt angetroffen wurde (Fall 3), daß die Blase subepithelial lag (Fall 2) und daß sie auch von der BOWMANNschen Schicht bedeckt war (Fall 4), sowie ferner, daß nach künstlicher Eröffnung mikroskopisch neben Leukocyten normale Epithelien gefunden wurden (Fall 4). Andere Blasen trockneten ein und platzten. Dagegen ließ sich in der sorgfältigen und ausführlichen Arbeit nichts darüber finden, daß die Gonokokken von hinten, bzw. von vorne her die interepithelialen Räume durchdringen. Vielmehr wird das Epithel an der Basis abgehoben und hierdurch das Platzen eingeleitet.

Alle diese Umstände sprechen nach diesseitiger Auffassung dafür, daß die intercellulären Kittsubstanzen der Hornhautepithelien nicht die Neigung besitzen, sich den Gonokokken preiszugeben, natürlich unter der Voraussetzung, daß man überhaupt die Gonokokken direkt für die Entstehung der Phlyktänen und Blasen verantwortlich macht.

Die Prognose derartiger Infiltrate ist in den meisten Fällen günstig. Am häufigsten ist die Hornhaut dann gefährdet, wenn sich, wie bereits ausführlich erörtert, zwischen einem chemotischen Wall und der Hornhaut ein toter Raum gebildet hat, der von dem benetzenden, reinigenden Lidschlag unberührt bleibt.

Ergänzend soll hier ausdrücklich bemerkt werden, daß es eine gonorrhoische Hornhauterkrankung ohne einleitende Entzündung der Nachbarschaft nicht gibt. Das Übergreifen auf die Hornhaut pflegt wohl ausschließlich durch die Außenschichten (Sclera, Episclera, Conjunctiva) zu erfolgen. Auch HEERFORDT hat eine Keratitis im Anschluß an Iritis ohne Mitbeteiligung der Subconjunctiva nicht beschrieben. Im speziellen ist daher eine besondere, für sich allein bestehende Keratitis gonorrhoica als selbständige Krankheit abzulehnen.

Mehrfach beschriebene kleine Knotenbildungen am Hornhautrande sind mehrdeutig und teilweise auch ungenau beschrieben. Eigene Befunde fehlen. Es kann daher an dieser Stelle nicht näher auf sie eingegangen werden.

B. Iritis gonorrhoica.

Das Auftreten von Regenbogenhautentzündungen bei Urethralgonorrhöe ist eine bekannte Tatsache. FÖRSTER gab die erste Beschreibung in der 1. Auflage des Handbuches für Augenkrankheiten. Die Iritis kommt hauptsächlich bei Kranken vor, die an Gelenkaffektionen leiden, sie vermag aber auch als einzigste Frühmetastase in Erscheinung zu treten. Ferner kann sie auftreten zu einer Zeit, in der ein auffallender Ausfluß aus der Harnröhre nicht mehr besteht, und sie kann sogar zum erstenmal bemerkbar werden, wenn an die Gonorrhöe und ihre eventuellen früheren Gelenkerscheinungen kaum mehr ernstlich gedacht wird. Sie ist aber auch unter diesen Umständen stets ein Zeichen für eine noch nicht abgeheilte Urethralgonorrhöe bzw. für gonorrhoische Depots. Ein solches Depot ist mitunter recht schwer ausfindig zu machen; man muß hierbei auch auf geschrumpfte Augen achten, die ihr Sehen durch Gonorrhöe verloren haben.

Die gonorrhoische Iritis neigt sehr zu Rückfällen und befällt im weiteren Verlauf oft beide Augen. Das Zusammentreffen von arthritischen und periartikulären erstmaligen und rückfälligen Erkrankungen mit einer metastatischen gonorrhoischen Iritis ist so außerordentlich häufig, daß man schon hieraus auf die Ätiologie hingelenkt werden kann.

Sicher bewiesen wurde die metastatische Entstehung wiederum durch die Befunde von SIDLER-HUGUENIN, der in 3 Fällen (Fall 1, 4, 5) die Gonokokken im Blut und in einem von ihnen auch im Kammerwasser (Fall 4) nachgewiesen hat. Es sei betont, daß die bakteriologische Diagnose durchaus einwandfrei gestellt ist, da auch die chemische Leistungsfähigkeit auf den v. LINGELHEIMschen Nährböden geprüft und die Ergebnisse durch unabhängige Untersuchung im bakteriologischen Institut (SILBERSCHMIDT) bestätigt wurden.

Das klinische Bild der Iritis gonorrhoica ist dem einer akuten schweren Oberflächeniritis durchaus ähnlich, wie man dies namentlich bei rheumatischer und gichtischer Grundlage zu sehen gewohnt ist. Die Erkrankung beginnt mit Lichtscheu, Tränenträufeln und Schmerzen. An der Iris finden sich die Zeichen der Hyperämie, was sich bei oberflächlicher Betrachtung durch die Farbenveränderung ausdrückt. Bei Lupenbeobachtung erkennt man die blutgefüllten Gefäße und namentlich den roten Capillarring des Sphincters sehr deutlich. Mitunter ist die ganze Vorderkammer mit Fibrin und Blut angefüllt. Diese Blutungen sind augenscheinlich vorwiegend diapedetischer Natur, aber zuweilen kann man auch beobachten, wie das Blut aus den strotzend gefüllten Gefäßen und namentlich aus denen des Sphinktergebietes hervorspritzt. Fibrin und bluthaltiger Inhalt in der vorderen Kammer ohne wesentliche Beteiligung der Hornhaut lenkt immer auf Gonorrhöe-Verdacht hin. Regelmäßig findet sich eine ausgesprochene pericorneale Injektion vor. Die DESCEMETIsche Membran zeigt Knitterung und erscheint oft in großem Ausmaße betaut. Beschläge an der Hornhaut sind häufig, sie sind unregelmäßig gelagert und verschieden an Größe. Auch das Hornhautepithel ist vielfach matt, doch bleibt die eigentliche Hornhautsubstanz in der Regel frei von Trübungen, wenigstens bei den Fällen von unkomplizierter, d. h. conjunctivitis- und tenonitisfreier Iritis. Hornhauttrübungen pflegen hier sogar dann und dort zu fehlen, wo sich Präcipitate von beträchtlicher Größe für längere Zeit angesiedelt haben. Dieser Umstand ist bemerkenswert, weil er nach eigenem Erachten dagegen spricht, daß Gonokokken von hinten her in die Hornhaut eindringen. Das Kammerwasser ist durch reichliches Fibrin getrübt. Das Fibrin wird von der ganzen Irisoberfläche ausgeschieden, es kann zu einem Netzwerk oder einem gallertartigen Kuchen zusammengeballt werden. Zuweilen lagert es sich in kleinen, feinen, grauen Flocken auf der Irisvorderfläche ab. Später senkt es sich entsprechend seiner Schwere nach unten. Ein Teil wird

vom unteren Pupillenrande aufgefangen und führt daselbst zur Verklebung
mit der Linsenvorderfläche. Dementsprechend beginnt die Synechienbildung bei
der gonorrhoischen Iritis fast ausnahmslos im unteren Teil des Pupillenrandes
und entwickelt sich von hier aus allmählich zur saumförmigen Synechie, so
daß zum Schluß nur noch der oberste Teil des Pupillenrandes freibleibt.

Mitunter ist die Ausscheidung in die vordere Kammer mehr zelliger Art,
was sich durch Eiteransammlung am Kammerboden (Hypopyon) kundgibt.
Das Auftreten eines Hypopyons liefert vielfach ein sehr brauchbares klinisches
Unterscheidungsmittel gegenüber den rheumatischen Formen, wie ja überhaupt
die Oberflächeneiterung eine charakteristische Erscheinung der Gonorrhöe
darstellt. Die Bildung eines Hypopyons ist stets der Ausdruck einer Gonokokken-
einschleppung in die vordere Kammer nach ihrem Austritt aus der Iris, mit
anderen Worten: das Hypopyon ist infektiös. Auch bei einem nicht perforierten,
eine Conjunctivalgonorrhöe begleitenden Ulcus corneae ist das Hypopyon nicht
als eine bakterienfreie Eiterung anzusehen und somit auch nicht auf eine
chemotaktische Fernwirkung zurückzuführen, ganz abgesehen davon, daß die
Hypopyonbildung klinisch viel zu rasch vor sich geht. Hierdurch unterscheidet
sich beispielsweise das Ulcus corneae bei Gonorrhöe sehr deutlich von dem
Ulcus serpens nach Pneumokokkeninfektion. Bei einigen und meistens stürmisch
verlaufenden Fällen ist dies Hypopyon auch blutig gefärbt (vgl. die fleisch-
wasserähnliche Absonderung bei Conjunctivalgonorrhöe).

Der Ciliarkörper beteiligt sich im allgemeinen nicht an der gonorrhoischen
Iriserkrankung und dementsprechend bleibt der vordere Glaskörperabschnitt
in der Regel frei von Trübungen.

Die Voraussage des einzelnen Anfalles von Tripperiritis ist im allgemeinen
eine günstige, wenn gleichzeitig die primäre Erkrankung einer erfolgreichen
Therapie zugänglich ist. Meistens heilt sie bei rechtzeitiger Behandlung ohne
schwere Folgen ab. Nach Milcheinspritzungen beobachtet man zuweilen ein über-
raschendes Verschwinden des Exsudates. Die Gefahr beruht hauptsächlich
auf den Rückfällen und diese wiederum in dem Chronischwerden des Grundleidens.
Durch die Rückfälle können die Synechien allmählich ringförmig werden und
zu Drucksteigerungen führen.

In allen Fällen, wo der Tripper bekannt und besonders dort, wo er mit Gelenkaffektionen verbunden ist, läßt sich die Differentialdiagnose ätiologisch verhältnismäßig einfach stellen. Durchaus nicht selten handelt es sich aber auch
darum, daß die Iritis nicht übersehen, bzw. daß sie nicht mit einer Bindehautentzündung verwechselt wird. Bei den chronischen Iritiden bildet die gonorrhoische Form zuweilen das einzige sichtbare Symptom einer noch nicht abgeheilten gonorrhoischen Infektion, aber es braucht die Urethra nicht den Herd
abzugeben, von dem aus die Augeninfektion weiter geleitet wurde. Es kann sich
auch um andere Depots handeln.

Als ein seltenes bzw. selteneres Ereignis ist das Einsetzen einer Iritis, welches
erst nach einer voraufgegangenen ektogenen Conjunctivitis bzw. Episcleritis bemerkbar wird, zu bezeichnen. Es muß aber ausdrücklich betont werden, daß jede
Iritis als ein Folgezustand einer selbständigen, hämatogenen intraokularen Gonokokkeninvasion aufzufassen ist. Beispielsweise ist daher das Hinzutreten einer
Iritis zu einer Episcleritis nicht als eine von dieser flächenhaft fortgeleitete
Erscheinung, sondern als ein, sich dem Nachbarleiden der Bulbusaußenfläche
zugesellendes und sich mit ihm vereinigendes Symptom anzusehen.

Die Entwicklung einer gonorrhoischen Iritis ist meines Erachtens anatomisch darauf zurückzuführen, daß die oberflächliche Grenzlage der Irisvorder-
schicht aus Zellen besteht, welche vielfach mit ihrer größten Fläche gegen die
vordere Kammer gerichtet sind und daß stets zwischen diesen Oberflächenzellen

freie Lücken angeordnet sind, die man als protoplasmalose Stomata ansehen kann, da sie mit der Grundsubstanz der Iris in Verbindung stehen und unbedeckt an die Vorderkammer grenzen. Durch diese Löchelchen bzw. Intercellularräume treten nun die in die Irisgefäße eingeschwemmten und von dort in das Irisgewebe eindringenden Gonokokken auf die Irisvorderfläche. Sie klettern zwischen den Iriszellen hindurch, was ihnen um so leichter fällt, als die Zellen der vorderen Grenzlage syncytial mit den mesodermalen Zellen des Irisgewebes zusammenhängen, so daß sie die freien Räume benutzen können. Die Auflagerung von Fibrin und das Auftreten von Eiterzellen lassen nicht lange auf sich warten. Durchaus ähnliche feinanatomische Verhältnisse finden sich bei der Betrachtung des TENONschen Raumes, der Sehnenscheiden, der Synovia, sowie auch mancher seröser Häute, und teilweise ist auch wohl hierdurch das häufige metastatische gonorrhoische Befallensein der von diesen Zellarten umgebenen Gewebsräume zu erklären.

Auffällig ist es ja auch, daß der Ciliarkörper und die Aderhaut trotz der gleichgerichteten Gefäßversorgung an den akuten klinischen Entzündungsvorgängen fast niemals teilnehmen, vermutlich doch wohl auch deswegen nicht, weil die Kittsubstanzen und Oberflächen ihrer retinoepithelialen Bekleidung den Gonokokken den Ein- und Durchtritt verwehren.

Selbstverständlich muß man sich darüber klar sein, daß bei der großen Verbreitung des Trippers nicht jede Regenbogenhautentzündung eines Tripperkranken eine Trippermetastase zu sein braucht. Es kann auch jede andere, und namentlich eine tuberkulöse oder syphilitische, sowie ganz besonders auch eine einfach rheumatische oder gichtische Iritis beim Tripperkranken auftreten. Für den Augenarzt lautet die differentialdiagnostische Frage meistens: rheumatische Iritis oder Tripperiritis? Bei dieser Fragestellung ist der Nachweis von anderen Trippermetastasen wichtig und der Befund eines Hypopyons maßgebend.

Die lokale Behandlung ist zunächst die einer jeden Iritis. Für die Erweiterung der Pupille wird durch Atropinträufelungen gesorgt. Außerdem findet feuchte und trockene Wärme Anwendung. Da bei der Atropinverwendung, wie auch im Verlauf der Iritis niemals die Gefahr der nicht immer leicht erkennbaren Drucksteigerung auszuschließen ist, so muß diese Behandlung tunlichst in den Händen eines Augenarztes liegen. Über die Behandlung der Gonokokkensepsis als solche ist in anderen Kapiteln dieses Buches nachzulesen.

Therapie der metastatischen Augenerkrankungen.

Hier gebührt der Proteinkörperbehandlung die erste Stelle (siehe frühere Beschreibung). Sie leistet bei der Episcleritis sowie bei der Iritis oft Erstaunliches. Besonders bei der Iritis erfolgt die Resorption des Fibrin und des Blutes gelegentlich außerordentlich rasch. Auf die Schmerzen hat aber die Proteinkörpertherapie keinen Einfluß, hier kommen in erster Linie schmerzstillende Mittel in Betracht. Neuerdings hat sich bei uns sehr gut Gelonida antineuralgica bewährt. Von Arthigon und Vaccine wurde diesseits allerdings ein Erfolg nicht beobachtet. Bei der endogenen Conjunctivitis, d. h. bei den vorwiegend katarrhalischen Entzündungen kommt sie seltener in Betracht. Hier finden hauptsächlich Lösungen von Protargol $3-10\%$ig und Zinksulfat $0,02\%$ig Verwendung. Bei sehr ausgiebiger Absonderung auch Bepinseln mit Höllenstein in der angegebenen Form.

Alle Augenmetastasen sind aber mehr oder weniger vom Grundleiden abhängig. Eine erschwerte oder verzögerte Heilung der infizierten Urethra und ihrer miterkrankten Nachbarschaft übt auch auf das Augenleiden einen ungünstigen Einfluß aus. Erkrankte Organe, die als gonokokkenhaltig anzusprechen sind, müssen ebenfalls mit Aufmerksamkeit und Energie behandelt werden. Ein durch Gonorrhöe atrophisch gewordener und verdächtig gebliebener Bulbus verfällt der Entfernung, da er zu Metastasen und besonders zu solchen am anderen Auge führen kann.

C. Seltene Augenkomplikationen bei Gonorrhöe der Urethra.

Der Vollständigkeit halber sei noch erwähnt, daß bei Gonokokkensepsis von Augenerkrankungen auch noch metastatische Panophthalmien beschrieben sind, doch gehört ein solches Ereignis zu den größten Ausnahmen, es wurde diesseits nur einmal bei gleichzeitiger Endocarditis ulcerosa miterlebt. Die Panophthalmie begann mit einer Entzündung des Sehnerven und anschließendem Glaskörperabsceß. Andererseits gibt es so schwere Formen von Iritis gonorrhoica und besonders im akuten Stadium der Urethralgonorrhöe, daß das Auge bei gleichzeitiger Chemosis den Verdacht einer beginnenden Panophthalmie erwecken kann und zwar besonders dann, wenn die Hornhautsubstanz mitgetrübt und außerdem ein Exophthalmus bemerkbar wird. Es empfiehlt sich nun in solchen Fällen jede therapeutische Übereilung in operativer Hinsicht zu vermeiden. Meistens gelingt es in wenigen Tagen die Einzelsymptome des stürmischen Gesamtbildes durch eine geeignete Proteinkörpertherapie voneinander zu trennen. Gelingt eine Differenzierung in Iritis, Tenonitis bzw. Conjunctivitis, so erledigt sich in der Regel die Vermutungsdiagnose der Panophthalmie und somit auch ein operativer Eingriff (Paracentese, Exenteration usw.)

Auch gonorrhoische Entzündungen der Tränendrüse sind beobachtet worden; eine nähere ophthalmologische Besprechung dieser Erkrankung erübrigt sich wegen ihrer enormen Seltenheit.

Zum Schlusse noch die Mitteilung, daß auch einige wenige Todesfälle von Gonokokkensepsis beschrieben sind, die ihren Ausgang von einer Conjunctivalblennorrhöe genommen hatten.

Literatur.

Adam: Über das gonorrhoische Hornhautgeschwür. Münch. med. Wochenschr. 1910. Nr. 29. — Altland: Polyarthritis gonorrhoica nach Blennorhoea neonatorum. Klin. Monatsbl. f. Augenheilk. Bd. 40, 1, S. 294. — Bartels: Bakterielle Befunde und Verlauf gutartiger Bindehautentzündungen und Tränensackeiterungen beim Neugeborenen. Dtsch. med. Wochenschr. 1912. S. 584. — Berenstein: Conjunctivitis blennorhoica neonatorum kompliziert mit multipler Arthritis. Zentralbl. f. prakt. Augenheilk. 1897. S. 84. — Brehmer: Über Gonokokkensepsis der Neugeborenen. Dtsch. med. Wochenschr. 1905. S. 64. — Bumm, E.: Beitrag zur Kenntnis der Gonorrhöe der weiblichen Genitalien. Arch. f. Gynäkol. Bd. 23, S. 327. 1884. — Bumm, E.: Der Mikroorganismus der gonorrhoischen Schleimhauterkrankungen. „Gonokokkus Neisser". Wiesbaden: J. F. Bergmann. Bumm: Ref. Zentralbl. f. Gynäkol. 1885. S. 551. — Dahlström: Gelenkentzündung bei Blennorrhöe der Neugeborenen. Klin. Monatsbl. f. Augenheilk. 1903. Beilageheft. — Dalmer: Über Mittelohrbeteiligung bei einem Fall von Gonorrhöeconjunctivitis eines Neugeborenen. Beitr. z. Augenheilk. 1912. Juni, H. 81. — Darier: Deux cas d'arthrite à la suite d'ophthalmie purulent. Arch. d'opht. 1889. p. 175. — Davids: Weitere Mitteilungen über die metastatische Conjunctivitis bei Gonorrhoikern. Arch. f. Ophth. Bd. 87, S. 160. 1914. — Dinkler: Zwei Fälle von Ulcus perforans corneae (Tripperkokken im Gewebe). Arch. f. Ophth. Bd. 34, Abt. 3, S. 21. 1888. — Fournier: Nouv. dictionaire de méd. et chirurgie pract. réd. par. Jaccoud. Paris V. 1866. p. 239—251. — Haab: Korresp.-Blatt f. Schweiz. Ärzte. Bd. 4, S. 105. 1881. — Haltenhoff: Über Conjunctivitis gonorrhoica ohne Inokulation. Arch. f. Augenheilk. Bd. 14, S. 103. 1885. — Hamm: Ein Fall von Gonokokkämie beim Neugeborenen. HEGARS Beitr. Bd. 13, Nr. 2. — HARRY: Über endogene gonorrhoische Keratoconjunctivitis. Dermatol. Zeitschr. Bd. 39, H. 3, S. 137, Aug. 1923. — HEERFORDT: Über Subconjunctivitis epibulbaris gonorrhoica. Arch. f. Ophth. Bd. 72, H. 2, S. 344. 1909. — HEERFORDT: Über endogene gonorrhoische Hornhaut- und Hautaffektionen. Arch. f. Ophth. Bd. 77, H. 1, S. 145. 1910. — HERZOG: Über die Involutionsformen des Gonokokkus Neisser und ihre Rolle als intraepitheliale Zellparasiten. Virchows Arch. f. pathol. Anat. u. Physiol. Bd. 212, S. 243. 1913. — v. HIPPEL: Über ungewöhnlich schwere metastatische gonorrhoische Augenentzündungen. Ver. d. Augenärzte d. Pr. Sachsen. Nov. 1913. — HOCHEISEN: Ein Fall von Gonokokkämie bei einem Säugling mit Blennorrhoea neonatorum. Arch. f. Gynäkol. Bd. 79. 1906. — HOFFMANN: Conjunctivitis gonorrhoica metastatica. Dtsch. med. Wochenschr. 1913. S. 93. — HORNER: Die Krankheiten des Auges im Kindesalter. GERHARDTS Handb. d. Kinderkrankheiten. Tübingen 1889. — HOWARD, HARVEY J.: Bôle of the epithelial cell in conjunctival and corneal infections. Americ. journ. of ophth. Vol. 7, Nr. 12. p. 909—936. 1924. — LEWIS: A case of ophthalmia neonatorum followed by pyaemie and death. Ophth. Record. 1908. p. 12. — LINDEMANN: Arthritis blennorrhoica. DEUTSCHMANNS Beitr. f. Augenheilk. 1892. S. 30. — LINDNER: Topographie der parasitären Bindehautkeime. Arch. f. Ophth. Bd. 105, S. 726. 1921. — LINDNER, HOFSTÄTTER, FRITSCH: Experimentelle Studien zur Trachomfrage. Arch. f. Ophth. Bd. 76, H. 3, S. 547. — LUCAS: Association of Ophthalmia neonatorum with joint-disease. Brit. med. journ. 1885. II. p. 699. — LUCAS: Gonorrheal rhumatism in Infants from purulent ophthalmia. Brit. med. journ. 1885. I, p. 425. — Mc KEE: Metastatic gonorrheal conjunctivitis. The demonstration of the smear and culture. Ophthalmology Vol. 5, Nr. 4, p. 618. 1907. — MURRAY: An usual case of orbital gonorrhea, infection following irritation an arteficial eye-complicated by septic endocarditis-death and autopsie. Opht. Record. 1900. S. 63. — NAUMANN: Über maligne Blennorrhöe der Neugeborenen. Wien. klin. Wochenschr. 1907. Nr. 40. — NEUBURGER: Polyarthritis bei Blennorhoea neonatorum. Klin. Monatsbl. f. Augenheilk. Bd. 41/1, S. 406. 1903. — NIEDEN: Über Conjunctivitis blennorrhoica neonatorum bei einem in den Eihäuten geborenen Kind. Klin. Monatsbl. f. Augenheilk. Bd. 29, S. 353. 1891. — PAULSEN: Ein Fall von gonorrhoischen Gelenk- und Hautmetastasen im Anschluß an Blennorrhoea neonatorum. Münch. med. Wochenschr. 1900. S. 1209. — PECHIN: Complications oculaires de la Blennorrhagie. Rev. gén. d'opht. T. 33, p. 265. 1914. — PES: Doppelseitige akute Dakryoadenitis im Verlauf einer akuten Gonorrhöe. Ophth. Klinik. III. S. 240. 1898. — 15. Jahresversamml. d. Assoz. Ottalm. Italiana. — PILLAT: Über die Wirkungsweise parenteraler Milchinjektionen bei Gonoblennorhöe des menschlichen Auges. Ophthal. Ges. in Wien. Sitzung 19. 1. 1920. Klin. Monatsbl. f. Augenheilk. Bd. 64. Aprilheft S. 549. — VAN PRAAG: Over de Aetiologie en Pathogenes van den zoog-rheum. gon. Akad. Proefschrift. Amsterdam 1894. — REINHARD: Gonorrhöe und gonorrhoische Komplikationen bei einem Säugling. Münch. med. Wochenschr. 1914. S. 479. — SCHILLER: Ein Fall von Ophthalmoblennorrhöe beim Neugeborenen mit Polyarthritis. Monatsschr. f. Kinderheilk., Bd. 5, S. 73. — SCHRIDDE: Histologische Untersuchungen der Conjunctivitis gonorrhoica neonatorum. Zeitschr. f. Augenheilk. Bd. 14, S. 526. 1905. — SAEMISCH: Handb. d. ges. Augenheilk. Krankheiten der Conjunctiva, Cornea und Sclera. 1904. — SIDLER-HUGUENIN: Über metastatische Augenentzündungen, namentlich bei Gonorrhöe. Arch. f. Augenheilk. Bd. 69, S. 346. 1911. — SMITH: Gonorrhoeal synovitis in an infant suffering from ophthalmia neonatorum. Brit. med. journ. 1902. Juniheft. — SOBOTKA: Über einen Fall von Arthritis blennorrhoica. Prager med. Wochenschr. 1893. Nr. 25. — STEVENS: Fatal septicemia due to opthalmia neonatorum. Ophthalmic Record 1905. S. 519. — STEVENSON: On a case of septic infection following ophthalmia neonatorum. Ophtalmic Record. 1906. p. 413. — STIEREN: Gonorrheal ocular metastases. Ophtalmic Record. Vol. 18, Nr. 7, p. 354. 1909. — TERSON: Conjunctivite purulente chez un enfant né à la suite de l'opération césarienne. Ann. d'oculist. Tome 138, p. 21. 1907. — WALDSTEIN: Zur Histologie der Conjunctivitis gonorrhoica. v. GRAEFES Arch. f. Ophth. Bd. 72, S. 274. — WEISS und KLINGELHÖFFER: Über Arthritis nach Conjunctivitis blennorrhoica. Klin. Monatsbl. f. Augenheilk. 1897. S. 71. — WODRIG: Ein Fall von Arthritis des Handgelenks bei Ophthalmo-Gonoblennorhöe. Dissert. Berlin 1906. — WOLFRUM: Über die Einschlußerkrankungen der menschlichen Bindehaut. Heidelberger Bericht 1910. S. 207. — ZENTMAYER: Metastatic gonorrh., Conjunctivitis, Ophthalmologic Record 1909. p. 592.

Die Gonorrhöe des Rectums.

Von

BRUNO PEISER - Berlin.

Die ersten Mitteilungen über die gonorrhoische Erkrankung des Rectums stammen aus dem Jahre 1789 von dem deutschen Arzte HECKER, der diese Veränderungen in seinem französisch geschriebenen Buch „Maladies vénériennes" beschrieb und sie mit Rücksicht auf die Anamnese als Rectalgonorrhöe deutete. Er führte das Leiden, das er sowohl bei Männern wie bei Frauen fand und das jeder Behandlung widerstand, stets auf einen Coitus praeternaturalis zurück. In der Folgezeit fiel diese Krankheit fast völlig der Vergessenheit anheim und erst spät im 19. Jahrhundert finden sich wieder vereinzelte ähnliche Beschreibungen. So sagt FÖRSTER in seinem Lehrbuch 1860, daß der Mastdarmkatarrh zuweilen eine Folge von Ansteckung durch Tripperschleim sei und, über die ganze Schleimhaut verbreitet, allmählichen Schwund derselben und ein Schrumpfen des Mastdarmrohres, auf umschriebene Stellen beschränkt, ringförmige, kallöse Verdickung der Mastdarmhäute und Geschwürsbildung zur Folge habe. Mit der Entdeckung des Gonokokkus durch NEISSER wurde auch dem Studium dieses Krankheitsbildes mehr Aufmerksamkeit zugewandt und es entwickelte sich zu Beginn der achtziger Jahre bald eine ausgedehnte Literatur auf diesem Gebiete, wovon als wertvollste Arbeiten die von BUMM 1881, JULLIEN 1886 und 1895, FRISCH 1891, NEISSER 1892, BAER 1896/97, HUBER 1898 und MUCHA 1908/10 sowie seine zusammenfassende Darstellung im Handbuch der Geschlechtskrankheiten 1911 zu erwähnen sind. Diesen Arbeiten gesellen sich in neuerer Zeit noch weitere ergänzende Mitteilungen hinzu, bei denen es sich zumeist nur darum handelt, die Häufigkeit der Miterkrankung des Rectums bei der Gonorrhöe der Frauen und kleinen Mädchen festzustellen, während nur wenige Abhandlungen wirklich neue Gesichtspunkte den alten, bekannten Beschreibungen hinzufügen (EICHHORN, BIRGER, SCHMIDT, MATTISSOHN, WOLFFENSTEIN, HARLSSE, BOAS, STÜHMER, MARTIN, LÉVY-WEISSMANN, GLINGAR, ALMKVIST, BUSCHKE, KLOPSTOCK u. a.).

Entstehungsursache. Als Infektionsmodus kommen in der Hauptsache vier Möglichkeiten in Betracht. Am häufigsten erfolgt die Ansteckung bei bestehender Genitalgonorrhöe der Frau oder der Kinder durch das aus der Vagina nach unten fließende Sekret. So findet sich auch in den meisten Fällen, wie aus den Angaben der Autoren hervorgeht, die Rectalgonorrhöe kombiniert mit genitalen Lokalisationen des gonorrhoischen Prozesses. Besonders bei starkem Ausfluß und mangelnder Reinlichkeit werden die Bedingungen einer direkten Übertragung gegeben sein. Dazu bedarf es nicht einmal eines mechanischen Momentes, wie Reinigung nach der Defäkation oder sonstige Prozeduren, die selbstverständlich auch zu einer Übertragung werden beitragen können, sondern ohne jegliche äußere Einwirkungen kann die Infektion erfolgen. Nach MUCHA liegt der geeignetste Moment für das Hineingelangen des Genitalsekretes in das Rectum zur Zeit der Stuhlentleerung vor, und zwar besonders dann, wenn eine Obstipation besteht, was bei Frauen sehr häufig zutrifft. Bei der Stuhlentleerung tritt neben einer Erschlaffung des Sphincters auch eine Vorwölbung des ganzen Perineums ein und die durchtretende Kotsäule wird mit dem infolge des energischen Einsetzens der Bauchpresse reichlich abfließenden Genitalsekrete ebenso wie die ganze Analgegend bespült. Wenn dann bei Obstipation nicht die ganze Kotsäule auf einmal entleert wird, sondern durch das Nachlassen der Bauchpresse und durch die Kontraktion des Sphincters diese abgeklemmt wird, so wird nicht nur das vorgewölbte Perineum retrahiert, sondern es rückt auch ein Teil der Kotsäule, die bereits den Sphincter passiert hatte, wieder hinter diesen zurück, wodurch das der Kotsäule anhaftende abgeflossene Sekret mit ins Rectum gelangt.

Als weitere Ursache kommt der Coitus penorectalis in Betracht, der aber, wie aus den verschiedenen Angaben zu ersehen ist, keine sehr große Rolle in der Ätiologie der Rectalgonorrhöe zu spielen scheint. Noch seltener sind jene Fälle, bei denen die Erkrankung auf mechanischem Wege, durch Benützung infizierter Gegenstände, durch Waschungen, Klosettpapier oder mittels des Fingers durch den Kranken selbst oder auch durch andere, z. B. den Arzt, erfolgt. So wird von STÜHMER über eine Lazarettinfektion berichtet, die dadurch zustande kam, daß infolge unzureichender Desinfektionsmöglichkeiten im Felde bei der Prostatamassage die zufällig bei einem Kranken unbemerkt vorhandene Rectalgonorrhöe auf eine ganze Reihe von Kranken übertragen wurde. In einem Falle ROLLETS hatte der an Obstipation leidende Patient, der die Gewohnheit hatte, zur Bekämpfung der Obstipation bei der Stuhlentleerung den Finger in das Rectum einzuführen, sich dadurch die gonorrhoische Infektion von seiner Urethra auf das Rectum übertragen.

An letzter Stelle wären noch die ganz vereinzelten Beobachtungen zu nennen, wo es infolge Durchbruchs von spezifischen Abscessen des Urogenitalapparates zu einer gonorrhoischen Infektion des Mastdarms gekommen war. In den Fällen von JADASSOHN, CARO und PICKER führte die Perforation eines gonorrhoischen Samenblasenabscesses ins Rectum zu dessen Infektion, während CASPER und COHN je einen Fall erwähnen, wo die Infektion von einem durchgebrochenen Prostataabsceß aus erfolgt war. Über die Perforation eines spezifischen peri- und parametralen Infiltrats ins Rectum berichtet POELCHEN; in sechs Fällen konnte derselbe Autor die Entleerung eines Abscesses der BARTHOLINIschen Drüsen ins Rectum beobachten, was auch von NEUBERGER und MUCHA in gleicher Weise bei je einem Fall festgestellt werden konnte. Letzterer erwähnt noch einen weiteren Fall, bei dem die Infektion von einer Analfissur ausging, die zu einem perianalen Abscesse führte, der ins Rectum durchbrach.

Häufigkeit. Entsprechend den eben geschilderten ursächlichen Momenten, die für die Entstehung der Krankheit in Betracht kommen, ist die Rectalgonorrhöe eine bei Männern seltene Erkrankung, während bei Frauen und besonders bei kleinen Mädchen das Leiden recht häufig anzutreffen ist. Daß sein Vorkommen bei Frauen und Mädchen auch heute noch vielfach unterschätzt wird, erklärt sich einmal daraus, daß bei dem Mangel an klinischen Erscheinungen diese so häufige Komplikation der Gonorrhöe in der Regel unbeachtet bleibt, und ferner ist der Grund darin zu erblicken, daß bei der Schwierigkeit des Nachweises die Untersuchungen nicht genügend eingehend und häufig erfolgen und daß die Entnahme des Materials in völlig unzureichender und unzweckmäßiger Weise geschieht. Darin ist wohl auch der Hauptgrund zu suchen, daß die Angaben in der Literatur über die Häufigkeit des Vorkommens so außerordentlich von einander abweichen. Die Statistiken beziehen sich ausschließlich auf Frauen und Kinder, wobei von einigen Autoren neben nur gonorrhöekranken Frauen auch solche ohne nachweisbaren Gonokokkenbefund des Genitalapparates mitberücksichtigt worden sind. Dabei ergab sich das Bestehen einer isolierten Rectalgonorrhöe bei BAER in 10,4%, bei HUBER in 19,9%, bei EICHHORN in 15,3%, bei SCHMIDT in 6,8% und bei BUSCHKE und KLOPSTOCK in 21,0% der positiven Fälle. Es handelt sich dabei wohl weniger um primäre Rectuminfektionen, als um ein Fortbestehen der Rectalerkrankung nach abgelaufener oder bei latenter Genitalgonorrhöe. Die erste systematische Untersuchung einer großen Zahl von Fällen stammt von BAER, der bei 770 Untersuchungen unter 429 Gonorrhöefällen bei Frauen 163 mal, also in 38,8% oder in jedem dritten Falle eine gonorrhoische Erkrankung des Rectums nachgewiesen hat. HUBER fand einen positiven Rectalbefund bei 24,5%, EICHHORN bei 30,6%, SCHMIDT bei 27,7%, LÉVY-WEISSMANN bei 25—35%, ASCH und WOLFF bei 30—40% und BIRGER sogar bei 58,3% (ohne Kinder 41,1%) der untersuchten Fälle, wozu noch die in neuester

Zeit auf Grund einer verbesserten Technik erhobenen Befunde von Buschke und Klopstock
mit 43,1% kommen. Demgegenüber stehen die Zahlen von Demeter mit 17,2%, Boas
mit 16,0%, Harlsse mit 14,0%, Mucha mit 10,8%, Baermann mit 8,3% und Almkvist
mit 3,7%. Ähnliche Unterschiede weisen die bei Vulvovaginitis kleiner Mädchen ermittelten
Zahlen auf. So finden wir bei Valentin und Lauter 98%, Birger 73,1%, Stümpke
55,9%. Wolffenstein 54,0%, Flügel 20%, Buschke 8%, Scheuer 5%, Mattissohn
3,6%. Inwieweit die zum Teil sehr großen Unterschiede der statistischen Werte auf die
örtlichen Verhältnisse und die Art des Krankenmaterials zurückzuführen sind, andererseits
den angewandten Untersuchungsmethoden und der verschiedenen Bewertung der mikroskopischen Präparate zuzuschreiben sind, muß dahingestellt bleiben. So viel geht jedenfalls aus den Untersuchungsergebnissen hervor, daß die Rectalgonorrhöe eine bei Frauen
und besonders bei kleinen Mädchen recht häufige Komplikation der Urogenitalgonorrhöe
darstellt, so daß es dringend geboten erscheint, in jedem Falle von weiblicher Genitalgonorrhöe regelmäßig und eingehend das Rectum zu untersuchen, um nicht, wie es leider
vielfach zu geschehen pflegt, das Leiden unbeachtet sich selbst zu überlassen.

Untersuchungstechnik. Von größter Bedeutung bei der Ausführung der Untersuchung
ist die Art der Gewinnung des zu untersuchenden Sekrets, von der in hohem Grade der
Ausfall der Ergebnisse abhängt. Als unzureichend ist die Methode zu bezeichnen, die in der
Praxis wohl die meiste Anwendung findet, das Sekret durch Einführung von Öse oder Löffel
durch den Analring ohne Kontrolle des Auges zu entnehmen. Einmal ist dabei eine Verunreinigung der Sekrete mit Stuhlmassen unvermeidlich, die das mikroskopische Bild
durch ihren Bakterienreichtum außerordentlich stört und die Erkennung der Gonokokken
oft unmöglich macht, und ferner wird mit dieser Technik nur ein Teil der positiven Fälle
erfaßt, vornehmlich diejenigen, bei denen der Prozeß sich unmittelbar hinter dem Analring
abspielt, während das Hauptkontingent der subakut verlaufenden Krankheitsfälle, bei denen
an und für sich der Nachweis ein besonders schwieriger ist und oft erst nach mehrmaliger
Untersuchung erbracht werden kann, mit dieser Methode meist nicht erkannt wird. Wir
werden also diese Untersuchungsart seiner Einfachheit wegen höchstens, um uns schnell
zu orientieren, oder zur Untersuchung der Analöffnung selbst anwenden, aber sie immer,
bei negativem Ausfall, durch eine der anderen Methoden ergänzen.

Als solche waren bisher üblich die Entnahme des Sekrets unter Leitung eines Rectalspeculums oder Rectoskopes mit der Platinöse oder einem Löffel. Auf diese Weise kann man
sich die Schleimhaut sichtbar machen und die der Rectalwand anhaftenden Sekretflocken
loslösen. Meist wird es so gelingen, eine einwandfreie Diagnose zu stellen, besonders wenn
man zur Sekretentnahme die Zeit etwa zwei Stunden nach der Defäkation wählt, wo das
Rectum noch entleert ist, aber doch wieder genügend lange Zeit zur frischen Eiterbildung
verstrichen war. Doch auch hier ist es durchaus notwendig, bei zweifelhaftem oder negativem
Ausfall in gewissen Abständen neue Untersuchungen vorzunehmen, da sehr oft erst nach
wiederholten Untersuchungen der Gonokokkennachweis gelingt. Auch diesen Methoden
haften gewisse Nachteile an, da sie wegen ihrer immerhin nicht ganz einfachen Handhabung
mit einem eigens dafür notwendigen Instrumentarium sowie wegen der für den Kranken
damit verbundenen Beschwerden kaum Eingang in die Praxis finden werden. Von dem
Gebrauch eines Rectalspeculums ist überhaupt dringend abzuraten, da es leicht Schleim-
hauterosionen setzen kann, ferner eine völlige Entfaltung der Schleimhaut dabei nicht
möglich ist und außerdem die höheren Partien des Rectums nicht miterfaßt werden, so
daß man nicht einmal einen guten Einblick in den Schleimhautprozeß bekommt. Ungemein
schonender und gründlicher sowohl bezüglich der Entnahme des Sekrets als auch der Beobachtung des klinischen Bildes ist die Anwendung des Rectoskopes, das in allen Fällen, wo
eine Inspektion des Schleimhautprozesses notwendig erscheint, unentbehrlich ist.

Dagegen ist neuerdings für die Sekretgewinnung eine Methodik angegeben worden,
die, einfach in ihrer Handhabung, all die eben angeführten Nachteile vermeidet, dabei eine
besonders günstige Ausbeutung der positiven Fälle ergibt, so daß sie das Rectoskop als
diagnostisches Hilfsmittel zum Nachweis der Rectumgonorrhöe fast völlig ersetzt. Sie beruht
darauf, daß die Untersuchung des Sekrets durch Entnahme aus dem Spülwasser erfolgt,
das durch Ausspülung des Rectums gewonnen wird. Von Glingar, der diese Methode als
erster beschrieben hat, wird die Technik in der Weise angegeben, daß man einen gewöhnlichen weiblichen Glaskatheter oder einen Nélatonkatheter etwa 6 cm tief ins Rectum
einführt und 50—100 ccm lauwarmen Wassers einspritzt, worauf das Wasser durch den
Katheter in einem Glase wieder aufgefangen wird. Buschke und Klopstock, die auf Veranlassung von Dr. Cann-Moskau, der diese Technik aus Rußland in der Buschkeschen
Klinik eingeführt hatte, zu fast gleicher Zeit dasselbe Verfahren mit sehr guten Resultaten
angewandt hatten, gingen in der Weise vor, daß sie zwei Glasröhren (Irrigatoransätze),
von denen das eine nach Möglichkeit etwas dünner als das andere war, etwa 2—3 cm tief
in den After einführten. Das dickere Rohr wird alsdann mit einer Janet-Spritze oder einem
Irrigator verbunden und unter mäßigem Druck von etwa $1\frac{1}{2}$ m Höhe Wasser gespült.
Das einfließende Wasser entfaltet die Schleimhaut fast vollständig und dringt auch in die

kleinsten Nischen ein. In der Spülflüssigkeit findet man alsdann bei fast allen Patienten, auch bei denen, die keine Gonorrhöe haben, Schleim- bzw. Eiterfäden in erheblicher Zahl. Erfolgt die Entnahme wenige Stunden nach der Darmentleerung, so sind überhaupt keine Kotbeimengungen dabei. Im anderen Falle finden sich zumeist auch eitrige Flocken, die frei von Kotbestandteilen sind, oder es gelingt, durch leichtes Schwenken der mit der Öse erfaßten Fäden diese Beimischungen völlig zu entfernen. Dadurch ergibt sich der Vorteil, daß man im Gegensatz zu dem üblichen Ösenpräparat, bei dem Kolibakterien und die übrige Darmflora das mikroskopische Bild in höchstem Maße stören, diese Bakterien nur in geringer Zahl vorfindet und im positiven Präparat sehr deutlich die Gonokokken innerhalb und außerhalb der Eiterzellen in charakteristischer Form erkennen kann. Auf diese Weise wird es meist schon im einfachen Methylenblaupräparat möglich sein, die Diagnose zu stellen, doch muß man gerade bei der Rectalgonorrhöe eine Sicherung der Diagnose durch die GRAMsche Färbung verlangen, um bei dem Bakterienreichtum des Darms den Gonokokken ähnliche Bakterien mit Sicherheit ausschließen zu können. Das Kulturverfahren hat wegen der meist eintretenden Überwucherung mit Darmbakterien nicht viel Aussicht auf Erfolg, doch sind auch damit positive Resultate erzielt worden (MUCHA, EICHHORN).

Inkubation. Da es sich bei der Rectalgonorrhöe um eine Erkrankung handelt, die in den meisten Fällen kaum merkbare Erscheinungen macht, wird nur selten der Beginn des Leidens festzustellen sein; ebensowenig werden sich genaue Angaben über den Zeitpunkt der Infektion des Rectums machen lassen. Daher finden sich auch nur sehr spärliche Mitteilungen in der Literatur über die Dauer der Inkubationszeit. Soweit aus diesen hervorgeht, besteht darin volle Übereinstimmung mit den bei Urethralinfektion erhobenen Zeiten. So beobachteten GRIFFON und MERK am 5. Tage, BONNIÈRE am 3. bzw. 6. Tage nach der Ansteckung das Auftreten der ersten Symptome. In den Fällen STÜHMERS, bei denen sich genau der Termin der Infektion und der Beginn der Erkrankung wie im Experiment bestimmen ließ, da, wie bereits hervorgehoben, die Übertragung durch die Prostatamassage infolge unzureichender Desinfektionsmöglichkeiten in einer Lazarettstation im Felde erfolgt war, schwankte die Inkubationszeit zwischen 2 und etwa 8 Tagen.

Subjektive Symptome. Meist geht die Rectalgonorrhöe ohne subjektive Beschwerden einher und nur in einem geringen Teil der Fälle äußert sich die Erkrankung in mäßigem Brennen und Jucken in der Analgegend sowie mehr oder weniger starken Schmerzen bei der Defäkation. Nur sehr selten nehmen die Schmerzen einen intensiveren Charakter an und können, ausstrahlend nach allen Seiten, sich zur Unerträglichkeit steigern. Dieser schwere Zustand geht gewöhnlich einher mit einem starken Hitzegefühl, dumpfem Druck in der Kreuzbeingegend, Blasen- und Mastdarmtenesmen sowie Beeinträchtigung des Allgemeinbefindens. Aber auch in diesen schweren Fällen tritt meist bereits nach wenigen Tagen fast völlige subjektive Beschwerdefreiheit ein.

Objektive Symptome. Diesem Mangel an subjektiven Symptomen entspricht auch das meist sehr spärliche objektive Symptomenbild. Es ist eben ein Leiden, das man nur sieht, wenn man danach sucht, wie JULLIEN mit Recht sagt. Derselbe Autor gab drei Veränderungen als besonders charakteristische und konstante an: „la goutte, la fissure ulcéreuse et le condylome". Von der ersteren, dem eitrigen Ausfluß, wissen wir jetzt, daß nur höchst selten einmal spontan Eiter aus der Afteröffnung heraustritt, und auch durch Druck auf den After oder bei der Frau durch Ausstreichen des Rectalrohres von der Vagina aus wird es nur ab und zu bei ganz akuten frischen Fällen möglich sein, Eiter aus dem Rectum zu exprimieren. Auch sichtbare Beimengungen von Eiter im Stuhl sind gar nicht so häufig. Das fast völlige Fehlen dieses für die Urethralgonorrhöe wichtigsten Symptoms erklärt sich daraus, daß zumeist der Eiter als ein zäher, fadenziehender Belag der Wand ziemlich fest anhaftet und auch die wenigen sehr akut, mit starker Sekretion verlaufenden Fälle bereits innerhalb der ersten Woche in dieses Stadium übergehen, so daß nur unter den günstigsten Umständen, wenn ein solcher Fall sofort in die Behandlung des Arztes kommt, dieses Symptom beobachtet werden kann. Bisweilen kann es auch zu Blutungen aus der entzündeten Schleimhaut kommen, die leicht zu Verwechslungen mit Hämorrhoiden führen. Von BLOOMBERG und BARENBERG wird als besonders auffallendes Zeichen bei Rectalgonorrhöe von jungen Kindern auf den Abgang blutiger Stühle hingewiesen. Von noch geringerer Bedeutung als dieses erste Symptom Julliens sind die beiden anderen, die ulceröse Fissur und das Kondylom, die von späteren Untersuchern kaum jemals beobachtet worden sind und deren direkter Zusammenhang mit dem gonorrhoischen Prozeß überhaupt sehr in Frage steht.

Es handelt sich bei der Fissur um kleine Einrisse am Afterring, die das Kondylom in Form einer weichen hypertrophischen Wulstbildung umgibt. Diese Bildungen entsprechen den von Herxheimer und Baer beschriebenen kahn- und verandenförmigen Ulcera sowie den hahnenkammartigen mit Geschwüren vergesellschafteten Schwellungen, auf die zuerst von Ehrmann aufmerksam gemacht worden ist und in denen bei histologischer Untersuchung Gonokokken im Schnitt nachweisbar waren (Klingmüller, Stümpke). Wenn man auch diese an und für sich sehr seltenen Erscheinungen nicht als ohne weiteres pathognomonisch für Rectalgonorrhöe ansehen darf, so wird man doch immer auf solche Veränderungen zu achten und bei ihrem Vorhandensein genauestens nach sicheren Zeichen einer Rectalgonorrhöe zu forschen haben. Schließlich wären noch einfache entzündliche Veränderungen in der Umgebung des Afters zu nennen, die neben starker Rötung und Schwellung mit Nässen und Krustenbildung einhergehen können. Sie sind zumeist eine Folge der eitrigen Sekretion aus dem Genitale bei Frauen und kennzeichnen gewissermaßen den Weg, den der gonokokkenhaltige Eiter vom Genitale nach dem Rectum zurückgelegt hat. Aber auch ohne Erkrankung des Rectums kann es bei starker Genitalsekretion zu diesen ekzematösen Veränderungen kommen, so daß wir auch hierin nur ein ganz unsicheres Symptom zu erblicken haben.

Ein viel eindeutigeres Bild bietet uns das Aussehen der erkrankten Rectalschleimhaut selbst dar, die wir uns am besten mit Hilfe eines Rectoskopes oder des Sphincteroskopes nach Kelly sichtbar machen können. Es genügt dabei vollständig, einen Überblick nur über die untersten Abschnitte des Rectums zu erlangen, da mit ganz geringen Ausnahmen, wo Gonokokken sogar noch in 18 cm Höhe gefunden wurden (Martin), der Prozeß in der Regel nicht weiter als etwa 3—8 cm vom Analring nach oben reicht. Nach Stühmer lassen sich vier Stadien der Entzündung unterscheiden, von denen die ersten beiden nur selten in Erscheinung treten, da sie sich nur bei sehr akuten und meist mit schweren subjektiven Symptomen verlaufenden Fällen finden. In diesem ersten Stadium ist die Schleimhaut sehr stark geschwollen, flammend rot; die normalen weichen Falten, welche sich bei gesunder Schleimhaut im untersten Abschnitt zu einer sternförmigen Figur mit feiner radiären Streifung zusammenlegen, sind vollständig verschwunden. Das Lumen erscheint bisweilen durch die groben Schleimhautwülste verlegt, die Zentralfigur quer, schlitzförmig, manchmal auch unregelmäßig, durch ungleichmäßige Schleimhautschwellungen bogenförmig gestaltet. Die außerordentlich leicht blutende Schleimhaut zeigt starke Sekretion eines dünnflüssigen, grüngelben Eiters, der gewöhnlich nicht festhaftet und zuweilen, besonders bei Einführung von Instrumenten aus der Afteröffnung in Tropfen sich entleert. Meist ist in diesem schweren Stadium auch die Afteröffnung diffus geschwollen und bei Berührung recht schmerzhaft, die äußere Haut bis etwa 5 cm vom After entfernt gerötet. Bereits nach 1—2 Tagen geht dieses erste und akuteste Stadium der Erkrankung in eine mildere Form über. Die entzündliche Schwellung und Rötung gehen zurück, die Schleimhaut legt sich in gröbere Falten, welche im Spiegel eine sehr charakteristische Kegelform zeigen und durch ihre verschiedene Mächtigkeit die Zentralfigur unregelmäßig sternförmig verzerrt erscheinen lassen. Auf der Oberfläche der unregelmäßig wulstig erscheinenden Schleimhaut finden sich stellenweise kleine körnchenförmige Erhebungen, die sich in der Farbe aber nicht von der übrigen Schleimhaut unterscheiden. Der immer noch reichlich von der Schleimhaut abgesonderte Eiter ist bereits etwas dickflüssiger, zeigt aber immer noch keine Neigung an der Wand festzuhaften. Dementsprechend finden sich auch in diesem Stadium gewöhnlich noch ausgedehnte entzündliche Veränderungen in der Umgebung des Afters. Nach weiteren 1—2 Tagen geht der Prozeß in ein Stadium über, das wir als die weitaus häufigste Form des klinischen Beginnes der Rectalgonorrhöe ansprechen dürfen, das aber auch nur wenige Tage bestehen bleibt, um dann bald völlig uncharakteristischen Bildern Platz zu machen, wie sie das Endstadium bietet. Dieses dritte bzw. Initialstadium der meisten Fälle zeigt nur eine mäßig starke Schwellung und Rötung der Schleimhaut, auf der die kegelförmigen Wülste kaum mehr zum Vorschein kommen, während die Zentralfigur aber immer noch eine relativ starre, unregelmäßige Form aufweist. Die Oberfläche der verhältnismäßig glatten Schleimhaut bietet ein charakteristisches gekörntes Aussehen dar und ist nunmehr mit einem zähen, fadenziehenden, eitrigen Belag bedeckt, der in der Regel der Wand recht fest anhaftet. Nach wenigen Tagen bildet sich das Endstadium heraus, das als einziges Zeichen einer noch fortbestehenden Erkrankung die der Wand anhaftenden und sich von Wand zu Wand fadenförmig spannenden Eiterbeläge aufweist, während die Schleimhaut ein ganz normales Aussehen hat. Dieses einzig und allein durch den Eiterbelag gekennzeichnete Stadium stellt das Bild der Erkrankung dar, wie es sich uns gewöhnlich darbietet. Ohne den Nachweis der Krankheitserreger aus diesen Eiterbelägen werden wir allein aus den Veränderungen an der Schleimhaut eine Diagnose nicht stellen können.

So bleibt als wichtigstes und ausschlaggebendes Symptom der Gonokokkenbefund im mikroskopischen Bild. Leicht werden sich die Gonokokken in den Fällen auffinden lassen, bei denen es sich um ganz akute und frische Prozesse, die dem ersten und zweiten Stadium entsprechen, handelt. Hier wird sich die Feststellung der Gonokokken ebenso leicht gestalten wie im Eiter der akuten Harnröhrengonorrhöe, deren mikroskopischem Befunde diese Formen durchaus gleichen. Schwieriger wird der Nachweis nach Ablauf dieser schnell vorübergehenden akuten Erscheinungen und bei den viel häufigeren, mit minder starken oder fehlenden Reaktionen einhergehenden Fällen. Dabei tritt die gewöhnliche Darmflora wieder mehr in den Vordergrund, so daß es oft auch mit spezifischer Färbung schwer gelingt, eine zuverlässige Differenzierung der noch vorhandenen Gonokokken zu erzielen. Besonders in den späten Stadien, wo der Eitergehalt stark zurücktritt, wird es manchmal unmöglich sein, bei Fehlen der intracellulären Lagerung frei umherliegende Gonokokken mit Sicherheit als solche anzusprechen. Bei geeigneter Untersuchungstechnik und durch häufige Wiederholung der Untersuchungen werden wir aber auch da meist zum Ziele kommen.

Verlauf. Wie aus der Symptomatologie bereits hervorgeht, setzt die Krankheit nur selten akut ein, sondern zeigt von Anfang an einen mehr schleichenden, symptomlosen Verlauf. Selbst die akut beginnenden Fälle gehen sehr rasch in dieses subakute und chronische Stadium über und unterscheiden sich dann in nichts von den gleich von vornherein subakuten Fällen. Das Allgemeinbefinden ist fast nie gestört, auch finden sich kaum nennenswerte Temperaturerhöhungen. Während der Verlauf in manchen Fällen ein sehr schleppender und langwieriger ist, so daß bis zur Heilung oft viele Monate vergehen, sind andererseits unter guter Behandlung Heilungen innerhalb 2—6 Wochen gar nicht so selten.

Komplikationen. Eine verhältnismäßig häufige Komplikation stellt das Übergreifen des gonorrhoischen Prozesses auf das perirectale Gewebe dar. Wenn auch an und für sich der Gonokokkus ein oberflächlicher Schleimhautparasit ist, der gewöhnlich nicht in die tieferen Gewebspartien sich ausbreitet, kommt es auch hier, ähnlich den periurethralen Infiltraten und Abscessen, auf dem Wege

über die LIEBERKÜHNschen Drüsen oder von den Darmfollikeln aus zu einem
Übergehen der spezifischen Entzündung auf die bindegewebigen Anteile der
Darmwand (HUBER, MUCHA). Der nachträgliche Verschluß der Eingangspforte
führt dann zur Ausbildung perirectaler Infiltrate und bei deren Erweichung
zur Abscedierung. Diese Abscesse können sich in die Beckenhöhle ausbreiten
und dabei in die verschiedenen Beckenorgane durchbrechen, sie können aber
auch, was häufiger der Fall ist, wieder ins Rectum einbrechen, oder sie nehmen
den Weg durch das perineale Gewebe und erscheinen unter dem Bilde eines
Abscessus ad anum. Solche Abscesse sind bereits von JULLIEN, HUBER, BAER
beschrieben, und von den beiden ersteren ist durch den Nachweis der Gonokokken
im Absceßeiter ihre gonorrhoische Natur sichergestellt worden. In neuerer
Zeit wurde von BOAS bei einem 3jährigen Mädchen mit Vulvovaginitis und
Rectalgonorrhöe ein gonorrhoischer Absceß ad anum beobachtet, STÜHMER
sah unter seinen 26 Fällen diese Art der Komplikation sechsmal, während ALM-
KVIST in seiner ausführlichen Arbeit: „Über Abscessus ad anum gonorrhoicus
und Drüsenkomplikationen der Rectalgonorrhöe" vier derartige Fälle erwähnt.
von denen bei drei die Diagnose sogar durch die Kultur gesichert werden konnte.
Diese Abscesse treten als pralle, fluktuierende Knoten von Bohnen- bis Walnußgröße dicht neben der Analöffnung zutage: die Haut darüber ist bald stark
gerötet und bei Palpation mäßig schmerzhaft. Bisweilen kann man die Infiltration noch einige Zentimeter weit hinauf oberhalb der Afteröffnung vom
Rectum aus als eine mehr derbe Verdickung durch die Schleimhaut fühlen:
auch isolierte Abscesse dicht oberhalb des Analringes, die dort als pralle, gelbrot
durchschimmernde Blasen erkennbar sind, sind beobachtet worden. Brennende
und spannende Schmerzen in der Afterregion, oft auch Störung des Allgemeinbefindens mit Fieber sind die Anzeichen der Erkrankung. Kommt es nicht zur
Einschmelzung des Infiltrates, so bricht der Eiter nach außen durch, bzw. muß
ihm durch Incision Abfluß nach außen geschafft werden, und es resultieren daraus
die wegen ihrer langen Dauer sehr unangenehmen Analfisteln, die mit der Sonde
oft hoch hinauf entlang des Rectums zu verfolgen sind und entweder blind
endigen (inkomplette Mastdarmfisteln) oder einen an beiden Enden offenen
Kanal darstellen (komplette Mastdarmfisteln). Nässegefühl, Jucken am After,
eitrige Absonderung, bei kompletten Fisteln etwaiger Abgang von Gasen, ferner
Hitze- und Druckgefühl in der Aftergegend werden auf die Veränderungen
aufmerksam machen. Bei Durchbruch des Abscesses an anderer Stelle kann
es zu Kommunikationen mit benachbarten Organen kommen, wie Rectovaginal-
fisteln u. a., wobei es machmal schwierig sein kann zu entscheiden, ob das Rectum
oder das kommunizierende Organ den Primärherd darstellt. Nicht immer werden sich in diesen Prozessen Gonokokken nachweisen lassen, oft werden sie
vorzeitig absterben, oder die Gonokokken sind durch andere Mischbakterien
verdrängt worden. Dabei zeigt der Eiter bisweilen einen stinkenden, fäkulenten
Geruch. Es kann also mit Sicherheit angenommen werden, daß ein nicht unbedeutender Teil der perirectalen Abscesse gonorrhoischen Ursprungs ist, woraus
sich ergibt, daß bei derartigen Zuständen immer nach Gonorrhöe zu forschen ist.

Weniger klar bezüglich der Ätiologie sind die ulcerösen Prozesse des Rectums,
wie sie von einigen älteren Autoren bei Rectalgonorrhöe beobachtet worden
sind und als Komplikation bzw. Folgeerscheinung der Gonorrhöe sowie als
Ursache für spätere Strikturen aufgefaßt wurden. Abgesehen davon, daß es
nie gelungen ist, in einem derartigen Ulcus Gonokokken nachzuweisen, ist eine
solche Wirkungsweise des Gonokokkus bei anderen bekannten gonorrhoischen
Schleimhauterkrankungen nicht beobachtet, vielmehr weiß man aus histologischen Untersuchungen, daß der Gonokokkus nicht in die tieferen Schleimhautabschnitte einzudringen pflegt und eng an das Epithel gebunden ist, wie

dies auch aus den Untersuchungen von FRISCH bei Rectalgonorrhöe hervorgeht, der im histologischen Präparat die Gonokokken nur an den Stellen gefunden hat, wo die Schleimhaut mit Cylinderepithel überkleidet war. Es ist daher wohl anzunehmen, daß diese Ulcera auf andere Ursachen, Druck durch verhärtete Kotballen, traumatische Insulte u. ä. zurückzuführen sind, so daß sie als Decubitalgeschwüre oder traumatische Ulcera aufzufassen sind, die auf der infolge der krankhaften Veränderungen weniger widerstandsfähigen Schleimhaut viel leichter zustande kommen können. Inwieweit bei den beobachteten Fällen nicht noch andere Ursachen, wie Dysenterie, Typhus, Tuberkulose, Lues oder sonstige infektiöse Prozesse, für die Entstehung der ulcerösen Veränderungen in Betracht kommen, muß dahingestellt bleiben. Jedenfalls sind von neueren Autoren, abgesehen von kleinen Erosionen niemals derartige tiefe Substanzverluste bei Rectalgonorrhöe gesehen worden.

Ähnliche Schwierigkeiten bereitet die Frage über die Beziehungen der Mastdarmgonorrhöe zu den Strikturen im Rectum, die noch immer durchaus strittig ist. Wenn es auch bisher in keinem Falle gelungen ist Gonokokken im veränderten Gewebe nachzuweisen, so ist doch, in Analogie zu den Urethralstrikturen und auf Grund der Tatsache, daß auch die bindegewebigen Schichten der Rectalwand an dem gonorrhoischen Prozeß teilnehmen können, die Möglichkeit derartiger Zusammenhänge ohne weiteres gegeben. Dafür spricht auch ferner, daß die Mastdarmveränderungen bei Frauen häufiger als bei Männern zur Beobachtung kommen, was sich mit den anderen dafür in Betracht kommenden Erkrankungen, Syphilis und Tuberkulose, Dysenterie, chronisch rezidivierende Entzündungen, nicht erklären läßt. Entsprechend der Lokalisation der Rectalgonorrhöe kann die gonorrhoische Mastdarmstriktur nicht höher als über das untere Viertel des Rectums heraufreichen. Die Stenosen können ring- oder zylinder- bzw. trichter- und sanduhrförmig sein und in vorgeschrittenen Fällen nur noch Durchgang für eine dünne Sonde bieten. Von SYMONDS werden als charakteristisch fibröse Bänder und Stränge beschrieben, zwischen denen sich Taschen befinden, von deren Grund mitunter Fistelgänge in die Vagina oder in die Umgebung des Afters führen. Als besonders charakteristisch wird das Vorhandensein derber polypöser Wucherungen rings um den Rand des Anus angegeben. Der Entstehung der Striktur gehen fast ausnahmslos proktitische Erscheinungen voraus, wobei von LÉVY-WEISSMANN eine gonorrhoische Proctitis proliferans, die mit subjektivem Fremdkörpergefühl und Erschwerung der Stuhlentleerung einhergeht, und eine Rectitis fibrosa oder stenosans, bei der die Stenoseerscheinungen nicht vor Ablauf von zwei Jahren eintreten, und deren Folgen neben erschwerter Defäkation periproktitische Eiterungen und Abscesse, Koprämie und Allgemeininfektion sind, unterschieden wird. ZWEIG stellt auf Grund der rectoskopischen Bilder zwei Formen der chronischen Proktitis auf: eine Proctitis sphincterica haemorrhagica, bei der die Schleimhaut gerötet, geschwollen und mit blutigem Schleim bedeckt ist, und eine Proctitis sphincterica atrophicans mit blasser Schleimhaut ohne schleimige Beimengungen, die oft den Endausgang darstellt.

Pathologisch-anatomisch handelt es sich nach HARTMANN bei allen Strikturen der verschiedensten Ätiologie um ein einheitliches Krankheitsbild, das durch eine intensive Bindegewebsbildung, insbesondere im Bereich der Submucosa, verursacht durch die chronischen Entzündungsprozesse, charakterisiert ist. LANGER fand im Falle einer wahrscheinlich gonorrhoischen Striktur ein hauptsächlich aus Plasmazellen zusammengesetztes Infiltrat, in dem sich Diplokokken feststellen ließen. Auch EXNER erwähnt als charakteristisch für gonorrhoische Strikturen den reichlichen Befund an Plasmazellen.

Pathologische Anatomie. Über histologische Untersuchungen bei frischer Rectalgonorrhöe, deren Beweiskraft durch den Gonokokkenbefund gestützt wird, finden sich in der Literatur nur sehr spärliche Berichte vor. FRISCH fand in einem Falle stellenweise das Cylinderepithel sowie die LIEBERKÜHNschen Drüsen zugrunde gegangen, dazwischen trichterförmige Ausbuchtungen mit gezackten Rändern, von denen aus eine atypische Wucherung von LIEBERKÜHNschen Drüsen und eine Neubildung von Bindegewebe begann. Neben diesen Veränderungen fand sich eine starke Rundzelleninfiltration bis in die Tunica muscularis hinab, die in dieser sowie in der Submucosa vorwiegend aus kleinen Zellen bestand, während in der Mucosa größere Rundzellenformen überwogen. Besonders entlang den LIEBERKÜHNschen Drüsen zeigten sich streifenförmig angeordnete Infiltrate. Nur die großen in den oberen Schichten der Mucosa liegenden Rundzellen waren zum großen Teil mit Gonokokken angefüllt, und zwar auch nur an den mit Cylinderepithel bekleideten Schleimhautpartien; auch fanden sie sich in reichlichem Maße frei neben Rundzellen im Lumen zahlreicher LIEBERKÜHNscher Drüsen. Ebenfalls fand SCHNEIDER Gonokokken nur da, wo Cylinderepithel vorhanden war, hauptsächlich in den den LIEBERKÜHNschen Drüsen aufgelagerten Eiterkörperchen sowie in der Schicht zwischen Drüsen und Muscularis mucosae.

Diagnose. Die Diagnose der Rectalgonorrhöe stützt sich einzig und allein auf den einwandfreien Nachweis der Gonokokken im Rectalsekret, der allein ausschlaggebend für die Diagnose ist. All die angeführten klinischen Symptome, die, wie wir gesehen haben, auch völlig fehlen können, werden uns höchstens als Hinweis dienen und uns zur mikroskopischen Untersuchung veranlassen. Leider gibt uns die Klinik der Erkrankung keine sichere Handhabe zu ihrer Erkennung, da die Rectalgonorrhöe nicht ein verläßliches und konstantes Symptom aufweist.

Differentialdiagnostisch kommen neben unspezifischen Entzündungsvorgängen solche durch Tuberkulose, Lues, Dysenterie, Typhus, Geschwülste, Würmer hervorgerufene in Frage. Schließlich sei noch darauf hingewiesen, daß beim Manne eine Posteriorerkrankung bei Gonorrhöe oft ähnliche subjektive Beschwerden macht wie die Mastdarmgonorrhöe.

Prognose. Im allgemeinen ist die Prognose als günstig zu bezeichnen, da bei geeigneter Behandlung die Krankheit gewöhnlich zurückgeht ohne Folgen zu hinterlassen. Auch ist die Dauer der Erkrankung, wenn sie erkannt und behandelt wird, eine nicht so übermäßig lange; in den meisten Fällen wird man eine Heilung in vier bis sechs Wochen erzielen können, und nur eine verhältnismäßig kleine Zahl wird sich über Monate hinaus hinziehen. Rezidive nach vermutlicher Heilung sind selbstverständlich auch bei der Rectalgonorrhöe möglich, weshalb häufige Nachuntersuchungen in der ersten Zeit unbedingt erforderlich erscheinen. Von Wichtigkeit ist auch der Befund der primären genitalen Erkrankung, da von dort aus immer wieder eine Neuinfektion stattfinden kann. Inwieweit bestehende Metastasen auf die Mastdarmgonorrhöe zu beziehen sind, wird sich bei der Seltenheit ihres isolierten Vorkommens schwer entscheiden lassen. Immerhin fehlt es nicht an Angaben über das Auftreten gonorrhoischer Arthritiden nach Rectalgonorrhöe (BRAQUEHAGE und MOLIGNON). Als unangenehme Folgeerscheinungen sind die durch periproktitische Prozesse hervorgerufenen Fistelbildungen beschrieben worden, ebenso ist der Möglichkeit späterer Strikturbildungen Erwähnung getan worden.

Therapie. Für die Behandlung kommen einmal Mastdarmspülungen mit milden Lösungen, wie Kalium hypermanganicum 1:5000—3000, Albargin 1:1000—500, Argentum nitricum 1:2000—1000, Protargol 1:1000—500 und den anderen üblichen Präparaten in entsprechender Konzentration in Betracht. Die Ausspülungen werden am besten mittels Irrigator und doppelläufigem Rohr, das nur wenige Zentimeter tief eingeführt wird, unter niedrigem Druck ausgeführt, wobei man etwa 1 Liter täglich einmal einlaufen läßt; auch kann man durch Zuhalten des Abflußrohres einen Teil der Flüssigkeiten (etwa $^1/_4$ Liter) auf einige Zeit im Rectum belassen. Ferner werden Einspritzungen mit der gewöhnlichen Tripperspritze von den für die Behandlung der akuten Gonorrhöe angegebenen Silberpräparaten gemacht. Am besten bewährt hat sich hierbei die Anwendung einer 5 bis 20%igen Protargolvaseline (evtl. mit

Lanolinzusatz), die, auf etwa 45° erwärmt, leicht in flüssigem Zustand eingespritzt werden kann. Der Vorteil dieser Behandlung, die täglich vorzunehmen ist, ist ihre ausgezeichnete Verträglichkeit infolge Ausbleibens jeglicher Schleimhautschädigungen sowie ihr vorzüglicher Erfolg. Im Ablauf der Erkrankung kommen Spülungen mit den gebräuchlichen Adstringentien in Frage. Nur selten wird es notwendig sein, eine Lokalbehandlung etwa bestehender Ulcerationen, hartnäckiger Drüsenprozesse oder tiefgehender Infiltrationen vorzunehmen. Dieselbe geschieht unter Leitung eines Rectoskopes mittels Argentum nitricum (5—10%) oder Thermokauter. Bei Analfissuren und geschwürigen Prozessen am Anus kann man Suppositorien mit Jodoform, Ichthyol u. ä. verwenden, auch Salbenbehandlung (Argentumsalbe usw.) wird dabei günstig wirken. Auf Hygiene des Afters und Sorge für weichen Stuhl wird man immer zu achten haben. Bei starken Entzündungen kommen antiphlogistische Maßnahmen in Betracht. Abscesse sind, wenn nötig, zu eröffnen und die Höhle mit anschließender Fistel antigonorrhoisch mit Ausspülungen und Drainage zu behandeln, oft wird vollständige Spaltung der Fistel nicht zu umgehen sein. Für die Behandlung der Striktur kommen Bougierung, Excision, in weit vorgeschrittenen Fällen die Kolostomie in Frage. Wichtig ist die Prophylaxe bei allen tripperkranken Frauen, die durch möglichste Sauberhaltung und Verhinderung des Abflusses durch Vorlagen sowie desinfizierende Maßnahmen geschieht.

Literatur.

ALMKVIST, J.: Über Abscessus ad anum gonorrhoicus und Drüsenkomplikationen der Rectalgonorrhöe. Acta dermato-venereol. Vol. 6, Fasc. 1. 1925. — BOAS, H.: Untersuchungen über Rectalgonorrhöe bei Frauen. Dermatol. Wochenschr. 1920. Nr. 4. — BUSCHKE, A., und E. KLOPSTOCK: Sobre la frecuencia de la gonorrea rectal en la mulier. La Medicina. Año III. 1925. Nr. 1. — EICHHORN, R.: Beiträge zur Kenntnis der Rectalgonorrhöe. Dermatol. Zeitschr. Bd. 16. 1909. — HARLSSE, B.: Über Rectalgonorrhöe. Münch. med. Wochenschr. 1919. Nr. 40. — LÉVY-WEISSMANN: La blennorragie ano-rectale. Journ. d'urol. Vol. 15. 1923. — MUCHA, V.: Die Gonorrhöe des Rectums. Handbuch der Geschlechtskrankheiten. Herausgegeben von FINGER, JADASSOHN, EHRMANN und GROSS 1911. — SCHMIDT, F.: Über Rectalgonorrhöe bei Prostituierten. Dermatol. Zeitschr. Bd. 20. 1913. — STÜHMER, A.: Der klinische Verlauf der Rectalgonorrhöe. Dermatol. Zeitschr. Bd. 33. 1921. — SYMONDS, CH.: Gonorrhoeal stricture of the rectum. Proc. of the roy. soc. of med. Vol. 16. 1923. — ZWEIG, W.: Die rectoscopische Behandlung der chronischen Proktitis. Wien. med. Wochenschr. 1924. Nr. 47.

Die gonorrhoischen Allgemeinerkrankungen.

Von

BRUNO PEISER - Berlin.

I. Allgemeine Ätiologie und Pathogenese.

Die Kenntnis der gonorrhoischen Metastasen und ihrer kausalen Verbindung mit Erkrankungen des Urethraltraktes reicht bereits bis ins Altertum zurück. Nur über die Art dieses Zusammenhanges gingen die Ansichten noch weit auseinander. Während eine große Zahl von Autoren schon lange vor der bakteriologischen Ära den Metastasen die gleiche Bedeutung und Entstehung wie den primären Infektionsherden zuerkannte, war auch vielfach die Vorstellung vertreten, daß der Urethralprozeß nur im Sinne eines spezifischen Reizes die Entstehung von Komplikationen, unter denen die rheumatischen am bekanntesten waren, begünstige oder daß infolge der durch die Grundkrankheit hervorgerufenen Schwächung des Gesamtorganismus latente Diathesen in Erscheinung treten. Auch eine reflektorisch vom Ursprungsherd ausgelöste Entstehung wurde für möglich gehalten.

Erst die Entdeckung des Gonokokkus und die Feststellung seiner spezifischen Bedeutung für die blennorrhoischen Urethralerkrankungen haben völlige Klarheit in die bisher noch dunklen Zusammenhänge der lokalen und allgemeinen Erscheinungen gebracht. Der Nachweis, daß der Gonokokkus nicht, wie anfangs angenommen, als exquisiter Schleimhautparasit nur in den primär ergriffenen Krankheitsherden sein Fortkommen findet, sondern daß er auch ebenso wie die echten Eitererreger auf dem Lymph- und Blutwege in den allgemeinen Kreislauf übergehen und an den verschiedensten Stellen des Körpers metastatische Krankheitsherde hervorrufen kann, hat jeden Zweifel über die Natur der gonorrhoischen Komplikationen beseitigt. Von LEYDEN und MICHAELIS gelang es, im Schnitt in den endokarditischen Efflorescenzen Mikroorganismen zu finden, die morphologisch und tinktoriell den Gonokokken glichen; THAYER, BLUMER, LENHARTZ konnten den spezifischen Erreger aus den endokarditischen Auflagerungen züchten. Der Letztere erbrachte den Beweis der Spezifität noch dadurch, daß er die Kokken auf die Harnröhre eines Kranken übertrug und eine Gonorrhöe erzeugte. Aus dem strömenden Blut wurden die Gonokokken bei der Endocarditis gonorrhoica von THAYER und LAZEAR isoliert, bei Arthritis gonorrhoica haben AHMAN und WELANDER aus lebendem Blut Gonokokken gezüchtet und zugleich den Beweis ihrer Spezifität durch die Übertragung auf die menschliche Harnröhre erbracht. Der mikroskopische und kulturelle Nachweis der Gonokokken im Blut sowie in den metastatischen Herden ist von einer großen Zahl von Untersuchern bestätigt worden, denen auch zu wiederholten Malen die Überimpfung der gezüchteten Kulturen auf die menschliche Harnröhre gelang.

Der Übergang der Gonokokken in die Allgemeinzirkulation führt aber nur in einem ganz geringen Teil der Fälle zu einer septischen Allgemeininfektion; meist benutzen die Gonokokken den Blutstrom nur als Weg, auf dem sie zu den Orten ihrer metastatischen Ansiedlung gelangen, wie Gelenke, Sehnenscheiden usw.. Oft werden sie dabei ihr Ziel gar nicht erreichen, sondern schon vorher den Schutzkräften des Blutes erliegen. Solche Fälle von Gonokokkämie sind sicher gar nicht so selten, nur entziehen sie sich infolge Fehlens jeglicher Allgemeinsymptome unserer Feststellung. So konnte LAUTIER bei beginnender Gonorrhöe, die ohne Komplikationen verlief, Gonokokken aus dem Blute züchten. Auch von LOFARO wird auf das Vorkommen von Gonokokken im Blute von Blennorrhoikern hingewiesen, dem unter 67 Fällen von akuter und chronischer Urethralgonorrhöe 39 mal die Kultivierung aus dem Blut gelang. In 4 Fällen von Striktur war der Befund immer positiv, während bei Epididymitis unter 26 Fällen 19 ein positives Resultat ergaben. Nach den Untersuchungen von COPELLI und GENNARI ist bei komplizierter Gonorrhöe innerhalb eines verschieden langen Zeitraumes fast immer eine Gonokokkämie vorhanden, aber auch bei unkomplizierten Gonorrhöen, vor allem bei besonders akuten fieberhaften Urethritiden, können sich Gonokokken im Blute nachweisen lassen. Andererseits ist es oft unmöglich, bei sicherer gonorrhoischer Allgemeininfektion Gonokokken im Blut oder im metastatischen Krankheitsherd zu finden. Denn einerseits verschwinden sie, abgesehen von den Fällen echter Gonokokkensepsis, in der Regel schnell aus der Blutbahn, während sie in den Metastasen, z. B. in den Gelenkergüssen, sehr rasch zugrunde gehen und nur unter besonders günstigen Umständen sich nachweisen lassen. Die Tatsache des so häufig beobachteten negativen Ausfalles der Kulturversuche hatte vielfach die Ansicht aufkommen lassen, daß zur Entstehung gonorrhoischer Metastasen nur die Toxine der Gonokokken notwendig seien, daß also auch ohne die Gegenwart von Gonokokken, allein durch Ausschwemmung ihrer toxischen Produkte, Krankheitserscheinungen in den betroffenen Organen ausgelöst werden könnten. Inwieweit letztere dazu befähigt sind, entzieht sich vorläufig noch unserer Kenntnis. Jedenfalls stehen wir heute ganz allgemein auf Grund der gegebenen Tatsachen auf dem Standpunkt, daß es in der Hauptsache die Gonokokken selbst sind, die die metastatischen Erkrankungen bei der Gonorrhöe erzeugen, wobei selbstverständlich die beim Zugrundegehen der Gonokokken frei werdenden Toxine sowohl auf den lokalen Prozeß als auch ganz besonders auf die allgemeinen Störungen in hohem Grade einwirken. Vor allem die Allgemeinsymptome, wie Abgeschlagenheit, Kopfschmerzen, Fieber, auch flüchtige Muskel- und Gelenkschmerzen sind vornehmlich auf toxische Ursachen zurückzuführen. An dieser Tatsache der echten metastatischen Natur der gonorrhoischen Allgemeinerkrankungen kann auch der oft negative Ausfall des Kulturversuches nichts ändern, er ist daher in diagnostischer Hinsicht auch nicht zu verwerten. Denn einerseits gehen, wie bereits betont, die Gonokokken in den Metastasen verhältnismäßig schnell zugrunde, andererseits wird man bei anatomischer Untersuchung trotz vorheriger negativer Kulturversuche doch noch oft Gonokokken nachweisen können, z. B. in den entzündlichen Auflagerungen und Granulationen seröser Höhlen, während die Exsudate frei davon waren.

Häufig sind an der Entstehung von Komplikationen auch andere Erreger beteiligt, die sich dann in den Metastasen neben den Gonokokken finden können. Oder aber die bakteriologische Untersuchung ergibt in einzelnen metastatischen Herden das alleinige Vorhandensein von Gonokokken, während aus anderen nur Staphylokokken oder Streptokokken zu züchten sind. Diese fremden Mikroben können entweder gleichzeitig mit den Gonokokken ins Blut übergehen und sich so an der Entstehung der metastatischen Herde beteiligen,

wobei die Gonokokken schließlich vollständig von ihnen verdrängt werden
können, oder sie siedeln sich sekundär, nachdem ihnen der Boden durch die
Gonokokken vorbereitet ist, in den betreffenden Krankheitsherden an, wo sie
dann auch selbständig den weiteren Krankheitsprozeß unterhalten können.
Schließlich kann eine septische Allgemeinerkrankung bei Gonorrhöe auch entstehen, ohne daß Gonokokken über den Ort des primären Infektionsgebietes
hinausgehen, sondern indem sie nur den sekundären Infektionserregern den
Eintritt in die allgemeine Zirkulation ermöglichen. Diese Bemerkungen gelten
übrigens auch für gewisse lokale Komplikationen, wie zum Teil periurethrale
Infiltrate, Prostataabscesse u. ä.

Welche Momente es sind, die einer Propagation durch die Blutbahn Vor-
schub leisten, ist noch völlig ungeklärt. Wahrscheinlich spielt die Allgemein-
konstitution dabei eine große Rolle, wofür zu sprechen scheint, daß dieselben
Menschen bei neuen Infektionen öfters wiederholt an solchen Metastasen erkranken. Für die rheumatoiden Infektionen könnte man vielleicht eine gewisse
arthritische Diathese annehmen. Inwieweit die Virulenz der Erreger für die
Metastasierung verantwortlich gemacht werden kann, ist schwer zu entscheiden. Nach den klinischen Erfahrungen scheint diesem Moment keine
überragende Bedeutung zuzukommen, da erfahrungsgemäß auch die leichtesten
Infektionen mit Allgemeinerkrankungen einhergehen können. Bisweilen scheinen
gewisse auslösende, akzidentelle Einwirkungen auf den infizierten Organismus
eine Rolle zu spielen. Unter diesen sind allgemein schwächende vorhergehende
Erkrankungen zu nennen, ferner direkte Traumen und auch mechanische Prozeduren, wie ungeeignete instrumentelle Eingriffe und sonstige therapeutische
Fehler, des weiteren auch ungeeignetes Verhalten der Patienten, so körperliche
Überanstrengung, Erkältung, Excesse in Baccho et Venere usw. Von physiologischen Sonderzuständen ist bei Frauen von jeher der Menstruation und
Schwangerschaft für das Zustandekommen der Metastasen eine besondere
Rolle zuerkannt worden, wo die Gonokokken besonders günstige Bedingungen
für ihre Ausbreitung und Vermehrung finden. Solche Einwirkungen führen
in gleichem Maße zu Rückfällen der örtlichen Erkrankung, wie auch der metastatischen Herde, die sehr oft erst zur endgültigen Heilung kommen, wenn der
primäre Herd beseitigt ist.

Was nun den Ausgangspunkt der gonorrhoischen Allgemeininfektion betrifft,
so kann dafür ein jeder gonorrhoischer Herd in Betracht kommen. In erster
Linie sind es selbstverständlich die Genitalorgane, wo fast immer der Ursprungsherd zu suchen ist, aber auch von Erkrankungen der Augenbindehaut, des
Rectums, der Mundhöhle, möglicherweise auch von der Haut aus kann der
Prozeß seinen Ausgang nehmen. Bei Neugeborenen ist sogar placentare Übertragung beschrieben worden. Maßgebend für den Beginn der Metastasierung
ist das Übergreifen der Entzündung auf die tieferen Schichten der Schleimhaut
und das submuköse Gewebe, wo den Gonokokken für ihren Einbruch in die
Blutbahn die günstigsten Verbreitungswege zugänglich werden. Beim Manne
ist dies gewöhnlich der Fall beim Übergreifen der Infektion auf die hintere
Harnröhre, an der sich fast immer die Prostata beteiligt, und von wo aus sehr
häufig die Keime in die Samenblasen und Nebenhoden wandern und sich dort
ansiedeln. Daß hier die Bedingungen für einen Übertritt der Gonokokken
in die Blutbahn günstiger sind als bei Erkrankung nur der Pars anterior, ist zum
großen Teil auf die anatomischen Besonderheiten dieser Organe zurückzuführen,
die bei ihrem Drüsenreichtum den Gonokokken ihre Ausbreitung und ihr Übergreifen in die Tiefe erleichtern; hier finden sie dann in den reichen Gefäßnetzen
bald einen Weg in die Allgemeinzirkulation. Entsprechend der Zeit, in der
es gewöhnlich erst zu einem Übergreifen des Krankheitsprozesses auf die hintere

Harnröhre kommt, werden im allgemeinen die Metastasen sich nicht vor der dritten Krankheitswoche zeigen. Meist treten sie ganz plötzlich ohne jegliche Vorboten auf, manchmal gehen ihrem Auftreten Allgemeinstörungen, wie Kopfschmerzen, Fieber, Abgeschlagenheit als Zeichen der erfolgten Allgemeininfektion voraus. Aus den obigen Ausführungen ergibt sich wohl ohne weiteres, daß unter ungünstigen Bedingungen sich auch einmal an eine Urethritis anterior eine Allgemeininfektion anschließen kann. Das Gewöhnliche ist dies aber nicht, und es sind gerade die Fälle, wo Allgemeinerscheinungen sich bereits in den ersten Tagen nach der Infektion zeigen, nur mit Vorsicht zu beurteilen. Sehr oft wird sich bei näherer Untersuchung diese angebliche Neuinfektion als ein Aufflackern latenter Herde erweisen, die meist ihren Sitz in der Prostata oder den Samenblasen oder auch in den drüsigen Organen der Harnröhre haben, wo noch nach vielen Jahren die Erkrankung wieder neu aufbrechen kann. Die Bedeutung dieser schlummernden Herde für die Unheilbarkeit der männlichen Gonorrhöe, die gerade in neuerer Zeit auf Grund eingehender bakteriologischer und kultureller Untersuchungen von Samenblasen- und Prostatasekret ihre Bestätigung gefunden hat (BUSCHKE und LANGER, DELBANCO u. a.), muß auch für die gonorrhoische Allgemeininfektion ihre Geltung haben. Ebenso wie solche latenten Gonokokkenherde ein Neuaufflackern des Urethralprozesses bewirken, werden sie auch unter ungünstigen Umständen eine Ausschwemmung von Gonokokken ins Blut mit Metastasenbildung hervorrufen können. Viele Fälle, die früher als kryptogenetische Allgemeininfektion beschrieben worden sind, würden wahrscheinlich heute auf Grund unserer vorgeschritteneren Untersuchungsmethoden ihre Erklärung im Bestehen solcher latenten Gonokokkenherde finden. Auch von früheren metastatischen Gonokokkenherden, in denen trotz scheinbarer Heilung Gonokokken schlummern, können neue Metastasen ausgehen. Bei der weiblichen Gonorrhöe ist die Ansiedlung der Gonokokken in den Adnexen und die Unterhaltung der Infektion von dort aus schon immer bekannt gewesen. Die Metastasierung wird auch meist vom Uterus oder seinen Anhängen ihren Ausgang nehmen. Hier finden durch den überaus reichen Drüsenapparat und die wechselvollen Kongestionszustände die Gonokokken besonders günstige Vorbedingungen für ein Vordringen in die Tiefe. Doch gehören auch die sich an eine einfache Urethritis oder Bartholinitis anschließenden Metastasen keineswegs zu den Seltenheiten. Daß auch die Vulvovaginitis kleiner Mädchen als Eingangspforte der Gonokokkeninvasion zu dienen vermag, dafür finden sich besonders in jüngerer Zeit einwandfreie Beobachtungen (MARFAN und DERBÉ, SUTTER u. a.), nachdem schon früher von zahlreichen Autoren Gelenkentzündungen im Gefolge von Vulvovaginitis beschrieben worden sind.

Von der Ophthalmoblennorrhöe der Neugeborenen ist es ebenfalls bekannt, daß sie gar nicht so selten Anlaß zu metastatischen Komplikationen gibt. Schon vor der Entdeckung des Gonokokkus wurden von PONCET und GALEZOWSKI Fälle von Tripperrheumatismus beschrieben, welche nach Impfung von Trippereiter bei schwerem Trachom, behufs Heilung des letzteren, auftraten. Der Beweis der spezifischen Natur solcher bei Ophthalmia neonatorum auftretenden Komplikationen ist zuerst von DEUTSCHMANN erbracht worden, der bei einem 3 Wochen alten Kinde mit nicht behandelter Augenblennorrhöe und Schwellung des linken Kniegelenks sowohl im Conjunctivalsekret als auch im Gelenkpunktat typische Gonokokken nachweisen konnte. Bald darauf gelang auch der Nachweis mittels des Kulturverfahrens (LINDEMANN, HÖCK, SOBOTKA, FINGER, GHON und SCHLAGENHAUFER u. a.), der später noch durch zahlreiche klinische Beobachtungen ergänzt wurde. Auch bei reiner Ophthalmoblennorrhöe von Kindern und Erwachsenen sind Fälle von Metastasierung beschrieben worden. Ferner fehlt es auch nicht an Angaben über gonorrhoische Allgemeininfektion

nach isolierter Mastdarmgonorrhöe (Braquehage und Molignon, Wiener).
Schließlich muß man auch bei unklaren Fällen, wo sich bei genauester Untersuchungstechnik der Harn- und Genitalapparat als frei erweisen, an die Nasen-
und Mundschleimhaut als Ausgangspunkt der Allgemeininfektion denken,
und zwar namentlich bei Neugeborenen, wo außerdem eine Nabelinfektion als
Ursache der gonorrhoischen Allgemeinerkrankung in Betracht kommt. Ob auch
eine intrauterine Placentarinfektion möglich ist, wie einige Autoren annehmen.
muß dahingestellt bleiben.

Vielleicht kann auch von der verletzten Cutis aus eine Invasion der Gonokokken ins Blut erfolgen. So wird von Schultz aus der Jadassohnschen
Klinik ein Fall mitgeteilt, bei dem eine primäre blennorrhoische Infektion
der Lymphgefäße des Dorsum penis mit Gelenkmetastasen einherging. Von
Leede wird über einen ähnlichen Fall berichtet, wo eine Arthritis mit gono-
kokkenhaltigem Gelenkpunktat nach einem Ulcus molle am Penis auftrat,
in dem sich Gonokokken nachweisen ließen.

Über das erste Übergreifen der Gonokokken auf die feinsten Venen liegt
ein interessanter Befund von Wertheim vor. Dieser Autor exzidierte bei einem
an Vulvovaginitis gonorrhoica leidenden Mädchen aus der Blase ein Stück
Mucosa mit Submucosa und konnte in den Capillaren und kleinsten Venen
dieses Gewebsstückchens Thromben von semmelförmigen Kokken nachweisen,
die, da sich aus dem Epithel des gleichen Stückes Gonokokken züchten ließen,
zweifellos auch als solche anzusehen sind. Über Thrombosen der Venen des
kleinen Beckens bei Gonorrhoikern liegen zahlreiche autoptische Befunde vor,
bei denen es sich meist um von den verschiedenen Venenplexus ausgehende
Thrombosierung handelt, die auf die Vena hypogastrica und Vena iliaca
communis bis hinauf in die Vena cava inferior sowie auf die Oberschenkel-
venen übergreifen kann. In einzelnen Fällen sind auch bei florider Gonorrhöe
Thrombosen der Venen des Corpus cavernosum oder der Vena dorsalis penis
gefunden worden. Im allgemeinen ist jedoch die Thrombophlebitis gonorrhoica
als prognostisch günstig anzusehen, da sie meist, ohne zu Embolien oder zur
Allgemeininfektion zu führen, zur Heilung kommt. Auf das Krankheitsbild
der Phlebitis gonorrhoica wird im speziellen Teil noch näher eingegangen werden,
da ja die gonorrhoische Phlebitis schließlich auch als gonorrhoische Metastase
aufzufassen ist. Hier sollte sie nur unter dem Gesichtspunkt ihrer Bedeutung
für die allgemeine Metastasierung Erwähnung finden. Bemerkt sei, daß die
Venenplexus des Beckens auch durch Strepto- und Staphylokokken bei Gonorrhöe infiziert werden können, und von hier aus sich eine wirkliche Pyämie
entwickeln kann.

Wenn wir von der Gonokokkensepsis absehen, bei der es in allen Organen
zu metastatischen Herden kommen kann, so wären in erster Linie die Gelenk-,
Sehnenscheiden- und Schleimbeutelerkrankungen zu nennen, ferner die Muskel-
Knochen- und Nervenaffektionen, die Beteiligung des Herzens und der Gefäße,
die Perikarditis und Pleuritis gonorrhoica, die recht seltenen Komplikationen
von seiten der Lungen, die Otitis media und die Parotitis gonorrhoica; schließlich
käme noch als Sitz metastatischer Veränderungen die Haut und das Auge hinzu,
die beide gesondert an anderer Stelle zur Erörterung gelangen. Anhangsweise
kommen noch die Stomatitis und Rhinitis gonorrhoica zur Abhandlung, die
ja nicht den gonorrhoischen Metastasen zuzurechnen sind.

II. Die gonorrhoischen Gelenkerkrankungen.

Ätiologie. Nachdem durch die bakteriologischen Befunde die Gelenkerkrankungen bei Gonorrhöe als echte Gonokokkenmetastasen sichergestellt

sind, haben alle früheren Theorien über die Ätiologie der gonorrhoischen Arthritis nur noch historische Bedeutung. Unter diesen wäre die besonders von EISENMANN vertretene und lange Zeit hindurch in Geltung gebliebene Reflextheorie zu nennen, wonach die Gelenkschwellung als eine von der gereizten Urethralschleimhaut hervorgerufene Reflexwirkung angesehen wurde, wobei eine gewisse Disposition und weiterhin eine bestimmte Intensität oder der Sitz der Blennorrhöe an einer besonders reizbaren Stelle nötig waren. Die Bedeutung der Disposition in dem Sinne, daß die im Verlaufe der Gonorrhöe auftretenden Gelenkerkrankungen ihre Vorbedingung in der rheumatischen Veranlagung, arthritische Diathese, haben, ist immer wieder hervorgehoben worden und hat sogar bis zum heutigen Tage ihren Wert nicht ganz eingebüßt. Eine andere Theorie ist die von SENATOR begründete Annahme, daß der Entzündungsreiz auf dem Wege über das Rückenmark vasomotorische und trophische Impulse auslöst, die die Gelenkentzündung bedingen. Von JAQUET wird noch bis weit in die bakteriologische Ära hinein in nervösen Schädigungen ein bedeutendes Moment für die Entstehung von Gelenkmetastasen gesehen, wobei allerdings an eine Einwirkung der Toxine auf die nervösen Zentren gedacht wird. So gibt es noch eine Anzahl anderer Theorien, die uns immer wieder vor Augen führen, daß schon seit mehr als einem Jahrhundert die rheumatischen Komplikationen im Gefolge der Blennorrhöe nicht als Zufälligkeiten betrachtet wurden, sondern daß weitgehende Beziehungen zwischen beiden Erkrankungen vermutet worden sind. Die bakteriologische Forschung hat mit einem Schlage diese Zusammenhänge geklärt.

Der Nachweis von Gonokokken in der Gelenkflüssigkeit, zuerst von PETRONE (1883) bei zwei Kranken am 3. bis 5. Tage der gonorrhoischen Gelenkentzündung erbracht, wurde bald darauf von einer großen Zahl Untersucher bestätigt (KAMMERER (1884), WYSZEMIRSKI, HORTELOUP und BOUSQUET (1885) u. a.). Die Reinzüchtung der Gonokokken aus erkrankten Gelenken bei Genitalblennorrhöe gelang zuerst RENDU (1893), ferner NOBL, E. NEISSER (1894) und vielen anderen, die in einem hohen Prozentsatz der untersuchten Fälle einen positiven Befund erheben konnten. Mit der Kultivierung der Gonokokken aus dem strömenden Blut bei gonorrhoischer Arthritis, die HEWES und AHMAN als ersten geglückt ist, wurde das Zirkulieren von Gonokokken im Blut sichergestellt und somit die Beweiskette für die Ansicht des metastatischen Ursprungs der gonorrhoischen Gelenkaffektionen lückenlos geschlossen. Wenn auch bis in die jüngste Zeit, trotz unserer Fortschritte in der Gonokokkenzüchtung, über negative Resultate der mikroskopischen und bakteriologischen Untersuchung von Gelenkpunktaten immer wieder berichtet wird, so kann diese Tatsache an der nun wohl allgemein anerkannten Auffassung, daß die Veränderungen durch die Gonokokken selbst hervorgerufen werden, nichts ändern. Daß bei den Wirkungsäußerungen die Gonotoxine keine unerhebliche Rolle spielen, ist nicht zu bezweifeln; sie werden aber kaum imstande sein, allein durch Verschleppung vom Ursprungsherd derartig schwere Veränderungen, wie wir sie gerade bei der gonorrhoischen Arthritis finden, hervorzurufen. Somit ist dem früher so ausgiebig herangezogenen pathogenetischen Faktor der Toxinwirkung nur insoweit Raum zu geben, daß die Störungen allgemeiner Natur als toxische Schädigungen in der Hauptsache aufzufassen sind, während der lokale Prozeß an die Gegenwart der Mikroben selbst gebunden ist, wobei natürlich die bei ihrem Zerfall frei werdenden Stoffwechselprodukte in hohem Grade mitwirken. Die Schwierigkeit des Nachweises von Gonokokken im Gelenkpunktat ergibt sich aus verschiedenen Umständen. Da die Gonokokken in der Gelenkflüssigkeit keine günstigen Vegetationsbedingungen finden und daher darin rasch zugrunde gehen, was sich oft noch aus dem Vorhandensein von Involutionsformen zu erkennen gibt, so sind damit bereits unserem Untersuchungsergebnis große Schranken gesetzt. Sein Erfolg ist davon abhängig, daß wir einen günstigen Zeitpunkt zur Punktion gewählt haben; aber selbst bei Vorhandensein von Gonokokken in der Gelenkflüssigkeit wird der mikroskopische Nachweis sehr oft nicht gelingen und erst recht nicht die an und für sich schon schwierige Kultivierung. Am aussichtsreichsten sind die Bedingungen für ein positives Ergebnis bald nach Einsetzen des Krankheitsprozesses, wo die Gonokokken noch nicht vollends der Vernichtung anheim gefallen sind. Die bei Gelenkkomplikationen meist auftretenden Fieberattacken tragen besonders zu ihrer Zerstörung bei. Andererseits lehrt die durch zahlreiche Untersuchungen begründete Erfahrung, daß die Gonokokken sich mit Vorliebe in den synovialen Auflagerungen ansiedeln und vermehren, von wo aus sie den Entzündungsprozeß unterhalten ohne in das Exsudat in jedem Falle überzutreten. So liegen verschiedentlich Befunde vor, wo sich in der Gelenkauskleidung bis in die tieferen Schichten hinein Gonokokken nachweisen ließen, während das Exsudat sich als vollkommen steril erwies. Oft werden wir in den metastatischen Gelenkherden auch anderweitige pyogene Mikroben antreffen, entweder gemeinsam mit Gonokokken oder auch ohne dieselben. Auch in letzterem Fall müssen wir diesen Erregern bezüglich ihrer ätiologischen Bedeutung nur eine sekundäre Rolle zusprechen, indem sie auf einem durch Gonokokkenmetastasierung vorbereiteten Boden günstige Bedingungen für ihr Eindringen in den Krankheitsherd und für die weiteren Wirkungsäußerungen finden, wobei sie die Gonokokken schließlich ganz verdrängen können. Auf den Verlauf der Gelenkkomplikationen üben diese Mischinfektionen meist einen ungünstigen Einfluß aus. Die Eingangspforte für diese Bakterien braucht nicht der gonorrhoische Primärherd zu sein, sondern auch von jeder anderen Stelle des Körpers aus können sie in die erkrankten Gelenke übergehen.

Bezüglich der Bedeutung des primären Gonokokkenherdes für die Metastasierung haben wir bereits eingangs bemerkt, daß nicht nur die Genitalgonorrhöe Erwachsener zur Metastasierung führen kann, sondern im gleichen Maße auch die Vulvovaginitis kleiner Mädchen und die gonorrhoischen Erkrankungen anderer Organe, wie die Ophthalmoblennorrhöe, die Gonorrböe des Rectums, die Stomatitis gonorrhoica u. a. Dort ist auch der verschiedenen Gelegenheitsursachen Erwähnung getan worden, die das Übertreten der Gonokokken in die Blutbahn bzw. ihre Ansiedlung in dem betreffenden Organ begünstigen. Es sind einmal Schädigungen, die zur Schwächung des Organismus führen und so eine gewisse Prädisposition schaffen (Krankheiten, körperliche Überanstrengungen, Exzesse usw.); ferner können auch therapeutische Fehler am Erkrankungsherd zu einem Übertreten der Keime in den Allgemeinorganismus Veranlassung geben. Für die Ansiedlung der Gonokokken in einem bestimmten Gelenk scheinen auch äußere Einwirkungen, wie Überanstrengungen und Traumen, nicht ohne Bedeutung zu sein. So beobachtete NASSE zwei Fälle, in denen bei Gonorrhoikern einmal nach Radfahren, das andere Mal nach einer Marschübung eine gonorrhoische Arthritis auftrat und in einem weiteren Falle nach einer leichten Distorsion des Knies. Hierher gehört auch ein Fall GERHARDTS, wo es sich um die Erkrankung des Schultergelenks bei einem Arbeiter handelte, der beim Tragen von Lasten gerade die Schultergegend einer besonders starken Beanspruchung auszusetzen pflegte. Erst kürzlich wurde auch von MOUCHET und BRUAS über das Auftreten einer gonorrhoischen Gelenkaffektion berichtet, die durch Operation infolge Fraktur hervorgerufen war, während es in einem Falle SCHUBERTS infolge Quetschung der großen Zehe zu einer Eiterung im Grundgelenk kam, bei der neben Begleitbakterien einwandfrei Gonokokken festgestellt wurden. Besonders beachtenswert ist, daß es durchaus keine schweren Verletzungen zu sein brauchen, die Veranlassung zur Gelenkkomplikation geben, sondern daß bereits starke Inanspruchnahme oder übermäßige Belastung genügen, um eine günstige Bedingung zur Ansiedlung der Gonokokken in den am meisten ausgesetzten Gelenken zu schaffen. Im Einklang hiermit steht auch, daß die Gelenke der unteren Extremitäten bei weitem häufiger als die der oberen zu erkranken pflegen, außerdem die Seltenheit, mit welcher die Rumpf- und Kopfgelenke befallen zu werden pflegen. Schließlich wäre noch zu erwähnen, daß nach Überstehen einer gonorrhoischen Arthritis bei jeder Neuinfektion oder bei Verschlimmerung einer chronischen Gonorrhöe immer wieder die Neigung zu Gelenkkomplikationen, sei es desselben Gelenkes oder des gleichen Komplexes von Artikulationen hervortreten kann.

Häufigkeit. Die Erkrankungen der Gelenke nehmen unter den gonorrhoischen Metastasen die erste Stelle ein, da sie die bei weitem häufigste Komplikation im Verlaufe der gonorrhoischen Allgemeininfektion darstellen. Die vielfach angestellten statistischen Erhebungen über die Häufigkeit der Gelenkkomplikationen bei Gonorrhöe können nur als sehr unvollkommene Bewertungen angesehen werden. Abgesehen davon, daß ein großer Teil der leichteren, meist ohne funktionelle Störungen einhergehenden. flüchtigen Formen sich der ärztlichen Kontrolle entzieht, liegt in der oft fehlerhaften Deutung der Natur der Gelenkerkrankungen bereits eine bedeutende Fehlerquelle. Als weiteres wichtiges Moment der Unzulänglichkeit der gefundenen Zahlen kommt hinzu, daß die Statistiken meist nur die von den Venerologen beobachteten Erkrankungsformen enthalten, wobei die nicht unerhebliche Zahl von Fällen, die wegen der Besonderheit des Krankheitsprozesses einer chirurgischen oder inneren Behandlung vorbehalten waren, unberücksichtigt geblieben ist. Der Umstand, daß gerade die Frauen einen großen Teil dieser Fälle ausmachen, was damit zu erklären ist, daß die Gelenkkomplikationen gerade bei ihnen oft ohne merkliche Erscheinungen am Genitale einhergehen, und daher die ätiologischen Zusammenhänge vielfach übersehen worden sind, führte zu der Anschauung, daß das weibliche Geschlecht viel seltener den gonorrhoischen Gelenkerkrankungen unterworfen ist. Seitdem nun aber allerwärts die Gonorrhöe als ätiologischer Faktor für die Entstehung der Gelenkerkrankungen gebührende Beachtung gefunden hat, kann auf Grund der neueren Erfahrungen als einwandfrei angenommen werden, daß Männer und Frauen gleich häufig erkranken. Die in älteren Statistiken erhobenen Befunde geben ziemlich übereinstimmend die Häufigkeit der Gelenkkomplikationen bei der Gonorrhöe mit etwa 2% an. GRISOLLE (1866) sah bei 2423 Fällen von Blennorrhöe 68 mal rheumatische Erkrankungen ($2,8\%$); nach FOURNIER beträgt das Verhältnis 1:64, nach BESNIER (1877) und JULLIEN 1:50; WEBER (1890) berechnete die Häufigkeit mit $1,4\%$, BOGDANOW (1905) mit $2,5\%$, JORDAN (1910) mit $2,1\%$, KREISSL (1912) mit 2—3$\%$. Dagegen erzielte BOND in einer Kopenhagener Statistik für das Jahr 1904 11$\%$, während in der Berliner Universitätspoliklinik im Jahre 1907 auf 1315 Tripperfälle nur 2 Fälle gonorrhoischer Arthritiden entfielen. Von KLOSE ist nach dem Kriege eine beträchtliche Zunahme der gonorrhoischen Gelenkkomplikationen festgestellt worden, als deren Zahl er das Fünffache der früheren Werte für nicht zu hoch gegriffen ansieht. Von allen im Jahre 1919 in die Frankfurter chirurgische Klinik eingelieferten Gelenkerkrankungen waren 95$\%$ gonorrhoischer Natur. Als Ursache für diese Häufung sieht er einmal die eigene Gleichgültigkeit an, die zu forcierter und unzweckmäßiger Behandlung des Primärherdes führt, und ferner die durch die Kriegswirkung verursachte Schwächung des Organismus. Diese Zahlen erscheinen jedenfalls für die heutige Zeit als viel zu hoch bemessen, dagegen ist die in einer neueren amerikanischen Statistik aus dem Jahre 1921 von ARONSTAM errechnete Verhältniszahl von nur $\frac{1}{2}\%$ wohl als zu niedrig zu betrachten. Im großen ganzen werden die Werte um 2$\%$ auch heute etwa der Norm entsprechen. Nach einer Statistik WELJAMINOFFS fanden sich unter im Laufe von 10 Jahren beobachteten, 817 verschiedenen Fällen von Arthritis 72 mal ($8,8\%$) solche gonorrhoischen Ursprungs. Wenn man die 527 ($64,5\%$) Fälle von tuberkulöser Arthritis abrechnet, nehmen die gonorrhoischen Arthritiden die erste Stelle ein gegenüber 69 Fällen ($8,4\%$) luetischer und 40 Fällen ($4,8\%$) rheumatischer Arthritis.

Was die Häufigkeit der Metastasierung in den einzelnen Gelenken betrifft, so sind die großen Gelenke am meisten bevorzugt, und zwar scheinen diejenigen Gelenke besonders disponiert zu sein, die der größten Inanspruchnahme ausgesetzt sind. An erster Stelle steht mit etwa 50$\%$ das Kniegelenk, das mit seiner reichlichen kapsulären Gefäßversorgung und seinem stark ausgedehnten synovialen Gefäßnetz das größte und funktionell mit am stärksten in Anspruch genommene Gelenk ist. Nächstdem kommen die Fuß-, Hand- und Fingergelenke, ferner das Schulter-, Ellenbogen- und Hüftgelenk und schließlich können die verschiedensten anderen Gelenke, die sonst von Erkrankungen nur sehr selten befallen werden, wie das Kiefergelenk, das Sakroiliacalgelenk, das Sternoclaviculargelenk und die

Chondrocostalgelenke, die Intervertebral- und selbst die Kehlkopfgelenke beteiligt sein. Ein gutes Bild von der Häufigkeit, mit der die einzelnen Gelenke betroffen werden, gibt folgende statistische Übersicht Fingers aus den Jahren 1846 bis 1890: Unter 376 Gelenkerkrankungen waren befallen: Kniegelenk 136, Tibio-Tarsalgelenk 59, Handgelenk 43, Fingergelenke 35, Ellbogengelenk 25, Schultergelenk 24, Hüftgelenk 18, Kiefergelenk 14, Metatarsalgelenke 7, Sternoclaviculargelenk 4, Sakroiliacalgelenk 4, Chondrocostalgelenk 2, Intervertebralgelenke 2, Cricoarytenoidalgelenke 2, Tibio-Fibulargelenk 1 mal.

Symptome. Die gonorrhoische Arthritis tritt in der Regel nicht vor der dritten Woche nach der Infektion auf, doch sind auch gar nicht so selten bereits innerhalb der ersten bis zweiten Woche Gelenkkomplikationen beobachtet worden. Seltener entstehen sie auch noch nach Ablauf des akuten Stadiums beim chronischen Tripper, wenn irgendwelche exazerbierenden Momente ein Neuaufflackern des Krankheitsprozesses herbeiführen und den Gonokokken einen günstigen Boden für ihren Übergang in die Blutbahn schaffen. Für gewöhnlich werden nur eins oder einige wenige Gelenke zugleich befallen, wodurch eine gewisse Ähnlichkeit mit der rheumatischen Polyarthritis besteht, wenngleich die Gelenke nicht so zahlreich, dafür aber umso hartnäckiger ergriffen zu werden pflegen. Manchmal sehen wir auch einen typisch polyartikulären Beginn, indem der Prozeß regellos von einem Gelenk auf das andere überspringt, um dann allerdings meist sich schließlich in einem oder einzelnen Gelenken festzusetzen. Auch im weiteren Verlauf der Erkrankung können immer wieder neue Gelenke betroffen werden, so daß von einer monartikulären Erkrankung als Typ der gonorrhoischen Arthritis durchaus nicht die Rede sein kann. Die Krankheit beginnt meist ziemlich plötzlich mit Schwellung der betroffenen Gelenke; meist ist die äußere Haut darüber normal, doch beobachtet man auch häufig starke Rötung und Spannung derselben. Als weiteres wichtiges Symptom ist die hochgradige Schmerzhaftigkeit hervorzuheben, die eine stärkere Berührung oder gar Bewegung der Gelenke fast unmöglich macht und den Kranken zwingt, in fixierter Stellung das Gelenk möglichst zu entlasten, wobei die Lagerung bevorzugt wird, welche die die Schmerzen in der Hauptsache verursachende Kapseldehnung sowie den Muskelspasmus nach Möglichkeit ausgleicht. Das Allgemeinbefinden ist in den leichteren Fällen kaum beeinträchtigt, doch finden sich meist auch Störungen allgemeiner Natur, wie Abgeschlagenheit, Kopfschmerzen, Appetitlosigkeit, die als toxische Begleiterscheinungen aufzufassen sind und je nach der Schwere der Infektion in ihrer Intensität schwanken. Ebenso wechselnd steht es mit dem Fieber, das in leichten Fällen vollständig fehlen kann, meist nur mittlere Grade erreicht, oft aber auch Erhöhungen bis 40° und darüber aufweist. Dabei zeigt der Fieberverlauf gar nicht selten einen intermittierenden Charakter mit hohen Abend- und niedrigen Morgentemperaturen, worauf E. Lesser besonders hingewiesen hat mit der Deutung, daß die Remissionen wahrscheinlich auf der besonderen Empfindlichkeit der Gonokokken gegen hohe Temperaturen beruhen. Durch das Ansteigen der Temperatur werden die im Blut kreisenden Gonokokken so sehr in ihrer Lebensfähigkeit beeinträchtigt, daß sie einesteils absterben, zum anderen Teil im weiteren Wachstum und in der Abscheidung der Toxine gehemmt werden, wodurch es zu einem Sinken der Temperatur kommt, was wiederum zur Folge hat, daß die noch vorhandenen Gonokokken an Virulenz gewinnen und nun durch ihre Vermehrung wie durch die neu einsetzende Abscheidung der Toxine wieder Fieber hervorrufen. So kann sich dieser Wechsel durch längere Zeit wiederholen. Oft findet sich mit Ausbruch der Komplikationen ein Rückgang der Genitalerscheinungen, indem der Ausfluß, sofern er noch bestand, nachläßt oder ganz aufhört, was teilweise als Fieberwirkung, teilweise als immunisatorischer Effekt durch die Allgemeininfektion gedeutet werden könnte. Mitunter zeigt sich eine Schwellung der zugehörigen Lymphdrüsen. Schließlich wäre noch eine mäßige Leukocytose im Blut bei Beginn der Erkrankung zu nennen, die im weiteren Verlaufe zur Norm zurückkehrt, während bei längerem schweren Krankenlager sich eine Abnahme der roten Blutkörperchen und des Hämoglobingehaltes einstellen kann; außerdem besteht nach HERRMANN eine besonders starke Blutkörperchensenkungsbeschleunigung. Der Urin zeigt keine besonderen Veränderungen, die Harnmenge ist meist unverändert, die Reaktion sauer, die Ausscheidung der Phosphate ist im Anfangsstadium vermehrt, während die Harnstoffausscheidung eine geringe Verminderung aufweisen soll (VALERIO).

Das klinische Bild und der Verlauf der gonorrhoischen Gelenkentzündung erscheinen unter den mannigfachsten Formen, so daß es nicht möglich ist, eine einheitliche zusammenfassende Darstellung darüber zu geben. Von den leichten, flüchtigen, kaum mit Veränderungen und Allgemeinstörungen einhergehenden Entzündungsformen bis zu den schwersten, chronisch verlaufenden und zu Versteifung führenden Komplikationen finden sich die verschiedensten Varietäten und Übergänge, wobei neben der Schwere auch die Lokalisation des Krankheitsprozesses eine Rolle spielt. So sind die Erkrankungen der kleinen Gelenke meist von gutartigem Charakter, hier kommt es kaum zu den schweren phlegmonösen Prozessen mit vollständiger Zerstörung und Ankylosierung des Gelenks, wie wir sie bei den großen Gelenken, besonders beim Kniegelenk, gar nicht so selten antreffen. Eine Ausnahme bildet die Spondylarthritis gonorrhoica, die noch nach Jahren, auch ohne anfängliche akute Erscheinungen, zur vollständigen Ankylosierung der Wirbelsäule infolge von Ossification der intervertebralen Bandscheiben und der Ligamente führen kann. Gerade der mehr chronische, schleichende Verlauf ist typisch für dieses Krankheitsbild, bei dem die akute mit schmerzhaften Gelenkschwellungen und Fieber einhergehende Entzündung fehlt. In den Fällen, in denen ein akutes Stadium vorangeht, besteht meist ebenfalls eine absolute Starre des Thorax, die jedoch bloß funktionell bedingt ist, indem die Patienten wegen der ungeheueren Schmerzhaftigkeit größere Exkursionen des Thorax bei der Atmung vermeiden. Gewisse Abschnitte der Wirbelsäule scheinen mit Vorliebe befallen zu sein, und zwar die oberen Halswirbel, die mittlere Brustwirbelsäule und die Lumbosakralgegend. Meist besteht Druckempfindlichkeit der entsprechenden Dornfortsätze. Das Ende ist gewöhnlich, wie bereits hervorgehoben, eine allgemeine Erstarrung und totale Unbeweglichkeit der Wirbelsäule, wie wir sie aus dem Krankheitsbild der Spondylitis ancylopoetica (BECHTEREW, PIERRE MARIE-STRÜMPELL) kennen. Daneben gibt es aber auch leichtere Formen von circumscripter Spondylitis, die häufig als Lumbago oder Rheumatismus angesprochen werden. Diese heilen meist gut aus, können jedoch auch zu partiellen Ankylosen der Wirbelsäule führen.

Wenn wir von den leichteren Alterationen der Gelenke absehen, die sich nur subjektiv in starker Schmerzempfindung bei jeder Bewegung äußern, ohne daß objektiv irgend ein pathologischer Befund am Gelenk nachweisbar wäre, und die, von FOURNIER als „Arthralgie blennorrhagique" bezeichnet, wahrscheinlich in der Hauptsache, wie bereits von KÖNIG hervorgehoben, auf neuralgischer Grundlage beruhen, lassen sich die gonorrhoischen Gelenkerkrankungen in verschiedene Gruppen einordnen, denen besondere klinische und pathologisch-anatomische Befunde zugrunde liegen. Nach der von KÖNIG gegebenen Einteilung sind vornehmlich vier Typen zu unterscheiden: 1. der Hydrops, 2. die serofibrinöse Entzündung, 3. das Empyem, 4. die phlegmonöse Entzündung.

Von den ersten drei exsudativen, gutartigeren Formen, denen die letzte fast ohne Exsudation verlaufende, phlegmonöse bösartige Form gegenübersteht, stellt der Hydrops die leichteste Verlaufsart dar. Am häufigsten am Kniegelenk beobachtet, entwickelt er sich meist ohne subjektive Beschwerden, so daß die Kranken oft erst zufällig auf die Gelenkschwellung aufmerksam werden. Während also das Allgemeinbefinden in keiner Weise gestört zu sein braucht, Fieber vollständig fehlen kann, tritt gewöhnlich ohne Schmerzen eine zunehmende Schwellung des betreffenden Gelenkes auf, die sich durch die deutliche Fluktuation als vermehrte Flüssigkeitsansammlung im Gelenk kennzeichnet. Bei starker Exsudation können die extremen Bewegungen, extreme Beugung und Streckung, behindert sein. Der Verlauf pflegt ein günstiger zu sein, indem es spontan in kurzer Zeit zur vollständigen Resorption des Ergusses und völligen Restitution kommt. Doch sind auch hartnäckige Fälle, bei denen der Erguß lange Zeit unverändert fortbesteht und im ungünstigsten Falle chronischer Hydrarthros die Folge ist, gar nicht so selten. Oder es besteht bei jeder geringfügigen Schädigung sowie bei jeder Neuinfektion oder Exazerbation einer alten Gonorrhöe die Neigung zum Rezidivieren. Der punktierte Gelenkinhalt stellt eine klare seröse Flüssigkeit dar mit nur geringer Beimengung zelliger Elemente, in der Gonokokken nicht nachweisbar sind. Von manchen Autoren wird der Zusammenhang dieser als rein seröser Hydrops beschriebenen, völlig indolenten Exsudatform mit der Gonorrhöe in Frage gestellt und als ein zufälliges Vorkommnis bei einer bestehenden Schleimhautgonorrhöe angesehen.

Das gewöhnliche Bild der gonorrhoischen Arthritis stellt die trüb-seröse und sero-fibrinöse Gelenkentzündung dar, die mit mehr oder weniger starker Exsudatbildung einhergeht. Dieselbe ist eine Folge der Ansiedlung von Gonokokken in dem oberflächlichen, die Gelenkschmiere produzierenden Synovialüberzug, wobei es bald zum trüb-serösen, bald zu mit Fibrinflocken vermischtem Exsudat kommt. Ganz selten finden sich auch hämorrhagische Ergüsse. Einen wesentlichen Anteil an der Schwellung des Gelenkes nimmt die Kapsel, während die Exsudation häufig sehr unbedeutend sein kann. Auch in anderer Hinsicht stehen die entzündlichen Veränderungen der Kapsel selbst im Vordergrunde des Krankheitsbildes, indem das die Kranken am meisten quälende Symptom, die hochgradige Schmerzhaftigkeit, fast ausschließlich auf die Spannung der Gelenkkapsel zurückzuführen ist. Diese gleich zu Anfang der Erkrankung einsetzende, enorme Schmerzhaftigkeit, die eine aktive oder passive Bewegung des Gelenkes völlig unmöglich macht, ist geradezu pathognomonisch für diese Form der gonorrhoischen Gelenkentzündung. Meist kommt es ganz plötzlich unter starken Schmerzen zur Schwellung, Spannung und Fluktuation im betreffenden Gelenk, es können aber auch Erscheinungen allgemeiner Art, wie Glieder-, Muskel- und Gelenkschmerzen, Abgeschlagenheit, Appetitlosigkeit u. a. m. vorangehen. Solche Störungen allgemeiner Natur treffen wir auch im weiteren Krankheitsverlauf an; sie sind je nach der Schwere der Infektion mehr oder weniger stark ausgesprochen. Der Kranke vermeidet ängstlich jede Bewegung und Erschütterung des Gelenkes, das er in eine gewisse Entlastungsstellung bringt, weil so durch die möglichst große Kapazität die Schmerzen am geringsten sind. Bei längerem Bestehen eines sehr großen Ergusses weitet sich der Kapselbandapparat, wodurch der Eintritt eines Schlottergelenkes begünstigt wird. Auch kommen gar nicht so selten durch ungleichmäßige Schrumpfung einzelner Teile des Kapselbandapparates Subluxationsstellungen der Gelenke zustande. Das Fieber, das zu Beginn der Erkrankung hohe Grade erreichen kann, hält sich im weiteren Verlauf unter leichten Remissionen auf mittlerer Höhe, um schließlich normalen Werten zu weichen. Bei zweckentsprechender Behandlung kommt es gewöhnlich nach einigen Wochen unter Schwinden der Schmerzen zur Aufsaugung des Exsudats und Abschwellung der Kapsel, die schließlich zur völligen Restitution führen. Durch sekundäre produktive Prozesse, die den Knorpelüberzug der Gelenkkörper überwachsen, ihn arrodieren und den Gelenkspalt ausfüllen, kann es auch zu erheblichen Bewegungseinschränkungen kommen, die immer oder mindestens eine gewisse Zeit bestehen bleiben und schließlich auch zur vollständigen Ankylosierung führen können. In seltenen Fällen kann sich auch eine Hypertrophie der Zotten als Folge des chronischen Reizzustandes entwickeln mit dem Endstadium der Arthritis villosa. Es ist klar, daß der exsudative Charakter der Gelenkerkrankung am ausgeprägtesten an den Gelenken mit größerem Kapselhohlraum ist, während an den kleinen und kleinsten Gelenken die Exsudation mehr und mehr zurücktritt.

Das Empyem stellt eine verhältnismäßig seltene Form der gonorrhoischen Gelenkerkrankung dar. Es entwickelt sich entweder aus der sero-fibrinösen Entzündung oder das Exsudat nimmt gleich zu Anfang einen eitrigen Charakter an. Meist handelt es sich dabei um eine Misch- oder Sekundärinfektion, wobei am häufigsten im Eiter Staphylokokken und Streptokokken gefunden worden sind. Aber auch rein gonorrhoische eitrige Gelenkentzündungen, deren gonorrhoische Natur durch den alleinigen Nachweis von Gonokokken in der Punktionsflüssigkeit erwiesen ist (GHON, SCHLAGENHAUFER, FINGER u. a.), sind beobachtet worden. Symptome und Verlauf gleichen im großen ganzen der vorhergehenden Form, jedoch ist das Krankheitsbild hier meist ein schwereres und geht gewöhnlich in Ankylosenbildung aus. Rötung und Schwellung der umgebenden Hautpartien können hierbei besonders stark ausgesprochen sein, das periartikuläre Gewebe kann an der Entzündung teilnehmen; bisweilen kommt es zum Durchbruch des Eiters durch die Gelenkkapsel und Durchtritt in die Muskelschichten und Sehnenscheiden sowie zur Perforation nach außen. Der Prozeß kann auch unter dem Bilde der Pyämie mit Schüttelfrösten und hohem, remittierendem Fieber einen malignen Verlauf nehmen, der schließlich mitunter zum Exitus letalis führt.

Die bösartigste Form der gonorrhoischen Gelenkerkrankungen ist die sog. phlegmonöse Arthritis, die ihren Ausgang von den subsynovial gelegenen tieferen Kapselschichten nimmt und von da aus sehr bald auf das paraartikuläre Gewebe sich erstreckt, wodurch es neben der Kapselphlegmone zu einer phlegmonösen Infiltration der benachbarten Ligamente und umgebenden Weichteile kommt. Muskeln und Fascien, Sehnen und Sehnenscheiden, Schleimbeutel, Bindegewebe und Fett sowie Knorpel und Knochen nehmen an dem Zerstörungsprozeß teil. Entsprechend der para- und periartikulären Ausbreitung der Entzündung tritt die eigentliche Höhlenexsudation zurück, die in der Hauptsache nur in einer spärlichen Absonderung eitriger Fibringerinnsel besteht, während die Synovialproduktion infolge der geschädigten Ernährung der Synovialis ausbleibt. Klinisch ist das Krankheitsbild charakterisiert durch eine bedeutende Verdickung der Gelenkkapsel, verbunden mit einem ausgedehnten, teigigen Ödem der Umgebung, die Haut inbegriffen, die eine starke Rötung aufweisen kann. Die diffuse Schwellung kann sich weit über die Extremitäten ausdehnen, so daß z. B. das Kniegelenk, das am häufigsten befallen ist, einem Fungus ähnlich wird. Die ganze Gelenksumgebung ist verdickt, verbreitert, die Konturen sind verstrichen; es fehlen die für die exsudativen Formen charakteristischen mehr oder weniger plastischen Auftreibungen der Gelenkrecessus sowie Fluktuation. Die Schmerzen, mit denen die Erkrankung einhergeht, sind noch intensiver als bei den vorhergehenden Formen, so daß schon die geringste Berührung, selbst der Druck der Bettdecke, häufig stärkste Schmerzempfindung auslöst; oft ist auch bei völliger Ruhigstellung kontinuierlicher Schmerz vorhanden. Fieberverlauf und sonstige Störungen allgemeiner Art sind in gleicher Weise wechselnd wie bei den anderen gonorrhoischen Gelenkerkrankungen. Glücklicherweise lokalisiert sich die gonorrhoische Kapselphlegmone gewöhnlich nur auf ein Gelenk, und zwar auf große Gelenke, unter denen das Kniegelenk

an erster Stelle steht; auch ist sie in ihrer reinen Form viel seltener als der
gonorrhoische Gelenkerguß. Im weiteren Verlauf der Erkrankung entwickeln
sich meist sehr rasch infolge der Schädigung des kapsulären und perikapsulären
Gewebes fehlerhafte Stellungen, wie Subluxationen, Valgusstellung, abnorme
Beweglichkeit und Contracturen, weiterhin kommt es sehr rasch zur narbigen
Schrumpfung der Kapsel und des Bandapparates, die im Verein mit den
fibrinösen Ausschwitzungen in den Gelenkraum und den schweren Zerstörungen
des Knochen- und Knorpelgewebes zur flächenhaften Verwachsung der Gelenk-
enden führen. Oft läßt sich schon nach vier Wochen eine zunehmende Verkleinerung des Gelenkspaltes im Röntgenbild wahrnehmen, wie von KLOSE
beobachtet worden ist, desgleichen konnte derselbe Autor bereits nach zehn
bis fünfzehn Wochen ein völliges Verschwinden des Gelenkspaltes röntgenologisch
feststellen. Dem fibrinösen Charakter der Verwachsungen folgt bei der rasch
fortschreitenden Usurierung von Knorpel und Knochen sehr bald eine völlige
ossale Ankylose, die noch durch periostale Auflagerungen bei gleichzeitig bestehender Periostitis vervollständigt werden kann, so daß schließlich das monate-
lange, qualvolle Krankenlager mit einer vollständigen Versteifung des Gelenkes
mit meist starker Deformierung abschließt. Dieser Ausgang ist im Gegensatz
zu den anderen gonorrhoischen Gelenkerkrankungen durch therapeutische
Maßnahmen nicht zu beeinflussen, und es ist daher ärztlicherseits geboten,
den Kranken nach Sicherung der Diagnose auf die schwerwiegenden funktionellen
Folgen im voraus hinzuweisen. Hand in Hand mit der fortschreitenden Ankylosierung geht einher eine Atrophie der Muskulatur, die bisweilen sehr hohe
Grade erreichen kann. Gerade die Formen, die späterhin einen mehr chronischen,
schleichenden Verlauf nehmen, geben häufig zur Entstehung schwerer Muskelatrophien Veranlassung, so daß manchmal die Gelenkerkrankung als sekundäres
Leiden imponiert, während man die Muskelatrophien auf ein Nervenleiden
zu beziehen geneigt ist. Frühzeitig und erheblich pflegt der periartikuläre
Muskelschwund bei der Erkrankung des Schultergelenks zu sein.

Pathologische Anatomie. Ebenso wie klinisch können wir auch pathologisch-anatomisch
die gonorrhoischen Arthritiden in zwei Hauptgruppen einteilen, von denen die erste die von der
Synovialis ausgehenden Erkrankungen umfaßt, während die zweite in den tieferen Schichten
der Kapsel ihren Ursprung hat und von dort aus peripherwärts in das umliegende Gewebe
fortschreitet. Diese erste intrakapsuläre, exsudative Form entspricht je nach dem Charakter
des Exsudats dem Bilde der serösen, sero-fibrinösen oder eitrigen Arthritis. Erstere ist eine
reine Synovitis ohne Beteiligung der tieferen Kapselschichten, bei der es zur Hyperämie
der Synovialis und Dehnung der Kapsel durch vermehrte Synovia mit spärlichen Leukocyten kommt. Gonokokken sind bei dieser Form kaum nachweisbar. Meist tritt rasche
Restitutio ad integrum ein, oder es entwickelt sich ein chronisches Stadium, bei dem es
nicht zum Schwinden des Exsudats kommt, wobei dann bei langem Bestand des Hydrops
die Synovialmembran sich verdicken und trüben kann und durch Vergrößerung und Wucherung der Zotten sich als Pannus über die Gelenkflächen schiebt. Auch die äußeren Kapselschichten können sich mit der Zeit schwielig verdicken, der Prozeß kann auch auf den
Knorpel übergreifen, der bisweilen Randveränderungen, Wucherung, Verfettung und
Auffaserung zeigt. Stellungsanomalien und Schlottergelenk können resultieren.

Die zweite Form ist ebenso eine reine Synovialerkrankung, nur daß hier die Gelenkhöhle mit vermehrter trüber Flüssigkeit gefüllt ist, der Fibrinflocken beigemischt sind. Oder
es bilden sich förmliche fibrinöse Häute, die die Gelenkknorpel überziehen. In den Auflagerungen sind Gonokokken, die meist in Leukocyten eingeschlossen sind, in großer Zahl
vorhanden, während das Exsudat oft nur spärliche oder gar keine Gonokokken enthält.
Durch Organisation der Fibrinhäute kann es zu Verwachsungen derselben mit der Synovialis
und untereinander kommen. Knorpelveränderungen und Obliteration der Gelenkhöhle
können folgen. Auch Knochenschädigungen in Form von Entkalkungen, Atrophien und
Usuren können sich entwickeln.

Bei der eitrigen Form der gonorrhoischen Gelenkentzündung handelt es sich anfangs
auch um eine reine Synovialerkrankung, wobei ein rein eitriger Katarrh der Synovialis
besteht mit massenhaft Leukocyten im Exsudat, das entweder nur Gonokokken oder auch
nur andere Bakterien, seltener Gonokokken mit anderen Bakterien gemischt enthält. In
der Hauptsache finden sich auch hier die Gonokokken in den entzündlichen Veränderungen

der Synovialis, die häufig in die äußeren Schichten der Kapsel und in das paraartikuläre Gewebe übergreifen. In diesen kommt es zur Absceßbildung mit Durchbruch des Eiters in die tieferen Gewebsschichten oder Perforation nach außen. Auch führt der Entzündungsprozeß hier besonders häufig zur Zerstörung des Gelenkknorpels durch Verfettung seiner Zellen und Zerfaserung der Grundsubstanz, wobei die Eiterkörperchen von der Oberfläche einwandern und die Knorpelsubstanz zur Einschmelzung bringen oder durch Unterminierung den Knorpel in toto von der Unterfläche abheben. Im Anschluß daran können auch Usuren und eitrige Einschmelzung der Knochencompacta mit richtiger Sequesterbildung entstehen. Aber auch ohne den Knochen direkt zu zerstören, kann es bei längerem Bestand der Gelenkerkrankung, nicht nur der eitrigen, sondern auch der anderen exsudativen Formen, durch den dauernd anhaltenden Entzündungsreiz zur Schädigung des benachbarten Skeletts kommen. Als Folgezustände können dann kleine Exostosen und Osteophytenbildungen, Verklumpungen und Verunstaltungen der Knochenumrisse zurückbleiben. Als Folge der schweren Knorpel- und Knochenveränderungen entwickeln sich meist durch Ossification fibröser Verwachsungen knöcherne Ankylosen. So kann die von Knorpel entblößte Stelle der Gelenkfläche mit einer sklerotischen Knochenmasse gleichsam zugeschmolzen sein. Ist andererseits die Affektion nicht sehr ausgedehnt, so daß noch Knorpel genug vorhanden ist, so braucht die Beweglichkeit des Gelenkes nicht zu leiden. In leichten Fällen ist auch bei der eitrigen Arthritis völlige Restitution möglich; langdauernde Entzündung mit Erhaltung des Knorpels führt zur Schrumpfung und Verkürzung der Kapsel, was ebenfalls eine Behinderung der Bewegung zur Folge hat (sog. falsche Ankylose). Nach den eingehenden Untersuchungen von FINGER, GHON und SCHLAGENHAUFER findet sich bei dem einfachen Bild der gonorrhoischen eitrigen Arthritis histologisch gewöhnlich zunächst eine Schicht mehrerer Lagen von Eiterzellen, die teils frei, teils in einem Gerüst von fädig geronnener, schlecht färbbarer Grundsubstanz liegen; ihr folgt eine mehr homogene, fast ungefärbte Schicht mit Schollen von zerfallenen Eiterkörperchen, an die sich eine ziemlich breite Lage einer von zahlreichen Blutgefäßcapillaren durchsetzten Granulationsschicht anschließt, auf die dann allmählich normales Gewebe folgt. Sowohl in der innersten Schicht von Eiterzellen, als auch in der homogenen und in der Schicht des Granulationsgewebes finden sich typische, vorwiegend in Leukocyten eingeschlossene Gonokokken, die in der innersten Schicht die dichteste Einstreuung zeigen.

Bei der letzten Form, der gonorrhoischen Kapselphlegmone, ist das subsynovial gelegene, zahlreiche Blut- und Lymphgefäße führende Bindegewebe der Gelenkkapsel und ihrer Hilfsapparate der Hauptsitz der Erkrankung. Durch Übergreifen der Entzündung auf die Nachbarschaft, mit der besonders auf dem Lymphwege enge Kommunikationen bestehen, kommt es sehr bald zu einem trüb-serösen, entzündlichen Ödem des umliegenden Gewebes, das sich durch eine eigentümliche, gallertig-sulzige, graue Beschaffenheit kennzeichnet. Sehr bald breitet sich der Prozeß auf die benachbarten Muskeln, Sehnen- und Sehnenscheiden, auf den Bandapparat, die Fascien und Schleimbeutel aus. Knorpel und Knochen zeigen ebenfalls schwerste Zerstörungen, die hier besonders ausgedehnt und intensiv sind, so daß knöcherne Ankylosen die Regel bilden. Begünstigt werden die Verwachsungen durch Schrumpfung der Kapsel, welche die Gelenkkörper gewissermaßen von außen zusammenpreßt, sowie durch die in geringer Menge ins Gelenkinnere ausgeschiedenen, schwer resorbierbaren Gerinnsel, die zur Obliteration des Gelenkraumes führen. Die schwersten destruktiven Veränderungen finden wir bei der gonorrhoischen Coxitis, bei der sich in kürzester Zeit Erweichung und Ablösung des Knorpels und Zerfall der oberflächlichen Knochenpartien entwickeln. Durch gegenseitigen Druck der Gelenkflächen kommt es zum Einbohren des Kopfes in die Pfanne, was zur Pfannenerweiterung und schließlich neben der Versteifung zur beträchtlichen Verkürzung der Extremität führt. Bei der histologischen Untersuchung dieser sog. phlegmonösen Form erweisen sich sämtliche Gewebsschichten durch Ödem stark auseinandergedrängt. Besonders der subsynoviale Anteil zeigt eine ausgedehnte Plasmazelleninfiltration, die in besonders charakteristischer Weise um die Gefäße herum angeordnet ist. Hier gelingt dann auch in den Frühstadien mit Hilfe spezifischer Färbemethoden der Nachweis der Gonokokken. Infolge periostitischer Veränderungen kommt es neben fibröser und ossaler Ankylose auch zur Bildung zackiger, unregelmäßiger Verdickungen außen am Gelenk, aus denen sich Knochenbrückenankylosen entwickeln können.

Wichtige neue Aufschlüsse über die pathologischen Vorgänge bei der gonorrhoischen Arthritis hat die Röntgenuntersuchung ergeben, die uns besonders das frühzeitige Ergriffensein der knöchernen Anteile vor Augen führt. Diese zuerst von SUDECK beschriebene, von KIENBÖCK in den Vordergrund der Erkrankung gerückte, akute Knochenatrophie ist zwar nicht absolut pathognomonisch für die gonorrhoische Arthritis im Röntgenbild, da sie auch bei anderen Affektionen vorkommt, doch lassen sich diese meist unschwer ausschließen. Darum hat auch in diagnostischer Beziehung das Röntgenbild einen nicht zu unterschätzenden Wert, wenngleich es auch Stadien und Verlaufsformen der gonorrhoischen Arthritis gibt, wo der Befund ein normaler ist. Nach KIENBÖCK ist der Beginn der als ,,akute Knochenatrophie" definierten Veränderung schon nach 4, 6 oder 8 Wochen festzustellen. Borak konnte das entwickelte Bild der akuten Knochenatrophie schon nach 2 Wochen antreffen. Die Veränderungen spielen sich zunächst nur an der Spongiosa ab und geben sich im Radiogramm durch Aufhellung des Schattens und Verschwommenheit der Kontur- und Strukturstriche zu erkennen. Und zwar tritt diese Erscheinung, gewöhnlich nahe dem primären Läsionsherd gelegen, zunächst nicht gleichmäßig auf, sondern unregelmäßig, fleckig, herdweise, und erst später wird die verschwommene Aufhellung des Knochenschattens diffus und das Strukturbild verschwindet fast völlig. Ihre Ursache haben diese Veränderungen in einer bedeutenden Resorption der Kalksalze, die reversibel sein kann und dann auch im Radiogramm wieder zu normalen Befunden führt. Bei der rein exsudativen Form der gonorrhoischen Arthritis pflegt die Atrophie nur in mäßigem Grade aufzutreten und ist meist so geringfügig, daß sie sich der Feststellung entzieht. Ein sehr charakteristisches Merkmal bei dieser Form bildet die Erweiterung des Gelenkspaltes; doch ist auch dieses das Vorhandensein eines intraartikulären Ergusses mit Sicherheit beweisende Symptom recht inkonstant, weil, wie von Borak hervorgehoben wird, sein Zustandekommen nicht nur eine bestimmte Exsudatmenge voraussetzt, sondern auch durch den Bau der einzelnen Gelenke und den Gegendruck der sie zusammenhaltenden Faktoren (Muskeln, Verstärkungsbänder usw.) bedingt ist. Die Vorgänge am Knorpel sind wegen der Unsichtbarkeit des Gelenkknorpels im Röntgenbild röntgenologisch nicht zu verfolgen, nur läßt sich als Ergebnis des vorgeschrittenen Knorpelschwundes eine Verschmälerung des Gelenkspaltes feststellen. Für die von den tieferen Kapselschichten ausgehende Form ist die akute Knochenatrophie das klassische Röntgensymptom, die einen derartigen Umfang annehmen kann, daß ganze Skelettabschnitte wie ausgelöscht erscheinen. Verstärkt wird noch das trübe Aussehen der Platte eines akut atrophischen Knochens durch die gleichzeitige Dickenzunahme des Körperteils infolge Kapselverdickung und Ödem, worauf Forsell aufmerksam gemacht hat. Die erfolgte knöcherne Ankylose kennzeichnet sich durch Ausfüllung des Gelenkspaltes, die stellenweise Unterbrechungen zeigen kann, als Zeichen dafür, daß hier noch intakter Knorpel den Gelenkspalt erhalten hat, während dicht daneben knöcherne Brücken hinüberziehen. Von Borak wird auch noch auf die im Röntgenbild recht häufig zutage tretenden Veränderungen des Periostes im Bereich des von der Atrophie befallenen Knochenherdes hingewiesen. Die Schädigungen des Periostes können so stark sein, daß es zu einer röntgenologisch sichtbaren Abhebung und nachträglichen Ossifizierung desselben in Form der charakteristischen lamellären Apposition kommt, die ihrerseits die Veranlassung zur akuten Knochenatrophie geben kann. Falls es nicht zum Rückgang der Periostitis kommt, bleiben dauernde circumscripte Verdickungen im Bereich eines nach Rückgang der akuten Atrophie chronisch rarefizierten Knochens bestehen.

Diagnose. Obwohl man annehmen müßte, daß auf Grund ihrer klinischen Merkmale die Diagnose der gonorrhoischen Arthritis leicht zu stellen ist, gibt gerade diese Erkrankung besonders häufig zu Irrtümern Anlaß. Das hat einmal darin seinen Grund, daß zu wenig an eine gonorrhoische Ätiologie gedacht wird, und somit irgendwelche Erhebungen nach dem Primärherd gar nicht angestellt werden. Dies gilt besonders bei Frauen, deren negative Angaben den Arzt oft zur Unterlassung einer genauen genitalen Untersuchung verleiten und ihn dadurch häufig auf einen falschen Weg führen. Es ist also bei Verdacht einer gonorrhoischen Arthritis die erste Aufgabe, nach einer bestehenden Gonorrhöe zu fahnden. Dabei ist besonderes Augenmerk einer eventuellen latenten Gonorrhöe zuzuwenden durch genaue Untersuchung von Prostata, Samenblasen usw., nötigenfalls nach provokatorischen Maßnahmen wie Einspritzung von Vaccine u. a., unter Zuhilfenahme des Kulturverfahrens. Die Verwendung von Vaccine zu Provokationszwecken hat noch in weiterer Hinsicht diagnostische Bedeutung, als dadurch, ähnlich wie bei der Tuberkulose, Allgemein- und Herdreaktionen ausgelöst werden können, im Falle es sich um Komplikationen gonorrhoischer Natur handelt. Die dadurch hervorgerufenen Störungen allgemeiner Natur machen sich in Kopfschmerzen, Mattigkeit, Ziehen in den Gliedern, Fieber eventuell mit Schüttelfrost bemerkbar, die, wenn sie bereits vorher vorhanden waren, eine Steigerung erfahren können. Geringe Temperaturanstiege bis 0,5° sind in diagnostischer Hinsicht nicht zu verwerten, aber auch sonst müssen wir in der Bewertung eventuell nach der Vaccineeinspritzung auftretender Fieberzacken sehr vorsichtig sein, wenn die Gelenkerkrankung bereits vorher mit Fieber einhergegangen war, da Temperaturschwankungen im Verlaufe jeder fieberhaften Gelenkerkrankung vorkommen können. Die Herdreaktion zeigt sich im erkrankten Gelenk in Zunahme der subjektiven Beschwerden und Verstärkung der Entzündungserscheinungen. Wegen der Gefahr einer weiteren Propagierung des gonorrhoischen Prozesses ist die Vaccine als diagnostisches Hilfsmittel, soweit man sich ihrer überhaupt bedienen muß, mit größter Vorsicht anzuwenden. Intravenöse Injektionen sind am besten ganz zu unterlassen, wenigstens ist aber vorerst durch kleine intramuskuläre Dosen die Reaktion des Körpers zu prüfen. Während also positive Reaktionen im Sinne der gonorrhoischen Natur der Erkrankung zu bewerten sind, schließt ein negativer Ausfall der Reaktion das Vorhandensein eines gonorrhoischen Prozesses nicht aus. Die mikroskopische und kulturelle Untersuchung von Blut und Gelenkpunktat auf Gonokokken zur Sicherung der Diagnose ist nur von sehr bedingtem Wert, da, wie bereits näher ausgeführt worden ist, ihr Nachweis nur selten gelingt. Auch aus der Art und Zusammensetzung des Exsudats lassen sich keine ätiologischen Rückschlüsse ziehen, da sowohl makroskopisch wie mikroskopisch die Exsudate der verschiedenartigsten Gelenkerkrankungen sich gleichen können. Von KÖNIG wird auf die maigrüne Farbe des gonorrhoischen Ergusses gegenüber dem bernsteinfarbigen bei tuberkulöser Gelenkentzündung aufmerksam gemacht. Die diagnostischen Serumreaktionen auf Gonorrhöe mittels des Komplementbindungsverfahrens und der Agglutinationsprobe bedürfen noch weiterer exakter Forschungen, die die Spezifität der Reaktionen gewährleisten, bis sie Eingang in die Praxis finden werden. Nach den Untersuchungen verschiedener Autoren (SCHWARZ und MC. NEIL, ANTONI, ŠAVNIK und PROCHÁZKA) soll bei Arthritis gonorrhoica die Komplementreaktion in $100^0/_0$ der Fälle ein positives Resultat geben.

Wir sehen also, daß die verschiedenen diagnostischen Hilfsmittel, die uns zur Erkennung der gonorrhoischen Natur des Gelenkleidens zur Verfügung stehen, nur ein unvollkommener Notbehelf sind, da sie uns nur in einem Teil der Fälle den richtigen Weg weisen. Selbst die Feststellung einer bestehenden Gonorrhöe muß nicht unbedingt für dieselbe Ursache des Gelenkprozesses sprechen, da ja schließlich auch ein Tripperkranker gelegentlich einmal eine nicht gonorrhoische Gelenkerkrankung akquirieren kann. Daher wird einzig und allein das klinische Bild, die Art des Auftretens und des Verlaufs, ausschlaggebend in der Stellung der Diagnose sein, das allerdings in manchen Fällen wegen seiner Abweichung von der Norm auch dem Erfahrenen große Schwierigkeiten bereiten kann.

Differentialdiagnose. Was einmal die Abgrenzung gegenüber der Polyarthritis rheumatica betrifft, so ist diese in den Fällen, wo der gonorrhoische Prozeß sich als akuter, polyartikulärer entwickelt, manchmal äußerst schwierig. Oft wird noch der weitere Verlauf, das Aufhören des charakteristischen Wanderns des Entzündungsprozesses von Gelenk zu Gelenk und die Ausbildung der typischen Erscheinungen in einem oder einigen wenigen Gelenken die gonorrhoische Natur der Gelenkerkrankung erkennen lassen. In anderen Fällen werden wir uns auf das Versagen derjenigen Mittel stützen können, die als Specifica der Polyarthritis rheumatica auf den Krankheitsverlauf sofort günstig einwirken, so der Salicylpräparate oder ihrer Ersatzmittel, während der Verlauf des Tripperrheumatismus dadurch fast in keiner Weise beeinflußt wird. In gleicher Weise wird man gegebenenfalls gezwungen sein, ex juvantibus die Diagnose stellen zu müssen, wenn etwa eine der gonorrhoischen Arthritis oft sehr ähnliche syphilitische Gelenkerkrankung in Frage kommt. Diese noch viel zu wenig gekannte Komplikation der Lues tritt einmal im sekundären Stadium als fieberhaft verlaufende polyartikuläre Form, ganz ähnlich dem akuten und subakuten Gelenkrheumatismus auf, manchmal mit nachweisbarem Exsudat und starken Schmerzen, und ferner in der tertiären Periode der Syphilis, wo meist nur ein oder wenige Gelenke befallen sind. Auch hier entwickelt sich ein manchmal recht beträchtlicher Gelenkhydrops mit starken Formveränderungen und Funktionsbehinderungen des betroffenen Gelenkes, wobei eine außerordentlich starke Schmerzhaftigkeit bestehen kann. Neben der günstigen Beeinflussung durch entsprechende Therapie gibt sich die Krankheit noch durch weitere luetische Symptome (positive WASSERMANNsche Reaktion), ferner durch ihr eigenartiges Röntgenbild und die nächtlichen Schmerzen zu erkennen. Über eine Kombination von luetischer und gonorrhoischer Arthritis berichtet Schlesinger; es handelte sich um zwei Fälle bei Frauen mit nächtlichen Exazerbationen der Schmerzen, bei dem einen in den Hand- und Fingergelenken, bei dem andern im Sprunggelenk, die beide positive Wassermannsche Reaktion im Serum hatten und beide auf Gonokokkenvaccine mit Fieber und Lokalreaktion ansprachen. In beiden Fällen wurde Heilung erst nach einer Kombination von antigonorrhoischer und antiluetischer Behandlung erzielt. Ein tuberkulöser Gelenkprozeß wird wohl nur in Ausnahmefällen differentialdiagnostisch in Frage kommen, denn gewöhnlich gehen diesem Leiden bereits deutliche Anzeichen einer bestehenden Tuberkulose voran und weiterhin sind das klinische Bild und der Verlauf der tuberkulösen Gelenkentzündung, die meist bald das Bild des Tumor albus darbietet, so typisch, daß sie kaum zu Verwechslungen Anlaß geben kann. Was die durch Gicht hervorgerufenen Gelenkerkrankungen betrifft, so wird zumeist auch ohne Stoffwechseluntersuchungen aus dem Fehlen anderer gichtischer Erscheinungen dieses Krankheitsbild leicht auszuschließen sein. Auch führt die Arthritis urica in der Regel nicht zu dauernd schmerzenden Ankylosen der Gelenke. Auch die Osteo-Arthritis deformans verläuft mit viel geringeren Schmerzen als die subakute Form der gonorrhoischen Arthritis, ebenso bestehen bei ihr mäßigere Bewegungsbeschränkungen bei stärkerer Deformation der Gelenksgegend. Das Malum coxae entwickelt sich langsam, schleichend, wobei Schmerzen nur bei Bewegung auftreten, auch kommt es erst nach langem Bestehen des Leidens zu nennenswerter Bewegungseinschränkung. Demgegenüber führt die Coxitis gonorrhoica unter anhaltenden starken Schmerzen in kurzer Zeit zur Ankylosierung. Die Diagnose Muskelrheumatismus oder Neuralgie, die bisweilen zu Beginn der Erkrankung gestellt wird, wird sich bei näherer Untersuchung und bei Beobachtung des weiteren Verlaufs bald berichtigen lassen. Zusammenfassend läßt sich sagen, daß, wenn wir die klinischen Erscheinungen und den Verlauf genau beachten und eventuell Begleitsymptome, wie Sehnenscheiden- und Schleimbeutelentzündungen, mit zur diagnostischen Verwertung heranziehen, die Diagnose der gonorrhoischen Arthritis meist keine allzu großen Schwierigkeiten bereitet.

Prognose. Dieselbe hängt, wie bereits aus der Beschreibung des klinischen Verlaufs der verschiedenen Formen der gonorrhoischen Arthritis hervorgeht, in erster Linie von der Art und Schwere des Gelenkprozesses ab und ferner spielen bei den Formen, die einer Heilung überhaupt zugänglich sind, die eingeschlagenen therapeutischen Maßnahmen eine große Rolle. Während die sog. phlegmonöse Form jeder Behandlung trotzt und wohl fast ausnahmslos zur Gebrauchsunfähigkeit des Gelenkes führt, gelingt es bei den übrigen Formen der gonorrhoischen Arthritis glücklicherweise meist durch geeignete Behandlung, die Funktion des Gelenkes völlig wieder herzustellen. Eine besonders gute Prognose haben die Gelenkerkrankungen bei Kindern, die meist ziemlich rasch zur völligen Heilung kommen. Daß trotz Heilung das Gelenk bei neuen Infektionen oder Exazerbationen alter gonorrhoischer Herde besonders gefährdet ist, wurde bereits an anderer Stelle hervorgehoben. Die günstigsten Aussichten einer völligen Restitutio ad integrum bestehen für den einfachen Gelenkerguß, dessen Prognose höchstens dadurch getrübt wird, daß sich ein chronisch rezidivierender Hydrops daraus entwickeln kann. Bei der sero-fibrinösen Form haben wir immer schon die Möglichkeit ins Auge zu fassen, daß es durch Organisation der fibrinösen Massen und durch Veränderungen am Gelenkknorpel zu mehr oder weniger starken Funktionseinschränkungen kommt. Jedoch ist auch hier im allgemeinen die Prognose günstig zu stellen, gerade bei dieser Form ist mit zweckmäßigen therapeutischen Maßnahmen viel zu erreichen. Haben wir es mit einem rein eitrigen Erguß zu tun, so haben wir schon eher mit schweren Veränderungen am Gelenkknorpel sowie mit einem Fortschreiten des Prozesses in das umliegende Gewebe zu rechnen, die selbstverständlich den Heilungsverlauf in ungünstigem Sinne beeinflussen. Daher ist die Prognose dieser Form quoad restitutionem etwas ungünstiger zu stellen, wenngleich auch hier völlige Wiederherstellung möglich ist. Je länger sich der gonorrhoische Gelenkprozeß hinzieht, und je mehr er sich der chronischen Verlaufsform nähert, desto geringer sind die Aussichten für die Wiederherstellung der Funktion. Neben vollständigen

Ankylosen kann es zu Schlottergelenken, Subluxationsstellungen, Deformitäten, sowie schweren Stellungsanomalien der das Gelenk bildenden Knochen kommen, während die zugehörige Muskulatur alle Grade der Atrophie zeigen kann. Diese bald zu Anfang einsetzende Atrophie der in Contracturstellung befindlichen Muskulatur gleicht sich bei günstigem Verlauf des Gelenkprozesses schnell wieder aus. Soweit die gonorrhoische Gelenkmetastase nicht nur ein Symptom einer allgemeinen Gonokokkensepsis darstellt, ist die Prognose quoad vitam absolut günstig. Fälle, bei denen sich an ein Empyem des Gelenks Sepsis und Exitus anschließt, sind äußerst selten. So sehen wir, daß die gonorrhoische Arthritis zwar keine lebensgefährliche Erkrankung ist, daß sie aber, wenngleich sie in der Regel völlig ausheilt, abgesehen von der Gefahr der Rezidivierung dauernde Schädigungen der Gelenke hinterlassen kann.

Therapie. Bei der Behandlung der gonorrhoischen Gelenkerkrankungen ist es unsere erste Pflicht, dem Ausgangsherd der Infektion unsere ganz besondere Aufmerksamkeit zuzuwenden, um zu verhüten, daß von dort aus es immer wieder zu erneuter Keimverschleppung kommt, die alle unsere therapeutischen Maßnahmen illusorisch machen kann. Auch müssen wir, solange die Infektionsquelle weiter fortbesteht, stets mit der Möglichkeit eines neuen Aufflackerns der synovialen Metastasen rechnen. Wir werden also neben der speziell auf die Gelenkkomplikationen gerichteten Therapie die Lokalbehandlung energisch fortführen, wobei wir besonders auf Herde in den männlichen oder weiblichen Adnexorganen, die oft noch nach scheinbarer Ausheilung der Gonorrhöe latente Keime beherbergen, zu achten haben.

Bei der eigentlichen Behandlung des Gelenkprozesses kommt es in erster Linie auf eine Entlastung und Ruhigstellung des akut erkrankten Gelenkes an. Dazu ist eine sachgemäße Schienung auf einer genügend langen Schiene unter Anlegung eines gut sitzenden festen Verbandes, eventuell mittels Stärke- oder Gipsbinden, durchaus notwendig. Für das Hüftgelenk wird sich am besten ein kräftiger Extensionsverband eignen, während bei den verschiedenen Gelenken des Rumpfes sowie des Kopfes nur ein einfacher Fixationsverband in Frage kommt. Daneben wird man direkt auf das erkrankte Gelenk durch örtliche antiphlogistische ableitende Mittel einzuwirken suchen. Zu diesen gehört an erster Stelle die Wärmeapplikation in Form von Watteeinpackungen, feuchten Umschlägen, heißen Sandsäcken, Moor- und Fangopackungen oder Thermophoren. Ganz besonders geeignet erweisen sich dafür die Heißluftapparate, denen die Gelenke täglich $1/_2$—1 Stunde lang in allmählichem Ansteigen ausgesetzt werden. Oft leistet auch die Stauungsbehandlung recht gute Dienste, die vorsichtig angewandt, bald bis auf etwa 20 Stunden ausgedehnt werden kann, um nach vierstündiger Pause wieder erneuert zu werden. Dabei wird zweckmäßigerweise die betreffende Extremität durch untergeschobene Kissen hochgelagert, außerdem ist streng darauf zu achten, daß keine venöse, sondern eine aktive Hyperämie entsteht, andernfalls muß die Lage der Stauungsbinde geändert werden. Gewöhnlich schwinden die Schmerzen bald nach Einsetzen der Stauungsbehandlung, in anderen Fällen jedoch bleibt das Verfahren trotz aller aufgewandten Mühe erfolglos; die Schmerzen verstärken sich so, daß von einer Stauung ganz abgesehen werden muß. Viele Autoren verzichten auf die BIERsche Stauung vollständig, da sie keine nennenswerten Wirkungen von derselben gesehen haben, andere kombinieren sie mit innerlichen Gaben von Jodkalium (Sol. Kal. jodat. 10,0:200,0 3 mal täglich 1 Eßlöffel) oder Natrium salicylicum (Natr. salicyl. 10,0 Tinct. Aurant 5,0 od. Sirup. Liquirit 20,0 Aq. dest. ad 200,0 3 mal täglich 1 Eßlöffel) und Atophan 3mal täglich 2 Tabletten à 0,5, um dadurch die Wirkung der Stauung zu verstärken. Bei beiden Maßnahmen, sowohl bei der Wärmeapplikation wie bei der Stauungstherapie, ist wohl die dadurch erzeugte lokale Hyperämie als das ausschlaggebende Moment anzusehen. Neben den verschiedenen thermischen Einwirkungen wird man noch durch externe, lokal angewandte medikamentöse Maßnahmen den Gelenksprozeß zu beeinflussen suchen. Als solche kommen Watteverbände mit Ichthyol- und Jodpräparaten, in Form von 10—20%iger Ichthyolvaseline oder 10%iger Ichthyol- oder Jodvasogen in Betracht, um die Resorption zu unterstützen. Bei Anlegung eines Gips- oder Stärkeverbandes ist selbstverständlich dafür Sorge zu tragen, daß durch Hineinschneiden eines genügend großenFensters das Gelenk so freigelegt ist, daß die verschiedenen lokalen Medikationen gut ausgeführt werden können.

Von innerlichen Mitteln sind bereits Jodkali, Natrium salicylicum und Atophan genannt worden, letzteres kann auch durch das billigere Artamin ersetzt werden, während für das Natrium salicylicum auch irgend ein anderes der Salicylpräparate (Aspirin, Pyramidon u. a.) verabfolgt werden kann. Im allgemeinen ist von einer internen Medikation nicht viel zu erwarten, da ihr kaum irgendwelche Beeinflussung des Krankheitsprozesses zukommt. Sonst wird man die gegen die Urethralgonorrhöe zweckmäßigen internen Harnantiseptica und Balsamica ruhig weiter geben, während man zu Beginn der akuten Gelenkerscheinungen die Lokaltherapie der Harnröhre besser aussetzt, um sie erst nach Rückgang der schwersten Erscheinungen in vorsichtiger und allmählicher Weise wieder aufzunehmen. Bei den großen Schmerzen sind Narcotica und Schlafmittel nicht zu vermeiden. An Stelle des von Arning eingeführten Atophans ist neuerdings auch das Atophanyl, eine Verbindung der Salicylsäure mit dem Atophan empfohlen worden, von dem man täglich ein- bis zweimal den Inhalt der gebrauchsfertigen Ampulle intravenös oder intramuskulär injizieren kann. Wir konnten danach bisweilen eine geringe Besserung der subjektiven Beschwerden feststellen, ohne daß sonst der Krankheitsprozeß dadurch in günstigem Sinne beeinflußt worden wäre. Ebenso wirken intravenöse Injektionen von Tachalgan günstig im Sinne einer Schmerzlinderung, indem oft schlagartig die Schmerzen aufhören; auch scheint dem Präparat eine gewisse Reizkörperwirkung zuzukommen, die auf den Krankheitsprozeß selbst einen günstigen Einfluß ausübt.

Gute Erfolge haben einige Autoren auch von der intravenösen Silbertherapie (Kollargol, Elektrokollargol, Fulmargin, Dispargen u. a.) gesehen, die allerdings öfter mit unangenehmen Nebenwirkungen, wie Schüttelfrost usw. verbunden ist; das Kollargol wird in 1—2%iger Lösung, wovon 2—10 ccm langsam injiziert werden, angewandt, besser sind die Ersatzpräparate, wie Elektrokollargol, Fulmargin, Dispargen u. a., die in fertigen Ampullen in den Handel kommen. Auch andere Chemotherapeutica, so das Argochrom und das Trypaflavin sind vielfach angewandt worden. Saphir tritt für eine Kombinierung der parenteralen Eiweißtherapie mit der endovenösen Silbertherapie ein. Er gibt am 1. Tage 6—10 ccm Milch intramuskulär oder Gonargin bzw. Arthigon (0,5 ccm) intravenös; unmittelbar nach dem Schüttelfroste oder am nächsten Tage 0,1 Argochrom intravenös (10 ccm einer 1%igen Lösung), dann möglichst täglich Argochrom etwa 8 Tage hintereinander und am besten gleichzeitig oder jeden zweiten Tag auch Milchpräparate. Das Trypaflavin (5 ccm einer $^{1}/_{2}$%igen Lösung) soll nach Dorner einen besonders guten Einfluß auf die erkrankten Gelenke ausüben.

Auch von der Proteinkörpertherapie allein sind bisweilen ganz günstige Wirkungen gesehen worden. So hat u. a. Langer an der Buschkeschen Klinik, der die Reizkörpertherapie bei den verschiedensten gonorrhoischen Komplikationen angewandt hat, eine gute Beeinflussung, vor allem der Schmerzen, beobachten können, so daß sich oft bald nach der Injektion eine bedeutende

Schmerzlinderung bemerkbar machte. Auch auf den Krankheitsprozeß scheint die Reizkörpertherapie mitunter einen günstigen Eintluß auszuüben, wenngleich gewöhnlich mit der Beseitigung der akuten Erscheinungen, insbesondere der Schmerzen, die Wirkungsmöglichkeiten erschöpft sind und nun die übrigen Heilmethoden Anwendung finden müssen. Die Behandlung kann mit gewöhnlicher, frisch abgekochter Milch erfolgen, wovon in 2—3tägigen Abständen steigende Dosen von 2—10 ccm intramuskulär gegeben werden. Ähnlich wie bei der Vaccinetherapie kommt es im Anschluß an die Injektion meist zu allgemeinen Störungen, wie Fieber, Kopfschmerzen, Abgeschlagenheit, während die Reaktionen des Krankheitsherdes selbst viel weniger ausgesprochen zu sein pflegen. An Stelle der abgekochten Milch können auch die verschiedenen zur parenteralen Eiweißtherapie hergestellten Präparate Verwendung finden, so das Aolan, eine Milcheiweißlösung nach E. F. MÜLLER in Ampullen zu 1. 5, 10, 25 und 50 ccm, wovon gewöhnlich mehrmals 10 ccm intramuskulär gegeben werden, ferner das auch für die intravenöse Therapie geeignete Caseosan, das eine sterilisierte Kaseinlösung mit $5^0/_0$ Caseingehalt darstellt und in Ampullen zu 1, 5 und 10 ccm in den Handel kommt. Für die subcutane und intramuskuläre Injektion finden Dosen von 0,5—5,0 ccm, für die intravenöse 0,25—3,0 ccm Verwendung. Ferner wären noch von neueren Mitteln das Omnadin und das Novoprotin, ein krystallisiertes Pflanzeneiweiß, zu nennen (Ampulle à 1,1 ccm), das intravenös gegeben werden kann, wobei aber wegen der besonders starken Reaktionen möglichst vorsichtige Dosierung am Platze ist. Auch die von KLINGMÜLLER eingeführte Terpentinbehandlung, am besten in Form des Terpichins oder Olobintins, die zwei- bis dreimal die Woche appliziert werden können, und zwar gewöhnlich in einer Menge von 1 ccm, dem Inhalt einer gebrauchsfertigen Ampulle, letzteres wegen seiner absoluten Schmerzlosigkeit subcutan, ersteres intraglutäal, ist der Reizkörpertherapie an die Seite zu stellen.

Die Wirksamkeit dieser Reizkörpertherapie beruht wohl in der Hauptsache in der Erzeugung von Fieber und der damit verbundenen Hyperämie, wobei die Abwehrleistungen des Körpers erhöht werden. Sie hängt davon ab, ob dieser unspezifische Reiz imstande ist, eine genügend starke Reaktion des Krankheitsherdes hervorzurufen. Nach der Auffassung von BRUCK, dem wir die Einführung der Vaccinebehandlung der Gonorrhöe in die Therapie verdanken (1909), muß die Sicherheit, mit der die für den therapeutischen Erfolg unerläßlichen Herdreaktionen erzielt werden, bei Anwendung des spezifisch abgestimmten Reizes eine weit größere sein als bei Anwendung eines unspezifischen; denn das spezifische Antigen wird im erkrankten Gewebe stets den auf ihn einpassenden Antikörper tinden, der es an den Ort der beabsichtigten Reizwirkung hinzieht, während es mehr oder weniger vom Zufall abhängen wird, ob das unspezifische Präparat dank seiner omnicellulären Wirkung auch in dem Locus minoris resistentiae des Krankheitsherdes eine erhöhte Reizwirkung hervorbringt. BRUCK sieht nämlich die Wirkung der Vaccine weniger in ihrer Fähigkeit der Antikörperbildung, die eigentlich den Ausgang der ganzen Vaccinetherapie gebildet hat, da man auf diese Weise glaubte, eine Steigerung der Immunkörper des Organismus herbeizuführen, sondern er stellt die Gonokokkenvaccinwirkung mehr mit der des Tuberkulin in Parallele und sucht nicht in den auf die Vaccininjektionen erfolgenden humoralen Vorgängen den therapeutischen Faktor, sondern in der durch das spezifische Antigen ausgelösten Herdreaktion des erkrankten Gewebes. Das von BRUCK zu diesem Zwecke hergestellte Vaccin Arthigon, das eine Aufschwemmung abgetöteter Gonokokkenkulturen — auf 1 ccm etwa 20 Millionen Gonokokken — enthält, hat wohl am meisten Eingang in die Therapie der Gonorrhöe gefunden. Es ist eine aus einer möglichst großen Zahl verschiedener Stämme hergestellte polyvalente

Vaccine, um dadurch die Wahrscheinlichkeit zu erhöhen, daß unter den zum Vaccin verwendeten Stämmen sich wenigstens einer findet, der dem Stamme des betreffenden Patienten biologisch verwandt ist. Das Vaccin wird in der Weise angewandt, daß nacheinander Dosen von 0,5, 1,0, 1,5, 2,0—2,5 ccm eingespritzt werden, und zwar, wenn keine stärkeren Fieberreaktionen auftreten, in Abständen von 2—3 Tagen, sonst muß man die Intervalle etwas vergrößern, bis das Fieber abgeklungen ist. Bei starken Allgemein- und Herdreaktionen tut man gut, die nächste Dosierung nicht zu erhöhen, sondern erst die Wirkung einer zweiten gleichen, eventuell sogar niedrigeren Dosis abzuwarten, um dann in vorsichtiger Weise langsam anzusteigen. Ist nach der höchsten Dosierung keine Reaktion oder Besserung eingetreten, so kann man diese Dosis noch einige Male wiederholen. Während mäßige Fieber- und Herdreaktionen für einen guten Erfolg der Vaccinetherapie unentbehrlich zu sein scheinen, im Gegensatz zu der Ansicht mancher Autoren, die jede Reaktion möglichst zu vermeiden suchen, da durch sie bereits eine Überdosierung angezeigt wird, die sehr leicht zu der sog. negativen Phase (WRIGHT) führt, in der die phagocytäre Kraft der Leukocyten fällt, und dadurch die Abwehrkräfte des Körpers sinken, muß man zu starke Reaktionen nach Möglichkeit durch nicht zu energisches Vorgehen bei der Vaccinebehandlung verhüten, da wir sonst leicht Verschlechterung und Weiterausbreitung der Erkrankung erleben können. Wir ziehen daher die intramuskulären Injektionen trotz ihrer geringen Schmerzhaftigkeit, in den oben erwähnten Dosen der intravenösen Applikation, wie sie von BRUCK u. a. beginnend mit 0,1 bei Männern und 0,05 bei Frauen empfohlen werden, vor, da die Nebenwirkungen (hohes Fieber, Schüttelfrost, Kopfschmerzen) bei letzterer oft ziemlich erheblich sein können und leicht nachteilige Folgen in sich bergen, während die Erfolge nach unseren Erfahrungen nicht besser sind als bei der intramuskulären Anwendung. Auch hier kommt es manchmal zu Temperaturerhöhungen sogar bis 40°, die allerdings meist rasch wieder sinken, während sonst Anstiege auf 38—38,5° das Gewöhnliche sind. Von weiteren Polyvaccinen wären noch zu nennen das Gonargin, das in Ampullen von 10—1000 Millionen abgetöteter Kokken sowie in Gläschen, in denen im Kubikzentimeter 50 bzw. 250, 1000 und 5000 Millionen Keime enthalten sind, in den Handel kommt, ferner das Gonokokkenvaccin der Firma Merck in der Konzentration von 40 und 400 Millionen Keimen, das der Firma Kalle mit 50 und 500 Millionen Keimen pro ccm, das Vaccigon, in Ampullen mit 5—100 Millionen Keimen oder Fläschchen zu 5 ccm mit 50—1000 Millionen Keimen pro ccm, die multivalente Gonokokken-Vaccine Marke „Ha = eR" in drei verschiedenen Stärken (10 bzw. 50 und 250 Millionen in 1 ccm), das REITERsche Vaccin, 50—100 Millionen Keime im Kubikzentimeter enthaltend, das Gonokokkenvaccin von KUTTNER und MICHAELIS, in dem 5 Millionen abgetöteter Keime im Kubikzentimeter vorhanden sind und schließlich die polyvalente Gonokokkenvaccine der Kaiser-Friedrich-Apotheke in Berlin mit einzelnen Ampullen von 1, 2, 5, 10, 20, 30, 50 und 100 Millionen Keimen. In neuerer Zeit ist eine Kombination einer polyvalenten Gonokokkenvaccine mit Yatren unter dem Namen Gono-Yatren herausgebracht worden, um durch diese Verbindung des spezifischen mit einem unspezifischen Reizmittel die Wirkung zu erhöhen. Das Mittel kommt in Flaschen zu 25 ccm, pro ccm 50 Millionen Keime enthaltend, sowie in Packungen von 6 Ampullen, à 2 ½ ccm mit steigender Keimzahl (25 bis 200 Millionen) bei gleichbleibendem Yatrengehalt (4 %) in den Handel.

Auf Grund der Tatsache, daß Autovaccine sowohl wie frisch hergestellte heterogene Vaccine den käuflichen Vaccinen an Wirkung überlegen sind, untersuchten BUSCHKE und LANGER die verschiedensten Vaccinepräparate in morphologischer und chemischer Richtung; sie konnten feststellen, daß mit der Gono-

kokkenvaccine, sowohl der käuflichen wie der selbst hergestellten, allmählich
ein Abbau vor sich geht, der sich in einer zunehmenden Zerstörung der Gono-
kokkenleiber (Abnahme ihrer Zahl, Nachlassen der Färbbarkeit, krümeliger
Zerfall) bis zu ihrer vollständigen Vernichtung kennzeichnete, so daß in den
älteren Präparaten überhaupt keine Formbestandteile mehr zu erkennen waren.
Parallel mit dieser Cytolyse ging eine chemische Autolyse einher, nachweisbar
in der Abnahme des Stickstoffgehaltes, der in einer nicht mehr bakterien-
haltigen Vaccine gleich Null war. Es ist daher empfehlenswert, mit möglichst
frisch hergestellter Vaccine zu arbeiten, da mit dem Altern des Vaccins, wie aus
den eben angeführten Untersuchungen hervorgeht, die auch durch Nachprüfungen bestätigt worden sind (LANGE), seine Wirkung nachläßt. Die Anwendung der Autovaccine, wie sie von einer Anzahl von Autoren empfohlen
wird, hat den großen Nachteil, daß die Herstellungsdauer zu lange in Anspruch
nimmt, so daß gerade die günstigste Zeit für die Vaccinetherapie bei Einsetzen
der ersten Symptome ungenützt verloren geht. Auch ist dies Verfahren viel
zu kostspielig, als daß es sich Eingang in die Praxis verschaffen könnte. Dazu
kommt als Hauptmoment, daß nach Ansicht der meisten Autoren, der auch
wir uns aus eigener Erfahrung anschließen, die Wirkungsweise der Autovaccine
gegenüber der frisch hergestellten polyvalenten heterogenen Gonokokkenvaccine keinen Unterschied aufweist. Versuche BUSCHKES und LANGERS mit
Trockenvaccine, die ihre Zusammensetzung nicht verändert und immer frisch
gelöst werden kann, mußten trotz guter klinischer Erfolge wegen der starken
lokalen Schmerzhaftigkeit aufgegeben werden. Auch BRUCK hat den gegebenen
Tatsachen des Alterns der Vaccine trotz seiner Einwände dagegen Rechnung
getragen, indem er durch Aufschwemmung der Gonokokken in einer $40^0/_0$igen
Urotropinlösung ein haltbares Vaccin herstellte, in dem noch nach Wochen
und Monaten die Gonokokken ihrer Form und Zahl nach vollkommen unverändert sich nachweisen ließen. Seine vergleichenden Untersuchungen ließen
eine Überlegenheit des neuen Präparates erkennen, insofern als die reaktions-
auslösende und damit therapeutische Wirkung des Urotropinpräparates eine
wesentlich regelmäßigere und bessere war. Das Präparat wird als Arthigon
(nach verbessertem Verfahren) in den Handel gebracht, und zwar in Flaschen
zu 6 ccm, pro ccm 100 Millionen Keime, und in Kartons mit 6 Ampullen zu
je 1 ccm mit steigenden Keimzahlen (10, 30, 40, 50, 100 Millionen Keime). Die
Anwendung ist die gleiche wie bei anderen Vaccinen. BRUCK empfiehlt auch
hier wieder besonders die intravenöse Injektion, die in Abständen von 3—4 Tagen
mit 10 Millionen Keimen begonnen wird und unter jeweiliger Verdoppelung der
Dosis bis auf 100 Millionen, eventuell auch höher, gesteigert werden kann. Die
Reaktion tritt auch hierbei gewöhnlich nach wenigen Stunden ein, bestehend
in Allgemeinstörungen, Kopfschmerzen, Abgeschlagenheit, Temperatursteigerungen, die meist 38—39⁰ nicht übersteigen, und mäßigen Herdreaktionen.
Intramuskuläre und subcutane Injektionen sind ebenfalls unbedenklich durchführbar, nur hinterlassen sie eine mäßige Schmerzhaftigkeit, die aber meist
nach 24 Stunden verschwunden zu sein pflegt. Zusammenfassend läßt sich sagen,
daß unter den eben angeführten Kautelen die Vaccinetherapie besonders in der
Behandlung der gonorrhoischen Metastasen, unter denen die Gelenkerkrankungen die erste Stelle einnehmen, eine therapeutische Bereicherung darstellt.
Wir müssen uns allerdings bewußt bleiben, daß auch sie nur ein die verschiedenen
anderen therapeutischen Maßnahmen unterstützendes Mittel ist, das nur in
Gemeinschaft mit diesen Gutes zu leisten imstande ist.

Gegenüber der Vaccinetherapie tritt die besonders in Frankreich viel geübte Behandlung
mit Serum bei uns ganz in den Hintergrund. Das dort viel verwandte Serum Stérian stellt
ein multivalentes Hammelserum dar, das nach Vorbehandlung der Tiere mit den verschiedenen im gonorrhoischen Eiter vorkommenden Bakterien hergestellt wird, ähnlich wie

es auch bei der vielfach empfohlenen Mischvaccine der Fall ist, die eine Aufschwemmung mannigfacher Bakterien darstellt, wie sie bei der gonorrhoischen Mischinfektion gefunden werden. Das Stérianserum wird in einer Dosis von 10—20 ccm etwa 3—5tägig intramuskulär gegeben, auch periartikuläre Injektionen in geringerer Menge sind versucht worden, und soll ebenfalls einen günstigen Einfluß auf den Krankheitsprozeß ausüben. Wie weit es sich dabei nicht allein um eine unspezifische Proteinwirkung handelt, ähnlich wie es auch bei der Autoserotherapie der Gonorrhöe und der Injektion von Gelenkflüssigkeit, die ebenfalls Anwendung gefunden haben, der Fall zu sein scheint, muß dahingestellt bleiben. Bei der Schwierigkeit der Herstellung eines brauchbaren Antigonokokkenserums ist auch das Antimeningokokkenserum als das ihm am nächsten verwandte Serum mit scheinbar gutem Erfolg bei gonorrhoischen Metastasen angewandt worden. LEMIERRE und DESCHAMPS beobachteten nach intraartikulärer Behandlung mit Antigonokokkenserum, daß das Punktat sich aufklärte und an Stelle der vorher reichlichen Polynukleären die Monocyten, als Zeichen der Wendung zum Bessern, vorherrschten. Die gleiche Beobachtung konnten auch PAGNIEZ und RAVINA sowohl nach intraartikulärer Injektion von Antigonokokkenserum als auch nach intravenöser Injektion von Gonokokkenvaccine, ferner sogar auch nach innerlicher Salicylmedikation machen.

Auch intraartikuläre Injektionen anderer Substanzen nach vorheriger Punktion der Gelenke, wie Jod, sterilisierter Luft sowie besonders von Rivanol, Vucin u. a., sind empfohlen worden. Bei reinen gonorrhoischen Komplikationen ist von diesen eingreifenden Maßnahmen dringend abzuraten, da wir dadurch mehr schaden als nützen können. Höchstens wäre bei den schweren eitrigen, chirurgischer Behandlung bedürfenden Gelenkprozessen sowie bei den desolaten phlegmonösen Formen diese Therapie eines Versuches wert, wenngleich wir uns, wenigstens was die phlegmonöse Form betrifft, von irgendeinem Erfolg dieser Behandlungsart nicht haben überzeugen können. Schließlich sei noch erwähnt, daß von CHEYRIER über eine gute, besonders schmerzstillende Wirkung durch intra- und periartikuläre Injektionen von unlöslichen Radiumsalzen berichtet wird, während RENAULT von Einpackungen mit radioaktivem Schlamm und PETIT von der Mesothoriumbehandlung Gutes gesehen haben wollen. Über günstige Erfolge mit Röntgentiefentherapie berichtet WETTERER, der bereits nach wenigen Tagen neben Linderung der Schmerzen Rückgang der Entzündungserscheinungen und Zunahme der Beweglichkeit folgen sollen. Auch Ankylosen sollen durch diese Behandlung noch verbesserungsfähig sein. Durch die Bestrahlung kommt es angeblich zum Zerfall und zur Resorption des zelligen Infiltrates in der entzündeten Synovia und des Exsudates, zur Lösung von Verklebungen und Verwachsungen, Auflockerung des Gewebes und vielleicht auch Anregung des Gelenkknorpels, zur Neubildung, selbst noch zur Resorption organisierter Exsudate. Notwendig ist die Anwendung von Schwermetallfiltern, außerdem darf die Haut nicht durch andere therapeutische Maßnahmen wie heiße Bäder, Heißluft und Massage gereizt werden. Die Dosierung beträgt 200—300 F nach FÜRSTENAU; bei intakter Haut kann die Bestrahlung nach drei Wochen wiederholt werden.

Im allgemeinen werden wir uns in frischen Fällen damit begnügen, daß wir das erkrankte Gelenk in Entlastungsstellung fixieren und durch Wärmeeinwirkung sowie lokale medikamentöse Mittel die Resorption zu beschleunigen suchen. Auch innere Medikamente und die Vaccinetherapie werden wir zur Unterstützung heranziehen. Sind nun aber die ersten akuten Erscheinungen vorüber, so werden wir möglichst frühzeitig mit Bewegungs- und Massagetherapie beginnen. Dies geschieht anfangs am besten im heißen Bade von etwa 38°, um die dabei auftretenden heftigen Schmerzen und die hartnäckigen Muskelspannungen zu vermeiden. Bei den Hand- und Fußgelenken genügen lokale Bäder, während sonst Vollbäder zu geben sind, in denen die Kranken durchschnittlich $^{1}/_{4}$—$^{1}/_{2}$ Stunde belassen werden. Die sonst bei jeder Bewegung oder unvorsichtigen Berührung großen Schmerzen verlieren sich im Bade ganz, so daß hier der Patient imstande ist, aktive Bewegungen auszuführen, die in

recht vorsichtiger Weise noch durch passive Bewegungen unterstützt werden
können. Die Massage darf sich anfangs nur auf die umgebende Muskulatur erstrecken, um eine Inaktivitätsatrophie möglichst zu vermeiden, eine Massage
des Gelenkes ist aber in diesem Stadium zu unterlassen wegen der Gefahr,
dadurch noch vorhandene Keime zu mobilisieren. Bei dieser vorsichtig, später
auch außerhalb des Bades ausgeführten Bewegungs- und Massagebehandlung,
die natürlich nur für die Extremitätengelenke Geltung hat, im Verein mit den
anderen therapeutischen Maßnahmen (Wärme, Vaccine usw.) kommt es gewöhnlich in wenigen Wochen unter Abklingen des Fiebers und Nachlassen der
Schmerzen zum Rückgang der entzündlichen Erscheinungen und des Ergusses
unter Besserung der funktionellen Störungen. Sobald sich aber bei diesen Maßnahmen wieder stärkere Beschwerden einstellen und der Krankheitsprozeß
sich verschlechtert, muß man sie wieder durch völlige Ruhigstellung ersetzen.
Besonders bedeutungsvoll ist es, die Schiene zum richtigen Zeitpunkt fort-
zulassen, nicht zu früh, um Rückschläge zu vermeiden, aber auch nicht zu spät,
um zu verhindern, daß eine Versteifung erfolgt und eine allzu große Inaktivitätsatrophie der Muskulatur eintritt, die beide schon in wenigen Tagen beginnen
können. Nimmt die Heilung ihren Fortgang, so wird man die Bewegungs-
und Massagemaßnahmen verstärken: bei Erkrankung der Gelenke der unteren
Extremitäten sind dann bald Gehversuche zu machen, dazu als Unterstützung
mediko-mechanische Übungstherapie, die besonders bei bestehenden Verwachsungen Gutes leisten kann. In diesem Falle ist auch noch weitere intensive
Wärmebehandlung anzuwenden in Form von Fangopackungen, heißen Sand-
und Moorbädern, Dampfstrahl, Föhnduschen und besonders Diathermie. Bei
starker Inaktivitätsatrophie ist die Massage der Muskulatur noch lange fort-
zuführen und eventuell durch elektrische Behandlung zu ergänzen. Auf diesem
Wege werden wir meist zum Ziele kommen und Punktionen des Gelenks sowie
chirurgische Eingriffe vermeiden können. Manchmal sind letztere Maßnahmen
bei den schweren eitrigen, meist auf Mischinfektion beruhenden Prozessen
nicht zu umgehen. Sie bestehen in Punktion mit eventueller Ausspülung oder
Eröffnung und Drainage des Gelenkes, wodurch man, abgesehen von der großen
Erleichterung für den Patienten, selbst in schweren Fällen oft noch gute Beweglichkeit erreichen kann. Zwecklos ist aber jegliche eingreifende Therapie
bei der periartikulären phlegmonösen Form, die man möglichst bald mit einem
gefensterten Gipsverband versieht, um sie so bei gleichzeitiger Salben- und
Wärmebehandlung, eventuell kombiniert mit Vaccine- und interner Therapie,
in geeigneter Stellung der Versteifung zuzuführen. Später kann man auch
noch durch mediko-mechanische und Bäderbehandlung sowie Massage eine
geringgradige Beweglichkeit zu erreichen suchen. In schlechter Stellung heilende
Ankylosen bedürfen der Korrigierung in Narkose.

III. Die gonorrhoischen Sehnenscheiden-Entzündungen.

Nach den gonorrhoischen Gelenkmetastasen sind die Erkrankungen der
Sehnenscheiden die häufigste Komplikation der gonorrhoischen Allgemeinerkrankung, obwohl sie im allgemeinen recht selten bei der Gonorrhöe beobachtet
werden. Zumeist handelt es sich hierbei um eine gleichzeitige Erkrankung
der Gelenke und der angrenzenden Sehnenscheiden, oder aber der Prozeß nimmt
von dem Gelenk seinen Ausgang und schreitet auf die benachbarten Sehnenscheiden fort, wie es z. B. bei der phlegmonösen, periartikulären Arthritis das
Gewöhnliche ist. Seltener tritt die Tendovaginitis gonorrhoica als völlig selbständige Erkrankung auf, ohne irgendwelche Beziehungen zu Veränderungen
der Gelenke aufzuweisen. Der Weg, den hier der Entzündungserreger nimmt,

ist genau der gleiche, wie bei den gonorrhoischen Gelenkmetastasen, auch hier findet der Gonokokkus in den synovialen Auskleidungen der Sehnenscheiden einen günstigen Boden. Durch den Nachweis der Gonokokken im Exsudat sowie in der Synovialmembran der Sehnenscheiden ist die gonorrhoische Natur der Erkrankung sichergestellt. Als erstem gelang es Dupré (1888), in dem durch Punktion gewonnenen Exsudat mikroskopisch Diplokokken festzustellen, die in Form und Lagerung Gonokokken glichen. Später wurden von Jakobi und Goldmann die gleichen Beobachtungen gemacht, die außerdem auch Gonokokken in der Nähe der Scheideninnenfläche auffinden konnten. In dem gleichen Jahr (1894) ist es Jundell gelungen, aus den excidierten, peritendinösen Granulationen einer Tendovaginitis des Musculus tibialis posticus sinister Gonokokken in Reinkultur zu züchten. Auch später ist noch wiederholt der Nachweis von Gonokokken im Exsudat der gonorrhoischen Tendovaginitis erbracht worden (Hagner, Colgan und Cooper, Hocheisen, Hamms, Rauschenbecher, Hecht u. a.), so daß sie auch zweifellos hier in gleicher Weise wie bei den Gelenkerkrankungen als die direkte Ursache anzusehen sind. Sowohl die Genitalgonorrhöe Erwachsener als auch die Vulvovaginitis kleiner Mädchen und die Ophthalmoblennorrhöe können den Ausgangspunkt der Erkrankung bilden. Am häufigsten werden die Strecksehnen der Hände und Füße befallen und unter diesen sind es besonders die Sehnenscheiden des Extensor digitorum communis, des Flexor pollicis und der Dorsalflexoren der Zehen, die in erster Linie erkranken.

Die Erkrankung beginnt gewöhnlich mit mehr oder weniger starker Störung des Allgemeinbefindens sowie meist mäßigem Fieber, wobei auch noch Schmerzen in den verschiedensten Gelenken oder Muskelgruppen vorausgehen können. Entweder im Anschluß an eine Gelenkentzündung oder auch vollständig unabhängig von ihr und ohne Beteiligung irgendwelcher Gelenke kommt es zu einer entzündlichen Schwellung im Gebiete einer oder mehrerer, meist benachbarter Sehnenscheiden. Die Haut erscheint darüber mehr oder weniger stark gerötet und ödematös, die erkrankte Stelle zeigt eine der Sehnenrichtung entsprechende teigige und schmerzhafte Anschwellung, die auch auf benachbarte Gebiete übergreifen kann. Fast immer bestehen dabei beträchtliche Funktionsstörungen in dem betreffenden Bezirk. Bei stärkerer Exsudatbildung ist deutliche Fluktuation nachweisbar. Es kann zur Ausbreitung des Prozesses in das benachbarte Muskel- und subcutane Bindegewebe mit Durchbruch nach außen kommen. Dagegen gehören schwere Zerstörungen der Sehnen zu den größten Seltenheiten.

Pathologisch-anatomisch handelt es sich um eine exsudative Entzündung mit serösem, sero-fibrinösem, sero-purulentem oder rein eitrigem Exsudat, die von dem synovialen Anteil der beiden Sehnenscheidenblätter ihren Ausgang nimmt. Dieselben sind aufgelockert, gerötet und in den schwereren Fällen von fibrinösen, hämorrhagischen oder eitrigen Auflagerungen bedeckt. Besonders intensiv ist das parietale Blatt an diesen Veränderungen beteiligt, das sich durch eine samtartige Beschaffenheit auszeichnet, wobei die auffallend frischen roten, körnigen Granulationen gerade für den gonorrhoischen Charakter der Entzündung typisch zu sein scheinen. Nach den histologischen Untersuchungen von Jakobi und Goldmann kommt es zunächst zu einer Abstoßung des Endothels, an dessen Stelle ein mit reichlichen Eiterkörperchen durchsetztes Netzwerk getreten ist, das in das Gewebe der Sehnenscheide selbst verschieden tief hineinreicht. Nach innen zu findet sich meist ein zell- und gefäßreiches Granulationsgewebe, in dem die lymphocytären Elemente (Plasmazellen) vorherrschend sein sollen und das sich außerdem noch durch seine reichlichen eosinophilen Zellen gegenüber gewöhnlichem Granulationsgewebe auszeichnet (Melchior). Des weiteren wird auch noch als differentialdiagnostisches Moment anderen Sehnenscheidenphlegmonen gegenüber das Fehlen von Nekrosen hervorgehoben sowie die bereits betonte Tatsache, daß das Sehnengewebe selbst sich bei dieser Erkrankung einer besonderen Widerstandsfähigkeit erfreut, indem schwere Zerstörungen, wie Nekrosen der Sehnen, nicht vorkommen sollen (Klapp). Demgegenüber wird von Melchior ein Ausnahmefall beschrieben, bei dem es im Verlauf einer gonorrhoischen Sehnenscheidenphlegmone infolge Zerstörung des Sehnengewebes zu einer Ruptur der gemeinsamen Fingerstrecksehne gekommen war. Zwischen den Sehnenenden, von denen das proximale mit der Umgebung locker verwachsen war, fand sich an Stelle des zerstörten Sehnen- und Sehnenscheiden-gewebes sowie der fehlenden dorsalen Aponeurose (Ligamentum carp. dorsale) ein zell- und gefäßreiches Granulationsgewebe mit Vorherrschen der lymphocytären Elemente.

Der **Verlauf** der gonorrhoischen Sehnenscheidenentzündung ist in der Regel ein günstiger, indem es in wenigen Wochen meist zur Resorption des Exsudates und Heilung ohne zurückbleibende Funktionsstörungen kommt. Bei gleichzeitiger Erkrankung der Gelenke wird der weitere Verlauf oft von dem Zustand der Gelenkaffektion abhängen. In schweren Fällen kann es infolge von Adhäsionen und Verwachsungen zu eventuell bleibenden Funktionsstörungen kommen. Wenn also auch die Prognose im großen ganzen als günstig anzusehen ist, so muß man doch in einzelnen schweren Fällen trotz bester Behandlung mit einer dauernden funktionellen Schädigung rechnen. Auch ist in prognostischer Beziehung zu bedenken, daß, in gleicher Weise wie bei den Gelenkerkrankungen, jede gonorrhoische Neuinfektion oder eine Exazerbation der bestehenden Gonorrhöe leicht zu einem Rezidiv der Tendovaginitis führen kann.

Die **Diagnose** der gonorrhoischen Sehnenscheidenentzündung wird meist keine besonderen Schwierigkeiten bereiten, wenn man bei der gewöhnlich akut einsetzenden, sehr schmerzhaften Erkrankung die gonorrhoische Ätiologie stets im Auge hat. Sind keine Traumen oder sonstige äußere Schädigungen, wie Überanstrengungen usw., vorangegangen und handelt es sich nicht um einen aus der Umgebung fortgeleiteten Prozeß (Panaritium), so muß man an erster Stelle an eine gonorrhoische Infektion denken. Sehr oft werden bereits bestehende Gelenkentzündungen darauf hindeuten oder wir werden durch die Feststellung einer Genitalgonorrhöe oder eines anderen gonorrhoischen Herdes in unserer Diagnose gesichert. In zweifelhaften Fällen kann uns die mikroskopische und kulturelle Untersuchung des durch Punktion gewonnenen Exsudates Aufklärung bringen, auch die Vaccine kann in solchen Fällen zu diagnostischen Zwecken angewandt werden. Bezüglich der Serumuntersuchung des Blutes sei auf das vorige Kapitel verwiesen. Bei Angaben vorangegangener Traumen oder Überanstrengungen muß man trotzdem in der Stellung der Diagnose sehr vorsichtig sein, da nicht selten durch solche äußeren Veranlassungen erst den Gonokokken der Boden vorbereitet wird. Differentialdiagnostisch ist auch noch bedeutungsvoll, daß bei der traumatischen und durch Überanstrengung hervorgerufenen Form sowie bei der sog. rheumatischen Tendovaginitis die Schwellung, Rötung und die Schmerzhaftigkeit nicht so intensiv sind wie bei der gonorrhoischen Sehnenscheidenentzündung, bei der auch wegen des meist stärkeren Ergusses die krepitierenden Geräusche fehlen.

Differentialdiagnose. Gegenüber der mehr chronisch verlaufenden Tuberkulose der Sehnenscheiden, die sich in der Regel an eine schon bestehende Tuberkulose eines benachbarten Gelenkes oder Knochens anschließt und die in der Form des Fungus der Sehnenscheiden, einer knotigen Form und als sog. Reiskörperhygrom auftritt, werden sich kaum diagnostische Schwierigkeiten ergeben. Höchstens könnten einmal die sehr seltenen in der Frühperiode der Syphilis auftretenden akuten und subakuten Exsudationen ins Scheidenlumen zu Verwechslungen Anlaß geben; jedoch wird auch hier bald der Erfolg der spezifischen Therapie Klarheit verschaffen.

In **therapeutischer** Hinsicht finden im großen ganzen die gleichen Maßnahmen wie bei den gonorrhoischen Gelenkprozessen Anwendung. Auch hier besteht die Behandlung in Immobilisierung des erkrankten Teiles, in lokalen Salbenapplikationen (Jod, Ichthyol) sowie in der Anwendung von Wärme und der BIERschen Stauung, denen wir zur Unterstützung die Behandlung mit Vaccine hinzufügen können. Nach Abklingen der akuten Erscheinungen ist ebenfalls möglichst bald zur Vermeidung von Verwachsungen mit Bewegungen und Massage zu beginnen, die bei eingetretenen Funktionsstörungen längere Zeit fortgesetzt und durch Bäder- und mediko-mechanische Behandlung ergänzt werden müssen. Bei der phlegmonösen Tendovaginitis muß rechtzeitig incidiert werden.

IV. Die gonorrhoischen Schleimbeutel-Erkrankungen.

Noch seltener als die Sehnenscheiden pflegen die Schleimbeutel von der gonorrhoischen Infektion betroffen zu werden. Auch hier handelt es sich meist um einen mit Entzündung von Gelenken und eventuell auch Sehnenscheiden kombinierten Prozeß, der unabhängig oder fortgeleitet von diesen auftritt. Daher werden auch meist die in der Nähe der Gelenke befindlichen Schleimbeutel befallen. Der Beweis der spezifischen Natur der Bursitis gonorrhoica ist ebenfalls verschiedentlich sowohl mikroskopisch wie kulturell erbracht worden. So konnten u. a. Finger, Ghon und Schlagenhaufer Gonokokken sowohl im Exsudat als auch im Schnitt nachweisen. Der Ausgangspunkt und der Weg, den hier die Krankheitserreger nehmen, ist, soweit es sich nicht um einen von Gelenken oder Sehnenscheiden fortgeleiteten Prozeß handelt, genau derselbe wie bei den gonorrhoischen Gelenk- und Sehnenscheidenerkrankungen, mit denen der Prozeß auch noch das gemeinsam hat, daß die gonorrhoische Schleimbeutelentzündung ebenfalls eine Synovialerkrankung darstellt. Als solche weist sie die gleichen Entzündungsvorgänge wie die Gelenke auf.

Gewöhnlich geht die akute Bursitis mit einem serösen oder serofibrinösen Erguß einher, der rasch zu einer schmerzhaften Dehnung der Kapsel führt, ohne daß ein Weitergreifen der entzündlichen Veränderungen über die Synovialmembran hinaus erfolgt. Bei längerem Bestande kann es ähnlich dem Hydrops der Gelenke zu einem Hygrom des Schleimbeutels kommen, der nunmehr eine mit zähem Sekret erfüllte Höhle mit verdickter Wandung, deren Innenfläche papilläre Wucherungen tragen kann, darstellt. Seltener endet die Erkrankung mit einer Schrumpfung des Schleimbeutels. Nicht so häufig ist die eitrige Bursitis, die zumeist mit einer eitrigen oder phlegmonösen Gelenkentzündung im Zusammenhang steht. Dabei kann der Prozeß auch auf die tieferen Kapselschichten übergreifen und zur Einschmelzung der Wandung und zum Durchbruch nach außen führen.

Von Finger, Ghon und Schlagenhaufer wird der histologische Befund bei einer solchen purulenten Bursitis beschrieben. Danach besteht die Wand der Absceßhöhle aus zwei Schichten, einer inneren nekrotischen, zerfallene Eiterkörperchen enthaltenden Lage und einer äußeren breiten Schicht aus Granulationsgewebe, das neben Zügen von einkernigen Elementen, die wohl als Lymphocyten bzw. Plasmazellen anzusprechen sind, reichliche neugebildete Capillaren führte. Zwischen beiden fanden sich in mehrfacher Lage polynucleäre Zellen, die auf das dichteste mit Gonokokken durchsetzt waren. Nach außen ging das Granulationsgewebe zunächst noch in zellreiches Bindegewebe und schließlich in normales Gewebe über.

Der Beginn der Erkrankung ist gewöhnlich ein akuter, indem es plötzlich zu einer schmerzhaften Affektion in dem betreffenden Entzündungsgebiet kommt, das bei Befallensein von tiefliegenden Schleimbeuteln äußerlich keine Veränderungen zu zeigen braucht. Ist der Sitz des Krankheitsherdes mehr oberflächlich, so wird er sich auch auf der Haut in Rötung und Schwellung kenntlich machen. Auch wird man dann den vergrößerten Schleimbeutel unter der Hautdecke sich abheben sehen und Fluktuation nachweisen können.

Typisch ist, wie für alle gonorrhoischen Synovialerkrankungen, die enorme Schmerzhaftigkeit. Der Verlauf ist, soweit er nicht durch gleichzeitig bestehende Gelenk- oder Sehnenscheidenerkrankungen ungünstig beeinflußt wird, gewöhnlich ein gutartiger, indem es in wenigen Wochen zum Rückgang der entzündlichen Erscheinungen und zur völligen Restitutio ad integrum kommt. Bei Ausbildung eines chronischen Hygroms können dauernde, leichte Beschwerden zurückbleiben. Die schweren eitrigen Formen können narbig, ohne Störungen zu hinterlassen, abheilen.

In diagnostischer Hinsicht weist bereits die Anamnese, sofern nicht schon andere gonorrhoische Veränderungen auf die Natur des Leidens hindeuten, auf die gonorrhoische Ätiologie der Erkrankung hin, die ergibt, daß es ganz plötzlich ohne irgendwelche äußeren Einwirkungen zum Aufflackern des Entzündungsprozesses gekommen ist, im Gegensatz zu der Tuberkulose, bei der die Erkrankung sich ganz allmählich einschleicht. Höchstens könnte differentialdiagnostisch eine hämatogene Infektion mit anderen gewöhnlichen Eitererregern in Frage kommen. Hier könnte die Untersuchung der Punktionsflüssigkeit, eventuell auch die diagnostische Vaccineimpfung, Klarheit bringen.

Am häufigsten werden die subpatellaren und subcruralen Schleimbeutel befallen; auch Entzündungen der in der Trochanter-, Gesäß- und Metatarsotarsalgegend befindlichen Schleimbeutel sind beschrieben worden, desgleichen liegen Beobachtungen der gonorrhoischen Infektion der Bursa olecrani sowie der auf den Beuge- und Streckseiten der Hand liegenden Schleimbeutel vor. Schließlich kann jeder beliebige Schleimbeutel einmal gonorrhoisch infiziert werden.

Eine besondere Stellung nimmt die unter dem Namen Achillodynie oder Talalgie, Fersenschmerz, schon lange bekannte Affektion ein, deren Zusammenhang mit der Gonorrhöe anfangs viel umstritten gewesen ist, jetzt aber in der größten Zahl der Fälle als erwiesen gelten kann. Die hauptsächlich bei Männern und meist doppelseitig angetroffene Veränderung tritt oft ganz plötzlich auf, um nach verschieden langem Bestande völlig zur Norm zurückzukehren oder mit Hinterlassung von narbigen Verdickungen abzuheilen. Häufig ist das Leiden mit anderen gonorrhoischen Metastasen (Gelenkerkrankungen) kombiniert und zeigt ferner bei Neuausbruch der Infektion oder Exazerbierung des gonorrhoischen Prozesses Neigung zur Rezidivierung, was die spezifischmetastatische Natur der Erkrankung erhärtet. Das Leiden macht sich in einer schmerzhaften, sehr druckempfindlichen, derbteigigen Anschwellung der Ferse unterhalb der Achillessehne bemerkbar, die das Gehen sehr beeinträchtigt. Als Ursache wird in erster Linie eine Entzündung der dort befindlichen Schleimbeutel, der Bursa achillea profunda, etwas seltener der Bursa subcalcanea angenommen. Da die Entzündung sich meist auch auf das umliegende Bindegewebe, sowie auf die Achillessehne und besonders auf ihre Ansatzstelle am Calcaneus erstrecken kann, um dort zu röntgenologisch sichtbaren periostitischen Veränderungen zu führen, so ist es manchmal schwierig zu entscheiden, welche der Veränderungen die primäre ist. So wurde von Fournier und Jaquet das als „Pied blennorrhagique" bezeichnete Leiden mit einer Periostitis des Calcaneus an der Insertion der Achillessehne und der Plantaraponeurose des Calcaneus in Zusammenhang gebracht. Ein großer Fortschritt in der Erforschung dieses Krankheitsbildes wurde durch die röntgenologische Feststellung von Exostosen erzielt, auf die zuerst von Kienböck (1903) und Barker (1905) aufmerksam gemacht worden ist. Wenn auch auf Grund systematischer röntgenologischer Untersuchungen solche kleinen sog. Calcaneussporne, die im Röntgenbild als scharf umschriebene Schatten hervortreten, an denen Corticalis und Spongiosa deutlich zu unterscheiden sind, auch sonst gar nicht selten sind (Plagemann), so finden sich dagegen bei ausgesprochener Calcaneodynie, worauf von Kloeppel hingewiesen wird, gewöhnlich größere Exostosen mit stets unscharfen Konturen und unregelmäßiger Verdickung der Corticalis, von welcher mehr oder weniger feine Knochenzüge in die Plantarfascie und Insertion der Plantarmuskeln sich ausbreiten. Wegen der Mannigfaltigkeit der Veränderungen sieht Jacobsthal in dem klinischen Bilde des gonorrhoischen Fersenschmerzes kein einheitliches anatomisches Substrat, sondern der Prozeß kann sich in der Achillessehne, im peritendinösen Gewebe, in der Bursa achillea profunda, im Calcaneus, in den Weichteilen der Sohlenfläche, speziell der Bursa subcalcanea oder in der Fascia plantaris abspielen. Auch Neuralgien und neuritische Prozesse sind als Grundlage der Schmerzen angenommen worden (Eulenburg, Brousse und Bertier, Selenew).

Differentialdiagnostisch können akute Traumen in Frage kommen, die zur Absprengung von Knochenstücken des Calcaneus oder Kontusion der Achillessehne und dadurch zu heftigen Schmerzen an der Ferse führen, ferner auch chronische Traumen, wie Überanstrengungen, sowie schlecht sitzendes Schuhwerk. Nach Rosenthal sollen Neurome der Achillessehne zuweilen derartige Schmerzen hervorrufen. E. Klopfer fand eine Myositis ossificans als schmerzauslösendes Moment; auch die kongenital angelegten und durch Arteriosklerose erzeugten Calcaneusknochen kommen in Frage (A. Köhler). Schließlich sind auch Tuberkulose (Wiesinger), Lues (Schirren), Gicht (Rössler), Rheumatismus und andere Krankheiten als Ursache angeschuldigt worden. Gewöhnlich wird es uns mit unseren diagnostischen Hilfsmitteln und unter Beobachtung der Anamnese unschwer gelingen, die häufigste, gonorrhoische Ätiologie richtig zu erkennen.

Die **Therapie** der gonorrhoischen Schleimbeutelentzündungen bedarf auch keiner besonderen Besprechung, da auch hier die bei den Gelenkerkrankungen näher erörterten Maßnahmen, wie Ruhigstellung, antiphlogistische Behandlung (Wärme, Jod- und Ichthyolpinselungen usw.) sowie Vaccinetherapie Geltung haben. Chirurgische Behandlung wird sich in schweren, besonders eitrigen Fällen nicht umgehen lassen. Für die gonorrhoische Talalgie ist Röntgenbestrahlung empfohlen worden (Batera).

V. Die gonorrhoischen Muskelerkrankungen.

Abgesehen von den bei länger bestehenden, gonorrhoischen Gelenk- oder Sehnenerkrankungen auftretenden Muskelatrophien und den durch Übergreifen des gonorrhoischen Prozesses auf die nächste Umgebung hervorgerufenen periartikulären infiltrativen Muskelentzündungen werden auch noch weitere gonorrhoische Muskelerkrankungen beobachtet, die teilweise ebenfalls sich an Gelenk- oder Sehnenerkrankungen anschließen, so daß dieselben meist im Sinne einer fortgeleiteten Entzündung zu deuten sind, teils den primären metastatischen Komplikationen zuzurechnen sind. Daß es sich bei letzteren um echte Gonokokkenmetastasen handelt, ist durch eine Reihe von Untersuchungen, bei denen der Nachweis von Gonokokken im erkrankten Gewebe erbracht werden konnte, sichergestellt. Daneben kennen wir aber noch Erscheinungsformen am Muskel bei gonorrhoischen Erkrankungen, die wohl eher auf toxische Ursachen zurückzuführen sind, und wobei außerdem eine gleichzeitige Erkrankung der zugehörigen Nerven in Betracht zu ziehen ist.

Ein solches Krankheitsbild ist in der Myalgie gegeben, die ohne nachweisbare Veränderungen plötzlich auftritt und die verschiedensten Muskelgruppen befallen kann. Sie äußert sich in rheumatischen Schmerzen, die bald auf eine Muskelpartie beschränkt bleiben, bald wie der genuine Muskelrheumatismus sprungweise von einer zur anderen Muskelgruppe wandern können. Die Erkrankung lokalisiert sich häufig in der Nachbarschaft erkrankter Gelenke, sie tritt aber auch oft völlig isoliert auf oder geht dem Auftreten gonorrhoischer Gelenkaffektionen voran. Jaquet beschrieb einen Fall von Myalgie der Lenden- und Rückenmuskulatur, bei welchem schmerzhaftes Schlucken auf eine gleiche Schädigung der Pharynxmuskulatur hinwies. In manchen Fällen kommt es auch bei dieser leichten Form der gonorrhoischen Muskelerkrankung zur Atrophie der betreffenden Muskeln, als Zeichen dafür, daß auch hier mitunter anatomische Veränderungen vorliegen müssen.

Bei der zweiten entzündlichen Form, der gonorrhoischen Myositis, ist das betroffene Muskelgebiet diffus geschwollen, prall infiltriert und bietet oft einen holzartigen Widerstand; die Haut kann darüber heiß und gerötet sein. Es besteht außerordentlich starke Schmerzhaftigkeit, die jede Bewegung unmöglich macht und den Patienten zwingt, den erkrankten Bezirk in absolute Ruhigstellung zu bringen. Allmählich kommt es zur langsamen Resorption des Infiltrats mit Rückgang der entzündlichen Erscheinungen und Beschwerden, die abgesehen von der Schmerzhaftigkeit sich auch in allgemeinen Störungen mit leichten Fieberbewegungen bemerkbar machen können. Als Folgezustand entwickelt sich häufig eine Atrophie der befallenen Muskeln, die noch lange Zeit bestehen bleiben kann. Nach den Untersuchungen von Lorenz ist im akuten Stadium der Erkrankung die elektrische Erregbarkeit für beide Stromesarten bei direkter und indirekter Reizung leicht herabgesetzt; im späteren Stadium kann die Erregbarkeit für den faradischen Strom sowohl bei direkter Reizung als vom Nerven aus aufgehoben sein. Ein jeder Muskel kann Sitz der Erkrankung sein, doch werden besonders die Gebiete bevorzugt, die sich an die oft erkrankten Gelenke anschließen, wie die Wadenmuskulatur, die Armbeuger, der Deltoideus, der Gastrocnemius und die übrigen benachbarten Muskeln. Daß auch vorausgegangene Schädigungen eine gewisse Disposition schaffen können, zeigt ein auf der Klinik BUSCHKE beobachteter Fall einer ausgedehnten schweren Myositis bei einem Boxer, wo vornehmlich die Muskelgruppen ergriffen waren, die besonders der Berufschädigung ausgesetzt gewesen sind.

Daneben kommt es auch zu einem mehr herdförmigen, circumscripten Auftreten der Myositis, vor allem in den Muskeln der unteren Extremitäten. Die Erkrankung setzt mit leichter Temperatursteigerung und Schmerzhaftigkeit in dem betroffenen Muskelgebiet ein, wo sich ein umschriebenes, derbes, äußerst schmerzhaftes Infiltrat feststellen läßt, über dem die Haut verschieblich und unverändert bleiben kann, während das Unterhautzellgewebe sich meist an dem entzündlichen Ödem beteiligt. Die Muskelinfiltrate können sehr lange bestehen bleiben und nehmen in einem Teil der Fälle eine knorpelharte Konsistenz an, wofür von EICHHORST die Bezeichnung „blennorrhoisch-sklerosierende Muskelentzündung" vorgeschlagen worden ist. In einem derartigen von EICHHORST beschriebenen Fall kam es zu einem umschriebenen Verhärtungsherd im Musculus tensor fasciae latae. Eine ähnliche derbe, in die Fascia lata eingebettete Infiltration ist auch schon vorher von RONA beobachtet worden, der in einem anderen Fall ein circumscriptes, schmerzhaftes Muskelinfiltrat im Gebiet des Musculus rectus cruris antreffen konnte, während BRAQUEHAYE und SERVEL über ein solches im Musculus pectoralis major und biceps berichteten, SERVEL sowie MULZER ebenfalls über eins im Musculus vastus internus bzw. medialis, wobei letzterer aus dessen geringer, serös-blutiger Punktionsflüssigkeit typische Gonokokken gewinnen konnte. Diese Fälle kamen sämtlich mehr oder weniger schnell zur völligen Resorption. Den außergewöhnlichen Ausgang der Ossification eines Infiltrationsherdes im Musculus brachialis internus konnte BATUT in einem Fall verfolgen. Diese metastatischen Muskelherde können auch einen eitrigen Charakter annehmen, der eine rasche Einschmelzung der Herde zur Folge hat. Solche Muskelabscesse, wie sie von BUJWID, WARE, SERVEL, BECKER, HARRIS und HASKELL, SCHLESINGER, CHAUFFARD, SIEBELT, KLOEPPEL u. a. beschrieben worden sind, lieferten durch den Nachweis von Gonokokken im Absceßeiter den sicheren Beweis der gonorrhoischen Ätiologie derartiger Muskelerkrankungen.

Schließlich wären noch die seltenen Fälle von Muskelatrophie bei Gonorrhöe zu erwähnen, die sich ohne vorangegangene, entzündliche Erscheinungen entwickelten und keinen Zusammenhang mit Gelenk- oder Sehnenscheidenentzündungen aufwiesen. So beobachtete OUDIN eine Atrophie des Glutäus, obwohl die benachbarten Gelenke gesund waren, in einem zweiten Fall bestand eine Atrophie des Quadriceps bei Erkrankung des Sprunggelenks und des Kniegelenks der anderen Seite. In einem weiteren Fall EULENBURGs handelte es sich um einen Kranken mit gonorrhoischer Endokarditis, doppelseitiger Knie- und rechtseitiger Ellbogengelenkentzündung, bei dem sich eine Deltoideusatrophie entwickelte, die von hier allmählich auf den Pectoralis, Serratus, Latissimus und auf die vorderen Cuccullarisbündel übergriff. In einem zweiten Fall führte eine schwere Omarthritis mit gleichzeitigem Befallensein der Halswirbelsäule und der Sternoclaviculargelenke zu einer schweren, mit Entartungsreaktion einhergehenden, degenerativen Muskelatrophie. Auch sonst wurde noch verschiedentlich über Muskelatrophien im Anschluß an Gelenkerkrankungen berichtet, die zu den veränderten Gelenken in keiner engeren Beziehung standen. In all diesen Fällen ist in erster Linie an toxische Einflüsse zu denken, wobei wahrscheinlich auch noch trophoneurotische Störungen, infolge gleichzeitiger Erkrankung der Nerven mitwirken. Selbst die Atrophien der dem erkrankten Gelenk benachbarten Muskelgruppen können nicht als reine Inaktivitätsatrophien gedeutet werden, da sie als solche sich nicht so rasch und rapid entwickeln würden.

Die **Prognose** der gonorrhoischen Muskelerkrankungen ist im großen ganzen als günstig anzusehen, wenngleich manche Fälle von Myositis und Muskelatrophie einen sehr hartnäckigen Charakter tragen. Bei den mit Entzündungen der Gelenke zusammenhängenden Prozessen wird gewöhnlich eine Besserung erst mit dem Abklingen des Gelenkprozesses eintreten.

Therapeutisch finden auch hier die bei den anderen Komplikationen besprochenen Mittel Anwendung. Auch hier kommen vor allen Dingen Ruhigstellung des betroffenen Körperteils in Frage, daneben feuchte Umschläge, Wärme, Einreibungen, Vaccine, später mediko-mechanische Behandlung, Elektrizität und Massage. Bei Abscedierung ist Incision möglichst frühzeitig auszuführen.

VI. Die gonorrhoischen Knochenerkrankungen.

Über die nicht so seltene Beteiligung des Knochens an der gonorrhoischen Gelenkentzündung ist bereits in diesem Kapitel eingehend berichtet worden. Wir haben gesehen, daß es selbst bei den nicht so schweren Fällen zu erheblichen Zerstörungen des Knorpels

und ausgedehnten, periostitischen Veränderungen kommen kann, wobei der Entzündungs-
und Destruktionsprozeß auch auf den Knochen selbst übergreifen kann. Dieser artikuläre
Ursprung steht bei den gonorrhoischen Knochenerkrankungen an erster Stelle, so daß die
Veränderungen an den Knochen in der Hauptsache in der Nähe der Gelenke lokalisiert
sind. Auch von Sehnenscheiden oder Schleimbeuteln kann der Entzündungsprozeß sekundär
auf den Knochen übergreifen. Seltener sind die metastatischen Veränderungen, welche sich
im Verlaufe einer Gonorrhöe an den außerhalb der Gelenke gelegenen Skelettanteilen
geltend machen. Auch hier ist der Knochen gewöhnlich nur sekundär an dem Entzündungsprozeß beteiligt, der primär das Periost zu befallen pflegt, von wo aus er auf die Corticalis
des Knochens sich ausbreitet. Diese Gonokokkenperiostitiden treten in zwei Formen auf.
entweder als einfache Periostitis, die sich in einer umschriebenen, schnell verschwindenden.
druckempfindlichen Auftreibung der Knochenoberfläche bemerkbar macht, oder als Osteoperiostitis, wobei der Entzündungsprozeß sich zwischen Periost und Knochen abspielt.
Auch hier finden sich circumscripte, schmerzhafte Erhebungen, über denen die Weichteile
ödematös geschwollen sein können, und die ebenfalls rasch zur Norm zurückgehen können.
Oder aber es bleiben nach Ablauf der entzündlichen Erscheinungen periostitische und ostiti-
sche Verdickungen zurück, die eine große Ähnlichkeit mit der syphilitischen Osteoperiostitis haben. Selbst diese Formen können auch noch zu völliger Resorption gelangen. Von
FOURNIER und LEGROUX wurden derartige periostale Wucherungen an den Sternalansätzen
der Rippen, dem Schlüsselbein und der Kreuzbeingegend als Teilsymptom eines rezidivierenden, gonorrhoischen Rheumatismus wiederholt beobachtet. HIRTZ und CROISSOT
beschrieben eine Osteoperiostitis der linken Clavicula, die wie ein Osteosarkom aussah.
FINGER, GHON und SCHLAGENHAUFER wiesen in einem solchen, hier zwischen Perichondrium
und Knorpel gelegenen Absceß, der sich im Anschluß an eine Ophthalmoblennorrhöe am
Sternalansatz des vierten linken Rippenknorpels entwickelte, Gonokokken in Reinkultur
nach. Einen Fall von Perichondritis beider Ohrmuscheln nach gonorrhoischer Polyarthritis.
die sich in Rötung, Schwellung und Schmerzhaftigkeit derselben kennzeichnete, beobachtete
FISCHER, während BARKER die seltene Feststellung einer Perichondritis des Schild- und
Ringknorpels bei einem Gonorrhoiker mit Gelenkkomplikationen machen konnte, bei dem
die Palpation des Larynx eine Auftreibung des oberen Randes des Schildknorpels sowie
eine druckempfindliche Verdickung im Bereich des Ringknorpels ergab. Auch in Gemeinschaft mit einer Lähmung des Musculus cricoarytenoideus posterior als Folge gonorrhoischer
Neuritis sind derartige Veränderungen des Kehlkopfes beschrieben worden. Sonst sind
solche periostalen Wucherungen noch in den verschiedensten kurzen und langen Knochen
gefunden worden, meist in Kombination mit anderen gonorrhoischen Komplikationen.
aus der die gonorrhoische Natur der Periostalerkrankungen sich herleiten ließ. Auf die
Bedeutung der Veränderungen am Calcaneus bei der sog. Tarsalgie, dem Fersenschmerz.
st in dem Kapitel der Schleimbeutelerkrankungen ausführlich eingegangen worden.

Außer dem Periost kann auch das Knochenmark der Krankheitsherd sein, von wo
aus ein Übergreifen des Prozesses auf den Knochen stattfindet. Über einen Fall von eitriger,
metastatischer, gonorrhoischer Osteomyelitis ist von ULLMANN berichtet worden, wo sich
nach Anbohrung des erkrankten Humerus reichlich Gonokokken im Eiter nachweisen
ließen. Ebenso fanden LISSOWSKAJA bei einer multiplen Osteomyelitis, bei der es zur
Sequesterbildung an den Unterschenkelknochen kam, sowie HOLMBERG bei einer Osteomyelitis des rechten Oberschenkels Gonokokken im Eiter. Als weiterer interessanter Befund wäre noch der Fall von CAMPBELL hinzuzufügen, bei dem sich eine gonorrhoische
Vereiterung bei einer komplizierten Fraktur einstellte. Die Erscheinungen sind dieselben
wie die der gewöhnlichen Osteomyelitis, bei der es unter Störungen allgemeiner Natur
meist verbunden mit Schüttelfrost zu einer schmerzhaften, entzündlichen Schwellung in
dem betreffenden Gebiet kommt.

Die Therapie wird bei dieser letzten Form eine chirurgische sein, während für die anderen
Knochenerkrankungen die bei den sonstigen gonorrhoischen Komplikationen üblichen
Maßnahmen, wie Ruhigstellung, Wärmeapplikation, medikamentöse Einpinselungen,
Vaccine usw. heranzuziehen sind.

VII. Die gonorrhoischen Nervenerkrankungen.

Die nervösen Manifestationen der gonorrhoischen Infektion stellen eine sehr seltene
Komplikation dar, bei der es sich um Erkrankungen sowohl des peripheren Nervensystems
als auch des nervösen Zentralorgans handeln kann. Zu erster Gruppe gehören die Neuralgien
und Neuritiden, die in Form der Mononeuritis oder Polyneuritis auftreten können; von
der zweiten Gruppe sind beobachtet worden Meningitis gonorrhoica, ferner Myelitis bzw.
Meningomyelitis, außerdem embolische Erweichungsherde im Gehirn und schließlich auch
Psychosen. Wenn wir von den vereinzelten Fällen gonorrhoischer Meningitis absehen,

wo durch den Gonokokkennachweis im Lumbalpunktat der bakteriologische Beweis der gonorrhoischen Natur dieser Krankheitsbilder erbracht werden konnte, sind wir bei den übrigen mit der Gonorrhöe in Zusammenhang gebrachten Nervenaffektionen einzig und allein auf die klinische Beweisführung für die Abhängigkeit der Erscheinungen von einem bestehenden gonorrhoischen Prozeß angewiesen. Ihre häufige Kombination mit anderen gonorrhoischen Metastasen sowie ihre Abhängigkeit von den entzündlichen Vorgängen im primären Infektionsherd, ihre Neigung zur Rezidivierung bei Neuaufflackern der Infektion werden sehr oft die Beziehungen zur Gonorrhöe aufdecken. Dabei scheint es sich wenigstens bei den peripheren Erkrankungen vornehmlich um toxische Einflüsse zu handeln, ähnlich den Neuritiden bei den verschiedenen anderen Infektionskrankheiten, was MOLT-SCHANOFF für die Gonorrhöe experimentell beweisen konnte, indem er bei Tieren mit Gono-kokken-Toxin einen chronischen Intoxikationszustand erzeugte, bei dem die Haupterscheinungen Lähmungen als Folge degenerativer Neuritis waren. Vielfach werden auch die Veränderungen an den Nerven als sekundäre, von erkrankten Gelenken, Schleimbeuteln oder Sehnenscheiden fortgeleitete Entzündungen aufzufassen sein; auch kann es direkt vom Genitalherde aus zu Störungen in benachbarten Nervengebieten kommen. Dafür scheint zu sprechen, daß hauptsächlich die Nervenbahnen der unteren Extremitäten befallen zu werden pflegen. Es handelt sich hierbei meist um einfache Neuralgien, die sich in sensiblen Reizerscheinungen im Bereich einer bestimmten Nervenausbreitung kennzeichnen und sich als heftige, anfallsweise auftretende oder auch kontinuierlich andauernde Schmerzen äußern. Seltener kommt es zu richtigen neuritischen Veränderungen, die ebenfalls mit schmerzhaften Empfindungen und Druckschmerzhaftigkeit im Verlauf des erkrankten Nerven einhergehen, von Sensibilitäts- und Motilitätsstörungen begleitet sind und zu Atrophie der Muskulatur führen.

Am häufigsten ist der Nervus ischiadicus befallen und zwar meist kombiniert mit Gelenk- oder Sehnenscheidenerkrankungen; auch akute Bursitiden des ischiadischen Schleimbeutels sind dabei beobachtet und mit der Ischiadicuserkrankung in Beziehung gebracht worden. Die Ischias gonorrhoica zeichnet sich dadurch aus, daß gewöhnlich die Anfälle plötzlich einsetzen und nach relativ kurzer Dauer rasch wieder abklingen. Am intensivsten ist die Schmerzempfindung in der Gesäßgegend, von wo sie auf den Oberschenkelabschnitt des Nerven ausstrahlt, ohne im allgemeinen über die Kniekehle hinauszureichen. Von LESSER wurde auf das häufige Vorkommen intermittierenden Fiebers im Gegensatz zu der fieberlos verlaufenden, gewöhnlichen Ischias aufmerksam gemacht. Für die gonorrhoische Natur des Leidens spricht auch ihre Neigung, bei erneuter gonorrhoischer Infektion oder Exazerbation zu rezidivieren. Bei einseitiger Ischias wird man differentialdiagnostisch neben den bereits erwähnten im Gebiet des Plexus ischiadicus vorkommenden Bursitiden auch eine Mitbeteiligung des Hüftgelenks auszuschließen haben, während man bei doppelseitigem Auftreten der Erkrankung an spinale Veränderungen wird denken müssen.

Ähnliche ebenfalls mit dem Genitalprozeß in näheren regionären Beziehungen stehende Nervenstörungen finden sich, wenn auch seltener, im Cruralis, Obturatorius, Ileoinguinalis, Pudendus externus u. a. Aber auch in entfernten Nervengebieten sind Neuralgien und Neuritiden beobachtet worden. In einem Fall EULENBURGs betraf die Neuralgie das Gebiet der sensiblen Armnerven in der Ausbreitung des Radialis und Medianus. Von BERNHARDT wurde eine Mononeuritis des rechten Nervus musculocutaneus bei Gonorrhöe mit anschließender Muskelatrophie beschrieben, während LAZARUS eine Recurrenslähmung auf gonorrhoische Ursache zurückführte. Auch Erkrankungen einzelner Hirnnerven, wie Facialislähmung, ferner zur vollständigen Taubheit führende metastatische Neuritis des Acusticus (FISCHEL, HÉBERTH, MARTINO) sowie Neuritis optica (PANAS, CROS, BARILE, FROMAGET) sind mit Gonorrhöe in Beziehung gebracht worden.

Daneben kommt es auch zum Krankheitsbild der Polyneuritis gonorrhoica, wie es von DERCUM, LEVY, BLOCH, SPIELMANN, HAUSHALTER, ENGEL-REIMERS, WELANDER, MÉNETRIER, WESTPHALEN u. a. beschrieben worden ist. In gleicher Weise wie bei der Polyneuritis, als Folge anderer Infektionskrankheiten, tritt gewöhnlich unter Fieber und Allgemeinstörungen ein Schwächegefühl in den betreffenden Extremitäten ein, das von Störungen der Sensibilität (Parästhesien) begleitet zu sein pflegt. Allmählich kann es zur völligen Parese kommen, die Reflexe sind meist aufgehoben; gewöhnlich besteht eine Druckempfindlichkeit der betreffenden Nervenstämme und Muskelgebiete, die elektrische Erregbarkeit kann bis zur völligen Entartungsreaktion gestört sein, auch trophische Störungen, kenntlich an der Trockenheit der Haut und Brüchigkeit der Nägel, stellen sich ein und führen schließlich zu schweren Atrophien der betroffenen Muskulatur. Die Krankheit nimmt gewöhnlich einen langwierigen Verlauf, wobei sie eine gewisse Abhängigkeit von dem Genitalprozeß bzw. von den gleichzeitig bestehenden Gelenk- oder sonstigen metastatischen Veränderungen zeigt, die die Prognose in hohem Maße beeinflussen. Dieselbe ist im großen ganzen als günstig anzusehen, indem meist schließlich nach Rückgang der anderen gonorrhoischen Erscheinungen Heilung eintritt. Vornehmlich ist die untere

Extremität betroffen, aber auch die obere Extremität sowie das Facialisgebiet und die Stimmbandnerven können beteiligt sein (ENGEL-REIMERS, WELANDER).

Was die gonorrhoischen Erkrankungen des Zentralnervensystems betrifft, so ist vor allem die gonorrhoische Meningitis zu nennen, bei der als einziger nervösen Erkrankung der Gonokokkennachweis gelungen ist. Als erster konnte PROCHASKA (1905) diesen Nachweis erbringen bei einem Fall von gonorrhoischer Prostatitis und Vesiculitis, der unter meningitischen Erscheinungen nach wenigen Tagen zum Exitus kam, wo sich aus dem Eiter des Meningealexsudates und der Samenblase typische Gonokokken züchten ließen. Weitere Fälle von gonorrhoischer Cerebrospinalmeningitis wurden von JOSSELIN DE JONG, BIECK, BOUQUET, MORELLI, LINDENFELD, SCHALL beobachtet und ihre gonorrhoische Natur aus dem Gonokokkenbefund im Lumbalpunktat oder den meningitischen Auflagerungen erhärtet. Dabei wird es, wenn der kulturelle Nachweis im Stich läßt, nur auf Grund sonstiger gonorrhoischer klinischer Symptome möglich sein, eine Meningokokkeninfektion auszuschließen, da mikroskopisch beide Bakterienarten kaum zu differenzieren sind. So konnte SCHALL in seinem Fall einen metastatischen gonorrhoischen Lidabsceß im Anschluß an eine Blennorrhoea neonatorum als Ursache der tödlichen Gonokokkenmeningitis feststellen. Das Symptomenbild der eitrigen gonorrhoischen Meningitis unterscheidet sich in nichts von den gewöhnlichen eitrigen Meningitisformen. Ihr Ausgang braucht nicht immer tödlich zu sein, wie die Fälle von JOSSELIN DE JONG und MORELLI zeigen, wo völlige Heilung eintrat.

Auch mit Myelitis kombiniert können diese meningitischen Veränderungen auftreten. Ebenso sind reine Formen von gonorrhoischer Myelitis beschrieben worden (v. LEYDEN, HAYEM, PARMENTIER, ENGEL-REIMERS, EULENBURG, HERZOG, v. RAD, POLONY u. a.), ohne daß für diese Erkrankungsformen der anatomische Beweis der spezifisch gonorrhoischen Natur erbracht worden wäre. Die Krankheitserscheinungen können sehr mannigfache sein und werden sich aus dem Sitz und der Ausdehnung des Krankheitsherdes ergeben. Bei der Meningomyelitis können die meningitischen Symptome vorherrschend sein, sonst sind es in der Hauptsache motorische, sensible und trophische Störungen, die auf einen spinalen Prozeß hindeuten. Entsprechend der fast ausschließlichen Beteiligung der unteren Rückenmarksabschnitte lokalisieren sich die Erscheinungen hauptsächlich an den unteren Extremitäten. Hier kommt es zu Paraplegien, Sensibilitätsstörungen und Muskelatrophien. denen sich auch Blasen- und Mastdarmlähmungen hinzugesellen. Auch Bilder einer aufsteigenden Spinalparalyse oder, wie sie partiellen chronischen Rückenmarkserkrankungen. etwa der amyotrophischen Lateralsklerose, eigen sind, können auftreten.

Von cerebralen Komplikationen sind apoplektiforme Insulte als Folge von Embolien beschrieben worden, die sich meist an Herz- oder Gefäßveränderungen anschlossen. ohne daß die Untersuchung des Herdes irgend einen Anhalt in ätiologischer Beziehung darbot. Inwieweit das Vorkommen von Psychosen bei Gonorrhöe, wie Delirien, manische Zustände, Hebephrenie, auf cerebrale oder meningeale Veränderungen zu beziehen ist oder ob es sich dabei, ebenso wie bei den ebenfalls gar nicht so selten vorkommenden Neurosen, um rein funktionelle Störungen handelt, für die die Gonorrhöe höchstens als auslösendes Moment in Betracht kommt, muß dahingestellt bleiben.

Therapeutisch kommen die gleichen Maßnahmen in Frage, wie wir sie von den durch andere Ursachen hervorgerufenen entsprechenden Nervenerkrankungen her kennen, nur daß hier noch die Behandlung mit Gonokokkenvaccine hinzukommt. Häufige Lumbalpunktion und Injektion von Meningokokkenserum sollen bei der Meningitis gonorrhoica günstige Wirkung haben.

VIII. Die gonorrhoischen Pleura- und Lungenerkrankungen.

Die Erkrankung der Pleura im Verlauf der Gonorrhöe ist als eine sehr seltene Komplikation anzusehen, die pathologisch-anatomisch den anderen gonorrhoischen Synovialmetastasen an die Seite zu stellen ist. Durch den Nachweis des Erregers im pleuritischen Exsudat ist ihr spezifisch gonorrhoischer Charakter sichergestellt, der sich auch aus ihrer Kombination mit anderen gonorrhoischen Synovialerkrankungen ergibt. Gewöhnlich pflegt die Pleuritis gonorrhoica sich einer Erkrankung der Gelenke oder Sehnenscheiden anzuschließen, doch kann auch das Umgekehrte der Fall sein, daß die Pleuritis als erste synoviale Komplikation in Erscheinung tritt. So hat PERRIN im Anschluß an eine Gonorrhöe eine Pleuritis sicca auftreten gesehen, der sich erst später eine Arthritis des Sternoclaviculargelenkes sowie Phlebitis anschlossen, ebenso beobachtete DUCREY das nacheinander folgende Auftreten einer Pleuritis dextra, Pleuritis sinistra, Hydrarthros genus, manus und schließlich Peritonitis serosa. Meist entwickelt sich die Krankheit einseitig und als exsudative Entzündung. Der Erguß pflegt serös oder seropurulent zu sein; rein eitrige Exsudate sind nicht beobachtet worden. Der mikroskopische und kulturelle Nachweis von Gonokokken aus dem Pleuraerguß ist verschiedentlich erbracht worden, so zuerst von MAZZA, BORDONI-UFFREDUZZI, CHIAISON und ISNARDI (1894), später von PROCHASKA, CARDILE u. a., nachdem schon vorher von FINGER, DUCREY, PERRIN u. a. auf die ätiologische Zugehörigkeit solcher Fälle von Pleuritis zur Gonorrhöe hingewiesen worden war. In ihrem Symptomenbilde sowie bezüglich der pathologisch-anatomischen Veränderungen unterscheidet sie sich kaum von den Pleuritiden anderer Herkunft; ihr Verlauf kann bald ein sehr leichter sein und zu raschem Schwinden der Erscheinungen führen; bald kommt es zu einer mehr schleppenden Verlaufsweise. Die Prognose wird in der Hauptsache von der Art und Schwere der Allgemeinerkrankung mitbestimmt.

Gelegentlich kann sich auch die Lunge in Form von hämorrhagischen Infarzierungen oder pneumonischen Herden an dem Prozeß beteiligen. Gewöhnlich haben wir es dann bereits mit einer allgemeinen pyämischen Infektion mit Gonokokken oder Mischbakterien zu tun. In solchen Fällen von Gonokokkensepsis kommt es dann meist zu hämorrhagischen Lungeninfarkten durch septische Embolien (THAYER und LAZEAR, SCHOLZ, MÜHLIG u. a.) Auch vereinzelte Fälle von Pneumonie, etwas häufiger Bronchopneumonie sind beobachtet worden (FINGER, GHON und SCHLAGENHAUFER, AHMAN, THAYER und LAZEAR, BRESSEL, DIEULAFOY, HALL, WYRON, JACOB u. a.). WIDAL beschrieb einen Fall von gonorrhoischer Lungengangrän. Bei der Mehrzahl dieser Erkrankungen ließen sich Gonokokken aus dem Sputum züchten, daneben fanden sie sich auch meist in dem gleichzeitig bestehenden pleuritischen Exsudat. Bei Mischinfektionen können die Gonokokken, wie in dem Fall von FINGER, GHON und SCHLAGENHAUFER, von anderen Bakterien (Diplococcus pneumoniae, Streptokokkus usw.) verdrängt werden. Klinisch ergeben sich gegenüber den bekannten Symptomen bei diesen Krankheitsbildern keine Besonderheiten. Unter Fieber, oft mit Schüttelfrost einsetzenden Schmerzen in der betreffenden Brustpartie, Husten mit blutigem Auswurf, Atemnot treten meist die ersten Erscheinungen auf und werden, unterstützt durch die physikalischen Befunde, über die Diagnose keinen Zweifel lassen. Da wir es fast immer mit den Folgezuständen einer septischen Allgemeininfektion zu tun haben, ist die Prognose als nicht günstig anzusehen.

Therapeutisch sind wir ausschließlich auf die übliche symptomatische Behandlung angewiesen; bei größeren Exsudaten ist die Punktion des Ergusses vorzunehmen. Ist die Erkrankung nur eine Teilerscheinung einer bestehenden septischen Allgemeininfektion, so finden die dafür erforderlichen Maßnahmen Anwendung.

IX. Die gonorrhoischen Herz- und Gefäßerkrankungen.

Die Beteiligung des Herzens an dem gonorrhoischen Prozeß ist bereits lange vor Entdeckung des Gonokokkus erkannt und mit der gonorrhoischen Infektion in ursächlichem Zusammenhang gebracht worden. Der sichere, bakteriologische Beweis durch mikroskopischen und kulturellen Nachweis in den entzündlichen Veränderungen ist aber erst verhältnismäßig spät gelungen, so daß auf Grund der anfänglichen negativen Resultate der bakteriologischen Untersuchungen, die immer nur andere Eitererreger ergaben, Zweifel an der ätiologischen Bedeutung des Gonokokkus für die Herzkomplikationen laut wurden, und man daher die Erkrankung als sekundäre Mischinfektion mit anderen Eitererregern ansah, wofür die Gonorrhöe die Gelegenheitsursache abgeben sollte. Auf Grund dieser Ergebnisse wurden selbst Fälle, wo sich in den Klappenauflagerungen gramnegative Diplokokken vom Aussehen der Gonokokken mikroskopisch feststellen ließen (HIS, WILMS u. a.), in obigem Sinne gedeutet. Zuerst ist von v. LEYDEN auf Grund seines bakteriologischen Befundes von semmelförmig angeordneten, gramnegativen Diplokokken in den Vegetationen einer schwer veränderten Aortenklappe bei einem Fall von tödlicher Aortenendokartitis nach Gonorrhöe auf die echt gonorrhoische Natur einer derartigen Endokarditis aufmerksam gemacht worden, wenngleich auch in seinem Fall die Kultur ein negatives Resultat ergab. Ebenso fanden bald darauf FINGER, GHON und SCHLAGENHAUFER, MICHAELIS, BORST und DAUBER, THIROLOIX und CARAGEORGIADES die gleichen gonokokkenähnlichen Bakterien in den endokarditischen Auflagerungen, während WELCH sowie THAYER und BLUMER als ersten in solchen Fällen die Kultivierung aus dem Blute gelang. Kurze Zeit später erfolgte die Gewinnung von Reinkulturen aus dem Herzen selbst durch Lenhartz sowie Rendu und Hallé (1897), der bald zahlreiche Bestätigungen folgten (Ghon und Schlagenhaufer, Thayer und Lazear, Honl, Michaelis und Jakob, Wassermann, Lartigan, Wilson u. a.). Lenhartz sowie Ghon und Schlagenhaufer brachten außerdem noch den biologischen Beweis durch Überimpfung auf den Menschen, indem ersterer mit den Vegetationen selbst, letztere mit der daraus gewonnenen Kultur eine Gonorrhöe mit typisch bakteriologischem Befund erzeugen konnten. Wenn auch demgemäß die Bedeutung des Gonokokkus für die im Anschluß an Gonorrhöe auftretenden Endokarditiden außer Frage steht, so zeigt andererseits aber auch die Häufigkeit, mit der sich auch andere Bakterien feststellen ließen, daß für die Entstehung dieser Herzerkrankungen die Misch- und Sekundärinfektion eine nicht zu unterschätzende Rolle spielt.

Meist finden sich die Veränderungen am Herzen kombiniert mit Gelenkerkrankungen oder anderen gonorrhoischen Komplikationen; doch auch isoliert ohne sonstige Allgemeinsymptome kann die Endocarditis gonorrhoica auftreten. Thayer fand unter 176 Fällen von akuter Endokarditis in 11,3 $^0/_0$ den Gonokokkus als Ursache; Arthritis bestand in 41,1 $^0/_0$ der Fälle, gegenüber 68,5 $^0/_0$ von 54 Fällen anderer Autoren.

Klinisch bietet die Endocarditis gonorrhoica kaum irgend welche Abweichungen gegenüber anderen infektiösen Herzaffektionen dar. Die Erkrankung kann in einer gutartigen und einer bösartigen Form auftreten, zwischen denen alle möglichen Übergangsformen vorkommen. Die Endocarditis gonorrhoica benigna scheint gar nicht so selten zu sein, nur wird sie wegen der Geringgradigkeit der subjektiven Beschwerden, die sich bei gewöhnlich völliger Fieberlosigkeit in leichtem Herzklopfen und geringem Oppressionsgefühl zeigen, häufig übersehen. Die Auscultation ergibt ein leises, nach einigen Tagen wieder verschwindendes Geräusch über der Mitralis, seltener über der Aorta. In kurzer Zeit kommt es zumeist zur völligen Restitution, bleibende Klappenfehler sind höchst selten. Der strikte Beweis der gonorrhoischen Natur dieser Veränderungen, die fast ausschließlich nur das linke Herz und an erster Stelle die Mitralis befallen, ist selbstverständlich bei der Unmöglichkeit der bakteriologischen Untersuchung solcher durchaus gutartigen Fälle nicht zu erbringen, und nur ihr Auftreten im Anschluß an eine Gonorrhöe bzw. ihre Kombination mit anderen gonorrhoischen Metastasen lassen einen Zusammenhang mit der gonorrhoischen Infektion mit an Sicherheit grenzender Wahrscheinlichkeit vermuten; verschiedentlich ist aber doch der Nachweis von Gonokokken im Blut in derartigen Fällen gelungen (Wilson, Prochaska, Silvestrini, Unger u. a.). Therapeutisch kommt nur eine rein symptomatische Behandlung, wie Ruhe, Eisblase usw. in Betracht.

Demgegenüber stellt die Endocarditis gonorrhoica maligna ein schweres Krankheitsbild dar, bei dem auch die subjektiven Symptome stark ausgeprägt zu sein pflegen. Unter hohem, oft septischem Fieber, das von Schüttelfrösten begleitet sein kann, kommt es neben Allgemeinstörungen zu starken Beschwerden von seiten des Herzens, verstärkter Herzaktion, Beklemmungsgefühl, Atemnot usw., wie wir sie von den schweren Formen maligner Endokarditis her kennen. Das Sensorium ist meist getrübt, so daß die Kranken oft einen typhösen Eindruck machen. In der Mehrzahl der Fälle ist die Aorta betroffen, weniger häufig die Mitralis, in Ausnahmefällen können auch die Tricuspidal- und Pulmonalklappen Sitz der Erkrankung sein. Bei der Untersuchung finden sich Geräusche über der betreffenden Klappe, die keine Neigung zum Rückgang zeigen, und denen Verbreiterung des Herzens folgt. Pathologisch-anatomisch handelt es sich um verrucös-ulceröse Veränderungen an den Herzklappen, die graduell sehr verschieden sein können. Zwischen den kleinsten, verrucösen Verdickungen bis zu den schwersten, traubenartigen Vegetationen mit und auch ohne ulcerösen Zerfall der Klappe finden sich alle möglichen Übergänge. Auch aneurysmatische Erweiterungen im Anfangsteil der am häufigsten affizierten Aorta durch Übergreifen des Prozesses von den Klappen auf die Aorta selbst kommen vor. Ausnahmsweise kann es auch zu einer akuten Aortitis ohne gleichzeitige, akut-entzündliche Veränderungen des Endokards kommen (Köstler, Thayer, Lindau). Auch hier lassen sich sowohl verrucöse als auch verrucös-ulceröse Formen unterscheiden, und es tritt mitunter Ruptur der Aortenwand ein. Es handelt sich dabei nach Benda um eine metastatisch-mykotische Infektion der Gefäßintima durch direkte Inokulation des infektiösen Materials in die Aortenintima. Nicht allzu selten geht die Infektion auf das benachbarte Myokard über (His, v. Leyden, Siegheim, Huebschmann), wo es sogar zur Absceßbildung kommen kann (Dauber und Borst). Ebenso kann auch das Perikard bisweilen mit affiziert sein: eine seropurulente, fibrinöse oder fibrinöshämorrhagische Entzündung ist dann die Folge (Councilman, Bordone-Uffreduzzi, His, Rendu und Hallé, Thayer und Lazear, Krause, Jochmann). Verschiedentlich sind im Exsudat und in den entzündlichen Auflagerungen Gonokokken nachgewiesen worden. Stets ist Milzschwellung vorhanden, auch toxische akute Glomerulonephritis kann die Folge sein (Rotky, Huebschmann). Sehr häufig kommt es zu embolischen Infarkten in Milz und Nieren, seltener im Gehirn und in den Lungen; ferner finden sich auch embolische Verschlüsse der großen Extremitätenarterien (Arteriae brachialis, poplitea, cruralis) mit anschließender Gangrän. Zum großen Teil haben wir es bei diesen Formen der gonorrhoischen Endokarditis mit einem septischen Krankheitszustand zu tun, den wir dem Krankheitsbilde der Gonokokkensepsis zuzählen können.

Dementsprechend ist in diesen Fällen die Prognose als sehr dubiös zu stellen. In günstigeren, nicht so schweren Fällen, wo es nicht zu einem letalen Ausgang kommt, werden mehr oder weniger schwere Klappenveränderungen zurückbleiben, die zu einem dauernden Herzfehler führen. Bis es zum Exitus kommt, können zwei bis drei, auch mehr Monate vergehen. Die sichere Diagnose ist nur aus dem Gonokokkennachweis im Blut oder post mortem aus dem Erkrankungsherd selbst zu stellen. Sonst läßt sich der gonorrhoische Ursprung nur aus dem Zusammenhang mit anderen gonorrhoischen Erscheinungen vermuten. In der Therapie finden die für Endokarditis üblichen Maßnahmen, wie Bettruhe, Eisblase und die verschiedenen Herzmittel Anwendung. Von der Vaccinebehandlung sind Erfolge nicht zu erwarten. Dagegen ließen sich mit Antigonokokken- bzw. Meningokokkenserum sowie mit intravenöser Chemotherapie (Kollargol, Argochrom, Trypaflavin), wie sie auch für die Gonokokkensepsis empfohlen werden, günstige Effekte erzielen.

Neben der in Verbindung mit Endokarditis auftretenden gonorrhoischen Perikarditis entwickelt die Pericarditis gonorrhoica sich auch als selbständige Komplikation, ohne daß sonst irgend welche Allgemeinerscheinungen gonorrhoischer Natur vorhanden zu sein brauchen. Die Symptome können so gering sein, daß die Patienten ihrer Beschäftigung nachgehen und nur über geringe Beschwerden in der Herzgegend klagen. Es handelt sich meist um eine trockene, fibrinöse Entzündung, die den anderen Rheumatoiderkrankungen an die Seite zu stellen ist. Die Untersuchung gibt den für Perikarditis typischen Befund. Der Verlauf der meist leichten Erkrankung ist ein günstiger, indem nach kurzer Zeit subjektive und objektive Symptome verschwinden und völlige Heilung eintritt. Über einen Fall von Perikarditis im Anschluß an eine Vulvovaginitis bei einem kleinen Mädchen ist von Huber berichtet worden: in einem Fall von Griffon, der zum Exitus kam, gelang der Gonokokkennachweis im eitrigen Exsudat. Therapeutisch ergeben sich gegenüber anderen Perikarditiden keine Besonderheiten.

Schließlich wäre noch die Thrombophlebitis gonorrhoica zu nennen, die bereits im allgemeinen Teil bezüglich ihrer Bedeutung für die Allgemeininfektion Erwähnung gefunden hat. So fand Martin bei einem Manne mit florider Gonorrhöe, der einer septischen, wahrscheinlich gonorrhoischen Allgemeininfektion erlegen war, im Bindegewebe des Collum vesicae zahlreiche thrombosierte Venen; Pollard wies bei der Sektion eines Mädchens mit frischer Gonorrhöe eine Thrombose der Vena iliaca communis, der Venae iliacae internae und vaginales nach mit darauffolgender Lungenembolie. Auch Kasper, Socin und Massini erwähnen als Komplikation der Gonorrhöe Phlebitis des Plexus prostaticus, die zur septischen Allgemeininfektion führte. In den Fällen von Socin und Massini setzten sich die Thromben in die Hypogastrica und die Vena femoralis fort. Im Schnitt durch die Vene konnte Socin typische Gonokokken nachweisen. Auch in dem bereits angeführten Fall Wertheims, der in den Capillaren und kleinsten Venen eines exzidierten Gewebsstückchens aus der Blase eines an gonorrhoischer Cystitis erkrankten 9jährigen Mädchens mit Gonokokken angefüllte Thromben fand, ist der exakte Beweis des Vorkommens einer echten gonorrhoischen Thrombophlebitis erbracht worden. Im übrigen ist die Diagnose der gonorrhoischen Phlebitis nur aus ihrem Zusammenhang mit anderen gonorrhoischen Erscheinungen zu stellen, da der gewöhnlich gutartige Verlauf der Erkrankung eine mikroskopische und bakteriologische Untersuchung der erkrankten Vene ausschließt. Falls sonst keine Störungen des Venensystems vorliegen und andere ätiologische Momente, wie Lues, rheumatische und andere Infektionen nicht in Frage kommen, werden wir die bestehende Gonorrhöe als Ursache ansprechen dürfen.

Am häufigsten werden Männer betroffen, und zwar ist es an erster Stelle die Vena saphena magna, die zu erkranken pflegt; nächstdem kommen die verschiedenen Venen der unteren Extremität sowie des Beckens. Sehr selten erkranken die Venen der oberen Extremität. Auch die Venen des Penis können betroffen sein, wobei in einem Falle Batuts infolge Thrombose der Venen des Corpus cavernosi penis sich Gangrän eines Teils von Glans und Frenulum einschließlich des dazu gehörigen Urethraabschnittes anschlossen. Der Beginn der Erkrankung fällt etwa in die 3. bis 6. Woche nach der Infektion. Neben mehr oder weniger starken Störungen des Allgemeinbefindens, wobei es bisweilen zu hohem Fieber mit Schüttelfrost kommen kann, treten in der Hauptsache die lokalen Symptome hervor. Dieselben zeigen sich in plötzlich oder allmählich auftretenden Schmerzen in dem betreffenden Körperteil, der mehr lokale oder diffuse ödematöse Schwellung aufweisen kann. Bei Palpation ist die entzündete Vene als derber, empfindlicher Strang zu fühlen, über dem die Haut gerötet sein kann. Nach wenigen Wochen pflegt die Entzündung zurückzugehen, und völlige Heilung tritt ein. Embolien sind sehr selten, ebenso anschließende Allgemeininfektion, so daß die Prognose günstig zu stellen ist. Jedoch treten häufig Rezidive auf; auch bleiben bisweilen noch harte Stränge infolge Obliteration der Venen zurück und verursachen noch lange Zeit Bewegungsstörungen. Differentialdiagnostisch kann die gonorrhoische Lymphangitis Schwierigkeiten machen, die sich aber immer direkt an den Infektionsherd anschließt und von schmerzhafter Lymphdrüsenschwellung begleitet ist, was bei der Phlebitis gewöhnlich nicht der Fall ist. Die Therapie besteht in möglichster Ruhestellung und Hochlagerung des betreffenden Körperteils sowie feuchten Umschlägen. Manipulationen, wie Massage, Einreibungen usw., sind wegen der Gefahr der Embolie streng zu vermeiden.

X. Die Gonokokkensepsis.

Während die gonorrhoische Allgemeininfektion sich gewöhnlich in Form der lokalen Metastasen äußert, sind auch wirkliche septische Allgemeininfektionen beobachtet worden, die der durch andere Eitererreger verursachten Sepsis gleichzustellen sind. Daß die Gonokokkensepsis ein relativ seltenes Krankheitsbild darstellt, trotzdem die gonorrhoischen Metastasen auf dem Blutwege erfolgen, ist wohl damit zu erklären, daß die Gonokokken im Blute zu keiner Vermehrung kommen und hier rasch zugrunde gehen. Nach den statistischen Feststellungen LESCHKES sollen in Berlin jährlich 6 bis 7 Todesfälle auf Gonokokkensepsis kommen, was bei der Häufigkeit der Gonorrhöe in Berlin immerhin einen noch recht geringen Prozentsatz bedeutet. JOCHMANN führt etwa $^1/_2 \%$ aller Sepsisfälle auf Gonokokkeninfektion zurück. Auch bei dieser septischen Allgemeinerkrankung brauchen es nicht die Gonokokken allein zu sein, die den septischen Zustand bewirken, sondern es kann auch eine Mischinfektion dabei eine Rolle spielen, schließlich können auch diese anderen Bakterien allein auf dem durch die Gonorrhöe vorbereiteten Boden eine Sepsis verursachen. So hatte sich in einem Falle BUSCHKES und HIRSCHFELDs im Anschluß an eine Gonorrhöe eine Staphylokokkensepsis entwickelt, die unter dem Bilde der aplastischen Anämie zum Exitus führte.

Die Gonokokkensepsis pflegt nur in seltensten Fällen ohne Metastasenbildung zu verlaufen. Fast immer sind mehr oder weniger schwere Gelenkveränderungen vorhanden, die meist einen mehr flüchtigen Charakter zeigen; ebenso gehört die Endokarditis zu den hervorstechendsten Symptomen der Gonokokkensepsis. Daneben können noch all die anderen spezifischen Komplikationen, wie Sehnenscheiden- und Schleimbeutelentzündungen, Muskel- und Knochenerkrankungen, Neuritis und Meningitis, Pneumonie, Pleuritis, Perikarditis u. a. das Krankheitsbild begleiten. Auch metastatische Peritonitis ist von DIEULAFOY, PFONDRINI u. a. beobachtet worden. In einem Fall COLOMBINIS kam es zu einer Parotitis gonorrhoica, wie sie auch sonst, nicht in Verbindung mit Gonokokkensepsis, beschrieben worden ist (ROQUES, WITTWER). Es braucht dabei nicht immer zur Abscedierung zu kommen, wie im Falle ROQUES, während WITTWER im Parotiseiter Gonokokken nachweisen konnte. Auch in paranephritischen Abscessen sind in einer Anzahl von Fällen Gonokokken gefunden worden (MIYATA, STROMINGER u. a.). Bezüglich der mit Sepsis gonorrhoica kombinierten metastatischen Augenentzündungen sowie besonders der Exantheme, die ein häufiges Begleitsymptom der Gonokokkensepsis darstellen, sei auf die betreffenden Kapitel verwiesen. Auch die im Verlauf der Gonokokkensepsis beobachtete metastatische Otitis media ist im Anhang zu diesem Abschnitt näher beschrieben.

Neben den auf Metastasenbildung beruhenden Komplikationen bei der Gonokokkensepsis gibt es noch weitere, wahrscheinlich auf toxische Ursache zurückzuführende Organveränderungen. Hierher gehört der von WEITZ beschriebene, tödlich verlaufene Fall, bei welchem eine akute gelbe Leberatrophie sich im Verlauf einer Gonokokkensepsis entwickelte. Auch die bei Sektionsfällen von Gonokokkensepsis gefundenen entzündlichen Veränderungen an den Nieren sind in demselben Sinne zu deuten. In einem einzigen Falle konnte WYNN bei gonorrhoischer Allgemeininfektion aus miliaren Abscessen der Niere Gonokokken züchten. Solche absceßartigen Rundzelleninfiltrate sind ebenfalls in der Leber sowie im Myokard gefunden worden und wahrscheinlich auf toxische Einflüsse zurückzuführen. Dasselbe gilt für das Auftreten von Ikterus und Purpura haemorrhagica. Aus alledem geht hervor, daß das Krankheitsbild der Gonokokkensepsis ein sehr mannigfaches sein kann. Im großen ganzen unterscheidet es sich kaum von den septicämischen Prozessen anderer Ätiologie. Immer haben wir es mit einem sehr schweren Krankheitszustand zu tun: das Fieber erreicht meist sehr hohe Grade und nimmt bald einen kontinuierlichen, bald remittierenden oder sogar intermittierenden Verlauf, wobei Schüttelfröste in malariaartigem Typ sich wiederholen. Es besteht ein septischer Milztumor: das Blutbild zeigt gewöhnlich eine ausgesprochene Leukocytose.

Die **Differentialdiagnose** gegenüber septischen Erkrankungen anderer Ätiologie läßt sich mit Sicherheit nur durch die Kultur aus dem Blute stellen, da, wie bereits betont, selbst bei sonst einwandfreier gonorrhoischer Allgemeinerkrankung der septische Prozeß durch sekundäre Infektion mit den gewöhnlichen Eitererregern hervorgerufen sein kann. Die Prognose der Gonokokkensepsis ist nicht als durchaus ungünstig anzusehen, da in einer Anzahl von Fällen — unter den bisher mitgeteilten etwa $25\,^0/_0$ — Heilung beobachtet worden ist. In der Hauptsache wird die Prognose von dem Verlauf der Endokarditis beeinflußt. Die Therapie unterscheidet sich kaum von der anderer septischen Erkrankungen, vor allem sind intravenöse Injektionen von Silberpräparaten (Kollargol, Elektrocollargol, Fulmargin, Argochrom usw.) zu versuchen. DORNER hat gute Resultate von Trypaflavin gesehen (5 ccm einer $^1/_2\,^0/_0$igen Lösung). Vaccinebehandlung ist kaum erfolgversprechend, unter Umständen kann sie sogar schädlich wirken, dagegen soll das Meningokokkenserum eine besonders günstige Wirkung ausüben (STROMINGER, CITRON).

Anhang.

Stomatitis, Rhinitis und Otitis gonorrhoica.

Obwohl sich in der Literatur verschiedentlich Mitteilungen über gonorrhoische Stomatitis finden, ist der exakte Beweis, daß es sich bei dieser Erkrankung um eine reine Gonokokkenwirkung handelt, nicht erbracht. Die Ursache hierfür liegt darin, daß wir es bei den entzündlichen Veränderungen der Mundhöhle bakteriologisch immer mit der gesamten Mundflora zu tun haben, so daß selbst bei Vorhandensein von Gonokokken eine Kultivierung derselben äußerst schwierig ist. Ohne Zuhilfenahme derselben ist aber eine sichere Diagnose unmöglich, da allein durch den mikroskopischen Befund Verwechslungen mit morphologisch ähnlichen Organismen, wie dem Meningokokkus und Micrococcus catarrhalis, nicht zu vermeiden sind. Trotzdem ist doch in einer Anzahl von Fällen die gonorrhoische Natur der Stomatitis als so gut wie erwiesen anzusehen, wo sich dieselbe an eine bestehende akute Gonorrhöe, besonders an eine Conjunctivitis gonorrhoica, anschloß oder die Möglichkeit einer Infektion durch die Übertragung von der Mutter auf das Neugeborene, ferner durch einen vorangegangenen Coitus per os oder Cunnilingus gegeben war und der mikroskopische Befund wenigstens mit großer Wahrscheinlichkeit für das Vorhandensein von Gonokokken sprach. In der neueren Literatur finden sich auch einige Fälle von Stomatitis gonorrhoica, in denen der kulturelle und histologische Nachweis des Gonokokkus als Erreger gelungen ist. Daß Gonokokken sich längere Zeit in ungeschwächter Virulenz in der Mundhöhle erhalten können, geht daraus hervor, daß Fälle von frischer gonorrhoischer Urethritis nach einem Coitus per os beobachtet worden sind (HORAND, NORAND, BENATTI, HONNORAT und GEISSLER). Der Umstand, daß dabei die Mundhöhle nicht die geringsten Veränderungen aufzuweisen hatte, zeigt, daß die Gonokokken dort einen schlechten Boden für ihre Weiterentwicklung und Haftung finden. Es sind daher auch die gonorrhoischen Erkrankungen der Mundhöhle außerordentlich selten. v. MIKULICZ und KÜMMELL geben an, daß sie nie, weder im Prager Findelhaus, noch in den Breslauer und Heidelberger Kliniken einen zuverlässigen Fall gesehen haben, auch an der Wiener Klinik ist bis zum Jahre 1912 kein einschlägiger Fall beobachtet worden (MUCHA).

Am empfänglichsten für die gonorrhoische Infektion scheint noch die Mundhöhle des Säuglings zu sein, bei dem die Übertragung direkt durch die Mutter, ferner durch Einbringung von infektiösem Material mit dem Finger oder durch das herabfließende Augensekret einer gleichzeitig bestehenden Conjunctivitis blennorrhoica erfolgen kann. Von ROSINSKI sind 7 derartige Fälle beschrieben worden, bei denen er histologisch in der Epithelschicht Diplokokken fand, die in ihrem morphologischen und tinktoriellen Verhalten Gonokokken entsprachen. Das Allgemeinbefinden der Säuglinge war niemals gestört, auch war nicht einmal eine Behinderung in der Nahrungsaufnahme festzustellen. Die ersten Veränderungen zeigten sich 6 bis 13 Tage nach der Geburt in fleckförmigen Rötungen sowie weißlichen Flecken am Alveolarrande der Kiefer, am hinteren Teil des Gaumens sowie auf dem Zungenrücken. Nach kurzem Bestande nehmen die Flecke eine mehr graugelbe Farbe an und zeigen an ihrer Peripherie eine sehr scharfe Begrenzungszone, die den Belag mehr und mehr einengt. Im Beginn dieses Rückbildungsstadiums können die Beläge noch eine Art von Pseudomembran bilden, nach deren Abstreifen eine ziemlich glatte, gelbliche, leicht blutende Oberfläche zutage tritt, die in kürzester Zeit wieder von Epithel überzogen wird. Die übrige Mundschleimhaut weist bis auf eine eigentümliche Rosafärbung gar keine Veränderungen auf. Bereits am 3. bis 4. Tage beginnen die Erscheinungen zurückzugehen und spätestens nach 3 bis 4 Wochen ist völlige Heilung eingetreten. Beim Erwachsenen und älteren Kinde scheint das klinische Bild wesentlich anders zu sein. Hier wird die Schleimhaut als gerötet, geschwollen, und schmerzhaft geschildert; besonders das Zahnfleisch ist stark aufgelockert und erhebt sich als breiter dunkelroter Wulst über das Niveau der Umgebung. Desquamation mit Pseudomembranbildung, reichliche eitrige Sekretion sowie oberflächliche Erosionen ergänzen das Krankheitsbild.

Die **Diagnose** ist beim Neugeborenen meist ohne Schwierigkeiten zu stellen. Die eigenartige Lokalisation der Beläge, die geringen Störungen der Erkrankung, ihr Auftreten wenige Tage nach der Geburt, das Bestehen anderweitiger gonorrhoischer Erscheinungen (Ophthalmoblennorrhöe), Nachweis einer Gonorrhöe bei der Mutter werden auch bei zweifelhaftem bakteriologischen Befund die gonorrhoische Ätiologie erweisen. Schwieriger ist es bei Erwachsenen, wo nur auf Grund der anamnestischen Angaben und des sonstigen klinischen Befundes anderer gonorrhoischer Erscheinungen sowie des bakteriologischen Ausfalls der Untersuchung mit einer gewissen Wahrscheinlichkeit die Diagnose gestellt werden kann. Die Prognose ist als durchaus günstig anzusehen, soweit sie nicht durch andere gonorrhoische Komplikationen getrübt wird. Therapeutisch kommen Spülungen mit Kalium hypermanganicum und Silbersalzen in Betracht; auch Pinselungen mit schwachen (etwa $^1/_4$—$^1/_2$ $^0/_0$) Argent. nitr.- oder 1 $^0/_0$ Protargol-Lösungen bzw. anderen Silberpräparaten in entsprechender Konzentration können Verwendung finden. Bei Neugeborenen dürfte in verdächtigen Fällen prophylaktisch ein einmaliges vorsichtiges Auswischen der Mundhöhle mit einer antiseptischen Lösung zu empfehlen sein.

Wohl eine ausschließlich nur bei Neugeborenen vorkommende Erkrankung stellt die Rhinitis gonorrhoica dar, bei der eine sichere, bakteriologische Diagnose aus den bei der Stomatitis angegebenen Gründen ebenfalls erschwert ist. Doch ist auch hier der kulturelle Nachweis gelungen. Schwellung und Rötung der Nasenschleimhaut und das Bestehen eines eitrigen Ausflusses aus der Nase sind die klinischen Merkmale. Im Eiter finden sich neben zahlreichen anderen Bakterien auch solche, die morphologisch und bakteriell Gonokokken völlig gleichen. Als Übertragungsmodus kommt in erster Linie das herabfließende Sekret bei einer Augenblennorrhöe in Frage, ferner Einbringen des gonorrhoischen Eiters durch den Finger oder auch direkte Übertragung von der Mutter während der Geburt. Bezüglich des Verlaufes sowie der Diagnose, Prognose und Therapie bestehen gegenüber der Stomatitis keine Besonderheiten.

Ausgehend von einer Ophthalmoblennorrhöe der Neugeborenen kann es auch auf dem Wege Ductus naso-lacrimalis, Nase, Pharynx, Tuba Eustachii zu einer Otitis media gonorrhoica kommen. Solche durch Kultur einwandfrei gesicherten Fälle sind von Krönig, Deutschmann, Reinhardt, Sutter beobachtet worden. In dem Falle Sutters handelt es sich um eine doppelseitige Erkrankung bei einem $3^1/_2$ jährigen Mädchen mit Vulvo-vaginitis gonorrhoica und sonstigen gonorrhoischen Allgemeinsymptomen mit positivem Gonokokkenbefund im Blut, so daß hier wohl mit Sicherheit eine hämatogene Infektion in Frage kommt. Von sonstigen Invasionswegen wäre noch das perforierte, selten auch das unverletzte Trommelfell zu nennen. Symptome und Verlauf unterscheiden sich in keiner Weise von der Otitis media anderer Ätiologie. Bei allen bisher beschriebenen Fällen ist Heilung eingetreten. Als Behandlung haben sich Spülungen mit Kalium hypermanganicum (1:5000) und anschließend Einträuflungen mit 1 $^0/_0$ Protargollösung glänzend bewährt.

Literatur.

Gelenk-, Sehnenscheiden-, Schleimbeutel- Muskel- und Knochenerkrankungen.

Borak, J.: Die Arthritis gonorrhoica und ihre Behandlung im Lichte röntgenologischer Untersuchungen. Mitt. a. d. Grenzgeb. d. Med. u. Chirurg. Bd. 37, H. 3. 1924. — Bruck, C.: Die Vaccinebehandlung der Blennorrhöe. Med. Klinik 1914. Nr. 1. — Bruck, C.: Über das Altern von Gonokokkenimpfstoffen und über ein verbessertes Arthigon. Klin. Wochenschr. Nr. 22. 1923. — Buschke, A. und E. Langer: Über die Wirkungsweise und das Altern der Vaccine. Klin. Wochenschr. 1922. Nr. 3. — Eichhorst, H.: Über Muskelerkrankungen bei Harnröhrentripper. Dtsch. med. Wochenschr. 1899. Nr. 42. — Finger, E., Ghon, A. und F. Schlagenhaufer: Beiträge zur Biologie des Gonokokkus und zur pathologischen Anatomie des gonorrhoischen Prozesses. Arch. f. Dermatol. u. Syphilis. Bd. 28 u. 33. 1894/95. — Jacobsthal, H.: Über Fersenschmerzen. Arch. f. klin. Chirurg. Bd. 88. 1909. — Jakobi. E. und E. Goldmann: Tendovaginitis suppurativa gonorrhoica. Ein Beitrag zu der Lehre von den gonorrhoischen Metastasen. Beitr. z. klin. Chirurg. Bd. 12. 1894. — Kloeppel, F. W.: Zur Kenntnis des gonorrhoischen Fersenschmerzes. Dermatol. Zeitschr. Bd. 35, H. 1/2. 1922. — Klose, H.: Die blennorrhoische Gelenkentzündung. Berlin. klin. Wochenschr. 1919. Nr. 42. — Lahmeyer, F.: Über Behandlung der Arthritis gonorrhoica. Dermatol. Wochenschr. 1920. Nr. 32. — Langer, E.: Die Behandlung der gonorrhoischen Gelenks- und Sehnenscheidenentzündungen. Med. Klinik. 1922. Nr. 1. — Moulonguet, P.: De quelques traitements récents du rhumatisme blennorrhagique. Gaz. des hôp. civ. et milit. Jg. 95. Nr. 70. 1922. — Mulzer, P.: Diagnose und Therapie der gonorrhoischen Erkrankungen in der Allgemeinpraxis. München: J. F. Bergmann 1924. — Nast, O.: Die Behandlung der gonorrhoischen Gelenkerkrankungen. Dermatol. Wochenschr. 1916. Nr. 21. — Nobl, G.: Metastatisch-gonorrhoische Erkrankungen. Handbuch der Geschlechtskrankheiten herausgegeben von Finger, Jadassohn, Ehrmann, Gross. Wien und Leipzig: Alfred Hölder 1911. — Ramel, E.: Du rôle de la gonorrhée dans l'étiologie de la spondylarthritie ancylosante. Ann. des maladies vénér. 1923. Nr. 3. — Schlesinger, H.: Diagnostische und therapeutische Irrtümer bei der gonorrhoischen Arthritis. Therapie d. Gegenw. 1921. H. 2. — Wetterer, J.: Zur Behandlung der Arthritis gonorrhoica. Dermatol. Wochenschr. 1921. Nr. 11. — Wossidlo, E.: Die Gonorrhöe des Mannes und ihre Komplikationen. Leipzig: Georg Thieme 1923.

Nervenerkrankungen,

Engel-Reimers: Beiträge zur Kenntnis der gonorrhoischen Nerven- und Rückenmarkserkrankungen. Jahrb. d. Hamburg. Staatskrankenanst. 1890. — Lesser, E.: Ischias gonorrhoica. Verhandl. d. dtsch. Dermatol. Ges. 1899. — Lindenfeld, L.: Über Meningitis gonorrhoica. Med. Klinik. 1922. Nr. 6. — Nobl, G.: l. c. — O'Connor, E.: The results of gonorrhoeal infection of the nervous system. Quart. journ. of med. 1921. Nr. 57. — Westphalen, H.: Ein Fall von Polyneuritis gonorrhoica. Dermatol. Wochenschr. 1924. Nr. 5.

Herz-Gefäßerkrankungen und Sepsis.

Boas, H.: Ein Fall von gonorrhoischer Phlebitis. Dermatol. Wochenschr. 1919. Nr. 44. — Dorner, L.: Über Gonokokkensepsis. Dtsch. med. Wochenschr. 1923. Nr. 51 u. Münch. med. Wochenschr. 1923. Nr. 32. — Jochmann, G.: Lehrbuch der Infektionskrankheiten. Berlin: Julius Springer 1924. — Lindau. A.: Aortitis gonorrhoica ulcerosa. Acta pathol. et microbiol. scandinav. Bd. 1, H. 3. 1924. — Massini, R.: Über Gonokokkensepsis. Gonorrhoisches Exanthem, gonorrhoische Phlebitis. Zeitschr. f. klin. Med. Bd. 83. 1916. — Rowlands, R. A.: Gonorrhoea and the cardiovascular System. Lancet Bd. 205. Nr. 1. 1923. — Schlagenhaufer, F.: Endocarditis gonorrhoica. Pericarditis gonorrhoica. Über die eine Gonorrhöe komplizierenden Phlebitiden. Handb. d. Geschlechtskrankh. herausg. von Finger, Jadassohn, Ehrmann, Gross. Wien und Leipzig: Alfred Hölder 1911. — Socin, Ch.: Zur Genese der Gonokokkensepsis. Berlin. klin. Wochenschr. 1916. Nr. 21. — Strominger, L.: Phlegmone périnephretique gonococcique. Journ. d'urol. Bd. 17, Nr. 2. 1924. — Sutter, E.: Über gonorrhoische Allgemeininfektion. Zeitschr. f. klin. Med. Bd. 87. 1919. — Thayer, S. W.: On the cardiac complications of gonorrhoea. Bull. of the Johns Hopkins hosp. Bd. 33. Nr. 380. 1922 u. Transact. of the assoc. of Americ. physicians. Bd. 37. 1922. — Wittwer, K.: Ein Fall von Parotitis postoperativa gonorrhoica. Zentralbl. f. Gynäkol. 1923. Nr. 42.

Stomatitis, Rhinitis und Otitis.

Framm, W.: Primäre Rhinitis gonorrhoica bei einem Neugeborenen. Dtsch. med. Wochenschr. 1925. Nr. 12. — Klepper, C.: Stomatitis gonorrhoica. Dermatol. Wochenschr. 1925. Nr. 39. — Krönig, B.: Gynäkol. Ges. in Leipzig. 20. 2. 1893; ref. Zentralbl. f. Gynäkol. Bd. 17. 1893. — v. Mikulicz, I. u. W. Kümmel: Die Krankheiten des Mundes. Jena: Gustav Fischer 1922. — Mucha, V.: Die Gonorrhöe der Mundhöhle. Handb. d. Geschlechtskrankh. herausg. von Finger, Jadassohn, Ehrmann, Gross. Wien u. Leipzig: Alfred Hölder 1911. — Perutz, A.: Über einen Fall von Gingivitis gonorrhoica. Dermatol. Wochenschr. 1918. Nr. 7. — Rosinski: Über gonorrhoische Erkrankung der Mundschleimhaut bei Neugeborenen. Zeitschr. f. Geburtsh. u. Gynäkol. Bd. 22. 1891. — Sutter, E.: l. c.

Hautkrankheiten bei Gonorrhöe.

Von

ERICH LANGER - Berlin.

Mit 4 Abbildungen.

Zu den seltensten Komplikationen der Gonorrhöe der beiden Geschlechtern, bei Erwachsenen und Kindern, gehören die Erkrankungen der Hautdecke; sie können sich entweder nur auf die Genitalregion beschränken oder aber in Form von Abscessen und Dermatosen auch auf einzelne Körpergegenden resp. universell über die ganze Haut ausbreiten. Dementsprechend kann man sie in zwei Gruppen nach ihren Erscheinungsformen einteilen und zwar:

1. in der Genitalregion: Folliculitis, Ulceration und Abscesse, Balanitis circinata;

2. am ganzen Körper Abscesse und Dermatosen.

I. Folliculitis gonorrhoica.

Die erste größere und zusammenfassende Arbeit über dieses auch heute noch als seltene Erkrankung zu betrachtende Gebiet stammt von JESIONEK, dessen mitgeteilte vier Fälle allerdings von BUSCHKE nicht für voll beweiskräftig gehalten werden, da JESIONEK nur einen Fall histologisch untersuchte und aus diesem auch auf die übrigen Analogieschlüsse machte. Jedoch zeigte sich histologisch hierbei, daß es sich um einen abnormen epithelialen Gang handelte, und somit eine folliku läre Erkrankung sehr in Frage zu stellen ist. Einwandsfreier scheinen die Beobachtungen von JATHO und CRONQUIST zu sein und ebenso auch der eine Fall von KLINGMÜLLER; vielleicht ist auch eine Beobachtung von TSCHENOGUBOW eines follikulären Geschwürs in der Raphe, in dem er Gonokokken nachweisen konnte, hierher zu rechnen. Neuerdings beschrieb MILLS bei einem Manne 8 Tage post coitum auf der Vorhaut ein kleines Bläschen, dem 3 Tage später bei sonst intakter Haut ein zweites folgte, in denen er eine Reinkultur von Gonokokken finden konnte, während die Harnröhre ohne pathologischen Befund blieb. Es handelt sich in allen Fällen um Erkrankungen bei Männern und zwar bei KLINGMÜLLER am Praeputium, bei JATHO am linken Oberschenkel ungefähr dort, wo bei Ruhelage das distale Penisende dem Oberschenkel anliegt, und bei CRONQUIST um einen Herd, der etwa 3 cm unterhalb des Nabels saß. Von diesen drei Autoren wird die Erkrankung als gonorrhoische Folliculitis wohl mit vollem Recht beschrieben. Sie konnten sowohl im Ausstrichpräparat, wie auch bei histologischer Untersuchung Gonokokken nachweisen, KLINGMÜLLER in seinem Fall außerdem auch kulturell.

Klinisch findet sich eine kleine stark gerötete Papel oder ein kleines erbsen-
bis kirschgroßes Knötchen im subcutanen Gewebe, das anfangs derb und nur
auf stärkeren Druck wenig schmerzhaft ist, sich scharf von der Umgebung
abhebt, wobei letztere jedoch eine erhebliche kollaterale Entzündung aufweisen
kann; allmählich schmilzt das Knötchen ein und kann auf seiner Kuppe entweder
eine kleine eitrige Borke aufweisen oder aber kleine trichterförmig aussehende
Geschwüre, die stecknadelkopf-linsengroß sind, und einen Eitertropfen enthalten, nach dessen Abwischen man in der Tiefe einen granulierenden Grund
beobachten kann. In dem Eitertropfen waren in allen Fällen Gonokokken
reichlich nachweisbar.

Bei der histologischen Untersuchung fand sich in dem KLINGMÜLLERschen Falle neben
dem ausgebildeten Absceß die Vorstufe desselben in Form einer eitrigen Einschmelzung
in und um die Follikel, wobei sich eine verschieden starke Anhäufung von Leukocyten
und eine Auseinanderdrängung des Epithels beobachten ließ. In den voll ausgebildeten
Fällen dagegen fand sich ein wucherndes zellreiches Bindegewebe, das durchsetzt war von
Haufen und Zügen von Plasmazellen und polynucleären Leukocyten, die durch ausgedehntere
Zellanhäufung unter der Oberfläche die Papillen ausdehnten und verbreiterten. Das Epithel
ist unregelmäßig gewuchert, von Leukocyten durchsetzt, an anderen Stellen ganz abgehoben
und hier — an den Geschwürsflächen — durch ein aus nekrotischem Gewebe und Exsudatmassen bestehendem Schorf ersetzt. Gonokokken konnten reichlich in den eingeschmolzenen
Auflagerungen resp. in dem Eiterpropf nachgewiesen werden, dagegen nur spärlich unter
dem Epithel und in dem umgebenden Bindegewebe.

Ähnliche Veränderungen bei der Frau beschreibt KLINGMÜLLER und nach
ihm STÜMPKE als „hahnenkammartige" Wucherungen in der Umgebung des
Anus und am Damm. Sie sitzen der Haut breit auf, verschmälern sich nach der
Oberfläche und zeigen vielfach auf dem freien oberen Rande Erosionen und bis
linsengroße, ein wenig Eiter enthaltende Geschwüre. Manchmal kann es beim
Stuhlgang zu leichten oberflächlichen Blutungen an den Geschwüren kommen.
Ähnliche „hahnenkammartige" Veränderungen am Anus sind außerdem vorher
schon von EICHHORN und STRAUSS beschrieben worden, von denen letzterer
sie in Beziehung zu ulcerativen Prozessen des Rectums brachte. KLINGMÜLLER
konnte in drei von fünf Fällen spärlich im Ausstrich Gonokokken finden, dagegen
nicht im Kulturverfahren, so daß der gonorrhoische Charakter nicht als vollständig sicher anzusehen ist. Er nimmt an, daß diese Erkrankung ebenfalls
von den Follikeln ihren Ausgang nimmt. Histologisch gleichen sie den oben
beschriebenen Affektionen. Uns selbst sind diese Erscheinungen ab und zu,
besonders bei Frauen mit Rectalgonorrhöe, ebenfalls aufgefallen, ohne daß wir
bisher die Möglichkeit zur eingehenderen histologischen Untersuchung hatten.
Immerhin ist es wahrscheinlich, daß diese „hahnenkammartigen" Wucherungen
in einem gewissen Zusammenhang mit gonorrhoischen Prozessen des Rectums
stehen, zumal sie nur an der Umgebung des Anus beobachtet sind. Wichtig
ist es, sie abzutrennen 1. von spitzen Kondylomen, die aber einen papillomatösen,
zum Teil blumenkohlartigen Bau aufweisen, 2. von Hämorrhoiden, die gestielt
und mehr knopfartig sind, ferner leichter und stärker bluten, 3. von breiten
Papeln, die infiltriert sind und in denen der Spirochätennachweis leicht gelingt
und 4. von Ulcera mollia, die durch ihre Unterminierung, die durch tiefe Geschwürsbildung und den Nachweis der UNNA-DUCREYschen Bacillen sich differenzieren lassen.

II. Ulcera gonorrhoica.

Bei diesen muß man zwischen primären Ulcerationen unterscheiden, die
wahrscheinlich durch ein Eindringen der Gonokokken von der Oberfläche her
zustande gekommen sind, und sekundären, die sich an perforierte tiefere
gonorrhoische Absceß- und Pseudoabsceßbildungen anschließen, wie sie besonders
häufig im Verlaufe einer Bartholinitis sind, bei der die sekundäre Ulcusbildung

zuerst von NIVET beschrieben wurde, oder aber im Anschluß an peri- und paraurethrale Infektionen. Die erste sichere primäre Ulcusbildung an den Labien der Frau ist von SALOMON beschrieben worden, ferner kurz danach zwei einwandsfreie Fälle von THALMANN und jüngst von FUCHS und PLANNER und REMENOVSKY, während die bei Männern beobachteten Fälle von METSCHERSKY und XYLANDER, obwohl die klinische Beschreibung bei Letzterem dem sog. „Ulcus serpiginosum gonorrhoicum" entspricht, bezüglich der Gonokokkenbefunde nicht so zweifellos sind, daß man sie ohne weiteres hier einreihen kann.

Klinisch zeichnet sich das Ulcus serpiginosum gonorrhoicum folgendermaßen aus: Es handelt sich um 10-Pfennig- bis 5-Markstück-große Ulcera, die einzeln, aber auch multipel auftreten, nebeneinander stehen, aber auch konfluieren können. Sie können scharfrandig sein, meist aber weisen sie eine Unterminierung der Ränder auf und schreiten rasch serpiginös in die Umgebung weiter, um plötzlich an einer entfernt liegenden Stelle erneut an die Oberfläche zu perforieren. Auffallend ist die große Schmerzhaftigkeit des Ulcus bei Berührung und seine ausgesprochene Neigung zu Blutungen. Das Geschwür als solches ist im allgemeinen wenig induriert und schmierig-nekrotisch belegt. In diesem Belag lassen sich Gonokokken in Reinkultur nachweisen. In den Geschwürsrändern gelang SALOMON und THALMANN auch histologisch der Nachweis der Gonokokken, desgleichen auch kulturell, THALMANN allerdings nur in dem einen Fall. FUCHS konnte in ihren 7 Fällen stets mikroskopisch und kulturell Gonokokken nachweisen, histologisch nur in den ersten 5 Beobachtungen.

Therapeutisch sind diese Ulcerationen schwer angreifbar und zeigen einen äußerst hartnäckigen und langwierigen Verlauf. Erst durch eine spezifisch antigonorrhoische Behandlung sind sie mehr oder weniger rasch zum Schwinden zu bringen. Nach BUSCHKE ist in dem einen THALMANNschen Falle die Fieberkurve für die Beobachtung von Wert, da sie in ihrem intermittierenden Verlauf derjenigen, wie sie manchmal bei gonorrhoischen Exanthemen vorkommt, sehr ähnelt. Als eine der Ursachen für die besondere Schwere der Gonokokkeninfektion in diesen Fällen kann man wohl mit PLANNER und REMENOVSKY die außerordentliche Debilität der Patienten in Betracht ziehen. FUCHS sieht außerdem für die Hartnäckigkeit der Ulcera serpiginosa gonorrhoica noch eine Möglichkeit in besonders pathogenen Gonokokkenstämmen, andererseits könne der tiefe Sitz des Prozesses im Gewebe als Ursache hierfür herangezogen werden.

Wieweit sonst im Verlaufe der weiblichen Gonorrhöe an den Genitalien und am Anus oft zu beobachtende Erosionen, Fissuren und Ulcerationen auf das Konto einer primären gonorrhoischen Erkrankung zu setzen sind, oder ob sie sekundär durch Maceration und Ätzung durch die abfließenden Sekrete entstehen, ist schwer zu beurteilen, zumal hier der Nachweis der Gonokokken infolge der Reichlichkeit des abfließenden Sekretes nicht entscheidenden Ausschlag geben kann. Nach BUSCHKE wird man in entscheidenden Fällen darauf Wert legen müssen, ob histologisch die Gonokokken im Gewebe nachweisbar sind, und in welchen Beziehungen sie zum Gewebszerfall stehen.

Die Balanitis circinata beim Manne wird wegen ihrer Zugehörigkeit zu den gonorrhoischen Exanthemen dort näher besprochen.

III. Abscesse.

Die von den paraurethralen Gängen ausgehenden, die periurethralen Abscesse ebenso die von den vestibulären Schleimdrüsen, insbesondere der BARTHOLINIschen Drüse aus sich entwickelnden Abscesse sind bereits an anderer Stelle hervorgehoben worden, desgleichen auch alle Abscedierungen, die sich an eine Erkrankung der genitalen Lymphwege anschließen. Berücksichtigt sollen hier nur jene Abscesse werden, die entweder durch eine Kontaktinfektion entstanden sind oder aber sich metastatisch entwickelt haben, woraus sich ergibt, daß es sich keineswegs um rein genitale Erkrankungen handelt, sondern auch bereits um solche, die auf den übrigen Körper übergegangen sind.

Unter den ersteren sei ein Fall von GOTTSTEIN erwähnt, der bei einer 20jährigen Virgo, die vergewaltigt worden war, ohne daß es zu einer Emissio penis gekommen war, in einem periproktitischen Absceß Gonokokken in Reinkultur feststellen konnte. Ebenso berichtet GERSHEL bei einem an Gonorrhöe erkrankten Kinde mit typhoidem Fieber über je einen subcutanen periproktitischen Absceß rechts und links neben dem After. Gonokokken konnte er kulturell und mikroskopisch nachweisen. Auch BUSCHKE führt in seiner Zusammenstellung zwei Fälle auf, in denen es an einem Finger durch Kontaktinfektion zu einer Absceßbildung resp. einem Panaritium kam, aus denen mikroskopisch, in dem einen Falle auch kulturell Gonokokken nachgewiesen werden konnten (MIRABEAU, MEYER). Interessant ist in diesem Zusammenhang auch der von PUGH beschriebene Fall, bei dem nach mehrfachem Coitus inter mammas an der Innenseite der linken Brust innerhalb eines Erythems ein Absceß entstand, in dessen Eiter sich Gonokokken fanden. Im Anschluß an Operationen von Gonorrhoikern kann es zu einer gonorrhoischen Wundinfektion kommen, wie es von GALLIOL und TOUSSAINT berichtet wird. SCHIPERSKAJA, ebenso ARONSTAM glauben, daß es besonders leicht an den Genitalien kleiner Mädchen bei Gonorrhöe zu abscedierenden primären Prozessen kommen kann, was wir allerdings trotz eines ziemlich großen Materials bisher nie beobachten konnten.

Auf metastatischem Wege entstandene Abscesse bei Erwachsenen und Kindern sind seit der ersten Beobachtung von SAHLI mehrfach beschrieben worden. Dabei handelt es sich um erbsen-, pfennigstück-, aprikosengroße einzeln und multipel im subcutanen Gewebe liegende Herde, die scharf abgegrenzt sind, eine entzündliche Umgebung aufweisen, diffus gerötet und schmerzhaft sind, einschmelzen und dann oft weitreichende Taschenbildungen und Fistelgänge aufweisen. In fast allen beschriebenen Fällen ist der Sitz der Abscesse an den Extremitäten. Man muß wohl annehmen, daß diese Veränderungen durch Metastasierung zustande kommen, und daß der Gonokokkus der alleinige Erreger der Absceßbildung ist, da er im entleerten Eiter mikroskopisch und kulturell, zum Teil auch histologisch in vielen Fällen nachgewiesen werden konnte (LANG-HORWITZ, SCHOLTZ, ALMKVIST, DUFOUR, KLIPPEL und RACHET, REENSTIERNA u. a.). In anderen Fällen muß man die Hauteiterung auf eine Misch- resp. Sekundärinfektion mit banalen eitererregenden Mikroorganismen zurückführen.

IV. Gonorrhoische Exantheme.

Nach der Abhandlung von BUSCHKE im Handbuch der Geschlechtskrankheiten, wo zum letzten Male eingehend im Zusammenhang die gonorrhoischen Exantheme besprochen worden sind, reichen unsere Kenntnisse von dem Vorkommen von Hauterscheinungen bei der Gonorrhöe schon weit vor die Zeit der Entdeckung des Gonokokkus zurück, wenngleich auch nicht alle Arbeiten erkennen lassen, daß es sich in der Tat um sicher gonorrhoische Exantheme handelte (SELLE, LARREY, HELOT, PIDOUX, HERVIEUX u. a.). Dann folgte nach der Entdeckung des Gonokokkus eine Reihe von Arbeiten, die sich näher mit diesem Thema beschäftigt haben, bis seit 1892 das Hauptinteresse der Autoren auf die sog. hyperkeratotischen Exantheme bei Gonorrhöe gelenkt wurde, die auch seither im Vordergrunde einer jeden Besprechung stehen.

Im großen und ganzen ist im Vergleich zu der enormen Häufigkeit des Trippers das Vorkommen der gonorrhoischen Dermatosen sehr selten; bei der Flüchtigkeit und manchmal diagnostischen Unsicherheit eines Teils derselben ist es schwierig zahlenmäßig ihre Häufigkeit anzugeben; nur über die Hyperkeratosen liegen einige Zusammenstellungen vor. So konnten ARNING und MEYER-DELIUS unter 4300 gonorrhoischen Männern mit 147 Arthritiden 6mal Hyperkeratosen feststellen, dagegen unter 550 Frauen mit 12 Arthritiden kein

Mal. Buschke und Langer haben aus der Literatur im ganzen 57 Fälle von gonorrhoisch-hyperkeratotischem Exanthem zusammenstellen können, das 2 mal bei kleinen Mädchen im Anschlusse an eine Genitalgonorrhöe und 3 mal bei Frauen beobachtet wurde, während alle übrigen Fälle Männer betrafen. Es entspricht diese Verteilung auf die beiden Geschlechter auch sonst der allgemeinen verschiedenen Häufigkeit der Arthritiden, die wir bei Männern in einem viel höheren Prozentsatz sehen als bei Frauen. Bezüglich der verschiedenen Altersstufen konnten Buschke und Langer konstatieren, daß am häufigsten das dritte Jahrzehnt befallen war = 29 mal, während im 2. nur 2, im 4. 7 und im 5. 4 Fälle beobachtet werden konnten; allerdings lagen dabei von 11 Veröffentlichungen keine Altersangaben vor.

Während im großen und ganzen die hyperkeratotischen Exantheme zumal bei ausgedehnter und typischer Ausbreitung so charakteristisch sind, daß jemand, der sie einmal gesehen hat, stets in einem diesbezüglichen Falle sie sicher erkennen muß, und ihre Zugehörigkeit zu dem eigentlichen gonorrhoischen Krankheitsbild trotz der Schwierigkeit des Gonokokkennachweises in den Efflorescenzen, worauf wir später zurückkommen, nicht mehr angezweifelt und in Frage gestellt wird, ist es vielfach sehr schwer die anderen Formen von der rein erythematösen bis zur papulösen und nodösen als gonorrhoische zu betrachten. Wesentlich ist es dabei sie von vornherein zu trennen von allen Arzneiexanthemen, die im Verlaufe der Gonorrhöe unter ähnlichen Symptomen vorkommen können und sich an die Darreichung von Sandelöl, Cubeben, Copaivabalsam und ihre fabrikmäßig hergestellten Arzneien, ebenso aber auch an sonstige interne Antigonorrhoica, wie Salicyl, Urotropin usw. anschließen können. Eine zweite wichtige Gruppe, die sicher ausgeschlossen werden muß, sind die septischen Exantheme, wie sie unter Umständen bei Gonorrhöe im Anschluß an Sekundärinfektionen vorkommen können, wobei es sich hauptsächlich um die purpuraartigen Exantheme handelt. Eine dritte bisher immer berücksichtigte Gruppe, die sog. „reflektorisch" bedingten Hautausschläge können wir wohl jetzt vollständig vernachlassigen, da es sich hier keineswegs um reflektorisch erzeugte Dermatosen (Lewin), sondern wahrscheinlich ebenfalls um rein gonorrhoische handelt (Buschke und Langer).

Man hat anfangs geglaubt die gonorrhoischen Exantheme in scharf voneinander zu trennende Gruppen einteilen zu können, die sich nach ihren Einzelformen unterscheiden sollten, aber in einer späteren Arbeit hat Buschke seine anfängliche Einteilung in 4 Gruppen als nicht mehr völlig haltbar angesehen, so daß diese Einteilung nunmehr nur als ein Anhaltspunkt dafür anzusehen ist, welche verschiedenen Efflorescenztypen vorkommen können, wobei sich als sehr wesentlich gezeigt hat, daß diese Typen nicht nur nebeneinander existieren können, sondern daß auch die eine Form aus der anderen hervorgeht, und oft daraus abgeleitet werden muß, und daß es nur infolge der Schnelligkeit des Umwandlungsprozesses meistens dem Untersucher entgeht, daß schon die anderen leichteren Exanthemtypen den Endformen vorausgegangen sind. Buschke hat die gonorrhoischen Exantheme in 4 Hauptgruppen eingeteilt: 1. Einfache Erytheme (und Bläschenbildung), 2. Urticaria und Erythema nodosumartige, 3. Hämorrhagische und bullöse Exantheme und 4. Hyperkeratosen. Dazwischen kommen noch die verschiedensten Übergangsformen vor, wie papulöse, herpetiforme, suppurative Bilder, die Majocchi noch in besondere Gruppen einreiht. Immerhin müssen wir uns heute auf den Standpunkt stellen, daß eine genau spezifizierte Einteilung nicht mehr notwendig ist, da es sich doch nur, wie schon vorher betont, um ein Schema handelt, das uns nur die Übersicht erleichtern soll, aber innerhalb desselben es alle möglichen Variationen und Übergänge gibt. Zur Erleichterung des Verständnisses des gesamten Krankheitsbildes will ich jedoch zunächst in Kürze die einzelnen Stadien schildern, zumal es ja auch reichlich Fälle gibt, die nicht die ganze Entwicklungsreihe durchlaufen, sondern nur die Formen eines oder einzelner Stadien nebeneinander zeigen.

a) Erytheme.

Unter diesem Bilde kann man im Verlaufe einer gonorrhoischen Infektion häufig Hauterscheinungen beobachten, die allerdings gerade auch in dieser Form auf die verschiedensten internen und externen Arzneireize entstehen

können. Darum ist es, wie schon betont, notwendig diese mögliche Ursache auf
alle Fälle auszuschalten, oder nach Ablauf des Exanthems, falls ein Medikament
gegeben war, dieses versuchsweise nochmals zu verabreichen, um zu sehen.
ob es beschwerdelos vertragen wird. Einen gewissen Hinweis auf die gonorrhoische Natur des Leidens geben vielfach die primären Erscheinungen. Entweder
handelt es sich um Fälle mit schwer septisch-gonorrhoischen Symptomen
(Hodara, Dorner), oder um Gelenkerkrankungen, die sich meistens in der
Anamnese dieser Exantheme finden (Colombini, Sutter) oder um andere
schwere Komplikationen, wie Epididymitis (Ballet). Das Allgemeinbefinden
kann dabei erheblich gestört sein, indem der Ausbruch des Exanthems gleichzeitig mit einem hohen Fieberanstieg bis zu 39 und 40 Grad einhergeht, während
in anderen Fällen der Zustand des Patienten ohne nennenswerte Allgemeinerscheinungen sein kann. Die erythematösen Exantheme sind dabei in ihrer
Dauer und in ihrem Rezidivieren ganz unberechenbar. Sie treten meistens
gleichzeitig mit dem akuten Erscheinen einer Komplikation auf und können
dann wenige Stunden bestehen bleiben um wieder gänzlich zu verschwinden,
oder aber sie können sich auch über mehrere Tage bis über eine Woche hinaus
hinziehen, um, falls der Patient gleichzeitig einen Fieberanstieg gehabt hat,
auch mit dem Abfall der Temperatur langsam zu verschwinden. Manchmal
kommt es nur zu einem einmaligen Erscheinen des Exanthems, meistens jedoch
tritt es mit jedem neuen Fieberanstieg und mit dem Neuauftreten resp. einer
Verschlechterung der begleitenden Komplikation von neuem in Erscheinung,
ohne daß es aber notwendig ist, daß es unter derselben Form auftritt, sondern
es kann innerhalb der erythematösen Exantheme andere Gestalt annehmen
resp. in ein weiteres Stadium übergehen. Unter den rein erythematösen Formen
findet man zunächst recht häufig die scharlachähnlichen Exantheme, die besonders auch noch dadurch differentialdiagnostische Schwierigkeiten bieten
können, daß sie nicht nur auf der Haut, sondern auch auf der Rachen- und Mundschleimhaut erscheinen und dort entweder eine diffuse oder fleckförmige Rötung
hervorrufen (Colombini, Sutter, Meissonier u. a.): die Ähnlichkeit mit dem
Scharlach kann auch noch dadurch gesteigert werden, daß das Exanthem.
wie in dem Falle von Colombini, bei der Abheilung schuppt. Dorner konnte
in seinem Falle ein masernähnliches Exanthem beobachten, das dann bei der
nächsten Wiederholung als rein roseolaartiges erschien; hingegen beschreibt
Raynaud einen rötelartigen gonorrhoischen Ausschlag, der ebenfalls im Munde
und Rachen fleckförmige Erscheinungen machte. Der Dornersche Fall zeigte
schließlich Übergänge zu der hämorrhagischen Form, auf die ich noch zurück-
komme. Einen Übergang zu dem zweiten Buschkeschen Stadium stellen nach
Majocchi die herpetiformen, ebenso die papulösen Exantheme dar, von denen
erstere recht selten sind und eigentlich in reiner Form nur in der Beobachtung
von Löhe vorkommen, während letztere meistens mit den hyperkeratotischen
Formen vergesellschaftet sind. In dem oben erwähnten Falle von Sutter,
wo es sich um das seltene Vorkommen eines gonorrhoischen Exanthems
bei einem $2^1/_2$ jährigen Mädchen mit Urogenitalgonorrhöe handelte, fanden
sich neben dem erythematös-scharlachartigen und dem hyperkeratotischen
Stadium papulöse Efflorescenzen in dem häufig rezidivierenden Exanthem.
In der Beschreibung von Molenes handelt es sich ebenfalls um die Kombination
eines scharlachartigen Exanthems mit einem papulösen, das aus kleinen etwas
hervorspringenden Knötchen bestand. Nach etwa 7 Tagen trat unter Abschuppung
eine Heilung ein. Ein gewisses Interesse beansprucht der von Löhe beschriebene,
herpetiforme Exanthemfall, der im Verlaufe einer Gonorrhöe unter Temperaturschwankungen von $37,3^0$ bis $38,4^0$ und unter Allgemeinerscheinungen auftrat
und das Bild von gruppierten, auf Brust und Rücken symmetrisch angeordneten,

stecknadelkopf-hanfkorngroßen Bläschen zeigte, deren Inhalt anfangs klar, später eitrig aussah und sich bakteriologisch als steril erwies. Aus dem Urethraleiter und ebenso aus dem Punktat der schmerzhaften Leistendrüsen konnten kulturell Gonokokken gezüchtet werden. Histologisch fand LÖHE eine intraepitheliale Abszeßbildung mit einem umgebenden, entzündlichen Infiltrat, und in diesem Abszeß wie auch in den umgebenden Gefäßen ließen sich Diplokokken nachweisen, deren Natur als eventuelle Gonokokken nicht näher geklärt werden konnte, so daß eine sichere diesbezügliche Verwendung sich nicht ermöglichen läßt. Diese Formen stellen gewissermaßen die Verbindung dar zu den

b) Urticariellen und Erythema nodosum-artigen Exanthemen.

Bei der Häufigkeit der Urticaria an und für sich ist es sehr schwer in einzelnen Fällen zu entscheiden, ob eine im Verlaufe einer Gonorrhöe auftretende urticarielle Hautaffektion als eine Komplikation der Gonorrhöe anzusehen ist oder nicht; aus diesem Grunde kann sich auch BUSCHKE nicht ohne weiteres entschließen die Fälle von ORLIPSKI und GROSSMANN als gesicherte anzuerkennen. Eher ist dieses schon möglich, wenn neben den urticariellen Erscheinungen sich auch noch erythematöse, papulo-pustulöse und besonders Erythema nodosumähnliche Formen zeigen, zumal wenn es sich dabei um Gonorrhöeerkrankungen handelt, die mit schweren Komplikationen der Adnexe, der Gelenke und anderer Organe einhergehen und von hohen Temperatursteigerungen begleitet sind. Dabei kann das Fieber wie in dem BUSCHKEschen Falle Formen annehmen, die ganz einer Malaria gleichen; aber es kann auch einen kontinuierlichen Typ zeigen oder ganz fehlen. Die Erythema nodosum-artigen Exantheme treten in Form von pfennig- bis markstückgroßen bläulichroten, schmerzhaften, teils oberflächlicher, teils tiefer in der Subcutis liegenden Knoten auf, die auf ihrer Unterlage frei verschieblich sind und ihren Lieblingssitz an den Extremitäten besonders den unteren haben, die unter Umständen dicht mit diesen Knoten bedeckt sein können. Es können daneben auch mehr dem Erythema exsudativum multiforme-ähnliche Formen mit einer zentralen bläschenförmigen Abhebung, einer violettroten Farbe und einem erythematösen Saum auftreten (HECHT). Doch auch hier fanden sich daneben papulöse Erscheinungen. In langdauernden Fällen, wie dem BUSCHKEschen, kann man mit einer gewissen Sicherheit auf den Zusammenhang des Erythema nodosum mit der Gonorrhöe schließen, da letztere chronisch war, und immer mit dem Rezidivieren der schweren übrigen Symptome von seiten des Herzens und der Gelenke unter erneuter Fiebersteigerung auch die Hauterscheinung neue Schübe aufwies. Neben solch schweren Fällen sieht man besonders in der Klinik häufiger Gonorrhöeerkrankungen, die von leichten Schüben mit vereinzelten Knoten begleitet sind. Während alle sonstigen Beobachtungen von Erwachsenen stammen, teilt HERMANN einen schweren Fall von Erythema nodosum-artigem Exanthem bei einem 14 jährigen Knaben mit, der an einer Gonorrhöe mit gleichzeitiger Arthritis litt, und bei dem die Hautaffektion schubweise unter einer Temperatur von 40 Grad und zum Teil intermittierendem Fieber auftrat. Während das Erythema nodosum-artige Exanthem hauptsächlich auch in diesem Falle sich auf die Extremitäten beschränkte, fanden sich am ganzen Körper andere Typen vertreten, wie roseolaartige Flecke, flache Papeln zum Teil mit einem zentralen Bläschen und am Ansatz des rechten Musculus pectoralis major eine schmerzhafte, diffuse, teigige Schwellung. Die unter Umständen große Flüchtigkeit der Hauterscheinungen trotz der anfänglichen Schwere zeigte sich auch hier darin, daß sie völlig symptomlos in wenigen Tagen verschwanden.

c) Hämorrhagische und bullöse Exantheme.

Die hämorrhagischen Exantheme können entweder als ein einziger Schub im Verlaufe einer schweren Gonorrhöe auftreten, oder es ist auch bei ihnen möglich, daß unter gleichzeitiger Verschlechterung der Allgemeinerscheinungen und mit intermittierendem Fieberverlauf sich zahlreiche Schübe hintereinander wiederholen. Das Exanthem kann entweder von vornherein nur purpuraartig sein, oder es kann sich das hämorrhagische Bild zu andersartigen gonorrhoischen Exanthemformen gesellen. Dabei gilt für die Gonorrhöe nicht ohne weiteres, was man sonst allgemein für hämorrhagische Exantheme annimmt, daß sie verhältnismäßig schwer verlaufen, obwohl es auch hier derartige Erkrankungen gibt, die unter allgemeinen septischen Erscheinungen mit septischen Temperaturen einen letalen Ausgang nehmen. Gerade diese Fälle scheinen aber auch auf die Möglichkeit einer sekundären Infektion hinzuweisen, wenngleich andererseits die Kombination mit typisch gonorrhoischen Exanthemen bis zu einem gewissen Grade den Zusammenhang mit der Gonorrhöe sichert. Immerhin ganz zweifelsfrei wird die Frage nicht geklärt werden können, solange wir nicht einwandsfrei in einer größeren Zahl von Fällen in den Efflorescenzen des Exanthems Gonokokken kulturell und histologisch nachweisen können. Wie die Fälle von Finger, Litten, Meyer u. a. zeigen, handelt es sich auch hier um gonorrhoische Erkrankungen, bei denen gleichzeitig mit dem Auftreten einer schweren Gelenkkomplikation und unter Fieber resp. Schüttelfrost ein purpuraartiges Exanthem erscheint, das sich über einzelne Körperteile oder über den ganzen Körper erstrecken kann; in anderen Fällen, wie den von His, Welander, Paschen und Jentz und dem von Dorner beschriebenen, standen außer dem Exanthem besonders schwere septische Erscheinungen im Vordergrunde. Wie schon gesagt, kann das Exanthem in wenigen Tagen abblassen, um aber früher oder später im Verlaufe der Erkrankung mit neuen Fieberattaken oder neuen Gelenkschüben in gleicher Weise oder kombiniert mit anderen Exanthemformen aufzutreten.

Es handelt sich dabei im allgemeinen um stecknadelkopf-linsengroße, flache oder wenig erhabene, rote und blaurote, nicht fortdrückbare Flecke, die unregelmäßig über den Körper verteilt sitzen und, wie in dem von Welander und von Paschen und Jentz beschriebenen Fällen, auch die Schleimhaut des harten und weichen Gaumens und sogar vereinzelt auch die Conjunctivalschleimhaut befallen können.

Histologisch konnte Paschen in seinem Falle unter dem von intraepithelialen Abscessen durchsetzten, zum Teil getrübten und sich schlecht färbenden Epithel, wie auch in der Tiefe des Schnittes starke Extravasate von roten und weißen Blutkörperchen feststellen, die hauptsächlich um thrombosierte Gefäße herum lagen. Die Gefäße sind stark dilatiert, mit polymorphkernigen Leukocyten vollgepfropft und von einem aus Leukozyten und Erythrocyten bestehenden Mantel umgeben. Ebenso finden sich um im Schnitt befindliche Haare und Drüsen Anhäufungen von Leukozyten und Blutungen. In den hier und um die Gefäße befindlichen Zellanhäufungen will Paschen gramnegative, semmelförmige Diplokokken gefunden haben. Leider fehlt in diesem Falle der kulturelle Nachweis, während dieser dem klinischen Untersucher (Jentz) des Falles in Blutkulturen ebenfalls nicht gelungen ist. Andererseits gelang Massini bei einem makulo-papulös-hämorrhagischen Exanthem, das im Anschluß an eine durch eine gonorrhoische Spermatocystitis bedingte Thrombose der rechten V. femoralis aufgetreten ist, der Nachweis der Gonokokken zwar nicht im Exanthem, aber im Blute. Bei Dorner ließen sich angeblich aus dem roseolaartigen Exanthem, das zentral einen hämorrhagischen

Charakter annahm, nach einer Umwandlung des hämorrhagischen Zentrums in ein Bläschen aus diesem einwandsfrei Gonokokken züchten.

Auch in anderen Fällen kommt es teils aus einem petechialen Exanthem, teils aus einem papulösen oder ohne Beobachtung eines anderen Vorstadiums zu einem vesiculösen oder bullösen Charakter des gonorrhoischen Exanthems, so in dem mit schweren septischen Erscheinungen und intermittierendem Fieber einhergehenden Falle von WELANDER, wo neben einem hämorrhagischen und papulösen Exanthem sich zum Teil aus letzterem ein vesiculöses und bullöses Stadium entwickelte. Auch HODARA und seine Mitarbeiter berichten über den Übergang eines erythematösen Exanthems in ein bullös-eitriges, das dann zum Teil stark abschuppte, zum Teil Krusten bildete. Auch hier sollen im Blutausstrich eines erythematösen Herdes an der Fingerbeere und im Blute Gonokokken mikroskopisch und kulturell gefunden sein. Interessant ist noch die Mitteilung LIEBES, der bei einem 4 Tage alten Kinde einer an Gonorrhöe erkrankten Frau an den Händen und Wangen Blasen und nach ihrem Platzen große Erosionen beobachtet hat; aus dem Blaseninhalt will er Reinkulturen von Gonokokken fortlaufend erhalten haben. Er schließt aus dem Falle, daß, wenn die Gonokokken auch im allgemeinen reine Schleimhautparasiten sind, die zarte Haut der Neugeborenen für sie doch einen sehr guten Nährboden zur Entwicklung und Hervorrufung pathologischer Prozesse darstellt. Es seien hier noch die von PAULSEN beschriebenen Fälle angefügt, der in mehreren Fällen bei Neugeborenen mit einer Ophthalmoblennorrhöe papulöse, vesiculöse und pustulöse Hautprozesse beobachtet haben will, die zum Teil auf metastatischem Wege, zum Teil durch Kontaktinfektion entstanden sein sollen. Dabei behauptet er, daß derartige Veränderungen nicht selten seien, was allerdings bisher von keinem anderen Autor bestätigt werden konnte. BUSCHKE glaubt, daß es sich hier wohl vielleicht mit Ausnahme eines Falles um andersartige nichtgonorrhoische Erkrankungen handelt.

d) Hyperkeratosen.

Sie stellen unter den gonorrhoischen Exanthemen entschieden die bekanntesten und auch charakteristischsten Formen dar. Nach Beschreibung der ersten Fälle durch VIDAL, JEANSELME, CHAUFFARD und BUSCHKE hat man angenommen, daß es sich hier um ein von den übrigen gonorrhoischen Exanthemen scharf abgegrenztes Krankheitsbild handele, doch sowohl BUSCHKE selbst wie auch zahlreiche andere Autoren (ARNING und MEYER-DELIUS, BUSCHKE und LANGER, HODARA, SOBOTKA u. a.) konnten feststellen, daß in dem größten Teil aller Fälle ein fließender Übergang der verschiedensten Exanthemformen ineinander stattfindet, indem diese oft als ein Erythem entstehen, in dem sich zentral eine Papel oder ein Bläschen oder eine purpuraartige Efflorescenz bildet, die sich dann in eine Pustel umwandeln kann, aus der schließlich die Hyperkeratose hervorgeht. In anderen Beobachtungen findet man weniger derartige Übergänge beschrieben, sondern wie auch bei den anderen Exanthemformen ein Nebeneinanderbestehen der verschiedenen Typen. Nach dem Vorschlage BAERMANNS kann man bezüglich ihrer Lokalisation die hyperkeratotischen Exantheme einteilen: 1. in disseminierte und 2. in solche, die auf die Hände und Füße sich beschränken. Diesen Formen wird man zweckmäßigerweise auch noch diejenigen anfügen, die sich neben anderen Lokalisationen auch auf das Genitale oder allein auf dasselbe erstrecken, da gerade diese Lokalisation in den Beschreibungen der letzten Jahre eine große Rolle gespielt hat. Selten sind die Schleimhäute befallen, und es finden sich nur bei FREI, GUERRIERI und STANISLAWSKI Berichte darüber, daß auf der Mund- und Rachenschleimhaut den Hauterscheinungen entsprechende Plaques auftreten können.

Die Art des Auftretens und der Verlauf ist auch bei den hyperkeratotischen Exanthemen ein durchaus gleichförmiger; die Exantheme sind von einem so charakteristischen Aussehen, daß jemand, der sie einmal gesehen hat, dieses Bild stets wiedererkennen muß. Bei den am Körper auftretenden Einzelefflorescenzen handelt es sich um kleinere und größere, kegelartige Herde vom Aussehen eines Tapeziernagels, die eine grauweiße bis gelbliche bis kupferne Farbe haben. Dabei lassen sich an einem solchen Einzelherd im allgemeinen drei Schichten

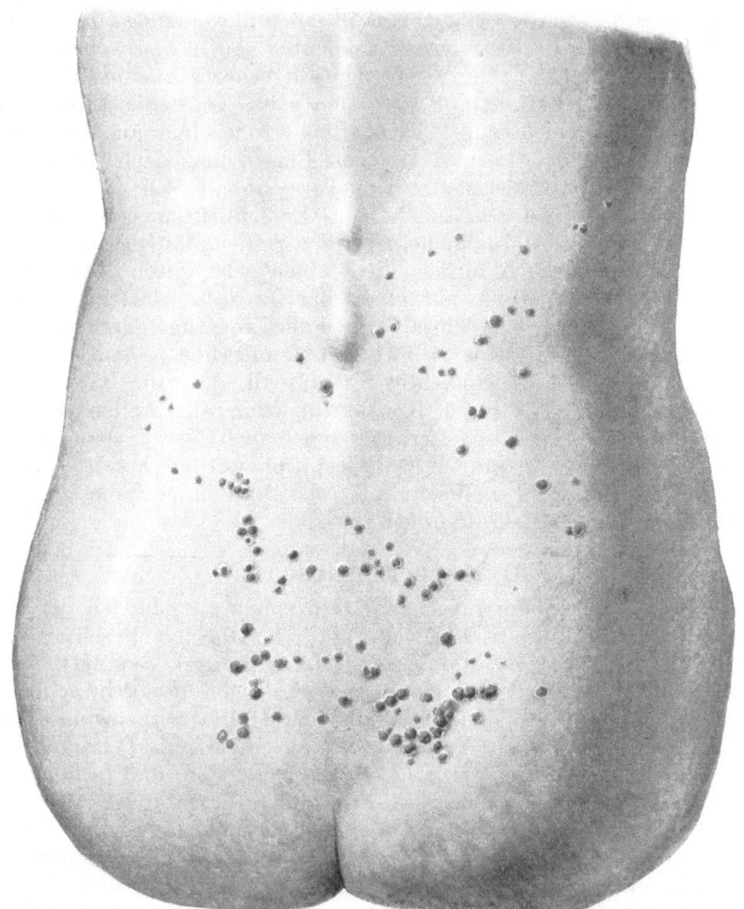

Abb. 99. Hyperkeratotisches Exanthem, disseminierte Form. (Sammlung BUSCHKE.)

unterscheiden: Im Zentrum findet sich ein rauher, trockener, von einer mehr oder weniger dicken Hornschicht, deren Stärke je nach der Lokalisation verschieden ist, bedeckter Kegel. In seinem Innern kann man meistens eine Pustel makroskopisch wahrnehmen, deren Inhalt aber weder flüssig noch eitrig ist, sondern sich aus einer mehr weißlichen, aus Zelldetritus bestehenden Masse zusammensetzt. Um diesen zentralen Kegel zieht sich als mittlere und zweite Zone ein leicht erhabener gelblich aussehender Ring, der nach außen von einer dritten, flachen, roten Randzone umgeben ist. Diese Efflorescenzen können einzeln

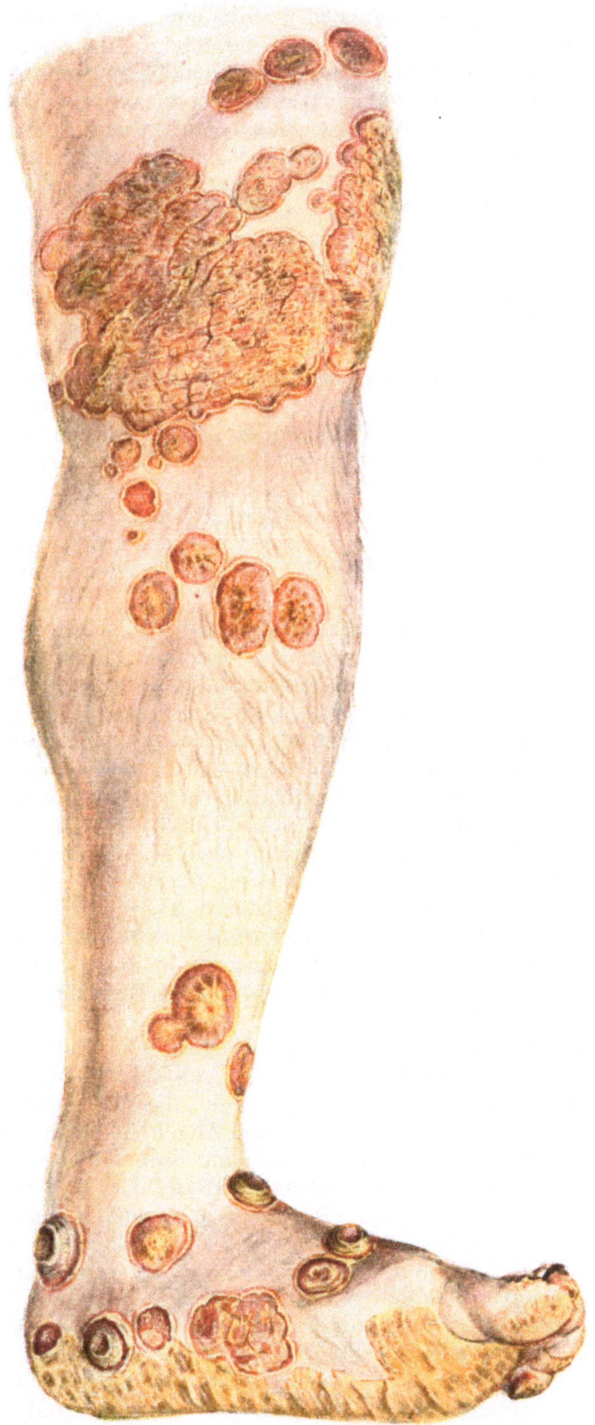

Abb. 100. Hyperkeratotisches Exanthem in kegelförmigen Einzelherden und plattartigen Verschmelzungen. (Sammlung BUSCHKE.)

stehen, sie können aber auch zum Teil miteinander konfluieren und medaillon-
artige oder gyrierte oder circinäre Herde darstellen. Am Stamm und den Extremitäten sind die Efflorescenzen meistens flacher als in den Handtellern und
auf den Fußsohlen, wo sie stark erhabene, spitz-konische und kegelförmige
Formen einnehmen. Hier finden wir auch die zweite Art der Ausbreitung
des hyperkeratotischen Exanthems, nämlich plateauartige Efflorescenzen, an
denen man einen austernschalenartigen Aufbau aus aufeinander liegenden, nicht
abgestoßenen Hornschichten erkennen kann, die miteinander zu großen, Hand-
fläche oder Fußsohle ganz oder teilweise bedeckenden Platten konfluieren können
und unter Umständen eine Dicke von $\frac{1}{2}-1$ cm und darüber erreichen können.
An den Füßen sitzen sie hauptsächlich an den Ballen, am Hacken und auf und
unter den Zehen. Hier dringen sie, wie auch unter Umständen an den Fingern,
unter die Nägel, die sie aus ihrem Bett herausheben, im Wachstum stören und
deformieren. Auch diese Platten sind von einer weißlichgrauen, meist aber
mehr gelbbräunlichen bis kupfernen Farbe. In ihnen kann man entweder
ebenfalls kleine, mit Detritus gefüllte Höhlen wahrnehmen oder trockene, oberflächliche und nicht bis auf das Rete reichende Substanzverluste, die wie aus-
gehöhlt aussehen. Bemerkenswert ist dabei, daß diese Veränderungen im allgemeinen am Stamm und den Extremitäten, stets aber an Händen und Füßen
streng symmetrisch auftreten. Zwischen den hyperkeratotischen Herden finden
sich die Erscheinungen und Übergänge der verschiedenen anderen Efflores-
cenzentypen eingestreut.

Am Penis sind ebenfalls ähnliche Formen im Verein mit einem Exanthem
am übrigen Körper beschrieben worden, so von Saigrajew und von Lortat,
Jacob und Solente. Auch diese Efflorescenzen stellen teils krustös-borkige
und scheiben- resp. ringförmige, teils kegelförmige und hornartige Erscheinungen dar; Jeanselme und Blamoutier beschreiben einen Fall, bei dem im
Verlaufe einer Gonorrhöe nur an der Eichel zwei etwa 50 Centimes große, hornige,
flach erhabene, gelbkupferfarbene Kegel aufgetreten sind. Von Buschke und
Michael, Haase, Sobotka u. a. sind Fälle beschrieben, in denen sich beim
Manne hyperkeratotische Exantheme in den oben beschriebenen Formen außer
am übrigen Körper über die Penishaut, den Hodensack, die Perianalgegend
und herauf in die Schambehaarung ausgedehnt haben. Einen ähnlichen Fall
bei der Frau, wo es sich um eine schmetterlingsformähnliche Ausbreitung von
den Labien auf die Perigenital- und Analgegend in Form konfluierter, dicker,
krustöser und schuppender Herde auf kaum infiltriertem Grunde handelt, beschreiben Buschke und Langer.

Als eine besondere Form dieser Exanthemart muß man die von Baermann,
Chauffard, Jadassohn, vor allem aber von Arning und Meyer-Delius eingehend beschriebene Balanitis circinata ansehen, die nur in Gemeinschaft mit
einer Arthritis und einer Miterkrankung der Augen in Form einer endogenen
Conjunctivitis auftritt. Sie stellt circinär angeordnete, mehr oder weniger
zahlreiche, einzeln stehende oder konfluierte Herde dar, die entweder als rote
und feuchte Flecke oder als Ringe mit einem fein schuppenden, weißlichen bis weiß-
grauen Belag oder als mit krümeligen, graugelben Bröckeln bedeckte Bildungen
erscheinen, deren verschiedene Form nach Arning und Meyer-Delius von dem
Verhalten des Praeputiums abhängt, indem es zu Ansammlung von trockenen
Horn- oder Schuppenmassen kommt bei zurückgezogener oder kurzer Vorhaut
infolge der Einwirkung der Lufttrocknung oder andererseits infolge vor-
gezogener Vorhaut und durch die Feuchtigkeit des Präputialsackes eher zur
Beseitigung der Hornmassen und Bildung von feuchten und roten Flecken
und Ringen. Ähnliche Erscheinungen unter dem Praeputium der Clitoris
der Frau konnten bisher nicht beobachtet werden; auch in dem von Buschke

und LANGER mitgeteilten Falle war das Praeputium der Clitoris frei von Erscheinungen.

Histologisch stellt das hyperkeratotische gonorrhoische Exanthem nach den im allgemeinen übereinstimmenden Befunden von ADAMSON, CHAUFFARD, ARNING und MEYER-DELIUS, BUSCHKE und MICHAEL, BUSCHKE und LANGER, SOBOTKA u. a. eine mehr oder weniger stark ausgebildete Papilloepidermitis und Parakeratose dar: Abgesehen von vereinzelten, in rezidivierenden Fällen etwas größeren Anhäufungen von Exsudatzellen ist die Cutis frei von Veränderungen, die sich vor allem in der Papillar- und Subpapillarschicht abspielen. Hier findet man auch in der Umgebung der Herde an intakten Partien eine Erweiterung der Gefäße, und um sie, aber auch frei im Papillarkörper, ein aus mononukleären Leukocyten, Fibroblasten und Plasmazellen, weniger aus polynukleären Zellen bestehendes Infiltrat. Dadurch scheinen die Papillen vielfach stark erweitert bei einer gleichzeitigen Verdünnung des Rete Malpighi, während an anderen Stellen gerade dieses erheblich gewuchert erscheint und seinerseits den Papillarkörper zusammendrängt. Die elastischen Fasern zeigen sich nirgends verändert. Die charakteristischsten Veränderungen finden sich innerhalb des Epithels der Epidermis. Die Basalzellenschicht kann in beginnenden Fällen und an den Randpartien ganz normal sein, in weiter vorgeschrittenen Stadien findet man neben zahlreichen Mitosen eine reichliche Durchsetzung mit Infiltratzellen. Im Rete selbst begegnet man ebenfalls einer mehr oder weniger ausgiebigen Zellemigration, die sich aus denselben Zellarten wie im Papillarkörper zusammensetzt. Die auffälligste und wichtigste Erscheinung innerhalb der Epidermis ist aber das Auftreten einer Bläschen- und Hohlraumbildung, die mit dem Absterben der Kerne in der innersten Reteschicht ihren Anfang nimmt. Auf diese Weise kommt es ziemlich rasch zu sich vergrößernden und rasch wachsenden, runden Zellücken, die von einer Reteschicht begrenzt werden, deren Zellen sich unter dem Druck der Bläschen abplatten. An manchen Stellen können die Hohlräume sich so vergrößern, daß sie den ganzen Querschnitt des Rete einnehmen und nur oben und unten von je einer schmalen, abgeplatteten Retezellschicht eingefaßt werden. Der Inhalt dieser Hohlräume setzt sich einerseits aus den abgestorbenen, hie und da noch erkennbaren Epithelien zusammen, andererseits aus mono- und polynukleären Leukocyten. Das Stratum granulosum kann an manchen Stellen ganz fehlen, an anderen ist es vorhanden, oder sogar verdickt und weist hier eine Durchsetzung mit Infiltratzellen auf; an anderen Stellen hinwiederum findet sich innerhalb der Granulosaschicht oder zwischen dieser und der Hornschicht eine aus geronnenem Exsudat und Exsudatzellen bestehende Masse, die die über ihr liegenden Schichten blasenartig abhebt und nach außen vorwölbt. Die eigentliche Hornschicht liegt dem Rete mit einer parakeratotischen Zellreihe auf, die hinwiederum von Exsudatmassen und Infiltratzellen bedeckt ist, auf die dann nach oben eine neue parakeratotische Zellreihe folgt. So können Parakeratose und Infiltration reihenförmig miteinander abwechseln, bis immer weiter nach oben die Schichten kernärmer werden, schließlich die Exsudatmassen spärlicher erscheinen und ganz verschwinden, so daß nur noch eine mehr oder weniger dicke, kernlose Hornschichtenreihe zu oberst übrig bleibt. Wenn auch an allen übrigen Lokalisationen wie Stamm, Gesicht, Arme und Beine sich diese Veränderungen in gleicher Weise abspielen, so sind die Veränderungen bezüglich der Hornschichtenstärke doch dort am gröbsten ausgebildet, wo auch unter normalen Bedingungen sich eine kräftige Hornschicht findet, wie in den Handtellern und besonders auf den Fußsohlen.

Gonokokken konnten in histologischen Präparaten bisher noch niemals einwandsfrei gefunden werden, während dagegen einige Autoren, so GAGER, WADSACK, DU BOIS behaupten, aus dem Inhalt der Epithelbläschen mikroskopisch und auch kulturell Gonokokken nachgewiesen zu haben, und in ihren Fällen HODARA und seine Mitarbeiter, CHAUFFARD und FIESSINGER und JENKINS im Verlaufe der von ihnen beobachteten gonorrhoischen Exantheme aus dem Blute Gonokokken züchten konnten. Immerhin ist dieses nur eine kleine Zahl von Autoren, denen der Gonokokkennachweis in irgendeiner Form gelungen ist, und zu denen nur noch wenige andere, von denen ich schon an früherer Stelle gesprochen habe, hinzukommen. Die überwiegende Mehrheit der Autoren hat aber niemals einen Nachweis der Gonokokken erbringen können, so daß wir gezwungen sind, aus verschiedenen anderen Faktoren auf den gonorrhoischen Ursprung zu schließen. Dazu gehört in erster Linie, daß die gonorrhoischen Exantheme allgemein, die hyperkeratotischen aber stets mit anderen Komplikationen der Gonorrhöe aufzutreten pflegen, unter denen den ersten Platz die Arthritiden einnehmen, während die am eingehendsten von ARNING und

MEYER-DELIUS beschriebene Balanitis circinata allein oder im Verlaufe gonorrhoischer Exantheme nur gemeinsam mit einer Arthritis und einer endogenen Augenerkrankung vorkommt. Das gemeinsame Erscheinen oder das rasche Folgen der Hauterscheinungen auf diejenigen an den Gelenken erstreckt sich nicht nur auf den ersten Schub, sondern noch beweisender für den engen, ätiologischen Zusammenhang ist die Tatsache, daß mit jedem Rezidiv der Gelenkerkrankung auch die Hauterscheinungen erneut hervortreten, selbst wenn der erste, akute Ausbruch der Gonorrhöe schon viele Monate und Jahre zurückliegt. Die Fälle von ROST, BOGROW, aber auch die von LANNOIS, BUSCHKE und von BÄRMANN sind ein überzeugendes Beispiel dafür, daß noch nach mehreren Jahren aus latent gebliebenen Gonorrhöeherden plötzlich auf Grund irgendeiner Exazerbation aus den latenten Depots Gonokokken ausgeschwemmt werden können, um neben anderen Komplikationen auch erneut Hauterscheinungen hervorzurufen. Ob in solchen Fällen, wie ja aus den wenn auch wenigen Gonokokkenfunden hervorzugehen scheint, die Bakterien selbst die Exanthem erzeugende Rolle spielen, oder ob nicht vielmehr nur die aus den Gonokokken freigewordenen Toxine diesen Faktor darstellen, läßt sich schwerlich entscheiden. BUSCHKE und LANGER glauben aber, daß gerade mit Rücksicht auf das seltene Auftreten der Exantheme allein die Erklärung einer bakteriellen oder toxischen Komponente nicht genügt. Sie sind daher der Überzeugung, daß außer dieser noch ein konstitutionelles Moment, das sie in einer keratotischen Disposition der Haut sehen, maßgeblich sei. Erst auf dem Boden dieser keratotischen Hautdisposition kann durch endogene (Bakterien, Toxine) oder exogene Reize, wie es für den Fall von ÖLZE zutrifft, bei dem das Exanthem durch eine Röntgenbestrahlung mutmaßlich hervorgerufen wurde, das Exanthem zum Ausbruch gebracht werden. Hierin sehen sie auch eine Ähnlichkeit mit der arthritischen Psoriasis, deren Hautbilder auch mikroskopisch, wie die Untersuchungen von JADASSOHN gezeigt haben, meist mit denen der hyperkeratotischen Exantheme völlig identisch sind, während auch, wie bei der Gonorrhöe, Augenentzündungen die arthritische Psoriasis begleiten können (JADASSOHN), und selbst der von ARNING und MEYER-DELIUS beschriebenen Balanitis circinata ähnliche Prozesse am Penis bei Psoriasis sich auf Eichel und Vorhaut finden (HOFFMANN). Wichtig und interessant ist für beide Krankheitsgruppen, daß sie in der Hauptsache Männer befallen, während andere chronische Gelenkerkrankungen in erster Linie bei Frauen gefunden werden, wie z. B. die Arthritis deformans. Möglich, daß es sich hier um gewisse endokrine Beeinflussungen handelt, die der Hautdisposition zugrunde liegen.

Anhang.

Spitze Kondylome.

Wenn die spitzen Kondylome auch keineswegs eine Erkrankung darstellen, die unbedingt in den Rahmen des gonorrhoischen Krankheitsbildes hineingehört, so verdienen sie an dieser Stelle doch eine kurze Würdigung, da sie häufig im Verlaufe der gonorrhoischen Erkrankungen bei Männern und Frauen, selten bei Kindern sich finden. Trotzdem stehen sie nicht mit der Gonorrhöe als solcher ätiologisch in Zusammenhang, sondern die Gonorrhöe liefert nur, wie zahlreiche andere Momente, eine Prädisposition durch Maceration der Haut für die Entstehung der spitzen Kondylome. Über ihre eigentliche Ätiologie ist uns noch nichts völlig Sicheres bekannt; immerhin kann wohl so viel gesagt werden, daß die Vermutung von HELLER, WÄLSCH, ULLMANN u. a., daß es sich hierbei um eine infektiöse Erkrankung handelt, zu Recht besteht. Auch JADASSOHN rechnet sie in die Gruppe der „infektiösen benignen Epitheliome". Als wesentliche Stütze der infektiösen Ätiologie der spitzen Kondylome kann angesehen werden, daß es in einer Anzahl von Fällen gelungen ist dieselben, ebenso wie Warzen und Kehlkopfpapillome, experimentell zu übertragen (WÄLSCH, LIPSCHÜTZ, UHLMANN u. a.). Auch der gelungene Versuch BIBERSTEINS mit einer Immuntherapie

der Warzen und spitzen Kondylome spricht für die Infektiosität derselben. GUMPERT fernerhin
sieht in der Zunahme der spitzen Kondylome, die er statistisch feststellen konnte, eine wenn
auch nicht durchaus beweiskräftige Unterstützung der Anschauung von der infektiösen
Ätiologie. Und schließlich ist die gelegentliche Übertragung durch den sexuellen Verkehr
(WÄLSCH, HELLER) eine Stütze dieser Theorie.

Über den eigentlichen Erreger der spitzen Kondylome sind die verschiedensten Ver-
mutungen ausgesprochen worden. So mußte naturgemäß das häufige Zusammentreffen
von Gonorrhöe und spitzen Kondylomen auch für die ätiologische Betrachtung herangezogen
werden. Doch beweisen die zahlreichen Fälle, in denen bei Kondylomen keine Gonorrhöe
besteht, ferner ihr Auftreten an extragenitaler Lokalisation, z. B. im Gesicht in der Naso-
labialfurche, das Erscheinen bei nichtgonorrhöekranken Kindern und Virgines, daß der
Erreger anderer Natur sein muß. Andere sahen in den verschiedensten Spirochätenformen,
die in den Spalten spitzer Kondylome gefunden wurden (DREYER, HECHT), die Erreger,
doch dürfte auch diese Theorie heute erledigt und allgemein anerkannt sein, daß es sich
hier nur um ein saprophytäres Auftreten dieser Spirochäten handelt. Einen neuen Weg
hat die Forschung durch die Ergebnisse der Untersuchungen von LIPSCHÜTZ gewiesen
bekommen, der in den akanthotischen Epithelschichten Zellkernveränderungen histologisch
festgestellt hat, die ihn veranlassen, die Kondylome unter die „Einschlußkrankheiten"

der Haut zu rechnen. Es sollen die gefundenen „Einschlüsse" ein Gruppenmerk-
mal sein, auf Grund deren er die spitzen
Kondylome mit anderen von ihm auch
als „Einschlußkrankheiten" bezeichneten
Papillomen in die Reihe der „gutartigen
infektiösen Akanthome" einreiht.

Lokalisation: An allen Hautstellen, die
durch Schweiß, Sekretion und Reibung
leicht einer Maceration unterliegen, pflegen
am leichtesten die spitzen Kondylome zu
wachsen und zu wuchern. So findet man
sie beim Manne mit Vorliebe unter der
Vorhaut, in der Kranzfurche und auf der
Glans penis, wiederholt auch im Orificium
urethrae. Besonders günstig ist hier der
Vorhautsack mit seiner leichten Möglichkeit der Verschmutzung und Sekretstauung,
so daß es infolge des schnellen Wachstums
der spitzen Kondylome und der großen
Möglichkeit der Sekundärinfektion besonders leicht zur Phimose, unter Um-

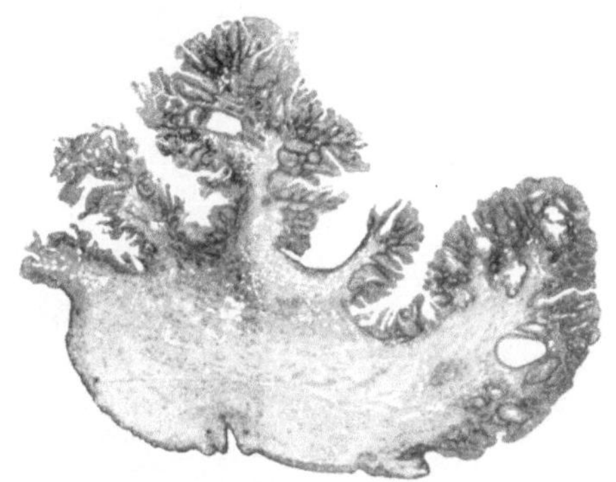

Abb. 101. Spitzes Kondylom am Penis.
Gesamtgefrierschnitt nach CHRISTELLER.
Natürl. Größe. Häm.-Eosin.

ständen sogar zu einer Gangrän der Vorhaut kommen kann. Bei der Frau sitzen die spitzen
Kondylome in der Genitalgegend, wo sie sich an den kleinen Labien, im Introitus der Vagina,
aber auch in dieser selbst reichlich finden können, in der man sie bis hinauf zur Portio beobachten kann. Auch die Urethralöffnung und die Urethra selbst sind eine oft festzustellende
Lokalisation. Infolge des Herablaufens des Genitalsekrets über den Damm und die Perianalgegend findet man sie bei der Frau hier sehr häufig lokalisiert. Jedoch sei hervorgehoben, daß
wir in den letzten Jahren die Beobachtung gemacht haben, daß auch beim Manne die Perianalgegend immer häufiger befallen ist, was wohl nicht zuletzt mit der Zunahme des homosexuellen Verkehrs in Zusammenhang steht. Bei beiden Geschlechtern können sie auch
auf der Rectalschleimhaut sich festsetzen.

Eine besondere Begünstigung erfährt das Wachstum der spitzen Kondylome in der
Gravidität, in der sie sich in enormer Menge vermehren können, so daß sie unter Umständen sogar die Gefahr eines Geburtshindernisses darstellen können. Oft finden sie sich
bei Prostituierten, bei denen wohl der häufige Geschlechtsverkehr und die dadurch gegebenen
Reize und Hyperämie neben vorhandenem Fluor oder Gonorrhöe die Ursache bilden.

Diagnose: Bei den spitzen Kondylomen handelt es sich um zunächst kleine, hirse-
bis erbsengroße Wärzchen, die auch zu der Bezeichnung Feig- oder Feuchtwarzen geführt
haben. Es sind zum Teil flache, zum Teil lang oder kurz gestielt sitzende, kegelförmige Gebilde mit meist spitzer, manchmal abgerundeter Oberfläche. Diese zunächst einzeln stehenden
Gebilde disseminieren im weiteren Verlauf oder verschmelzen miteinander zu flachen Beeten
oder, was häufiger der Fall ist, zu großen blumenkohlartig aussehenden Geschwülsten.
Besonders an Stellen, an denen sie einer dauernden Reibung ausgesetzt sind, können die
spitzen Kondylome an ihrer Oberfläche leicht erodiert werden. Sie sondern dann ein dünn-
eitriges, trübes Sekret ab, das in alle Furchen und Spalten der Geschwulst eindringt, und
einen üblen, typischen Fötor verbreitet, und durch das wiederum die Maceration verstärkt
wird, und neuer Wachstumsreiz gegeben ist. In manchen Fällen können bei Männern durch

monate- und jahrelange Verschleppung der Erkrankung geradezu einem Carcinom ähnliche Formen entstehen, die sich von diesem aber durch das histologische Bild und das Fehlen der Metastasen unterscheiden. Derartige carcinomähnliche spitze Kondylome sind von BUSCHKE in 2 Fällen beschrieben und gerade in den letzten Jahren, in denen wir an und für sich eine Zunahme der Erkrankung beobachteten (GUMPERT), häufiger von uns gesehen worden (BUSCHKE und LOEWENSTEIN).

Histologisch findet sich eine erhebliche Hypertrophie der einzelnen Papillen, die zum Teil viel verzweigt, zum Teil die Oberfläche überragend wuchern, und eine ausgesprochene Zellwucherung des Stratum spinosum. Das Stratum corneum ist oft ganz normal erhalten, selten verdickt, dagegen häufiger entfernt. Letzteres ist als Folge der Maceration anzusehen. In dem Papillarkörper findet man ein ausgedehntes entzündliches Infiltrat und erweiterte Lymph- und Blutgefäße. Bei den sog. carcinomähnlichen spitzen Kondylomen sieht man histologisch dasselbe Bild, nur kann die Akanthose so stark sein, daß es hierdurch zu Kompressionserscheinungen an den Corpora cavernosa resp. der Urethra kommen kann, ohne aber, was für die Gutartigkeit des Prozesses entscheidend ist, daß es zu einem destruktiven Wachstum kommt. Daneben finden sich in manchen Fällen alle Übergänge zu echtem Carcinom mit Destruktion des Gewebes, massenhaften Mitosenbildungen und Metastasen der regionären Lymphdrüsen.

Die **Prognose** ist im allgemeinen gut, da es sich um benigne Gebilde handelt, die zumeist therapeutisch gut anzugehen sind. Dagegen muß hervorgehoben werden, daß sie sehr leicht zu Rezidiven neigen, besonders wenn man nicht imstande ist, gleichzeitig mit ihrer Entfernung auch die übermäßige Sekretion oder die anderen auslösenden Reize zu beseitigen.

Differentialdiagnostisch kommen in erster Linie zur Abgrenzung breite Kondylome in Frage. Sie unterscheiden sich von den spitzen besonders durch ihr breiteres Aufsitzen auf der Unterfläche und ihre flächenhafte Ausdehnung, ferner aber vor allem durch ihre dunklere, bräunlichere Farbe, die auch ringförmig die Papeln umgibt. In zweifelhaften Fällen kann die Spirochätenuntersuchung entscheiden. Weiterhin kommen maligne Neubildungen, besonders am Penis in Betracht, die

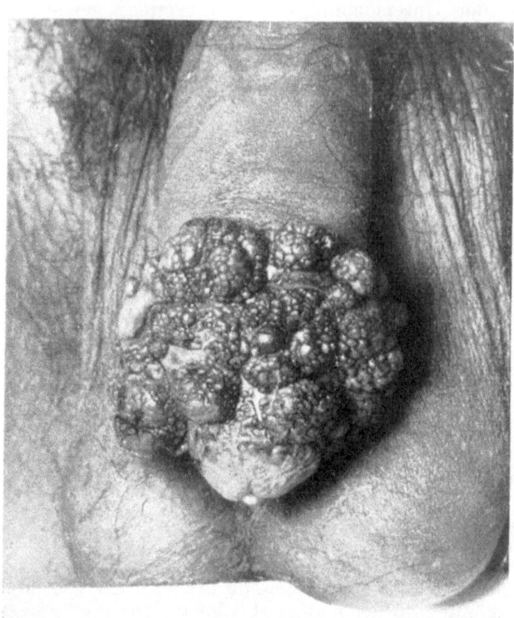

Abb. 102. Spitzes Kondylom am Penis.
(Sammlung BUSCHKE.)

sich aber von den Feigwarzen durch ihre kompaktere Zottenbildung und ihr gekörntes Aussehen unterscheiden. Schwieriger wird die Unterscheidung zwischen Carcinomen und den carcinomähnlichen, aber benignen spitzen Kondylomen. Hier kann nur die histologische Untersuchung, abgesehen von dem Fehlen der Metastasen bei den Letzteren die Diagnose klären.

Therapie: Die Behandlung der spitzen Kondylome muß sich nicht nur ihre einmalige Entfernung zum Ziele setzen, sondern vor allem auch die Verhinderung des Rezidivierens, wozu die Feigwarzen ganz besonders neigen, so daß in jedem Falle ihre radikale Beseitigung notwendig ist. Einzeln stehende, kleine Kondylome entfernt man am besten nach vorheriger Vereisung mit Chloräthyl mit dem scharfen Löffel; auch bei kleineren, beetartig ausgedehnten empfiehlt sich dieses Verfahren. Sind sie in größerer Menge vorhanden, so trägt man sie in Narkose am besten mit Schere und scharfem Löffel möglichst in einer Sitzung ab. Danach verätzt man den Rest gleichzeitig auch zum Zwecke der Blutstillung mit dem Thermokauter. Bei leichten Blutungen genügt auch Eisenchlorid. Es hat sich uns als zweckmäßig erwiesen nach der Abtragung noch für einige Tage die betreffenden Partien mit einem Pulver zu bestreuen, das aus Summt. Sabin. und Resorcin āā zusammengesetzt ist. Dieses Pulvergemisch kann man in weniger ausgedehnten Fällen, besonders in der ambulanten Praxis, auch allein anwenden, da es geeignet ist die spitzen Kondylome zu veröden. Auch durch andere Ätzverfahren, wie Abtupfen mit $10^0/_0$ Salicyleisessig oder Formalin oder Trichloressigsäure kann man Ähnliches erreichen. Doch muß man diese Behandlung in mehrfachen Touren bis zur vollständigen Abstoßung der Kondylome wiederholen, während man zwischen den Ätztouren mehrere Tage Salbenverbände machen läßt. Diese Behandlung hat den Vorteil, daß nur die spitzen Kondylome davon angegriffen werden, und die normale Haut nicht zerstört wird. Bei empfindlichen Patienten kann man statt dieses Pulvers auch einen Verband mit Dermatol, Jodoform, desodorat. oder einem ähnlichen Pulver machen. Besonders zu achten ist auf die restlose Entfernung von intraurethralen, intrarectalen und intravaginalen Kondylomen. Besteht Phimose, so ist man meist zur Dorsalincision oder Circumcision genötigt. Bei großer Ausdehnung und ungünstiger Lokalisation z. B. an der Portio können eingreifende Operationen notwendig sein. Schwierig ist die Beseitigung der Kondylome in der Schwangerschaft, besonders am Ende derselben, zumal viele Autoren, wie STICKEL und auch wir, auf dem Standpunkte stehen, daß vorgeschrittene Schwangerschaft eine Kontraindikation zur Operation der Kondylome und auch zu ihrer Behandlung durch Röntgen ist. Röntgenbehandlung empfiehlt CALLOMON als besonders zweckmäßig wegen der Sicherheit der Wirkung und der Verhütung von Rezidiven. Er bestrahlt mit 3 mm Aluminium- oder 0,25—0,75 Zinkfilter in dreiwöchigen Intervallen bis dicht an die Erythemgrenze. Es soll nach CALLOMON, STEIN, SCHÖNHOF u. a. dieses Verfahren gute Erfolge haben. Wir haben uns nicht immer von der besonders günstigen Wirkung überzeugen können und bevorzugen in entsprechenden Fällen die Radiumbestrahlung. Immerhin kommen sowohl Röntgen- wie Radiumbehandlung nur für exzessive Fälle in Betracht, im allgemeinen wird man mit den anderen Methoden auskommen resp. zur Nachbehandlung ausgedehnter Kondylome nach dem operativen Verfahren eine Bestrahlung vornehmen.

Erwähnt sei noch die neuerdings von BIBERSTEIN mitgeteilte Immuntherapie, die aber noch der weiteren Nachprüfung bedarf. Es wird hierbei aus abgetragenen spitzen Kondylomen nach gründlichem Verreiben im sterilen Mörser mit steriler physiologischer NaCl-Lösung eine Vaccine hergestellt, die zur intracutanen Injektion verwendet wird.

Literatur.

ARNING und MEYER-DELIUS: Beitrag zur Klinik der gonorrhoischen Hyperkeratosen. Arch. f. Dermatol. u. Syphilis. Bd. 108, S. 3. 1911. — BUSCHKE: Hautkrankheiten bei Gonorrhöe. Handb. d. Geschlechtskrankh. 8. Lief. S. 265. — BUSCHKE: Condylomata acuminata, NEISSERS stereoskopischer Atlas. Lief. 6. Kassel: Fisher & Co. 1895. — BUSCHKE und LANGER: Hyperkeratotische Exantheme bei Gonorrhöe und ihre Beziehungen zur Psoriasis. Dermatol. Wochenschr. 1923. Nr. 7, S. 145 (genaues Literaturverzeichn.) — BUSCHKE und LOEWENSTEIN: Carcinomähnliche Condylomata acuminata des Penis. Klin. Wochenschr. 1925. Nr. 36. S. 1726. — CALLOMON: Die nichtvenerischen Genitalerkrankungen. Leipzig: Thieme 1924. — DORNER: Gonokokkensepsis. Dtsch. med. Wochenschr. 1923. S. 1549. — FUCHS: Ulcera gonorrhoica. Arch. f. Dermatol. u. Syphilis. 1922. Bd. 138, S. 281. — KLINGMÜLLER: Über Wucherungen bei Gonorrhöe. Dtsch. med. Wochenschr. 1910. S. 1320. — LIPSCHÜTZ: Über Chlamydozoa-Strongyloplasmen (9. Mittl.) Cytologische Untersuchungen über das Condyloma acuminatum. Arch. f. Dermatol. u. Syphilis. Bd. 146, 427. — PASCHEN und JENTZ: Ein Beitrag zur Frage der spezifischen Ätiologie gonorrhoischer Exantheme. Med. Klinik 1922. S. 428. — PLANNER und REMENOWSKY: Beitrag zur Kenntnis der Ulcerationen am äußeren weiblichen Genitale. Arch. f. Dermatol. u. Syphilis. Bd. 140, S. 162. 1922.

Die Chirurgie der Gonorrhöe.

Von

A. VON LICHTENBERG - Berlin.

Mit 2 Abbildungen.

Einleitung.

Wenn auch die überwiegend häufigste Einbruchspforte der gonorrhoischen Infektion die Schleimhaut der Harnröhre darstellt, so wissen wir doch, daß sowohl Conjunctiva, als Nasen- und Mundschleimhaut, ebenso wie die Mucosa des Enddarms, also sozusagen alle Körperöffnungen primär, ferner die seröse Auskleidung der Körperhöhlen — Peritoneum, Pleura, Perikard, Endokard, Meningen --, das Augeninnere, die Synovia der Sehnenscheiden und Gelenke metastatisch an Gonorrhöe erkranken können, daß neben der lokalen gonorrhoischen Infektion eine Sepsis durch Gonokokken existiert. Diese weitgehende klinische und pathologische Übereinstimmung mit dem Verhalten der gemeinen Eitererreger berechtigt uns die Gonorrhöe als eine durch die Art der Ausdehnung und die Besonderheiten der primären Ansiedelung charakterisierte Form der chirurgischen Infektion zu bezeichnen und aus dieser Analogie die therapeutischen Konsequenzen zu ziehen. In anderen Abschnitten dieses Lehrbuchs ist dies in bezug auf die Behandlung dieser Erkrankung auch geschehen. Diesem Kapitel bleibt die Begründung der Anwendung der „ultima ratio", des chirurgischen Eingriffs, und die Auswahl der Ausführung derselben vorbehalten.

Gegen die Anwendung chirurgischer Eingriffe bei der Gonorrhöe-Behandlung besteht beim Spezialarzt für Geschlechtskrankheiten eine gewisse Aversion. Er ist durch seinen Ausbildungsgang durch die Unterlagen seiner Aktionsfähigkeit meistens auf die allgemeine und lokale medikamentöse Therapie, auf die unblutige, lokale instrumentelle Therapie eingestellt, und übt die konservative Behandlung so, wie diese ihm durch die besuchten Lehrstätten und Krankenhaus abteilungen überliefert wurde. Der Maßstab der Heilung ist im allgemeinen durch zwei Momente geliefert: 1. durch das Abklingen der Krankheits-Symptome, 2. durch das Verschwinden der Infektionserreger. Mit der Frage, ob nach einer sonst korrekten Heilung die Leistungen des Urogenitalsystems auch weiter auf der physiologischen Höhe verblieben sind, hat man sich weniger beschäftigt, und die Wege der Prophylaxe, die zu Konservierung dieser Funktionen führen sollen, hat man sich kaum je klar gemacht. Inwieweit eine frühere gonorrhoische Erkrankung der großen Adnexe der Harnröhre auf das Entstehen und auf den Verlauf später einsetzender Erkrankungen derselben und des Harnsystems Einfluß hat, und auch darüber, ob diese Folgen vielleicht doch durch eine nicht alle Heilungsmöglichkeiten erschöpfende Behandlung bedingt sind, läßt sich nicht mit einer für eine kritische Betrachtung der durch die konservativen Methoden erzielten Heilresultate ausreichenden Sicherheit entscheiden. Über diese Klippen kann uns die Riesenhaftigkeit des Beobachtungsmaterials nicht hinweghelfen, da der Gang der Behandlung, meistens durch die Krankheitssymptome diktiert, stets in dem Rahmen des Typischen verläuft und als Endziel bloß die beiden oben erwähnten Momente bezweckt, ferner da eine katamnestische Bearbeitung von Gonorrhöefällen bisher fehlt, und die Beschaffung solcher Daten bei dem ambulanten Charakter des Leidens bei dem meistens großen Intervall zwischen akuter Erkrankung und Spätfolgen und dadurch, daß die Patienten sich in den verschiedenen Stadien wohl stets in verschiedenen Händen befinden, den größten Schwierigkeiten begegnen müßte.

Daraus ergibt sich, daß für eine Stützung eventuell aufzustellender chirurgischer Indikationen durch die Unzulänglichkeiten der Resultate der typischen Behandlung zunächst keine Möglichkeit besteht, und daß man in diesem Kapitel genötigt sein wird, von Einzelerfahrungen auszugehen, wobei teils exzessiv ungünstig verlaufende Erkrankungsformen, teils Funktionsstörungen schlimmster Sorte die Grundlage für die Indikationsstellung abgeben müssen.

Denn zu kleineren oder größeren Katastrophen kann die Gonorrhöe [1]) in jedem Stadium der Erkrankung führen: sowohl im akuten als im chronischen und bei den im Gefolge der abgelaufenen Gonorrhöe aufgetretenen Erkrankungen. Zweckmäßig erscheint ferner an dieser Stelle eine rein symptomatologische Scheidung der Gonorrhöefälle in akute, worunter heftige, und chronische, worunter milder verlaufende Erkrankungen verstanden sein sollen.

Gelegenheit oder Notwendigkeit zum chirurgischen Eingreifen, was gleichbedeutend ist mit der relativen und absoluten Indikationsstellung, kann erst geboten werden, wenn die Infektion auf dem Wege der Schleimhaut sich ausgebreitet hat, und die drüsigen Adnexe der Harnröhre in Mitleidenschaft gezogen sind.

Allgemeiner Teil.

Der Aufbau der drüsigen Adnexe der Harnröhre ist für die Entstehung einer akuten chirurgischen Komplikation wie geschaffen. Es handelt sich stets um lange enge Ausführungsgänge und um ein verzweigtes Drüsensystem, welches, einmal erkrankt, nur schwer den Weg zur Restitution findet und für die Entstehung von Eiterretentionen besonders günstige Voraussetzungen besitzt. Aus der allgemeinen chirurgischen Pathologie könnte man als Analogon die entzündlichen Erkrankungen der Speicheldrüsen heranziehen, von denen wir wissen, daß sie, eitrig erkrankt, zu den schwersten Krankheitszuständen Veranlassung geben. Das pathologische Geschehen ist in den kleinen sog. LITTRÉschen Drüsen der Harnröhre und in den COWPERschen Drüsen einerseits, in den Prostatadrüsen andererseits gleichwertig, anders zu beurteilen hingegen in den Samenblasen und im Nebenhoden. Ich konnte seinerzeit die vollständige morphologische Übereinstimmung und Gleichwertigkeit der LITTRÉschen und COWPERschen Drüsen nachweisen. Bei der Erkrankung dieser Drüsengruppen gibt es nur quantitative Unterschiede und solche, die

---

[1]) Ob es sich bei der nachfolgenden Schilderung um eine im Sinne der Bakteriologie gonorrhoische Erkrankung handelt, oder ob es andere Bakterien sind, welche die Komplikationen mitverschulden, darauf wird kein weiteres Gewicht gelegt. Die Erkrankung muß insofern eine gonorrhoische sein, als ihr Anfang durch eine Infektion mit Gonokokken bedingt ist.

durch die topographische Eigentümlichkeit bedingt sind. Es handelt sich dabei um Absceßbildung durch eitrige Demarkation der erkrankten Drüsenteile bei erschwerter Entleerung des Eiters durch die langen, engen, außerdem noch zugeschwollenen Ausführungsgänge. Entleert sich der Absceß nicht durch die natürlichen Wege oder nach Durchbruch in die Harnröhre oder durch die Haut oder nach beiden Richtungen, so können in bindegewebigen Schwarten eingeschlossene chronische Eiterherde zurückbleiben. Ein Übergreifen der eitrigen Einschmelzung auf die Umgebung ist, wenn man von dem Durchbruchprozeß absieht, verhältnismäßig selten, das Entstehen chronischer Veränderungen in der Harnröhre, besonders bei multipler Erkrankung und Erkrankung der Cowperschen Drüsen häufiger, und kann wohl als die weitaus häufigste Veranlassung der Bildung der postgonorrhoischen Verengerungen betrachtet werden.

Um multiple Drüsenerkrankung handelt es sich stets in der Prostata. Nur sind bei diesem muskulös drüsigen Organ die Abflußmöglichkeiten für die Entzündungsprodukte günstiger. Andererseits führt aber die große Anzahl der erkrankten Drüsen bei Zusammenfluß der Demarkation und durch Einschmelzung des massigen Gerüstes klinisch manifester zur Absceßbildung. Durch die topographische Lagerung besteht außerdem die Möglichkeit zur Einschmelzung des lockeren, periprostatischen und subperitonealen Gewebes, eine gesteigerte Disposition zur Miterkrankung der Umgebung. Weitere Folgen der Lage der Vorsteherdrüse sind in der Alteration des Mastdarms, der Blase und der Harnleiter resp. der Nieren zu erblicken, Geschehnisse, welche, wie wir sehen werden, nicht selten chirurgische Encheiresen erfordern. Wir sehen bei diesen Drüsengruppen denselben pathologischen Prozeß: Infektion, eitrige Einschmelzung, Entleerung des Eiters entweder auf natürlichem Weg oder nach Durchbruch oder Fistelbildung, wobei die erkrankte Drüse meistens ganz oder teilweise zugrunde geht, und eine klinische Heilung eintritt. Die Erkrankung ist umschrieben. Selten kommt es nach Verödung zum Zurückbleiben infektiösen Materials.

Anders sind die Erkrankungen der Samenblase zu beurteilen. Die morphologische Beschaffenheit dieser Organe weicht von der der übrigen Anhänge ab, nimmt überhaupt eine anatomische Sonderstellung ein, ja wir wissen, daß selbst die Entscheidung, ob es sich hier um eine Drüse oder ein einfaches Receptaculum handelt, lange Zeit Schwierigkeiten verursacht hat. Außerdem hat das funktionelle Einordnen derselben in die Samenableitung Zusammenhänge zwischen Samenblasen, Ampulle, Vas deferens und Nebenhoden geschaffen, welche im pathologischen Geschehen sich besonders ausprägen, und in der Form der Systemerkrankungen in Erscheinung treten. Bei der eitrigen Entzündung der Samenblase entsteht ein Zustand, welchen wir am ehesten mit dem eines Empyems vergleichen können. Das starre Interstitium der vielfach gewundenen Gänge, die fibröse Hülle verlieren ihre Plastizität, die Eiterhöhle entsteht innerhalb des Organs, welches sein äußeres Aussehen gewissermaßen beibehalten hat. Selbst dann, wenn der Abfluß periodisch erfolgt, bildet sich die Eiteransammlung wieder — offenes Empyem —; bei Verschluß desselben haben wir es mit einem geschlossenen Empyem zu tun, ähnlich, wie etwa bei den Erkrankungen der Nebenhöhlen der Nase. Eine Propagation des Prozesses auf die Umgebung ist hier ebenso möglich wie bei der Erkrankung der Vorsteherdrüse, und bei der Entstehung chirurgischer Komplikationen kommen dieselben Möglichkeiten in Betracht, welche dabei bereits aufgezählt worden sind. Darüber hinaus muß man jedoch noch die Momente berücksichtigen, welche durch die Stellung der Samenblasen im samenableitenden System gegeben sind: Die Miterkrankung der Vas deferens und der Nebenhoden, bei letzteren mit häufiger eitriger Einschmelzung der einzelnen Entzündungsherde, bei ersteren mit

Übergreifen auf die übrigen Gebilde des Samenstranges und mit Obliteration endender Zerstörung des Epithels. Schließlich wäre noch die Erkrankung der serösen Hüllen des Hodens zu erwähnen, welche in der Form der Hydrocele in Erscheinung treten kann. Nehmen wir noch die gonorrhoische Erkrankung der akzessorischen Gänge, der Cysten der Harnröhre und des Penis und die Erkrankung der sog. doppelten Harnröhre hinzu, ferner die metastatischen Erkrankungen (Abscesse, Gelenkerkrankungen, Peritonitis usw.), so haben wir die pathologische Grundlage geschaffen, auf welche eine allgemeine Indikationsstellung zum chirurgischen Eingreifen bei der Gonorrhöe aufgebaut werden kann.

Die Veranlassung zu einer Operation im Verlauf der Gonorrhöe kann demnach geboten werden:

1. Bei akuten, das Leben bedrohenden Zuständen sowohl von einem größeren Infektionsherd als auch von einer Metastase ausgehend, z. B. septische Samenblaseneiterung, Entzündung eines kryptorchen Hodens, peritoneale Reizung bei Eiterung im kleinen Becken, Peritonitis usw.

2. Durch akute Absceßbildung und dadurch verursachte, schwere, lokale oder allgemeine Symptome. Selbst kleine, durch Erkrankung der LITTRÉschen Drüsen entstandene Abscesse können zu heftigen lokalen Reaktionen führen, wie starkes Ödem des Gliedes, große Schmerzhaftigkeit. Bei der Möglichkeit, den Einschmelzungsherd zu lokalisieren, sichert eine kleine Incision ein schnelles Aufhören der Beschwerden, darüber hinaus besteht die Verbreitung stärkerer und länger dauernder Eiterung und langwieriger Fistelbildung. Man wird gut tun bei solchen Eingriffen sich nicht allein auf die Incision zu beschränken, sondern den Infektionsherd möglichst ganz zu excidieren, evtl. wenn es sich um eine abgeschlossene eitrige Einschmelzung handelt, die Reste des Drüsengewebes zu exkochleieren. Durch ein solches Vorgehen beeinflußt man günstig die Ausheilung der Gonorrhöe, da wir wissen, daß die Infektionskeime in spontan oder nach unzureichender Operation entstandenen Fisteln sich selbst nach Jahren noch nachweisen lassen, ja daß solche Patienten mit dem Fisteleiter noch anstecken können. Die Fistelung wird in diesen Fällen durch erkrankte drüsige Gewebereste aufrecht erhalten [1]).

Erhöhte chirurgische Bedeutung gewinnt die Absceßbildung in den am Blasenhals liegenden, großen, akzessorischen Drüsen. Auch hier spielt die Beseitigung quälender lokaler Symptome, insbesondere Schmerzen, schmerzhafte Dysurie oder Harnretention eine wichtige Rolle. Außerdem handelt es sich um die Beseitigung der durch die topographischen Beziehungen ermöglichten Gefahren (Durchbruch in das subperitoneale Gewebe, in das Rectum, Urinstauung in den oberen Harnwegen durch Beteiligung des unteren Harnleiterendes) und schließlich zur Vorbeugung einer allgemeinen Sepsis. Es wäre außerdem in Erwägung zu ziehen, ob es nicht richtiger wäre, solche Eiterherde stets nach der Körperoberfläche abzuleiten, statt grundsätzlich ihre Entleerung nach den Harnwegen abzuwarten, wie es heute noch im allgemeinen geschieht. Manche Nierenvereiterung könnte man verhüten, wenn man die dauernde Beschickung des Urins mit Bakterien von einer inneren Fistel aus vermeiden würde. Als weitere Indikation käme also noch die Prophylaxe der Harninfektion nach Adnexvereiterungen in Betracht. Schließlich bietet die Abscedierung bei der Entzündung des Nebenhodens Veranlassung zum chirurgischen Eingreifen, wobei das Versagen der üblichen lokalen und medikamentösen Therapie und starke subjektive Beschwerden den Entschluß zur Operation erleichtern.

3. Durch chronische Eiterung bestimmbarer größerer Herde, wodurch die Ausheilung der Gonorrhöe verhindert wird, und immer neue

---

[1]) Vgl. Vorgehen bei der Infektion der BARTHOLINIschen Drüsen.

Rezidive entstehen, z. B. Cowperitis, Reste eines Prostataabscesses, Samenblaseneiterung usw.

4. **Durch Fistelbildung** nach Durchbruch von Drüsenabscessen nach der Körperoberfläche oder in das Rectum und nach den Harnwegen, z. B. Urethralfistel, Rectourethralfistel usw.

5. **Durch Spätfolgen der gonorrhoischen Infektion:**
a) bei der Harnröhrenstriktur und ihren Komplikationen, periurethralen Phlegmonen, Fistelbildung, komplette oder inkomplette Harnretention, Harnweginfektion, Niereninsuffizienz,
b) bei durch entzündliche Veränderungen in der Vorsteherdrüse verursachten Störungen am Blasenhals mit Urinbeschwerden,
c) bei Veränderungen, insbesondere Strikturen und Abknickungen am Harnleiter,
d) bei durch Prostataerkrankungen verursachten Urinstauungen mit Nierenschmerzen, Peri- und Paranephritis,
e) bei schweren Harnweginfektionen, Fällen von Pyelonephritis und Perinephritis, chirurgischer Niere usw.,
f) bei chronischen Veränderungen infolge Samenblasenerkrankung, insbesondere an den Gelenken, chronischer Harninfektion aus demselben Grunde,
g) bei chronischer rezidivierender Epididymitis bei Systemerkrankung der Samenwege,
h) bei Verlust der Zeugungsfähigkeit zur Wiederherstellung derselben.

6. **Bei Erkrankung kongenital veränderter Harn- und Geschlechtsorgane,** wie Veränderungen am Praeputium, Erkrankung akzessorischer Gänge, doppelter Harnröhre, angeborener Verengerung des Orificium externum usw.

7. **Schließlich können metastatische Erkrankungen,** abgesehen von den das Leben direkt bedrohenden Komplikationen, eine Indikation für chirurgisches Eingreifen bieten, z. B. Eröffnung gonorrhoisch erkrankter Schleimbeutel, periartikuläre Eiterung, Sehnenscheidenentzündung usw.

An dieser reichhaltigen Aufstellung ist ersichtlich, daß die Chirurgie der Gonorrhöe ein weitverzweigtes Arbeitsgebiet darstellt, welches neben kleineren, geringe technische Fertigkeit erfordernden Aufgaben viele solche enthält, welche nur durch den chirurgisch voll ausgebildeten Arzt bewältigt werden können.

Spezieller Teil.

Spezielle Indikationsstellung und Operationsmethoden.

Harnröhre und Penis.

Die enge Harnröhrenmündung, ob sie angeboren oder durch ein späteres Trauma narbig verengt wurde, muß bei gonorrhoischer Infektion erweitert werden. Die Ausmündung der hypospadischen Harnröhre ist meistens hochgradig verengt, vielfach punktförmig, besonders wenn sie an der Glans-Schaftgrenze des Penis und dahinter liegt. Sie ist manchmal von den Ausmündungen der dorsalen Drüsen in der klaffenden Glansspalte schwer zu unterscheiden. Traumatische Verengerungen sind meistens die Folge von schlechter Circumcision mit Verletzung der Glans oder Verbrühungen oder Verätzungen. Auch enge, unbehandelte Phimosen lassen die Glans und damit den Anfang der Harnröhre nicht zur normalen Entwicklung gelangen. Die Erweiterung muß erfolgen, um der Eiterung freien Abfluß zu gestatten und einer Eiterretention und damit verbundener, schneller Ascendierung der Infektion vorzubeugen.

Der zu diesem Zwecke vorzunehmende Eingriff wird Meatotomie genannt. Er besteht in der scharfen Spaltung der ventralen Harnröhrenwand auf einige Millimeter bis zu einem halben Zentimeter. Zu seiner Vornahme hat man besondere Instrumente, sog. Meatotome, konstruiert, die im allgemeinen entbehrlich sind. Für die kleine Operation anästhesiert man das Operationsgebiet am besten mit feinen Einspritzungen (Pravaz) einer $1\frac{1}{2}\,{}^0/_0$igen Novocain-Suprareninlösung. Man führt eine feinere Knopfsonde in die Harnröhre ein, hebt damit die ventrale Wand ab und spaltet nun mit einer kleinen geraden Schere Haut und Harnröhre mit einem Schnitt. Es folgen zwei bis drei feine Catgutnähte, welche die Schleimhaut an die Wundränder der Haut ansäumen, um einer späteren Verengerung vorzubeugen. Mit diesem Vorgehen kann man sich die empfohlene Tamponade der Wunde ersparen. Nach Abheilung der Wunde, welche durch ein kleines bei den Miktionen abzunehmendes Verbändchen vor der Verunreinigung zu schützen ist, Nachbehandlung durch Stift zur weiteren Dehnung empfehlenswert. Versuche, etwa die hypospadische Öffnung bei solcher Veranlassung an die normale Ausmündungsstelle zu verlagern, führen stets zu Mißerfolgen. Es soll daher vor einem solchen Vorgehen gewarnt werden.

Sind akzessorische Gänge gonorrhoisch infiziert und als solche erkannt, so muß man sie nach Möglichkeit exstirpieren. Gänge am Penis und am Praeputium und Frenulum bieten einem operativen Eingriff keine Schwierigkeiten. Die dorsalen Gänge hingegen, welche in der Glans gelegen sind und über die Harnröhre verlaufen, sind der Exstirpation ohne gröbere Verletzung des kavernösen Gewebes, eventuell der Harnröhre selbst, nicht zugänglich. Diese sollen entweder durch Elektrokauter verödet oder in die Harnröhre hinein gespalten werden, wodurch man für die Verheilung günstige Wundverhältnisse schafft. Für die durch denselben entwicklungsmechanischen Vorgang bedingten und infizierten Cysten gilt dasselbe Vorgehen.

Für das Gelingen der Operation ist zu beachten, daß der ganze Gang exstirpiert werden muß, da er sich sonst aus den zurückgelassenen Resten wiederbildet und zu erneuter Fistelbildung führt. Ich habe in einem Fall dreimal operieren müssen, bis das Übel ganz beseitigt war. Es verhält sich hier mit den Bedingungen der Heilung genau so, wie bei den kongenitalen Halsfisteln. Man kann sich auch derselben Mittel bedienen, um dem Mißerfolg auszuweichen. Man muß vorsichtig präparieren und den Gang im Zusammenhang zu exstirpieren versuchen, stets daran denken, daß er primär oder sekundär — nach Durchbruch — mit der Harnröhre in Verbindung sein kann. Man markiert sich die Harnröhre durch ein Itinerarium oder Sonde von entsprechend starkem Kaliber, wodurch man die Gewebe des Operationsgebietes in einer gewissen Spannung und wenig verschieblich erhält. Zweckmäßig ist die Einspritzung einiger Tropfen einer Methylenblaulösung durch die cutane Öffnung der Gänge vor der Operation, wodurch eine Kommunikation mit der Harnröhre sich verraten wird, und welche die zu exstirpierenden Gewebe blau färbt und ihre Ausdehnung markiert. Mußte die Harnröhre eröffnet werden, so vernäht man die Schleimhaut mit 1—3 feinsten Catgutnähten in querer Richtung, um keine Stenose zu schaffen, zieht das periurethrale Gewebe mit einigen ebensolchen Suturen darüber zusammen. Schließlich kann man auch die Hautwunde bis auf eine sog. Fadendrainage vereinigen, oder man läßt diese, wenn man eine Infektion befürchtet, zugranulieren. Die Operation soll man in Leitungsanästhesie (Querschnittanästhesie des Penis entfernt von der Operationsstelle oder Sakralanästhesie)

oder evtl. in Allgemeinnarkose ausführen. Eine unvollkommene Schmerz-
betäubung stört die erforderliche Ruhe bei der subtilen Arbeit und gefährdet
den Erfolg.

Was den Zeitpunkt der Operation anlangt, so soll man nach Möglichkeit
das Abklingen der akuten Harnröhreneiterung abwarten. Bei den dorsalen
Gängen wird es nicht immer möglich sein zum günstigsten Zeitpunkt einzugreifen.

Sehr lange, mit der Harnröhre parallel, meist dorsal von ihr verlaufende
Gänge werden als Nebenharnröhre oder doppelte Harnröhre bezeichnet.
Die Bezeichnung ist insofern nicht stichhaltig, da diese Röhren nicht zur Ableitung des Urins dienen. Sie sind nicht exzessiv seltene Vorkommnisse und
werden gewöhnlich gelegentlich ihrer Infektion durch Gonokokken entdeckt. Auch
bei diesen Gebilden ist die Exstirpation die einzig rationelle Behandlungs-
methode, da sie nicht nur für den Kranken, sondern auch für andere eine nie
versiegende Infektionsquelle bedeuten. Man muß jedoch wissen, daß bei ihrer
Beseitigung es sich um größere, technisch unter Umständen recht schwierige Eingriffe handelt. Über ihre Länge und Ausdehnung kann man sich durch die
Röntgenuntersuchung Aufklärung verschaffen, ebenso wie über ihre Beziehungen
zu der richtigen Harnröhre. Man führt Sonden oder noch besser schatten-
gebende, halbflüssige oder flüssige Substanzen in beide Röhren ein und stellt
sie auf dem Röntgenbild dar. Auf diese Weise kann ein befriedigender Operations-
plan geschaffen werden.

Die infolge einer gonorrhoischen Infektion entstandenen Fistelgänge der
Harnröhre sind nicht gleichwertig. Einmal kann es sich um Eiter- und zweitens
um Urinfisteln und schließlich um solche, welche sowohl Eiter als Urin
führen, handeln. Es kommt vor, daß eine Fistel einmal nur Eiter, das andere
Mal Urin entleert. Ferner können die Fisteln am Penis, am Damm, perianal
und schließlich im Rectum selbst ausmünden. Die Fisteln können vereinzelt
vorkommen, können aber auch multipel sein. Sie sind nach ihrer topographischen
Gruppierung von verschiedener Dignität und erheischen verschiedenartige
Behandlung.

Die am freien Penisteil vorkommenden Fistelgänge — eiternde paraurethrale Gänge sind hier auszuschließen — entstehen nach Vereiterung und
Durchbruch von Littréschen Drüsen. Es kann sich dabei meistens um ventral
liegende Drüsen handeln. Ausnahmsweise senkt sich die Eiterung einer dorsalen Drüse nach Durchbruch der Hülle des Corpus cavernosum urethrae
zwischen dieses und der Hülle des Corpus cavernosum penis ebenfalls ventral-
wärts. In der Regel jedoch erfolgt Durchbruch und Entleerung solcher Abscesse nach der Harnröhre zu. Je nachdem es sich um Perforation durch die
Haut oder nach der Harnröhre und nach der Haut zu handelt, bildet sich eine
Eiter- oder Urinfistel. Eine Prädilektionsstelle dieser Fisteln ist die Grenze
zwischen Glans und Schaft.

Die Eiterfisteln sind durch Exstirpation des erkrankten Gewebes zu beseitigen. Besonders ist dabei auf das Vorhandensein erkrankten Drüsengewebes
zu achten. Spaltung mit Exkochleation der Gewebsreste führt nicht immer
zum erwünschten Ziel. Sollte durch diese Operation die Harnröhre eröffnet
werden, so ist ihr Verschluß in der vorhin beschriebenen Weise anzustreben.
Auch für die Heilung der Harnfisteln ist die Beseitigung alles Kranken Grund-
bedingung: nur durch das Aneinanderlegen gesunder Gewebsteile kann die
Öffnung geschlossen werden. Der Gang der Operation ist ähnlich wie bei den
paraurethralen Eiterungen: Sonde in die Harnröhre: Exstirpation der Fistel-
ränder durch Anfrischung; Ablösung der Haut und der Schleimhaut: quere Naht
der Harnröhre; Deckung durch Heranholen periurethralen Gewebes: Naht der
Haut. Für die Ableitung des Urins durch Dauerkatheter braucht man nicht

zu sorgen. Mir gelang die Vereinigung stets ohne diese Maßnahme, welche besonders in den Fällen mit noch bestehender Harnröhreninfektion, und in diesem Zustand gelangen die meisten Fisteln zur Operation, sowieso zu überlegen wäre. Sollte die Fistel nicht ganz zuheilen, so kann die verbliebene kleine Lücke durch Behandlung mit der Lapissonde — Knopfsonde von entsprechender Größe erwärmt durch den Lapisstift gezogen — geschlossen werden. Ich bin mit diesen einfachen Maßnahmen stets ausgekommen. Es kann jedoch bei großen Defekten ab und zu mal ein plastisches Vorgehen notwendig werden. In diesem Fall muß man das Verschwinden der Infektion abwarten, da die komplizierten Wundverhältnisse diese nicht vertragen würden. Empfehlenswert für solche Fälle ist das Heranholen plastischen Materials aus der Scrotalhaut.

Größere chirurgische Bedeutung besitzen die Fistelgänge in der Scrotalgegend und am Damm. Sie sind mitunter multipel von sehr chronischem Verlauf und nicht selten mit Veränderungen der Harnröhre kompliziert. Hier interessieren uns diejenigen Fisteln, welche infolge einer gonorrhoischen Erkrankung der COWPERschen Drüsen und der Prostata entstehen, während die durch periurethrale Phlegmone bei Harnröhrenstriktur entstandenen im entsprechenden Kapitel abgehandelt werden sollen. Große Schwierigkeiten kann manchmal die Unterscheidung von Tuberkulose und Lues verursachen. Außerdem sind die Organe des Hodensacks als Fistelquelle auszuschließen. Bei den in der Analgegend sitzenden Fisteln muß, was besonders schwierig sein kann, ihre Provenienz vom Mastdarm aus ausgeschlossen werden. Gründliche Erhebung der Anamnese, erschöpfende klinische Untersuchung sind die Grundbedingungen für ihre richtige Bewertung, und ergeben erst die Möglichkeit für ihre Beseitigung. Nachdem die Organe, deren Erkrankung die Fistelung verursacht, in der Tiefe liegen und von mannigfachen Fascien und Muskelschichten bedeckt sind, handelt es sich hier um schwierige, größere Eingriffe, um so mehr da der Eingang am Damm durch das Knochengerüst des Beckens begrenzt und eng ist. Sie erfordern genaue anatomische Kenntnisse und gutes Orientierungsvermögen. Die erkrankten Organe sind breit freizulegen, eventuell ganz oder teilweise zu entfernen. Bei den COWPERschen Drüsen ist auf die große Ausdehnung zu achten, und darauf, daß ein wesentlicher Teil derselben sich innerhalb des Bulbus urethrae verbirgt. Die Prostata ist ähnlich freizulegen, wie bei der perinealen Prostatektomie. Die Fistelgänge müssen verfolgt und exstirpiert werden, die erkrankten Drüsenteile sind zu entfernen. Besteht keine Kommunikation mit der Harnröhre, so ist damit für die Heilung alles getan. Handelt es sich jedoch um Urinfisteln, so muß für die Ableitung des Urins vorher Sorge getragen werden, am besten wohl durch eine suprapubische Fistel. Manchmal ist es empfehlenswert diese einige Wochen früher anzulegen, damit die entzündlichen Veränderungen um die Fistel herum zurückgehen. Diese zeigen manchmal daraufhin eine gute Heiltendenz und heilen sogar ganz zu. Hat man sich jedoch mit dieser Maßnahme begnügt, so brechen sie meistens einige Zeit nachdem der Urin wieder durch die Harnröhre läuft, auf. Die Eingriffe sind am besten in Sakral- oder Parasakralanästhesie auszuführen.

Ein besonders schwieriges Kapitel ist die operative Behandlung der Harnröhren-Rectalfisteln. Sie sind nur in Angriff zu nehmen, wenn seit ihrer Entstehung bereits längere Zeit verflossen ist, da sie öfters spontan auszuheilen pflegen. Allenfalls ist jedoch die Gefahr einer chronischen Rectalgonorrhöe und die Entwicklung von Mastdarmstrikturen beim langen Zuwarten zu berücksichtigen. Das Prinzip der erfolgversprechenden Inangriffnahme einer solchen Fistel besteht in der Mobilisierung des Rectums und Abtragung des Schleimhautrohres bis oberhalb der Fistel. Der gesunde Rectalschlauch wird durch den unverletzten Sphincter durchgezogen und an die Analhaut genäht. Erst nach

Vollendung dieses Aktes säubert man das Septum recto-urethrale von dem erkrankten Gewebe und versorgt die Harnröhre. Auch dieser Eingriff ist in Sakral-, Parasakral- evtl. Lumbalanästhesie auszuführen.

Neben der chronischen Infektion der großen Adnexe und deren Folgen sind die Verengerungen der Harnröhre die häufigsten Späterscheinungen der gonorrhoischen Erkrankung. Über die lokalen Veränderungen hinaus haben sie eine unheilvolle Bedeutung auf die Harnentleerung und Harnabsonderung und bilden sozusagen den Grenzpfahl an der Stelle, wo die „Kinderkrankheit" zu einem das Leben bedrohenden Siechtum ausartet. Mit leichten Störungen der Harnentleerung beginnend kommt es dabei allmählich zu einer chronischen inkompletten Retention, welche plötzlich durch totale Harnverhaltung abgelöst werden kann. Die Urinstauung setzt sich auf Harnleiter und Nierenbecken fort und das Nierenparenchym schmilzt allmählich durch Druckatrophie ein. Eine Infektion, welche plötzlich hinzutritt oder bereits seit langem lauernd dabei stand, kann momentan höchste Lebensgefahr hervorrufen. Zu der Verengerung können sich periurethritische Prozesse, Absceßbildung, das Entstehen von Fisteln und Steinbildung hinzugesellen und auch lokal schwere Krankheitszustände verursachen.

Wollte man nur die blutige Behandlung der Strikturen unter Chirurgie der Harnröhrenverengerungen verstehen, so wären die Indikationen für die Eingriffe vielleicht einfacher zu stellen, stünden jedoch auf weniger festen Füßen, und wären weniger verständlich. Ich möchte daher mit Rücksicht auf die Wichtigkeit dieses Kapitels mich etwas eingehender damit befassen.

Warum bekommt der eine Gonorrhöekranke eine Striktur und der andere nicht? Diese Frage läßt sich dahin beantworten, daß dabei zwei wichtige Momente mitspielen. Erstens die Intensität des Krankheitsprozesses in dem für die Strikturbildung besonders prädisponierten Gebiet der Pars membranacea und bulbosa urethrae. Vermutungsweise kann man wohl sagen, daß die Nacktheit der Harnröhre in diesem Teil einerseits, das Vorhandensein der Einmündung vieler periurethraler und der Cowperschen Drüsen andererseits eine gewisse lokale Disposition für die Erkrankung erklären könnten[1]). Erkranken viele Drüsen mit Eiterung und Durchbruch in die Harnröhre, so werden Muscularis und Mucosa chronisch infiltriert und verändert und heilen mit Narbenbildung aus. Zweitens muß ein konstitutionelles Moment mitspielen, die besondere Neigung mancher Menschen zur Narbenbildung resp. Bindegewebshyperplasie. Fallen diese beiden Momente zusammen, so können sie die Strikturbildung bei manchen Patienten erklären. Es wäre jedoch falsch, die Störung der Harnentleerung durch die Verengerung rein mechanisch erklären zu wollen. Ich habe bei der Operation sog. impermeabler Strikturen mit starker inkompletter Retention wiederholt verblüffend geringe lokale Veränderungen im resezierten Harnröhrenteil gefunden. Ich schließe daraus, daß bei den Folgen der Verengerung auch ein funktionelles Störungsmoment eine Bedeutung haben muß, daß evtl. die Starrheit einer infiltrierten Harnröhrenpartie dem Urinabfluß ebenso große Hindernisse bereiten muß, als eine narbige Verengerung. Wir sind noch nicht so weit, daß wir diese verschiedenen Formen der Striktur klinisch voneinander unterscheiden könnten. Denn selbst die Feststellung der Existenz einer Striktur leidet an der Unzulänglichkeit der Methodik. Kommt der Untersucher mit einer Sonde von bestimmter Dicke nicht durch die Harnröhre durch, so wird eine Verengerung

---

[1]) Schließlich wäre eine gewisse Bedeutung auch dem Umstand beizumessen, daß sich an dieser Stelle der Anschluß der entodermalen an die ektodermale Harnröhre befindet, und wir aus der allgemeinen Pathologie wissen, daß solche Gewebsabschnitte stets eine von der normalen abweichende Reaktionsfähigkeit besitzen.

konstatiert, während ein zweiter Beobachter mit derselben Sonde die Harnröhre anstandslos passiert. Ich will damit sagen, daß viele Patienten wegen Strikturen behandelt werden, die gar keine Striktur haben. Man darf unter Striktur auch nicht immer eine konzentrische Einengung des Harnröhrenlumens verstehen. Für die Unpassierbarkeit genügt oft eine seitliche Klappe, eine Verziehung des Lumens. Es ist möglich, daß die Röntgenuntersuchung der

Harnröhre, welche ein Hohlorgan nicht zwingt, sich einem eingeführten starren Instrument anzupassen, weitere zuverläßlichere Merkmale für die Strikturdiagnostik liefern wird, als die klassischen Methoden, ganz besonders wenn man die Füllung der Harnröhre nicht von vorn nach hinten, sondern per vias naturales vornehmen wird, was sich ja durch intravenöse Jodnatriuminjektion evtl. bei geeigneten Fällen durch hypogastrische Punktion bewerkstelligen läßt. Untersuchungen, die auf diesem Gebiet von E. LANGER und WITTKOWSKY neuestens vorgenommen worden sind, haben sehr nützliche Ergebnisse gezeitigt. Die zwei Abbildungen betreffen Strikturpatienten, bei welchen die Harnröhre mit $20\,^0/_0$ Jodipinlösung gefüllt wurde. Bei dem Fall, welcher auf Abb. 103 wiedergegeben ist, ist die Füllung durch eine Blasenfistel vorgenommen. Man sieht die starke Dilatation der ganzen Harnröhre bis an die strikturierte Stelle in der Pars cavernosa, bis wohin die Kontrastflüssigkeit überhaupt vorgedrungen ist. Bei Fall II (Abb. 104) ist die Füllung durch JANET vorgenommen worden. Man sieht den Ausfall durch die Verengerung vor der Pars bulbosa und die Dilatation des proximalen Harnröhrenanteils. Die mangelhafte Füllung vor der Striktur deutet

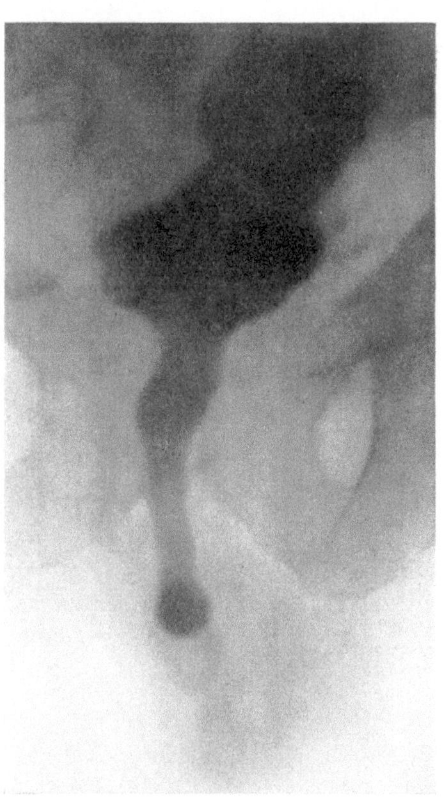

Abb. 103. Striktur der Pars cavernosa infolge luetischer Zerstörung. Füllung durch Blasenfistel.

auf hochgradige entzündliche Veränderungen der Pars cavernosa urethrae.

Welche Strikturen soll man operieren und durch welche Operation? Ganz im allgemeinen gesprochen soll man diejenigen Strikturen operativ beseitigen, bei welchen die Bougiebehandlung versagt. Versagen kann sie einmal, indem nach gelungener „Erweiterung" der Striktur immer wieder Rezidive eintreten — Versagen als Effekt —, zweitens, wenn sie nicht durchzuführen ist, weil man nicht über gewisse niedrige Nummern hinauskommt, ohne Blutungen, schwere lokale und allgemeine Reaktionen hervorzurufen, oder wenn das Einführen selbst dünnster Bougies auf unüberwindliche Schwierigkeiten stößt — Versagen als technisches Mittel. Operieren soll man außerdem die sog. multiplen Strikturen und die Strikturen älterer Männer, bei denen es sich um längst abgeschlossene Vernarbungen handelt, eventuell mit weit vorgeschrittenen sekundären Veränderungen. Zu operieren sind schließlich die sog. komplizierten Strikturen mit periurethraler Entzündung, Fistel- eventuell Steinbildung, mit schwerer Urininfektion. Außer diesen Gruppen sind noch zu operieren die sog. weiten Strikturen, welche zwar für Instrumente mittleren Kalibers (18—20 Charr.) durchgängig, aber durch Dehnung nicht beeinflußbar sind und mit einer merklichen Harnstauung einhergehen. Die aufgezählten Indikationen sind auf Grund der lokalen Veränderungen gestellt. Weitere

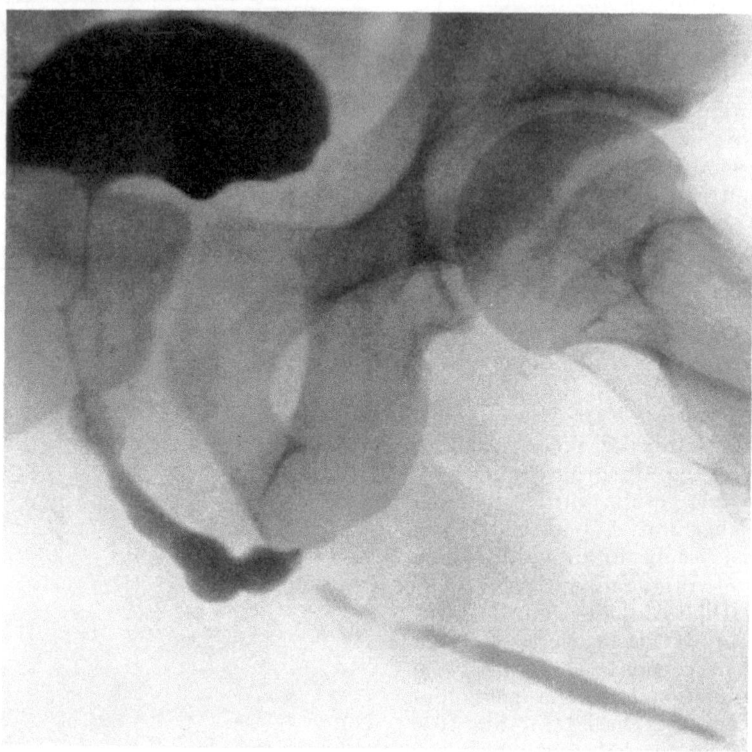

Abb. 104. Striktur in der Pars bulbosa urethrae. Füllung durch die äußere Harnröhrenöffnung.

Gesichtspunkte gewinnen wir durch Beobachtung der Entleerungsstörung und der Nierenfunktion. Ist die Menge des Resturins bestimmbar, was gleichbedeutend ist mit der Einführbarkeit eines Katheters, so wird diese gewisse Vergleichswerte liefern können. Nimmt sie nicht im Maße der Wegsamkeitssteigerung ab, so ist mit der Dilatation nicht genügend getan. Fälle bleibender Funktionsstörung nach Dilatation sind zu operieren. Ebenso Fälle, bei denen die Funktion der Nieren sich nicht wieder bessert nach der Dilatationsbehandlung.

Bei Strikturpatienten prüfen wir die Nierenfunktion teils an indirekten Symptomen, wie Blutdruckmessung und Bestimmung des Rest-N im Blut, teils an direkten, wie durch die Indigocarminprobe und durch den Verdünnungs- und Konzentrationsversuch. Wir gebrauchen zur Orientierung die jeweils anwendbaren Methoden. Man ist häufig über die schwere Funktionsstörung erschrocken, die man bei diesen Kranken findet, und die mit die schwersten

Grade von Niereninsuffizienz darstellen, die man in der chirurgischen Praxis beobachten kann. Über die angeführten Momente hinaus bietet natürlich die unüberwindbare, akute Harnverhaltung ebenfalls Anlaß zum chirurgischen Eingriff.

Was nun die Wahl der Operationsmethode anlangt, so erscheint die früher am meisten geübte innere Urethrotomie so gut wie ganz aufgegeben. Dasselbe läßt sich von der Urethrotomia externa sagen. Beide Operationen stellen nur noch einen Notbehelf für Fälle dar, bei welchen ganz besondere Verhältnisse vorliegen. Die Operation der Wahl ist die zirkuläre Resektion der Harnröhre im ganzen Gebiet der Veränderungen, mit Exstirpation des periurethralen Narbengewebes und nachherige Naht eventuell nach Mobilisation des ventralen, insbesondere aber des peripheren Stumpfes, eventuell nach Durchtrennung des Ligamentum suspensorium penis. Auf diese Weise lassen sich die größten, selbst bei traumatischen Strikturen bloß in Frage kommenden Defekte ohne wesentliche Spannung überwinden. Eine wichtige Vorbedingung für das Gelingen dieser Operation ist die temporäre Ableitung des Urins durch eine hypogastrische Fistel. Dieser erste Akt der Operation ist in Lokalanästhesie, die Resektion selbst in Sakral- evtl. Parasakralanästhesie auszuführen. Für die Durchtrennung des Ligamentum suspensorium ist besonders zu anästhesieren. Als Vorbereitung Abführen, dann Opium. Letzteres ist acht Tage lang nach der Operation in der Menge von 5—10 Tropfen täglich nebst stopfender Diät zu verabreichen. Die hypogastrische Fistel wird in einfachster Weise angelegt durch Längsschnitt in der Mittellinie nach unten bis über die Symphyse. Kleiner querer Visierschnitt durch die Rectusscheide zur Feststellung der Linea alba. Längsschnitt durch die Linea alba in 6—8 cm Länge, stumpfes Auseinanderziehen der Pyramidales resp. Recti, Hochstreifen des Peritoneums, Anlegen von zwei Haltefäden durch die ganze Dicke der Blasenwand (gewöhnlich starke Hypertrophie!), Hochheben der angeseilten Falte und Stich mit Bistouri bis in das Blasencavum so weit, daß ein Pezzer-Katheter mit Kornzange bequem eingeführt werden kann, Knüpfen der Haltefäden, eventuell eine Naht durch den Blasenschnitt, durch welche die Blase gleichzeitig an die Rectusscheide befestigt wird, Streifen und Drain in das Cavum praeperitoneale, Fascien und Hautnähte. Dann Lagerung in Steinschnittlage. Itinerarium bis zur Strikturstelle, Schnitt in der Raphe zwischen Scrotalansatz und Anus. Man hält sich streng an die Mittellinie und dringt auf die Harnröhre vor. Diese wird mitsamt aller ihrer Schichten freipräpariert und kann dann mittels eines herumgelegten Zügels dirigiert werden. Manchmal gelingt so das Herauspräparieren bis über die erkrankte Stelle. Würde dieses Vorgehen Schwierigkeiten bereiten, so mache man ruhig einen Querschnitt durch die Harnröhre und setze das Präparieren an dem proximalen Teil weiter fort, indem man es durch Fadenzügel oder Klammern vorzieht. Gleichzeitig exstirpiere man das Narbengewebe rings herum. Ist man im gesunden Gewebe angelangt, so mobilisiere man noch ein Stück proximalwärts die Urethra, bevor man sie ebenfalls quer oder noch besser etwas schräg durchtrennt. Man prüft jetzt die Durchgängigkeit des proximalen Teiles und schiebt einen Nélaton in die Blase durch, welchen man vorher bereits durch die distale Harnröhre durchgezogen hat. Darüber werden die beiden ovalen Schnittränder durch periurethrale Knopfnähte vereinigt, das periurethrale Gewebe darüber zusammengezogen und die Haut bis auf eine Drainstelle versorgt. Nun wird der Nélaton aus der Blase gezogen. Am 10. bis 12. Tag Nélaton durch die Harnröhre als Dauerkatheter, Entfernung des Blasendrains. Die suprapubische Fistel schließt sich für gewöhnlich in wenigen Tagen von selbst. Als Nachkur Einführen eines Dittelbougies von 23 Charr., zunächst wöchentlich, im zweiten Monat zweiwöchentlich, vom 3. bis zum 6. Monat monatlich einmal.

Diese einzeitige Operation ist jedoch nur für diejenigen Fälle zu empfehlen, bei welchen die Nierenfunktion noch nicht wesentlich gestört ist. Bei gestörter Nierenfunktion bin ich seit geraumer Zeit zu der zweizeitigen Operation — gerade wie bei den schweren Formen der Prostatahypertrophie — übergegangen. Solche Patienten vertragen manchmal selbst den Blasenschnitt schlecht, so daß man die Entleerung der Blase bei ihnen nur allmählich vornehmen soll. Nach 14 Tagen bis einigen Wochen kann dann die perineale Operation angeschlossen werden, nachdem man sich über die Besserung der Nieren vergewissert hat. Auch bei schweren entzündlichen Veränderungen, Abscessen und Fisteln ist zunächst nur Blasenschnitt und Absceßspaltung zu empfehlen. Nach Rückgang der lokalen Entzündung gelingt manchmal die Dehnung retrograd oder von vorne her. Hier wäre unter Umständen eine Sondierung ohne Ende wie bei Oesophagusstenosen zu versuchen.

Zum Schluß sei in diesem Abschnitt der Rolle der Vorhaut in der Chirurgie der Gonorrhöe gedacht. Unbeseitigte Phimosen rächen sich bei der Infektion durch Gonorrhöe. Nicht nur daß sie den freien Eiterabfluß behindern und die Durchführung der vom Arzte vorgeschriebenen, hygienischen Manipulationen stören, die Stauung der eitrigen Sekrete wird bald Balanitis und Posthitis verursachen, und das starke Ödem vergrößert die geschilderten Unzuträglichkeiten. Versagt die lokale antiphlogistische Behandlung, so wird man die dorsale Spaltung des Praeputiums vornehmen müssen. Die Paraphimose, welche bei Ödem des Gliedes und zurückgestreifter Vorhaut eintreten kann, wird man auch nicht immer unblutig lösen können. Man kann es statt der üblichen dorsalen Incision mit multiplen, kleinen Scarificationen versuchen, die das Ödem, eventuell unter Druckanwendung, ablaufen lassen und die Reposition ermöglichen.

Die drüsigen Adnexe der Harnröhre.

Das Wesentliche über die chirurgischen Komplikationen, welche durch die sog. Littréschen Drüsen verursacht werden können, ist bereits im vorhergehenden Abschnitt niedergelegt. Ebenso sind der Ausgang der eitrigen Cowperitis und die chirurgischen Maßnahmen dagegen bereits geschildert. Anzuführen wäre nur noch, daß auch eine Form der chronischen Infektion dieser Drüse existiert, welche zur richtigen schweren „kryptogenen Sepsis" führen kann. Dabei mangelt es subjektiv fast an jedem lokalen Symptom. Hat man durch sorgfältige bimanuelle Palpation am Rectum und am Damm auch Veränderungen der Drüse — Vergrößerung, Empfindlichkeit, periadenitisches Infiltrat — festgestellt, eventuell sogar im Exprimat die Krankheitserreger nachgewiesen, so soll man mit der Entfernung derselben nicht zögern. Daß die Erkrankung der Cowperdrüsen eine gewisse Rolle für das Entstehen der postgonorrhoischen Strikturen spielt, wurde bereits weiter oben angedeutet.

Die gonorrhoisch erkrankte Prostata kann in jedem Stadium der Krankheit Veranlassung zum chirurgischen Eingreifen werden. Selbst im akuten Stadium der Krankheit gibt es Fälle mit heftigsten Schmerzen, hohen Temperaturen mit schwerem Allgemeinzustande, die trotz tagelanger Anwendung aller bekannten konservativen Mittel unbeeinflußt bleiben. Die Drüse selbst ist stark, oder auch nur mäßig vergrößert, eine Absceßbildung kann nicht nachgewiesen werden. Ich habe in solchen Fällen wiederholt die Prostata vom Damm aus freigelegt, habe immer schweres periprostatisches Ödem gefunden, die incidierte Drüse war von kleinen, gelblichen Pünktchen durchsetzt, welche sich in dem aus excidierten Stückchen angefertigten mikroskopischen Präparat als kleine Abscesse erwiesen. Das erkrankte Gewebe wurde durch breite Incisionen in die Drüse freigelegt und tamponiert. Den Urin habe ich meistens durch dünnen Katheter, einmal sogar durch Sectio alta abgeleitet. Es trat in allen operierten Fällen eine fast momentane subjektive und objektive Besserung ein. Schmerzen und Fieber verschwanden wie auf einen Schlag, die Wundheilung war stets schnell und ungestört. Ich habe den besten Eindruck von diesen Eingriffen gewonnen, um so mehr, da die Abheilung der Prostatitis selbst, nach denselben schnell und gründlich von statten ging. Diese Fälle wären wohl, wenn man länger gewartet hätte und den Patienten die Qualen dieses Zustandes weiter zugemutet hätte, allmählich in Abscedierung übergegangen. Man hat durch den frühen Eingriff dem Kranken nicht nur die schweren Tage, sondern auch eine funktionstüchtige Drüse erspart und sie von den später zu schildernden Folgen der chronischen prostatischen Infektion verschont. Denn zweifellos sind Patienten, bei denen es zu Spontanheilung, d. h. zum Durchbruch des Prostataabscesses oder zu einer späten Eröffnung gekommen war, durch zwei Nachteile bedroht: durch eine chronisch werdende Harninfektion und durch das Zugrundegehen des Drüsenparenchyms. Schon deswegen, damit ein solcher Ausgang vermieden werden kann, ist der chirurgisch einzig korrekte Standpunkt die Eröffnung des Prostataabscesses, sobald sein Vorhandensein sichergestellt ist, und zwar die Eröffnung ohne daß man dabei die Harnwege verletzt. Man wird leider mit dieser streng zumutenden Forderung vorerst nicht durchdringen. Derselbe Arzt, der jede kleine oberflächliche Eiterung, sobald sie „reif" ist, mit dem Messer verfolgt, wird bei dem schwerer zugänglichen Absceß der Vorsteherdrüse ruhig zusehen und den seiner Ansicht nach erlösenden Durchbruch in die Harnwege abwarten. Es soll daher eine zweite Indikationsgruppe angeführt werden, welche die besonderen Momente zusammenfaßt, die bei einer Prostataeiterung den chirurgischen Eingriff absolut erfordern: 1. schwere septische Formen, 2. unerträgliche lokale Beschwerden, 3. Durchbruch in das periprostatische Gewebe, periprostatischer, subperitonealer Absceß, mit Durchbruchgefahr in das Rectum, Gefahr der Durchwanderungsperitonitis (subperitoneale Phlegmone), 4. Harnretention, die tagelang nicht weichen will, 5. mangelhafte Entleerung eines durchgebrochenen Abscesses mit Fortdauer hoher Temperaturen und intermittierender Beschwerden, 6. Periureteritis, Perinephritis mit Koliken.

Einmal sah ich das Symptomenbild der perinephritischen Eiterung bei Prostataabsceß voll entwickelt. Die systematische Untersuchung ergab das Vorhandensein des Prostataabscesses nach dessen Eröffnung die Beschwerden an der Niere prompt verschwunden waren. Hier wäre zu erwähnen, daß nach Prostataeiterung manchmal sich tatsächlich perinephritische Abscesse entwickeln. Man muß die retroperitonealen Lymphwege mit der Verschleppung der Infektion beschuldigen, obzwar eine embolische Entstehung nicht ganz auszuschließen ist.

Die Eröffnung des Prostataabscesses wird sich bei Eiterungen verschiedener Intensität verschieden gestalten. Man wird im allgemeinen entweder im Ätherrausch oder in Narkose oder Sakralanästhesie operieren. Gegen die letztere spricht unter Umständen die große Nähe des virulenten Infektionsherdes zur epiduralen Einstichstelle. Man operiert stets vom Damm aus. Die Kranken befinden sich in Steinschnittlage. Läßt sich die Stelle der Abscedierung genau lokalisieren, so wird man an der entsprechenden Seite eine über den Tuber ischii beginnende und nach der Ansatzstelle des Scrotums zu verlaufende Schrägincision machen. Man legt sich die Fossa ischio-rectalis frei, welche durch das darin gelagerte Fettgewebe gut gekennzeichnet ist. Nun führt man eine schmale, nicht allzu stumpfe Kornzange an dieser Stelle ein und durchstößt die Prostatakapsel in der Tiefe stumpf damit, indem man die Stoßrichtung durch das Einführen von zwei Fingern in das Rectum und über die abscedierte

Stelle sich markiert. Hat man das Gefühl, daß die Spitze der Zange sich in der Absceßhöhle befindet, so sperrt man die Arme der Zange so weit, daß eine gut fingerdicke Drainröhre in die Absceßhöhle geleitet werden kann. Diese wird mit einer Naht an der Haut befestigt. Mir hat diese einfache Operation bei den vorgeschrittenen Fällen von Eiterung stets genügt. Eine Nebenverletzung ist dabei, wenn man durch das Einführen der Finger in das Rectum sich auf das Raumgefühl als Kontrolle verläßt, ausgeschlossen. Die Operation ist fast ohne Blutung, gewöhnlich ohne Anlegung einer Klemme durchzuführen. Beim Vorliegen besonderer Umstände, wie periprostatische Eiterung usw., wird der Eingriff den jeweiligen Verhältnissen angepaßt. Steht man nicht einem gereiften Absceß gegenüber, oder sind die Verhältnisse sonst irgendwie nicht klar genug, so empfiehlt sich, die Prostata mit dem Vförmigen Schnitt freizulegen und die Spaltung und chirurgische Untersuchung der Drüse unter Leitung des Auges vorzunehmen. Man achte darauf, daß man den Absceß gut freilegt, und daß man nicht eventuell einen zweiten und dritten periprostatischen oder Samenblasenabsceß übersieht. Für die Nachbehandlung gelten die Regeln, die man bei der Heilung tiefer Abscesse sonst zu beobachten pflegt.

Das Vorgehen bei einfachen und komplizierten Fisteln als Folgen der Prostataeiterung ist bereits geschildert und auch darauf hingewiesen worden, daß die schlechte Entleerung eines Abscesses im akuten Stadium ebenfalls Veranlassung für eine Operation sein kann. Aber auch die chronische Eiterung der Vorsteherdrüse, mit immer wiederkehrenden akuten Schüben kann uns das Messer in die Hand zwingen und die Fälle, wo wir als Ursache von rezidivierender Nireninfektion, eventuell sogar richtiger Pyonephrose eine Prostataeiterung entdeckt haben. In diesen Fällen genügt die Prostatatomie nicht, es ist richtiger die Drüse nach Möglichkeit zu entfernen. Die Prostatektomie wird in solchen Fällen vom Damm aus ausgeführt.

Führt die Entzündung, was zum Glück selten geschieht, zur Sklerose der Drüse und des periprostatischen Gewebes, so entstehen Störungen, die an die Krankheitserscheinungen bei Prostatahypertrophie erinnern, und die hauptsächlich in der Störung der Urinentleerung bestehen. Diese früher mit dem Namen Prostatisme sans prostate, oder Prostatismus usw. bezeichneten Zustände lassen sich durch transvesicale, eventuell sogar durch intraurethrale Einkerbungen am Blasenhals günstig beeinflussen. Von der Entfernung der sklerotischen Drüse ist man im allgemeinen abgekommen und hat diese eingreifende Operation für besonders refraktäre Fälle reserviert. Zur Entfernung der Drüse geht man perineal evtl. sakral vor.

Bestehen bereits in der klinischen Beurteilung und chirurgischen Indikationsstellung bei den Prostatainfektionen gewisse Schwierigkeiten, so kann bei den gonorrhoischen Erkrankungen der Samenblase in dieser Hinsicht geradezu von einer fast beispiellosen Unklarheit die Rede sein. Diagnostische Schwierigkeiten werden schon dadurch verursacht, daß die Symptome der Krankheit in irgend einem entfernten Gebiet der Samenwege oder des Harnsystems sich dokumentieren, und das Grundleiden übersehen wird. Bei den engen physiologischen und pathologischen Beziehungen, welche die Organe des samenableitenden Systems verbinden, wird die Besprechung der Chirurgie der Samenblase am besten im Zusammenhang mit der des ganzen Systems erfolgen.

Die Samenwege.

Die Begründung der chirurgischen Stellungnahme bei den gonorrhoischen Erkrankungen der Samenwege läßt sich in den folgenden fünf Punkten zusammenfassen:

1. Wann ist ein chirurgischer Eingriff bei den Erkrankungen der Samenwege geboten?

2. Welche Vorteile und welche Nachteile hat ein solcher Eingriff?

3. Welche Vorteile und welche Nachteile hat gegebenenfalls die konservative Behandlung?

4. Welche Behandlungsweise sichert die besten Erfolge? in bezug:

a) auf Erhaltung des Organs und der Funktion;

b) auf das Verhüten unerwünschter Komplikationen.

5. Welche Operationsmethoden sollen angewendet werden, und läßt sich für die einzelne Methode eine bestimmte Indikationsstellung ergründen?

Ad 1. In welchen Fällen ist im allgemeinen eine chirurgische Indikationsstellung bei der Erkrankung dieser Organe begründet?

In erster Linie a) natürlich dann, wenn es sich um schwere akute primär lebensbedrohende Zustände handelt, b) wenn es sich um Erkrankungen handelt, welche in ihren Folgen sekundär das Leben bedrohen können, ferner c) bei solchen, welche dauernde Invalidität verursachen, und schließlich d) bei solchen, welche ein chronisches Kranksein bedingen, vorausgesetzt, daß andere Behandlungsmethoden nicht zum Ziele führen. Zuletzt e) könnte man annehmen, daß unter besonderen Verhältnissen auch das Bestreben, die Samenbereitung und Ableitung zu erhalten, also die Funktion zu konservieren, das Ziel eines operativen Eingriffes bilden könnte, oder f) daß die Wiederherstellung dieser Funktion der Zweck desselben ist. Die ersten 3 Fälle bilden die absoluten Indikationen in der Chirurgie der Samenwege, die 3 letzten die relativen.

Im besonderen läßt sich darüber etwa folgendes sagen:

a) Akut das Leben bedrohende Zustände kommen bei gonorrhoischen Erkrankungen der Samenblase, wenn auch selten, vor. Sie können bedingt sein durch die besondere Virulenz der Infektion, oder durch den Umstand, daß dieselbe sich auf die Umgebung, entweder auf das Beckenbindegewebe oder auf das Peritoneum fortpflanzt. Die außerordentliche Seltenheit dieser Ereignisse ist durch die fibröse Hülle der Samenblase bedingt, trotzdem sonst der große Reichtum an umgebenden Blut- und Lymphgefäßen eine derartige Propagation begünstigen würde. Kommt man also an und für sich äußerst selten in die Lage auf Grund dieser Indikationsstellung einzugreifen, so wird diese Möglichkeit noch weiter eingeschränkt durch die Schwierigkeiten, welche einer richtigen Diagnosestellung entgegenstehen. Ist die akute Infektion bloß auf die Samenblase beschränkt, so kann fast jedes lokale klinische Symptom fehlen und der Herd der Krankheit unauffindbar sein. Weiterhin kann man bei einer ganzen Reihe sonstiger akuter Infektionen die Miterkrankung der Samenblasen feststellen, andererseits kann die Erkrankung der Samenblasen die Ursache schwerer Allgemeinerkrankungen sein. Aber das anatomische und das lokale klinische Substrat dieser Krankheitsbilder ist außerordentlich spärlich und beschränkt sich in vielen Fällen bloß auf den Nachweis der pathogenen Keime in der Samenblase. Diese Fälle sind außerdem meistens von foudroyantem Verlauf. Handelt es sich wiederum um das Übergreifen der Infektion, so werden bei einer Phlegmone des Beckenbindegewebes das häufige Mitergriffensein der Prostata, bei der Peritonitis die sonstigen Entstehungsmöglichkeiten dieser Erkrankung der Differentialdiagnose besondere Schwierigkeiten bereiten. Ich konnte in der Literatur auch keinen Fall finden, bei welchem eine von einer Samenblasenerkrankung ausgehende Peritonitis klinisch diagnostiziert und operiert worden wäre. Einzelne Sektionsbefunde hingegen, welche diese Verhältnisse aufgedeckt haben, liegen vor. Etwas günstiger stellen sich die Verhältnisse dar, wenn die Propagation vom Samenstrang resp. Vas deferens erfolgt, z. B. bei den gonorrhoisch infizierten Leistenhoden. Die zweite Möglichkeit ist scheinbar häufiger und kann, wenn man nur darauf achtet, auch operativ-autoptisch festgestellt werden. Ist der Infekt nicht von höchster Virulenz — und diese Fälle führen in die zweite Gruppe der absoluten Indikationen über —, so kommt es zur Einschmelzung der Phlegmone und zur Absceßbildung. Operiert man in solchen Fällen meist unter der Diagnose eines Prostataabscesses perineal, denn nur selten treten solche Prozesse oberhalb des Poupartschen Bandes in Erscheinung, so findet man nach Eröffnung des am oberflächlichsten liegenden Abscesses der Vorsteherdrüse, davon vollständig getrennt an der topographischen Stelle der Samenblase eine zweite oft mächtige Eiteransammlung. Man soll auf diese Möglichkeit bei Eröffnung vermutlicher Prostataabscesse stets fahnden, sonst ist die Erkrankung mit der unvollständigen Operation nicht erledigt. Nach Abklingen der akuten Erscheinungen läßt sich die Beteiligung der Samenblase durch die übliche Untersuchungstechnik nachweisen, wenn man nicht schon früher durch das Auftreten eines Nebenhodenabscesses auf diese Möglichkeit hingewiesen wird. Schwierig ist natürlich die Abgrenzung im akuten Stadium von einer periprostatischen Eiterung. Wie hartnäckig solche Infektionen verlaufen, beweist ein Fall, bei welchem nach Incision des Abscesses vom Damm aus beide Nebenhoden vereiterten, eine paranephritische Eiterung sich einstellte, und erst nach Eröffnung aller dieser Eiterherde die Genesung eintrat. Auch durch die Störung der Harnleiterfunktion und Entwicklung chronischer Niereneiterung kann eine derartige Erkrankung verhängnisvoll werden.

Eine durch ihre Folgen das Leben bedrohende Erkrankung kann sich in der Form der chronisch verlaufenden Samenblasensepsis entwickeln. Sind die Akten über diese Erkrankung auch noch nicht abgeschlossen, so ist sie durch die klinische Beobachtung genügsam bekannt. Je nach der Chronizität des Verlaufs fallen derartige Erkrankungen in die 2. bis 4. Gruppe der vorhin angeführten Indikationsstellung.

Was die beiden ersten Gruppen anlangt, so werden die hierher gehörenden Fälle, insofern der akute Verlauf es nicht vereitelt, wohl stets dem Chirurgen überantwortet. Bei der dritten Gruppe hingegen liegen die Verhältnisse nicht mehr so klar, einmal weil der Zusammenhang zwischen der Erkrankung der Samenblase und der schweren arthritischen Erscheinungen und sonstigen Metastasen nicht jedermann einleuchtet, dann aber auch deswegen, weil die Erkrankung der Samenblase bereits vor Jahren abgelaufen oder klinisch überhaupt unbeachtet geblieben sein kann. Klinische Erfahrungen sprechen dafür, daß, insofern die Samenblase den primären Herd der Infektion bildet, die metastatischen Veränderungen sich nach der Operation — soweit es sich nicht um irreparable anatomische Prozesse handelt — zurückbilden, und selbst dann, wenn die Erkrankung der Samenblase sekundär ist, sich durch die Entfernung derselben günstig beeinflussen lassen. Andererseits halten sich derartige metastatische Prozesse selbst nach Entfernung des primären Infektionsherdes durch die sekundär erkrankte Samenblase weiter aufrecht. Man muß jedoch betonen, daß, wenn auch in vielen Fällen der Erfolg der Operation ein überraschend schneller und glänzender ist und der vollen Heilung gleichkommt, vielfach nur Besserungen erzielt werden können, und manchmal der Erfolg ganz und gar ausbleibt. Der Grund der Mißerfolge wird darin liegen, daß der Zusammenhang zwischen der angenommenen Samenblasenerkrankung und dem Gelenkleiden nicht besteht. Denn auch die Gelenkerkrankungen bilden ein ätiologisch wenig bekanntes Gebiet. Die Unsicherheit der Indikationsstellung in dieser dritten Gruppe ist daher verständlich.

Akute und chronische Entzündungen des Nebenhodens geben so gut wie nie Veranlassung auf Grund der absoluten Indikation einzugreifen, wenn es

auch denkbar und auch vorgefallen ist, daß im Anschluß an einen Nebenhodenabsceß sich eine septische Allgemeinerkrankung entwickelte.

Die vierte Gruppe umfaßt chronische Erkrankungen, welche durch eine
anderweitige Behandlung nicht beseitigt werden können, als die chronische
Spermatocystitis ohne allgemeine Metastasen und die chronische rezidivierende
Nebenhodenentzündung, welche für gewöhnlich mit der ersteren Erkrankung
verbunden ist, klinisch jedoch vielfach ganz im Vordergrund steht. Damit
kommen wir zu den relativen Indikationen, wenn auch zugegeben werden muß,
daß eine solche Erkrankung, allein schon durch ihre Chronizität, durch Schädigung des Nervensystems, eventuell selbst nach Jahren erfolgte subakute Relapse
noch zur Invalidität führen kann. Es ist daher angezeigt, diese Leiden als ernste
aufzufassen und festzustellen, inwiefern derartige Verschlimmerungen verhütet
werden können. Ob es richtig ist, die Grenze zwischen konservativer und
operativer Behandlung auf Grund der Dauer einer Erkrankung zu ziehen und
wie es viele Autoren tun, zu sagen: erfolgt die Heilung innerhalb 6 Monaten
der konservativen Behandlung nicht, dann ist die Operation angezeigt, erscheint
mir fraglich. Es gibt Fälle, die auf jeden Versuch der mechanischen Behandlung
mit einem Anfall im Nebenhoden reagieren. In den 6 Monaten hat man eigentlich
nur Behandlungsversuche unternommen und wenig genützt: der Prozeß hat
seine verheerende Wirkung auf die befallenen Organe ungehemmt entfaltet.
Die Operation wird keine Restitution mehr zur Folge haben, wie diese bei einer
früheren Ausführung möglich gewesen wäre. Andererseits besteht die Möglichkeit
zur vollständigen Ausheilung bei milderen Prozessen auch nach Ablauf der
6 Monate.

Wir finden auch bei anderen Leiden, daß die chirurgische Indikationsstellung eine Resultante vieler Faktoren darstellt:

Klinische Erfahrungen, Relation der Häufigkeit des schlimmen und guten
Ausganges der Erkrankung, ärztliche Verantwortung, soziale und wirtschaftliche
Momente spielen bei ihrer Bestimmung mit. Ich brauche nur an die Entwicklung
der chirurgischen Indikationsstellung bei der chronischen Blinddarmentzündung
zu erinnern, um zu zeigen, daß eine gewisse Verallgemeinerung in solchen Dingen
Vorteile haben kann. Dabei handelte es sich in letzterem Falle nicht um ein
Organ, dessen Funktion zu erhalten besonders erstrebenswert wäre. Und dieses
Moment fällt bei den chronischen Erkrankungen der Samenwege noch besonders
ins Gewicht. Es spitzt sich die Frage dahin zu: erstens lassen sich durch die
Operation die Rezidive verhüten, ist also durch sie eine vollständige Heilung
zu erzielen, und wenn ja, sicherer, in kürzerer oder wenigstens in gleicher Zeit
wie durch die konservative Behandlung, und zweitens: wie steht es mit der
Organfunktion bei den operierten und wie bei den nichtoperierten Fällen?

Leider sind wir auf Grund der vorhandenen Erkrankungen nicht imstande,
alle diese Fragen mit der notwendigen Sicherheit zu beantworten: die erste
Frage noch am ehesten. Rezidive kommen nach Operationen bei chronischer
Spermatocystitis und rezidivierender Epididymitis nur sehr selten vor, so
selten, daß wir sie mit Wahrscheinlichkeit auf technische Ungenauigkeit oder
unrichtige Wahl der Operationsmethode zurückführen können, die Heilung
tritt also scheinbar sicherer ein wie bei der konservativen Behandlung. Die
Zeitangaben bedeuten vielfach eine wesentliche Verkürzung der Heilungsdauer, und besonders hervorzuheben ist die vorzügliche Wirkung auf die subjektiven Beschwerden. Hingegen fehlen uns die Grundlagen für die Beantwortung der zweiten Frage fast vollkommen. Man kann also nur sagen: es
wäre empfehlenswert, auf diesem Gebiet methodisch größere operative Erfahrungen zu sammeln und dabei auf die dargelegten Gesichtspunkte besonders

zu achten. Ganz besonders möchte ich den Direktoren von Abteilungen für Geschlechtskrankheiten ans Herz legen, sich mit diesen Fragen zu beschäftigen. Man würde dadurch manche Punkte, welche die Verhütung der Sterilität des Mannes betreffen, weiter klären.

Aus dem Gesagten geht hervor, daß wir in der fünften Gruppe der allgemeinen Indikationen, aus dem Bestreben einzugreifen, um die Samenbereitung und Ableitung zu erhalten, also die Funktion zu konservieren, mit noch weit größeren Schwierigkeiten und Unklarheiten zu rechnen haben als bei allen bisherigen Gruppen. Die Schwierigkeiten wachsen um so mehr an, je mehr wir uns von den absoluten Indikationen entfernen. Die aufgeworfene Frage spielt zunächst eine Rolle bei dem von manchen Autoren verfolgten Grundsatz, die schwere akute und subakute Nebenhodenentzündung operativ anzugehen. In der heutigen Ära der Chirurgie sieht man bei akuten Entzündungen im Messer nicht mehr den einzigen Helfer in der Not, und so erscheint es eigentümlich, bei einem Leiden das Messer zu empfehlen, bei welchem es bislang im allgemeinen nicht angewendet wurde. Und trotz alledem: die Behandlung der schweren akuten und verschleppten Nebenhodenentzündung durch Incision hat etwas Bestechendes! Schnelles Nachlassen der Schmerzen, Abfall der Temperaturen, Wiederkehr der Beweglichkeit und kurze Krankheitsdauer sprechen um so mehr dafür, da der Eingriff an und für sich einfach und ungefährlich ist. Zweifellos führen hier manche Wege zur Genesung. Wir müssen feststellen, daß auch dieser Weg gangbar ist. Die große Frage, wie es nach Abklingen der Erkrankung mit der Funktion bestellt ist, **ob** die Operation sie besser erhält als die konservativen Methoden, **ob** daher bei der Erkrankung des zweiten Nebenhodens die Operation unbedingt angezeigt sei, kann noch nicht mit Sicherheit beantwortet werden. Manche Erfahrungen, auch anatomischer Natur, scheinen dafür zu sprechen.

Dieselbe Indikation kommt für die Erkrankung der Samenblasen kaum in Betracht, da unsere Kenntnisse darüber, inwieweit einerseits die Funktion derselben bei der chronischen Erkrankung gestört ist, und inwieweit diese eventuell gestörte Funktion die Fruchtbarkeit des Mannes beeinflussen könnte, andererseits über die Bedingungen einer Obliteration des Vas deferens und darüber, **ob** die Durchspülung desselben die Verstopfung verhüten, eventuell beheben könnte, ja **ob** durch diese Behandlungsart nicht seine Obliteration hervorgerufen werden kann, außerordentlich lückenhaft sind. Antworten auf diese Fragen bleiben späterer anatomischer, klinischer und experimenteller Forschung vorbehalten.

Eine exakte Indikationsstellung in der sechsten Gruppe schließlich, wo es sich um die Wiederherstellung gestörter oder aufgehobener Funktionen handelt, ist, solange die diagnostischen Möglichkeiten unentwickelt sind, ausgeschlossen. Die Wege der Diagnostik: Sondierung, Durchspülung, Röntgenuntersuchung der Samenwege nach Kontrastfüllung sind bekannt, aber ihre Ausübung steckt noch in den Kinderschuhen, und die Lokalisation eines Abflußhindernisses in den Samenwegen, um die viel schwierigeren Probleme der Störungen der Samenbereitung gar nicht zu berühren, ist nur unter besonders günstigen Bedingungen möglich.

Unsere erste Frage, wann ein chirurgischer Eingriff auf den Samenwegen für geboten erscheint, ist daher kurz dahin zu beantworten, daß die absolute Indikation dafür bei den akuten septischen, metastasierenden, abscedierenden, auf die Umgebung übergreifenden Formen der akuten und subakuten gonorrhoischen Samenblasenentzündungen, Deferenitiden und Nebenhodenerkrankungen besteht, daß der Eingriff absolut indiziert ist auch bei denjenigen chronischen Formen der Samenblasenerkrankung, welche mit rheumatischen Beschwerden, Gelenkveränderungen, Iritiden einhergehen, also einen chronisch septischen Charakter haben, ferner relativ indiziert bei den chronischen Spermatocystitiden und den rezidivierenden Epididymitiden, und bei den akuten und verschleppten Formen der Nebenhodenentzündung. Schließlich kann die festgestellte Möglichkeit der Wiederherstellung der Funktion nach abgelaufener Erkrankung einen chirurgischen Eingriff erfordern. Die letzte Gruppe wollen wir, indem wir kurz darauf hinweisen, daß es sich dabei meistens um Eingriffe handelt, welche zum Zwecke der Umgehung irgend eines Abflußhindernisses ausgeführt werden, von der weiteren Besprechung ausschließen.

Ad 2. Welches sind die Vorteile und welches die Nachteile des chirurgischen Eingreifens? Bei der Besprechung dieser Frage müssen die Erkrankungsformen, bei welchen der Eingriff aus vitaler Indikation erfolgt, ausgeschaltet werden. Auch diejenigen Erkrankungsformen, welche durch die konservative Behandlung nicht geheilt werden können, die eine schwere Invalidität bedingen, fallen naturgemäß weg.

Die Frage ist für die Gruppen der relativen Indikationen von Wichtigkeit. Welches sind also die Vorteile des chirurgischen Eingreifens bei den chronischen Spermatocystitiden und bei der chronisch rezidivierenden Epididymitis? Die chronische Spermatocystitis wird durch den geeigneten Eingriff geheilt. Es hören die oft sehr quälenden lokalen Symptome von seiten der Urethra, Blase, Mastdarm, die Samenblasen, Ureterkoliken auf. Es erfolgt also in kurzer Zeit eine Beruhigung in einem Organgebiet, welches eventuell jahrelang die Stätte quälendster Beschwerden gewesen ist. Die Heilung ist nach übereinstimmender Erfahrung definitiv, auch die Anfälle im Nebenhoden, welche die chronische Samenblasenerkrankung so oft begleiten, hören fast immer auf. Durch Sistieren des Ausflusses, der häufig vorhanden ist oder immer wiederkehrt und nicht selten bakterienhaltig ist, werden endlich nach Jahren die Infektion oder die Folgen derselben geheilt. Es wird ein Infektionsherd aus dem Körper eliminiert. Demgegenüber kann als Nachteil gelten, daß der Eingriff mit der Sterilisation des betreffenden Individuums gleichbedeutend ist. Der Nachteil ist aber nicht zu hoch anzuschlagen, wenn man bedenkt, daß derartige Kranke doch schon vor der Ausführung des Eingriffes steril zu sein pflegen.

Bei den akuten und verschleppten Formen der Nebenhodenentzündung hören, was von allen Autoren einstimmig betont wird, die Schmerzen in kurzer Zeit nach der Incision auf, die Schwellung geht schneller zurück, die Heilungsdauer ist abgekürzt, und angeblich läßt sich die Durchgängigkeit des Ductus epididymis und deferens in einem weit größeren Prozentsatz nachweisen als nach konservativer Behandlung. Auch die Infiltrate sind geringer mit als ohne Operation. Als Nachteil ließe sich kaum ein Moment anführen.

Wie wir sehen, scheinen die Vorteile des chirurgischen Eingreifens bei diesen Erkrankungsformen die Nachteile desselben wesentlich zu überwiegen.

Wie sieht es jedoch aus, wenn wir die Angelegenheit von der entgegengesetzten Seite betrachten und uns fragen, ad 3: welches die Vorteile und welches die Nachteile der konservativen Behandlung sind? Bei den chronischen Samenblasenerkrankungen scheint die konservative Behandlung keine Konkurrenzmethode der chirurgischen zu sein, solange man der Grenzen derselben gewärtig bleibt. Erkennt man die anatomischen Veränderungen — Stenose des Ductus ejaculatorius oder fibröse Umwandlung der Samenblase usw. — als irreparabel, oder sieht man, daß die Infektion durch die gewöhnlichen Mittel nicht zu beseitigen ist, so muß man die konservative Behandlung aufgeben. Bis zu dieser Grenze hat sie nur Vorteile, darüber hinaus nur Nachteile. Der springende Punkt liegt in der richtigen Indikationsstellung.

Anders verhält es sich mit den akuten und verschleppten Nebenhodenentzündungen. Denn hier führen bis auf seltene Ausnahmen auch die konservativen Methoden zur Beseitigung der Krankheit. Allerdings wirken diese
in den meisten Fällen symptomatisch und führen zwar klinisch, jedoch nicht
anatomisch zur Heilung. Hier wäre also zu untersuchen, wie es mit dem Funk-
tionsausfall bestellt ist, ob er größer ist und häufiger eintritt bei der konservativen
als bei der chirurgischen Behandlung?

Auf Grund dieser Überlegungen kann man an die Beantwortungen der
vierten Frage herangehen. Ad 4. Wo sichert die chirurgische und wo die
konservative Behandlungsweise bessere Erfolge in bezug auf die
Erhaltung des Organs und der Funktion, und inwiefern ist das
eine oder das andere Vorgehen imstande unerwünschte Komplikationen der Erkrankung zu verhüten?

Wie steht es mit dem Erfolg beim Übergreifen einer Samenblasenerkrankung
auf die Gelenke? Während in solchen Fällen die chirurgische Behandlung
in etwa $90^0/_0$ der Fälle Heilung oder wesentliche Besserung bringt, erreicht
man durch die konservative Behandlung nur in einem Drittel der behandelten
Fälle eine Besserung. Selbst wenn man nicht auf dem Standpunkt vieler
Amerikaner steht, daß eine gonorrhoisch infizierte Samenblase wahrscheinlich
überhaupt nie wieder gesund wird, muß man zugeben, daß bei weitgehender
pathologischer Veränderung des Organs man sich nie vor Rezidiven sicher
fühlen kann. Solche treten auch oft nach vielen Jahren auf. Selbst in den Fällen,
in welchen die eitrige Retention in der Samenblase durch Massage sich beseitigen
läßt, muß man daran denken, daß der pathologische Prozeß die Muskelelemente
der Wandung ergriffen hat und daß die Kontraktion der Dammuskulatur
bei der Ejaculation nicht allein genügt, um die Retention zu beseitigen. Man
befindet sich prinzipiell in derselben Lage, als ob man ein eitergefülltes Divertikel
des Urachus tagtäglich durch Druck in die Blase entleeren würde. Abgesehen von allen sonstigen Unzuträglichkeiten einer solchen Behandlung,
überschwemmt man die Harnwege ständig mit neuem Infektionsstoff. Niemand
wird eine solche Behandlungsart als befriedigend empfinden. Beachtet man
außerdem, daß die Gelenkmetastasen vielfach multipel sind, daß sie schwere
Invalidität bedingen, und mit der Zeit durch die sekundären Veränderungen
der befallenen Gelenke zu irreparablen Funktionsstörungen führen, so wird
man für diese Formen der Erkrankung die Suprematie der chirurgischen Behandlung unbedingt anerkennen müssen, indem sie wohl imstande ist, Zustände zu bessern und zu verhüten, auf welche die konservative Behandlung
vielfach ohne jede Ingerenz geblieben ist. Die Erhaltung des Organs und der
Funktion kommt allerdings für diese Art der Erkrankungen nicht in Betracht.
Das Organ muß geopfert werden, es ist unbrauchbar geworden und birgt schwere
Gefahren für den Organismus in sich. Bei den leichteren Fällen der chronischen
Spermatocystitis ist hingegen auch das operative Vorgehen konservierend.
Es besteht in der Durchspülung der Samenblase entweder per vias naturales
oder durch die Vasostomie resp. Vasopunktion. Neben Autoren, die von den
Resultaten dieser Behandlung nicht befriedigt sind, gibt es viele andere, und
gerade diejenigen, welche über große Serien von Fällen berichten, welche ganz
hervorragende Erfolge erreichen konnten. Wenn beispielsweise Cumming
336 Fälle von Spermatocystitis mit größtenteils doppelseitiger Vasotomie
behandelt hat und in den allermeisten Fällen Heilung, ja nur 24 mal Sterilität
verzeichnen konnte, so muß die Idee v. Büngners einen gesunden Kern enthalten, selbst wenn es sich nur um $80^0/_0$ von Heilungen handeln würde, wie in
der viel geringeren Kiddschen Statistik. Diese Behandlungsart ist also nachzuprüfen, wobei man nebst genauer Beschreibung des Krankheitsfalles auch

die Kriterien der Heilung präzisieren muß, damit man sich auf eine solche Statistik auch verlassen kann. Fälle, die auf diese Weise nicht heilbar waren, sind durch radikalere operative Eingriffe in günstigem Sinne beeinflußbar. Die Antwort auf die gestellte Frage wird jedenfalls so lauten müssen, daß auch bei den leichteren Formen der chronischen Spermatocystitis die operative Behandlung gegenüber der konservativen in bezug auf die Erhaltung des Organs und der Funktion Vorteile zu haben scheint. Ein Nachteil derselben ist die nicht sehr selten im Anschluß an die Vasopunktion einsetzende Nebenhodenentzündung.

Daß die Rezidive bei der operativen Behandlung der Nebenhodenentzündung seltener sind als bei der konservativen Behandlung, darauf habe ich bereits hingewiesen. Bei der chronisch rezidivierenden Form vermag nur die Operation diese zu verhindern. Während nach FINGERS Berechnung die Passage nach konservativer Behandlung in etwa $15^0/_0$ der Fälle freibleibt, berechnen CUNNINGHAM und COOK bei der Epididymotomie $55^0/_0$ mit erhaltenem Durchgang. Stimmen diese Zahlen, so erweist sich auch hier die operative Methode als der konservativen überlegen. In dem meistens im Nebenhodenschwanz sich befindenden Herde können in $50-80^0/_0$ der Fälle Gonokokken, kann in $60^0/_0$ der Fälle Eiter nachgewiesen werden. Durch die HAGNERsche Operation werden diese Infektionsherde auf einen Schlag ausgeschaltet. Auch auf den Verlauf der Erkrankung in der Samenblase, welche meist nachweisbar miterkrankt ist, ist die Epididymotomie von günstiger Wirkung. Die konservativen Behandlungsmethoden vermögen in den angeführten Punkten nicht mit den operativen zu konkurrieren. Es ist daher in Erwägung zu ziehen, diese Operation in der Zukunft häufiger auszuführen.

Ad 5. Auch für die Wahl des Eingriffes kann man gewisse Direktiven geben. Es handelt sich bei den entzündlichen Erkrankungen der Samenwege meist um Systemerkrankungen. Wenn die Samenblase krank ist, so kann eine Erkrankung des Nebenhodens immer nachfolgen, andererseits ist die Erkrankung des Nebenhodens in den allermeisten Fällen mit einer Affektion der Samenblase vergesellschaftet. So wird es in dem einen oder dem anderen Falle vielleicht Schwierigkeiten bereiten zu entscheiden, an welchem Organ der Eingriff vorgenommen werden soll. Das sind aber Ausnahmsfälle und sind durch sorgfältige topisch-diagnostische Überlegungen eventuell durch kombinierte Eingriffe ebenfalls zu bewältigen. Im allgemeinen haben wir neben Eröffnung eventuell vorhandener Abscesse die von LLOYD eingeführte, von FULLER ausgebaute Eröffnung der Samenblase, wobei es sich nicht um eine bestimmte Operationsmethode, sondern um ein chirurgisches Prinzip handelt, in den Fällen akuter eitriger Entzündung auszuüben. Für die schweren chronischen Veränderungen ist die zuerst zwar aus anderer Indikation von ULLMANN ausgeführte Exstirpation der Samenblase die Operation der Wahl; bei den leichteren Formen chronischer Spermatocystitis und chronisch rezidivierender Nebenhodenentzündung tritt die Vasotomie, Vasopunktion resp. temporäre Vasostomie in ihre Rechte, während die akuten und subakuten Nebenhodenentzündungen durch die Epididymotomie nach HAGNER am günstigsten zu beeinflussen sind. Ein solches therapeutisches Schema reicht natürlich nicht für alle Fälle aus und soll nur zur allgemeinen Orientierung dienen.

Was schließlich die sog. chronischen nicht spezifischen Nebenhodenentzündungen anlangt, so handelt es sich bei diesen um ein Denkmal, welches man diagnostischen Irrtümern errichtet hat, denen Hekatomben von Hoden zum Opfer gefallen sind. Daß dem so ist, beweisen manche mitgeteilten Statistiken, in welchen der Irrtumskoeffizient etwa $50^0/_0$ beträgt. Nur die genaue

Durcharbeitung dieser Fälle nach den Prinzipien der urologischen Diagnostik wird hier Abhilfe schaffen, ganz besonders die bakteriologische Untersuchung des Samenblaseninhaltes eventuell unter Zuhilfenahme der Kultur des Ejaculats. Man wird dann die allermeisten Fälle in die geschilderten Gruppen der chronischen Samenblasen- und Samenweginfektionen einreihen können und ihre Behandlung nach den mitgeteilten Indikationen durchführen. In letzter Linie kommt bei der Diagnostik derselben die Probeexcision in Betracht.

Von den operativen Eingriffen auf den Samenwegen seien hier die Vesiculotomie, die Vesiculektomie, die Epididymotomie, die Epididymektomie, die Vasotomie und die Vasostomie beschrieben.

Die Operationen an der Samenblase sind für gewöhnlich in Sakralanästhesie, die am Samenleiter und Nebenhoden in lokaler Leitungsanästhesie auszuführen. Nur in seltenen Fällen wird man zur allgemeinen Betäubung greifen müssen.

Die Operationen an den Samenblasen erfordern eine größere chirurgische Fertigkeit, da wir nur durch nicht ganz einfache Zugangsoperationen an dieselben herankommen können. Wir können dabei den perinealen und den sakralen, resp. den sich von dem letzteren wenig unterscheidenden ischiorectalen Weg (Voelcker) einschlagen. Bei der Vesiculotomie wird der perineale Weg genügen. Diese Operation ist zunächst mit der bereits beschriebenen perinealen Freilegung der Prostata zu beginnen. Hat man die Kapsel der Prostata erreicht, so schiebt man stumpf die angrenzenden Weichteile seitlich und nach oben davon ab, bis die Drüse in ihrer ganzen Oberfläche freigelegt ist. Am oberen Rand derselben spalten wir vorsichtig die Kapsel und dringen auf die Samenblase vor, eröffnen den Absceß oder das Empyem und führen Tampon und Drainröhre in die Eiterhöhle ein. Kann man wegen zu großer Tiefe bei engem kleinen Becken nicht auf diese Weise vorgehen, so gelingt die Eröffnung auch nach Querincision des Seitenlappens der Prostata durch die Drüse hindurch, wie ich ohne Nachteil wiederholt vorgegangen bin.

Für die Vesiculektomie wählt man am besten den sakralen resp. ischiorectalen Weg. Der Kranke wird in sog. Bauchreitlage gebracht, mit etwas erhöhtem Gesäß und gespreizten Schenkeln. Die Incision verläuft von etwas über der Steiß-Kreuzbeingrenze nach abwärts etwa 2 cm entfernt am Anus vorbei. Man durchtrennt den Muskeltrichter des kleinen Beckens und gelangt an die sog. Denonvilliersche Fascie, nach deren Spaltung man das Rectum beiseite schiebt und in den Raum zwischen demselben und Blasenfundus mit Samenblasen und Prostata eindringen kann. Dann folgt die vorsichtige Exstirpation der Samenblase, wobei man darauf achtet, daß man die benachbarte Blase und den Harnleiter nicht verletzt. Drainage der Wundhöhle angebracht. Vor- und Nachbehandlung mit Opium. Der Eingriff erfordert, wie angedeutet, gute anatomische und operative Kenntnisse.

Weniger Mühe bereiten die Operationen am Nebenhoden und Samenleiter. Bei der Epididymotomie dringt man mit kleinem Schnitt am besten über derjenigen Stelle ein, an welcher man den zu eröffnenden Herd vermutet. Man läßt den Hoden gut fixieren, damit sich die einhüllenden Schichten nicht verschieben und spaltet den Herd. Nach Ausräumung desselben heftet man mit einigen Catgutnähten die erkrankte Stelle an die Haut. Bei der Epididymektomie löst man den Nebenhoden vom Hoden, wobei man auf die Gefäße desselben besonders achtet, da bei Durchtrennung derselben der Hoden stark atrophiert. Man operiert von einem inguinalen Schnitt aus und leitet den durchtrennten Vas deferens im oberen Wundwinkel hinaus. Auf diese Weise kann man die Samenblase von der Vasdeferens-Fistel aus durchspülen. Der Stumpf epithelisiert sich später und obliteriert. Man kann den Samenleiter nach ausgeführter Resektion wieder in den Hoden implantieren.

Am einfachsten führt man die Vasotomie, Vasopunktion oder temporäre Vasostomie aus. Von einem kleinen Hautschnitt aus legt man den Samenstrang frei, sucht den Samenleiter auf, isoliert ihn, und reseziert einige Zentimeter davon die Stümpfe, nachher unterbindend oder in die Wunde verlagernd, oder punktiert ihn mit feinster Kanüle, oder man führt, nachdem man durch ein kleines lappenförmiges Schnittchen mit feiner Schere das Lumen eröffnet hat, zur Spülung die Kanüle ein. Schließlich kann man den uneröffneten Samenleiter vor die Wunde verlegen, um die Spülungen einige Tage lang wiederholen zu können. Nachher wird er wieder unter die Haut versenkt.

Es wäre noch im Zusammenhang mit den Erkrankungen der Samenwege zu erwähnen, daß sowohl der Funiculus als auch die Hodenhüllen gelegentlich miterkranken und operativ behandelt werden müssen. Serumansammlungen in der Tunica propria des Hodens bei Epididymitis acuta haben meistens nur symptomatische Bedeutung und gehen spontan mit der Entzündung der Nebenhoden zurück. Es können jedoch bei Durchbruch von Abscessen Pyocelen sich entwickeln, die eröffnet werden müssen, und bei den rezidivierenden Formen richtige Hydrocelen, die man am besten gemeinsam mit der Grundkrankheit beseitigt. Abscesse im Funiculus sind zu eröffnen, eine fortschreitende Thrombophlebitis erfordert unter Umständen die hohe Kastration oder sogar die Unterbindung der großen Venen im kleinen Becken, um den daraus entstehenden septischen Embolien vorzubeugen oder um zu verhindern, daß weiter septisches Material in den Kreislauf verschleppt werden kann.

Scrotum.

Am Scrotum kann es sich um gonorrhoisch infizierte accessorische Gänge oder Cysten handeln, die zu entfernen sind, oder um Fistelbildungen, die wir in einem vorigen Kapitel bereits näher charakterisiert haben. Hier wäre noch hinzuzufügen, daß auch der Durchbruch eines Nebenhodenabscesses unter Umständen eine langwierige Fisteleiterung am Scrotum veranlassen kann.

Spätfolgen am Harnsystem.

Unsere Darstellung wäre lückenhaft, wenn man den Spätfolgen der Gonorrhöe am Harnsystem darin nicht den gebührenden Platz einräumen würde. Sie zu berücksichtigen ist um so notwendiger, da sie den Schlußstein für unseren in der Einleitung ausgeführten Gedankengang bilden, daß die allgemeinübliche Gonorrhöebehandlung nicht zur vollen Befriedigung berechtigt.

Nachdem die Verengerungen der Harnröhre bereits in dem Abschnitte Harnröhre und Penis ausführlich besprochen wurden, erübrigt sich darüber hier weiteres zu berichten. Es sei nur nochmals besonders hervorgehoben, daß die Fernwirkung, welche sie auf Blase, Harnleiter und Nieren ausüben, mehr Beachtung bedarf. Man muß sich bei ihrer Behandlung stets dessen bewußt sein, daß über die lokale Veränderung hinaus eine ernste Störung im Harnsystem besteht.

Erwähnt wurden bereits die auf Grund chronischer Entzündung der Vorsteherdrüse sich entwickelnden Veränderungen im Gebiet des Sphincter vesicae. Klinisch lernen wir allmählich die verschiedenen Störungen der Harnentleerung voneinander unterscheiden. Die pathologisch-anatomische Grundlagen dieser Krankheitszustände sind noch nicht genügend geklärt. Zweifellos beruht aber bei einem guten Teil dieser Kranken die Veranlassung für die Erkrankung des Blasenhalses in der chronischen Entzündung der Prostata. Ich habe bei Fällen von sog. interureteraler Schranke (Barre), Blasenhalssklerose, Prostatisme sans Prostate chronisch entzündliche Symptome von seiten der Prostata nie vermißt. Die Behandlung dieser Krankheitsgruppe ist eine rein chirurgische, wie oben beschrieben.

Am Harnleiter erscheinen die Folgezustände der Gonorrhöe in Form von Strikturen und Abknickungen. Seit durch die ausgedehnte Anwendung der Pyelographie die renalen Schmerzzustände gründlicher analysiert werden können, wissen wir, daß Verengerungen der Harnleiter ziemlich häufig vorkommen. Auch sind mir auf Grund operativer Autopsie viele Fälle von sich auf gonorrhoischer Basis entwickelnden Periureteritiden bekannt, welche Abknickungen des Harnleiters in verhängnisvoller Weise fixiert haben. Behandlung der Vorsteherdrüse läßt vielfach renale Schmerzen beseitigen. Wir müssen an diese Ätiologie besonders denken, wenn es sich um abwechselnd oder gleichzeitig doppelseitige Schmerzen in den Nieren handelt. Harnleiterverengerungen auf gonorrhoischer Basis können oft durch Bougiebehandlung beseitigt werden, manchmal führen sie jedoch zum Untergang der Niere durch Eiterung. Bei periureteritischen Abknickungen hilft nur die Operation.

Parallel mit der perikanalikulären schreitet auch die intrakanalikuläre Infektion begünstigt durch Verengerung oder Abknickung des Harnleiters aufwärts zur Niere. Erweiterung des Nierenbeckens und der Kelche durch Stauung des infizierten Harnes, Pyelitis, Pyelonephritis und abscedierende Nierenentzündung (chirurgische Niere) sind die Folgen. Außerhalb der Harnwege kommt es zu Periureteritis, Peri- und Paranephritis. Ein nicht unbeträchtlicher Teil der entzündlichen Erkrankungen der oberen Harnwege ist auf die gonorrhoische Infektion zurückzuführen.

Metastasen.

Die operative Behandlung der gonorrhoischen Metastasen gehört in das Gebiet der allgemeinen Chirurgie und braucht infolgedessen hier nicht näher geschildert werden. In der Einleitung haben wir auf die Vielfältigkeit von metastatischen Erkrankungen hingedeutet. Die Indikation für den chirurgischen Eingriff wird durch die Störung der Gesundheit und Funktion eventuell sogar durch die bestehende Lebensgefahr geliefert.

Zum Schluß sei darauf hingewiesen, daß die Wiederherstellung der infolge einer Gonorrhöe in Verlust geratenen Zeugungsfähigkeit ebenfalls chirurgische Maßnahmen erfordert. Wie Seite 466 angedeutet wurde, ist die Indikationsstellung auf diesem Gebiet noch unsicher. Ebenso ist es leider zunächst mit den Erfolgen solcher Operationen bestellt.

Für die Indikationsstellung ist die Feststellung von Wichtigkeit, daß die Spermatogenese nicht erloschen ist. Um diesen Umstand nachzuweisen, wird man meistens zu der Hodenpunktion greifen müssen. Natürlich geht diesem Eingriff die sorgfältige Untersuchung des Ejaculats voraus. Hat man den positiven Nachweis dafür erbracht, daß Spermatozoen vorhanden sind, so ist die topographische Bestimmung des Hindernisses in den samenableitenden Wegen erwünscht. Diese Bestimmung hat naturgemäß große Schwierigkeiten, da die Obliteration sowohl in den Kanälchen des Nebenhodens, als auch im Vas deferens sitzen und multipel sein kann. Es ist fraglich, ob es je gelingen wird, die Kontrastfüllung der Samenwege zu einer in der Praxis brauchbaren Methodik zu entwickeln, und so wird man auch weiter nur durch die operative Freilegung Antwort auf diese Frage bekommen können. Sowohl Sondierung der Gänge, als auch die Durchspritzung sind aber reichlich unzulängliche Methoden, und werden nicht selten Fehlgriffe veranlassen, ja unter Umständen zu neuen Stenosen und Obliterationen führen. Ferner kommt man bei solcher Untersuchung über die erste Obliteration nicht hinweg, wenn man den Teil des Samenleiters, welcher proximal (vom Hoden gerechnet) davon liegt, nicht opfert. Schon aus dieser kurzen Ausführung ersehen wir, daß ein Operieren mit vorher festgelegtem Plan zunächst nicht möglich ist, sondern, daß man während der Operation sich vorsichtig weitertasten muß. Vergegenwärtigt man sich den subtilen physiologischen Zweck des Eingriffs und den feinen anatomischen Bau des Organs, so wird man solche Maßnahmen stets mit äußerster Reserve und unbestimmter Aussicht auf Erfolg empfehlen dürfen und den Versuch der künstlichen Befruchtung einer solch unsicheren Prozedur vorziehen. Vom operationstechnischen Gesichtspunkte ist die Resektion des Nebenhodens und die Einpflanzung des freien Teils des Samenleiters in den Hoden zu empfehlen.

Statistik, Prostitution und Prophylaxe.

Von

W. FISCHER - Berlin.

Mit 8 Abbildungen.

I. Statistik.

Kaum eine Gruppe der Infektionskrankheiten ist in ihrer Ausdehnung und Verbreitungsweise so an die jeweiligen sozialen und ökonomischen Verhältnisse der Bevölkerung geknüpft wie gerade die Geschlechtsleiden. Es genügt daher zu ihrer Bekämpfung keineswegs die genaue Kenntnis ihrer Parasitologie, ihrer Therapie und ihres klinischen Ablaufs, sondern jeder, der sich mit der Behandlung dieser Krankheiten befaßt, muß sich bewußt werden, daß er nicht einen Einzelfall vor sich hat, mit dessen Heilung seine Tätigkeit abgeschlossen ist. Epidemische oder endemische Krankheiten können nie eingedämmt werden,

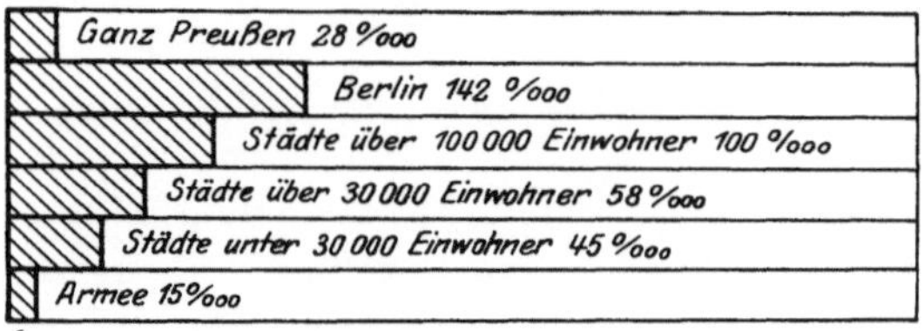

Abb. 105. Verbreitung der Geschlechtskrankheiten unter der männlichen Bevölkerung in Preußen nach der Größe der Städte geordnet.

wenn man sie nicht in Beziehung zur Umwelt bringt und im Zusammenhang mit den sozialen Verhältnissen betrachtet. Das beweist z. B. schon die Unmöglichkeit, eine an sich so leicht und schnell heilbare Erkrankung wie die Scabies auszurotten; vielmehr aber gilt es noch für die Geschlechtskrankheiten. Um hier wirksam durchzugreifen, müssen die ganzen sozialen und gesellschaftlichen Beziehungen aufgedeckt werden, die ihre enorme Verbreitung erst möglich gemacht haben und begünstigen. Das Interesse an diesen Fragen ist in der Ärztewelt verhältnismäßig spät erwacht, in Deutschland sind damit die Namen BLASCHKO und NEISSER innig verknüpft; ihren Anregungen und Arbeiten verdanken wir es in erster Linie, daß jetzt wenigstens in allgemeinen Linien die verschlungenen Wege ihrer Verbreitung und ihrer Übertragung bekannt sind.

Über die wirkliche Bedeutung der Geschlechtskrankheiten als Volksseuchen konnte man sich naturgemäß erst ein klares Bild machen, als durch statistische Erhebungen ihre ungeheure Verbreitung und ihre verheerende Wirkung auf die Volksgesundheit erkannt wurden. Zuerst waren es die nordischen Länder (Norwegen und Dänemark), wo durch Einführung einer Meldepflicht brauchbare Statistiken aufgestellt werden konnten. Aus ihnen ergab sich als erstes wichtiges Gesetz, daß zwischen der Bevölkerungsdichte und der Zahl der Infektionen ein bestimmtes Verhältnis besteht. Man sah, daß in den Städten die Geschlechtskrankheiten viel zahlreicher auftreten als auf dem Lande. So fand man in einem zehnjährigen Durchschnitt auf 10 000 Einwohner von Dänemark

in Kopenhagen 202,

in Provinzstädten 30,

auf dem platten Lande 3,8 jährliche Infektionen.

Die gleichen Verhältnisse ergaben sich, wie die Zusammenstellung auf S. 474 zeigt. in Deutschland bei der Zählung in Preußen aus den Jahren 1900 und 1913.

Die Großstädte sind also die eigentlichen Herde der Geschlechtskrankheiten, und die Zahl der Ansteckungen verhält sich im allgemeinen proportional der Bevölkerungsdichte.

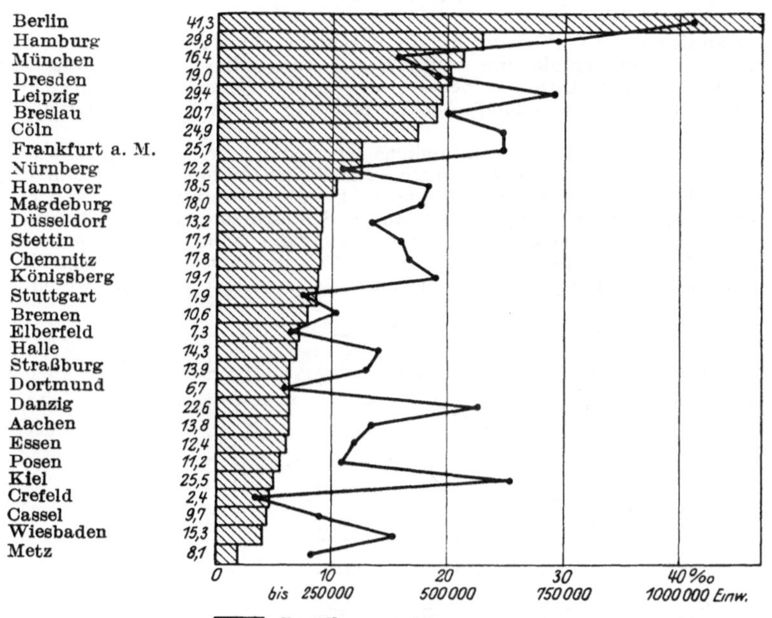

Abb. 106. Verbreitung der Geschlechtskrankheiten in 30 deutschen Großstädten (nach BLASCHKO).

Zu diesem Schluß kam BLASCHKO auch, als er seinen Berechnungen die Zahlen der geschlechtskrank befundenen Rekruten aus den einzelnen Erhebungsbezirken zugrunde legte. Das illustriert deutlich die graphische Darstellung, in der 30 deutsche Großstädte berücksichtigt sind. (Abb. 106.)

Hamburg und Berlin mit der größten Bevölkerungszahl stehen an der Spitze! Es lassen sich aber aus dieser Tabelle auch noch einige andere Schlüsse ziehen: wir sehen einmal ein starkes Präponderieren der Hafenstädte (Kiel, Danzig, Königsberg), ferner ein Zurücktreten der süddeutschen Orte auch mit großer Bevölkerungszahl (München, Nürnberg) und schließlich ganz allgemein eine stärkere Durchseuchung des Ostens (Königsberg) gegenüber dem Westen. Es müssen also neben der erwähnten Bevölkerungsdichte auch noch andere Momente eine Rolle spielen, und zwar ist dies einmal die mehr oder weniger ausgebreitete Prostitution im weitesten Sinne, die ja gerade in Welt- und Hafenstädten floriert und ferner die soziale Struktur der Bevölkerung, insofern wir in Städten, wo das Nebeneinanderwohnen verschiedener Klassen den Wechsel im Geschlechtsverkehr begünstigt und ökonomische Verhältnisse eine frühe Eheschließung verhindern, sehr hohe Erkrankungsziffern finden (Leipzig, Cöln u. Frankfurt a. M.) Demgegenüber stehen die rheinischwestfälischen Industriestädte mit ihrer homogenen Arbeiterbevölkerung außerordentlich günstig da.

Zu entsprechenden Zahlen kommen wir auch, wenn man die Zahl der geschlechtskranken Rekruten (vor der Kriegszeit!) aus den einzelnen Bundesstaaten gegenüber stellt:

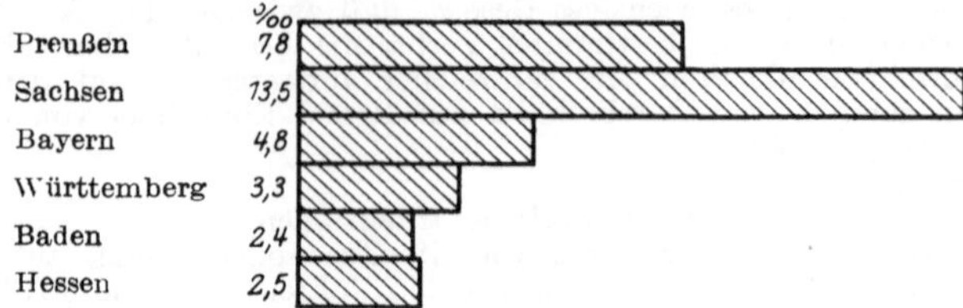

Abb. 107. Verbreitung der Geschlechtskrankheiten in den wichtigsten deutschen Bundesstaaten.

Bezieht man sie auf die Verbreitung der Geschlechtskrankheiten in der Zivilbevölkerung, so zeigt sich wieder, daß Länder mit großer Bevölkerungsziffer, große Städte mit vorherrschender Industriebevölkerung (Sachsen) das größte Kontingent stellen, während Süddeutschland mit seiner mehr ländlichen Bevölkerung relativ geringere Krankenziffern aufweist.

Erwähnenswert ist ferner die eigentümliche Erscheinung der Frequenzschwankungen, wie man sie bei allen über längere Zeiträume ausgedehnte Zählungen findet, und die mit wirtschaftlichen Verhältnissen zusammenhängen. Erwähnenswert deshalb, weil es fehlerhaft wäre, aus gelegentlichen leichten Rückgängen Schlüsse zu ziehen auf den wirklichen Rückgang der Geschlechtskrankheiten. Zuerst wies Ehlers für Kopenhagen auf dieses Phänomen hin. Auch für andere Orte, Berlin, Christiania zeigte sich dasselbe Verhalten, und daß es für ganze Länder gilt, ergibt die untenstehende Kurve für Norwegen aus den

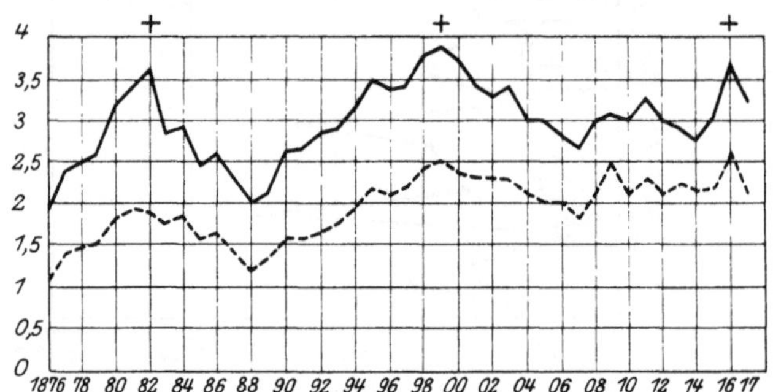

Abb. 108. Die jährlichen Erkrankungsziffern an Geschlechtskrankheiten (obere Kurve) und Gonorrhöe (untere gestrichelte Kurve) in Norwegen von 1876—1917 (nach Haustein).

Jahren 1876—1917. Die Jahre 1882, 1900, 1916/17 sind Zeiten der Hochkonjunktur gewesen, dazwischen liegen Krisenjahre mit schlechtem Geschäftsgang und entsprechend schlechten Arbeitsverhältnissen, die ein Florieren der Prostitution verhinderten und den Alkoholkonsum herabdrückten. Haustein hat geradezu nachgewiesen, daß die Maxima der Trunkenheitsvergehen und die der Geschlechtskrankheiten in die gleichen Jahre fallen. Die sozial-ökonomischen Faktoren bei der Verbreitung der Venerie sind also hier besonders deutlich, und es ergibt sich zur Evidenz, daß bei sog. Stichzählungen leichte, auf- und niedersteigende Schwankungen nie als Therapie- oder Aufklärungserfolge zu buchen sind.

Einer exakten statistischen Erfassung der einzelnen Berufe nach ihrer Beteiligung an der Venerie stellen sich große Schwierigkeiten entgegen. Von Blaschko, Oppenheim-Neugebauer, Schiff u. a. sind in früheren Jahren derartige Versuche unternommen worden; ihre Ergebnisse sind vielleicht für die Orte, aus denen sie stammen von einem gewissen Wert, lassen sich aber wohl kaum verallgemeinern. Überdies stammen sie aus Zeiten, wo die Prostitution noch eine ausschlaggebende Rolle bei der Verbreitung der Geschlechtskrankheiten spielten, während dies jetzt nicht mehr in dem Maße der Fall ist. Entnehmen wollen wir aus ihnen nur, daß die seßhaften Berufe, die Arbeiterkreise, die früh heiraten und ihren Geschlechtsverkehr in ihrer Klasse finden, weniger gefährdet sind, während die kaufmännischen Kreise (Reisende), die diesen nahestehenden Berufe und die jungen Akademiker,

die alle in Kulturzentren wohnen und auf einen häufigen Wechsel in ihren Beziehungen
zum weiblichen Geschlecht angewiesen und bedacht sind, ein erheblich größeres Kontingent
stellen.

Was die Beteiligung der beiden Geschlechter an der Venerie anliegt, so haben
frühere Statistiken fast übereinstimmend ergeben, daß von der Gesamtkranken-
zahl etwa 75% dem männlichen und 25% dem weiblichen Geschlechte
angehören. Das Verhältnis steht also 3:1 d. h. auf 3 kranke Männer
kommt eine kranke Frau. Bei der Gonorrhöe ist die Zahl höher, und zwar
etwa 3,75 zu 1; zweifellos ist aber die Menge der erkrankten Frauen eine größere,
da erfahrungsgemäß besonders die frische weibliche Gonorrhöe häufig unbehandelt bleibt und sich daher der statistischen Fixierung entzieht. Dieses Verhältnis hat sich aber wahrscheinlich schon jetzt und wird sich sicher in Zukunft
zu Ungunsten der Frau verschieben, je mehr sie aus den Kreisen der Familie
in freie Berufe gedrängt und industrialisiert wird.

Betrachten wir die Altersstufen[1]), in welchen die Infektionen erworben
werden, so ergibt sich, daß für beide Geschlechter ins 2. bis 3. Jahrzehnt etwa
60% aller Erkrankungen, sowohl an Gonorrhöe wie Lues, fallen. Der Anstieg beginnt bei der Frau etwas früher, sinkt aber auch früher wieder ab. Beschränken
wir uns auf die bei der Gonorrhöe gewonnenen Zahlen, so finden wir für Großstädte, daß von 100 der betreffenden Altersklassen jährlich erkranken:

Alter	Männer %	Frauen %
0—10	0,04	0,05
10—15	0,03	0,13
15—18	2,96	1,52
18—20	11,02	2,73
20—25	10,99	2,32
25—30	6,88	1,17
30—40	3,08	0,47
40—50	1,07	0,15
50—60	0,31	0,01
über 60	0,13	—
Gesamtheit	3,05 %	0,65 %

In Tabellenform würde sich folgendes Bild ergeben:

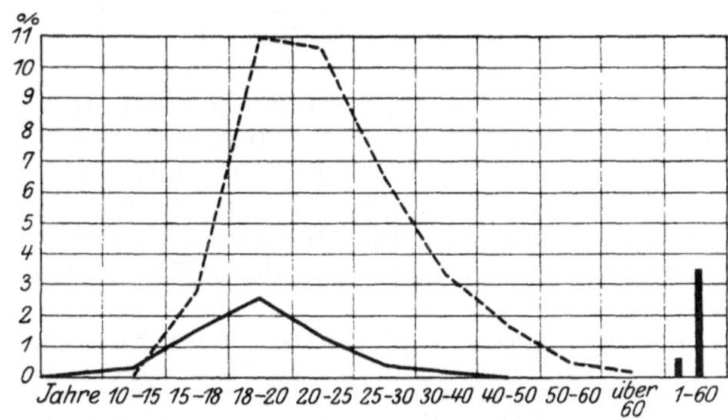

Abb. 109. Jährliche Erkrankungsziffer an Gonorrhöe nach Altersklassen geordnet.
(——— weiblich, - - - - - männlich).

[1]) Die folgenden Zahlen beruhen auf der Hamburger Zählung aus dem Jahre 1913
nach den Berechnungen von BLASCHKO.

Es infizieren sich demnach etwa 3,5% der männlichen und 0,65% der weiblichen Hamburger und Berliner Gesamtbevölkerung jährlich an Gonorrhöe; für die erwachsenen Männer (15—50) würde sich die Prozentzahl sogar auf 5 erhöhen. In der gefährdetsten Altersstufe (18—25 der Männer und 18—20 der Frauen) steigt dieser Prozentsatz auf 11 und 2,7%. Berechnet man aus diesen Zahlen die Infektionswahrscheinlichkeit für den Zeitraum vom 15. bis 50. Lebensjahr, so ergibt sich schätzungsweise folgendes Bild für die Gonorrhöe:

Alter	Männer %	Frauen %
15—18	8,88	4,56
19—20	22,04	5,46
21—25	54,95	11,60
26—30	34,40	5,85
31—40	30,30	4,70
41—50	10,70	1,50
	121,27 %	33,66 %

Es akquiriert also jeder Großstädter bis zum 50. Lebensjahr etwa 1,5 mal eine Gonorrhöe; bei der Frau sind die statistisch gewonnenen Zahlen erheblich geringer, was sich einmal aus den Prostitutionsverhältnissen ergibt, zweitens aber hauptsächlich aus der schon erwähnten Tatsache, daß der größte Teil der Frauen mit einer frischen Gonorrhöe nicht in Behandlung kommt. Als Beweis für diese Annahme sei bemerkt, daß ich während einer einjährigen Zählungszeit an der früheren Geschlechtskrankenstation im Krankenhaus Südufer-Berlin bei 26% der Eingelieferten eine Gonorrhöe als unbeachteten Nebenbefund feststellen konnte!

Schon vor dem Weltkriege hatte man ein deutliches Übergreifen der Venerie auch auf die Familie feststellen können, und zwar waren etwa 30% der Geschlechtskranken verheiratet. Nach der Städtestatistik aus dem Jahre 1913 stellen sich die Zahlen nach dem Familienstand:

	Männer	Frauen	Gesamtzahlen
Ledig	69,4%	62,5%	67,7%
Verheiratete	30,4%	37,5%	32,3%

In den letzten Jahren hat Reichenbächer unter den Gonorrhöekranken bei klinisch behandeltem Material 16% verheiratete Männer und 9% verheiratete Frauen festgestellt. (15% für beide Geschlechter nach der Städtestatistik von Busch aus dem Jahre 1913.) Zahlen, die naturgemäß der Wirklichkeit aus begreiflichen Gründen nicht im entferntesten entsprechen. Bei ambulant behandelten Kranken hat Voigt 1921 für Nürnberg 27% verheiratete Kranke gezählt.

Wir haben uns bisher ganz allgemein mit der statistischen Erfassung der Häufigkeit der Geschlechtskrankheiten überhaupt beschäftigt und nur stellenweise genauere Angaben über das Vorkommen der Gonorrhöe selbst gemacht. Es bedeutet dies insofern keinen Mangel als die letztere Erkrankung die Hauptvertreterin der Venerie ist, und sich die prozentualen Verhältnisse nach der Zahl 7 (Gonorrhöe), zu 3 (Lues und U. m.) leicht übersehen lassen. Wollen wir aber die soziale Bedeutung der Gonorrhöe allein erfassen, so ist es notwendig noch eine Reihe anderer Punkte in den Kreis unserer Betrachtungen zu ziehen. Die Gonorrhöe ist ja keineswegs die leichte und schnell heilbare Krankheit, für die sie in Laienkreisen auch heute leider noch oft gilt. Sie beschränkt sich keineswegs immer auf die vordere Harnröhre, sondern nistet sich mit Vorliebe in den drüsigen Adnexen bei Mann und Frau ein und wächst sich erst dadurch zu einer enormen Gefahr für das Volkswohl aus. Sie wird dadurch zu einem schleichend verlaufenden Leiden und zu einer Hauptursache für den Geburtenausfall. Sie verschlingt speziell bei den Frauenleiden durch Minderung der Arbeitsfähigkeit und Siechtum enorme Summen an Nationalvermögen und füllt schließlich die Blindenanstalten mit Unglücklichen, die intra partum infiziert ihr Augenlicht verloren haben, und die fast stets zeitlebens dem Staate zur Last fallen. Vor der Einführung der CRÉDÉschen Augeneinträufelung betrug nach BUMM die Zahl der Conjunctivalblennorrhöen bei Neugeborenen etwa $12\,^0/_0$. In den österreichischen Blindenanstalten waren 1900—1905 $28\,^0/_0$ der Insassen dadurch erblindet, und auch für Deutschland ist das Prozentverhältnis mit 25 erschreckend hoch. PELLER nimmt 1913 an, daß in den Blindenanstalten jeder 3. bis 5. und in den verschiedenen Ländern jeder 6. bis 16. Blinde durch die Gonorrhöe sein Sehvermögen verlor.

Aus der Häufigkeit des Vorkommens der Blennorrhoea neonatorum hat man versucht die Übertragungshäufigkeit der Gonorrhöe auf die Ehefrau zu eruieren und ist dabei auf $12—18\,^0/_0$ gekommen. Diese Zahlen interessieren insofern, als wir aus ihnen den Anteil des Geburtenausfalls schätzen können, der der Gonorrhöe zur Last fällt. BURKHART errechnet ihn auf $33\,^0/_0$. Er fand, daß in der Grazer Arbeiterbevölkerung auf 100 tripperfreie Ehen 318 Kinder und auf 100 Tripperehen, d. h. solche, wo die Anamnese des Mannes eine Gonorrhöe ergeben hatte, nur 210 Kinder kamen. An diesem Resultat sind nun beide Partner beteiligt. Einmal der Mann durch Gonorrhöefolgen, die ihn zeugungsunfähig machen, und die Frau durch chronische Adnexerkrankungen. Das bisher vorliegende statistische Material, welches hierfür in Betracht kommt, ist je nach den Bevölkerungskreisen, denen es entstammt, allerdings außerordentlich und in weiten Kreisen schwankend, so daß man nur zu annähernden Werten kommt. Man weiß z. B., daß etwa $9—10\,^0/_0$ aller Gonorrhoiker an Nebenhodenentzündungen erkranken. Ob allerdings hierdurch schon eine Herabsetzung der Zeugungsfähigkeit eintritt, ist nicht sicher erkannt. Zweifellos können klinisch nicht immer nachweisbare Entzündungsprozesse an den Samenblasen und in der Prostata in diesem Sinne wirken. Eklatant ist der Einfluß einer vorhergegangenen, doppelseitigen Entzündung, zu der es ja freilich erheblich seltener kommt. Hier gibt FINGER über 80, andere Autoren sogar über $90\,^0/_0$ Sterilität an. Dem widerspricht allerdings eine ältere Statistik von BENZLER, nach der er bei

einfacher Gonorrhöe des Mannes	$10,5\,^0/_0$		$17,3\,^0/_0$		$27,8\,^0/_0$	
einseitiger Nebenhodenentzündung	$23,4\,^0/_0$	absolute Sterilität	$13,5\,^0/_0$	Einkindersterilität	$36,9\,^0/_0$	absolute und Einkindersterilität
doppelseitiger Nebenhodenentzündung	$42,7\,^0/_0$		$20,8\,^0/_0$		$63,5\,^0/_0$	

feststellte. Hierbei blieb aber die Infektion der Frau unberücksichtigt, die B. etwa auf $20\,^0/_0$ berechnet, so daß nur $23\,^0/_0$ auf Konto der doppelseitigen Nebenhodenentzündungen kommen. Er kommt zu dieser Zahl, da er nur in einem Viertel der überstandenen doppelseitigen Nebenhodenentzündungen vollkommene Azoospermie fand, so daß für die übrigen eine Zeugungsfähigkeit als fortbestehend angenommen werden muß. Auch die $20\,^0/_0$ige Einkindsterilität zeigt ja die Morbiditätsbeteiligung der Frau. Damit kommen wir zu der Frage, wie oft die weiblichen Adnexe spezifisch erkranken. Auch hier sind die Angaben der verschiedenen Autoren innerhalb weiter Kreise schwankend; die Beteiligung der Cervix wird mit $47—72\,^0/_0$ angegeben (BUMM fand sogar $94\,^0/_0$), Uterus $40—50\,^0/_0$, Tuben $3,6—33\,^0/_0$, BARTHOLINIsche Drüsen $30\,^0/_0$ (anscheinend bei klinischem Material, daher zu hoch). Die Rectalgonorrhöe, die beim Manne zu den größten Seltenheiten gehört und bei der Vulvovaginitis kleiner Mädchen in über $50\,^0/_0$ der Fälle vorkommt, findet sich bei den erwachsenen Frauen ebenfalls in einer recht hohen Prozentzahl. Sie verläuft in den meisten Fällen klinisch latent und wird gewöhnlich nur bei der mikroskopischen Untersuchung festgestellt. In der Literatur werden etwa $20—40\,^0/_0$ angegeben. Zählungen an eigenem Material an etwa 500 klinisch behandelten Frauen, die meist der Prostitution nahe standen, ergaben etwa $35\,^0/_0$, bei den ambulant behandelten war die Zahl bedeutend geringer.

Diese Differenzen in der Beteiligung der weiblichen Adnexe erklären sich leicht aus der Verschiedenheit des zu statistischen Zwecken verwandten Materials. Die bürgerlichen Volksschichten unterziehen sich einmal meist einer sorgfältigeren Behandlung und heiraten später, wodurch Infektionen der Frau seltener vorkommen, ferner kommt es darauf an, ob die Autoren den Nachweis des Gonokokkus zur Sicherstellung der spezifischen Natur des Leidens verlangen.

In letzterem Falle werden die Zahlen natürlich bedeutend niedriger ausfallen. Wenn SCHAEFFER mit anderen älteren Autoren die mikroskopische Diagnose bei den chronischen Erkrankungen der Frau nicht für ausschlaggebend hält und sich in erster Linie auf die klinischen Befunde stützt, dürfte er nicht unrecht haben. Bei diesem Vorgehen fand er bei dem sehr großen Material von über 5000 Frauen der Berliner Arbeiterbevölkerung, daß von 451 primär Sterilen 67,3% an Gonorrhöe oder darauf zurückzuführenden entzündlichen Affektionen der Genitalien erkrankt waren; von 378 sekundär sterilen Frauen, d. h. solchen, die nur einmal geboren oder höchstens zweimal abortiert hatten, litten 71% an gonorrhoischen Prozessen. Zu demselben Ergebnis kam Burkhart-Graz, der bei 71% der Ehen gonorrhoisch-unterleibskranke Frauen mit absoluter oder Einkindsterilität errechnete. Um zu einem Bilde über die Bedeutung der Gonorrhöe auf die Volksgesundheit zu kommen, muß man sich vorstellen, daß von allen primär-sterilen und kinderlosen Ehen — das sind 20% aller Ehen überhaupt — rund 70% auf einer gonorrhoischen Infektion der Gatten beruhen. Schon 1904 berechnete Prinzing den jährlichen, darauf zurückzuführenden Geburtenausfall auf 200 000, wobei er sogar nur 40 bis 50% der kinderlosen Ehen auf Gonorrhöe zurückführte.

Die Ergebnisse aus dem vorliegenden statistischen Material sind kurz zusammengefaßt folgende:

1. Eine enorme Verbreitung der Geschlechtskrankheiten, speziell der Gonorrhöe, an der jeder Großstädter fast ausnahmslos mindestens einmal in seinem Leben erkrankt, die soziale Bedeutung hinsichtlich ihrer Folgeerkrankungen und Hand in Hand damit der enorm schädigende Einfluß auf die Volksgesundheit und die Volksvermehrung, die sich in dem durch sie verursachten Geburtenausfall ausdrückt.

2. Bestimmte Zusammenhänge ihrer Verbreitung mit der sozialen Struktur der Bevölkerung, die sich ergeben aus der Zusammendrängung großer Menschenmassen und verschiedener Gesellschaftsklassen in den großen Kultur- und Industriezentren, wie sie die Großstädte darstellen, und der darauf beruhenden ökonomischen Verhältnisse, welche die Beziehungen der Geschlechter zueinander in ausschlaggebender Weise bestimmen.

In welcher Weise die Prostitution hierbei mitwirkt, wollen wir im nächsten Kapitel untersuchen.

II. Prostitution.

Die Prostitution, die wir vorläufig als wahllose Hingabe einer Person gegen Bezahlung definieren wollen, greift soweit zurück wie die Geschichte überhaupt. Anfangs wohl mit religiösen Vorstellungen verknüpft (Priesterinnen der Astarte, der Venus, Tempelprostitution) bildete sie sich sehr bald berufsmäßig aus. Schon Solon richtete etwa 600 v. Chr. G. in Athen Bordelle ein, und daneben bestand überall eine frei lebende Prostitution, die ihren wirklichen Beruf unter dem Deckmantel irgend einer Tätigkeit kaum versteckte. Im Mittelalter, als die Städte zu größeren Menschenzentren wurden, entwickelte sich unter behördlicher Genehmigung und Duldung das System der Freudenhäuser, deren Insassinnen sehr oft zünftig organisiert waren. Schon im 12. Jahrhundert findet man Anfänge einer Überwachung und sogar von Fürsorgebestrebungen. (Innozenz III 1198.) Aber erst der Ausbruch der Syphilis in Europa machte das ganze Problem zu einem sozialhygienischen. Zahlreiche Versuche einer Ausrottung scheiterten naturgemäß, und so versuchte man, nachdem man schon vorher in verschiedenen Ländern Bordellvorschriften mit sanitären Bestimmungen eingeführt hatte, zuerst in Frankreich eine neue Form der Bekämpfung ihrer gesundheitlichen Schäden durch Einführung der Reglementierung, über deren Zweckmäßigkeit und Berechtigung zur Zeit ja die heftigsten Kämpfe bestehen. Diese beruht im wesentlichen auf dem Verbot der gewerblichen Unzucht ohne polizeiliche Inskription, die mit periodisch wiederholten Gesundheitsuntersuchungen und evtl. Zwangsbehandlung verbunden ist. Dieses System befaßt sich mit rein sanitären Maßnahmen und der sittenpolizeilichen Überwachung zur Wahrung des öffentlichen Anstandes. Minderjährige werden nicht eingeschrieben. Mädchen unter 18 Jahren — ich folge hier den Bestimmungen die für Berlin gelten — versucht man, falls die Familienverhältnisse es erfordern, durch Fürsorgeerziehung zu bessern; das gleiche geschieht bei den 18—21jährigen, die aber bei Rückfälligkeit schon der Inskription unterliegen. Mündige Personen werden beim Nachweis gewerblicher Unzucht gerichtlich bestraft und dann zwangsweise der Kontrolle unterstellt. Die eingeschriebenen Dirnen stehen außerhalb der allgemein geltenden Gesetze und können durch Polizeiverordnung ins Gefängnis und ins Arbeitshaus gewiesen werden. Während

bei dieser Form der Überwachung der Prostituierten diese mit gewissen Einschränkungen frei-
wohnen, besteht die Kasernierung in der Einmietung in Prostitutionshäusern oder -Straßen,
in der die Mädchen auf Rechnung des Wirtes und mit Gewinnbeteiligung ihr Gewerbe
ausüben. Die grenzenlose Ausbeutung der Bordellmädchen, die dauernde Abhängigkeit
von den Inhabern der Häuser durch Verschuldung, die Beziehungen zum internationalen
Mädchenhandel, die vollkommen moralische Vernichtung der Mädchen, die kaum je wieder
den Weg zu einem anständigen, bürgerlichen Leben zurückfinden, macht diese aus dem
Mittelalter in die Jetztzeit noch hineinragende Institution zu einer Kulturschande der
Gegenwart [1]). Man hat behauptet, daß die ärztliche Kontrolle bei dieser Zusammendrängung
besser durchgeführt werden könnte als bei der freibleibenden Prostitution. H. Müller
berichtet, daß in den von den französischen Besatzungsbehörden eingerichteten Bordellen
der zur Zeit besetzten rheinischen Gebiete, wo farbige Truppen verkehren, auf ein Mädchen
täglich 40—50, Sonnabends und Sonntags sogar 70—80 Besucher kommen! Daß unter
diesen Umständen eine ärztliche Kontrolle absolut zwecklos ist, liegt auf der Hand, und
es hat sich auch gezeigt, daß der Prozentsatz der Kranken unter den Bordellinsassen immer
ein bedeutend höherer ist als der der freiwohnenden Prostituierten. Unter diesen Umständen
ist es sehr erfreulich, daß man unter dem Drucke der öffentlichen Meinung in den meisten
Kulturstaaten zur Unterdrückung des Bordellwesens geschritten ist. Freilich ist damit
nicht gesagt, daß es unter der Oberfläche, unter dem Deckmantel von Pensionen, Absteige-
quartieren (maisons de rendez-vous) und Animierkneipen noch weiter fortbesteht, aber
einen nennenswerten Einfluß auf die Bewegung der Geschlechtskrankheiten kann man
ihm in dieser Form wohl kaum noch zusprechen.

Übersieht man die Zahl der eingeschriebenen Frauen in den Großstädten, so geht daraus
mit absoluter Sicherheit hervor, daß diese den wirklich Prostitution treibenden Kreisen
in keiner Weise gerecht wird. Es wäre ein verhängnisvoller Irrtum anzunehmen, daß in
Berlin oder Paris, wo etwa 6000 Mädchen unter Kontrolle stehen, damit alle Prostituierten
erfaßt wären; im Gegenteil es ist nur ein verhältnismäßig kleiner Prozentsatz, vielleicht
ein Zehntel bis ein Fünftel der käuflichen Frauen. In einer Welt- und Hafenstadt, wie
Hamburg, betrug die Zahl 1910 935 neben 113 damals noch bestehenden Bordellen mit etwa
800 Insassen, also zusammen nicht 1800 gewerbsmäßige Prostituierte bei etwa 900 000
Einwohnern, abgesehen von dem internationalen Verkehr durch die Schiffahrt! Dabei
schätzt man vielleicht die richtige Zahl auf 30 000, in Paris sogar auf 50—60 000! Von irgend
einer durchgreifenden, sanitären und polizeilichen Erfassung der Prostitution kann also
überhaupt nicht die Rede sein.

Nun ist zweifellos, daß erst der enorme Aufschwung der Industrie und die dadurch
bedingte Verelendung der Massen, das Aufblühen der Städte, die Freizügigkeit der Bevölkerung und das sich daraus ergebende Aufeinandertreffen verschiedener Volksklassen mit
ihren verschiedenen Sittlichkeitsanschauungen die Voraussetzung für das schrankenlose
Anwachsen der Prostitution geworden ist. Erst dadurch wurde diese im vorigen Jahrhundert
zu einem ausschlaggebenden, gesundheitsschädlichen Faktor für den Staat, und es ergab
sich der Zwang zu eingreifenden Abwehrmaßregeln. Mit der Ausbreitung der sich prosti-
tuierenden Frauenwelt und mit der fortschreitenden Erkenntnis der Pathologie der Geschlechtskrankheiten wurde die Bewältigung dieses Problems immer schwieriger.

Die Reglementierung ermöglichte allmählich exakte Zahlen über die Venerie unter
den eingeschriebenen (!) Prostituierten zu gewinnen und damit zu einem Urteil über die
Gesundheitsverhältnisse innerhalb der Prostitution und den Wert ihrer sanitären Kontrolle
zu kommen. Über die Verbreitung der Gonorrhöe konnte natürlich erst mit der Einführung
der mikroskopischen Untersuchung Klarheit gewonnen werden. Das illustrieren die Zahlen
von Hammer-Stuttgart, der bei der rein klinischen Kontrolle 5, bei der Anwendung der
mikroskopischen Kontrolle aber 62 % Erkrankte fand. Für Berlin stellte Pinkus fest,
daß auf jede inskribierte Dirne jährlich eine Gonorrhöe kommt, d. h. daß alle dauernd mehr
oder weniger infektiös sind, denn alle haben Adnexerkrankungen durchgemacht, die
mindestens als infektionsgefährlich zu betrachten sind. Von den aufgegriffenen Jugendlichen,
noch nicht unter Sitte gestellten sind 40 % geschlechtskrank, davon $9/10$ gonorrhoisch, und
da sieht man, daß auch bei der Prostitution das Alter eine besondere Rolle spielt, und daß
die gefährlichsten Altersstufen überhaupt noch nicht unter Kontrolle stehen. Genauer
stellte das Güth statistisch in den Jahren 1910/11 fest, wo die relative Zahl der gonorrhöekranken Prostituierten

im Alter	14/20	21/25	26/30	31/35	36/40	über 40
	43 %	53 %	25 %	21 %	18 %	15 %

betrug. Dem entspricht eine Statistik von Pinkus, der bei den in sein Hospital eingelieferten
Inskribierten bis zum 2. Jahre der Einschreibung 66 % Tripperkranke feststellte, bei den

---

[1]) In der belletristischen Literatur ist das Schicksal der Bordellmädchen in dem Roman
„Der heilige Skarabäus" von E. Jerusalem ebenso wahr wie ergreifend dargestellt worden.

über 8 Jahre unter Kontrolle Stehenden aber nur 41%. Auch diese Zahlen variieren je nach der Größe der Städte und den örtlichen Verhältnissen nicht unerheblich. So zählte u. a. Leonhard-Münster unter den Aufgegriffenen nur 26% Kranke, davon 12,4% Gonorrhöe. Die Hauptmenge der Erkrankten befand sich wieder im Alter von 18—24 Jahren, von den Inskribierten infizierten sich jährlich etwa 16,6% gonorrhoisch.

Der Anteil, den die Prostitution an der Verbreitung der Geschlechtskrankheiten hat, läßt sich nun auch auf indirektem Wege durch die Eruierung der Infektionsquelle feststellen. Zwar ergeben sich auch hier erhebliche Schwankungen, aber es zeigt sich doch deutlich der große Anteil, den die Prostitution daran hat. So führt Block-Hannover 35% der Infektionen darauf zurück, Pinkus nimmt für Berlin 62% an, ältere Zahlen von Engel-Reimers lauten für Hamburg auf 50%. Diese wenigen Angaben zeigen, daß der Einfluß der eigentlichen Prostitution (inskribierte und clandestine) auf die Verbreitung der Gonorrhöe einen vorwiegenden Einfluß hat oder vielleicht richtiger gehabt hat. Stellen wir eine Statistik von Pinkus aus den Jahren 1903/7 einer solchen von Gans aus den Kriegsjahren gegenüber!

	PINKUS	GANS
Infektion der Prostituierten u. Kellnerinnen	62,54%	36,7%
Geschäftsmädchen	12,42%	9,0%
Dienstmädchen	5,1 %	14,2%
Fabrikarbeiterinnen	4,8 %	8,1%
andere Infektionen	15,9 %	20,4%
verh. Frauen	—	11,5%
Bürgerstöchter	—	4,2%

Wenn diese Zahlen auch nur annähernd zu Recht bestehen, und es sprechen gewichtige Gründe dafür, daß dem so ist, verschiebt sich das Problem der Bekämpfung der Venerie, welches man bisher durch möglichste Sanierung der Prostitution zu lösen suchte, in prinzipieller Weise. Die gewerbsmäßige Dirne ist zwar immer noch durch die Häufigkeit ihres Verkehrs mit verschiedenen Personen als die gefährlichste Infektionsträgerin zu bewerten und dementsprechend in irgendeiner Form unter Aufsicht zu stellen, aber einmal kann und wird nur ein verschwindend kleiner Kreis von der Kontrolle erfaßt, und ferner hat die fast allgemeine Industrialisierung der Frau eine Änderung in der Geschlechtsmoral herbei-

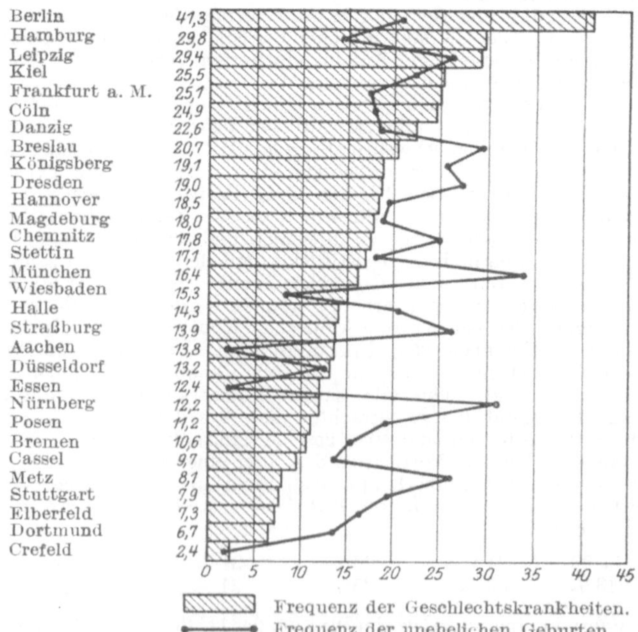

Abb. 110. Verbreitung der Geschlechtskrankheiten in den deutschen Großstädten, der Häufigkeit nach gruppiert und mit der Frequenz der unehelichen Geburten in Beziehung gesetzt.

geführt, die auch sie der dauernden Gefahr einer Infektion aussetzt. „Heute“, sagt FINGER, „sehen wir neben den Proletarierinnen in immer größerer Zahl Töchter aus bürgerlichen Familien als Verkäuferin, Bankangestellte, Stenotypistin usw. in freien Berufen tätig, und die in diesen Kreisen herrschenden Begriffe von geschlechtlicher Sittlichkeit teilen sich ihnen mit. Auf diese Weise wird allmählich die durch den festgefügten Bau der bürgerlichen Familie bedingte Vorstellung von der Notwendigkeit vorehelicher sexueller Keuschheit der Frau in ihren Grundlagen erschüttert. Das freie Verhältnis breitet sich immer höher hinauf in allen sozialen Schichten aus, die Gefahr sexueller Infektion nimmt zu, die gelegentliche Prostitution erhält auch dadurch neuen Zuzug“. Es ist also der voreheliche Geschlechtsverkehr mit dem Wechsel im Partner auch ohne eigentliche Prostitution in so weiten Kreisen selbst der weiblichen Bevölkerung Sitte geworden, daß nicht mehr die Prostitution als die eigentliche Hauptquelle der Venerie angesehen werden kann, sondern vielmehr ganz allgemein die Promiskuität im Geschlechtsverkehr.

Daß nun nicht a priori der voreheliche Verkehr zwischen den Geschlechtern die Ursache ist, die zur Venerie führt, dürfte bekannt sein. Noch jetzt ist in zahlreichen ländlichen Bezirken die weitaus größte Zahl der Bräute schon Mutter, und ein von BLASCHKO stammender Vergleich zwischen der Frequenz der unehelichen Geburten und der der Geschlechtskrankheiten zeigt dies, wie die vorstehende Tabelle S. 482 ergibt, zur Evidenz.

Auf dem Lande führt der voreheliche Verkehr, insbesondere wenn er Folgen hat, fast ausnahmslos zur Ehe. Die Bevölkerung ist homogen, das Zusammenstoßen verschiedener Klassen mit ihrer verschiedenen Klassenmoral fehlt, und schließlich treffen nur gesunde Elemente zu meist verhältnismäßig längerer Bindung zusammen. Absolut entgegengesetzt sind die Verhältnisse in den Großstädten: dauernder Wechsel im Tanz der Geschlechter, die meist verschiedenen Klassen entstammen und daher ohne sittliche Bindung zueinander stehen, Unmöglichkeit früher Eheschließung aus ökonomischen Verhältnissen, sexuelle Verwahrlosung der Jugendlichen durch frühzeitige Verführung und schnelle Verseuchung mit Geschlechtskrankheiten.

Diese Tatsachen haben im letzten Jahrzehnt anerkannte Sozialhygieniker wie BLASCHKO, FINGER, JADASSOHN u. a. zu der Überzeugung geführt, daß die Überwachung der Prostitution allein, selbst wenn sie unter den denkbar günstigsten, hygienischen Bedingungen und mit Anwendung der modernsten medizinischen Erfahrung durchgeführt wird, zu einer Verminderung der Geschlechtskrankheiten unter der Bevölkerung nicht führen kann. Die rein berufsmäßige Prostitution — und auch sie wird ja keineswegs in toto von der Kontrolle erfaßt — tritt gegenüber der gelegentlichen immer mehr zurück. Die kontrollierten Dirnen sind, wie wir gesehen haben, zum größten Teil schon vor der Inskription infiziert und bleiben in den ersten Jahren trotz ärztlicher Untersuchung infektiös. Die Männerwelt [1]), die ihre ersten sexuellen Versuche wohl meist bei Prostituierten oder diesen nahe stehenden Elementen macht und sich da infiziert, bedarf später aber ihrer gar nicht mehr und bringt dadurch die gesamte weibliche Bevölkerung in Gefahr, die dann soweit sie ihre sexuelle Befriedigung in freien Verhältnissen sucht, für die weitere Verbreitung der Geschlechtskrankheiten sorgt. Demgegenüber muß natürlich das alte, überdies den modernen Anschauungen über die Infektiosität der Venerie gar nicht anpaßbare Kontrollsystem versagen. Aber selbst wenn man alle Kranken und verdächtigen Frauen unter Aufsicht und Bewachung stellen könnte, würde man dem Übel nicht steuern können, solange man die Männerwelt als Infektionsträger außer acht läßt. Diese Überlegung führt zwangsgemäß zu einer generellen Umgestaltung des Bekämpfungsproblems, das sich in seinen Maßnahmen nicht mehr auf eine verschwindend kleine Zahl ausgesprochener Vertreterinnen der Prostitution beschränken darf, sondern die Gesamtheit des ganzen Volkes umfassen muß.

Welche Mittel und Wege dazu bereits zur Verfügung stehen und was für die Zukunft not tut, wird uns im nächsten Kapitel über Prophylaxe näher beschäftigen.

III. Prophylaxe.

a) Allgemeine Prophylaxe.

Als Prophylaxe sind zusammenzufassen alle Maßnahmen, die zur Eindämmung der Geschlechtskrankheiten dienen sollen, also einmal die auf dem Wege der Gesetzgebung oder Fürsorge zu treffenden Einrichtungen zum Schutze der Gesamtbevölkerung, nicht nur der schon Erkrankten, sondern auch der noch

---

[1]) Eine Enquete von MEIROWSKY und NEISSER (1912) ergab, daß über 75 % der Akademiker ihren ersten Geschlechtsverkehr mit Prostituierten hatten; rechnet man die geheime Prostitution hinzu, ergeben sich sogar über 90 %.

Gesunden, und zweitens Vorkehrungen zum Schutze des Einzelnen. Im Gegensatz zu den akuten, endemisch auftretenden Infektionskrankheiten, deren Bekämpfung durch Seuchengesetze zu den erfreulichsten Resultaten geführt hat, ist die Sachlage bei den venerischen Infektionen viel schwieriger, trotzdem es sich ja eigentlich um vermeidbare Krankheiten handelt. Dies ist nicht nur in ihrem chronischen Ablauf mit oft latentem Fortbestehen bedingt, sondern auch in der gerade nur diesen Infektionen eigenen Art der Übertragung beim Geschlechtsverkehr.

Die Gesichtspunkte, nach denen gearbeitet wird, sind 1. Organisation der Behandlung, d. h. Bereitstellung genügender Krankenstationen und sonstiger Behandlungsmöglichkeiten, sowie Schulung auch der nicht fachärztlich ausgebildeten Ärzte zum mindesten bis zur schnellen Diagnosestellung und Behandlung unkomplizierter Fälle. 2. Gesetzliche Maßnahmen und sanitäre Regelung der Prostitution und der diesen nahestehenden Kreise, damit verbunden Fürsorgemaßnahmen für Gefährdete und jugendliche Kranke. 3. Aufklärung der Jugend und der Erwachsenen über die Gefahren der Geschlechtskrankheiten und die Mittel, die zu ihrer Verhütung zweckmäßig in Anwendung kommen, und schließlich 4. die Propagierung der persönlichen Prophylaxe, die unter den jetzigen Verhältnissen, unter denen vorläufig eine fundamentale Änderung nicht eintreten kann, zum Gemeingut des Volkes werden muß.

Die primitivste Form der Prophylaxe ist die Überwachung der Prostitution, d. h. die periodische Gesundheitsuntersuchung eingeschriebener Mädchen und ihre zwangsweise Behandlung in Erkrankungsfällen. Selbst wenn man nun die Prostitution in toto erfassen könnte, muß diese Methode versagen, da eine definitive Heilung speziell auch bei der Gonorrhöe, namentlich wenn sie wie meist die Adnexe ergriffen hat, außerordentlich schwer ist, und wir jedenfalls kein sicheres Kriterium dafür besitzen. Überdies werden sehr bald neue oder Superinfektionen erworben, so daß Blaschko wohl mit Recht gesagt hat, daß das Gros der Prostituierten dauernd oder doch mit kleinen Unterbrechungen als beständig gonorrhoisch zu bezeichnen ist. Es ist daher nicht wunderbar, daß die Verbreitung der Venerie in den Ländern mit und ohne Sittenkontrolle nicht nachweisbar differiert. Als Kardinalpunkt kommt aber hinzu, daß die Prostitution überhaupt nicht oder nicht mehr den Hauptfaktor bei der Verbreitung der Geschlechtskrankheiten bildet, und daß nicht einmal die Erfassung aller geschlechtskranken Frauen, d. h. die Assanierung eines Geschlechtes zu einem Erfolg führen würde, da nicht die Prostituierung, sondern die Promiskuität es ist, die die Verbreitung der Geschlechtskrankheiten fördert.

Daneben erwuchs dem System der Reglementierung von seiten der Frauenbewegung eine Gegnerin in der Entwicklung des abolitionistischen Gedankens, der hauptsächlich auf ethischen Momenten fußend die Ausnahmebehandlung einer kleinen Gruppe von Personen ablehnte und eine generelle Erfassung aller mit dem wilden Geschlechtsverkehr zusammenhängender, sittlicher und hygienischer Schäden auf dem Wege einer für beide Geschlechter geltenden Gesetzgebung verlangte.

Am frühesten gingen die skandinavischen Länder mit gesetzlichen Maßnahmen vor; Schweden führte schon 1817 die Zwangsbehandlung ein und besitzt seit 1918 ein umfangreiches Gesetz gegen die Verbreitung der Geschlechtskrankheiten; Dänemark hat seit 1894 ein Gesetz betreffend die Bekämpfung der öffentlichen Unsittlichkeit und venerischen Ansteckung. In Norwegen besteht Meldezwang, Angabe der Infektionsquelle und evtl. Zwangsbehandlung; auch in der Tschechoslowakei und in Amerika sind in letzter Zeit zum Teil recht strenge und eingreifende Bestimmungen in dieser Hinsicht erlassen worden. Deutschland, wo das System der Reglementierung noch nicht abgeschafft ist und zur Zeit noch in allerdings sehr gemilderter Form fortbesteht, besitzt vorläufig noch kein diesbezügliches Gesetz. Zur Zeit gilt die Verordnung der Reichsregierung vom 11. XII. 1918 mit folgenden Bestimmungen:

§ 1.

Geschlechtskrankheiten im Sinne dieser Verordnung sind Syphilis, Tripper und Schanker ohne Rücksicht darauf, an welchen Körperteilen die Krankheitserscheinungen auftreten.

§ 2.

Personen, die geschlechtskrank sind, und bei denen die Gefahr besteht, daß sie ihre Krankheit weiter verbreiten, können zwangsweise einem Heilverfahren unterworfen, insbesondere in ein Krankenhaus überführt werden, wenn dies zur wirksamen Verhütung der Ausbreitung der Krankheit erforderlich erscheint. Ärztliche Eingriffe, die mit einer ernsteren Gefahr für Leben oder Gesundheit verbunden sind, dürfen nur mit Einwilligung des Kranken vorgenommen werden.

Die Aufbringung der entstehenden Kosten regelt sich nach Landesrecht.

§ 3.

Wer den Beischlaf ausübt, obwohl er weiß oder den Umständen nach annehmen muß, daß er an einer mit Ansteckungsgefahr verbundenen Geschlechtskrankheit leidet, wird mit Gefängnis bis zu drei Jahren bestraft, sofern nicht nach dem allgemeinen Strafgesetz eine härtere Strafe eintritt.

Die Verfolgung tritt, soweit es sich um Ehegatten und Verlobte handelt, nur auf Antrag ein.

Die Strafverfolgung verjährt in sechs Monaten.

§ 4.

Wer eine Person, die an einer mit Ansteckungsgefahr verbundenen Geschlechtskrankheit leidet, ärztlich untersucht oder behandelt, soll sie über Art und Ansteckungsfähigkeit der Krankheit sowie über Strafbarkeit der im § 3 bezeichneten Handlung belehren.

Der Entwurf eines Gesetzes zur Bekämpfung der Geschlechtskrankheiten liegt bei uns seit 1920 den gesetzgebenden Körperschaften vor, ohne daß er bis jetzt zur Verabschiedung gekommen wäre. Seine Hauptpunkte sind 1. Abschaffung der polizeilichen Überwachung und dafür Einführung einer gesundheitsbehördlichen Befugnis von Personen, die verdächtig sind, geschlechtskrank zu sein oder ihre Krankheit weiter zu verbreiten, ärztliche Zeugnisse über ihren Gesundheitszustand beizubringen, 2. Verbot der Behandlung durch Kurpfuscher und ärztliche Belehrungs- und Meldepflicht renitenter Patienten an die zuständigen Beratungsstellen, die im ganzen Reichsgebiet in ausreichender Zahl eingerichtet werden sollen, 3. Behandlungspflicht des Erkrankten und 4. Einführung des Gefährdungsparagraphen, der den oben angeführten § 3 der Reichsverordnung vom Dezember 1918 entspricht. Schließlich werden entsprechende Änderungen des StrGB., die das Prostitutionswesen betreffen, gefordert und der ominöse § 184, durch den bis jetzt das Feilbieten prophylaktischer Mittel unter Strafe gestellt ist, in eine Form gebracht, durch die das Ausstellen, Ankündigen und Anpreisen in anständiger, nicht sittenverletzender Weise gestattet wird und straffrei bleibt. .

Soviel über die Versuche der Bekämpfung der Venerie auf legislativem Wege. In Deutschland herrscht zur Zeit ein Übergangsstadium insofern, als die alten Bestimmungen zwar noch bestehen, aber nicht mehr strikte durchgeführt werden, während die endgültige Reform noch aussteht. Schon während des Weltkrieges hatte man umfassende Vorkehrungen getroffen, eine planmäßige Überwachung der heimkehrenden infizierten Truppen herbeizuführen, und darauf basierend hätte sich dann wahrscheinlich eine allgemeine Regelung ergeben. Die revolutionäre Bewegung 1918 ließ diesen Gedanken nicht zur Durchführung kommen. Immerhin sind daraus die von den Landesversicherungsanstalten eingerichteten Beratungsstellen hervorgegangen, mit deren Errichtung 1916 bereits begonnen wurde, und von denen jetzt etwa 150 in Betrieb sind.

Je nach den lokalen Verhältnissen hat sich ihre Organisation in ganz verschiedener Weise entwickelt. In einigen Bezirken wie im Rheinland und Westfalen haben die LVA. Beratung und Behandlung auch der Kassenpatienten ganz übernommen, in anderen verzichtete man, da eine Einigung mit den Ärzten nicht zustande kam, auf die Behandlung selbst und begnügte sich mit der Beratung. In Berlin z. B. besteht das Material fast nur aus Selbstmeldern, die auf die Propaganda der Versicherungsanstalt hin zur Untersuchung kommen, dort beraten und, wenn nötig, Ärzten überwiesen werden. Einen ganz anderen Weg, der eigentlich der geplanten Dauerkontrolle sehr nahe kommt, hat man in Mannheim und Frankfurt am Main beschritten; hier besteht keine eigentliche Beratungsstelle, sondern die behandelten Ärzte übernehmen im Auftrag der LVA. zugleich auch die Überwachung.

Dem geplanten Abbau des rein sittenpolizeilichen Überwachungssystems haben eine ganze Reihe großer Städte durch Einführung von Pflegeämtern (u. a. Altona, Dresden, Görlitz, Hamburg, Rostock) und durch Einrichtung von Polizeifürsorgestellen, die Hand in Hand mit den Beratungsstellen und Landesversicherungsanstalten und den privat charitativen Gesellschaften wirken, vorgearbeitet. Ihr Tätigkeitsfeld bildet den Kampf gegen soziale Schäden im allgemeinen, mit speziell vorbeugender und nachgehender Fürsorge an allen sittlich Gefährdeten; man arbeitet also auf einer viel breiteren Basis.

So hat man in Dresden, um an einem Beispiel den Wirkungskreis solcher Einrichtungen zu illustrieren, nach Einschränkung der sittenpolizeilichen Aufsicht zwei völlig getrennte Ämter geschaffen. Einem Pflegeamt werden zur selbständigen Bearbeitung überwiesen:

1. alle schriftlich und mündlich von Behörden, Privatpersonen usw. erfolgten Anzeigen wegen geschlechtlicher Erkrankung, Übertragung derselben, Umhertreiberei oder gewerblicher Unzucht, sobald aus den Akten nicht hervorgeht, daß die betreffenden Personen bereits innerhalb der letzten zwei Jahre wegen Gewerbsunzucht bestraft sind oder unter Kontrolle gestanden haben, oder wegen ähnlicher Vergehen bereits bestraft sind;

2. alle erstmalig von der Sittenpolizei wegen Verdachts der Gewerbsunzucht oder Umhertreibens aufgegriffenen Frauen und Mädchen jeden Alters;

3. alle von der Sittenpolizei wegen sittlicher Verfehlungen aufgegriffenen Mädchen unter 18 Jahren;

4. alle diejenigen bestraften Frauen und Mädchen, bei denen der Abteilungsvorstand Strafaufschub oder bedingte Begnadigung verfügt. Ausgenommen sind hier die Fälle, für welche die unten bezeichnete Wohlfahrtsstelle zuständig ist;

5. alle Anfragen anderer Behörden nach der sittlichen Führung der unter 1., 3. und 4. genannten Personen außer solchen nach Strafen und Aktenvorgängen;

6. alle Frauen und Mädchen, die ihre Unterstellung unter sittenpolizeiliche Aufsicht beantragen und damit abgewiesen werden, weil sie minderjährig sind oder anderweit noch nicht unterstellt waren;

7. alle diejenigen sittlich gefährdeten Personen, die sich selbst an die Polizei wenden, oder die wegen ihrer sittlichen Gefährdung gemeldet werden.

Daneben besteht eine Wohlfahrtsstelle, die sich mit Sittlichgefährdeten beiderlei Geschlechts befaßt. Hier werden bearbeitet:

1. alle mehrmalig von der Sittenpolizei aufgegriffenen weiblichen Personen, Frauen und Mädchen, ohne Unterschied des Alters mit Ausnahme der Jugendlichen unter 18 Jahren;

2. alle wegen Umhertreibens oder Gewerbsunzucht in das Gefangenenhaus eingelieferten Frauen und Mädchen, mit Ausnahme der unter sittenpolizeilicher Aufsicht stehenden und der erstmalig Eingelieferten;

3. alle volljährigen Frauen und Mädchen, die ihre Unterstellung unter sittenpolizeiliche Aufsicht in Dresden beantragen, oder nach Entlassung aus der Kontrolle wieder beantragen, außer denen, welche abgewiesen werden, weil sie minderjährig oder anderweitig noch nicht unterstellt waren;

4. alle unter sittenpolizeilicher Aufsicht stehenden Frauen und Mädchen, die ihre Befreiung aus der Aufsicht beantragen;

5. alle Erkundigungen nach zugezogenen, in anderen Städten bisher unter Aufsicht stehenden weiblichen Personen, sowie die Fürsorge für diese, soweit sie nicht bereits bei der Sittenpolizei gemeldet sind;

6. die von der Kriminalpolizei behandelten Kinder und Jugendlichen unter 18 Jahren, sowie Frauen und Mädchen bis zum 21. Jahre;

7. alle Führungsanfragen von Gerichten über die unter 6. genannten Personen, mit Ausnahme von Auskünften über Strafen und Aktenvorgänge;

8. die Fürsorge für aufgegriffene, heimatlose oder vagabundierende Kinder und Jugendliche bis zu 18 Jahren mit Ausnahme der erstmalig Aufgegriffenen.

Nach einem Bericht von Galewski hat sich besonders die Errichtung des Pflegeamtes gut bewährt. Seinen Hauptwert sieht er in der Zusammenarbeit mit der Beratungsstelle und der Landesversicherungsanstalt, indem es durch humane Fürsorge, durch Fernhaltung von allem Polizeilichen und von der gefahrbringenden, steten Berührung mit Dirnen gelingt, die gefährdeten und erkrankten Jugendlichen wieder zu gesunden und nützlichen Menschen zu machen.

Alle diese Einrichtungen umfassen im wesentlichen den Kreis der Erkrankten, zum mindesten den der Gefährdeten; ihr Fortschritt gegenüber der Sittenpolizei besteht unseres Erachtens in ihrer wirklich materiellen und seelischen Hilfe, die sie ihren Schützlingen zuwendet. Daneben laufen seit langem Bestrebungen privater Vereine, eine Sanierung des Volkes von den Geschlechtskrankheiten durch Aufklärung der noch Gesunden zu erzielen. An erster Stelle ist hier die von Neisser, Blaschko und Lesser gegründete Deutsche Gesellschaft zur Bekämpfung der Geschlechtskrankheiten zu nennen. Seit über 20 Jahren ist es ihr Ziel, die Massen für das vorliegende Problem zu interessieren und den Kampf gegen die Venerie zu einer Volksbewegung zu machen. Unter ihrer Ägide werden Merkblätter und Flugschriften herausgegeben und Wanderausstellungen mit Vorträgen veranstaltet. Auch den Film hat man in den letzten Jahren erfolgreich in den Dienst der Sache gestellt. Um auf die heranreifende Jugend einzuwirken, hat man Aufklärungsvorträge vor den abgehenden Schülern der Fortbildungs- und Volksschulen und Gymnasien eingerichtet, deren weiterer Ausbau allerdings erforderlich erscheint und zweckmäßig mit der Erläuterung über die Gefahren des Alkoholismus verbunden werden sollte. Die Widerstände, die sich gegen eine frühe Sexualpädagogik in den Schulen von seiten der Lehrerschaft und zum Teil auch von seiten der Bevölkerung erhoben, sucht man auf die Anregung der Gesellschaft hin durch Errichtung von Lehrstühlen über das Sexualleben an den Universitäten (Breslau, Karlsruhe, Königsberg) und durch sexualpädagogische Fortbildungskurse für die Lehrer zu überwinden.

So außerordentlich wertvoll alle diese Institutionen sind, so wird man doch in absehbarer Zeit nicht mit einer durchgreifenden Besserung rechnen können, da die Wurzeln des Übels viel tiefer liegen, und zwar in den ganzen sozialen Verhältnissen, ohne deren Hebung alles, was wir tun können, nur symptomatisch wirken kann. „Die Besserung der äußeren Lebensbedingungen ist von viel ausschlaggebenderer Bedeutung als alle direkten Bekämpfungsmaßnahmen" (BLASCHKO). Wie kann die Jugend, wie können Gesunde vor Infektionen geschützt werden? Wir haben gesehen, daß die Großstädte die eigentlichen Seuchenherde sind, in ihnen treffen die verschiedensten Volksklassen zusammen. Alle Bedingungen zu frühzeitigem und regellosem Geschlechtsverkehr sind gegeben. Die sozialen Verhältnisse hindern einen großen Teil der Jugendlichen an der Eheschließung, womit nicht gesagt sein soll, daß nun das frühe Heiraten ein Allheilmittel gegen die Geschlechtskrankheiten ist; manche Erfahrungen an der großstädtischen Bevölkerung sprechen dagegen. Die Wohnungsverhältnisse im Proletariat sind entsetzliche, in Berlin verfügten 1920 150 000 Familien nur über ein Zimmer, in dem zum Teil bis 12 Personen verschiedenen Alters und Geschlechts wohnen und schlafen. Erst kürzlich ist in einer von GUMPERT aus der BUSCHKESCHEN Klinik stammenden Arbeit auf die Folgen dieser Zustände hinsichtlich der Zunahme der Geschlechtskrankheiten bei Kindern hingewiesen worden. Infektionen durch kranke Eltern, durch Vergewaltigung seitens Verwandter, ja sogar durch Verkehr der Kinder untereinander, werden geschildert und auf der Basis dieser traurigen Tatsachen eine Reihe von Forderungen aufgestellt, die sich im allgemeinen mit den bekannten Bestrebungen decken und besonders auch die Belehrung der Lehrerschaft, die kostenfreie Zwangsbehandlung solcher Kinder in eigenen Kliniken und die obligatorische Untersuchung bei der Aufnahme in Kindergärten, Schule, Heimen usw. fordern. Dazu kommt das Schlafstellenwesen, das die Leute direkt in die Kneipen und auf die Straße treibt. Wie soll sich da eine sexuelle Ethik entwickeln? Die niedrigen Löhne der weiblichen Arbeiterinnen treiben diese zu wenigstens gelegentlicher Prostitution oder zu Verhältnissen, die häufig die erste Stufe dazu sind; der Wechsel der Konjunktur wirft sie oft ganz auf die Straße. Unter solchen Umständen Sittlichkeit zu predigen oder Enthaltsamkeit bis zur Ehe zu verlangen, erscheint fast paradox. Aber da das Übel nicht an der Wurzel zu packen ist — selbst die Forderung einer hygienischen Wohnungspolitik mit Dezentralisation der großstädtischen Wohnstätten wird noch auf Jahrzehnte ein frommer Wunsch bleiben — muß man sich vorläufig mit Palliativmitteln helfen.

Ferner stoßen wir, wenn man die Richtlinien verfolgt, nach denen die verschiedenen Faktoren ihre Bekämpfungswege gehen, auf recht divergierende Anschauungen, je nachdem es sich um mehr ethisch oder hygienisch eingestellte Kreise handelt. Es sind dadurch Gegenströmungen entstanden, die der Behandlung des ganzen Problems nicht zum Nutzen gereichen. Die Pädagogen und die charitativen Vereine legen naturgemäß den Hauptwert auf sittliche Beeinflussung, während die Ärzte der Frage durch sozialhygienische Maßnahmen näher zu kommen suchen. Auch die staatlichen Instanzen wirken nicht gerade fördernd, insofern sie zwar gern moralische Momente anerkennen, der frühzeitigen Aufklärung aber und speziell der Propagierung der persönlichen Prophylaxe mehr oder weniger ablehnend gegenüberstehen. So ist noch jetzt z. B. in Holland sogar die Anfertigung und der Vertrieb von Schutzmitteln verboten, und offiziell gilt auch in Deutschland noch der § 184/3 des StrGB., durch dessen Anwendung die öffentliche Ankündigung von Präventivmitteln in irgendeiner wirksamen Form ganz unterbunden werden kann, und doch ist zur Zeit die Frage der persönlichen Prophylaxe die wichtigste und eine Aufklärungstätigkeit, die sich damit nicht befaßt, vom ärztlich-hygienischen Standpunkt aus als völlig ungenügend zu verwerfen. Die Tatsache, daß die Promiskuität die Ursache der Verbreitung der Geschlechtskrankheiten ist, und daß diese vorläufig nicht aus der Welt zu schaffen ist, zwingt uns, die Kenntnis der persönlichen Prophylaxe in den Vordergrund zu stellen und ihre Kenntnis zum Gemeingut der erwachsenen Bevölkerung zu machen. Daneben müssen natürlich alle allgemeinen sozialhygienischen Bestrebungen und Wohlfahrtseinrichtungen ausgebaut und der Bevölkerung zugänglich gemacht werden.

b) Persönliche Prophylaxe.

Wenn man von dem Gebrauch der mechanischen Prophylaxe, d. h. der Benutzung des Condoms absieht, dessen Kenntnis vielleicht schon bis in das Altertum zurückreicht, jedenfalls aber seit dem 16. Jahrhundert von verschiedenen Ärzten als Schutzmittel gegen venerische Infektion empfohlen wurde, begann die moderne Ära der individuellen Prophylaxe mit den Versuchen der Gynäkologen, die Blennorrhöe der Neugeborenen durch desinfizierende Scheidenspülungen der Gebärenden zu verhüten. Eine gewisse Wirksamkeit konnte dieser Methode nicht abgesprochen werden, denn es geht aus verschiedenen Statistiken hervor, daß die Morbiditätsziffer dadurch erheblich herabgedrückt werden konnte. Eine sichere Prophylaxe wurde aber erst durch den glücklichen Gedanken CRÉDÉS erzielt, die Augen der Neugeborenen, also das gefährdete Organ selbst, zum Gegenstand der Desinfektion zu machen, indem er 1881 die bekannte Einträufelung einer $2^0/_0$igen Höllensteinlösung empfahl. Der Erfolg war ein eklatanter. CRÉDÉ selbst konnte in Leipzig die Zahl der Erkrankungen von $12-15^0/_0$ auf fast Null herunterdrücken und, wäh-

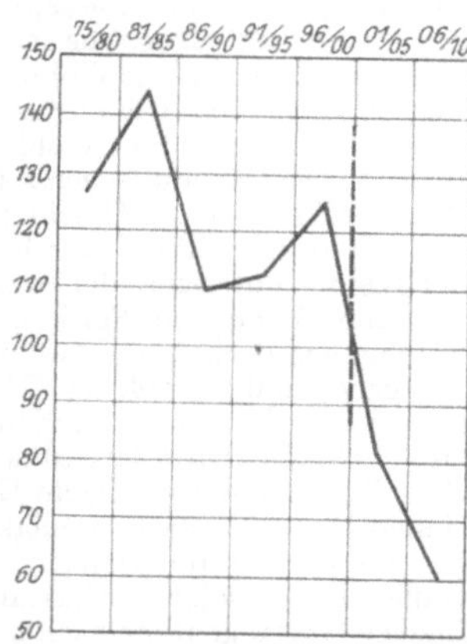

Abb. 111. Einfluß der Einführung der Prophylaxe (senkrechte gestrichelte Linie) bei der deutschen Marine. Die Zahlen geben die $^0/_{00}$ Zugänge der Kopfstärke an Geschlechtskrankheiten an. (Nach ROST.)

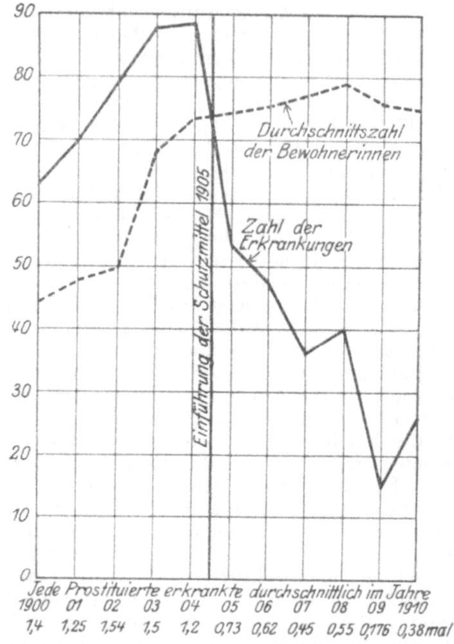

Abb. 112. Einfluß der Einführung der Prophylaxe (senkrechte Linie) bei der kasernierten Prostitution in Bremen (nach WEIDANZ).

rend KÖSTLIN 1896 bei 17767 Geburten ohne Prophylaxe $10^0/_0$ Infektionen sammelte, ging die Erkrankungszahl nach den Berechnungen von CRÉDÉ-HÖRDER nach der allgemeinen Einführung des CRÉDÉschen Verfahrens auf $0,09^0/_0$ herab.

Diese zweifellosen Erfolge legten den Gedanken nahe, derartige prophylaktische Maßnahmen auch gegen die Gonorrhöeinfektion selbst anzuwenden, und nach jahrzehntelangem Kampfe gegen Vorurteile und falsche ethische Einstellung ist es ja nun gelungen, wenigstens die größten Widerstände gegen ihre Einführung und Allgemeinanwendung zu besiegen. Freilich ist die Kenntnis von ihrer Wirksamkeit noch weit entfernt Allgemeingut der Bevölkerung geworden zu sein.

Die ersten ausgedehnten praktischen Versuche wurden beim Militär, speziell bei der Marine gemacht, wo ja die straffe Disziplin eine Durchführung der Bestimmungen sicher stellte. So hat UTHEMANN schon in den 90er Jahren des vorigen Jahrhunderts die persönliche Prophylaxe bei Fahrten in der Südsee mit gutem Erfolg durchgeführt. Eine Statistik von ROST betreffend die deutsche

Marine zeigt, wie sich aus der S. 488 stehenden Kurve ergibt, ebenfalls den Einfluß prophylaktischer Maßregeln gegen Geschlechtskrankheiten nach ihrer Einführung am Beginn des neuen Jahrhunderts.

Ebenso verliefen die Versuche, die bei der Bremer kasernierten Prostitution angestellt wurden, wo den Mädchen Schutzmitteln verabfolgt werden, zu deren Benutzung sie selbst angehalten werden, und die sie ihren Besuchern empfehlen. Auch hier zeigt eine tabellarische Zusammenstellung, daß mit der Einführung dieser Maßregel ein plötzlicher erheblicher Abfall der Erkrankungsziffer einsetzte, während vorher die Erkrankungsziffer der Durchschnittszahl der Bewohnerinnen etwa parallel ging. (Nach WEIDANZ.)

In der letzten Zeit hat dann der Weltkrieg Gelegenheit geboten, diese Frage weiter zu studieren. Alle kriegführenden Länder mußten darauf achten, ihre Truppen vor den Geschlechtskrankheiten zu schützen, und haben daher der persönlichen Prophylaxe ihre größte Aufmerksamkeit geschenkt. WALKER gibt für das amerikanische Feldheer an, daß die Prophylaxe bis zu $100\,^0/_0$ wirksam war, wenn sie genügend früh und sachgemäß angewandt wurde. BURKE berichtet von einer militärischen Abteilung in Persien, bei der von 895 Leuten nach unmittelbarer Selbstdesinfektion kein einziger erkrankte, während von 78 Infizierten 76 überhaupt keine und 2 eine verspätete Desinfektion vorgenommen hatten. Diese Zahlen mögen genügen, um den Wert der persönlichen Prophylaxe zu illustrieren. Gegenüber diesen nur in kurzer Auswahl wiedergegebenen Stimmen, die zugunsten der persönlichen Prophylaxe sprechen, findet man in der Literatur nur selten eine gegenteilige Meinung vertreten, und zwar handelt es sich dabei vorwiegend um die Feststellung von Versagern und die Entwicklung von Schäden, die durch unzweckmäßige Anwendung entstehen können. Versager kommen nun gewiß vor, und das, was bei einer streng disziplinierten Truppe leicht möglich ist, wird praktisch beim Publikum auf Schwierigkeiten stoßen. Psychische und physische Hemmnisse einer rechtzeitigen und gründlichen Desinfektion werden sich häufig ergeben. Schon wenn man sich vergegenwärtigt, unter welchen Umständen ein großer Teil der Bevölkerung geschlechtlich verkehrt, leuchtet das ein. Direkte Schädigungen, Strikturbildungen am Orificium gehören zu den größten Seltenheiten und sind stets auf unsachgemäße Anwendung durch zu hochprozentige Präparate zurückzuführen. BINGLER hat über solche unerwünschten Folgeerscheinungen kürzlich berichtet. Die gelegentlich auftretenden Urethralkatarrhe schwinden spontan in einigen Tagen und sind nur ein Zeichen einer oberflächlichen Schleimhautreizung mit schleimig epithelialer Absonderung.

Notwendig ist daher einmal das Publikum über den Wert und die sachgemäße Handhabung der Mittel zu unterrichten und ihm vor allem genügend Gelegenheit zu ihrer Anwendung zu geben. Man ist deshalb auch dazu übergegangen, neben einer großen ausgedehnten Propaganda mit Merkblättern ähnlichen Inhalts, wie die in der Anmerkung[1])

---

[1]) **Anleitung zum Selbstschutz vor Geschlechtskrankheiten.** Von Prof. BLASCHKO (D. G. B. G.).*)

Syphilis und Tripper sind so ernste und von schweren Folgen begleitete Krankheiten, daß man sich der Gefahr einer Ansteckung unter keiner Bedingung aussetzen darf. Außerehelicher Verkehr ist stets gefährlich; ihn ohne Schutzmittel oder ohne nachfolgende Desinfektion auszuüben, ist sträflicher Leichtsinn.

Man verkehre niemals, wenn man eine noch so kleine Wunde an seinen Geschlechtsteilen bemerkt, mit einer Frau, die Flecken im Gesicht oder am Körper, eine Wunde an den Lippen oder geschwollene Drüsen in der Leistengegend hat. Auch Küssen ist gefährlich! Auch anscheinend völlig gesunde Frauen sind oft krank und ansteckend, darum sind Schutzmaßregel stets notwendig.

Am sichersten ist der Gebrauch eines Condoms (Präservativ) aus sog. Fischblase oder aus Gummi. Der Condom soll nicht zu prall angelegt und am besten vor dem Gebrauch

*) Zu beziehen durch die Geschäftsstelle der Deutschen Gesellschaft zur Bekämpfung der Geschlechtskrankheiten, Berlin W 66, Wilhelmstr. 45.

abgedruckten, in großen Städten (Berlin, Frankfurt, Wiesbaden u. a.) Desinfektionsstuben einzurichten, auf deren Bestehen in den Bedürfnisanstalten, Kassenräumen und sonstigen

außen eingefettet werden. Wer nicht im Besitz eines Condoms ist, fette vor dem Verkehr das Glied mit Vaseline ein.

Nach dem Verkehr muß der Condom so abgezogen werden, daß seine Außenseite nicht mit den Geschlechtsteilen in Berührung kommt.

Ist der Condom geplatzt oder hat der Verkehr ohne Condom stattgefunden, so muß gleich nach dem Verkehr Wasser gelassen werden, die Geschlechtsteile und deren Umgebung sind sorgfältig zu reinigen. Bloßes Waschen mit Wasser und Seife gewährt keinen ausreichenden Schutz, wirksamer sind Waschungen mit desinfizierenden Lösungen.

Man nimmt

1. eine rotweinfarbene Lösung von übermangansaurem Kali (1:1000), am besten zu bereiten aus einer 5%igen Lösung, die man in einer kleinen Flasche vorrätig hat (Rezept Solut. Kali permang. 1:20) und von der man 1 bis 2 Teelöffel auf $^1/_2$ bis 1 Liter Leitungswasser gibt;

2. eine Lösung von Sublimat 1:1000. Man stellt die Lösung her aus fertigen, in jeder Apotheke (gegen ärztliches Rezept) käuflichen Pastillen zu $^1/_2$ Gramm, die man in einem halben Liter Wasser löst. Anwendung erst nach völliger Lösung der Pastille.

Man tauche einen Wattebausch in die desinfizierende Lösung, streife die Vorhaut zurück und wasche diese außen und innen, die Eichel, das übrige Glied, den Hodensack und die Schamgegend sorgfältig (mindestens 2 Minuten lang). Bemerkt man dabei eine wundgeriebene Stelle, so betupfe man diese leicht mit Jodtinktur, hat man solche nicht zur Hand, so suche man sofort einen Arzt oder eine Rettungswache auf und lasse die wunde Stelle desinfizieren.

Nach Reinigung der Haut träufele man einen Tropfen einer desinfizierenden (5%igen Albargin- oder Protargol-) Lösung auf die Harnröhrenöffnung und lasse durch abwechselndes Schließen und Öffnen derselben etwas von der Flüssigkeit aufsaugen.

Völlige Sicherheit gewährt kein Schutzmittel. Je schneller aber nach dem Verkehr die Desinfektion erfolgt, um so wirksamer ist sie. Wird sie sofort vorgenommen, ist sie am sichersten; sie kann aber auch noch in den ersten Stunden nach dem Verkehr von Erfolg begleitet sein.

Vorschrift für den persönlichen Schutz gegen Geschlechtskrankheiten. Prof. E. Hoffmann.

Jeder außerehelicher Beischlaf ist gefährlich. Nicht nur die meisten öffentlichen Dirnen (Prostituierten) sondern auch viele Mädchen und verheiratete Frauen sind geschlechtskrank, oft ohne es zu wissen. Enthaltsamkeit bis zur Heirat ist daher eine gesundheitliche Pflicht. Wer davon abweicht, sollte sich in jedem Falle gegen geschlechtliche Ansteckung nach Möglichkeit schützen, um seine eigene Gesundheit zu erhalten, seine Familie dereinst vor Elend zu bewahren und die Arbeitskraft und den Nachwuchs des Volkes nicht zu untergraben. Denn Tripper und Syphilis sind schleichende, sehr verbreitete und gefährliche Volksseuchen.

Während der Tripper außer langwieriger, nicht selten schwerer Erkrankung die Zeugungsfähigkeit oft vermindert oder aufhebt, ruft die Syphilis häufig langes Siechtum, tödliche innere und Nervenleiden hervor und geht auf die Nachkommenschaft über. Wer also die bei dem heutigen Stande der Wissenschaft möglichen Schutzmittel nicht anwendet, handelt leichtfertig und gewissenlos.

Schutz gewähren Präservative aus Gummi oder Fischblase, letztere müssen angefeuchtet, beide eingefettet gebraucht werden, damit sie nicht zerreißen. Dieser Schutz ist aber nicht zureichend, da die Präservative nur das Glied, nicht seine Umgebung bedecken und nicht selten zerreißen. Deshalb sind nach ärztlichem Rezept verordnete Schutzsalbe und Schutztropfen stets zu benutzen, erstere auch neben einem Präservativ. Auch sie gewähren keinen ganz sicheren, aber bei richtiger Anwendung doch einen weitgehenden Schutz gegen Ansteckung.

Vor dem Beischlaf: Einfetten des Gliedes und seiner Umgebung (Hodensack, Leisten) mit Schutzsalbe, so daß alle Falten und Buchten, besonders der Vorhaut und Eichel, mit einer dünnen gleichmäßigen Fettschicht völlig überzogen sind.

Nach dem Beischlaf: Möglichst bald Harnlassen mit kräftigem Strahl, dann Waschen mit Seife, Abspülen und mit reinem Tuch (ev. eigenem Taschentuch) Abtrocknen.

Einbringung der Schutztropfen in die Harnröhrenöffnung zur Vernichtung der Tripperkeime: Zu dem Zwecke dienen am freien Ende mit Watte umwickelte Streichhölzchen (Wattepinsel) und ein kleines Fläschchen mit Schutztropfenlösung. Man taucht einen Wattepinsel in die Flüssigkeit und hält ihn nach reichlichem Befeuchten $^1/_2$ Minute in die Öffnung der Harnröhre, so daß er $^1/_2$ cm tief eindringt und der stehenbleibende Tropfen die Wand überall berührt; hierauf wird ein zweiter Pinsel in gleicher Weise gut eine ganze Minute benutzt und schließlich die Umgebung (Eichel, Bändchen) gut bepinselt. Nun erfolgt nochmals gründliches Einfetten mit Schutzsalbe und Vorlegen von etwas Watte vor die geeigneten Lokalitäten hingewiesen wird. Hier wird von Heilgehilfen die Säuberung sachgemäß durchgeführt.

Je nach den lokalen Verhältnissen und der Initiative der Gesundheitsbehörden werden sich diese Einrichtungen, deren weiterer Ausbau viel für sich hat, sicher bewähren.

Was nun die Mittel selbst anlangt, die dabei zur Anwendung kommen, so unterscheiden wir die mechanischen und die medikamentös-chemischen Präparate. GROTJAHN sieht noch immer in dem mechanischen Schutz, d. h. in der Benutzung des Condoms das einzig zuverlässige Mittel gegen die Ansteckung, und zwar gibt er den aus tierischen Häuten (Schafdarm) hergestellten Erzeugnissen gegenüber den Gummiwaren, von denen häufig schlechte und durch langes Lagern unbrauchbar gewordene Exemplare in den Handel kommen, den Vorzug. Er empfiehlt zur bestmöglichen Erhöhung der Sicherheit die Verwendung zweier Fischblasen, die übereinander gezogen werden. Gegen die allgemeine Einführung dieses Schutzmittels, dem an sich zweifellos die besten Chancen zukommen, sprechen psychische Einstellungen (nervöse Impotenz, BUSCHKE) und der Zwang der Überlegung vor dem Coitus. Der Fehler, daß der Condom in seiner jetzigen Form die oberen Teile des Gliedes nicht schützt — man spricht ja geradezu von den am Penisschaft sitzenden venerischen Geschwüren als von Condomschanker — ließe sich vielleicht durch entsprechende Formveränderung beheben. Ein sehr wichtiger Punkt, der für die Propagierung der mechanischen Prophylaxe spricht, ist, daß er nicht nur Selbstschutz gewährt, sondern auch Schutz vor Übertragung auf den Verkehrspartner bietet, und das ist ein nicht zu unterschätzender Vorteil für das ganze Bekämpfungsproblem.

Die chemischen Mittel, die man zur Prophylaxe anwendet, rekrutieren sich naturgemäß aus dem Arzneischatz, der auch sonst bei der Therapie der Gonorrhöe benutzt wird. Nach dem CRÉDÉschen Vorgang benutzte man anfangs 2%ige Arg. nitr. und 2 bis 5 bis höchstens 10%ige Albargin-, Protargol- oder Argyrollösungen. In Form des von BLUKOSOWSKI eingeführten Samariter, in der Viro- und Pharmapackung sind sie im Handel weit verbreitet; auch als silberhaltige Schutzstäbchen mit Protargol und Choleval (Delegon), die in der Harnröhre zur Lösung kommen, sind sie im Gebrauch. Allerdings sollen diese in ihrer Wirkung nach MANTEUFFEL und SCHUMACHER den Präparaten in flüssiger Form nachstehen.

Durch experimentelle Untersuchungen, mit denen sich hauptsächlich MANTEUFFEL und ZSCHUCKE, SCHERESCHEWSKY, SCHUMACHER und WORMS beschäftigt haben, hat sich ergeben, daß wäßrige Lösungen in bedeutend geringerer Konzentration wirken als die in glycerinhaltiger, schleimiger oder salbenförmiger Grundlage, so daß bei diesen der Prozentgehalt zur Desinfizierung erhöht werden muß, ohne dadurch übrigens eine stärkere Reizung der Schleimhäute hervorzurufen. Für die Gonorrhöeprophylaxe sind alle Silber- und Hg-Salze brauchbar, die in wäßriger Lösung Metallionen abspalten können. Ferner zeigte sich, daß für die Prophylaxe nicht die bei der Chemotherapie gewonnenen Erfahrungen gelten. Die Zahl der wirksamen Mittel ist bedeutend größer als die gegen die betreffende Krankheit therapeutisch verwendbaren. Wir sind also nicht an die gegen die Erkrankung selbst spezifisch wirkenden Mittel gebunden. Damit

---

Harnröhre zwischen Eichel und Vorhaut, um Flecken in der Wäsche zu vermeiden. Zur Befeuchtung der Pinsel wird etwas Flüssigkeit aus dem Gläschen in ein reines Schälchen abgegossen; werden die Pinsel direkt im Fläschchen befeuchtet, so muß die Schutztropfenlösung erneuert werden.

Unerfahrenen wird dringend geraten, sich von einem Arzt die zweckmäßige Anwendung der Schutzmittel zeigen zu lassen. Tritt trotz Gebrauchs derselben Ausfluß, Wundsein oder irgend eine auffällige Erscheinung ein, so ist zur Feststellung, ob es sich nur um eine harmlose Reizung oder eine Ansteckung handelt, sofort ein Arzt aufzusuchen. Ganz frischer Tripper kann oft mit einer oder wenigen Einspritzungen, ganz früh erkannte Syphilis mit einer Salvarsan-Quecksilberkur geheilt werden.

ist der Weg zur Einheitsprophylaxe gefunden und eine bedeutende Vereinfachung erzielt. Sublimatlösungen schützen auch gegen Gonorrhöe und sogar Präparate, die bei beiden Geschlechtskrankheiten therapeutisch nur unwesentlich wirksam sind, wie das von Schereschewsky als Syphilisprophylaktikum erkannte Chinin ist nach Manteuffel in $10\,\%$iger Chininuretanlösung und in $20-40\,\%$iger Salbe im Experiment gegenüber Gonokokken durchaus brauchbar. Sublimat wird in $0,1\,\%$iger Lösung, in $0,3\,\%$iger Sublimat-Lanolinsalbe und als fertig käufliche Neisser-Siebertsche Schutzsalbe (in frischer Zubereitung!) empfohlen (Manteuffel-Zschucke). Auch Golutan (Priessnitz) enthält $0,3\,\%$ Sublimat, und Merz hat eine Kombination von $0,2\,\%$ Sublimat und $2,5\,\%$ Chinin in fettfreier Salbenkonsistenz erfolgreich erprobt. Vor kurzem wurde von den Merzwerken als Dublosan das Chinin-Quecksilber-Bisulfat in den Handel gebracht, das ebenfalls in einer nicht fettenden Salbengrundlage $2,5\,\%$ der wirksamen Substanz enthält. Unter dem Namen Antilugon und Servasygon sind ferner Präparate mit Hg-Oxycyanatgehalt in den Verkehr gekommen, jedoch lehnt Schumacher solche komplexen Hg-Verbindungen ab, da sie in wäßriger Lösung in desinfektorisch unwirksame, komplexe Hg-Ionen zerfallen und jedenfalls nicht schnell genug wirken.

Auf die prophylaktische Wirkung des Thymols wurde zuerst von Gauducheau hingewiesen. Die von ihm angegebene Salbe, die in einer Lanolin-Vaselingrundlage neben 0,075 Hg-Oxycyanat und 25 Kalomel $1,75\,\%$ Thymol enthält, ist nach seinen experimentellen Versuchen[1]) und praktischen Versuchen bei der Truppe zuverlässig. Ferner verwendet Harry Thymol in einer Kombination mit Tribrombetanaphtol und neutraler Salbe, und auch das Prophylakticum Halla enthält dieses Präparat.

Von den zu allgemein desinfektorischen Zwecken dienenden, gegen die Infektion selbst nicht spezifisch wirkenden Substanzen hat schließlich, namentlich in amerikanischen und englischen Fachkreisen, das übermangansaure Kali Anhänger gefunden; in einer Anleitung zur Desinfektion des Gesundheitsamtes Manchester werden Irrigatorspülungen von 1:3000 empfohlen. In Deutschland steht man diesem Verfahren skeptisch gegenüber. Habermann-Bonn tritt lebhaft für das Sagrotan ein; er läßt mit einer $5\,\%$igen Lösung die Fossa urethrae auswischen und die äußeren Teile mit $1\,\%$iger Lösung abwaschen. Schließlich seien Versuche mit Spiritus dilutus off. erwähnt, die ich selbst bei einer Reihe von Patienten gemacht habe. Es werden davon einige Tropfen in den vorderen Teil der Harnröhre gebracht und Vorhaut und Eichel damit abgerieben. Ich habe dabei bisher eine Infektion selbst beim Verkehr mit mindestens tripperverdächtigen Frauen stets verhindern können.

Zusammenfassend kann man sagen, daß wir in den Silber- und Quecksilbersalzen theoretisch genügend begründete und praktisch ausreichende Prophylaktica besitzen. Die Erfolge werden immer davon abhängen, wann, wie und von wem sie benutzt werden. Zeitlich muß ihre Anwendung in die ersten Stunden nach dem Verkehr fallen. Zur Erläuterung der Technik weise ich auf die beiden angefügten Merkblätter von Blaschko und Hoffmann hin. Für den Mann ist die Prophylaxe sicher nicht schwer zu erlernen, und, wo Desinfektionsstuben eingerichtet sind, wird man das Publikum zweckmäßig an diese verweisen.

Etwas komplizierter liegen die Verhältnisse bei der Frau. Die persönliche Prophylaxe der Frau ist bisher wohl so gut wie unbekannt geblieben und außer von Prostituierten kaum geübt worden. Einen gewissen Schutz gewähren ja

---

[1]) Man ging dabei so vor, daß Gonokokkenaufschwemmungen in eiweißhaltiger Lösung mit dem Präparat zur Vermischung gebracht wurden und kulturell auf ihre Einwirkung kontrolliert wurden; innerhalb einer Viertelstunde muß die Entwicklungsfähigkeit der Keime aufgehoben sein, wenn das Prophylakticum als zuverlässig gelten soll.

die zur Verhinderung der Konzeption üblichen Spülungen; der Condom als bestes Schutzmittel findet leider bei der breiten Masse des Volkes zu wenig Verwendung um in Betracht zu kommen. Von mancher Seite wird sogar die Prophylaxe bei der Frau infolge der komplizierten örtlichen Verhältnisse für unmöglich erklärt. Dem ist aber keineswegs so. Nach Fritz Lesser, der sich während des Krieges in Warschau um die Sanierung der dortigen Prostitution große Verdienste erworben hat, kann man im Gegenteil damit sehr erfolgreich wirken. Das haben ja auch schon früher die Berichte von Weidanz in Bremen gezeigt (s. Abb. 112). Lessers Vorschriften lauten mit einigen Ergänzungen etwa folgendermaßen: vor dem Verkehr Scheidenspülung mit antiseptischen Flüssigkeiten (übermangansaures Kali, Chlorzink, Sagrotan), Einfetten der Genitalien und Einlegen eines Okklusivpessars oder eines desinfizierenden Gazetampons zum Schutz der Cervix. Nach dem Verkehr Urinlassen, Waschen der äußeren Teile mit Vaginalspülung und Einspritzung einer Silbersalzlösung in die Harnröhre mit einer kleinen Spritze, deren Handhabung sehr bald auch ohne Spiegel sich erlernen läßt.

Damit sind wir am Ende unserer Betrachtungen über die persönliche Prophylaxe angelangt. Wie wir gesehen haben, sind die Mittel, die wir speziell zur Verhütung der Gonorrhöe besitzen, völlig ausreichend, um diese Krankheit zu einer vermeidbaren zu machen. Sache der Aufklärung und Propaganda wird es sein, daß ihre Kenntnis und Anwendung so tief in alle Kreise des Volkes dringt, daß sie die ihnen innewohnenden Kräfte im Kampfe gegen die Geschlechtskrankheiten voll entfalten können.

Literatur.

Blaschko, A.: Geburtenrückgang und Geschlechtskrankheiten. Zeitschr. f. Bekämpf. d. Geschlechtskrankh. Bd. 14, S. 393. — Blaschko, A.: Hygiene der Geschlechtskrankheiten. Leipzig: I. A. Barth 1920. (Aus Weyls Handb. der Hygiene.) — Blaschko, A.: Die Verbreitung der Geschlechtskrankheiten in Berlin 1918. Berlin: Karger. — Blaschko, A. und W. Fischer: Einfluß der sozialen Lage auf die Geschlechtskrankheiten. (Aus Krankheit und soziale Lage.) München: Lehmann 1912. — Burkard, O.: Erhebung über Tripperverbreitung und Tripperfolgen in Arbeiterkreisen. Zeitschr. f. Bekämpf. d. Geschlechtskrankh. Bd. 12. S. 237. — Busch, A.: Geschlechtskrankheiten in deutschen Großstädten. Schriften des Verbandes deutscher Städtestatistiker. H. 6. Breslau: W. G. Korn 1918. — Finger, E.: Die Geschlechtskrankheiten als Staatsgefahr und die Wege zu ihrer Bekämpfung. Wien: Springer 1924. — Flexner, A.: Die Prostitution in Europa. Berlin: Fiebig 1921. — Galewsky: Die persönliche Prophylaxe bei der Bekämpfung der Geschlechtskrankheiten. Münch. med. Wochenschr. Bd. 69. Nr. 9. — Gumpert, M.: Schutz der Kinder vor Geschlechtskrankheiten. Dtsch. med. Wochenschr. 1924. Nr. 47. — Habermann, R.: Persönliche Prophylaxe beider Geschlechter als Hülfsmittel zur Sanierung der Prostitution. Dtsch. med. Wochenschr. Bd. 48, H. 10. — Haustein, H.: Die Bekämpfung der Geschlechtskrankheiten in Norwegen mit besonderer Berücksichtigung Christianias. Zeitschr. f. Bekämpf. d. Geschlechtskrankh. Bd. 20, S. 213. — Manteuffel, P. und H. Zschucke: Experimentelle Vergleichsprüfung von Schutzmitteln gegen Geschlechtskrankheiten. Dtsch. med. Wochenschr. Jg. 47, Nr. 2. — Manteufel, P.: Zur Frage der persönlichen Prophylaxe bei der Bekämpfung der Geschlechtskrankheiten. Zeitschr. f. Hyg. u. Infektionskrankh. Bd. 96, S. 387. — Manteufel, P.: Weitere Ergebnisse der experimentellen Vergleichsprüfung von Mitteln zum Selbstschutz gegen Geschlechtskrankheiten. Verhandl. d. Berl. Ges. f. öffentl. Gesundheitspflege 1921. Nr. 5. — Meirowski, E. und A. Neisser: Eine neue sexualpädagogische Statistik. Zeitschr. f. Bekämpf. d. Geschlechtskrankh. Bd. 12, S. 341. — Müller, H.: Die Verbreitung der Geschlechtskrankheiten in Rheinhessen und die Bordellfrage in Mainz. Münch. med. Wochenschr. Bd. 68, Nr. 31. — Neisser-Siebert, C.: Experimentelle Untersuchungen und praktische Vorschläge zur persönlichen Syphilisprophylaxe. Arb. a. d. Kaiserl. Gesundheitsamt. Bd. 37, Abschnitt 15. — Pappritz, C.: Handbuch der amtlichen Gefährdetenfürsorge. München, J. F. Bergmann 1924. — Pinkus, F.: Die Verhütung der Geschlechtskrankheiten. Freiburg-Leipzig: Greger & Kaerner 1912. — Schaeffer, R.: Über Häufigkeit, Ursachen und Behandlung der Sterilität der Frauen. Zeitschr. f. Bekämpf. d. Geschlechtskrankh. Bd. 15, S. 39. — Die Verhütung der Geschlechtskrankheiten durch Selbstschutz. (Sachverständigenkonferenz der deutschen Gesellschaft zur Bekämpfung der Geschlechtskrankheiten.) Berlin: Fiebig 1922.

Über Impotenz (Sterilität) des Mannes und sexuelle Konstitution.

Von

LEOPOLD PULVERMACHER - Berlin.

Das normale Geschlechtsvermögen des Mannes betätigt sich, bedingt durch das sinnliche Begehren nach körperlicher Vereinigung mit einem andersgeschlechtlichen Menschen, erstens in der Potentia coeundi, der Fähigkeit der Ausübung des Begattungsaktes, zweitens in der Potentia generandi, der Fähigkeit der Befruchtung des weiblichen Ovulums (Fortpflanzung).

Beide sind das Produkt von Koeffizienten besonderer Gemeinschaftsarbeit. Störungen dieser führen zur Impotenz, bei der wir eine Impotentia coeundi und eine Impotentia generandi unterscheiden.

Sterilität des Mannes ist bedingt sowohl durch Impotentia generandi wie durch Impotentia coeundi, Mangel der Überführung lebenskräftiger Spermien in den Sexualtrakt des weiblichen Partners. Es kann bei Spermienproduktion die Überführungsmöglichkeit gelitten haben = Impotentia coeundi, oder aber Potentia coeundi kann bestehen, ohne daß der physische Endzweck der Überführung von Spermien möglich war. Zur Generationsfähigkeit gehören Potentia coeundi und wirkungsfähige Spermien. Impotentia generandi bedeutet Sterilität obligat, Impotentia coeundi in praxi gleichfalls Sterilität, evtl. fakultativ, wenn sie bei Anwesenheit von Spermien durch künstliche Befruchtung (Insemination) zu paralysieren wäre.

Wir betrachten isolierte Störungen der Koeffizienten der Potentia coeundi und Kombinationsformen nach der Pathogenese, um uns dann der eigentlichen Impotentia generandi zuzuwenden, wobei neben der äußeren Sekretion der Keimdrüsen (Spermienbildung und ihrem Substrat) auch die Frage der inneren Sekretion in ihrer Bedeutung für die Potenz geprüft wird. Das hormonale Problem führt uns zu Fragestellungen aus dem Gebiete der sexuellen Konstitution. Therapeutische Hinweise schließen ab.

A. Impotentia coeundi.

I. Von den Koeffizienten der Potentia coeundi und ihren Störungen.

Die integrierenden Komponenten der Potentia coeundi sind Libido — Erektio — Ejaculatio. Sie bilden eine Reihe, deren Nacheinander in einem Abhängigkeitsverhältnis voneinander steht. Sie können aber auch zeitlich vereinzelt auftreten und in ihren Störungen isoliert sein.

[FÜRBRINGER betrachtet als Kardinalbedingungen der vollständigen Potentia coeundi des Mannes Libido, Erektion, Orgasmus und Ejaculation und will die Zufügung der Voluptas, der Vorlust vor dem Orgasmus, als fünften Faktor unter der Voraussetzung nicht beanstanden, daß der Orgasmus sich auf die Acme des Wollustgefühls beschränkt. Über den Verzicht auf das letztere und den Geschlechtstrieb als notwendige Bedingung der Beischlafsfähigkeit könne man rechten; jedenfalls entfalle dann der strenge Begriff der „physiologischen Potenz".]

Wir schildern vorerst Störungen der einzelnen Koeffizienten, um später zusammenfassend die Pathogenese zu betrachten.

a) Libido und Triebmangel.

Verf. möchte als Libido den Trieb zur geschlechtlichen Betätigung bezeichnen; normal, wenn er die Reaktion des empfänglichen Zentralorgans auf den adäquaten Reiz (Liebreiz) des weiblichen Partners ist (= real). Die Reaktion kann auch bei Fehlen des realen Partners ausgelöst werden (virtuell) durch Vorstellung oder durch sensorische und sensible (sexuelle) Reize (nichtspezifisch = solche, die durchschnittlich für den Typus [normal] nicht als solche gelten) und unbewußt. Der Bestand der Libido ist zeitlich abhängig von der Befriedigung des Triebes, mit der sie sinkt. Das Wiedererwachen ist individuell verschieden.

[WUNDT hat den Begriff Trieb als eine Gemütsbewegung aufgefaßt, die sich direkt in eine äußere Körperbewegung umzusetzen sucht, so daß dadurch ein vorhandenes Lustgefühl vergrößert und ein vorhandenes Unlustgefühl beseitigt wird. S. auch L. R. MÜLLER: W. kl. W. 1926. 6.]

Es ist anzunehmen, daß die Hirnrinde sowie die vegetativen Zentren im Zwischenhirn und im Rückenmark, welche die Sexualfunktionen regulieren, durch das Inkret der Keimdrüsen hormonal tonisiert werden, so daß die Libido als Reaktion dieser hormonisierten Zentren auf adäquate Reize angesehen werden kann.

Unterfunktionelle Zustände der Keimdrüsen können die Ursache von Frigidität und totaler Anästhesie (mit dem Mangel jeglichen Geschlechtstriebes) sein; es besteht aber auch die Möglichkeit, daß die besondere Einstellung der Empfangsorgane, der Hirnrinde und der Nervenzentren, in ihrer Unfähigkeit auf die betreffenden Hormone zu reagieren bei voll funktionierenden Inkretorganen Mangel an Erregung bedingen kann.

Wenn von den Autoren, welche ein umschriebenes Genitalzentrum im Großhirn annehmen, vermutet wird, daß dieses Zentrum durch die Produkte der inneren Sekretion der Geschlechtsdrüsen „erotisiert" wird, so möchte sich MÜLLER dahin aussprechen, daß das Großhirn und damit unser Denken durch diese Stoffe für sinnliche Eindrücke und erotische Vorstellungen und Wünsche empfänglicher gemacht wird. Erst unter der Einwirkung dieser inneren Sekrete sei das Großhirn imstande, auf Grund von Assoziationen mit einer geschlechtslustigen Stimmung zu reagieren. (Vgl. zu diesem Problem auch KRETSCHMER: Med. Psychol. 1922.)

Psychische Momente spielen als libidohemmend eine Rolle, indem mangelnde Erregung durch besondere seelische Einstellung bedingt sein kann. Durch Gewöhnung an die Partnerin kann z. B. eine Reizabstumpfung stattfinden.

Mangel der Libido kann so als relative Impotenz in objecto bei bestimmten weiblichen Partnern sich zeigen, auch bei der eigenen sonst geliebten Ehefrau, während sie anderen gegenüber (selbst Dirnen) erhalten ist, umgekehrt kann Libido infolge der sittlichen Einstellung usw. nur der eigenen Frau gegenüber vorhanden sein.

Fehlen der Libido kann auch durch den Mangel an adäquaten sinnlichen Eindrücken zeitlich begrenzt vorkommen.

Bei der sog. Berufsimpotenz ist oft die Libido erloschen, und Erektionsschwäche besteht, die nur durch starke mechanische Reize zu bekämpfen ist. (Bei Angehörigen gebildeter Stände besonders im vierten Jahrzehnt nach Fürbringer.)

Die völlige Inanspruchnahme der seelischen Interessen durch die geistige Arbeit kann die Ursache sein; Hirschfeld spricht von einer Vergeistigung des Geschlechtstriebes.

Fürbringer bewertet als Ursache die geistige Ablenkung und weist die Einwendungen Stekels, der auf Grund analytischer Erfahrungen annimmt, daß nicht der Beruf die Sexualität vermindere, sondern letztere den Beruf umgestalte, und daß die Arbeitsfanatiker geheime, nicht erreichbare Sexualziele haben, in der radikalen Verallgemeinerung als zu weitgehend zurück, wenn sie auch in manchen Fällen zutreffen. (Nach Fürbringer kann man von einer nervösen Impotenz bei intakter Psyche sprechen.)

Eine besondere Stellung nimmt die qualitativ abartige Libido ein, die uns bei der Frage der Perversionen beschäftigen wird.

Fehlen der Libido ist physiologisch vor der Reifung und zumeist im Senium.

Nach der Kohabitation sinkt die Geschlechtslust meist für einige Zeit auf ein Minimum. Ob nur deshalb, weil das Sperma ejaculiert wurde, und damit der Füllungs- und Spannungszustand der Geschlechtsdrüsen nachgelassen hat, sondern auch, weil die Produkte der inneren Sekretion während des Spannkraft verzehrenden Geschlechtsaktes verbraucht wurden, läßt sich nach L. R. Müller schwer entscheiden.

Exzessive Onanie und unmäßige Ausübung des Coitus naturalis können zu einem Erlöschen der Libido führen.

Vollständiges Fehlen des Geschlechtstriebes: Anerotismus, Frigidät tritt als Folge Keimdrüsenmangels, primär und korrelativ endokrin bedingt, auf, wobei die Rolle anderer innersekretorischer Drüsen als der Keimdrüsen als Lieferanten libidinöser Stoffe zu würdigen ist (s. Pende). (S. anhormonale Impotenz später.)

Libido fehlt in manchen Fällen geistiger Störungen wie Blödsinn, Schwachsinn, ebenso bei manchen organischen Nervenkrankheiten, fieberhaften Krankheiten, Kachexien, wobei die Tuberculosis pulmonum eine besondere Ausnahmestellung einnimmt. Intoxikationen können die Libido mindern, wobei jedoch nach dem Grad der Vergiftung und auch individuell Verschiedenheiten vorkommen (Opium, Morphium, Alkohol).

Arsenbehandlung soll vorübergehend zur Libido- und Potenzherabsetzung führen. Phosphorarbeiter sollen impotent werden (zit. nach Orlowski).

Kronfeld betrachtet als Libido = Geschlechtstrieb, den Inbegriff derjenigen seelischen Funktionen und Ereignisse, welche vornehmlich beim Vollzuge des Geschlechtsaktes in Wirksamkeit treten, sei es, daß sie zum Geschlechtsakt antreiben, sei es, daß sie ihn begleiten. ,,Der Geschlechtstrieb ist körperlich gebunden: 1. Indem bestimmte Organ- und körperliche Zustände sein Auftreten bedingen. 2. Indem somatische Vorgänge seinen Ablauf begleiten. 3. Indem sein Gipfel in reaktiven motorischen Erscheinungen, welche zugleich seine Entspannung, Ziel, Befriedigung und Ausdruck darstellen, sich zeigt. (Somatische Komponente des Triebablaufes durch Organempfindungen besonders der genitalen Sphäre.)"

Freud lehnt sich in seiner Formulierung der Libido als des Prinzips der genetischen Gestaltung des Geschlechtstriebes an den Lustbegriff in seiner biologischen Auffassung an, wobei als Lust die psychische Seite der vitalen Funktionen, soweit sie nicht mit Schädigung verbunden sind, betrachtet wird.

Libido ist nach Körber der Trieb, die psychische Energie, welche aus unserer Geschlechtlichkeit als Wunsch zur Befriedigung, zur Entladung der erotischen Spannung tritt. Triebbefriedigung ist Lust, sie schafft Entspannung von der Spannung des Triebes (Körber nach Freud).

Nach ROHLEDER setzt sich der Geschlechtstrieb zusammen aus 1. dem Begattungstrieb, d. i. dem Geschlechtstrieb sensu stricto und 2. dem Fortpflanzungstrieb.

Komponenten des männlichen Geschlechtstriebes werden bezeichnet als Trieb zur „Detumescenz" = Entleerung der Gonaden, „Deturgescenz" = Entspannung des Turgors des Kopulationsorgans, „Amplektation"= engerer Vereinigung der Geschlechter bzw. „Kontraktation" = Aufsuchen des anderen Geschlechtes.

b) Facultas und Impotentia erigendi.

Der Erektionsreflex in psychischer Abhängigkeit hängt von der Großhirnrinde ab, von der aus auch seine Hemmung erfolgt. Vom Gehirn wird die Erregung auf bisher unbekannten Bahnen nach dem vermutlich im unteren Sakralmark gelegenen, spinalen Erektionszentrum geleitet. Wahrscheinlich entsprechen nach L. R. MÜLLER sowohl den Nervi erigentes im unteren Sakralmark, als auch dem Plexus hypogastricus im oberen Lendenmark Ganglienzellengruppen, welche als „spinale Zentren" für die Erektion und Ejaculation und die Vasoconstriction der Penisgefäße funktionieren (genito-spinale Zentren).

Periphere Auslösung der Erektion erfolgt durch Reibung der KRAUSEschen Wollustkörperchen in der Glans penis. (Sie kann auch urethral erfolgen, wie sich bei akut entzündlichen Erkrankungen der Urethra, bei Sondierungen und ähnlichen Manipulationen zeigt, auch von den gefüllten Samenblasen, der vollen Blase aus) (s. dazu KOLMER, v. FREY).

Durch Reizung des sensiblen Nervus dorsalis penis wird die Erregung über den Nervus pudendus communis auf das spinale sakrale Erektionszentrum übertragen, geht über die Nn. erigentes und ruft Dilatation der Corpora cavernosa hervor. Der Reflex wird ferner durch sensorische Reize ausgelöst (sinnliche Eindrücke), welche über den N. opticus, acusticus, olfactorius zur (hormonal tonisierten) Hirnrinde gelangen und Libido erregen. Es bedarf dazu nicht immer der Reize selber, seelische Erregungen (Vorstellungen) genügen.

Neben den Reflexen, welche von sensiblen spinalen Bahnen auf das vegetative System überspringen (sensitiv-vegetativ), und den psycho-vegetativen gibt es Reizungen im Gehirn oder Rückenmark durch Hormone, welche zur Erektion führen.

Bedeutung der Gefäßnerven: Bei der Erektion spielen die Gefäßnerven eine Rolle (Blutanfüllung der Corpora cavernosa). Die Vasodilatation in den Schwellkörpern des Penis erfolgt über den Nervus erigens, der zum parasympathischen System gehört.

Der Tonus der glatten Muskeln (Kontraktion) in Wand und Septen der Corpora cavernosa wird bei der Erektion aufgehoben.

Nach Erregung des Nervus erigens erfolgt Einströmen des Blutes in das Schwellkörpergewebe (Erweiterung der zuführenden Arterien). (Die Penisarterien haben eine besondere Intima. Vgl. EBNER.) Die Füllung führt zu einer Kompression der Venen und dadurch zu Verhinderung des Abflusses ihres Blutes.

Bei dem engen Zusammenhang der vegetativen Nerven mit dem endokrinen System ist es erklärlich, in wie bedeutendem Maße sich hier hormonale Einflüsse geltend machen können.

Beginn, Aufhören der Potentia erigendi: Erektionen werden bei Knaben [selbst Säuglingen bisweilen schon] beobachtet; HABERDA sah sie wiederholt kurz nach der Geburt.

Im allgemeinen tritt Erektions- früher als Generationsfähigkeit auf, schon im 13. und 14. Lebensjahre. Als Mittelwert für das Einsetzen der vollen Potentia generandi betrachtet FÜRBRINGER in unseren Zonen das 16. und 17. Lebensjahr und schließt sich damit dem allgemeinen Urteil an. Während die Potentia generandi (Vorhandensein aktionsfähiger Spermien) bis in das höchste Greisenalter bisweilen potentiell erhalten bleiben kann (SIMMONDS sah bei einem Neunzigjährigen Spermien), hört die Potentia coeundi zumeist weit früher auf. Nach FÜRBRINGER im Durchschnitt um das Ende des sechsten Lebensjahrzehntes. (Er sah ganz bedeutende Potentia coeundi nicht selten auch bei Siebzigern, Achtziger werden nur selten mit voller Potenz gesehen).

Über Potentia coeundi nach Kastration und Untergang der Keimdrüsen durch Erkrankung, Verletzung s. bei Impotentia generandi. Hier sei nur angeführt, daß bei Spätkastraten (Kastration nach erreichter Pubertät) die Potentia coeundi (Erektionsfähigkeit) nicht alsbald schwindet. Es wird (A. STIEDA u. a.) über Erektionen noch lange Jahre nach der Kastration berichtet, während sie im allgemeinen nach wenigen Monaten aufhörten (R. LICHTENSTERN). (S. bei anhormonaler Impotenz.)

Die Facultas erigendi kann gemindert sein oder total aufgehoben:
1. a) Ausbleiben der Erektion bei jeder Partnerin (total), b) Erektion erfolgt nur bei bestimmten oder unter besonderen Verhältnissen (relativer Erektionsmangel, s. bei Libido). 2. Dauer und Bestand der Erektion können zeitlich insuffizient sein, indem die Erektion kurz ante congressum oder vorschnell während des Aktes aufhört.

Als Ursache des Fehlens oder der Unvollständigkeit der Erektion in ihrem Auftreten oder in ihrem zeitlichen Bestand (Andauer) sind zu würdigen 1. hormonale Störungen, 2. nervöse und psychische Störungen, indem das Erektionszentrum unerregbar oder in seiner Erregbarkeit herabgesetzt ist, oder die Erregbarkeit vom Hirn aus gehemmt wird. 3. Mangelnde Erhaltung der Erregung durch ungenügende peripherische Reizung.

Zu 2: Rückenmarkstraumen wirken sich auf die Potenz verschieden aus je nach der Lokalisation. Nach Querschnittserkrankungen im Hals- und Brustmark wurde bisweilen Priapismus und dann nach Abklingen her Reizung trotz Lähmung der unteren Körperhälfte Fehlen von Störungen der Erektion gesehen. Nach Verletzungen des oberen Lendenmarks Impotenz. Nach Zertrümmerung oder Erkrankung des Sakralmarks können spontane, wenn auch nicht immer vollständige Erektionen trotz Unempfindlichkeit des Penis auftreten (cf. Haberda).

Allgemeine Erkrankungen, Erschöpfung, auch sexuelle Exzesse können die Erregbarkeit des Erektionszentrums vorübergehend oder dauernd lähmen (Fehlen von Pollutionen und morgendlichen Erektionen). Psychische Hemmungen können den Erregungsreflex an seiner Auswirkung verhindern (s. bei sexueller Neurasthenie): Autosuggestion, Angst vor Schwängerung, vor Infektion (Pollutionen, Erektion durch Masturbation dabei möglich). Die periphere Reizung kann eine mangelhafte sein durch verminderte Sensibilität an und in den Geschlechtsorganen. Hier wäre auch die Bedeutung der Hyperästhesie zu würdigen und die gehäufte, reflektorische Erregung, die bei der Frage der Colliculitis behandelt wird (s. auch S. 503).

c) Facultas ejaculandi und Ejaculationsstörungen.

Die Ejaculation ist an Reflexe geknüpft (in coitu durch Erektionsreize). Summieren sich die sensiblen Reize, welche zur Erektion führen und sie erhalten, so lösen sie über das im oberen Lumbalmark gelegene spinale Zentrum und über die im Plexus prostaticus und Plexus vesicae seminalis eingelagerten, peripherischen Ganglienzellenanhäufungen Kontraktion der Vesiculae seminales und der Prostata und damit Ejaculation aus (L. R. Müller).

Nach L. R. Müller gelangen die sensiblen Erregungen über den N. dorsalis penis und den N. pudendus com. zu den hinteren Wurzeln und ziehen von dort in das obere Lumbalmark. Von hier gelangen die sensiblen Reize wahrscheinlich über den Plexus hypogastricus zu den Ductus deferentes, Samenblasen, Prostata und zur quergestreiften Ejaculationsmuskulatur (Constrictor urethrae, M. bulbo- und ischiocavernosus).

Nach Perutz werden die bei der Erektion auftretenden Erregungen an das Ejaculationszentrum weitergegeben; der im Hoden angesammelte Samen kommt in den Ductus deferens und erzeugt infolge seiner alkalischen Reaktion nach D. I. Macht und Perutz und Merdler eine Peristaltik des Samenleiters. (Durch diese rhythmischen Kontraktionen kommt der Samen bis zum Ende des Ductus deferens und nach Vermengung mit dem Sekret der Samenblasen in die Ductus ejaculatorii, aus denen er verdünnt mit Prostatasekret infolge rhythmischer Kontraktionen der Musculi ischio- und bulbocavernosi durch die Harnröhre hinausgetrieben wird.) Reizung des Ductus deferens löst (Perutz und Merdler) reflektorisch Kontraktionen der Samenblase aus und umgekehrt bewirkt auch Reizung der Vesiculae seminales Erregungen des Samenleiters (Perutz).

Das Zentrum für die den Ejaculationsakt regelnden Muskelgruppen liegt im oberen Lumbalmark vom Erektionszentrum getrennt; daher kann es bei Abtrennung des Lumbalmarks zur Erektion kommen, während Ejaculation fehlt oder mangelhaft ist. Man kann z. B. bei Syringomyelie eine solche dissoziierte Potenzstörung (Erhaltung der Erektionsmöglichkeit bei aufgehobener Ejaculation und fehlendem Orgasmus) finden.

Bei Eintritt von Impotenz pflegt Ejaculationsmöglichkeit eher als Erektionsvermögen zu verschwinden.

Das Ejaculationszentrum ist weniger erregbar als das Erektionszentrum und arbeitet nach diesem. Abstinenz kann durch anerzogene Hemmung seine Erregbarkeit beeinflussen (MOLL). Fällt der hemmende Einfluß des Gehirns im Schlafe aus, so kann es durch Erregung des Ejaculationszentrums (erotische Träume) zur Ejaculation kommen (s. Nachtpollution)[1].

Nicht jede Erektion endet mit einer Ejaculation, ebenso umgekehrt. Eine Summierung der Reize, welche zur Erektion führen, löst unter physiologischen Bedingungen die Ejaculation aus.

[Zur Innervation des Samenstranges, seinen Beziehungen zum Nervus sympathicus und parasympathicus vgl. PERUTZ und MERDLER.]

Ejaculationsstörungen können dauernd (s. später bei I. generandi) oder episodisch sein, zeitlich als retardierte oder voreilende Ejaculation sich zeigen.

Ausbleiben der Ejaculation kann durch spastische oder atonische Zustände, z. B. nach Alkoholmißbrauch, erfolgen.

Affekte können zu episodischem Ejaculationsmangel führen (Störungen funktioneller Natur). Bei psychischen Hemmungen kann bei erhaltener Libido und Erektion Ejaculation fehlen. Demgegenüber stehen Störungen organischer Natur, bei Nervenkrankheiten und solchen endokriner Natur (s. anhormonale Impotenz). Es kann angeborener Ejaculationsmangel bestehen.

Ejaculatio retardata kann bei Sensibilitätsstörungen an der Glans penis (Tabes), durch Erschöpfung des Ejaculationszentrums infolge von Intoxikationen, durch übermäßige Onanie, gehäuften Coitus interruptus und auch übermäßigen Geschlechtsverkehr erfolgen[2].

[FLATAU spricht von ejaculatorischer Impotenz. [Retardierter Ejaculation evtl. nach Stunden.]

CASPER (1923) spricht von temporärem oder relativem Aspermatismus: Ejaculation beim Coitus nur zeitweise oder unter gewissen Umständen, während sie zu anderen Zeiten und unter anderen Umständen ausbleibt. — Ursachen seien Läsionen der Harn- und Samenwege, Unerregbarkeit des Ejaculationszentrums, Anästhesie der peripheren Sexualnerven oder hemmende Wirkungen des Gehirns auf das Ejaculationszentrum. Der relative Aspermatismus kann nach CASPER sein 1. ein durch Insuffizienz der Geschlechtswege bedingter, 2. ein atonischer, 3. ein anästhetischer und 4. ein psychischer.

Ejaculatio praecox: Ihr höchster Grad besteht in Ejaculation ante congressum ohne Erektion, der häufigste in einer zeitlich vorschnellen Ejaculation bei Erektion von so kurzer Dauer, daß ein vollbefriedigender Congressus nicht stattfinden kann (ohne und bei verminderter Voluptas).

Ejaculatio praecox zeigt sich an der Grenze des Physiologischen bei stark gesteigerter Libido, z. B. nach langer sexueller Abstinenz, wobei volle Voluptas vorhanden sein kann. Sie tritt krankhaft als Folge erhöhter Reizbarkeit des Ejaculationszentrums auf oder, wie angenommen wird, infolge „reizbarer Schwäche" des Erektionszentrums. [Physiologisch erfolgt nur bei einer gewissen Dauer der Erektion mit ihrem vom Ejaculationsmechanismus differenten Verhalten in coitu die peripher bedingte Reizung des Ejaculationszentrums, welche zur Ausstoßung des Ejaculats führt.]

Über den Zusammenhang mit hyperämischen, entzündlichen Zuständen des Colliculus seminalis und der Prostata als Folge von Masturbation, Coitus

---

[1] Pollutionen: physiologisch im Schlaf mit Erektion und meist Orgasmus. Bei Tagespollutionen meist taktile oder psychische Reizungen, dabei kann evtl. Erektion und Orgasmus fehlen.

[2] Über mechanische Ejaculationshemmungen und andere s. später bei der Zusammenfassung Genaueres.

interruptus oder Urethritis post. mit raschem Ablauf der Reflexe siehe bei sexueller Neurasthenie, s. hierzu Stekel.

Ejaculatio praecox deckt sich nach Fürbringer im Grunde mit der Casperschen „Impotentia nervosa irritativa" als Äußerung eines Tieferliegens der Reizschwelle für Erregung des Ejaculationszentrums (Eulenburg) und findet sich nicht selten mit normaler und selbst retardierter Ejaculation alternierend bei demselben Individuum.

Man könnte als frustane Ejaculation die Formen der Ejaculatio praecox bezeichnen, bei denen es nur der Annäherung eines weiblichen Wesens oder nur der sinnlichen Vorstellung bedarf um Ejaculation auszulösen, wobei Erektion fehlen kann (bewußte Absicht des Congressus fehlt). (Ein anderes ist die sog. Spermatorrhöe und Urethrorrhöe.)

Bei der Ejaculatio praecox wird die Scala der Wollust nicht voll erstiegen. Es besteht eine zeitliche Insuffizienz, bedingt durch eine besondere Reizbarkeit und in diesem Sinne Schwäche des Ejaculationszentrums.

[Bei Ejaculatio praecox als Sexualneurose, bei der unmittelbar post immissionem resp. schon vor derselben Ejaculation eintritt, liegt nach Rohleder eine reizbare Schwäche des Nervus pudendus vor, der constrictorisch auf die Musculi perinei profundi wirkt, welche die Venae profundae penis komprimieren, nicht etwa ungenügende Erektion und dadurch ungenügende Verhinderung des Abflusses.]

d) Voluptas, Orgasmus und ihr Mangel.

Voluptas drückt sexuelle Lustempfindung, das Wollustgefühl, welches mit dem Sexualakt verbunden ist, aus, gleich ob dieser auf natürlichem Wege ausgeübt wird oder nicht. Ihre höchste Steigerung, Acme, ist der Orgasmus, welcher im allgemeinen mit dem Durchtritt des Spermas [des Ejaculats] durch die Ausmündungen der Ductus ejaculatorii in die Urethra verknüpft ist; aber nicht unbedingt, da z. B. bei Masturbation bei Kindern Orgasmus ohne Ejaculation eintreten kann.

Voluptas zeigt sich abgeschwächt bei nicht adäquatem Objekt (ist aber bei Erektionsfähigkeit in gewissem Maße vorhanden).

Nach Rohleder ist der Sitz des Orgasmus an den Colliculus seminalis und dessen Umgebung, sicher an die Ausgänge der Ductus ejaculatorii und wahrscheinlich nicht mehr an die darunterliegenden Orifizien der Prostataausführungsgänge geknüpft (mangelnder Orgasmus bei Prostatorrhöe). Der reflektorische Impuls, welcher am Colliculus ausgelöst, über das Rückenmark zur Innervation der ejaculierenden Muskeln führt, sei an die Höhe des Druckes, mit welchem das Sperma seinen Weg sucht, geknüpft (bei sog. Spermatorrhöe Fehlen des Orgasmus). Die Beteiligung des vegetativen Nervensystems an dem orgastischen Zustand zeigt sich in den verschiedensten Körpergebieten, wie am Herzen, an den Augen u. a. (vgl. Anjel).

Max Marcuse schildert ein Krankheitsbild des Orgasmus ohne Ejaculation, wobei eine Abspaltung des Orgasmus vom Ejaculationsmechanismus an Stelle ihrer Funktionsgemeinschaft Voraussetzung ist. (Deckt sich nach Fürbringer im Grunde mit der Rohlederschen Masturbatio incompleta s. cum orgasmo praecipitato involuntario sine ejaculatione, aber nicht mit der Naeckeschen Pollutio interrupta.) Marcuse denkt an nervöse und psychische Zusammenhänge; Abstinenz wird bewertet (also wohl eine relative Funktionsunfähigkeit des Ejaculationszentrums infolge Nichtgebrauchs) (Fürbringer). Zur mangelnden Geschlechtsempfindung des Weibes cf. Adler, Friedländer, Liepmann, Moll, Stekel; s. Literatur.

II. Pathogenese der Impotentia coeundi.

Man könnte die Impotentia coeundi trennen: In eine organisch (mechanisch) bedingte, durch die besondere anatomische Beschaffenheit der Immissionsorgane, in eine organisch nervöse, wobei sowohl das cerebrospinale wie das vegetative Nervensystem in Betracht kommen, und in eine psychogene und funktionell nervöse. Eine besondere Stellung nimmt die sog. dys- und anhormonale Impotenz ein, bei Fehlen oder Schädigung der Keimdrüsenhormone, idiopathisch oder korrelativ in Abhängigkeit von anderen endokrinen Drüsen oder deuteropathisch bei Allgemeinerkrankungen.

Wir trennen die Begriffe Ejaculat und Sperma, welch letzteres durch die Spermienbeimischung charakterisiert wird, und bezeichnen Fehlen von Spermien und so im Ejaculat (oder ohne solches) als Azoospermia.

Die Impotentia coeundi deckt sich oft mit der echten oder wahren Azoospermie. Sie stellt das Hauptgebiet der scheinbaren Azoospermie, bei welcher Spermien zwar gebildet, aber nicht ejaculiert werden, dar. Sie tritt in praxi zumeist psychogen oder funktionell nervös, seltener organisch nervös oder hormonal, oder durch formale Fehler der Kopulationsorgane bedingt uns entgegen.

Eine befriedigende Einteilung der Potenzstörungen stößt nach FÜRBRINGER auf Schwierigkeiten. Das durch das Prinzip der Hauptstationen der Sexualbahnen bestimmte HIRSCHFELDsche Schema, welches die cerebrale, spinale und genitale Form, also Triebmangel, Erektio- und Ejaculatio deficiens, mechanisch hindernde Defekte trennt, sei wissenschaftlich begründet, vereinige aber zum Teil Entlegenes und reiße Zusammengehöriges auseinander. In minderem Grade sei das der Fall bei der zugleich dem Bedürfnis des praktischen Arztes genügenden Einteilung in die genital-organische Impotenz und die bei im wesentlichen intakten äußeren Genitalien zu beobachtenden Schädigungen der Potenz mit den Untergruppen des Auftretens bei funktionell nervösen bzw. psychischen Störungen und als Teilerscheinungen sonstiger Allgemeinerkrankungen. Die durch die Perversionen im eigentlichen Sinne bedingten Formen scheiden hier aus.

a) Mechanische Störungen der Potentia coeundi.

Mechanische Behinderung der Kohabitation kann erfolgen durch Mißbildungen im Bau des Penis oder Erkrankungen desselben, auch durch abnorme Beschaffenheit (Besonderheiten) der Umgebung.

Anomalien des Penis: Sehr selten Fehlen, selten rudimentäre Entwicklung (oft mit Hypo- und Epispadie) und hochgradige Hypoplasie.

Infantile Kleinheit des Penis wird bei Zwergwuchs, aber nicht beim rachitischen und chondrodystrophischen beobachtet (s. später bei der Behandlung des hormonalen Problems, daselbst auch über Dystrophia adiposo-genitalis); abnorme Größe durch Elephantiasis (meist mit Beteiligung des Scrotums), durch Tumoren, Kondylome, ausgedehnte Varicen. Als Hindernis können sich auch Cornua cutanea erweisen (PUPPE). Bedeutung habitueller Hyperämie würdigt POSNER.

Der Penis kann kohabitationsunfähig werden durch gangränöse Zerstörung, durch Narben nach Verbrennungen und Traumen (Zerstörung der Glans ist nach FÜRBRINGER nicht entscheidend; HABERDA bewertet sie in höherem Maße). Traumen können zu einer Zerreißung der Corpora cavernosa (Penisfraktur) führen. [Störungen der sexuellen Funktionen des Mannes nach Beckenverletzungen s. DUMPERT, s. auch Prostataoperation und Impotenz bei innerer Sekretion.]

Entzündliche Infiltrate der Corpora cavernosa, welche nach ihrer Abheilung umschriebene, narbige Schwielen mit stellenweiser Verödung der Bluträume hinterlassen, können zu abnormen Knickungen und Biegungen führen, insbesondere tritt hier die Gonorrhöe als ursächlich hervor. Eine gleiche Mißgestaltung wird durch die Induratio penis plastica hervorgerufen (WAELSCH, SACHS), welche bei der Erektion zu Deviationen führt. Die derben bis knorpelhaften Knoten, strang- und plattenartigen, auch ringförmigen Einlagerungen im Schwellkörper nehmen ihren Ausgang von der Tunica albuginea oder von dem Septum penis (CALLOMON).

Abnorme Kürze des Frenulums, welche Abknickung der Glans bedingt, Phimose, besonders mit Balanitis und Verklebungen, Paraphimose können evtl. Ursache von Impotentia coeundi sein. Neben der abwegigen Beschaffenheit des Membrums können Besonderheiten der Umgebung die

Immissio bei normaler Formgestaltung und Funktion des Penis verhindern; hier ist auf Überdeckung durch große Scrotalhernien, Hydro- oder Hämatocelen, große Hodentumoren, Elephantiasis des Scrotums u. a. hinzuweisen.

Eine Besonderheit ist wohl der Fall Wilsons, Georg: Reflexatrophie und Retraktion des Penis nach Herniorrhaphie; im Anschluß an eine Leistenbruchoperation bei einem 25jährigen jungen Mann eine langsam zunehmende Verkümmerung des Penis, s. später nervöse Störungen.

b) Störungen durch „Allgemeinerkrankungen".

Eine Frage ist, ob bei Stoffwechselkrankheiten (Diabetes, Fettsucht), bei Krankheiten wie Nephritis eine herabgesetzte Erregbarkeit oder allgemeiner gesagt Störung des Erektionszentrums (evtl. toxisch bedingt) vorliegt, oder ob die dabei (besonders bei Stoffwechselkrankheiten) beobachtete Impotenz sich über das Keimdrüsenparenchym und so evtl. auch hormonal auswirkt. Bei Diabetes und Fettsucht sind Keimdrüsenveränderungen (Atrophie) beobachtet worden; nahezu in der Hälfte der Fälle, häufig schon in frischen Stadien (Seegen, v. Noorden) wurde Impotentia coeundi gesehen. Fürbringer nimmt eine konstitutionelle Schwäche des Erektionsapparates an, evtl. könne eine Störung im Bereich des generativen Teils der Keimdrüsen ins Gewicht fallen.

Nach Jaffé fehlen bei Diabetikern mit herabgesetzter Spermiogenese und Potenz die Lipoide in den intratubulären Zellen, während die Cholesterine der Zwischenzellen erhalten sind (s. bei Posner: Arch. f. Frauenheilk. und Eugenetik, 1925)[1]).

Auch bei der Impotenz der Fettleibigen wird neben der evtl. mechanischen Behinderung des Coitus durch den Panniculus adiposus und sonstige Fettmassen in der Nachbarschaft des Membrums auf Störung der inneren Sekretion hingewiesen; „Fetthoden" als Ursache ist unerwiesen.

[Impotenz bei parenchymatöser Nephritis wird von Czesika bewertet; im allgemeinen zeige sie sich parallel dem körperlichen Verfall, wovon es Ausnahmen gibt.]

Hier wäre auch auf die herabgesetzte, sogar aufgehobene Facultas coeundi bei Intoxikationen hinzuweisen, wie sie nach Abusus nicotini, von Alkohol, (Opiaten) gelegentlich zur Beobachtung kommt.

Die Frage ist nicht leichthin zu beantworten, ob sie nervös bedingt ist oder durch Beeinflussung der endokrinen Drüsen, insbesondere der Keimdrüsen.

[Die durch Störungen der endokrinen Drüsen bedingte Impotenz soll in einem besonderen Kapitel behandelt werden (Dys- und anhormonale Impotenz).]

c) Störungen durch Krankheiten des Nervensystems organischer Natur.

Organische Erkrankungen des Nervensystems (zentral oder peripher) können durch Schädigung der Zentren und von zentripetalen und zentrifugalen Leitungsbahnen zur Impotentia coeundi führen (Störungen der nervösen Regulation). Gehirnkrankheiten: Nach Hemiplegien, bei Hirngeschwülsten, nach Hirnverletzungen wird Impotenz beobachtet, die möglicherweise auf darniederliegende Libido zurückzuführen ist.

Nach Hemiplegien kann auch gesteigerte Libido beobachtet werden, auch öfters bei Paralysis progressiva (mit abnehmender Erektionsfähigkeit (zit. nach Fürbringer).

---

[1]) Aber auch Potenzsteigerung wird bei Diabetikern gesehen (cf. bei Fürbringer, s. auch Umber).

Rückenmarkskrankheiten: Bei organischen Rückenmarkserkrankungen wird, wenn der Herd die spinalen Erektions- und Ejaculationszentren befallen hat, Impotenz gesehen, ebenso nach Verletzungen und bei Entwicklungsanomalien des Rückenmarks, aber auch Reizerscheinungen (quälender Priapismus) bei Myelitis, Tabes, multipler Sklerose. (Siehe KRONFELD: Zeitschr. f. Sexualwiss. Bd. 11.) Bei Tabes in späteren Stadien fast immer vollkommene Impotenz, wobei häufig Libido erhalten ist; öfters wird im Beginn der Krankheit über vorschnelle Ejaculation, über vermehrte Pollutionen, aber noch häufiger über Mangel von Libido und Orgasmus geklagt. Gelegentlich ist Impotenz Vorzeichen anderer Symptome der Tabes. Nach KRONFELD bei Tabes und multipler Sklerose zum Teil als Frühsymptom Nachlassen der Erektion, seltener Aufhören der reflektorischen Ejaculation. (In manchen Fällen das einzige Residualsymptom einer sonst symptomlos gewordenen multiplen Sklerose. S. Fall KRONFELD)[1]). (Zu Rückenmarkstraumen s. A. I. b.)

Hyperästhesie der Glans insbesondere bei Neurasthenikern kann zur Potenzstörung führen, seltener wird Anästhesie festgestellt (FÜRBRINGER).

Nach FÜRBRINGER darf der besonders von FINGER vertretene, ursächliche Zusammenhang des Ausbleibens der Ejaculation mit nicht nur möglichen, sondern objektiv nachweisbaren, peripherischen Prozessen (Narben in der Vorhaut und an der Glans) nicht bezweifelt werden.

d) Funktionelle nervöse Störungen (Sexuelle Neurasthenie und Impotenz).

Das Problem der nervösen Impotenz führt zu Fragestellungen aus dem Gebiete der Sexualneurosen und Sexualpsychopathologie.

Im strengen Sinne des Begriffes sollten Neurosen Krankheitszustände nervöser funktioneller Natur mit fehlendem pathologischem Substrat sein; Sexualneurosen, Störungen funktioneller nervöser Natur, die sich im Geschlechtsleben auswirken, sowohl im qualitativ Abartigen des Triebes (s. Perversionen) als quantitativ im Sinne der Potenz überhaupt und zeitlicher Besonderheiten. Sie sind nicht nur mit den Geschlechtsorganen verknüpft und so Organneurosen. Der Sitz der Störung ist zumeist zentral, die Auswirkung zeigt sich an den Geschlechtsorganen.

KRONFELD betrachtet den Ausdruck Neurose nicht als glücklich; es handele sich stets um psychogene Vorgänge bei mehr oder weniger bereit liegenden funktionellen Dispositionen. ,,Die Sexualneurosen seien als Abwandlungen charakterologischer Eigenart aufzufassen, insofern diese psychisch-reaktiv zur Geschlechtlichkeit in all ihren konkreten Gegebenheitsweisen Stellung nimmt.''

Neurologen (s. HAUPTMANN) trennen das neurasthenische Verhalten und die hysterische Reaktion des an sich vollwertigen Menschen von der Neurasthenie bzw. Psychopathie als dauernde abnorme seelische Verfassung.

Die Sexualneurasthenie bei nervöser Erschöpfung, worunter HAUPTMANN die neurasthenischen Äußerungen eines in der Anlage gesunden, vollwertigen Menschen versteht, dessen Nervensystem durch eine aktive, übermäßige Inanspruchnahme eine vorübergehende, reparable Funktionsbeeinträchtigung erfahren hat, wird von der bei der konstitutionellen Neurasthenie im allgemeinen getrennt. Die Sexualneurasthenie bei nervöser Erschöpfung zeigt sich nach HAUPTMANN zumeist in verminderter, bisweilen auch vorübergehend gesteigerter Libido, mangelhaft dauernden Erektionen und oft vorzeitiger Ejaculation.

Die konstitutionelle Neurasthenie bedeutet nach HAUPTMANN im Gegensatz zur nervösen Erschöpfung die abnorme nervöse Veranlagung, die sich 1. aus einer Überempfindlichkeit für sensible, sensorische Reize, gemütliche Einflüsse, 2. aus einer Willensschwäche zusammensetzt. In die Überempfindlichkeit will HAUPTMANN einen erleichterten Ablauf sowohl des psychischen wie des rein nervösen Reflexmechanismus, vor allem in seinen Äußerungen am vegetativen Nervensystem einbezogen wissen.

---

[1]) Es kann auch in späteren Stadien der Tabes die Potenz noch erhalten sein. Bedeutung des Sitzes der Erkrankung.

Die nervösen Beschwerden im Sexualgebiet bestehen häufig in gesteigerter Empfindlichkeit an Testikeln und Glans, auch in Blasenstörungen, daneben sieht man im allgemeinen Reflexsteigerungen, Tremor und hört Klagen über Kopfdruck, Müdigkeit und Kältegefühl im Nacken.

Einige Worte zum Begriff des Hysterischen[1]), der uns bei der Sexualpathologie entgegen treten kann: Das Wesentliche des Hysterischen liegt im Psychischen (Überempfindlichkeit gegen seelische Einflüsse, die zu abnormer Reaktion führen). Das Wesen der hysterischen Reaktion als somatisches Symptom ist charakterisiert durch die Verschiebung eines Willensmomentes aus dem Mittelpunkt des Bewußtseins und der Benutzung des psychomotorischen Reflexmechanismus, der vom Willen als verdrängtem Wunsch angetrieben wird.

Freud charakterisiert das hysterische Symptom als die Realisierung einer der Wunscherfüllung dienenden, unbewußten Phantasie, welches der Wiederkehr einer Art der Sexualbefriedigung dient, die im infantilen Leben bestand und seither verdrängt wurde (s. bei Körber).

Hysterie gibt es nach Kronfeld nur in einem doppelten Sinne 1. als Inbegriff bestimmter, psychologischer oder psychophysischer Dynamismen oder ihrer Erscheinungsformen von Symptomen; 2. als Inbegriff derjenigen Charaktergrundlagen oder Konstitutionstypen, bei welchen die Mechanismen solcher Dynamik in ganz besonderer Bereitschaft liegen.

Hauptmann hält die Abgrenzung einer besonderen Form der konstitutionellen neurasthenischen Äußerungen der Geschlechtsorgane als „Sexuelle Neurasthenie“ zum mindestens für überflüssig. Er führt aus:

Zur nervösen Konstitution gehöre nicht unbedingt ein besonders frühes Erwachen des Geschlechtstriebes, aber eine gesteigerte Eindrucksfähigkeit Sexualerlebnissen gegenüber sei häufig Ursache abnormer sexueller Betätigung und Äußerung. Hyperästhesie der Sexualzone wirkt unterstützend. Gesteigerte Phantasietätigkeit schafft recht häufig in der Ausmalung erotischer Situation „psychische Onanie“, welche einerseits die Grundlage einer Impotenz werden, andererseits zu Sexualperversionen führen können.

Freud und seine Schule bewerten für die Sexualneurosen insbesondere Entwicklungsstörungen der Sexualität im frühen Kindesalter bei besonderer, angeborener, psychosexueller Konstitution, kindliche sexuelle Erlebnisse, die verdrängt werden. Die Freudsche Schule kennt ein sexuelles Lustproblem bereits im Säuglingsalter, eine erste sexuelle, etwa im 3. Lebensjahr abschließende Lustperiode mit Autoerotismus, wodurch am eigenen Körper Lustempfindung hervorgerufen wird (Betonung sog. erogener, lusterzielender Zonen). Dem Autoerotismus folgen Perioden mit häufiger Inzestfixierung (Ödipustragödie). Widerwärtige sexuelle Erlebnisse der Kindsheitsperiode sollen als Unlustaffekt unbewußt fortwirken. Es entwickele sich ein Schuldgefühl dem Geschlechtstrieb gegenüber. Der Angstaffekt ist bedeutsam. Nach Freud sind die Zwangsvorstellungen verwandelte, aus der Verdrängung wiederkehrende Vorwürfe, welche sich auf eine sexuelle mit Lust ausgeführte Aktion der Kinderzeit beziehen, aber auch der späteren Zeit entstammen können. Die dem Bewußtsein unerträgliche Vorstellung wird vom begleitenden Affekt zurückgedrängt, und der frei gewordene Affekt soll sich an eine andere Vorstellung, welche er zur Zwangsvorstellung macht, hängen; s. hierzu Stekel, Adler, Schwarz.

Die Impotenz des Mannes kann psychisch bedingt sein durch Hemmungsvorstellungen, welche den psychosexuellen Erregungszustand aufheben, auch indem vom Hirn aus auf die spinalen Zentren der Ejaculation und Erektion Hemmungen wirken. (Nach Goltz, Spina u. a. wurde im Tierexperiment nach Durchschneidung und Abtrennung des Lendenmarks vom oberen Teil des Rückenmarks infolge des Wegfalles der Hemmungen ein Eintreten von Erektion bei schwächeren Reizen wie sonst gesehen. Die Erektion blieb aber aus oder schwand, wenn sonstige, stärkere Hautreize an anderen Stellen ausgeübt wurden, insbesondere Schmerzreize.)

Bei den psychischen Hemmungen wirken Autosuggestionen wie Angst vor Mißlingen des Coitus in der Erinnerung an fehlgeschlagene Versuche, Schuldbewußtsein nach Onanie u. a. mit. In solchen Fällen ist die Libido oft erhalten, aber Erektion fehlt.

---

[1]) Zur Neurosenfrage s. Neurologen-Tagung (1925, Cassel) Redlich, Bumke.

FÜRBRINGER betrachtet in einem nicht geringen Prozentsatz übermäßige Onanie und unmäßige Ausübung des Coitus naturalis mindestens „als wesentlich, wenn auch fakultative Hilfsursachen" und betont diesen Standpunkt STEKEL gegenüber, welcher jeden direkten Einfluß der Masturbation auf die Potenz zurückweist und unter der Voraussetzung, daß alle Menschen onanieren, die der Gewohnheit zugeschriebenen Schädigungen als nur in der Phantasie existierend und als Kunstprodukte der herrschenden Moral anspricht.

Gelegentliche Onanie wird fast als normale Äußerung betrachtet; ihre Betätigung kann durch die damit verknüpfte seelische Einstellung, besonders wenn sie im Übermaß betrieben wird, Ursache von Hemmungen beim Coitus naturalis sein.

Auch totale Abstinenz kann depotenzieren (NYSTRÖM, LOEWENFELD). Der Bedingungskomplex solcher Impotenz ist zum großen Teil seelisch.

Pollutionen können die Basis hypochondrischer Befürchtungen abgeben. Ein schädigendes Moment stellt auch evtl. der Coitus interruptus dar mit seiner Anspannung und Aufmerksamkeit auf den Ablauf der sexuellen Vorgänge zum Zwecke ihrer Unterbrechung ante ejaculationem.

Sexuelle Neurasthenie und Colliculitis. Es wird von manchen Autoren angenommen, daß Veränderungen in der Urethra posterior, insbesondere Reizzustände und Entzündungen des Colliculus seminalis nach übermäßiger Onanie und Exzessen in venere das ursächliche Moment für eine sexuelle Neurasthenie abgeben. In der Annahme, daß das Erektionszentrum vom Caput gallinaginis angeregt wird, werden Leitungshemmungen in den Nervenbahnen, welche zum Erektionszentrum führen oder gesteigerte reflektorische Reizung mit der Nachfolge der schließlichen Erschöpfung des Erektionszentrums als Ursache der Impotenz betrachtet. Die günstige Wirkung der allmählichen Verödung der im entzündlichen Infiltrate eingebetteten Nervenendigungen (FINGER) soll diese Annahme stützen. Während ORLOWSKI der besondere Vertreter dieses Standpunktes ist, steht FÜRBRINGER auf einem „nicht zustimmenden Standpunkt, wobei die Rolle der in der hinteren Harnröhre sich abspielenden anatomischen Prozesse als eines die nervöse Störung öfters auslösenden Momentes oder als sonstiger Hilfsursache von ihm nicht geleugnet werden soll" (s. auch MOLL). HELLER nimmt gleichfalls einen ablehnenden Standpunkt ein, s. auch GLINGAR.

Ob Abusus sexualis in annehmbarem Umfange eine Colliculitis seminalis hervorrufen könne, ist nach FÜRBRINGER u. a. unentschieden. Er fand abgesehen von wenig sicheren Ausnahmen nicht, daß anatomische Untersuchungen, wenn nicht eine frühere gonorrhoische Infektion oder eine nichtvirulente Entzündung Veränderungen gesetzt hatten, die ORLOWSKIsche Annahme anatomisch stützen. (Vgl. hierzu auch GLINGAR; s. auch VALESCO AMERICO.) Impotenz wird auch als Folge einer primären Atonie der Prostata mit einer sekundären Neurose angesehen (POROSZ).

Paralytische Impotenz. Die durch mangelnde Erregbarkeit der Kohabitationszentren bedingte Impotenz wird als paralytische bezeichnet (Fehlen von Libido und Erektion).

Organische und allgemeine Erkrankungen bewirken sie. Zumeist sei sie Endstadium funktioneller Impotenz besonders unter Vermittlung maßloser langfristiger Exzesse.

Symptome: Häufig schlaffe, atrophische Testikel, faltiges Scrotum, welke hypästhetische Genitalien, aber nicht regelmäßig. Gelegentlich atonische Samenabgänge. Die Potenz ist unter besonderen Reizmitteln bisweilen spärlich zu erwirken.

FÜRBRINGER glaubt, daß man mit einigem Recht die bisweilen durch übermäßiges Reiten, seltener Radfahren, gezüchtete Impotenz als paralytisch auffassen kann. Zumeist handele es sich um selbst verschuldete Erschütterungsfolge (onanistische Neurosen, FÜRBRINGER).

CASPER spricht, wenn weder Mißbildung oder Defekte der Genitalien noch eine psychische Abnormität, noch übermäßig nervöse Irritation vorliegen, von einer Impotentia paralytica (organisch nervös), bei der organische Veränderungen in den die Erektion auslösenden Zentren oder den Leitungsorganen vorliegen, und trennt eine wirkliche paralytische Impotenz mit völligem oder dauerndem Verlust der Geschlechtskraft von einer atonischen mit mehr

oder weniger größeren Störungen der Potenz, die aber besserungsmöglich sei. Es handle
sich um eine Unerregbarkeit des im Lendenmark gelegenen Ejaculationszentrums bei der
atonischen Impotenz. Dabei Libido, Voluptas, Erectio normal, aber Aspermatismus. (Oft
aber nächtliche Pollutionen.)

Dieser atonische Aspermatismus könne angeboren, aber auch bei weitem häufiger
erworben sein. Bei den angeborenen Fällen sei das im Lendenmark gelegene Ejaculationszentrum ab origine unerregbar, bei den erworbenen Fällen müsse das Erlöschen der Erregbarkeit auf eine gewisse Ursache zurückgeführt werden können, mit deren Aufhören auch die
Tonizität des Zentrums wieder in Kraft trete.

B. Impotentia generandi.

Die Potentia generandi des Mannes ist in erster Linie an die Fähigkeit
der Keimdrüsen Spermien zu bilden gebunden, aber auch die Anhangsdrüsen
sind wichtig für Schaffung oder Erhaltung der Bewegungsfähigkeit, welche
ihr Eindringen in die inneren weiblichen Genitalien und das Ovulum ermöglicht.
Die Intaktheit der Ausführungs- resp. Beförderungswege des Spermas ist
bedeutsam.

Die übliche Scheidung der Zeugungsunfähigkeit ist die in Aspermatismus
und Azoospermie:

Aspermatismus bedeutet streng genommen Fehlen des Ejaculats, Azoospermie Fehlen von Spermien in demselben. Die Begriffe müssen auseinander-
gehalten werden, denn beim Aspermatismus kann eine Bildung von Spermien,
die durch Störung in den Ausführungsbahnen nicht zur Ejaculation gelangen,
stattfinden; Aspermatismus kann mit echter Azoospermie vergesellschaftet sein,
braucht es aber nicht.

Wir trennen die echte Azoospermie, d. h. den Zustand, in welchem Spermien
überhaupt nicht gebildet werden (Azoospermia vera) von der scheinbaren
(Azoospermia spuria), bei der Spermien zwar gebildet werden, aber im
Ejaculat fehlen.

Die Generationsfähigkeit ist die Funktion der Spermien, daher deckt sich
Impotentia generandi mit der echten Azoospermie; Sterilität tritt aber auch
auf bei Spermien, welche in ihrer Vitalität durch mangelnde Reife oder krankhafte Art von vornherein geschädigt sind, oder Schädigungen resp. Ausbleiben
vitalitätsfördernder Momente bei ihrer Ausführung von den Keimdrüsen, bis
sie im Ejaculat erscheinen, erfahren. Die Generationsfähigkeit in ihrer Abhängigkeit von der Intaktheit der Keimdrüsen bleibt gewissermaßen potentiell,
sie wird erst durch die Potentia coeundi kinetisiert.

Mangelnde Reifung der Spermien ist physiologisch in der Kindheit. Spermien
fehlen im Ejaculat vorübergehend bei sexueller Erschöpfung. Sie fehlen zumeist
im Alter. Diesen physiologischen Phänomenen stehen pathologische gegenüber.
Wir sehen echte Azoospermie bei fehlender Anlage der Keimdrüsen oder Entwicklungshemmungen, nach Entfernung oder Vernichtung der Keimdrüsen
durch Kastration, Traumen, Kompressionen, Strahlenwirkung.

Wir können primäre, idiopathische Erkrankungen der Keimdrüsen finden
mit Untergang des funktionierenden Gewebes [und damit Azoospermie] durch
Infektion, Intoxikation, Geschwülste usw.

Diesen primären oder idiopathischen Momenten gegenüber steht eine Reihe
solcher, bei denen der Keimdrüsenschwund Folge allgemeiner Erkrankung ist,
insbesondere von Stoffwechselkrankheiten, oder durch die Korrelation mit anderen endokrinen Drüsen bedingt wird (anhormonale Impotenz). Abhängigkeit
vom Nervensystem, insbesondere dem vegetativen, tritt hervor.

Der Gruppe der echten Azoospermie steht die der scheinbaren oder Azoospermia spuria gegenüber, wie wir sie bei Impotentia coeundi in ihrer psychogenen

oder nervös funktionellen Bedingtheit oder in Abhängigkeit von organisch nervösen Störungen und hormonalen oder durch mechanische Momente sehen.

I. Vorgruppe.

a) Das Sperma.

Aus den Ursamenzellen entwickeln sich im Beginn der Geschlechtsreife (durch Teilung) Spermiogonien und vermehren sich durch fortgesetzte Teilung. Durch letzte Teilung entstehen daraus Spermiocyten, welche, ohne sich zu teilen, wachsen und den Ausgangspunkt für die Reifeteilung bilden. Zuerst in zwei Präspermiden, aus deren jeder durch eine zweite Reifeteilung zwei Spermiden (Samenzellen) entstehen, welche zu Spermatozoen werden. Die Spermiden liegen eingebohrt in die Sertolizellen. (Vgl. hierzu WEISSENBERG in MOLLs Handbuch. Zur neueren Literatur siehe BRANCA, A.)

Das erste Auftreten reifer Spermien ist individuell schwankend. Der Durchschnitt ihrer Reifungszeit (Geschlechtsreife) liegt in unserem Klima zwischen dem 14. und dem 16. Lebensjahre. Der Abschluß der Spermaproduktion erfolgt nicht mit dem Alter. Noch in den siebziger Jahren kann sie stattfinden, und wurde selbst in den neunzigern gesehen (SIMMONDS).

Untersuchungen HABERDAS ergaben, daß im Alter von 60 Jahren und darüber die Zahl der in den Samenblasen und in den normalen und senilen Hoden (EBERTH) nachweisbaren Spermien meist eine geringe war und, daß bei hochgradiger Atrophie der senilen Hoden Spermien zumeist, namentlich bei Greisen von 80 Jahren an, fehlen.

Physiologisch-temporäre Azoospermie wird als selten dargestellt. Sie tritt nach LODE als eine Art Erschöpfungsazoospermie bei gehäuften, rasch in einigen Stunden sich folgenden Ejaculationen ein, während bei nicht zu rascher Folge der Ejaculation die Reproduktion der Spermien eine gesteigerte ist.

Die temporäre „physiologische" Azoospermie als Folge maßloser Exzesse in venere ist nach FÜRBRINGERs Erfahrung, entgegen anderer Meinung, eine große Seltenheit. Von verschwindenden Ausnahmen abgesehen, hat FÜRBRINGER selbst nach kaum glaublich zahlreichen und dicht gedrängten Ejaculationen die Spermien nie völlig vermißt.

b) Die Adnexe der Keimdrüsen in ihrer Bedeutung für das Sperma.

Im Ejaculat, eine Bezeichnung, die im Sprachgebrauch meist dem Begriff Sperma gleichgesetzt wird, finden sich neben den Spermien Sekretionsprodukte der Nebenhoden, der Prostata, der Samenblasen und von Anhangsdrüsen der Urethra, welche für die Vitalität der Spermien von Bedeutung sind.

Es ist unentschieden, ob das Nebenhodensekret nur verdünnend wirkt, oder ob im Nebenhoden auch eine „Spermiophagie" stattfindet.

Die Wirkung der Anhangsdrüsen auf die Spermatozoen wird zum Teil als eine mechanische unspezifische, zum Teil als eine spezifische, chemisch physikalische aufgefaßt. Untersuchungen wurden besonders von KÖLLIKER an verschiedenen Medien angestellt. Das Sekret der Prostata und Samenblase wird als Schutzkolloid betrachtet, um die spermatozide Wirkung des sauren Vaginalsekretes zu behindern, bis die Spermatozoen das alkalisch reagierende Uterusinnere erreichen können. Daneben liegt seine Bedeutung in der Mehrung der Masse des Spermas und so in der Heranbringung zahlreicher Spermatozoen an den Muttermund. Ferner wird der Gehalt von Kochsalz als lebensanregend und erhaltend bewertet (BÖTTCHER).

Die Wertigkeit des Prostatasekretes, welches in der Urethra posterior mit dem Sperma zusammentritt, ist als Faktor der Spermienmotilität erwiesen, daher die Bedeutung der Prostataerkrankungen. (Zur Bedeutung der Samenblasen, insbesondere für die gonorrhoischen Erkrankungen, sei auf die Arbeiten von Picker verwiesen.) Ich lasse Einzelheiten folgen:

Nebenhoden: Romeis weist darauf hin, daß für die Resorption der Geschlechtshormone beim Säugetier an eine Mitarbeit des Nebenhodens zu denken sei. C. Wegelin, daß die Spermiophagie mit dem 70. Lebensjahre immer häufiger werde, nach dem 70. Lebensjahre fast regelmäßig sei, auf der Höhe des Mannesalters selten angetroffen werde und, daß chronische Erkrankungen, besonders Alkoholismus, Phthise sie begünstigen, während es die akuten Infektionskrankheiten weniger tun (s. dagegen Posner). Vgl. auch Morgenstern, Akiyoshi.

Nach Akiyoshi sind die sog. Spermiophagen aus dem Hoden stammende, wahrscheinlich nicht vollgereifte Spermatiden oder Spermatocyten, in welche die Spermatozoen selbständig eindringen. Sie finden sich fast nur im Nebenhoden älterer, besonders chronischen Leiden erlegener Menschen. Abstammung aus dem Epithel der Nebenhoden nimmt dagegen Morgenstern an.

Über zwischenzellenartige Gebilde im Nebenhoden berichtet Kyrle.

Die Angaben über die Beweglichkeit der Samenfäden im Nebenhoden sind widersprechend. Mettenleiter fand im Kopf und Schwanz des Nebenhodens beim Stier keine nennenswerten Bewegungen der Samenfäden und sah nur selten einige Samenfäden ganz nahe dem Ductus deferens träge, schwache Zuckungen ausführen.

Die Versuche Mettenleiters sprechen dafür, daß die zahlreichen Windungen der Nebenhodenkanälchen und der dadurch bedingte lange Aufenthalt der Samenfäden mit ihrer Entwicklung und Ausreifung in Zusammenhang stehen.

Im Nebenhodenschweif erwerben nach Romeis die Spermien eine Sekrethülle, die sie gegen das saure Vaginalsekret schützt. S. dazu auch Mettenleiter.

Nach Braus und Redenz werden auf der Wanderung durch den Nebenhoden die Spermien von einer schützenden Sekrethülle überzogen, die, wie durch Milchsäurezusatz erkennbar, als Puffer (oder Moderator) wirke. Die Spermien seien durch diese Hülle gegen die Wirkung der sauer reagierenden Scheide geschützt. Das Nebenhodensekret sei eine Pufferungsflüssigkeit, deren Pufferungsgrenze gewährleiste, daß die H-Ionenkonzentration das Leben der Spermien nicht gefährde, wohl aber so gelegen sei, daß noch die Abwehrreaktion innerhalb des männlichen Organismus durch vermehrte Durchblutung ausgelöst werden könne.

Prostata: Dem Succus prostaticus wird eine belebende, bewegungsschaffende Kraft auf die Spermien zugewiesen (vgl. Fürbringer, Walker, Finger, Ultzmann, Ellis u. a.).

[Nach Hirokawa (Untersuchungen über das Prostatasekret) ist kein spezifischer Einfluß vorhanden, sondern eine leichte Alkalescenz das Entscheidende für die Bewegungen. (Ebenso Kölliker, entgegen Fürbringer)].

Die belebende Wirkung des Prostatasekretes ist nicht artspezifisch. Man kann Tierspermatozoen mit menschlichem Prostatasaft zu lebhafter Bewegung anregen.

[Mettenleiters Untersuchungen an beweglichen und unbeweglichen Spermatozoen ergaben, daß zwei Gruppen von Stoffen zu unterscheiden sind, solche, wie Ringerlösung, Serum, Eiweiß, die bewegungserhaltend wirken, und solche, wie Zucker, die anregend und bewegungserzeugend wirken. Die Mischung beider erwies sich als am vorteilhaftesten.

Schon geringe Konzentrationsschwankungen der H- und OH-Ionen können das Leben der Zellen schwer beeinträchtigen; die Größe der Wasserstoffionenkonzentration ist für die biologischen Vorgänge bedeutsam. Von diesem Gesichtspunkte aus prüfte METTENLEITER die Alkalescenzversuche HIROKAWAS nach. Dabei zeigte sich, daß die von ihm als alkalisch angesehenen Lösungen, Verbindungen von RINGERscher Flüssigkeit mit Natronlauge, einen p_H-Wert unter 7 aufwiesen, also gar nicht alkalisch waren. Die günstigsten Mischungen lagen um den Neutralpunkt, hatten sogar zum Teil eine höhere Konzentration, so daß die Alkalescenz nicht das Ausschlaggebende war.

Bedeutsam erwies sich die Temperatur, der die Lösungen ausgesetzt wurden: Brutschranktemperatur wirkte ungünstig, Eisschranktemperatur ausgesprochen günstig auf die Lebensdauer der Spermatozoen.

Mit dem besten gepufferten Serum-Ringergemisch konnte eine absolute Lebensdauer von 97 Stunden erzielt werden.]

Als Krankheiten der Prostata sind zu würdigen neben Prostatitis, Prostataabsceß, Prostatatuberkulose vor allem Hypertrophie, die nur eine teilweise ist (TANDLER und ZUCKERKANDL). Carcinome der Prostata kommen primär vor, seltener Sarkome; Adenombildung, der Prostatahypertrophie nahestehend, wird beobachtet. Nach SIMMONDS ist die Prostatahypertrophie als kompensatorische Bildung zu betrachten infolge präsenil auftretender Atrophie des Organs.

Gegen SIMMONDS Meinung, daß die Prostatahypertrophie eine kompensatorische Drüsenhypertrophie sei, wobei Hormone der im Alter noch gutfunktionierenden Keimdrüsen auf die vorzeitig atrophische Prostata wirken, wenden sich HORN und ORATOR. Vgl. auch BLUM und NIEMEYER.

Bei Prostatahypertrophie ist der Colliculus bisweilen auffallend klein; eine wirkliche, auch mikroskopisch nachweisbare Vergrößerung konnten HELLER und SPRINZ nie finden.

Zu fehlender Prostata bei vollkommen erhaltener Potentia coeundi, wobei die Spermatozoen unbeweglich waren, vgl. DOWD. Über Lipoide der Prostata vgl. KINOSHITA. Vgl. bei anhormonaler Impotenz (s. S. 521).

Prostataatrophie wird selten beobachtet (kongenital, senil, nach Erschöpfungskrankheiten, nach Entzündungen und nach Druck [SOCIN]).

Nach SIMMONDS kommt eine Altersatrophie der Prostata nicht zur Beobachtung, sondern die Prostata nimmt an Größe zu, wobei sowohl das Stroma wie die drüsigen Anteile beteiligt sind. Nach Kastration Erwachsener sieht man bisweilen eine Verkleinerung.

Die **Samenblasen:** Ihre physiologische Bedeutung ist nicht abschließend geklärt. Nach einigen soll ihr Sekret das Ejaculat zähflüssig machen, nach anderen die Vitalität der Spermien erhöhen (FINGER, STEINACH) oder für die Bewegungsfähigkeit der Spermien von Bedeutung sein (Receptacula seminis). [Vgl. zur Frage der Samenblase ANGEL und WATRIN.]

Nach BENEIT zeigten Tierversuche (weiße Mäuse), daß das Vas deferens ein Sekret produziert, welches die Spermatozoen am Leben erhält.

COWPERsche und LITTRÉsche Drüsen: Das Sekret dieser Gebilde soll nach ULTZMANN die von Harnbenetzung sauren Schleimhautwände der Urethra durch Alkalisierung neutralisieren.

Die physiologische Bedeutung dieser Drüsen [und auch die der sog. Glandulae Thysonianae (früher Glandulae ambrosiaceae genannt)] für die Zeugung ist nach ROHLEDER eine präparatorische, derart, daß sie durch ihre alkalische Schleimabsonderung ein Schlüpfrigwerden und dadurch ein besseres Eindringen des Penis in die Vagina vermitteln. (Urethrorrhoea libidinosa normal bei jeder sexuellen Erregung.)

<h3 style="text-align:center">c) Zur Untersuchung des Ejaculats.</h3>

Das Ejaculat setzt sich zusammen:

1. Aus dem Hodensekret (Spermien), dem Nebenhodensekret, dem Samenblasen-, dem Samenleiterdrüsen- und Ampullensekret, dem Prostatasekret, dem Sekret der Bulbourethral- und LITTRÉschen Drüsen.

Identifizierung als Sperma wird evtl. unterstützt durch Vorhandensein von Sperma- oder richtiger nach FÜRBRINGER Prostatakrystallen. (Jod- und Pikrinsäureproben nach FLORENCE und BARBERIO.) Von den Spermien unabhängige Krystalle (braune rhombische Tafeln, gelbe spitzendige Elliptoide), s. bei SCHMORL.

Die FLORENCE-Probe (Jod. pur. 1,65, Kal. jod. 2,54, Aqua dest. 30,0) hat HABERDA bei azoospermischem Sekret einige Male versagt.

Bei der Gewinnung des Präparates muß man darauf achten, daß das Ejaculat rein ist, und wegen der evtl. gerichtlichen Bedeutung sich in bezug auf die Persönlichkeit sichern, usuell ist Congressus condomatus (Condom soll nicht imprägniert, puderfrei sein) oder der Coitus interruptus (evtl. masturbatorische Gewinnung). Als Hilfsmethode kann die Expression der Samenblasen vom Mastdarm aus dienen, wobei bisweilen Abweichungen vom natürlichen Ejaculat vorkommen. Auch Nachweis von Spermien im Sediment des Urins nach der Expression kommt in Betracht.

Die Entnahme von Sperma aus der Vagina wird im allgemeinen abgelehnt (FINGER), wobei die Schwierigkeit der mikroskopischen Untersuchung durch die Vermischung des Ejaculats mit der Überfülle der Epithelien des Vaginalkanals und seiner Sekrete betont wird (FÜRBRINGER).

S. dagegen HUHNER: Bei der HUHNERschen Probe wird die Frau nach dem Coitus untersucht. — Findet man in den Genitalsekreten des Weibes nur leblose Spermien, so zeige die Condomprobe, ob sie in diesem Zustande entleert wurden oder durch das Vaginalsekret geschädigt worden sind. Ist das letztere bei saurer Reaktion des Schleimes der Fall, so ist nach Anwendung von Vaginalspülungen mit Natr. bicarbon. die Untersuchung zu wiederholen. Findet man in der Vagina oder in der Cervix nur tote Spermien, so ist 1—2 Tage später das Uterussekret zu untersuchen.

Untersuchungsmaterial bei Obliteration ist durch Hodenpunktion zu gewinnen.

Zur Punktion des Hodens s. C. POSNER und COHN: Punktion und Aspiration mittels einer Rekordspritze und größerer Nadel (ohne Anästhesie). Das durch die Aspiration zutage geförderte, im allgemeinen sehr geringe Material, gerade nur für ein Präparat ausreichend, wird im nativen Zustand oder nach Färbung (am besten mit QUENSELscher Lösung: Methylenblau, Kadmiumchlorid) angesehen. (Vgl. POSNER, RICHARD MÜHSAM, s. auch METTLEITER bei künstlicher Befruchtung.) Spermien aus dem Hodenpunktat zeigen keine Bewegung.

Veränderungen im Ejaculat können durch lange Aufbewahrung entstehen, durch die Einwirkung großer Kälte und Hitze, durch Kontakt mit Harn, zersetzten Sekreten und durch Antiseptica (wobei FÜRBRINGER besonders auf Kölnisches Wasser hinweist). Wasserspuren in den Versandgefäßen betrachtet FÜRBRINGER als belanglos.

Zur Untersuchung bedienen wir uns des gewöhnlichen Mikroskops bei ungefärbtem Präparat oder des Dunkelfeldes, wobei wir vor allem die Bewegungsfähigkeit der Spermien erkennen können, was bei gefärbtem Präparate unmöglich ist. (Frage der Befruchtungsfähigkeit.)

Zur Färbung empfohlen wird die BAECHI-GRAMsche Färbung (STRASSMANN) oder QUENSELfärbung [Methylenblau, Kadmiumchlorid]; s. Lehrbücher der Mikroskopie.

Zur Spermienuntersuchung s. FÜRBRINGER, POSNER, P. FRAENKEL, F. STRASSMANN, RIECKE u. a. Die normalen Spermien zeigen einen kurzen, breiten Kopf (vorderer Teil abgeplattet und Kernstück), ein sehr kurzes Halsstück und langen Schwanz. (Zu Einzelheiten vgl. BALLOWITZ, BENDA, BROMANN u. a. s. bei C. POSNER.)

Ein abschließendes Urteil über die normale Lebensdauer der Spermien ist nicht leichthin zu fällen; man sah sie im normalen Ejaculat nach zwei Stunden bis zwei Tagen und nach FÜRBRINGERs Beurteilung gelegentlich noch später absterben (Brutschrank). Vgl. POROCZ, METTENLEITER.

Die gesunden Spermien wimmeln lebhaft in sehr großer Fülle im Gesichtsfelde des Mikroskops herum.

Die Bewegung der Spermien kann gehindert sein durch gelatinöse Samenblasenprodukte (Abwarten des Auftauens notwendig), durch dem Ejaculat beigemengten, dicken Eiter (künstliche Verdünnung herbeiführen).

Zum Zwecke der Prüfung, ob wirkliche Bewegungsunfähigkeit vorliegt oder nur eine physiologische Starre, ein Scheintod, kann mit Zusatz von Reagenzien (Alkalien) untersucht werden.

FÜRBRINGER hat sich diese Kontrolle als nutzlos erwiesen.

Die Annahme eines Wiederauflebens bewegungsloser Spermien in den weiblichen Genitalien wird von FÜRBRINGER zurückgewiesen.

Er lehnt es auch ab, die gestreckte Form der Spermatozoen als Zeichen des wirklichen primären Todes zu betrachten, während die wellige, peitschenförmige sekundäres Absterben zeigen soll, da nicht wenige lebensfrische in Strecklage absterben.

Abnorme Formen: Auffallend atrophische, auffallend große Exemplare (hydropisch gebläht), regelwidrig durchsichtige, granulierte, gefleckte Köpfe, Zwillinge und Drillinge, Anhängsel, geknickte und aufgerollte Schwänze. Nach FÜRBRINGER, dem ich in der Ausführung folge, sind solche Exemplare zum Teil nicht mit Unrecht als unreife bzw. entartete anzusehen. Nach diesem Autor ist es gewagt, alle diese Formveränderungen mit besonderer Tragweite zu versehen. FÜRBRINGER sah (wie andere) Konzeption der Frauen trotz vorwiegend dürftiger und dünnköpfiger, aber hurtiger Spermatozoen (nach Behandlung der Frau). Wenn sehr kleine Spermien und mißgebildete das mikroskopische Bild beherrschen, dürfte nach FÜRBRINGER mit überwiegender Majorität Sterilität anzunehmen sein.

Als Kunstprodukte werden schwanzlose Köpfe angesehen.

ROHLEDER bewertet in erster Linie die Länge des Schwanzes und sieht in der Güte der Schwanzform ein Signum vitae.

Ejaculat ohne Spermien kann makroskopisch solchen mit Spermien gleichen.

Das Ejaculat der Azoospermatiker läßt Spermien vermissen; man sieht nur Lecithinkörner, Corpora amylacea, Epithelien, Prostatakrystalle (BÖTTCHERsche Spermakrystalle), bisweilen Eiterkörperchen oder rote Blutkörperchen, gelatinöse, sagoähnliche Gebilde aus den Samenblasen.

Bei Sitz der Obliteration diesseits der Samenblasenmündungen, also in den Ductus ejaculatorii, unter Freibleiben der prostatischen Drüsenausführungsgänge, ist das Ejaculat reiner Prostatasaft. (Dabei Colica spermatica, während sonst abnorme Sensationen bei Aspermatismus im allgemeinen fehlen (FÜRBRINGER).

Zur Diagnose der Nekrospermie bedarf es wiederholter, mikroskopischer Untersuchungen, möglichst von im sexuellen Orgasmus entleertem Ejaculat. Untersuchung aus den Samenblasen ausmassierter oder als „Spermatorrhöe" abgeflossener Massen ist nicht ausreichend, da hierbei die Beimischung des die Samenfäden belebenden Prostatasekretes infolge der unnatürlichen Gewinnungsart des Samens fehlen kann. Nur die dünnflüssigen Teile des Ejaculats sollen verwendet werden, weil in den gelatinösen Globulinmassen des Samenblasensekretes Spermien nicht vom Prostatasekret erreicht werden und so unbeweglich bleiben können (s. WILDBOLZ).

Nekrospermie wird angenommen, wenn im frischen Ejaculat die Spermien sich bewegungslos zeigen. Die Ätiologie ist nicht voll erforscht (Fürbringer).

Hier tritt die Bedeutung der Keimdrüsenadnexe für die Vitalität der Spermatozoen hervor. S. bei Nebenhoden, Prostata, Samenblase.

Die wahre Nekrospermie (von der scheinbaren zu trennen) wird durch schwere Entzündung der Samenblasen und vor allem der Prostata — besonders durch die eitrigen, das Drüsengewebe zerstörenden Formen — bedingt, durch den Ausfall des belebenden Sekretes.

Man hat es versucht bei Nekrospermie durch Zusatz von gesundem Prostatasaft den Spermien Beweglichkeit zu verschaffen.

Nach Serralach und Parès bildeten nach Prostatektomie steril gewordene Hunde nach intravenöser Injektion von Prostatasekret resp. „Prostatin" wieder befruchtungstüchtige Spermien. Siehe dazu bei dyshormonaler Impotenz das über innere Sekretion der Prostata Gesagte.

Asthenospermie (Fürbringer), Samenschwäche, drückt den Zustand aus, in welchem die Spermien eine mangelnde Bewegung zeigen, träge sich hinschleppen oder pendeln. Eine abschließende Beurteilung dieses Phänomens erscheint vorerst nicht möglich.

Oligozoospermie erscheint für die Potentia generandi bedeutungslos, wenn ein größerer Bruchteil der in ihrer Gesamtzahl vielleicht vermindert erscheinenden Spermien lebhaft beweglich ist. (Das Symptom kann sich als Prodrom völliger Azoospermie zeigen. Oligozoospermie ist ein Attribut des Spermas im hohen Alter.)

Die Prognose erscheint nach Fürbringer zweifelhaft, wenn nicht das Präparat dem gallertigen Ejaculatanteil entnommen ist oder der Vagina entstammt.

II. Pathogenese der Impotentia generandi.

a) Impotentia generandi bei Fehlen oder Entwicklungsstörungen der Keimdrüsen.

Azoospermie kann bedingt sein durch angeborenes Fehlen der Keimdrüsen oder durch ihren Verlust resp. Untergang.

Angeborener Mangel beider Hoden ist nach Tandler wissenschaftlichkritisch nicht erwiesen. (Gegen Grube, s. dazu Kermaunnr 1912.)

Eunuchoidismus: Primäre Entwicklungsstörung oder sekundär korrelativ. Nach Tandler und Gross (1910) sind Zwischenstellen vorhanden, zeigen aber geringere Färbbarkeit als normale, sind arm an Protoplasma und haben ein mehr hyalines Aussehen. Nach Harms sind Hodenkanälchen nur spärlich vorhanden, die Wand meist hyalin verdickt, im Innern eine ganz geringe Anzahl von undifferenzierten Zellen. Siehe dazu Steinach, Lipschütz, Stieve, Romeis, Tiedje u. a. (s. S. 526).

Späteunuchoidismus: (Larrey, Falta, Voelkel, Hart). Fast ausschließlich beim männlichen Geschlecht gesehen, kann sich testikulär primär zeigen und als pluriglanduläre Insuffizienz (Typ I bes.), hypophysäre Kachexie, sowie thyreosexuelle Insuffizienz. (Bei Lipomatosis dolorosa sah Mohr Impotenz bei Keimdrüsenatrophie, Falta ohne solche (s. bei Günther.) Siehe weiteres bei anhormonaler Impotenz.

Kryptorchismus (Ektopische Hoden): Der kryptorche Hoden ist im allgemeinen klein und zumeist unterentwickelt, hat zwar wenige, aber doch Samenkanälchen, zumeist unterentwickelte. Wiederholt wurden reife Spermatozoen gefunden (Moschelmann, Rubay).

Zur Zeugungsfähigkeit von Kryptorchen s. Taylor, Beigel, Pelikan, Ziebert (1908). In seiner Praxis sind Haberda nur kinderlose Kryptorchen vorgekommen. Im Ejaculate derselben fand er keine Spermien. [Auch der einseitig nicht deszendierte Hoden sei unterentwickelt und produziere keine Spermien. Wenn der andere Hoden normal, so ist die Zeugungsfähigkeit erhalten.]

Es wurde bei doppelseitigem Kryptorchismus in mehreren Fällen eunuchoider Typ gesehen (aber nur selten). Siehe später bei sexuellem Infantilismus.

Bei Beobachtung von Kryptorchen mit Kastratentyp wurde vollständige Sklerosierung des Hodens gefunden (FELICET und BRANCA).

BOUIN und ANCEL betonen bei Tieren Befunde von Sertolizellen; s. auch SAND.

Zwischenzellen sind meist relativ sehr kräftig entwickelt, jedoch sind auch Fälle beschrieben, wo keine Zwischenzellen vorhanden waren (HARMS, BOUIN und ANCEL, BIEDL, KYRLE, NIELSEN, TANDLER und GROSS, STEINACH, SAND). Die Ansicht, daß der kryptorche Hoden nur aus Zwischenzellen sich zusammensetze (FINOTTI), ist nach BERBLINGER irrig; in den retinierten und atrophischen Keimdrüsen seien sie durchaus nicht stets vermehrt.

Bei Erfolgen nach Überpflanzung kryptorcher Keimdrüsen muß man nach BERBLINGER mit mehr Recht den in diesen stets noch vorhandenen Stamm- und Fußzellen der Kanälchen die Hormonproduktion zuschreiben; s. GODDARD, ROMEIS. Daß ein scheinbar indifferentes Samenepithel nicht dauernd funktionslos sein muß und nicht den SERTOLIschen Zellen gleichgestellt werden darf, geht nach PATZEIT auch daraus hervor, daß in sterilen, kryptorchen Hoden mitunter durch operative Verlagerung eine Regeneration des Samenepithels erzielt werden kann. Zur Literatur s. meine Arbeit (Zeitschr. f. Urol.).

Eine sog. idiopathische oder essentielle Sterilität (HIRTZ) wurde häufiger bei russischen Juden gesehen (vgl. SCHOLZ). POSNER und J. COHN fanden dabei durch Punktion des Hodens mangelnde Spermatogenese.

b) Impotentia generandi durch mechanisch bedingte Schädigung der Keimdrüsen.

Atrophie der Keimdrüsen kann eintreten durch Traumen (Hodenquetschung), durch langanhaltenden Druck z. B. durch große Hydrocelen, Varicocelen, Scrotalhernien. HABERDA fand bei Sektionen oft, daß bei großer einseitiger Hydrocele der betreffende Hoden kleiner war, im Gewicht auffallend reduziert, und daß ihm und der zugehörigen Samenblase Spermien fehlten.

Azoospermia vera ist naturgemäß die Folge von Kastration; nach doppelseitiger Kastration wird allerdings das Auftreten von Pollutionen beobachtet und wegen der Möglichkeit eines längeren Erhaltenbleibens von Spermien in den Samenblasen, die durch den Tierversuch erwiesen ist (MASAZZA, OBOLENSKY 31 Tage), besteht eine Befruchtungsfähigkeit noch einige Zeit nachher (s. später).

c) Schädigungen der Hoden durch primäre Erkrankungen (Geschwülste, Infektion, Intoxikation) und deuteropathische.

Hodentumoren: Hier wäre auf primäre Hodensarkome hinzuweisen. Sie sind häufiger als primäre Hodenkrebse (KAISER).

Ferner ist auf Mischgeschwülste (Teratome), auf Dermoide und reine Myome zu verweisen (vgl. HANS ERNST).

Zwischenzellengeschwülste sind im allgemeinen beim Menschen seltener (vgl. BERBLINGER).

Im Falle DUECK waren trotz enormer Zwischenzellenmengen die Signa sexualia schwach entwickelt (gegen STEINACH).

Orchitis wird bei Gonorrhöe und Cystitis gesehen. (Metastatisch z. B. bei Parotitis, Variola, cerebrospinaler Meningitis.)

Es kann zu Abscessen und Gangrän des Hodens kommen, wobei aber in dem nicht befallenen Gewebe eine normale Spermiogenese stattfinden kann.

Für nach chronischer Entzündung eintretende, mehr oder weniger ausgebreitete Verödung des Parenchyms und fibröse Umwandlung des Gewebes schlägt Simmonds den Namen Fibrosis testis vor, die partiell und total sein kann, wobei in manchen Fällen das interstitielle Bindegewebe intakt ist, und primäre Degeneration der Kanälchenepithelien vorliegt, während in anderen, bei schwerer parenchymatöser Degeneration und Nekrose der Epithelien, chronische interstitielle Entzündung sein kann.

Die Fibrosis testis, bald durch degenerative Prozesse, bald durch produktive Entzündungen bedingt, kann diffus sein, solitär oder mit multiplen kleinen Herden einhergehen. Ätiologisch kommen besonders Lues, Parotitis und andere Infektionskrankheiten (Gonorrhöe, Tuberkulose) und Traumen in Betracht (s. Simmonds).

Nach E. Fraenkel und A. Hartwich fand man bei akuten Infektionskrankheiten im Hoden nur in einem Teil der Fälle Gewebsalterationen, und zwar uncharakteristische, so daß im Hoden die Bedingungen für eine Weiterentwicklung eines großen Teiles pathogener, von der Blutbahn eingedrungener Mikroben nicht vorhanden zu sein scheine[1]).

Bei Lepra fand man Fibrosis testis (dabei die Zwischenzellen auffallend vermehrt).

Hodentuberkel pflegen sich außerhalb des Epithelrohrs zu entwickeln (Lotsch, Benda); die Ausbreitung tuberkulöser Prozesse findet häufig in einzelnen Herden statt. Spermiogenese kann trotz benachbarter Erkrankung erhalten sein (Samuel, zit. nach Fürbringer). Vgl. zur Frage der männlichen Genitaltuberkulose L. Sussig und W. Jadassohn, s. auch Brack.

Spermienbildung war erhalten, selbst wenn $^2/_3$ des Hodenparenchyms zugrunde gegangen waren.

Zur Tuberkulose vgl. Sussig. Auch wo im Interstitium bereits histologisch Tuberkelbacillen nachgewiesen werden konnten, war das Parenchym überall intakt und im Lumen der Kanälchen keine Tuberkelbacillen auffindbar, die nur gefunden wurden, wo ein Tuberkel vom Interstitium eingebrochen war.

Bei Syphilis, die, im Gegensatz zur Tuberkulose, fast immer den Hoden allein befällt, sind gummöse und diffus fibröse Prozesse häufig kombiniert, aber besonders die letzteren auch isoliert.

[Bei Typhus fand Fox nekrotische Herde in den Keimdrüsen mit fehlender Spermiogenese (zit. nach Fürbringer)].

Die Frage der Keimdrüsenschädigung, ohne daß immer lokale, nachweisbare Veränderungen bestehen, tritt uns bei den Intoxikationen entgegen, aber auch bei den sog. Stoffwechselkrankheiten. Da die Stoffwechselkrankheiten zum Teil solche des endokrinen Systems sind, darf man auch an korrelative, endoglanduläre Schädigung der Keimdrüsen denken. Bei Diabetes mellitus ist Hodenatrophie beobachtet worden, Hodenschädigung auch bei Fettsucht (s. auch Lipomatosis dolorosa).

Bei parenchymatöser Nephritis wurde Schädigung der Spermienbildung gesehen (Cesikas), andererseits wurde bei Nierenschrumpfung (zit. nach Fürbringer) und Tuberkulose der Lungen die Spermienbildung erhalten gefunden.

Schwerste und gleichmäßige Atrophie wurde bei schwerer Phthise und chronischer Sepsis mit Neigung zu Kachexie gefunden, also in Fällen mit besonders schlechtem Ernährungszustande; die primäre Schädigung wurde am samenbereitenden Teil des Hodens beobachtet (s. Götte).

---

[1]) Impotenz nach Grippe sahen Genty und Raymond Hamet öfters.

Bei chronischen Infektionskrankheiten kommt es im kindlichen Hoden nach JAFFÉ zu einer sekundären Atrophie, wobei die Zwischenzellen nicht vermehrt sind.

Nach BOUIN und ANCEL, TANDLER und GROSS, STEINACH u. a. wird als besonders häufig, aber nicht regelmäßig, Zwischenzellenvermehrung bei Hodenatrophie betont. Hier ist nach STIEVE evtl. eine falsche Deutung möglich, indem pathologische Prozesse erst die empfindlichen, generativen Anteile schädigen, so daß Vermehrung der Zwischenzellen nur relativ sei.

Chronischer Alkoholismus macht in manchen Fällen Sterilität.

SIMMONDS fand Azoospermie bei chronischem Alkoholismus ohne erkennbare Veränderung des Hodenparenchyms. Örtliche Hodenschädigungen dabei sah BERTHELOT (in 163 Fällen bei $86^0/_0$ fettige Entartung, Atrophie und Sklerose, vorwiegend mit Azoospermie). Ein gleiches Ergebnis zeigte die experimentelle Arbeit von KYRLE und SCHOPPER an Kaninchen bei chronischer Alkoholvergiftung.

Nach HABERDA ließen sich in Leichen von Säufern in mittleren Jahren Spermien in Hoden und Samenblasen nicht immer finden, während man sie andererseits [selbst bei schwersten, durch Alkoholismus gesetzten Veränderungen in verschiedenen Organen] gelegentlich noch in reicher Menge antraf.

[Nach LEWINSTEIN wird bei Morphinisten und Opiumrauchern verhältnismäßig frühzeitig Impotenz beobachtet, die bei Entwöhnung heilen kann (zit. nach HABERDA). Nicotin soll eher Impotentia coeundi verursachen können (HABERDA)]. Zu Nicotin s. HOFFSTÄTTER. Arsenik, Phosphor, Blei und vielleicht auch Jod schädigen den Hoden.

HABERDA sagt: Die behauptete atrophierende Wirkung des Jod auf die Hoden wurde durch neuere Beobachtungen nicht bestätigt (GRUMME, RIECKE). Gleiches gelte vom Bromkalium, dem HUETTE ähnliche Wirkung zuschrieb (KROSZ) und von der Salicylsäure, deren depotenzierende Wirkung GYURKOVECHKY vertritt.

1. Gefäßschädigungen. J. MIFLE und E. NIEMANN berichten über Hodenatrophie nach Thrombose der Art. spermat. interna (Endarterie für den Hoden), auch nach Thrombose der Vena spermatica interna kann es zu Hodenatrophie kommen (s. bei HABERDA).

KÜTTNER, HERMANN berichtet über zwei Fälle von gesunden Menschen, bei denen der Hoden, ohne daß ein sicherer Grund festzustellen ist, zugrunde ging, und vermutet als Ursache vielleicht eine Unterbrechung der Blutzirkulation in der Arteria spermatica. Weder eine Embolie noch eine Intimaschädigung und Thrombose, noch ein anderes ursächliches Moment wurden festgestellt. (Daselbst Literatur.)

Weiterer Fall dieser Art s. GRUND, WALTER: 28jähr. Patient, dessen rechter Hoden und Nebenhoden plötzlich dick und schmerzhaft wurden, ohne Beteiligung der Bauchorgane an dem Krankheitsprozeß. Operation ergab ausgedehnte Nekrose des Hodens, Nebenhodens und Samenstranges. Mikroskopisch Nekrose des gesamten Hodenparenchyms und hämorrhagische Infarzierung des Gewebes. In den zentral gelegenen Partien nur noch spärliche Reste von Hodenkanälchen und von Zellen der Spermatogenese. Thrombose sämtlicher Gefäße.

Hier wäre auch auf Atrophie nach Röntgenbestrahlung hinzuweisen.

2. Nervöse Schädigungen der Keimdrüsen. Experimentell wurde festgestellt, daß Durchtrennung des Nervus spermaticus progressive Hodenatrophie macht (OBOLENSKY). Bei der Vasotomie oder Abbindung der Vasa deferentia sollen die Spermien schwinden, die Zwischenzellen erhalten bleiben und selbst wuchern (STEINACH).

Bei Erkrankungen im Wurzelgebiet des Nervus spermaticus und an seiner
Ursprungsstelle im Rückenmark kann es zu Hodenatrophie kommen. Ob eine
solche Atrophie auch nach Erkrankung höher gelegener Rückenmarksteile
des Gehirns sich entwickelt, stellt HABERDA als fraglich hin. [Die Möglichkeit
ist bei der Bedeutung der trophischen Zentren im Zwischenhirn voll zuzugeben.]

Bei der multiplen Sklerose erlischt die Tätigkeit der Generationsdrüsen
meist sehr bald (zit. nach FALTA). Bei Tabes und Paralysis findet man degenerative Veränderungen in den Keimdrüsen (MARCHAND), die aber auch durch
Lues bedingt sein können.

d) Störungen in den samenableitenden Wegen.
(Obliterationsazoospermie.)

Obliterationsazoospermie ist zumeist durch gonorrhoische Epididymitis
bedingt, aber auch durch tuberkulöse oder sonstige, nach Syphilis seltener.
Obliteration der Ductus ejaculatorii ist seltener. Als Ursachen sind anzuführen:
Verschluß oder Verlegung durch Narbenbildung, Traumen, hochgradige
Prostatahypertrophie, durch Neubildungen, durch Steine. Gelegentlich werden
spastische Strikturen beobachtet (FINGER, PEYER, POSNER, BLUM). Auch Mißbildungen kommen in Frage: Fehlen, Verschluß, Deviation der Ductus ejaculatorii (selten).

In Betracht kommen urethrale Strikturen seltener als mechanische Hindernisse für das Ejaculat.

[Bei Absperrung der unteren Samenwege fehlen im Ejaculat nicht nur
Spermien, sondern auch Samenblasen- und Prostatasekret].

Hochgradige Strikturen der Urethra können evtl. mechanischen Aspermatismus machen, wobei die Erektion für den Verschluß mitbedingend ist.
(Es kann nach dem Erschlaffen des Membrums zu nachträglichem, allmählichen
Abfließen des Spermas kommen, oder das Sperma tritt in die Blase und wird mit
dem Harn entleert.) Hochgradige Strikturen der Urethra lassen dem Urin
den Durchtritt, aber evtl. nicht dem dickflüssigeren, mit geringerem Druck
ejizierten Sperma.

Auch ungewöhnlich hochgradige Phimosen werden als Entleerungshemmnis
angeführt (s. bei FÜRBRINGER).

Bei starker Hypo- oder Epispadie mit Ausmündung der Urethra nahe der
Peniswurzel tritt das Ejaculat meist außerhalb der weiblichen Genitalien aus.

Im allgemeinen wird Azoospermie als Ursache der Sterilität in einem Drittel
der Fälle unfruchtbarer Ehen angenommen (KEHRER, LIER und ASCHER, BALIN,
PRINZING, SCHENK und WINTER). FÜRBRINGER fand im eigenen Material von
1500 Fällen männlicher Zeugungsfähigkeit in mehr als 1000, d. h. über Zwei-
drittel der Fälle Azoospermie oder Nekrospermie.

Die seröse Epididymitis geht fast immer zurück, selbst bei der phlegmonösen
bleiben nach NOBL die Ausführungsgänge oft wegsam (vgl. NOBL: Wien. med.
Wochenschr. 1906, S. 38—40). Über die Häufigkeit der Sterilität nach Epididymitis duplex s. S. GROSS in Bd. 2 d. Handb. d. Geschlechtskrankh. v. FINGER,
JADASSOHN, EHRMANN und GROSS 1912.)

e) Zur Frage der gonorrhoischen Epididymitis und Sterilität.

In der überwiegenden Mehrzahl der Fälle tritt Azoospermie (im Ejaculat)
durch Obliteration der Samenwege nach doppelseitiger gonorrhoischer Erkrankung der Nebenhoden oder Samenstränge ein (die doppelseitige Epididymitis soll in 7 $^0/_0$ der Fälle von Gonorrhöe auftreten).

[In FINGERs Statistik von 242 Fällen doppelseitiger Nebenhodenentzündung war fast in 86% Azoospermie; ein ähnliches Ergebnis berichtet PRINZING; auch FÜRBRINGER sah in seinem großen Material in rund 80% absolute und permanente Azoospermie.]

Zur Anatomie sei auf SIMMONDS verwiesen, nach dem die Nebenhodengänge durch die geschrumpften, ehedem entzündlichen Infiltrate besonders im Bereiche der Cauda komprimiert werden. Die Kanälchen gehen zugrunde.

Bei der Obliteration des Samenleiters zeigen sich meist multiple, impermeable Strikturen (Querleisten) mit Ampullenbildung, s. auch ILJINSKY.

Das Bemerkenswerte der Erkrankung, insbesondere für die Bedeutung der Keimdrüsen als inkretorisches Organ, besteht darin, daß das Keimdrüsengewebe selber zumeist unverändert bleibt und nur selten atrophisch wird (Spermiengenese mit ihrer evtl. Bedeutung für die Inkretion also erhalten).

POSNER konnte noch nach 30 Jahren bei Obliterationsazoospermie nach doppelseitiger gonorrhoischer Epididymitis Spermatozoen im Hoden nachweisen.

SIMMONDS fand unter 40 Fällen mit entzündlichem, teils ein-, teils doppelseitigem Samenleiterverschluß die Spermiogenese in 30 Fällen vorhanden, die Zwischenzellen nur in 2 Fällen gewuchert. (Vgl. auch ULLMANN.)

Anhang: Einteilungen, Konzeptionsproblem der Impotenzformen.

Die physiologische Konzeption kommt nach ROHLEDER hauptsächlich durch dreierlei Momente zustande:

a) durch den Uterusmechanismus und die daraus resultierende Ausstoßung des KRISTELLERschen Schleimstranges,

b) durch möglichst gleichzeitig bei beiden Coitierenden eintretenden Orgasmus,

c) durch Deponierung des Spermas in das obere Scheidengewölbe und durch das — durch beide erste Faktoren begünstigte — Eindringen der Spermatozoen in den Cervix.

Relative Sterilität besteht, wenn beide Partner klinisch gesund sind. Man spricht von einem Mangel an Harmonie der Keimzellen, von Keimfeindschaft, von inadäquater Keimmischung, von einer negativen Chemotaxis von Spermien und Ovulum (BROMANs „Imprägnationshindernisse“).

Nach der BROMANschen Theorie überwinden die Spermien bei zu schwacher Schwimmfähigkeit nicht den Flüssigkeitsstrom aus dem Uterus gewisser Frauen, so daß das Ovulum nicht erreicht werde. FÜRBRINGER wendet sich dagegen. Die Möglichkeit, daß an sich fruchtbare Gatten miteinander unfruchtbar sind, ist vorhanden. Das Material kann allerdings nach FÜRBRINGER nicht als hinreichend erachtet werden.

(Ein besonderes Problem ist die Störung der Sexualharmonie durch innere Entfremdung.) Es besteht ein Glauben an die Bedingtheit der Befruchtung durch den Orgasmus des Weibes, an Sterilität durch Dyspareunie bzw. geschlechtliche Antipathie (KISCH, ROHLEDER). FÜRBRINGER will die Wahrscheinlichkeit einer gewissen Begünstigung der Konzeption durch den Orgasmus der Frau während des Geschlechtsaktes mit Rücksicht auf seine Mechanismen nicht leugnen. Er weist aber auf die Notzuchtsschwängerungen und auf den geringen Bruchteil der Trägerinnen von Dyspareunie[1]) in der Kategorie seiner Beobachtung hin.)

Nach FÜRBRINGER werden bei Azoospermie ätiologisch und pathogenetisch zwei Hauptgruppen unterschieden: 1. Spermienmangel durch Störung der Keimdrüsentätigkeit. 2. Azoospermie infolge von Verschluß der Leitungsbahnen des Samens (Obliterationsazoospermie nach POSNER).

CASPER führt folgende Ursachen der Azoospermie an: Entweder die Geschlechtsorgane, die die Spermatozoen produzieren, fehlen, oder sie sind bis zur völligen Produktionsuntüchtigkeit erkrankt, oder der Samen wird durch eine Krankheit (der Leitungsbahnen, der Anhangsdrüsen), welche durch ihr Sekret die Vitalität der Spermatozoen mitbedingen, zu einem unfruchtbaren gemacht, oder der von gesunden Hoden produzierte Samen wird durch Anomalien der Geschlechtswege am Austritt verhindert, oder endlich untergräbt ein ernstes Allgemeinleiden die Tätigkeit der Generationsorgane.

Die Impotentia generandi, nach WILDBOLZ, die Unfähigkeit der Zeugung trotz erhaltener Kopulationsfähigkeit, kann bedingt sein:

---

[1]) Unter Dyspareunie versteht man Ausbleiben des Wollustgefühls bei der Kohabitation überhaupt oder im zeitlichen Zusammentreffen bei beiden Partnern.

1. durch mangelnde Befruchtungsfähigkeit des Spermas.

2. durch mechanische Behinderung des Übertrittes von Spermien aus dem männlichen in das weibliche Genitale.

ad 1. **Mangelnde Befruchtungsfähigkeit des Spermas.**

Die Befruchtungsfähigkeit des Spermas kann fehlen:

a) infolge Mangels von Samenfäden im Ejaculat (Azoospermie),

b) infolge mangelnder Beweglichkeit der im Ejaculate vorhandenen Spermatozoen (Nekrospermie).

Wir trennen die Impotentia generandi in solche:

a) durch Azoospermia vera (Fehlen der Keimdrüsen bzw. Hypoplasie und Untergang des Spermien produzierenden Gewebes (zumeist dabei Impotentia coeundi),

b) durch Azoospermia spuria, wo Spermien produziert werden, aber in ihrer Vitalität auf dem Ejaculationswege geschädigt werden (evtl. die Spermienbildung an sich eine krankhafte ist), oder aber die Ejaculation mechanisch durch Störungen in den ableitenden Wegen verhindert ist (Obliterationsazoospermie, gemeinhin Aspermatismus genannt, dabei zumeist Potentia coeundi erhalten).

C. Von der sexuellen Konstitution des Mannes.

Impotentia dys- und anhormonalis.

[Die Inkretion der Keimdrüsen wirkt auf die Ausbildung der sekundären Geschlechtsmerkmale im Sinne der geschlechtsspezifischen Differenzierung und ihre Erhaltung, sie wirkt auf den Geschlechtstrieb und seine Betätigung, so daß die Potenz gewissermaßen als Wertmesser der Keimdrüseninkretion angesehen werden kann.]

Die endokrinen Drüsen stehen in einem Abhängigkeitsverhältnis voneinander (Korrelation) und in Wechselwirkung. Die Stellung der Keimdrüsen im endoglandulären System wirkt sich an anderen inkretorischen Drüsen aus, ebenso wie diese korrelativ den Zustand und die Funktionshöhe der Keimdrüsen weitgehend beeinflussen.

Verf. hat durch Störungen der Inkretion, durch Ausfall der Hormone, entstehende Impotenz als „anhormonale" resp. dyshormonale bezeichnet.

1. Diese kann bedingt sein:

A. Durch idiopathischen oder primären Dysgenitalismus bei mangelnder Anlage oder Entwicklungshemmung oder durch unmittelbare Vernichtung und Schädigung der Keimdrüsen.

B. Durch deuteropathischen Dysgenitalismus, korrelativ nach Veränderungen anderer endokriner Drüsen.

1. Bei Hypophysenerkrankungen. [Siehe Impotenz bei Gigantosomie, hypophysärem Zwergwuchs, Dystrophia adiposogenitalis, hypophysärer Kachexie.]

2. Bei Nebennierenaplasie, bei Nebennierenmarksschwund.

3. Bei sog. „Thymuspersistenz" (übernormalen Parenchymwerten des Thymus).

4. Bei Hypo- und Athyreosis, aber auch (selten) bei Hyper- (Dys-) thyreosis.

5. Bei Zirbeltumoren Erwachsener (?).

6. Bei pluriglandulärer Insuffizienz.

Ein Besonderes wären trophische Störungen der Keimdrüsen über den Weg vegetativer Zentren, die endokrin beeinflußt werden.

Die anhormonale Impotenz wirkt sich sowohl als Impotentia generandi wie coeundi aus. Die bisherigen Betrachtungen des Sterilitätsproblems haben die Bedeutung der inkretorischen Drüsen wohl anerkannt, aber wenig ausführlich gewürdigt.

a) Zur Inkretion der männlichen Keimdrüsen. Idiopathische an- und dyshormonale Impotenz.

Wir unterscheiden an den männlichen Keimdrüsen den parenchymatösen, generativen Anteil vom interstitiellen und verstehen unter dem generativen Anteil das spermatogene Epithel der Kanälchen in all seinen Entwicklungsstadien und die SERTOLISchen Stützzellen. Im interstitiellen Anteil finden wir die LEYDIGSchen oder Zwischenzellen, deren Gesamtheit als interstitielle (BOUIN, ANCEL 1903) oder Pubertätsdrüse (STEINACH 1912) bezeichnet wird. Vgl. hierzu STIEVE.

Die Zwischenzellen sind im embryonalen Hoden kurz nach seiner Entstehung in großer Zahl vorhanden. Ihre Menge erfährt eine Abnahme bis zum 7. Lebensjahre und ist schon beim Neugeborenen an Zahl geringer als etwa in der Mitte des fetalen Lebens. Nach KYRLE werden viele Knaben mit unterentwickelten Keimdrüsen, in denen die Zwischenzellen besonders reichlich sind, geboren. Die Abnahme schreitet weiter fort bis zur Reifung, in der eine gewisse Zunahme stattfindet. In der Reifezeit ist ihre Menge eine geringere als während des embryonalen Lebens; sie erfährt eine Mehrung im Greisenalter. Mit der Zunahme der Hodenkanälchen geht die Zwischensubstanz zurück. STIEVE zeigte, daß die verschiedentlich beschriebenen Schwankungen in der Menge des interstitiellen Hodengewebes vielfach nur scheinbare sind und durch Zu- resp. Abnahme der Hodenkanälchen vorgetäuscht werden. (Siehe auch ROMEIS.) Beim Erwachsenen sind im normalen Hoden stets Zwischenzellen zu finden, deren Zahl aber sowohl unter normalen Verhältnissen wie besonders unter pathologischen Bedingungen schwankt. Vgl. hierzu KASAI.

Zu Keimdrüsen im Alter vgl. SIMMONDS. Die Samenkanälchen bei Greisen sind in der Regel enger, ihre Wandung dicker, bisweilen findet man umschriebene Verödung von Gängen. (Vgl. zu diesen Fragen P. LECÈNE.) Die Zwischenzellen treten mehr hervor, um schließlich nach Untergang des Samenepithels meist vollkommen zu schwinden.

Die Frage ist, ob die Zwischenzellen geschlechtsspezifisch endokrin wirken oder im Stoffwechsel zwischen Samenepithel und Blut eingeschaltet sind, und zwar entweder zur Schutzeinwirkung oder als Speicherungsorgan von Nahrungsstoffen für das Samenepithel.

Nach STEINACH, welcher sich auf BOUIN und ANCEL, TANDLER und GROSS u. a. stützt, sind die interstitiellen Zellen des Hodens (als „männliche Pubertätsdrüse" bezeichnet) die Produzenten des Inkretes, welches die Bedeutung der Keimdrüsen schafft.

Im Gegensatz dazu bewerten andere die samenbereitenden Epithelzellen als Inkretproduzenten, wobei von einem Teil der Forscher angenommen wird, daß das Hodeninkret in die Zwischenzellen als Prosekret gelangt, um dort zum definitiven Inkret umgewandelt zu werden (s. HARMS), s. auch MOORE.

ROMEIS denkt zum wenigsten zu gewissen Zeiten und unter bestimmten Verhältnissen auch an eine inkretorische Tätigkeit der Zwischenzellen.

Von anderer Seite wird den Zwischenzellen jede inkretorische Bedeutung abgesprochen, und ihnen nur eine trophische Funktion in Form der Vermittlung des Stoffaustausches zwischen Samenkanälchen und Organismus zugewiesen. (TIEDJE u. a.). Sie werden als trophische Hilfsorgane der Spermiogenese angesehen (PLATO, FRIEDMANN, KYRLE)[1]. Nach STIEVE liefern sie Nährmaterial

---

[1] Die Zwischenzellen kommen nach KYRLE für die Regeneration des Hodens zu Beginn der Pubertät in Betracht und werden bei allen Schädigungen des Keimepithels vermehrt gesehen; s. auch DIAMANTOPOULOS.

für den Aufbau der Keimzellen. Nach Jaffé haben sie keine trophische Funktion, aber eine Rolle im Lipoidstoffwechsel.

Die Sexualhormone sollen in den Samenstammzellen gebildet werden (Berblinger), die Zwischenzellen sollen resorptiv wirken (Priesel) oder resorptiv-sekretorisch (Romeis). Harms, Kolmer unterscheiden bei ihnen eine endo- und exogene Wirkung, die in der Resorption der Keimzelleninkrete und Abgabe nach außen und in der Aufnahme von Nährstoffen, Entgiftung und Abgabe zu den Keimzellen bestehen soll.

Harms möchte annehmen, daß das Inkret des Hodens von degenerierenden oder sezernierenden Samenzellenelementen, Keimzellen und Sertolischen Zellen gebildet wird, daß es gewissermaßen als Prosekret in die Zwischenzellen gelangt, wo es zum definitiven Inkret umgebildet werde. Die Zwischenzellen haben nach Harms wie die Phagocyten eine doppelte Aufgabe: Sie sind Speicherungsorgan für die Bildung der Samenzellenelemente und, nachdem sie diese Aufgabe erfüllt haben, nehmen sie die Produkte der bei der Spermatogenese sich in reichlichem Maße ergebenden Keimzellenelemente und Stoffwechselabbauprodukte auf um sie dem Blute zuzuführen. Einen ähnlichen Standpunkt einer Zwischenträgerfunktion der Zwischenzellen in doppeltem Sinne nach außen und innen vertritt Kolmer.

[Danach haben die Zwischenzellen zwischen den durch das Blut herbeigeführten, dem Soma angehörigen Stoffen und den eigentlichen Keimdrüsenelementen eine vermittelnde Rolle, indem sie solche speichern und entgiften können. Sie können aber auch Substanzen, auch Hormone der Keimelemente einige Zeit lang nach Zerstörung der ersteren durch Noxen aus ihrem Vorrat an die Blutbahn abgeben, während sie andererseits das Keimplasma vor den im Soma zirkulierenden Schädlichkeiten, Toxinen, aber auch spezifisch wirksamen Stoffen des anderen Geschlechtes, schützen.]

Lipschütz denkt an eine Wandlung der durch die Keimzellen gebildeten Prohormone in den Zwischenzellen zu den wirksamen Hormonen. Vgl. Sternberg über Vorkommen und Bedeutung der Zwischenzellen (s. Pathologen-Tagung, Jena 1921).

Posner erwägt die Bedeutung der Sertolizellen als Hormonproduzenten wegen ihrer steten Gegenwärtigkeit, wenn Potenz vorhanden ist. Sie treten nach ihm wahrscheinlich außerdem noch für die Spermatogonien ein, wo diese atrophiert sind. Daneben wertet er die spermiogenen Zellen, wenngleich die Bildung der Spermien nicht ausschlaggebend sei; es brauche zu dieser nicht zu kommen.

Nach Bouin und Ancel, Tandler und Gross, Steinach u. a. findet die Entwicklung der sekundären Geschlechtsmerkmale durch die Zwischenzellen statt, und als besonders häufig, aber nicht regelmäßig, wird Zwischenzellenmehrung bei Hodenatrophie betont. Hier ist nach Stieve evtl. eine falsche Deutung möglich: Pathologische Prozesse schädigen erst die empfindlichen generativen Anteile, Vermehrung der Zwischenzellen sei nur relativ, die Gesamtzahl der Zwischenzellen sei dieselbe. Nach Sternberg ist zur Zeit der Kanälchenentwicklung und unter verschiedenen pathologischen Prozessen, besonders Hodenatrophie, wirkliche Zunahme der Zwischenzellen.

Berblinger fand bei Zwischenzellenmehrung und atrophischen Hoden die männlichen Sexuszeichen sehr gering ausgeprägt, andererseits wo Zwischenzellenminderung war, sie (die Sexuszeichen) sehr deutlich.

Die Spermiogenese mit dem Ergebnis der aktionsfähigen Spermien ist nicht unbedingt mit dem Auftreten aller Potenzkomponenten und ebenso mit ihrem Bestand oder Aufhören verknüpft. Libido, Erektion treten schon vor der Reife auf, während anderseits bei vorhandener Spermiogenese sowohl in der Reife, wie im Alter Impotentia coeundi bestehen kann. Eine zeitliche oder qualitative, unbedingte Abhängigkeit aller Potenzkomponenten von der Spermiogenese besteht nicht. Die Spermiogenese ist die Grundlage der Potentia generandi und evtl. der hormonale Regulator (zu mindestens zeitlicher Indicator) der normalen Potentia coeundi, wobei die cerebralen Faktoren als übergeordnete Instanzen der Vorgänge eine besondere Würdigung erfahren müssen.

Die Arbeiten über dynamogene Wirkung des Hodenextraktes schließen sich an BROWN-SÉQUARD an, aber schon bei BORDEU finden wir Ausführungen über die innere Aufnahme des Samens. Vgl. bei GLEY.

H. MEYER-Wien weist auf die Mitteilung des Afrikareisenden FELKIN hin, daß die Wilden in Afrika schwer kranken Leuten menschliches Sperma als Belebungs- und Verjüngungsmittel mit gutem Erfolge eingeben. Vgl. auch PREGL und ZOTH. Zu Spermien s. DUDLEY.

Wenn die Spermien zugleich die Inkretproduzenten sind, ist die Frage bedeutsam, wo ihre Resorption und damit die der Inkrete stattfindet:

Nach ROMEIS ist die Resorption der Keimdrüsenhormone nicht nur im Hoden wahrscheinlich, sondern auch im Nebenhoden. So könnte die nach Unterbindung beobachteten Zwischenzellenhypertrophie als kompensatorisch für den ausgeschalteten normalen Resorptionsort dienen, und das Vortreten der Zwischenzellen unmittelbar vor der Pubertät und im Alter als ein Eintreten für den noch nicht resp. für den nicht mehr vollfunktionierenden Nebenhoden aufgefaßt werden.

Als Indicator der Wertigkeit der hormonalen Keimdrüsenfähigkeit gilt evtl. Gestaltung des Hodens (Maß, Größe, Form) und seine Konsistenz; wenn auch die Größe der Keimdrüsen nicht entscheidender Wegweiser ist, da die Masse nicht Differenziertheit und Ausgereiftsein beweist. Hodenzunahme erfolgt mit der Reife nach dem 15. Lebensjahre etwa um das Fünffache an Gewicht, bis zu 30 g, während sich zwischen dem 60.—80. Lebensjahre das Gewicht um $^1/_5$ reduziert (BERBLINGER).

Zur evtl. Bedeutung der Lipoide in den Zwischenzellen s. JAFFÉ, OPPERMANN, LOTZ, SORG; s. auch POSNER (Sxualhormone, Lipoide und Organpräparate): Arch. f. Frauenkunde und Eugenetik. Bd. 11, S. 2. 1925.

Innersekretorische Funktion der Prostata:

Mit der Frage der inkretorischen Funktion der Prostata und der Samenblase haben sich zahlreiche Untersuchungen beschäftigt. Es erscheint nicht bewiesen, daß diesen beiden Organen eine spezifisch inkretorische Funktion zukommt.

Zur Frage der inneren Sekretion der Prostata, insbesondere auch zur Korrelation zu den Hoden s. SERRALACH und PARÈS (1907), deren Untersuchungsergebnisse nicht voll bestätigt wurden.

Siehe hierzu auch die SIMMONDsche Erklärung der Prostatahypertrophie; s. bei Impotentia generandi (s. S. 502).

Korrelationen der Prostata: Wenn beide Hoden durch Kastration entfernt werden, wird die Prostata flach und atrophisch = minus. (Wenn aber die Prostata entfernt wird, bleibt der Hoden unverändert.) 2. Wenn die Thyreoidea plus ist (Kropf), wird oft die Prostata plus gefunden (HABERER). 3. Bei Hypophysentumoren wurde Prostatahypertrophie beobachtet, die aber nicht im Sinne der Korrelation aufgefaßt zu werden braucht, da der Hypophysenvorderlappen als Wachstumsdrüse wirken kann, auch soll beim Kropfe keine Thyreoideaüberfunktion bestehen.

KONDOLEON weist auf eine Vergrößerung der Brustdrüse nach Prostatektomie hin und nimmt an, daß von der Prostata Hemmungsstoffe für die Tätigkeit der männlichen Brustdrüsen geliefert werden (Zentralbl. f. Chirurg. 1920). O. Zuckerkandl weist diese Annahme zurück (s. ebenda).

Posner weist darauf hin, daß die Prostata ein Homologon der Brunstdrüse mancher Säugetiere bilden könnte (z. B. der Igel). Die Tatsache, daß sie sich erst zur Zeit der Reife entwickelt, nach frühzeitiger Entfernung der Keimdrüsen nicht zur Ausbildung gelangt und nach späterer Kastration sich zurückbildet, lasse an eine innere Sekretion denken.

Die normale Tätigkeit der generativen wie der innersekretorischen Hodenelemente ist von der Prostatafunktion unabhängig, nicht so umgekehrt. (Vgl. Lichtenstern[1]), Stutzin: Arch. f. Frauenheilkunde und Eugenetik. Bd. 7. 1921.)

Lieschied fand bei 50 nach Voelkers Methode Prostatektomierten im Alter von 53—83 Jahren 18mal Potentia coeundi post. op. gut, 4mal besser, 20mal gering oder schlecht, 10mal erloschen $= 36^0/_0$ gut[2]).

Mit Organotherapie des Prostatismus beschäftigt sich Rohleder, der einen Zusammenhang des von ihm angenommenen Prostatadrüsenhormons, dem Prostatin, zu dem Inkret der Hoden annimmt, wobei das Hodensekret die Prostata und diese umgekehrt die Keimdrüsen beeinflussen soll. Siehe auch Dtsch. med. Wochenschr. 1921. Nr. 7. (Hodeneinpflanzung bei Prostatismus?).

Dem Colliculus seminalis wird besonders von amerikanischen Autoren eine inkretorische Funktion beigemessen (vgl. Heller und Sprinz: Arch. f. Dermatol. u. Syphilis. 1921), doch ist dieselbe nicht erwiesen.

b) Endokrin korrelative Störungen der Keimdrüsen.

Ausfall der Keimdrüsentätigkeit korrelativ in Abhängigkeit von der endoglandulären Einstellung führt zu Impotenz.

Betrachten wir daraufhin die Verhältnisse im System der innersekretorischen Drüsen, so ergibt sich folgendes: (Ich folge hier meinen Ausführungen in der Zeitschr. f. Urol.)

Hypophyse: Die Biologie der Hypophyse ist nicht völlig geklärt. Der Hypophysenvorderlappen scheint bis zur Reifung ebenso wie das Wachstum anderer Organe auch das der Keimdrüsen zu fördern. Fällt der Vorderlappen präpuberal aus, so wird die Entwicklung der Keimdrüsen gehemmt, fällt er postpuberal aus, so wird ihr Bestand geschädigt. Der Hypophysenzwischenlappen tonisiert nach Biedl das Zwischenhirn und somit die trophischen Zentren. Bei der Dystrophia adiposo genitalis, die mit Störungen des Zwischenlappens in Zusammenhang gebracht wird, leidet die Trophik der Keimdrüsen.

Wenn nach Hypophysenvorderlappenmehrung (nach der Reifung) eine Schädigung der Keimdrüsen beobachtet wird, so ist anzunehmen, daß der Weg über die Mitbeteiligung des Zwischenlappens und damit der nervösen Zentren geht. [Biedl führt aus, daß Hypophysenvorderlappen-Unterfunktion eine auf Entwicklungshemmung beruhende Hodenatrophie zur Folge habe und, daß die genitale Dystrophie die Folge eines Mangels an Intermediasekret sei.]

Vom Hypophysenhinterlappen ist nichts, was für seine Bedeutung für die männlichen Keimdrüsen spräche, zu sagen; Ausfallserscheinungen nach seiner isolierten Zerstörung wurden nicht gesehen (Fahr).

Hypophysenerkrankungen: Veränderungen im Hypophysenvorderlappen, die sich klinisch als Gigantosomie und Akromegalie (Annahme einer Überfunktion), als hypophysärer Zwergwuchs sowie hypophysäre Kachexie (Annahme einer Minderfunktion des Vorderlappens) zeigen, bewirken korrelativ

---

[1] Lichtenstern: Zeitschr. f. Urol. 1916. 10.
[2] Vgl. auch die Ausführungen von Joseph: Berl. Gesellsch. f. Sexualforschung. Februar 1926.

an den Keimdrüsen zumeist Abnahme. Die theoretisch zu erwartende Keimdrüsenzunahme bei Hypophysenvorderlappenmehrung, besonders präpuberaler, wird selten gesehen. Man darf trotzdem annehmen, daß der Hypophysenvorderlappen in der präpuberalen Periode bis zur Reifung die Keimdrüsen fördert und später ihren Bestand erhält; klinisch zeigen sich allerdings bei hypophysärem Riesenwuchs hypogenitale Symptome, auch bei Akromegalie wird oft Impotenz beobachtet (bisweilen [reine Formen?] Libidosteigerung). In noch höherem Maße wirkt sich Funktionsstörung des Hypophysenzwischenlappens, die BIEDL als ursächlich für die Dystrophia adiposogenitalis annimmt, als die Keimdrüsen schädigend aus.

Zur neueren Literatur s. A. SCHÜLLER, KRAUS (gegen die Bedeutung des Zwischenlappens s. auch PLAUT), ABEL: Bull. of John Hopkins hosp. Vol. 35. 1924.

Ein besonderes Interesse hat die Forschung über das Verhalten der Zwischenzellen bei hypophysären Erkrankungen mit Rücksicht auf die evtl. Bedeutung dieser Elemente für die Keimdrüseninkretion. Nach TANDLER und GROSS sind bei Hypophysenvorderlappenmehrung die Zwischenzellen vermehrt, nach FALTA die interstitielle Drüse stärker betont. BENDA fand in einem Falle von Akromegalie stellenweise reichlich Zwischenzellen, jedoch mit Zeichen, die auf eine regressive Metamorphose hindeuteten. Demgegenüber steht, daß klinisch nach vorübergehender Steigerung der Generationsfunktion bei Akromegalie zumeist Erlöschen derselben beobachtet wird.

Bei hypophysärem Zwergwuchs fand BENDA (Zwerg mit Hypophysenteratom) Fehlen der Zwischenzellen, ebenso STERNBERG.

Mit der Frage der genitalen Dystrophie und Hypophyse hat sich besonders BERBLINGER beschäftigt. Nach BERBLINGER kann Unterfunktion des Hypophysenzwischenlappens zur Hodenatrophie führen, wobei die Degeneration des samenbildenden Epithels, die Verdickung und Hyalinisierung der Kanälchenwand die gleiche sei, wie bei jeder andersbedingten Fibrosis testis, während die geringe Zahl der Zwischenzellen und ihre fehlende Wucherung selbst in den Frühstadien der Hodenveränderung als eigentümlich hervortrete. [Bei Dystrophia adiposo-genitalis fehlten die interstitiellen Zellen oder Samenkanälchen oder waren unterentwickelt. Vgl. BERBLINGER.] In einem Falle von RÖSSLE-GOTTLIEB war im Testikel kein Epithel und eine geringe Vermehrung der Zwischenzellen; doch wurden auch Spermatogonien bei fehlenden Zwischenzellen gesehen.

Nebennieren. Bei Nebennierenrindengeschwülsten bei Kindern wurde gesteigerte Keimdrüsenfunktion gesehen. Es darf angenommen werden, daß dabei Zunahme des funktionierenden Rindengewebes stattfindet. Die Nebennierenrinde scheint bis zur Vollfunktion der Keimdrüsen auf das Wachstum derselben zu wirken und auch später für die Erhaltung der Keimdrüsenfunktion von Bedeutung zu sein.

Die Nebennierenrinde scheint die Keimdrüsen zu fördern, nicht aber das Umgekehrte.

Nebennierengeschwülste mit nicht spezifisch funktionierendem Gewebe mindern die Keimdrüsenfunktion bei Erwachsenen weiblichen Geschlechts.

KRABBE bewertet gemeinschaftliche Entwicklung der Nebennierenrinde und Keimdrüsen aus dem Cölom. Nach KRABBE sind im Gegensatz zu den rein testiculären Keimdrüsen männlicher Früchte die Keimdrüsen der weiblichen bisexuell angelegt, und der Virilismus bei Frauen mit Nebennierentumoren soll vom testiculären Anteil der Geschlechtsdrüsenanlage herrühren.

SPEHLMANN, FELIX tritt für KRABBE nach klinischen Beobachtungen ein. (Siehe in diesen Fragen auch A. KOHN, s. BENDA, L. FRAENKEL, MATHIES.)

Gegen Krabbe richten sich Ausführungen von van Dam. Dams Standpunkt entspricht eher dem von mir vertretenen. Siehe auch Schneider.

Über die Beziehungen der Nebennieren zum Hoden hat Leupold Untersuchungen angestellt, wonach die Größe des einen Organs für die des anderen bestimmend ist und bei normalem Gewichtsverhältnisse beider das Hodenparenchym gut entwickelt ist, während bei zu niedrigen Werten der Gewichtsverhältnisse die Keimdrüsen atrophisch sind. Auch zwischen dem Fettgehalt der Hoden und dem der Nebennierenrinde bestehen nach Leupold bei Erwachsenen Beziehungen: Bei Fettreichtum der Nebennierenrinde sei in der Regel Fettreichtum der Zwischenzellen der Hoden; bei Fettverarmung der Nebennierenrinde auch Lipoidarmut in den Testikeln[1]. Nach Leupold wird durch die Nebennierenrinde der geregelte Ablauf der Spermiogenese ermöglicht, indem sie mit Hilfe der gespeicherten Cholesterinester die Samenzellen vor Schädigungen durch Stoffe schützt, welche an das Cholesterin gebunden, die Samenepithelien toxisch schädigen könnten. Leupold nimmt an, daß die Nebennieren dem Hoden funktionell übergeordnet sind und, daß ein Synergismus ihrer Rinde und der männlichen Keimdrüse bis zur Pubertät bestehe.

Beziehungen des Nebennierenmarks zu den Keimdrüsen sind durch sein Hormon, das Adrenalin, welches den Sympathicus tonisiert, schon gegeben. Beim Morbus Addison werden allerdings bei Männern außer im kachektischen Stadium Potenzstörungen nicht betont, bei Frauen öfters Sterilität.

Über Pankreas s. bei Diabetes mellitus und Impotenz bei Potentia coeundi.

Thymus. Der wohl überwiegend vertretenen Annahme, daß die Thymusdrüse auf die Keimdrüsen hemmend wirke, steht die gegenüber, daß ein Synergismus vorliege, nämlich daß diese auf die Reifung der Keimdrüsen wirke. [Die Bedeutung der Drüse tritt bei den Konstitutionstypen des Status thymicolymphaticus, Status lymphaticus, hypoplasticus, bei Asthenie, Vagotonie uns entgegen.] Auch für die Homosexualität wird der Status thymico-lymphaticus von mancher Seite bewertet.

Thyreoidea: Bei Funktionssteigerung im allgemeinen bei Männern keine Potenzstörungen, selten wurde Hodenatrophie gesehen. Die vorkommenden Potenzstörungen bei Morbus Basedow werden von einigen Autoren auf die dabei beobachtete Thymuszunahme zurückgeführt. Bei Thyreoideaminderung (Hypothyreosen in der Kindheit entstanden) wird Infantilismus der Genitalien gefunden. Die Thyreoidea scheint die Keimdrüsen in ihrer Entwicklung zu fördern und in ihrem Bestande zu erhalten. Die Schädigungen, welche bei Dys- und Afunktion gesehen werden, können über den Weg des Stoffwechsels und das vegetative Nervensystem gehen, für welches das Thyreoideahormon von besonderer Bedeutung ist. Nach der Meinung einiger Autoren soll die Thyreoidea ein Antagonist der Keimdrüsen sein.

Während das männliche Geschlecht bei hypophysären Krankheiten an Zahl überwiegen soll, gilt dies bei Schilddrüsenkrankheiten für das weibliche Geschlecht. Für neuere Literatur s. L. Fraenkel: Männlicher Scheinzwitter und Kretinismus. Klin. Wochenschr. 1925. 1.

Die Zirbeldrüse (Epiphyse) scheint in der Präpubertät der Antagonist der Keimdrüsen zu sein; bei ihrer Funktionsminderung oder ihrem Ausfall wird vorzeitige Geschlechtsreifung beobachtet. Die Erscheinungen bei Zirbeldrüsentumoren werden auch durch Schädigung des Zwischenhirns gedeutet (Aschner). Berblinger schließt aus der Beobachtung eines Falles von Zirbeldrüsengliom bei einem 35jähr. Manne, wo sich lebhafte Spermatogenese und

---

[1] Zur Bedeutung der Lipoide für die Inkretion der weiblichen Keimdrüsen cf. den ablehnenden Standpunkt B. Zondecks und Aschheims in der Berl. Gynäkol. Gesellsch. vom Januar 1926.

vermehrte Zahl der Zwischenzellen in den Keimdrüsen zeigte, auf eine evtl. Funktion der Zirbeldrüse auch nach der Geschlechtsreife (Regulation der Spermatogenese). Nach Curschmann sollen Zirbeldrüsengeschwülste bei Erwachsenen Genitalatrophie machen.

Fassen wir das Dargestellte zusammen, so sehen wir in den verschiedenen Lebensperioden eine verschiedene Abhängigkeit der Keimdrüsen von den anderen innersekretorischen Drüsen.

In der Präpubertät tritt die Bedeutung des Hypophysenvorderlappens hervor, dessen Funktionsminderung einen infantilen Zustand der Genitalien schafft (hypophysärer Zwergwuchs).

In ähnlichem Sinne wirkt die Schilddrüse, bei deren Unterfunktion die Keimdrüsen unterentwickelt bleiben.

Während die Nebennierenrinde das Wachstum der Keimdrüsen zu fördern scheint, tritt uns bei der Zirbeldrüse vor der Reifung eine Hemmung entgegen.

Der Thymus erscheint in der Präpubertät als Hemmer der Keimdrüsen, eine Ansicht, die nicht allseitig vertreten wird.

Für Erhaltung des Keimdrüsenbestandes ist in der Reife sowohl Hypophyse (Vorder- und Zwischenlappen), wie Schilddrüse und Nebennierenrinde von Bedeutung.

Unter krankhaften Verhältnissen endokriner Drüsen sehen wir, mit Ausnahme der Zirbeldrüse und der Nebennierenrinde, s. auch H. V. L., zumeist negative Veränderungen in dem Bestand und der Funktion der Keimdrüsen erstehen, während ihr Ausfall oder ihre Unterfunktion mit Anstieg in der Funktion anderer Drüsen verknüpft ist.

In der Ausbalancierung des hormonalen Gleichgewichtes scheinen die reifen Keimdrüsen ein Gegengewicht gegen andere innersekretorische Drüsen zu bilden.

Jede Lebensperiode hat ihre besondere endokrine Konstellation. Wir können bei den endokrinen Drüsen solche unterscheiden, welche das ganze Leben hindurch ihr Hormon abgeben, wobei Unterschiede in der Höhe der Funktion nach dem Lebensalter vorhanden sind, gegenüber anderen, deren Leistung an bestimmte Lebensphasen gebunden scheint (Zirbel, Thymus).

c) Sexuelle Konstitutionstypen.

1. Quantitativ und zeitlich stigmatisiert. Die Konstitution, durch Erbanlage und Erlebtes gestaltet, ist erkennbar an der morphologischen Struktur des Organismus, seiner zeitlichen Entwicklung (E- und Involution) und den Funktionsäußerungen.

Sexuelle Konstitution kann bei Erklärung des Begriffes als die durch Erbanlage und Erlebtes bedingte Art auf Reize zu reagieren 1. die Art bedeuten, wie das Individuum auf Reize geschlechtlich reagiert. 2. Die Konstitution der Sexualorgane als Partialkonstitution (formal und funktionell) in ihrer Bedeutung für das somatische und psychosexuelle Verhalten.

Bedeutsamer Faktor für die Konstitution ist die Blutdrüsenformel.

Wenn auch die leitende inkretorische Drüse die Keimdrüse ist, so wirken doch schon durch die Korrelation andere endokrine Drüsen mit und beeinflussen die Reaktivität und Gestaltung des Organismus im Sinne der Sexualprägung. Jede Lebensperiode (Infantentum, Puerilität, Reifung, Mannbarkeit, Alter) zeigt ihre besondere endokrine Prägung, wobei für die Keimdrüsen in der Kindheit eine negative inkretorische Phase zumeist angenommen wird.

Nach Pende wird die Erhaltung der Virilität nicht nur durch die testiculären Hormone bedingt, sondern auch durch andere, insbesondere die der Thyreoidea und Nebennieren.

Wir teilen sexuelle Konstitutionstypen ein in:

I. Quantitativ und zeitlich stigmatisierte Typen:

a) Positiv: 1. Frühzeitig erwachende, 2. relative starke Sexualität (Prä- und Hypergenitalismus).

b) Negativ (Hypogenitalismus): Eunuchoidismus, Infantilismus, Progerie.

II. Qualitative Abarten (Perversionen).

Zu Ia: Wie wir eine anhormonale Impotenz sehen, kennen wir auch eine hormonal bedingte, idioergische und deuteropathische Hyperpotenz, wobei wir zu unterscheiden haben:

Zeitlich frühere Entwicklung, Prägenitalismus:

Bei gestörter oder Unterfunktion der Zirbeldrüse (Tumoren besonders bei männlichen Kindern).

Bei Nebennierenrindentumoren von Kindern (besonders weiblichen, aber auch männlichen).

Hypergenitalismus (Hypersthenie = besondere Leistungsfähigkeit).

Die gesteigerte Sexualität zeigt sich in einer besonders ausgeprägten Intensität des Sexualtriebes und besonderer Leistungsfähigkeit.

Bei Hypophysenvorderlappenmehrung (Gigantosomie, Akromegalie) selten; bei (Thyreoidea +) Morbus Basedow ♀ gelegentlich.

Mit der Frage des Prägenitalismus wollen wir uns an dieser Stelle nicht beschäftigen, ebenso nicht mit der der sexuellen Hypersthenie. Ich verweise auf meine Ausführungen in der Zeitschrift für Urologie 1924/25.

Zu Ib: Negative Typen der sexuellen Konstitution.

Negative Typen der sexuellen Konstitution.

Hypogenitalismus kann idiopathisch und deuteropathisch sein:

Eunuchoidismus:

a) idiopathisch durch mangelhafte Anlage der Keimdrüsen (selten ererbt): Erworben bei Erkrankungen des Hodens und nach Verletzungen (s. bei Impotentia generandi; s. auch Quetschungen und Verletzungen des Samenstranges).

b) deuteropathisch: Korrelativ inkretorisch oder bei Allgemeinerkrankungen, resp. Erkrankungen anderer Organe.

Als Eunuchoide (Griffith) sollen nach Tandler und Grosz Individuen gelten, die ohne kastriert zu sein, in ihrem körperlichen und geistigen Verhalten die für die echten Eunuchen charakteristischen Merkmale zeigen; die Ausprägung zeigt Verschiedenheiten des Grades.

Libido und Potenz können in seltenen Fällen bestehen, Facultas generandi ist bisweilen erhalten (cf. J. Bauer); meist besteht aber Azoospermie (Rohleder), s. bei Impotentia generandi (s. S. 512.)

Die Genitalien sind in der größten Mehrzahl der Fälle hypoplastisch. Die Hoden erbsen- bis bohnengroß.

Nach Sternberg (1922) liegt in den wenigen Befunden von Eunuchoidenhoden ein verschiedenes Verhalten der Zwischenzellen bezüglich ihrer Zahl und Ausbildung vor. Bisweilen viele, voll entwickelte, bisweilen wenige, mangelhafte, wie atrophische.

Die Thyreoidea soll nach Zondek gelegentlich vergrößert sein.

In einer Anzahl von Fällen war die Thymusdrüse persistent. Die Hypophyse zeigte im allgemeinen keine Abnormität, s. aber Grafunkel.

Nach Grafunkel ist außer Nebennieren und Pankreas vor allem die Hypophyse verändert. Hypophysensymptome sah auch Goedecke (Zeitschr. f. d. ges. Neurol. u. Psychiatrie. Bd. 44. 1919), s. auch Rowe.

Hypofunktion der Keimdrüsen wird auch bei Mongoloiden, bei Asthenie und Status thymico-lymphaticus in Betracht gezogen, besonders aber bei Infantilismus.

Infantilismus: Der universelle Infantilismus ist nach J. Bauer nur durch die Annahme eines krankhaften Sistierens der Gesamtentwicklung zu erklären, sei es infolge einer primären Anomalie der für diese Entwicklung maßgebenden Gene oder infolge einer konditionellen (paratypischen) Behinderung ihrer Auswirkung.

Dysglandulärer Infantilismus: Inkretorisch wird Unterfunktion von Schilddrüse, Hypophyse, Keimdrüsen bewertet. Hart betrachtet Infantilismus als pluriglandulär bedingt; Falta sieht die inkretorischen Störungen als koordiniert an.

Placzek schildert neben dem somatischen und psychischen Infantilismus:

Sexueller Infantilismus. „Scrotum fehlt entweder oder ist klein, enthält entweder auffallend kleine Hoden oder nur einen Hoden oder ist leer. Die einzelnen Genitalteile brauchen nicht gleichmäßig zurückgeblieben zu sein; so kann der Penis groß sein." Der kryptorche Hoden wird besonders bewertet.

Psychosexueller Infantilismus. „Neben der kindlichen Psyche findet sich eine konstitutionelle Triebanomalie. Erst durch die konstitutionell bedingte Entwicklungshemmung kann der Sexualtrieb bei den verschiedensten Teilhandlungen des Sexualaktes verharren. Die Fixation könne so weit gehen, daß der Infantilistische einen Hauptreiz darin findet, Kind zu spielen.'' Zur Auffassung sexueller Triebanamolien als infantilistische s. FREUD.

Progerie: Progerie wird bei allen Infantilen mehr oder weniger beobachtet (cf. BIEDL).

GILFORD dachte als Ursache von Progerie an Veränderungen der Hypophyse. Auf die Ähnlichkeit mit hypophysärer Kachexie weisen HART, PERITZ. Verfrühtes Senium wird bei hypophysären Zwergen beobachtet.

Von mancher Seite werden die Keimdrüsen besonders bewertet; an multiple Blutdrüsensklerose denken FALTA, WIESEL.

2. Abartige Triebneigungen.

Hermaphroditismus: Echtes Zwittertum [gleichzeitiges Vorkommen von männlichen und weiblichen Keimdrüsen im selben Individuen, sei es im selben Organ (Ovariotestes), sei es in verschiedenen] ist überaus selten.

SCHAUERTE konnte aus der Literatur nur 7 sichere Fälle von Hermaphroditismus verus beim Menschen zusammenstellen. [Scheinzwittertum beim Menschen sei noch nicht sichergestellt.] Sein Fall war der achte; s. dazu STEINACH, SAND, WITSCHL u. a.

Pseudohermaphroditismus = Doppelgeschlechtlichkeit der akzidentellen (sekundären) Charaktere bei Eingeschlechtlichkeit der Keimdrüsen (KNUD SAND).

Zur Literatur vgl. Fall PFANNENSTIEL, H. v. KEUSSLER, A. SCHMINCKE und B. ROMEIS. GERHARDT MITTASCH, A. DOENICKE, HOEPKE, J. HALBAN, H. STERNBERG, J. BAUER, s. zu Nebennieren KLAPPROTH.

Man pflegt im Sprachgebrauch Perversion und Perversität gleichzustellen. Nach KRONFELD bedeutet Perversität den Inbegriff der Handlung; Perversion die spezifische Eigenart des zugrunde liegenden psychosexuellen Momentes.

Vielleicht, daß Perversion die Anlage bedeutet, Perversität die Betätigung (auf Grund der Anlage erfolgende Handlung).

KRONFELD teilt die Perversionen in solche in actu und solche in objecto, d. h. abartige, gegenständliche Bindung des sexuellen Trieblebens, der Triebfixierung an nicht adäquate Sexualziele (s. ASCHAFFENBURG S. 36).

Homosexualität (Uranismus, konträre Sexualempfindung) hat als erotisches Ziel einen Menschen des gleichen Geschlechtes infolge abweichender Eigenart (im Fühlen, Getriebenwerden und Streben).

Nicht die Handlung, sondern die psychische Eigenart stempeln den Homosexuellen. [Sexuelle Handlungen mit Angehörigen des gleichen Geschlechtes kommen nicht selten im Pubertätsalter und im Stadium des undifferenzierten Triebes auch bei Menschen vor, die später heterosexuell ausdifferenzieren (s. mutuelle Onanie) und später zwischen reifen Männern, denen das Weib fehlt s. Seefahrer, Krieg).]

Zumeist sind die geschlechtlichen Handlungen Homosexueller beischlafsähnlich. Der Unterschied vom normalen Beischlaf liegt in dem Fehlen des physiologisch adäquaten Erfolgsorganes beim Partner, zu dessen Ersatz Körperöffnungen, ganz besonders präformierte erogene Zonen, vor allem die oralen, nicht selten das Spatium inter femora, sehr selten (im Gegensatz zur Volksmeinung) der Anus dienen (s. KRONFELD).

Echte Homosexualität ist nach neueren Anschauungen konstitutionell bedingt. Der Chromosomenbestand der Zelle bestimmt den endgültigen Sexualcharakter der aus ihr hervorgehenden Zellen für das Leben.

Man erklärt die Homosexualität psychiatrisch: Exogene Faktoren, insbesondere puberale und vorpuberale Erlebnisse, auch später liegende Verführungen sollen die Triebrichtung umstimmen resp. fixieren. Voraussetzung dabei: allgemeine, psychopathische Labilität, gesteigerte Ansprechbarkeit von Phantasie und Trieb, Reizhunger auf sexuellem Gebiete, auch erhöhte Nachwirkung gefühlsbetonter Erlebnisse. Homosexualität wird als ein Symptom psychopathischer Degeneration, welches exogen erworben wurde, angesehen. ZIEHEN erklärt bei der Homosexualität wie von allen assoziativen oder implantierten

„Parhedonien", daß lediglich die degenerative Basis, nicht aber die besondere Art ihrer Ausgestaltung von Bedeutung sei. Letzteres ist nach Kronfeld nicht richtig (s. bei Kronfeld).

Nach Freud sind Perversionen Persistenzerscheinungen frühkindlicher Libidostufen.

Nach Steinach beruht die Homosexualität auf angeborenen Besonderheiten der Keimdrüsen; die Zwittererscheinungen werden auf eine zwittrig veranlagte Pubertätsdrüse, infolge unvollständiger Differenzierung des Keimstocks zurückgeführt.

Nach Steinach (vorher Bouin und Ancel u. a.) ist die endokrine Funktion der Keimdrüsen bei jedem Geschlecht eine spezifische. Es gelang ihm junge männliche Meerschweinchen, die kastriert waren, durch Implantation einer weiblichen Keimdrüse zu feminieren, d. h. in ihrer körperlichen Entwicklung die Sexualmerkmale zum Ausdruck zu bringen, welche dem Transplantat entsprachen. Ebenso gelang umgekehrt die Maskulierung von Weibchen, wobei die primären und sekundären Geschlechtscharaktere sich entsprechend dem Charakter des Transplantates differenzierten.

Einen zwittrigen Organismus konnte Sand experimentell hervorrufen durch Einpflanzung der andersgeschlechtlichen Keimdrüsen (bei Ratten) in die eigenen (künstl. Ovariotestis).

Für die Deutung der Homosexualität als bedingt durch abnormes Überwiegen des andersgeschlechtlichen innersekretorischen Abschnittes in zwittrig angelegten Keimdrüsen sind die Ergebnisse der Keimdrüsentransplantation (Harms, Steinach) und die Erzeugung einer zwittrigen Keimdrüse (Sand) bewertet worden:

Nach Steinach beruht die Homosexualität auf zweierlei Zwischenzellen, typischen Leydigschen Zellen und solchen, deren Protoplasmaleib den der gewöhnlichen Leydigschen Zellen um das 2—3fache übertrifft; wegen ihrer Ähnlichkeit mit den Luteinzellen der Ovarien, von Steinach als „F-Zellen" bezeichnet. Steinach nimmt an, daß sie die Inkrete für die Ausbildung der weiblichen Geschlechtsmerkmale bilden. Solche Zellen sind aber nach Harms auch im normalen Hoden vorhanden.

Die Befunde Steinachs von Atrophie der Kanälchen, atrophischen Leydigschen Zellen und Gebilden vom Aussehen weiblicher Zwischenzellen wurden nicht bestätigt. Es wurde keine Atrophie der Kanälchen gefunden; die Zwischenzellen waren quantitativ und qualitativ normal. Der einzige Unterschied, den der Hoden des Homosexuellen gegenüber dem des normal empfindenden Mannes bietet, ist nach Harms der, daß die Samenzellen in Rückbildung begriffen sind. Benda hat 1921 bei vier Homosexuellen-Hoden keine auffälligen Befunde gemacht und stellte in den Zwischenzellen keine Abweichungen gegenüber der Norm und eine hervorragend lebhafte Spermatogenese fest, er führt die Steinachschen Befunde hauptsächlich auf schlechte Konservierung zurück.

Unbedingte Abhängigkeit der sekundären Geschlechtscharaktere vom Inkret der entsprechenden Keimdrüse wird behauptet:

Dagegen sprechen Beobachtungen innerhalb der Säugetierklassen, mehr noch bei Vögeln und Amphibien. Beobachtungen an Schmetterlingen und Grillen lassen die Annahme einer inneren Sekretion der Keimdrüsen bei wirbellosen Tieren ablehnen. Die Somazellen sind bei den niederen Tieren auf Grund des ihnen durch den Geschlechtschromosomenmechanismus immanenten Sexualcharakters imstande die homologe Geschlechtlichkeit hervorzubringen.

Man konnte experimentell bei manchen Tierarten zeigen, daß die Geschlechtsbestimmung der Nachkommen nach bestimmten Gesetzen an die Zahl der Chromosomen in den männlichen Keimzellen gebunden ist, und durch Abstufung der Erbwertigkeit bei Insekten (Goldschmidt) Zwischenglieder zwischen männlichem und weiblichem Geschlecht in der körperlichen Ausprägung zu züchten (Intersexe). Auch gelang es, den Grad der Intersexualität zu variieren.

Jede Somazelle besitzt, als aus der befruchteten Eizelle hervorgegangen, die gleiche Chromosomenkombination wie diese und ist somit sexuell determiniert.

Schon in der befruchteten Eizelle können Abweichungen der chromosomalen Struktur mit konstitutioneller Anomalie des Prävalenzverhältnisses der Geschlechtsallelomorphen männlich und weiblich vorhanden sein, s. J. BAUER.

Auf Grund der Chromosomentheorie wird das Wesen der konstitutionellen Homosexualität in einem auf bestimmte Körperabschnitte (vor allem des Gehirns) mehr oder minder lokalisierten, abnormen Prävalenzverhältnis der beiden Paarlinge männlich-weiblich erblickt. Die abnorm geringe oder mangelnde Dominanz des einen über den anderen Geschlechtsfaktor ist in gewissen Zellkomplexen (Gehirn) für die konstitutionelle Homosexualität verantwortlich (J. BAUER).

Die innere Sekretion, insbesondere der Keimdrüsen, fördert und steigert die erbanlagemäßigen Potenzen zur sexuellen Differenzierung. Der Blutdrüsenapparat bildet Erbanlagen aus, über ihm steht der Chromosomenmechanismus (s. J. BAUER). Vgl. R. GOLDSCHMIDT: Bedeutung der quantitativen Beziehungen der verschiedenen Geschlechtsfaktoren und der chemischen Beschaffenheit der Erfolgsorgane für die Geschlechtsbestimmung. Vgl. dazu auch J. BAUER.

Man darf zwei Gruppen von Zwitterbildungen hervorheben: die Gynandromorphen und die Intersexe, führt PRANGE aus. Bei Gynandromorphismus liegt eine Störung des Verteilungsmodus der Geschlechtschromosomen vor, die bereits auf dem Zweiblastomerenstadium erfolgen kann (bilaterale Zwitter), aber auch bedeutend später, so daß nur ein Glied oder ein Teil desselben sich heterosexuell entwickelt.

Bei der Intersexualität ist nicht der Verteilungsmechanismus der Geschlechtschromosomen gestört, sondern diese sind in ihrer physiologischen Wertigkeit disharmonisch gegeneinander abgestimmt, so daß die durch den Verteilungsmechanismus bestimmte genetische Geschlechtspersönlichkeit noch in einem relativ späten Stadium der Ontogenese eine Umkehrung ins entgegengesetzte Geschlecht erfährt. [Intersexe an Schwammspinnern (vgl. GOLDSCHMIDT) (PRANGE).]

Relativ häufig sind beim männlichen Homosexuellen feminine Stigmata und Einschläge, aber neben Männern mit femininen Einschlägen und Frauen mit maskulinen in Bau und Ausdruckstendenz findet man fast ebenso häufig männliche Homosexuelle von durchaus virilem Äußeren und Ausdruckserscheinungen, wie weibliche Homosexuelle mit einem Typus, der ihrem Geschlecht entspricht. Es wiegen nach KRONFELD u. a. asthenische und asthenischdysglanduläre Stigmen und Formen im Körperbau der Homosexuellen statistisch vor. Besonders hypophysäre und thymisch-lymphatische.

Nach WEIL besteht fast immer eine scharf umrissene Tendenz zum Eunuchoidismus. Bei etwa 1000 heterosexuellen und 370 homosexuellen Männern wurden Relationen der Körpergröße, Schulter- und Hüftbreite, sowie Längen- und Breitenproportionen geprüft. Nach WEIL sind die gefundenen Abweichungen von den festgestellten Körpermaßen der Heterosexuellen ein Beweis dafür, daß die Homosexualität ein angeborener Zustand sei, der bei etwa einem Drittel der Fälle als asthenisch-eunuchoid zu bezeichnen sei.

Die Übergänge zum Eunuchoidismus mit seinen Proportionen, besonders von WEIL vertreten, angeblich weil die Keimdrüsen nicht den wachstumsfördernden Einfluß von Thymus und Hypophyse unterdrücken konnten, werden bestritten.

Mit Beziehung auf die Beobachtung von WEIL läge nach PERITZ die Möglichkeit vor, daß bei den Homosexuellen, als Menschen mit Status thymicolymphaticus, die Geschlechtsdrüse stark degeneriert sei, die darum den supponierten Geschlechtseinflüssen der Nebennierenrinde kein Gegengewicht entgegenstellen könne.

WOLFF [KURT] teilt eine rein phänotypisch durch intrauterine oder extrauterine Schicksale bedingte und eine zygotisch-hormonisch bedingte Form. S. auch GREIL.

FISCHER macht hypophysäre Anomalien in erster Linie für die gegensinnige Entwicklung des Kontraktationsbetriebes verantwortlich.

Abweichung der Keimdrüsenfunktion, primär oder korrelativ sekundär, könnten nach Kronfeld gesetzmäßig mit Unsicherheit der geschlechtlichen Triebentwicklung verbunden sein, die das Aufkommen eines gegensinnigen psychosexuellen Verhaltens begünstigt oder notwendig macht.

Konstitutionell bewertet Kronfeld besonders die körperbaulichen und allgemein-psychischen Stigmen des Infantilismus und zwar der verschiedensten Formen.

Kronfeld verweist hierbei auf die Auffassung Kraepelins, der in der Homosexualität einen Infantilismus des psychosexuellen Verhaltens erblickt.

Kronfeld will nicht in dem Sinne Kraepelins von Infantilismus sprechen, sondern von circumscripten und spezifischen konstitutionellen Anomalien auf meist endokriner Grundlage. M. Hirschfeld betrachtet die endokrinologische Grundlage der Homosexualität als gesichert.

Es gibt gelegentlich auch bei sonst Normalen homosexuelle Perioden in Pubertät, auch im Greisenalter.

Nach Oswald Schwarz können auch anscheinend besonders schwere Fälle von Homosexualität, der noch am wahrscheinlichsten hormonal bedingten Triebanomalie, durch rein psychische Behandlung geheilt werden.

Im Pseudohermaphroditen-Hoden sind (nach Untersuchungen von Winkler, Polano, Stroebe, Pick, Stieve, Romeis) zumeist Zwischenzellen (normale) reichlich und nur in einer kleinen Anzahl vermindert oder fehlend, trotz ausgesprochener andersgeschlechtlicher Prägung der Sexualzeichen.

Zur Frage des Hermaphroditismus s. Alexander Lipschütz und H. E. V. Voss; s. auch Patzeit, V.

Placzek spricht von psychosexueller Hermaphroditie (Bisexualität) als einem Grad der Abschwellung der heterosexuellen Triebrichtung. (Nach Rohleder gewissermaßen nicht ausgereifte Homosexuelle, eine Vorstufe mit mehr oder weniger reichlichen Resten heterosexuellen Triebes.)

Als Metratropismus (Umkehr der sexuellen Anziehung) wird von Hirschfeld durch irgendeine Unstimmigkeit der Erbvalenzen väterlicher- und mütterlicherseits hervorgerufene Umkehrung in der Aktivität sexueller und erotischer Einstellungen bezeichnet, die sich als viriler Einschlag im Triebleben der Frau, als femininer im Leben des Mannes zeigen soll, ohne zur Homosexualität zu führen. Nach Hirschfeld bei Männern Vorliebe für körperlich überlegene oder ältere kraftvolle Frauen mit männlichem Einschlag, bisweilen masochistische Einschläge, die aber auch fehlen können.

Einige Anmerkungen zu anderen Perversionen:

Narzismus und Transvestitismus sind Perversionen, die im Gegensatz zu allen anderen das Subjekt ihres Trägers selber zum Gegenstande lustvoller triebhafter, Zuwendungen und Einstellungen machen, welche stetig aus dem Gebiet des allgemein Libidinösen in das des spezifisch Sexuellen übergleiten.

Die Betätigung besteht beim Narzismus in Spiegelakten, Zärtlichkeiten gegenüber dem Spiegelbild bis zur masturbatorischen Betätigung vor dem Spiegel. Frauen scheinen vorzuwiegen. Meist verschlossene, zarte, oft feinsinnig-kühle Naturen (s. Kronfeld).

Beim Narzismus (s. Körber) psychische Bisexualität, männliche und weibliche Tendenzen sind gleichstark, autistische Genüsse. Siehe auch Automonosexualismus bei Placzek.

Körber sagt: Herabdrückung der Stimmungslage (Depression); Gefühl der persönlichen Unzulänglichkeit (Insuffizienzgefühl) sei enttäuschter Narzismus, d. h. Gefühl des Ausbleibens der Übereinstimmung des wirklichen realen Ichs mit dem geforderten oder ersehnten idealen Ich. Bedeutung des sog. Narzismus für Neurosen (Schuld, Eitelkeit, Ehrgeiz, Machtbewußtsein) wird bewertet.

Transvestitismus (nicht glückliche Bezeichnung nach Kronfeld): Hirschfeld faßt darunter eine Gruppe von Menschen zusammen, bei denen der Drang besteht, in ihren Ausdruckstendenzen die des anderen Geschlechtes zu realisieren. In etwa der Hälfte der Hirschfeldschen Fälle und in etwa einem Drittel der Fälle von Männern, die Kronfeld bekannt geworden sind, bestand gleichzeitig Homosexualität, aber sonst war der Sexualtrieb ein normaler (mehr als die Hälfte der Kronfeldschen männlichen Fälle, während er keinen einzigen weiblichen sah). Der Körperbau widersprach oft der Einstellung in fast grotesker Weise, ebenso Betätigung und Eheleben.

LELEWER will einen Fall beobachtet haben, der mit der ABDERHALDENschen Reaktion Eierstock abbaute.

Fetischismus[1]) (BINET): Gegenständliche Bindung des Geschlechtstriebes und des erotischen Liebens ausschließlich oder vorzugsweise an einen Teil des Liebespartners, der hinter dem Symbol verschwindet. Das Symbol weist erlebnismäßig keinerlei Symbolcharakter mehr auf und wirkt an sich schon als adäquater Sexualreiz (Orgasmus beim Entwenden eines Fetischs); häufig dabei relative Impotenz, d. h. Potentia coeundi nur bei gleichzeitiger Befriedigung gewisser fetischistischer Wünsche (Gegenstände, besonders Gerüche).

Fetischismus bei Frauen häufiger als bei Männern, wenn auch meist nicht so stark ausgeprägt und labiler (KRONFELD).

Siehe dazu KÖRBER; der Sexualeffekt, der beim ersten Lustbezug entfällt, bleibt an einem Beiläufigen, Nebensächlichen haften und wird bei jeder späteren Erregungsgelegenheit zur Vorbedingung der Lust.

Pädophilie: Bevorzugung von Kindern oder Jugendlichen als Sexualpartner, in der Regel bei abnormer Sexualkonstitution oder abnormer allgemeinpsychischer Disposition. (Psychopathien, Oligophrenien, psychischen und psychosomatischen Infantilismen und als solche konstitutionell, aber auch erworben, insbesondere im Beginn seniler Demenz und epileptischer Schwachsinnszustände. Auch bei labilen, aber noch in der Breite des Gesunden befindlichen Naturen, welche sich durch exogene Momente affektiv stark leiten lassen, wird pädophile Neigung gesehen.) (Bedeutung des Alkoholismus als Auslösung.) Vgl. KRONFELD.

KRONFELD hat von abnormen Sexualkonstitutionen besonders den psychosexuellen Infantilismus beteiligt gefunden. Bei Homosexuellen spielt die Bevorzugung von Jugendlichen (Ephebophilie) in zahlreichen Fällen eine Rolle. (Zit. nach KRONFELD.)

Päderastie: Immissio penis in anum viri vel pueri.

Der aktive Päderast = Pädikator, passive = Kynade oder Pathicus.

Nur die Minderzahl der Homosexuellen sind Päderasten.

Gerontophilie: Bevorzugung alter Personen als Sexualpartner. Beruht in der Regel auf vorpuberalen, psychischen Determinanten bei Psychopathien oder psychischen und psychosexuellen Entwicklungshemmungen und steht gewöhnlich in ihrer meist strengen Einsinnigkeit den Fetischismen nahe (KRONFELD).

Zoophilie. a) Bevorzugung von Tieren zu geschlechtlichen Manipulationen oder Akten, zuweilen bei Schwachsinnigen, Epileptikern, Dementen und erheblich Degenerierten. Häufig auf der Grundlage gesteigerter geschlechtlicher Erregbarkeit. (Sodomie.)

Sadismus: Perversion des Geschlechtstriebes, der in aktiven grausamen Handlungen Wollust sucht. Vergnügen am Leiden anderer (Machtgefühl).

Masochismus: Gegenstück = sexuelle Lust durch Schmerz, s. bei STEKEL.

Entblößungstrieb: Exhibitionismus.

Schautrieb = Voyeurtum.

D. Zur Therapie.

Die Behandlung von Potenzstörungen richtet sich nach der diagnostischen Analyse des Falles. Sie soll möglichst kausal sein. Wir betrachten sie nach Art der Mittel in einem Überblick, der auf Einzelheiten verzichtet.

a) Instrumentelle Therapie.

Die instrumentelle Behandlung der Impotenz hat Apparate zu würdigen, welche zur Unterstützung des Coitus gegeben werden, besonders aber die operativen Methoden, welche angewendet werden, um einen Weg zwischen den spermienbildenden Keimdrüsen und der Urethra bei Obliterationsazoospermie herzustellen, Elektrotherapie u. a.

Es werden mechanische Apparate bei mangelnder Erektion empfohlen, insbesondere solcher isolierter Natur, vgl. FLATAU. FÜRBRINGER lehnt die reklamehaft empfohlenen Schlitten, Spiralen und Saugapparate ab, weist aber

---

[1]) Siehe PLACZEK: Teilanziehung = bis zum Orgasmus steigerungsfähige sexuelle Erregung nur durch körperliche oder seelische Teile des Geschlechtspartners.

auf den neuerdings empfohlenen Sklerator (elastischer, gesprengter, dem Volum sich anpassender Zelluloidzylinder, Schubert-Zolotnitzky) hin.

Eine Belehrung des weiblichen Partners kann durch gewisse Korrektur der Kongressuseinstellung zum Ziel führen, wenn die Situation hier ungünstig liegt. (Spreizen der Oberschenkel, Erhöhen des Kreuzes.)

(Bedeutung der Beckenneigung). Wenn die Vulva zu weit nach vorn, dem Schambogen zu liegt, Introitus vaginae dicht unterhalb des Schambogens, wird Coitus im Stehen empfohlen. Wenn die Vulva zu stark nach hinten, Beckenerhöhung.

Auch bei Ejaculatio praecox kann die Mitwirkung der Frau viel erzielen.

Bei fehlender Ejaculation ist, wenn nächtliche Pollutionen oder Ejaculation durch Masturbation erfolgt, die Immissio penis evtl. unmittelbar vor der masturbatorischen Ejaculation vorzunehmen.

Mechanische Hindernisse der Potentia coeundi müssen chirurgisch behandelt werden.

Bei der Induratio penis plastica, die gelegentlich, wenn auch sehr selten sich spontan zurückbilden kann, wie ich selber beobachtet habe, haben interne Mittel oder örtliche Medikation wenig Erfolg; eher Röntgen- und Radiumbehandlung, ebenso wie operative Entfernung, der allerdings bisweilen Rezidive folgten. Vgl. dazu Galewsky und Weiser, Sonntag u. a. S. Literatur bei Callomon.

Die chirurgische Behandlung erzielt Dauererfolge bei zu kurzem Frenulum durch quere Incision mit nachfolgender Längsnaht.

Strikturen: Die Feststellung hat in der üblichen urologischen Weise zu erfolgen, ebenso ihre Therapie. Im Falle einer retardierten Ejaculation soll versucht werden, das Membrum länger vaginal zu halten.

Krankhafte Zustände der Spermien:

Nekrospermie: Veränderungen der Prostata sind zu beachten und zu behandeln.

Gegen Infiltrate der Epididymis versuche man intramuskulär Fibrolysininjektionen und besonders Diathermie örtlich.

Obliterationsazoospermie nach Gonorrhöe erfordert einen Versuch mit Fibrolysin und, wenn dieser nicht gelingt, Operation nach Feststellung vorhandener Spermiogenese (Hodenpunktion).

Dem günstigen Ergebnis des Tierexperimentes (Bogaljupoff), daß eine Anastomose zwischen Samenleiter und Keimdrüsen geschaffen werden kann (Enderlen, Martin u. a., s. aber dabei Verwachsung und narbige Umwandlung), steht beim Menschen das Moment gegenüber, daß die Strikturen und Verschlüsse meist mehrfach auftreten. Die Operation führte selten zum Erfolg (Heilungsberichte von Delbet und Lydston, s. bei Wildbolz.)

[Zur Methodik der Vaso-Orchidostomie s. bei Chirurgie der Samenwege die Ausführungen von v. Lichtenberg in diesem Buche, s. Posner.]

J. J. Stutzin hat Einpflanzung des Samenstranges in den Hoden in mehreren Fällen ausgeführt, bei denen nach vorausgegangener, beiderseitiger Epididymitis noch lebende Spermatozoen im Hodenpunktat gefunden wurden, indem er die Enden des Vas deferens spaltete und unter die Hodenhaut schob. Sicheren Erfolg hat er in keinem Falle gesehen.

Gatti und Ferrari nähen bei einseitiger Epididymitis nach Abtrennung des Hodens vom Vas deferens den einen auf den anderen auf, um die Funktionsmöglichkeit beider zu erhalten. Zit. nach Orlowski.

Enderlen versuchte durch Einpflanzung der Samenleiter in das Hodengewebe die Obliterationsazoospermie zu beseitigen. (Nach Exstirpation der Nebenhoden.)

Bei angeborener Obliterationsazoospermie bestehen nach der gegenwärtigen Technik keine Heilungsaussichten. (Hier ist die Frage der künstlichen Befruchtung zu erwägen.)

Die Behandlung der sog. Colliculushypertrophie gibt ORLOWSKI folgendermaßen an: In Fällen, wo ein glasig gallertiger oder stark blutender Colliculus ohne Vergrößerung oder ohne eine wesentliche Vergrößerung sich findet, wird die Ätzung des Colliculus mit einer 20%igen Argentum nitricum-Lösung vorgenommen (mittels fest gewickelter Tupfer, die vorher am Rande des Gefäßes ausgedrückt wurden) nach Einstellung im Endoskop. Auf eine Vorbehandlung, um die Urethra an den Reiz der Instrumente zu gewöhnen, verzichtet ORLOWSKI. In den schwereren Fällen wird im Gegensatz zu der als schmerzlos geschilderten Argentum nitricum-Ätzung die, auch nach vorhergehender Cocainisierung, ziemlich schmerzhafte Galvanokaustik angewendet. Mittels eines Knopf-, seltener Flachbrenners, wird die Oberfläche bei der ersten Behandlung nur mehr oder minder leicht tuschiert. Wenn hierauf keine Heilung erfolgt und der Colliculus sich unverändert zeigt, wird in der zweiten Sitzung mit dem Kugelbrenner ungefähr die obere Hälfte des Colliculus weggebrannt. Öfters ist nach ORLOWSKI eine dritte und ganz selten noch mehr bis fünfte Kaustik nötig gewesen; in der Mehrheit genügten 2—3 Behandlungen in Abständen von 8—14 Tagen. ORLOWSKI macht als eine, wie er sagt: „in einem kleinen Prozentsatze sich zeigende Komplikationen auf das Auftreten von Hodenentzündungen aufmerksam", zumeist nach 2—3 Wochen, oft noch später bei völlig klarem Urin.

Über die Nachbehandlung (heiße Sitzbäder, homöopathische Verordnung von Cantharis: Cantharidas dil. dec. VI, 20 g S. 5mal täglich 20 Tropfen) ist bei dem Autor selber nachzusehen (vgl. ORLOWSKI, 1922: Die Impotenz des Mannes, Leipzig).

In der Mehrheit der Fälle verwendet ORLOWSKI noch endourethrale Faradisation und Galvanisation, s. hierzu HELLERS ablehnenden Standpunkt der Colliculusbedeutung für sexuelle Neurasthenie.

FÜRBRINGER lehnt die örtliche Behandlung der hinteren Harnröhre beim funktionellen bzw. psychischen Aspermatismus ab. Nach ihm sind auch die Aussichten der Psychotherapie, der Hypnose mit imperativen Suggestionen und der MOLLschen Assoziationstherapie (Verbot der Hingabe an abnorme Phantasien an Stelle normaler sexueller Vorstellungen) unsicher.

WILDBOLZ will nur Psychotherapie evtl. Hydrotherapie und Tonica bei den Sexualneurosen angewendet wissen und warnt davor, die psychotherapeutische Behandlung durch lokale chirurgische Maßnahmen in den Sexualorganen (Ätzen und Brennen des Colliculus, Sonden- und Installationsbehandlung der Urethra) unterstützen zu wollen.

W. J. WALLACE unterscheidet atonische, entzündliche und syphilogene Impotenz, empfiehlt abgesehen von Psychotherapie und allgemeiner Tonisierung für alle Arten der Impotenz hauptsächlich starke Dehnung der Urethra post. (30 Charr. bei evtl. vorausgegangener Meatotomie) und nicht zu große Dosen Jodkali — auch in nicht syphilitischen Fällen.

Bei Ejaculatio praecox empfiehlt LISSMANN Calcium zur Sensibilisierung des Sympathicus und gleichzeitig Atropin zur Paralysierung des vagischen Systems.

Elektrotherapie: Endourethrale Faradisation, VOLTAsche Alternativen werden bei durch Colliculushypertrophie und sonst bedingten Impotenzformen empfohlen, wobei die Dosierung eine schwankende ist (bei der Ejaculatio praecox soll gelegentlich absteigende Galvanisation nützen: Anode zwischen den Schultern, Kathode auf Kreuz; Anode auf Kreuz, Kathode auf Damm; 2—5 MA., 10 bis 15 Minuten; s. ORLOWSKI). Günstige Erfolge bei Erektionsschwäche sah ORLOWSKI mit lokalen Hochfrequenzeffluvien.

Die Anwendung der Hydrotherapie hat in der üblichen Weise zu geschehen, wobei lokale Behandlungen der Genitalgegend bevorzugt werden. Hinzuweisen wäre auf die WINTERNITZsche Fadendusche direkt auf den Penis bei Erektionsschwäche; s. TOBIAS. (Auch auf Balneotherapie und die Benutzung klimatischer Faktoren wäre hinzuweisen.)

Der WINTERNITZsche Psychrophor könnte bei genitalen Erregungszuständen versucht werden.

Diät: Bei Fettleibigkeit und Diabetes ist die notwendige Diät einzuhalten. Vegetarische Diät empfiehlt bei nervöser Impotenz Orlowski.

Einzelne Nahrungsmittel gelten als Aphrodisiaca: Eier, Trüffeln, Sellerie, Wildbret. Kaviar, Austern, Spargel. Gewürzstoffe werden bewertet. Kräftige Nahrung wirkt durch die allgemeine Tonisierung.

Alkohol (besonders Champagner) kann Libido durch Wegfall von Hemmungen erhöhen und deshalb bei psychischer Impotenz in gewissen Fällen nützen.

b) Medikamentöse Therapie.

Medikamente: Aphrodisiaca wirken bisweilen bei funktioneller nervöser Impotenz, wahrscheinlich durch lokale Gefäßerweiterung, durch sensible Reizung der Schleimhaut des Urogenitaltraktes bei Urinpassage einen Entzündungsreiz setzend (s. Meyer-Gottlieb bei Canthariden). Cantharidin wurde von Finger bei psychischer Impotenz empfohlen; nach Orlowski ist es aber wegen der Schwierigkeit der Dosierung nicht zu gebrauchen: Es gebe Menschen, die auf einige Tropfen der zweiten homöopathischen Verdünnung mit prompten Erektionen reagieren, andere merken nichts bei 5, 10, 20 Tropfen der unverdünnten Tict. Cantharid. (Ein Patient stieg von 5 Tropfen bis 40, täglich um einen mehr, ohne je das mindeste zu bemerken.)

Yohimbin erhöht nach F. Müller die Erregbarkeit des im Lendenmark gelegenen Reflexzentrums in Dosen, welche andere Sakralmarkzentren (Patellarreflexe) noch nicht beeinflussen; die Penisgefäße würden durch peripheren Angriff gleichzeitig erweitert.

Die Yohimbinwirkung wird auch auf eine direkte Anregung der inkretorischen Teile der Keimdrüsen zurückgeführt (vgl. Löhnberg), neben der Hyperämisierung der Geschlechtsorgane und der nervösen Zentren im Sakralteil des Rückenmarks, für welche auch hypothetisch an eine direkte Reizung gedacht wird.

K. Fleischer und O. Hirsch-Tabor versuchen die Yohimbinwirkung im Sinne des Bürgischen Prinzips zu potenzieren durch Beigabe von Papaverin, welches nach Pal auf die Gefäße der Unterleibsorgane gefäßerweiternd wirkt. Das kombinierte Präparat Papaverin-Yohimbin-Tartrat kommt unter dem Namen Dynambin in den Handel.

Yohimbin und Muiracithin werden auch sonst in Form mannigfacher Kombination gegeben, z. B. mit Arsen und Strychnin als Juvenin von Kronfeld. Das Kronfeldsche Juvenin soll insbesondere auf das Erektionszentrum wirken, die Blutgefäße des Lumbalmarks erweitern und so eine gesteigerte Reflexerregbarkeit ermöglichen, s. Datyner.

Von Yohimbin und Muiracithin hat Orlowski nie Wirkung konstatieren können und weist auf die gleichen negativen Resultate Gyurkovechkys.

Lissmann unterscheidet eine psychische Impotenz, eine neurasthenische und eine bei krankhafter Erschöpfung der Kohabitationszentren und empfiehlt zur Behandlung der Erschöpfungsimpotenz vor allem epidurale Injektionen von Yohimbin und gibt an, daß er in 131 Fällen Erfolg gehabt habe. S. dazu Mayer, Walter, B. Als von Krafft-Ebing geschätztes Mittel führt Orlowski Damiana, die Blätter, Blüten, Samen und Früchte von der in Kalifornien, Mittel- und Südamerika wachsenden Turnera diffusa an, s. auch Dominguez[1]).

Jodkali wird empfohlen im Sinne einer anregenden Wirkung auf die endoglandulären Drüsen. Orlowski gab 2—3mal täglich 0,25 g Jodnatrium, ohne besondere Erfolge zu sehen. (Zu denken wäre hier insbesondere an eine Wirkung des Jods auf die Thyreoidea.) Vgl. vorher Wallace.

---

[1]) Yohimbintabletten à 0,005 handelsfertig. 3 × 1 Tablette täglich. Ebenso im Handel Muiracithinpillen 3 × täglich 1—3 Pillen ansteigend 4—5 Wochen. Über kombinierte Strychnin-Yohimbinbehandlung s. Erben: Therap. d. Gegenwart 1924. Bd. 1.

Neuerdings wird Morphium, Opium (selbst zum Rauchen) empfohlen (Dud-GEON, NEUMANN, ADLER). MACHT empfiehlt es auf Grund pharmakologischer Prüfung, da Morphium verstärkend auf die Kontraktionen der Vasa deferentia und den Tonus der Ductus ejaculatorii wirke.

Gegen die evtl. Verwendung der potenzsteigernden Wirkung von Opium und Morphium sprechen die gefährlichen Nebenwirkungen der Präparate.

Zur Wirkung des Morphiums und Opiums sei auf PERUTZ verwiesen. Codein wirkt auf den Samenstrang anregend.

SCHEUER führt an, daß Morphium bei mehrwöchigem Gebrauch von 0,03—0,06 pro Tag erhöhte, geschlechtliche Erregbarkeit schaffe. Siehe Literatur bei O. T. SCHEUER s. in MARCUSE: Handwörterbuch der Sexualwissenschaft.

Herabsetzung der Erregung: Bei Neurosen durch Übermaß sexueller Betätigung, sei es auf natürlichem Wege, sei es durch Masturbation, sind diese zu verbieten. Das Gebot der absoluten Abstinenz kann bisweilen zu einer ge-wissen Erholung der erschöpften Kohabitationszentren führen und andererseits bei erfolgreicher Überschreitung durch Stärkung des Selbstbewußtseins günstig wirken. (Die Behandlung muß vorwiegend psychisch sein. Siehe dagegen LISSMANN.)

Baldrian- und Brompräparate können bei übermäßiger Erregung nützen (s. Ejaculatio praecox).

HAUPTMANN weist darauf hin, daß man Brom bei Erregungszuständen mindestens täglich 3 g geben muß, und daß ein längerer, regelmäßiger Gebrauch notwendig ist. Nach mehrwöchentlichen, gutwirkenden Bromgaben könne man auf 1,5 g heruntergehen, darf aber nicht zu rasch abbrechen und soll dann Brom durch Baldrian in Form des Tees oder Tinctura ersetzen.

Bromsalze werden insbesondere in Kombination mit Antipyrin empfohlen (s. auch Lupulin und Campherpräparate).

Narkotica, die bei spastischen Zuständen der Ductus ejaculatorii bisweilen temporär helfen, bewirken dabei keine Dauerheilung (FÜRBRINGER).

c) Organ- und Organotherapie.

Sie richtet sich gegen die an- resp. dyshormonale Impotenz. Die Therapie kann durch Zuführung von Keimdrüsenpräparaten die Insuffizienz der Keim-drüsen zu beheben versuchen (unmittelbare Therapie); sie kann unmittelbar mit Berücksichtigung der endoglandulären Korrelation angreifen, indem wir bei korrelativer Störung der Keimdrüsen den prävalierenden, endoglandulären Koeffizienten zu beeinflussen erstreben, s. hierzu WILHELM, MARCUSE.

Die Korrelationstherapie erscheint neben der Substitutionstherapie der Keimdrüsen, welche vor Reifung des Organs aussichtslos ist, insbesondere bei Störungen der Hypophyse, aussichtsreich.

ROBERTSON hat durch die Extraktion von getrockneten Hypophysenvorder-lappen von Rindern das Tethelin gewonnen, welches GOETSCH, nachdem er bei Ratten damit Beschleunigung der Sexualentwicklung festgestellt hatte, bei hypophysären, genitalen Störungen verwandte. Seine Befunde wurden von WULZEN nicht bestätigt.

BIEDL hat Hypophysenvorderlappenpräparate oral gegeben und fand mit-unter überraschende Steigerung des Wachstums mit Beschleunigung der Puber-tätsentwicklung bei Individuen im Pubertätsalter, die in Wachstum und Ent-wicklung zurückgeblieben waren, während er eine Beeinflussung von Wachstums-hemmungen in früherem Lebensalter, etwa zwischen dem 8. und 13. Lebens-jahre, fast gar nicht fand.

Über Nebennierenrindentherapie bei Potenzstörungen berichten BELFIELD, VARANINI. Über Schilddrüsentherapie bei impotenten Fettleibigen und bei Dystrophia adiposo-genitalis vgl. MONTEROSSO.

Die außerordentlich große Zahl der Organpräparate, welche mit direkter Benutzung der Keimdrüsensubstanz oder in einer Kombination mit anderen Mitteln verwendet wurden, hier anzuführen, erscheint mir nicht angebracht. In Fällen der von uns dargestellten, anhormonalen Impotenz sind sie zu versuchen. Ein abschließendes Urteil über ihren Wert ist noch nicht möglich. Ich würde eine Kombination von Hypophysenvorderlappen und Nebennierenrinde empfehlen.

Zu den Steinach schen Forschungen:

In dem Zeitraum zwischen „Lebenstüchtigkeit und Niedergang", den wir als Senilität bezeichnen, wird der mangelnden Inkretion der Keimdrüsen von mancher Seite besondere Bedeutung zugewiesen.

Aufhören der Potentia generandi beim männlichen Geschlecht ist aber nicht unbedingt mit dem Alter verknüpft (s. bei Spermien), was bei der Auffassung, dem spermiogenen Teil der Keimdrüsen die inkretorische Funktion zuzuweisen, zu würdigen ist.

Hier wäre auf die Steinach schen Forschungen einzugehen: Steinach will den Senilismus der „Pubertätsdrüse" durch künstlich erzeugte Wucherung ihrer, nach ihm inkretorischen Elemente beheben. (Autoplastisch durch Verwertung der Eigenmittel des Individuums oder homoplastisch durch Implantation einer jungen Keimdrüse.) In diesem Sinne wurde als autoplastisches Verfahren z. B. die Unterbindung eines oder beider Samenleitungswege vorgenommen. Nach der Unterbindung des Vas deferens zeigte sich nach Steinach neben Wucherung der Pubertätsdrüse eine weitgehende Rückbildung der Samendrüse, die später gleichfalls regenerierte (Rattenversuche) (s. auch Harms, Wilhelm, Kolb).

Die Ergebnisse der Übertragung der Tierversuche auf den Menschen werden wohl derzeit als unsicher angesehen.

Romeis weist darauf hin, daß, wenn auch einzelne, biologische Tatsachen der Steinach schen Forschungen bestehen bleiben, die Lehre selbst nicht fundiert sei. Vergleichende histologische Untersuchungen an den Genitalorganen von Ratten vor und nach der Steinach schen Operation zeigten ihm, daß eine Zunahme der Leydig schen Zwischenzellen, also eine Wucherung der sog. Pubertätsdrüse, nicht stattfindet. Steigerung des Geschlechtstriebes wurde vermißt; die von Steinach beschriebene Hypertrophie der Samenblasen und der Prostata erweise sich als eine durch Sekretstauung bedingte Pseudohypertrophie. Vgl. Romeis (Geschlechtszellen und Zwischenzellen). Weder bei tierischen noch bei menschlichen Hodentransplantaten ist einwandfrei ein wirkliches Wachstum der spezifischen Parenchymbestandteile geglückt; man sah wohl eine Vergrößerung des Transplantats durch Einwuchern des Bindegewebes und Ausbildung einer bindegewebigen Kapsel. In besonders günstigen Fällen kam es zu einem langdauernden Erhaltenbleiben des überlebenden Transplantats — nie zu einer Weiterentwicklung der spezifischen Bestandteile; s. hierzu Steindl, Lexer.

Burckhardt und Socin berichten über 300 Fälle von Vasotomie, sie sahen dabei nie eine Verjüngung oder Kräftezunahme; s. auch R. F. Weiss, Retterer.

Die Arbeiten, welche sich mit der Steinach schen Theorie und Operation beschäftigen, sind so zahlreich, daß es unmöglich ist, an dieser Stelle darüber zu berichten. Verwiesen sei auf die zusammenfassende Darstellung von Patzeit, auf Tiedje und Kolmer, Harms, Benda, Hart (Med. Klinik 1922, 27), P. Schmidt, Mühsam; s. Romeis, Sand, Lawrence.

Zu den Ergebnissen der Steinach schen Methoden bei Behandlung von Dysgenitalismus sei auf Folgendes verwiesen:

Lichtenstern, R. („Monographie 1924" „Die Überpflanzung der männlichen Keimdrüse") sah von Hodentransplantationen in 7 Fällen bei Kastrierten gute Erfolge, mehrfach bis zu 8 Jahren dauernd (Wiederherstellung der Sexuszeichen), auch bei Eunuchoidismus besonders bei Behandlung Jugendlicher (7 Fälle).

Nicht so günstig waren die Erfolge bei Homosexuellen (8 Fälle), in einem Falle soll der Erfolg ein guter gewesen sein[1]).

Von einer chirurgischen Behandlung Homosexueller durch Keimdrüseneinpflanzung mit oder ohne vorherige Kastration wurde nach KRONFELD ein dauernder Erfolg nicht gesehen. KRONFELD sah nur vorübergehende Erfolge (ebenso wie von der psychischen Behandlung und Suggestivtherapie).

Zur Bedeutung der Prostatektomie für Potenzbehebung siehe bei Prostata unter Impotentia generandi und innerer Sekretion.

d) Psychotherapie.

HAUPTMANN lehnt die Hypnose im Heilplan der konstitutionellen Neurasthenie ab und bewertet eine Therapie, welche Züge der psychoanalytischen und der Persuasionsmethode (DUBOIS) in sich vereinigt. Er bemüht sich ohne das isolierte Betonen der sexuellen Komponente, die individuelle seelische Struktur in ihrem allmählichen Aufbau aufzudecken, den Kranken zu einer Selbsterkenntnis und richtigen Selbsteinschätzung zu bringen und ihm die Herrschaft über seine, wenn auch unvollkommenen Fähigkeiten zu geben.

„Der sexuell Impotente soll über den psychischen Entstehungsmechanismus seiner Erkrankung unterrichtet werden, um ihm zu zeigen, wie unberechtigt seine Angst vor der Impotenz, die der eigentliche Grund derselben ist, sei."

Es erscheint notwendig in kurzen Zügen auf die Psychoanalyse einzugehen, die von verschiedener Seite für die Behandlung funktionell nervös bedingter Impotenz außerordentlich bewertet wird.

FREUD und seine Schule führen aus:

Die Psychoanalyse soll von ungünstig wirkenden Triebeinklemmungen, die durch Verdrängung, d. h. Abschiebung gewisser, stark affektbetonter Vorstellungen oder Erlebnisse aus dem bewußten Ich ins Unbewußte entstanden sind, befreien[2]).

Unsere Willensaktionen können nur gegen Zuständlichkeiten, die ihre Ursachen innerhalb des Bewußtseins haben, wirken, nicht gegen Abkömmlinge des Unbewußten.

Die Psychoanalyse will dem Kranken die Herkunft seiner Symptome aus dem Unbewußten zu einer Erkenntnis bringen, zu der er aus eigenen Mitteln nicht gelangen konnte, zu einer tieferen Einsicht, die so stark ist, daß sie zum Verzicht von Vorstellungen und Einstellungen gelangt, die lieb geworden sind (s. bei KÖRBER).

Die Phasen der Analyse sind Bekenntnis, Erkenntnis, Erlebnis und Ablösung vom Analysierenden.

FREUD bewertet besonders das Traumerleben, welches das Wacherleben in bezug auf unsere Affektivität ergänzen soll. Nach FREUD ist der Traum eine geglückte oder mißglückte Wunscherfüllung. Er hat eine Traumsymbolik entwickelt, indem das Symbol den Ersatz für ein Verborgenes darstellt. Zit. bei KÖRBER.

Die ins Unterbewußte verschobenen Inhalte müssen auf dem Wege der freien Ideenassoziation wieder erinnert werden. (Der seelische Notzustand verliert durch Neuerleben an Wirkungsfähigkeit.)

Die seelischen Inhalte werden der analytischen Durcharbeitung zugänglich, d. h. es kommt zu einem neuen Affekterleben der betreffenden psychischen Materialien. Es findet eine Affektübertragung auf frühere Objekte bezogener Affekte (Eltern usw.) auf gegenwärtige Personen, speziell den Analytiker statt (Abreagieren).

(Phänomen des Wiederholungszwanges, dem nach FREUD alles Triebgeschehen unterworfen ist.) Dabei Widerstand des Unbewußten gegen Wiederholung alten Affekterlebens, der in seiner Art Wegweiser für die Analyse in Form und Inhalt ist.

Der Analytiker muß die neurotischen Symptome deuten und verständlich machen, indem er sie dem Patienten aus dem Unbewußten in das Bewußtsein

---

[1]) Vgl. auch R. MÜHSAM: Berl. Gesellsch. f. Sexualforschung. Februar 1926.
[2]) Bedeutung der Regression, der Abhängigkeit von Erlebnissen der frühesten Jugend des Individuums und sogar der phylogenetischen.

überführt. Nach der Analyse und durch sie soll es zu einer Synthese, einer Neuformierung der psychischen Inhalte kommen (s. bei Körber).

Bei der Analyse werden besonders die Komplexe berücksichtigt als sinngemäß zusammengehörige Reihe von Erlebnissen oder Erlebniserscheinungen, deren Affektgehalt oder Affektzugehörigkeit nicht mehr bewußt ist. Inzestkomplex in der Fixierung der Libido an Familienangehörige (Ödipuskomplex), der narzistische mit der libidinösen Eigenliebe, der homosexuelle, der bisexuelle, Kastrations- und analerotischer Komplex, Geburts- und Todeskomplex, krimineller und Rassenkomplex.

Besonders bewertet werden die Angstgefühle als Sammelbecken für Affekte des Geschlechtslebens, die ihr Ziel nicht erreichten, vgl. J. H. Schultze, O. Schwarz.

Anhang.

Künstliche Befruchtung.

Begriff der künstlichen Befruchtung: Spermatozoen auf künstlichem Wege in den Genitaltractus des weiblichen Partners bringen. (Bei Tieren s. Jacobi, Spallanzani, Albrecht, Milais, Iwanoff.) Bei Menschen s. Hunter, Sims, Bielebault, Hausmann, Mantagaza; s. Mettenleiter.

In Deutschland haben künstliche Befruchtung versucht Kehrer (mit Erfolg), (Fürbringer), Peyer, Döderlein, Hirschfeld, Mensinga (alle vier mit einem Erfolg), Rohleder (mit fünf), Jos. Hirsch (mit sechs), Prochownik (mit drei), Meyer-Ruegg (mit zwei Erfolgen). Vom gerichtsärztlichen Standpunkte behandeln die künstliche Befruchtung: Fraenkel, Paul Levy, Kisch (s. Rohleder 1918, S. 246). Fürbringer spricht nur von einem Erfolge Rohleders.

Als Indikation betrachtet Rohleder von seiten des Mannes in erster Linie Mißbildungen, wie gewisse Formen der Hypo- und Epispadie, dann präcipitierte Ejaculation und endlich gewisse Formen der nervösen Impotenz mit zu geringer Erektionsfähigkeit. Er denkt aber auch an gewisse Formen von perversem Sexualgefühl wie Homosexualität, Fetischismus, Sadismus.

Die künstliche Befruchtung (nach Hammerschlag besser Insemination) erfordert die Prüfung auf aktionsfähige Spermien (wenn Ejaculat fehlt, Hodenpunktion).

Das Material wird gewonnen aus dem Ejaculat oder aus dem Hodenpunktat, dem evtl. Prostatasekret zugesetzt wird, um die Spermien aktionsfähig zu machen. Rohleder unterscheidet technisch eine vaginale, eine uterine und eine intraperitoneale Methode und bei der im allgemeinen üblichen uterinen Methode die der Insufflation, Injektion und Instillation. Zumeist wird wohl die Einführung weniger Tropfen vom Ejaculat oder sonst gewonnener Spermien mittels der Braunschen Spritze in die Cervix oder die Uterushöhle angewandt (evtl. nach Zusatz von Prostatasekret).

Rohleder will Hodenpunktat mit fremdem, gesunden Prostatasekret vermischen, was zu juristischen Schwierigkeiten führen könnte. Nach Mettenleiter soll die Punktion im Nebenhodenschwanz ausgeführt werden, wo die Reifung der Samenfäden am sichersten sei. Nach Prüfung des Spermatozoengehalts soll das Punktat mit einigen Tropfen $5^0/_0$iger Traubenzuckerlösung vermischt werden und, wenn sich mikroskopisch bewegliche Spermatozoen zeigen, intrauterin eingespritzt werden. Bei der Sterilisierung der Instrumente muß die gebräuchliche Sodalösung vermieden werden, weil sie für das Leben der Spermatozoen gefährlich ist (nur physiologische Kochsalzlösung.) Es sollen nach Döderlein nur zwei bis drei Tropfen intrauterin injiziert werden.

Eheerlaubnis, Eheanfechtung und Scheidung.

Der Arzt muß, wenn er forensisch oder privatim in den Fragen der Sterilität sein Urteil abgibt, mit äußerster Sorgfalt vorgehen (Spermauntersuchung, evtl. Hodenpunktion usw.) und sich der außerordentlichen Bedeutung seiner Entscheidung bewußt sein.

Die Eheerlaubnis ist zu geben, wenn der Zweck der Ehe, die Fortpflanzungsmöglichkeit erfüllbar ist. Störungen der Potentia coeundi sind zur Erreichung dieses Zieles vorher zu behandeln; bisweilen sind Takt und Geschicklichkeit des weiblichen Partners die heilbringende Potenz.

Impotentia generandi: Die Prognose ist von der Beeinflußbarkeit des Grundleidens abhängig. Sie ist ungünstig in den Fällen von Obliterationsazoospermie nach Epididymitis oder Funiculitis gonorrhoica bilateralis.

(Nach französischen Autoren erscheinen nur in 10% der Fälle wieder Spermien im Ejaculat. Wenn 3 Monate absoluter Spermienmangel bestanden hat, besteht nach FÜRBRINGER so gut wie völlige Aussichtslosigkeit ihrer Wiederkehr), s. auch JLJINSKY, s. dazu BIV ε.

Die Anamnese hat auf Gonorrhöe zu fahnden, die Palpation etwaige Befunde am Nebenhoden (harte mehr oder weniger druckempfindliche Stellen) oder Hoden, die selten atrophisch sind, zu eruieren.

Narben in der Epididymis und im Vas deferens, die zur Obliterationsazoospermie führen, sind nicht immer fühlbar.

In der Wertung der anamnestischen Angaben sind sowohl Prüderie wie Täuschungsversuche zu berücksichtigen. Der allgemeine Status ist sorgsam zu erheben, besonders der des Nervensystems und der endoglanduläre (konstitutionelle).

Zur Samenuntersuchung s. das Kapitel Sperma bei Impotentia generandi.

Impotentia coeundi.

Die neurasthenische Impotentia coeundi wird in bezug auf ihre Heilungsfähigkeit verschieden beurteilt. (Günstig von LOEWENFELD; zweifelhaft bis ungünstig von MOLL.) FÜRBRINGER sah in seinen Fällen nahezu $1/4$ geheilt und betrachtet die Prognose nur bei konstitutionell widerstandsschwachem Nervensystem und weitgehender Zerrüttung und bei Intensitätsgraden, die an die paralytische Impotenz grenzen, als ungünstig. Das Auftreten von Morgenerektionen wird als ein günstiges Zeichen betrachtet.

Mit der Frage des Ehekonsenses und sexuellen Funktionsstörungen beschäftigt sich neuerdings LISSMANN (Münch. med. Wochenschr. Jg. 71, Nr. 45. 1924).

Die Frage der Eheanfechtung und Scheidung kann vom ärztlichen Urteil abhängen:

Siehe Deutsches Bürgerliches Gesetzbuch: § 1333: Eine Ehe kann von dem Ehegatten angefochten werden, der sich bei der Eheschließung in der Person des anderen Ehegatten oder über solche persönlichen Eigenschaften des andern Ehegatten geirrt hat, die ihn bei Kenntnis der Sachlage und vollständiger Würdigung des Wesens der Ehe von der Eingehung der Ehe abgehalten haben würden, s. auch § 1568; vgl. hierzu HELLER (B. D. G. 1925. Dez.), MOLL, WILHELM, TRAUMANN.

Literatur.

ADLER: Die mangelnde Geschlechtsempfindung des Weibes. 1919. — AKIYOSHI, TATSUZO: Über die sog. Spermiophagie im Nebenhoden. Virchows Arch. f. pathol. Anat. u. Physiol. Bd. 250. H. 3. 1924. — ANGEL et WATRIN: Cpt. rend. des séances de la soc. de biol. Tome 83, Nr. 8. — ASCHNER: In HALBAN-SEITZ. S. 688. — BARBERIO: Meine Spermareaktion. Dtsch. med. Wochenschr. 1911. Nr. 5. — BAUER, J.: Med. Klinik 1923. H. 13. — BAUER, J.: Med. Klinik 1925. — BELFIELD, V.: S. Organotherapie von WAGNER-JAUREGG u. BAYER.

1914. S. 338. — Benda: Arch. f. Frauenheilk. u. Eugenetik. Bd. 7, H. 1. 1921. — Benda: Zur pathologischen Anatomie der männlichen Genitaltuberkulose. Zeitschr. f. Urol. 1912. H. 8. — Beneit: Cpt. rend. des séances de la soc. de pathol. Tome 84, H. 8. 1921. — Berblinger: Virchows Arch. f. pathol. Anat. u. Physiol. Bd. 228. 1920. — Berblinger: Med. Klinik 1921. H. 21. — Berthelot: Die Wirkung des chronischen Alkoholismus auf die Organe des Menschen. Stuttgart 1913. — Biedl: Wien. klin. Wochenschr. 1916. S. 305. — Biedl: Innere Sekretion. 1922. — Bloch, Iwan: Med. Klinik 1913, 1916, 1919. — Blum: Med. Klinik 1921. H. 20. — Böttcher: Münch. med. Wochenschr. 1920. H. 2. — Brack, E.: Zeitschr. f. urol. Chirurg. Bd. 15, H. 3/4. 1924. — Brack, Erich: Über unspezifische Keimdrüsenveränderungen bei verstorbenen Tuberkulösen. Beitr. z. Klin. d. Tuberkul. Bd. 60, H. 6. 1925. — Brancas, A.: Arch. de zool. exp. et gén. Tome 62, H. 2. 1924. — Braus und Redenz: 33. Vers. d. anat. Ges. Halle, 23. bis 26. IV. 1924. — Bromann: Über geschlechtliche Sterilität und ihre Ursachen. Wiesbaden 1912; Ursachen und Verbreitung der männlichen Sterilität. Zeitschr. f. Sexualwiss. 1920. H. 10. — Burckhardt und Socin: Dtsch. Zeitschr. f. Chirurg. 1902. — Callomon: Die nichtvenerischen Genitalerkrankungen. 1924. — Casper: Urologie 1923. — van Dam: Nederlandsch tijdschr. v. geneesk. 1924. 15. — Datyner: Über Juvenin. Dtsch. med. Wochenschr. 1923. S. 49. — Diamantopoulos, Stam.: Über die Hypoplasie der Hoden in der Entwicklungsperiode. Zeitschr. f. d. ges. Anat., Abt. 2: Zeitschr. f. Konstitutionslehre. Bd. 8, H. 2. — Dittrich: Handbuch der Sachverständigentätigkeit. Bd. 5. — Doenicke, A.: Bruns' Beitr. z. klin. Chirurg. S. 123, H. 1. — Dominguez, Juan A.: Die Aphrodisiaca in dem vor- und nach-kolumbischen Amerika und in der heutigen Populärmedizin. Inst. de botan. y farmacol., fac. de siencias med., univ. Buenos-Aires. Medicina germano-hispano americ. Jg. 2. Nr. 6. 1925. — Dowd: Med. Record. Sept. 1919. — Dudley, Harold Ward, Mary Christine Rosenheim and Otto Rosenheim: Die chemische Konstitution des Spermins. Biochem. Journ. Bd. 18. Nr. 6. 1924. — Ebner: Über klappenartige Vorrichtungen in den Arterien der Schwellkörper. — Ernst, H.: Inaug.-Diss. Berlin 1919. — Flatau: Sexuelle Neurasthenie. Berlin 1923. — Flatau: Mechanische Mittel zur Behebung der Impotenz. Dtsch. med. Wochenschr. 1914. — Flatau: Eine seltene Potenzstörung. Dtsch. med. Wochenschr. 1914. Nr. 13. — Fleischer, K. und Hirsch-Tabor, O.: Münch. med. Wochenschr. 1923. Nr. 51, S. 1506. — Foges, A.: Historischer Beitrag zum experimentellen Hermaphroditismus. Gynäkol. Ges. Wien, Sitzung v. 11. XI. 1920. — Fränkel, P.: In Lochte: Handb. d. cerichtsärztl. u. polizeiärztl. Technik. Wiesbaden: J. F. Bergmann 1914. — Fränkel, P.: Ärztl. Sachverst.-Zeit. 1909. Nr. 9. — Fränkel, E. und A. Hartwich: Virchows Arch. f. pathol. Anat. u. Physiol. Bd. 242, H. 1/2. 1923. — Freud: Über Psychoanalyse. 1910. Vorlesungen zur Einführung in die Psychoanalyse. 1916. — Freud: Abhandlung zur Sexualtheorie. 1922. — Frey, M. v.: Wollustempfindung und Nervenendigungen. Zeitschr. f. Geburtsh. u. Gynäkol. Bd. 87, H. 2. 1924. — Friedländer: Die Impotenz des Weibes. Leipzig 1921. — Friedländer: Med. Klinik 1925. 15. — Fürbringer: Die Störungen der Geschlechtsfunktion des Mannes. 1901. 2. Aufl. — Fürbringer: Ärztl. Sachverst.-Zeit. 1910. Nr. 43. — Fürbringer: Berl. klin. Wochenschr. 1886. — Fürbringer: Potenz und Potenzstörungen beim Manne im Handwörterbuch der Sexualwissenschaft von Max Marcuse. — Fürbringer: Die Störungen der Geschlechtsfunktionen. Nothnagels spez. Pathol. u. Therap. Bd. III. 1. — Fürbringer: Funktioneller Aspermatismus. Dtsch. med. Wochenschr. 1922. Nr. 18. — Fürbinger: Störungen der Geschlechtsfunktion des Mannes in Schwalbes diagnostischen und therapeutischen Irrtümern, H. 5. 1922. — Gaupp, R.: Das Problem der Homosexualität. Klin. Wochenschr. Jg. 1, Nr. 21. — Genty et Raymond Hamet: Über genitale Asthenie. Rev. internat. de méd. et de chirurg. 1923. — Gerhardt, U.: Zeitschr. f. d. ges. Anat., Abt. 3: Ergebn. d. Anat. u. Entwicklungsgesch. Bd. 25. 1924. — Gerson, K.: Zur mechanischen Behandlung der Impotentia coeundi. Therapie d. Gegenwart. 1902. — Glaser, F.: Med. Klinik 1924. 47. — Glingar: Endoskopie der männlichen Harnröhre. 1924. — Götte: Beitrag zur Atrophie des menschlichen Hodens. 1921. — Grafunkel, Berth.: Zum Krankheitsbild des Eunuchoidismus auf Grund pathologischanatomischer Untersuchungen. Beitr. z. pathol. Anat. u. z. allg. Pathol. Bd. 72, H. 2. 1924. — Greil: Zeitschr. f. d. ges. Anat., Abt. 2: Zeitschr. f. Konstitutionslehre. Bd. 10 (2). 1924. — Grund: Dermatol. Wochenschr. Bd. 79. 1924. — Gyurkovechky: Pathologie und Therapie der männlichen Impotenz. 1897 u. engl. 1901. — Haberda: Lehrb. d. gerichtl. Med. 1919. — Halban, J.: Arch. f. Gynäkol. 114, 2. — Harms: Zool. Anz. 1920. — Hauptmann: Lehrbuch der Nervenkrankheiten (Curschmann-Kramer). 1925. — Heller: Berl. urol. Ges. 1924. — Heller und Sprinz: Arch. f. Dermatol. u. Syphilis. 138. — Heller: Zeitschr. f. Urol. 1925. H. 4 u. Berl. Dermatol. Ges. 1925, Dezember. — Hirschfeld, Magnus: Sexualpathologie. — Hoepke, Hermann: Über Begriff und Einteilung des Hermaphroditismus. Zeitschr. f. d. ges. Anat., Abt. I: Zeitschr. f. Anat. u. Entwicklungsgesch. Bd. 71. H. 1/3. 1924. — Hoffstetter: Experimentelle Studie über Einwirkungen des Nicotins. Virchows' Arch. 244. 1923. — Horn und Orator: Frankf. Zeitschr. f. Pathol. Bd. 28. H. 1/2. — Huhner: Intern. journ. of surg. Vol. 34, Nr. 3. 1924. — Huhner:

Journ. of obstetr. a gynecol. of the Brit. Empire. Vol. 8. Nr. 1. 1924. — ILJINSKY: Pathologische Anatomie, Histologie und Pathogenese der gonorrhoischen Epididymitis. Zeitschr. f. urol. Chirurg. 1925 (3) 4. — IWANOFF: Arch. d. sciences biol. de St. Petersburg 1907. Vol. 12. — JADASSOHN, W.: Die extrapulmonale Tuberkulose. Beiheft d. Med. Klinik 1925. Dezember. — JAFFÉ: Pathol. Tag. 1922. — KAISER: Wien. klin. Wochenschr. 1920. Nr. 49. — KEHRER: Ursache und Behandlung der Unfruchtbarkeit. 1922. — KEUSSLER, H. v.: Beitr. z. pathol. Anat. u. z. allg. Pathol. Bd. 67. H. 3. 1920. — KINOSHITA: Bericht über die gesamte Physiologie und experimentelle Pharmakologie. Bd. 3, H. 1/2. 1920. — KISCH: Sterilität des Weibes. 2. Aufl. — KISCH: Zeitschr. f. Sexualwiss. Bd. I. — KLAPPROTH: Nebennieren und Scheinzwitter. 19. Tagung der dtsch. pathol. Ges., 1923. Zeitschr. f. allg. Pathol. u. pathol. Anatomie. Bd. 33, Ergebn. H. 1923. — KOLMER: Periphere Pubertät. Wien. klin. Wochenschr. 1924, 14. — KOLMER: Med. Klinik, 1922. 37. — KRABBE: Hospitalstipende 1924. 36. — v. KRAFFT-EBING: Psychopathie sexualis. — KRAFFT-EBING, v. und MOLL: Psychopathie sexualis. 1924. — KRAUS, A.: Med. Klinik 1924. 38. — KRETSCHMER: Med. Psychologie. Leipzig: Thieme 1922. — KREUTER: Hodenimplantation. Zentralbl. f. Chirurg. 1919. 48. — KRONFELD: Medikamentöse Therapie sexueller Funktionsstörungen. Dtsch. med. Wochenschr. 1922. 29 u. Sexualpsychopathologie in Aschaffenburgs Handb. d. Psychiatrie VII. 1923. Psychotherapie. Berlin 1924. — KRONFELD: Zeitschr. f. Sexualwiss. Bd. 11. — KRONFELD: Der konstitutionelle Faktor bei sexuellen Triebanomalien nebst forensischen Bemerkungen. Zeitschr. f. Sexualwiss. 1921. H. 1—3. — KÜTTNER: H.: Dtsch. med. Wochenschr. 1924. 38. — KYRLE: Wien. klin. Wochenschr. 1922. 24. — LAWEY: Med. Klinik 1921. 21. — LAWRENCE: Endokrine Therapie bei Geschlechtsdrüsenstörungen des Mannes. Boston med. a. surg. journ. 1925. 11. — LECÈNE: Cpt. rend des séances de la soc. de biol. Tome 83. 1920. — LELEWER: Dtsch. med. Wochenschr. 1918. — LEVY, P.: Inaug.-Diss. Univ. Würzburg 1888. — LEXER: Über Transplantation. Chirurg. Kongreß Berlin 1925. — LICHTENSTEIN: Zeitschr. f. Urol. Bd. 10. 1916. — LIEPMANN: Zur Frage der Impotenz des Weibes. Med. Klinik 1922 und Psychologie der Frau 1922. — LIESCHIED, A.: Zur Potenzfrage nach der Voelkerschen Methode der Prostatektomie. Zeitschr. f. urol. Chirurg. 1924. 3/4. — LIPSCHÜTZ: Die Pubertätsdrüse. 1919. — LIPSCHÜTZ, A. und H. E. VOSS: Cpt. rend des séances de la soc. de biol. Tome 90, Nr. 17. 1924. — LIPSCHÜTZ, ALEX: Die Pubertätsdrüse und ihre Wirkung. — LISSMANN: Wien. klin. Wochenschr. 1924. 26. — LISSMANN: Münch. med. Wochenschr. 1924. 45. — LODE: Arch. f. Physiol. Bd. 50. — LÖHNBERG: Berl. klin. Wochenschr. 1921. — LÖWENFELD: Über die sexuelle Konstitution und andere Sexualprobleme. 1911. — LÖWENFELD: Sexualleben und Nervenleiden. 1922. — MARCUSE: M.: Zur Organtherapie uro-sexueller Störungen. Therapie d. Gegenwart 1917. Handwörterbuch d. Sexualwissenschaften 1925. — MARCUSE, M.: Orgasmus ohne Ejaculation. Dtsch. med. Wochenschr. 1922. 35; Neuropathia sexualis in Molls Handb. d. Sexualwissenschaft 1925. — METTENLEITER: Münch. med. Wochenschr. 1925. 24. — MEYER, W. B.: Dtsch. med. Wochenschr. 1924. 44. — MITTASCH, GERH.: Beitr. z. pathol. Anat. u. z. allg. Pathol. Bd. 67, H. 1. 1920. — MOLL: Über Libido sexualis. Leipzig 1898. — MOLL: Die sog. sexuelle Anästhesie der Frau. Med. Klinik 1923. 20. — MOLL: Handbuch d. Sexualwissenschaften 1921. Funktionelle Impotenz des Mannes. Eheanfechtung und Ehescheidung. Ärztl. Sachverständigenzeitg. 1923. 9/10. — MOORE, CARL E.: Eigenart der Gonaden als Kontrollorgane somat. und psych. Eigentümlichkeiten. Americ. journ. of anat. Bd. 34, 1924. 2. — MORGENSTERN, SACHAR: Zur Frage der Spermiophagie. Virchows Arch. f. pathol. Anat. u. Physiol. Bd. 250. H. 3. 1924. — MÜHSAM, E.: Kontrolle der Hodenpunktionen. Klin. Wochenschr. 1922. 52. — MÜHSAM, R.: Klin. Wochenschr. Bd. 1. S. 52. — MÜLLER, L. R.: Die Lebensnerven. 1923. — NIEMEYER: Münch. med. Wochenschr. 1922. — NÜRNBERGER: Klinische und experimentelle Untersuchung über die Lebensdauer der Spermatozoen. Monatsschr. f. Geburtsh. u. Gynäkol. Bd. 53. 1920. — ORLOWSKI: Berl. klin. Wochenschr. 1905. — ORLOWSKI: Impotenz des Mannes. Leipzig 1922. — PATZEIT: Klin. Wochenschr. 1923. 32. — PATZEIT: Wien. klin. Wochenschr. 1923. 20. — PATZEIT: 33. Vers. d. anat. Ges. Halle 23. bis 26. April 1924. — PENDE: Rif. med. 1924. 8. — PERUTZ: Medikamentöse Behandlung des Harnröhrentrippers des Mannes. 1925. — PERUTZ und MERDLER: Arch f. Dermatol. u. Syphilis. Bd. 148. 1924. — PLACZEK: Das Geschlechtsleben des Menschen. Leipzig 1922. — POROCZ: s. Autoreferat. Dermatol. Wochenschrift. 1925. S. 1856. — POROCZ: Berlin. klin. Wochenschr. 1910. 4. — POSNER, E.: Die Prognose der Azoospermie. Arch. f. Dermatol. u. Syphilis. 113, 1912. Über angeborene Obliterationsazoospermie. Arch. f. Frauenkunde u. Eugenetik. 4. H. 3/4. 1920. — POSNER: Berl. klin. Wochenschr. 1907. — POSNER: Krankheit und Ehe. Abt. III. — POSNER: Sachverst.-Ztg. 1910. — POSNER in Handwörterbuch der Sexualwissenschaft. — POSNER: Berl. klin. Wochenschr. 1908. — POSNER: Berl. urol. Ges. Mai 1922. — POSNER: Klin. Wochenschr. 1922. — POSNER: Arch. f. Frauenheilk. Bd. 9. 1923. — PRANGE: Arch. f. Frauenheilk. u. Konst. Forschung. Bd. 10, H. 1. 1924. — PULVERMACHER: Zeitschr. f. Urol. 1924. — PULVERMACHER: Zeitschr. f. Urol. 1925. — REDENZ: Klin. Wochenschr. 1924. 29. — REDENZ, ERNST: Versuch einer biologischen Morphologie des Nebenhodens. Arch. f.

mikroskop. Anat. u. Entwicklungsmech. Bd. 103, H. 3/4, 1924. — RETTERER: Dtsch. Wochenschrift 1925. Nr. 7. (Journ. d'Urologie.) — RIEKE: Gerichtl. Med. Lief. 51/52. Wien u. Leipzig: W. Braunmüller 1926. — ROHLEDER: Vorlesungen über Geschlechtstrieb usw. Bd. 1. 2. Aufl. — ROHLEDER: Monographien über die Zeugung beim Menschen. — ROHLEDER: Berlin. Klinik 1909. — ROHLEDER: Dtsch. med. Wochenschr. 1920. 3. — ROHLEDER: Dtsch. med. Wochenschr. 1920. 7. — ROHLEDER, H.: Zur Hodenverpflanzung. Dtsch. med. Wochenschr. 1924. 51. — ROHLEDER: Die Funktionsstörungen der Zeugung. 1925. — ROJAS, NERIO: Semana med. Jg. 29, Nr. 36. 1922. — ROMEIS: Klin. Wochenschr. 1922. 19. — ROMEIS: Klin. Wochenschr. 1922. 20. — ROMEIS: Klin. Wochenschr. 1922. 21. Münch. med. Wochenschr. 1921. — ROWE, A. W.: Zur objektiven Bestimmung der männlichen Geschlechtsdrüsenstörung. Boston med. a. surg. journ. 1925. 11. — SADGER, J.: Die Lehre von den Geschlechtsverirrungen (Psychopathia sexualis) auf psychoanalytischer Grundlage. 1921. — SALLINGER: Zeitschr. f. Sexualwiss. Bd. 8. 1921. — SAND, KNUD: Der experimentelle Hermaphroditismus. Journ. de physiol. et de pathol. gén. Bd. 20, Nr. 4. 1922. — SAND: Experimentelle Studien über Geschlechtscharaktere bei Säugetieren. 1918. Journ. de physiol. et pathol. 1921 u. 1922. — SCHAUERTE, OTTO: Ein Fall von Hermaphroditismus verus beim Menschen. Zeitschr. f. d. ges. Anat., Abt. 2. Zeitschr. f. Konstitutionslehre 1923. Bd. 9, H. 3/4. S. 373—384. — SCHMINCKE, A. und B. ROMEIS: Roux' Arch. f. Entwicklungsmech. d. Org. Bd. 47, H. 1 u. 2. 1920. — SCHNEIDER: Zentralbl. f. allg. Pathol. u. pathol. Anat. 1923. — SCHOLZ: Arch. f. Dermatol. u. Syphilis 95. 101. — SCHUBERT und ZOLOTNITZKY: „Sklerator". Zeitschr. f. Urol. 1922. — SCHÜLLER: Wien. klin. Wochenschr. 1924. 40. — SCHULTZE, J.: Psychotherapie in Schwalbes Irrtümer d. Diagnostik. 1923. — SCHWARZ, O.: Psychogenese und Psychotherapie körperlicher Symptome. Wien: Springer 1925. — SCHWARZ, O.: Wien. klin. Wochenschr. 1924. 37. — SCHWARZ, O.: Zeitschr. f. urol. Chirurg. Bd. 16, H. 3/4. 1924. — SERRALACH: 5. Kongr. d. Urol. Ges. 1922. — SIMMONDS: Dtsch. med. Wochenschr. Bd. 65, Nr. 29. — SIMMONDS: In ASCHOFF. Bd. 2. 1918. — SIMMONDS: Pathol. Tag. Jena 1921. — SPEHLMANN, F.: Arch. f. Frauenheilk. u. Konst.-Forsch. Bd. 10. H. 2. 1924. — STEINDL: Transplantation der männlichen Keimdrüse. Beilage z. Wien. klin. Wochenschr. 1925. 42. — STEKEL: Die Geschlechtskälte der Frau. 1920. — STEKEL, W.: Sadismus und Masochismus. Für Ärzte und Kriminologen dargestellt. Störungen des Trieb- und Affektlebens. Die parapathischen Erkrankungen. Bd. 8. — STEKEL, W.: Die Impotenz des Mannes. — STERNBERG: Wien. klin. Wochenschr. 1922. 29. — STERNBERG: Beitr. z. pathol. Anat. u. z. Pathol. Bd. 69. — STIEVE: Arch. f. Entwicklungsmech. d. Organismen. 1919. 45. — STIEVE: Anat. Anz. Bd. 54. 1921. — STIEVE, H.: Untersuchungen über die Wechselbeziehungen zwischen Gesamtkörper und Keimdrüsen. III. Beobachtungen an menschl. Hoden. Jahrb. f. Morphol. u. mikroskop. Anat., Abt. II. Zeitschr. f. mikroskop. anat. Forsch. Bd. 1, H. 4, 1924. — STRASSMANN: Der menschliche Samen in der gerichtl. Med. Bonn. 1922. — STRASSMANN: Ärztl. Sachverst.-Ztg. 1921. 14. — STUTZIN: Zeitschr. f. Urol. 1924. — STUTZING: Berlin. urol. Ges. 19. Juni 1923. — SUSSIG: Verein dtsch. Ärzte. Prag 1921. Dtsch. med. Wochenschr. 1921. 32. — SUSSIG, L.: Die extrapulmonale Tuberkulose. Beiheft d. Med. Klinik 1925, Dezember. — TIEDJE: Unterbindung am Hoden usw. Aus Kriegs- und Konstitutionspathologie 1921. — TIEDJE und KOLMER: Wien. biol. Ges. 12. Januar 1922. — TOBIAS: Physikalische Therapie der sexuellen Impotenz. Dtsch. med. Wochenschr. 1923. 20. — TRAUMANN: Eheanfechtung und Ehescheidung in Marcuse Handb. d. Sexualwiss. 1925. — ULLMANN: Dermatol. Wochenschr. 1921. 24. — VALERIO, A.: Soc. de méd. cirurg., Riv. de Janeiro. 20. März 1924. Ref. Zeitschr. f. Hyg. u. Infektionskrankh. Bd. 16, H. 8/9. 1925. — WALLACE: Journ. of urol. Vol. 13, p. 2. 1925. — WALKER: Arch. f. allg. Anat. u. Entwicklungsgesch. 1897. — WEGELIN: Beitr. z. pathol. Anat. u. z. allg. Pathol. Bd. 69. 1921. — WEIL, A.: Arch. f. Frauenk. u. Konst.-Forsch. Bd. 10, H. 1. 1924. — WEISS: Zeitschr. f. Sexualwiss. Bd. 11, H. 6/7. 1924. — WILDBOLZ: Lehrb. d. Urol. usw. 1924. — WILHELM, E.: Forensische Bedeutung der männl. Impotenz. Zeitschr. f. Sexualwiss. 1925. 3. — WILHELM: Hormontherapie d. sexuellen Störungen. Wien. med. Wochenschr. 1924. 34. — WILSON: Journ. of the Americ. med. assoc. Vol. 82, Nr. 21. 1924. — WITSCHL: Hermaphroditismus bei den Wirbeltieren. Naturwissenschaft 1925. Bd. 13. — WOLFF, KURT: Arch. f. Frauenk. u. Konst.-Forsch. Bd. 10, H. 2. 1924. — WUNDT: Grundzüge der physiologischen Psychologie. 4. Aufl. Leipzig 1893.

Sachverzeichnis.

Die in Kursivschrift hervorgehobenen Ziffern bedeuten die Seite, auf der das Thema
hauptsächlich abgehandelt wird.